XIIIᵉ CONGRÈS INTERNATIONAL DE MÉDECINE. PARIS 1900

COMPTES RENDUS

Publiés sous la direction de A. CHAUFFARD, Secrétaire général

SECTION

DE

Laryngologie, Rhinologie

COMPTES RENDUS PUBLIÉS PAR

M. LERMOYEZ

Secrétaire de la Section

SECTION

d'Otologie

COMPTES RENDUS PUBLIÉS PAR

M. CASTEX

Secrétaire de la Section

PARIS

MASSON ET Cⁱᵉ, ÉDITEURS

LIBRAIRES DE L'ACADÉMIE DE MÉDECINE

120, BOULEVARD SAINT-GERMAIN

SECTION DE LARYNGOLOGIE, RHINOLOGIE

SECTION D'OTOLOGIE

*Les Comptes rendus des Travaux des Sections du XIIIe
Congrès international de Médecine sont publiés en 17 volumes
ainsi répartis :*

1. Anatomie descriptive et comparée. — Histologie et Embryologie.
   Physiologie, Physique et Chimie biologiques.
2. Pathologie générale, Pathologie expérimentale.
3. Anatomie pathologique. — Bactériologie, Parasitologie.
4. Pathologie interne.
5. Médecine de l'enfance. — Chirurgie de l'enfance.
6. Thérapeutique, Pharmacologie, Matière médicale.
7. Neurologie.
8. Psychiatrie.
9. Dermatologie et Syphiligraphie.
10. Chirurgie générale.
11. Chirurgie urinaire.
12. Ophtalmologie.
13. Laryngologie, Rhinologie. — Otologie.
14. Stomatologie.
15. Obstétrique. — Gynécologie.
16. Médecine légale.
17. Médecine et chirurgie militaires : Sous-sections de Chirurgie, d'Épi-
    démiologie et Hygiène, de Médecine navale, de Médecine coloniale.

*Chaque volume est vendu séparément 5 fr. — On peut
souscrire pour l'ensemble des 17 volumes au prix de 50 fr.*

*Chaque congressiste reçoit gratuitement le volume de la
section à laquelle il a été inscrit. Il peut se procurer les
volumes des autres sections au prix de 4 fr. et souscrire à
l'ensemble au prix de 45 fr.*

41541. - Imprimerie LAHURE, 9, rue de Fleurus, à Paris.

XIIIᴱ CONGRÈS INTERNATIONAL DE MÉDECINE. PARIS 1900

COMPTES RENDUS

Publiés sous la direction de A. CHAUFFARD, Secrétaire général

---

SECTION

DE

Laryngologie, Rhinologie

COMPTES RENDUS PUBLIÉS PAR

M. LERMOYEZ

Secrétaire de la Section

SECTION

d'Otologie

COMPTES RENDUS PUBLIÉS PAR

M. CASTEX

Secrétaire de la Section

PARIS

MASSON ET Cⁱᵉ, ÉDITEURS

LIBRAIRES DE L'ACADÉMIE DE MÉDECINE

120, BOULEVARD SAINT-GERMAIN

SECTION

DE

LARYNGOLOGIE ET RHINOLOGIE

—

COMPTES RENDUS

publiés par Marcel LERMOYEZ,

Secrétaire de la Section.

SECTION

DE

LARYNGOLOGIE ET RHINOLOGIE

BUREAU ET COMITÉ D'ORGANISATION DE LA SECTION

Président : M. GOUGUENHEIM.
Secrétaire : M. LERMOYEZ.
Membres du Comité : MM. CARTAZ, CHATELLIER, LUC, MARTIN, MOURA, POYET, RUAULT (de Paris), GAREL (de Lyon), MOURE (de Bordeaux).
Secrétaires des séances : MM. BAR, BAUP. COUSTEAU, DIDSBURY, EGGER, FURET, HAMON DU FOUGERAY, JANKELEWITCH, GRINER, LEMOINE, ROUSSEAU.

Présidents d'honneur :

MM. B. FRÆNKEL, M. SCHMIDT, SCHECH, KRAUSE (Allemagne); SCHRŒTTER, CHIARI (Autriche); NAVRATIL, ONODI (Hongrie); STEPANOW, SOKOLOWSKY (Russie); SEMON, LENNOX-BROWNE (Grande-Bretagne); MASSEI, LABUS (Italie); CAPART (Belgique); MOLL (Hollande); SCHMIEGELOW (Danemark et Scandinavie); RAMON DE LA SOTA Y LASTRA, URUÑUELA, ROQUER Y CASADESUS (Espagne); SECRETAN (Suisse); KOCH (Luxembourg); PHOTIADES (Turquie); BOSWORTH, LEFFERTS, SOLIS-COHEN (États-Unis).

VENDREDI 3 AOUT

Séance du matin.

Présidence de M. le professeur CHIARI (Vienne)

ALLOCUTION D'OUVERTURE

prononcée par le docteur GOUGUENHEIM

Président de la Section de Laryngologie.

MESSIEURS,

Au nom du Président général du Congrès, je suis heureux de souhaiter la bienvenue aux nombreux confrères français et étrangers qui nous font l'honneur d'assister à cette réunion et je déclare ouverte la section de rhino-laryngologie

Première question mise à l'ordre du jour :

DIAGNOSTIC DU CANCER DU LARYNX

Rapporteurs : **MM. M. SCHMIDT** (Francfort); **B. FRÆNKEL** (Berlin).

DIAGNOSE DES KEHLKOPFKREBSES

RAPPORT

von Professor M. SCHMIDT

(in Frankfurt am Mein).

Ich brauche vor einem so illustren Kreise von Sachverständigen nicht viel Worte über die Wichtigkeit der Diagnose des Kehlkopfkrebses besonders über die der frühen Diagnose zu verlieren. Diese frühe Diagnose hat in der letzten Zeit eine um so grössere Bedeutung gewonnen, da es sich herausgestellt hat, dass es mitunter gelingt, die Krankheit durch einen endolaryngealen Eingriff dauernd zu heilen. Es wird davon wohl bei der Behandlung noch eingehender die Rede sein.

Da in den Symptomen : der Heiserkeit, dem Schmerz, der Atemnot u. s. w. gar keine Erscheinung gefunden werden kann, die man als charakteristisch für die in Rede stehende Krankheit ansehen darf, so müssen wir uns bei der Diagnose lediglich an das halten, was uns der Spiegel zeigt. Meine Herren, wenn ich ehrlich sein soll, so kommen mir nach einer fast vierzigjährigen Praxis doch von Zeit zu Zeit Fälle vor, in denen ich mich nicht getraue, die Diagnose Kehlkopfkrebs lediglich nach dem zu stellen, was ich im Spiegel sehen kann und es wird wohl Allen, auch den Aelteren unter uns ebenso ergehen, wenn auch die Unsicherheit mit jedem gesehenen Falle abnimmt. Ich werde dafür nachher Beispiele anführen.

Es wurde vorhin von einem der Vorredner erwähnt, dass der Krebs in verschiedenen Formen im Kehlkopf auftritt. Er zeigt sich recht oft zuerst an der Stimmlippe. Ich konnte das Auftreten an der rechten Stimmlippe unter 110 in den letzten 20 Jahren von mir gesehenen Fällen 34mal feststellen, an der linken 13mal, und an den beiden zugleich 1mal, gleich 40 Procent. Natürlich handelt es sich hierbei um den Befund bei der ersten Untersuchung. Daraus geht unter Anderen auch hervor, dass die Angabe von *Fauvel*, der Kehlkopfkrebs pflege vorwiegend an der linken Stimmlippe zu entstehen, durch eine zufällige Häufung derartiger Fälle veranlasst worden ist. An der Epiglottis habe ich ihn 14mal den Ursprung nehmen sehen, 6mal an den Taschenlippen, 5mal an der Hinterwand, 9mal war schon der ganze Kehlkopf in Mitleidenschaft gezogen gewesen, von dem Schlund her war der Krebs 12mal sekundär auf den Kehlkopf übergegangen und in 4 Fällen konnte ich die dem Erscheinen des Krebses längere Zeit, in einem Falle 7 Jahre vorhergehende Entwicklung von Papillomen beobachten, die ich als ein Zeichen eines tief, in der Nähe des Perichondriums sitzenden Krankheitsherdes ansehe, feststellen. Ohne genauere Angabe der Ursprungsstelle fanden sich 14 Fälle. Der Krebs entwickelt sich in der Regel nie an der für die gutartigen Geschwülste so disponirten Stelle in der Mitte der Pars ligamentosa der Stimmlippe. (Dadurch dass die weisse Farbe der Stimmlippe noch bis auf den Processus vocalis reicht, erscheint es so, als ob die Geschwülste vor der Mitte sässen.) Findet sich ein Tumor bei einem Erwachsenen vor oder hinter der Mitte der Stimmlippe, so kann man ihn immer als etwas verdächtig ansehen, eine Ausnahme machen da nur die Pachydermien an dem Processus vocalis.

Woran erkennt man nun den Krebs im Spiegelbilde? Ich muss gestehen, dass es für mich fast in allen Fällen als besonders charakteristisch erschienen ist, wenn die Schwellung das Ansehen eines Tumors hatte und namentlich, wenn sie in die Substanz der Stimmlippe zu sehen war. Zu Geschwüren zerfallen beide Formen erst später, behalten aber dabei immer noch das tumorartige und unterscheiden sich dadurch von der Syphilis, bei welcher eine Stimmlippe z. B. ganz weggefressen sein kann, was bei dem Krebs nicht vorkommt oder nur in den letzten Stadien.

Die gestielten Formen bekommen wir sehr selten nur zu sehen. Ich habe sie nur auf der oberen Seite der Stimmlippe beobachtet.

Solange sich die bisher erwähnten Formen nur auf die Substanz der Stimmlippe beschränken, sind auch die von *Sir Semon* als charakteristisch hervorgehobene Bewegungsstörung der Stimmlippe nicht vorhanden. Dieses Symptom stellt sich aber schon frühe ein, wenn die Geschwulst oder die von ihr erzeugte Entzündung auf die Umgebung übergegriffen hat. Diese beiden Formen sind oft schon mit Tuberkulose verwechselt worden und es kann dies um so leichter geschehen, da die Tuberkulose in Tumorform im Kehlkopf recht oft primär auftritt : wenn ich sage primär, so meine ich damit, dass auch die sorgfältigste, öfter wiederholte Untersuchung des übrigen Körpers, speciell der Lungen keine erkennbaren tuberkulösen Veränderungen entdecken lässt. Findet man eine tuberkulöse Erkrankung der Lungen oder sonstiger Körperstellen, so erhöht sich die Wahrscheinlichkeit der Diagnose auf Tuberkulose im Kehlkopf fast bis zur Gewissheit, denn die Fälle von Kombination der Tuberkulose mit Krebs gehören doch so sehr zu den Ausnahmen, dass man sie zunächst ausser Betracht lassen kann. Mit tuberkulösen Geschwüren ist der Krebs überhaupt nicht zu verwechseln; die in der Regel blasse Farbe der Schleimhaut, das Aussehen der Geschwüre und deren buchtige Gestalt lassen sich fast immer ganz leicht unterscheiden, und doch habe ich gerade in diesem Jahr mich in einem Falle getäuscht, bei welchem ich eine blasse Stimmlippe mit oberflächlichen Geschwüren gefunden bei einem Kranken, bei welchem sich auch in den Lungenspitzen eine deutliche Erkrankung nachweisen liess. Es entwickelte sich dann später eine Schwellung der ganzen linken Hälfte des Kehlkopfes und eine etwas fluktuirende Stelle an der Aussenseite der linken Schildknorpelplatte, die ich für eine Perichondritis hielt. Beim Anschneiden dieser anscheinend perichondritischen Schwellung kam man auf einen weissgelben, markähnlichen Tumor, dessen Natur das Mikroskop als Krebs nachwies. Der Kranke starb an den Folgen der Totalextirpation; bei der Section zeigte es sich, dass er allerdings in beiden Lungenspitzen Reste tuberkulöser Erkrankung hatte, die aber vernarbt waren. *Gottstein* und *Gussenbauer* berichten über ähnliche Irrtümer in der Diagnose.

Eher könnten Verwechslungen mit Syphilis stattfinden und diese haben in der That auch nicht selten stattgefunden. Auch hier schützt der Mangel des Tumorhaften und der in der Regel früh eintretende geschwürige Zerfall der erkrankten Stellen bei Syphilis vor Irrtümern, ganz besonders aber auch die Anamnese und der Erfolg einer antisyphilitischen Behandlung. Es kann ja sein, dass ein Krebs auf Iodkali abschwillt, besonders in der ersten Woche, allein das hält nicht lange an und bald wächst der Tumor wieder, während in Fällen von tertiärer Syphilis, denn nur um diese kann es sich überhaupt handeln, der Erfolg mit jeder Woche deutlicher wird und meistens nach 14 Tagen kaum noch ein Zweifel über die Natur der Schwellung möglich ist, so sehr hat sich das Aussehen gebessert. Weit schwieriger wird die Diagnose schon bei der Form, bei welcher der Krebs seinen Ursprung im Ventriculus Morgagni nimmt. Da sieht man immer nur eine Anschwellung der einen Kehlkopfhälfte mit Schwerbeweglichkeit der Stimmlippe, ein Bild, das genau ebenso bei der inneren Perichondritis zu finden ist. Die Diagnose wird noch schwieriger, wenn, wie es in diesen Fällen nicht so ganz selten sich ereignet, das Carcinom den Anlass zu einer wirklichen Perichondritis abgibt. Von einem umschriebenen Tumor ist nichts zu sehen, da er im Ventrikel verborgen liegt. Handelt es sich freilich in solchen Fällen um einen Menschen über 45 Jahre alt, der sonst kein Zeichen einer infectiösen Krankheit darbietet, so wird man von selbst zu dem Verdachte gedrängt, dass es ein Carcinom sei, das der Erkrankung zu Grunde liege. Der weitere Verlauf oder der negative Erfolg einer versuchsweise eingeleiteten antisyphilitischen Behandlung werden dann bald die Bestätigung des Verdachtes ergeben. Weniger schwierig ist die Diagnose in den Fällen, in denen der Spiegel eine allgemeine tumorartige Infiltration der ganzen oder beinahe der ganzen Kehlkopfschleimhaut ergibt. Die tumorartige Beschaffenheit der meisten Stellen und das drusige Aussehen der anderen ist kaum mit einer anderen Erkrankung zu verwechseln, es sei denn mit Sklerom, das aber ganz anders beginnt, namentlich ist es bei ihm die subglottische Gegend, die zuerst verdickt ist. Man sieht 2 Wülste unter den wahren Stimmlippen, die bereits eine erhebliche Verengerung der Atemspalte hervorgerufen haben. Mehr Schwierigkeiten macht die fünfte Form des Carcinoms, die in der Tiefe entspringende, welche Anfangs nur als Papillom, als spitzes Condylom erscheint. Ich habe freilich eine ganze Anzahl Fälle von multipler Papillombildung bei Erwachsenen gesehen, die nie zur Bildung eines Carcinoms Anlass gegeben haben, allein etwas verdächtig ist eine solche Papillomwucherung bei Erwachsenen immer. Diese Papillombildungen können viele Jahre dem Erscheinen des Carcinoms vorausgehen, sie werden operirt, machen Recidive, bis dann an irgend einer Stelle das gewöhnlich weissgelb aussehende Carcinom zwischen den Papillomen an der Oberfläche erscheint. Ich habe beobachtet, dass diese Form schon sehr frühe mit Perichondritis einhergeht, oft ist diese das erste Zeichen und diese Fälle behalten die Neigung zu Perichondritis im weiteren Verlaufe bei. Ich habe gerade aus diesem Verhalten den Schluss gezogen, dass es sich dabei um tief in der Nähe des Perichondriums sitzende Geschwulstbildungen handelt.

Von diesen wahren, weichen Papillomen sind die harten zu unterscheiden, die wir in der Regel als Pachydermia verrucosa oder Carcinoma keratoides beschrieben sehen. Sie bedecken nicht selten die ganze Stimmlippe oder auch nur einen Theil derselben und sehen Blumenkohlgewächsen sehr ähnlich, auch in ihrer Farbe, die gelblichweiss, oft sogar ganz weiss ist. Ein Theil dieser harten Blumenkohlgewächse sind ebenfalls Carcinome. Sie unterscheiden sich nach

B. Fränkel schon makroskopisch dadurch von den Papillomen, dass bei diesen die einzelnen Papillen länger als breit, während sie bei den Carcinomen breiter als lang erscheinen. Für besonders charakteristisch halte ich es auch in diesen Fällen, dass bei dem Krebs die Geschwulst in die Stimmlippe eingedrungen scheint, dass sie dieselbe infiltrirt hat, was ich schon ganz im Anfang meines Vortrags als Charakteristicum des Carcinoms hervorgehoben habe.

Vor zwei Jahren hatte ich Gelegenheit einen sehr interessanten Fall von Kehlkopfkrebs bei einem Manne im Beginn der vierziger Jahren zu beobachten. Derselbe war seit einigen Monaten heiser in Folge einer linksseitigen Postikuslähmung und sah sonst sehr gesund und blühend aus. Ausser der Lähmung fand sich noch eine kleine Drüsenschwellung unter dem linken Kieferwinkel, aber sonst am ganzen Körper keinerlei pathologische Veränderung trotz wiederholter genauer Untersuchung. Ich nahm an, dass es sich um eine tuberkulöse Lymphdrüsenerkrankung im Verlaufe des Nervus recurrens handeln müsse. Eine entsprechend eingeleitete Therapie hatte keinen Erfolg. Bei einer zufälligen Würgbewegung während des Spiegelns sah ich ganz unten im Sinus piriformis eine gelblich-weisse Einlagerung in der Schleimhaut, deren Sitz ich nach Kokainisirung genauer feststellen konnte, indem ich den Aryknorpel mit einer sonde nach vorn drückte. Hätte ich das Oesophagoskop angewendet, so hätte ich die Stelle wohl früher sehen können, allein es lag keinerlei Veranlassung dazu vor, da nicht die geringste Schluckbeschwerde vorhanden war. Die Einlagerung bestand aus zwei nahe bei einander liegenden kleinen gelbweissen Geschwülsten. Der Kranke wurde mittelst halbseitiger Extirpation operirt und ist jetzt seit 21 Monaten geheilt, so dass er ein öffentliches Amt, das ihn zum häufigen Gebrauch seiner Stimme nöthigt, ganz gut versehen kann. *B. Fränkel* hat einen ähnlichen Fall beschrieben. Er beobachtete bei einem Manne eine doppelseitige Postikuslähmung, deren Ursache er sich nicht erklären konnte, bis sich der Krebs weiter entwickelt hatte. Erst später erfuhr er, dass ein anderer Arzt vorher das Vorhandensein eines subglottischen Tumors festgestellt hatte, den *Fränkel* natürlich nicht mehr sehen konnte. Von manchen Kollegen wurden Fälle beobachtet, in denen krebsig entartete Lymphdrüsen im Verlaufe des Rekurrens Ursache der Lähmungen der Nerven waren, so von *Binaud* und *Moure*, etc. In meinem Falle waren es nicht Lymphdrüsen, sondern die Geschwulst selbst, die den Nerven an seiner Eintrittstelle in den Kehlkopf in Mitleidenschaft gezogen hatte.

Aus dem Mitgeteilten geht deutlich hervor, dass es eine Anzahl von Fällen gibt, in denen wir aus dem Spiegelbefunde allein nicht zu einer bestimmten Diagnose gelangen können. Diese Fälle werden für den Arzt, dem eine grössere Erfahrung zur Seite steht, immer seltener werden, allein wie schon gesagt, wird er sie nicht ganz vermeiden können, wenn er nicht seine angebliche Sicherheit im Diagnosticiren über das Wohl des Kranken stellt. Ich habe vor einigen Jahren einen Fall erlebt, der das soeben Gesagte sehr gut illustriren kann. Es wurde mir von einem meiner früheren Assistenten ein 48 Jahre alter Mann zugeführt, bei welchem der College zu der Diagnose Carcinom gekommen war. Gelegentlich einer Geschäftsreise consultirte der Kranke den gewiss mit Recht zu den ausgezeichnetsten unseres Faches zu rechnenden Collegen *Sir Semon*, der sich zu der Diagnose Lues hinneigte, die Möglichkeit eines Carcinoms aber zugab, da die Stimmlippe links schwerer beweglich war. Ich untersuchte den Patienten nach seiner Rückkehr von London und fand eine umschriebene Schwellung im vorderen Ende der Taschenlippe. An den Lungen konnte ich trotz oft wiederholter Untersuchungen nie etwas nachweisen. Ich trat der Ansicht meines Assistenten, dass es sich um Carcinom handele, um so mehr bei, als der Kranke schon längere Zeit ohne Erfolg antisyphilitisch behandelt worden war. Der Kranke consultirte dann noch meinen sehr verehrten Freund *Fränkel*, den wir doch auch zu den Zierden unserer Specialität rechnen. Dieser schrieb uns, dass er sich zu der Diagnose Carcinom nicht entschliessen könne, dass er vielmehr die Schwellung für eine gutartige, für eine Entzündung an der Unterseite der Taschenlippe zu halten geneigt sei. Er gab den Rat zunächst ein Probestückchen für die mikroskopische Untersuchung zu entnehmen. Das geschah und die von *Weigert* gestellte Diagnose lautete : « Typische Tuberkulose! » Patient wurde trotzdem mittelst Thyreotomie operirt und befindet sich jetzt seit etwa acht Jahren in guter Gesundheit. Die Untersuchung der exstirpirten Geschwulst ergab die Bestätigung der von *Weigert* anfänglich nach dem Befund an dem Probestückchen gestellten Diagnose. Wenn also vier erfahrene Collegen sich nicht über die richtige Diagnose haben einigen können, so wird diese Unentschiedenheit einem weniger Erfahrenen um so leichter vorkommen können.

Ich halte es deshalb für sehr wichtig, sich in einigermassen nicht ganz sicheren Fällen nicht allein auf das Spiegelbild zu verlassen, sondern die andern uns zu Gebote stehenden Hilfsmittel zu benutzen.

Da die Beschwerden des Kranken uns wenig zu der Diagnose helfen, so ist vor Allem eine möglichst genaue Anamnese von grosser Wichtigkeit. Nun ist es aber leider Thatsache, dass wir gerade über die wichtigste differentialdiagnostisch in Frage kommende Krankheit, die Syphilis, oft nur sehr unvollkommene Angaben erhalten, eine positive Antwort ist aber doch recht wertvoll für die Beurteilung des Falles. Mitunter finden sich bei genauerer Untersuchung des Körpers Residuen der Syphilis in Gestalt von Narben an den Geschlechtsteilen oder auf der Haut oder im Halse oder man findet eine tuberkulöse Erkrankung. Durch beides wird ja die carcinomatöse Natur der Kehlkopfkrankheit nicht ausgeschlossen, aber doch sehr unwahrscheinlich gemacht.

In dem Iodkali besitzen wir ein vorzügliches Mittel, unserer Diagnose auf Syphilis in zweifelhaften Fällen einen festen Halt zu geben. Es kann sich bei der eventuellen Verwechslung von Krebs und Syphilis immer nur um tertiäre Syphilis handeln und diese steht so sehr unter dem Einfluss der Iodmittel, dass man gewöhnlich nur acht Tage nötig hat, um zur Gewissheit zu gelangen. Man muss freilich in Betracht ziehen, dass durch die Resorption der flüssigen Bestandteile einer Geschwulst, selbst eines Krebses, eine mässige Abschwellung derselben während des Gebrauches von Iod eintreten kann; in der zweiten Woche schwinden aber in der Regel alle Zweifel, ob wir es mit Syphilis zu thun haben, einen so grossen Unterschied zeigen dann die beiden Krankheiten. *Mackenzie* sagt in seinem bekannten Buche : « Man soll keinen Kranken der grausamen Diagnose Krebs unterwerfen, ehe man sich nicht durch eine antisyphilitische Kur davon überzeugt hat, dass Syphilis nicht vorliegt. » Meine Herren! Es gibt eine grosse Anzahl von Fällen, die für einen erfahrenen Laryngologen so characteristisch für Krebs aussehen, dass man es nicht nötig hat, zu dieser Probe zu greifen, für alle irgend zweifelhaften Fälle rate ich, besonders auch den jüngeren Collegen, sich nicht zu scheuen dieses diagnostische Hilfsmittel zu benutzen, um so weniger, da ich von den 14 Tagen Verzug nie einen Nachteil in Rücksicht auf eine eventuelle Operation habe entstehen sehen. Diese 14 Tage kann man verantworten, wenn man auch nur *einem* unter hundert Kranken die Operation damit ersparen kann.

Die Differentialdiagnose von Tuberkulose ist leichter. Erstens tritt diese Krankheit selten in Form eines umschriebenen Tumors auf und dann sind auch die Fälle, in denen man keine sonstige vorhandene oder vorhanden gewesene tuberkulöse Erkrankung finden könnte, die selteneren. Ich verweise indessen auf die oben erwähnten Irrtümer in der Diagnose, die aber nur durch ein Zusammentreffen seltener Vorkommnisse möglich gewesen sind. Recht schwierig ist auch die Unterscheidung von Sarkom, doch zeichnet sich dieses durch rundlichere Formen aus und kommt mehr im jugendlichen Alter vor.

Verwechslungen mit Lepra sind meines Wissens nicht vorgekommen.

Ich habe zu wenig Fälle gesehen, um ein auf eigene Erfahrung gegründetes Urteil abgeben zu können. Ich glaube, dass in allen Fällen die Erkrankung der äusseren Haut entscheidend sein dürfte.

Die Pachydermie, die an den Processus vocales bisweilen auch in Tumorform erscheint, ist nicht leicht mit Krebs zu verwechseln, denn erstens tritt der Krebs nach meiner und nach der Erfahrung Anderer, besonders auch der von *B. Fränkel*, gerade an dieser Stelle an dem hinteren Ende der Stimmlippe nie primär auf und dann fehlt das gelblich weisse markige Aussehen der Schwellungen, das sich an dieser Stelle gewiss schon sehr früh geltend machen würde. Die Pachydermie tritt auch fast immer doppelseitig auf. Die Pachydermia verrucosa gehört zu den Papillomen und ist vorhin erwähnt worden.

Solange der krebsige Tumor noch keine Entzündung erheblicher Art in der Umgebung hervorgerufen hat, ist seine Farbe gelblichweiss, markig, der des Rückenmarks ähnlich; im entzündeten Zustande der Umgebung sieht er mehr oder weniger roth aus, in der geröteten Umgebung aber sieht man doch recht oft noch die ursprüngliche Farbe an einzelnen Stellen durchscheinen.

Das wichtigste für die Differentialdiagnose ist die mikroskopische Untersuchung eines Probestückchens. Man muss sich aber gegenwärtig halten, dass *nur* das positive Ergebnis von Wert ist. Die Beispiele, dass Stücke entnommen worden sind, die nur der Oberfläche angehörten oder nicht gründlich genug untersucht worden sind, finden sich an vielen Stellen der Litteratur. Es mag dies bisher nur daran gelegen haben, dass öfter zu den kleinen Operationen nicht geeignete Zangen verwendet worden sind. Ich nehme für den Zweck der Probeentnahme nur mehr die Doppelkürette von *Landgraf* oder eine ähnliche, senkrecht fassende, mit denen man grössere Stücke gewinnen kann, die auch mehr in die Tiefe greifen. Es ist selbstverständlich, dass der Mikroskopiker ein genügend Erfahrener sein muss, denn ich habe es erlebt, dass die Entscheidung, ob Carcinom oder nicht selbst recht Geübten mitunter schwer fällt. Ich kann nicht sagen, dass ich persönlich einen Nachteil von der Probeentnahme gesehen hätte, ebensowenig wie *B. Fränkel*, insofern, dass nachher ein sehr rasches Wachstum der Neubildung eingetreten wäre, vorausgesetzt, dass man ein gut schneidendes Instrument benutzt hat; die damit gesetzten Wunden heilen selbst in carcinomatösem Gewebe öfter auffallend rasch.

Eine Besorgnis, dass durch eine solche Entnahme und den dadurch gesetzten Substanzverlust eine erhebliche Schädigung des Stimmlippe veranlasst werden könne, braucht man auch nicht zu hegen. Es hat sich herausgestellt, dass die Stimmlippen eine enorme Regenerationskraft in Bezug auf Wiederherstellung der äusseren Gestalt und sogar auch der Funktion besitzen, dass die Narbenbildung sehr oft die normalen Stimmlippen imitirt.

Selbst einen kleinen Nachteil zuzufügen, würde ich nicht für verboten halten, denn man macht doch die kleine Operation, so zu sagen, auch aus einer Indicatio vitalis.

Die Endergebnisse meiner Auseinandersetzung möchte ich in die folgenden Sätze zusammenfassen :

1. Der Kehlkopfkrebs zeigt beim Beginn und während des Verlaufes der Krankheit fast immer den Charakter der Geschwulst in verschiedener Form.

2. Der in der Tiefe der Gewebe entspringende Kehlkopfkrebs gibt bisweilen Anlass zu dem Wachstum von wahren Papillomen auf der Oberfläche der Schleimhaut. Diese Form neigt während der ganzen Dauer des Verlaufes sehr zu Perichondritis.

3. Die in dem Ventriculus Morgagni entstehenden Krebse gleichen im Spiegelbilde sehr dem der Perichondritis interna.

4. In sehr seltenen Fällen beginnt der Krebs hinter und beinahe unter dem Ringknorpel und verrät seine Anwesenheit im Anfang nur durch eine Lähmung des Rekurrens.

5. Um die Syphilis auszuschliessen, genügt es in der Regel, 14 Tage 5 Gramm Iodkali *pro die* zu geben.

6. Zu einer sicheren Diagnose kann man durch Wegnahme eines Probestückchens zur mikroskopischen Untersuchung gelangen. Für diese kleine Operation sind die von oben nach unten schneidenden Doppelküretten vorzuziehen.

7. Nur das positive Ergebnis der mikroskopischen Untersuchung ist massgebend.

DIE PATHOLOGISCH-ANATOMISCHE DIAGNOSE DES KEHLKOPFKREBSES

RAPPORT

von Professor B. FRAENKEL

(in Berlin).

Je mehr die Thatsache allgemein anerkannt wird, dass das Schicksal eines vom Kehlkopfkrebs befallenen Kranken wesentlich davon abhängt, dass die Diagnose dieses Leidens frühzeitig gestellt wird, um so mehr drängt es uns, unsere diagnostischen Hülfsmittel bei diesem Leiden zu vervollkommnen. Eines dieser Hülfsmittel ist die mikroskopische Untersuchung von dem Kehlkopf entnommenen Stücken der Geschwulst. Ueber den Werth der Untersuchung derselben für die Diagnose gehen die Ansichten immer noch ziemlich weit auseinander. Während einige Forscher derselben eine untergeordnete Bedeutung beilegen, sind andere, und ich bemerke sofort, dass ich auch zu ihnen gehöre, der Ueberzeugung, dass namentlich für Frühformen diese diagnostische Methode von ausschlaggebender Bedeutung ist.

Wollen wir diese Methode ausüben, so entnehmen wir der Geschwulst des Kehlkopfes unter Cocain-Anästhesie am besten mit der schneidenden Zange so grosse Stücke, wie wir bekommen können. Wir legen dieselben in Parafin ein, schneiden sie serienweise möglichst dünn und färben sie. Unter den Methoden der Färbung empfiehlt sich besonders Picrocarmin und die Färbung nach van Gieson. Dann betrachten wir die Präparate mit schwacher und auch mit stärkerer Vergrösserung. Es kann die Frage entstehen, ob wir die Herstellung der Präparate einer Hand überlassen, die bei täglichem Gebrauche dieser Kunst in ununterbrochener Uebung sich befindet. Ich glaube aber nicht, dass wir auch die Betrachtung der Präparate und die Entscheidung über den Befund, lediglich dem pathologischen Anatomen überlassen dürfen. Auch in dieser Beziehung ist eine spezialistische Ausbildung für das bestimmte Organ von Werth. Schliesslich tragen wir doch die Verantwörtung für die Entscheidung. Wir können dieselbe durch Consultation mit dem Anatomen teilen, müssen uns aber so viel Uebung im Anblick solcher Präparate verschaffen, dass wir selbst ein sachverständiges Urteil darüber abzugeben im Stande sind

In einer ganzen Reihe von Fällen reichen kleine Stücke aus, um uns die sichere Aussage zu gestatten : « Hier liegt Krebs vor ». Es ist dies besonders dann der Fall, wenn es sich um verhornte Krebse handelt. Die zahlreich vorhandene Perlbildung in den epithelialen Nestern giebt uns dann sicheren Aufschluss, auch in Fällen, wo die betreffenden Zapfen noch mit der Oberfläche zusammenhängen. Aber auch beim Carcinoma simplex oder dem Drüsen-Carcinom, genügen häufig kleine Stücke, um uns typische epiteliale Inseln mit bindgewebiger Umgebung erkennen zu lassen. In dieser Thatsache, dass in einer nicht unerheblichen Anzahl die mikroskopische Untersuchung herausgenommener Stücke uns den sicheren Nachweis ergiebt, dass Carcinom vorhanden ist, liegt die Bedeutung dieser Methode. In dem Augenblick, wo wir unter dem Mikroskop Carcinom erkennen, steht unsere Diagnose fest, so dass sie für unser Handeln eine sichere Grundlage bietet.

Es ist jetzt wohl allgemein bekannt, dass durch unrichtige Schnitt-
führung der Anschein epitelialer Nester entstehen kann, ohne dass
solche vorliegen. Es ist dies namentlich der Fall, wenn mit der Oberfläche parallel, oder zu dieser schief geschnitten wird. Dann können
die Leisten der Stimmlippen oder epiteliale Zapfen so getroffen werden,
dass epiteliale Inseln vorzuliegen scheinen. Ein geübtes Auge wird
durch die regelmässige Anordnung des epithelialen Aufbaues vor diesem
Irrthum geschützt.

In anderen Fällen giebt uns die mikroskopische Untersuchung nach
anderer Richtung hin gewissen Aufschluss. Wir können zum Beispiel
typische Tuberkelknötchen finden. Es mag in dieser Beziehung der von
M. Schmidt angeführte Fall als Beispiel dienen. Ich war der Meinung,
dass im laryngoskopischen Bilde Carcinom nicht bewiesen und selbst
entzündliche Schwellung nicht ausgeschlossen sei, während Schmidt
und Fel. Semon Carcinom vermutheten. In von Schmidt entfernten
Stücken fand Weigert typische Tuberkulose.

Es kommen aber Fälle vor, in denen es grosse Schwierigkeiten
macht, eine bestimmte Diagnose nach dieser oder jener Seite zu stellen; namentlich bei gummösen Prozessen, aber auch bei Tuberkulose,
und selbst bei der einfachen Pachydermie kann das Epitel in Wucherung gerathen und die Grenze zwischen Epitel und Bindegewebe
wesentlichen Schwankungen unterliegen. Auch Zapfen, welche tief in
das Bindegewebe hineindringen, können durch diese Prozesse hervorgerufen werden. In solchen Fällen können verschiedene Beobachter
dasselbe Präparat verschieden deuten. Der eine glaubt schon Carcinom
zu sehen, wo der andere eine bestimmte Diagnose nicht stellen, oder
gar Carcinom auszuschliessen vermag. Gerade solche Präparate sind
es, die obige Forderung aufstellen liessen, dass die Laryngologen
selbst die Beurteilung der Präparate übernehmen. Hier kommt es auf
kleine Dinge an. Zunächst müssen wir durch Aneinanderfügen der
Serienschnitte uns darüber klar werden, ob die epitelialen Nester noch
mit der Oberfläche zusammenhängen, also durchschnittene Zapfen
sind. Dann kommt es darauf an, die Grenze zwischen Bindegewebe
und Epitel zu betrachten. Je schärfer dieselbe sich darstellt, je weniger können wir Carcinom annehmen. Schliesslich wird unser Urteil
bestimmt durch den Aufbau des Epitels. Bei den andern Prozessen
bleibt dieser im Wesentlichen ungestört. Ueber den basalen Zellen
zeigen sich die polyedrischen, und oben die Deckzellen. Dies kann
durch die Richtung des Zapfens mal sich umkehren, so dass die Deckzellen an das Bindgewebe zu stossen scheinen, aber immer ist doch
Anordnung des normalen Aufbaues des Epitels mehr oder minder

deutlich zu erkennen. Beim Krebs dagegen überwiegt das Wachsthum des Epitels das des Bindgewebes. Das Epitel wird, wenn ich mich so ausdrücken kann, von dem Bindegewebe unabhängig. Es braucht nicht mehr seine Ernährung aus dem Bindegewebe zu entnehmen, welches es dafür schützend bedeckt. Dadurch verliert sich die Regelmässigkeit des Aufbaues, und wir können dann bei solchen atypischen Zapfen nicht mehr die normale Anordnung der Zellen erkennen, welche ein mehrschichtiges Epitel zeigt. Allerdings ist dieses Zeichen nur bei solchen Krebsen vorhanden, welche aus dem Oberflächen-Epitel hervorgehen. Bei denjenigen aber, die vom Endotel oder von den Drüsen ausgehen, und bei welchen sich eine vergleichweise Unregelmässigkeit nicht finden kann, sind meist anderweitige Zeichen vorhanden, welche unsere diagnostischen Schlüsse erleichtern. Ich habe es absichtlich unterlassen, einzele Zellen, als für den Krebs charakteristisch Ihnen vorzuführen, denn Mitosen und Kariokinesen finden sich nicht nur bei Krebs, sondern auch bei andern Prozessen. Auch einzelne Perlbildungen kommen vor, ohne dass Krebs vorliegt. Allerdings steht in Bezug auf die Häufigkeit der Perlbildung das verhornte Carcinom an erster Stelle, und es scheint mir erlaubt, auch aus den Perlen Schlüsse zu ziehen, wenn dieselben in grösserer Anzahl und über weitere Strecken des Präparates verbreitet angetroffen werden. Hätten wir für den Krebs etwas dem Tuberkelbacillus Aehnliches, so wären alle Schwierigkeiten mit einem Schlage gehoben. So sind noch Schwierigkeiten vorhanden, Chiari hat in dieser Beziehung sehr lehrreiche Beispiele veröffentlicht, und ich habe in neuerer Zeit dreimal Patienten zu beraten gehabt, bei denen von geübten Forschern aus den mikroskopischen Präparaten Krebs diagnostiziert wurde, welchen ich nicht anerkennen konnte, und bei welchen der Verlauf meiner Anschauung Recht gegeben hat. Zwei davon sind unter Innuxionen geheilt, bei dem Dritten hat sich Tuberkulose nachweisen lassen.

Anders gestaltet sich die Sache, wenn das Präparat nichts für Krebs Charakteristisches enthält. Dann können wir wohl aussagen, in dem vorliegenden Präparat findet sich kein Krebs. Daraus folgt aber nicht, dass überhaupt kein Krebs vorhanden sei, denn wir können zum Beispiel daneben gegriffen haben. Zuweilen ist in einer vorhandenen Geschwulst ein kleiner carcinamatöser Kern, und der kann sich unserm forschenden Auge entziehen. Der negative Schluss ist also nur mit grosser Vorsicht möglich.

Am häufigsten muss diese Vorsicht ausgeübt werden, wenn es sich um die Abgrenzung von Carcinom und anderweitigen Geschwülsten handelt. Auch dann, wenn die wohl gekennzeichnete Form des Papilloms uns entgegentritt, das heisst wenn wir grosse epiteliale Massen mit hineinwachsenden Papillen und scharfer Grenze zwischen Epitel und Bindegewebe beobachten, kommt es namentlich bei älteren Leuten vor, dass an einzelnen Stellen des Präparates Erhoernungen auftreten, die den Verdacht auf Carcinom erregen. Ich bin zum Beispiel im Besitz von Präparaten eines recidivierenden Papilloms bei einem älteren Herren, in welchem sich in einem einzigen Zapfen mehrere Perlen finden. Hier erhält man den Eindruck, es handele sich um Carcinom, während eine sehr grosse Anzahl von Schnitten an allen übrigen Stellen typisches Papillom ergiebt und mit Bestimmtheit Carcinom ausschliessen lässt. Ich glaube, dass wir in solchen Fällen gut thun, die Sorge, die uns beschleicht, für uns zu behalten, den Patienten unter Controlle zu stellen und abwarten. Handelt es sich um Krebs, so werden wir dies leider noch früh genug erfahren. Aber derartige Präparate beweisen, mit welcher Vorsicht wir den negativen Schluss ziehen müssen. Zehn, zwanzig, ja mehr Schnitte sind durchaus unverdächtig und erst ein folgender zeigt verdächtige Stellen.

Es ist gegen die Entnahme von Stücken eingewandt worden, dass die hierbei auszuführende Operation unter Umständen schaden könne. Ich habe dies niemals gesehen, auch nicht beim Carcinom. Da, wo es uns wesentlich darauf ankommt, durch die mikroskopische Untersuchung Klarheit über die Natur des vorhandenen krankhaften Prozesses zu gewinnen liegen ja in der überwiegenden Mehrzahl der Fälle Frühformen vor. Namentlich zur Abgrenzung gegenüber andersartigen Geschwülsten ist die mikroskopische Untersuchung nicht zu entbehren. Ist dagegen der Krebs erst so weit vorgeschritten, dass es sich zu seiner Heilung nur noch um die halbseitige oder totale Extirpation handeln kann, so wird es wesentlich auf das Temperament des Chirurgen ankommen, ob er für sein Handeln noch die Grundlage des pathologisch-anatomischen Nachweises fordern soll. Hier handelt es sich wesentlich um die differentielle Diagnose zwischen Carcinom, Syphilis und Tuberkulose.

Syphilis können wir durch Iod- und Quecksilberkuren ausschliessen, wobei jedoch zu beachten ist, dass wenn auch selten hierbei auch Krebs sich verkleinern und gummöse Prozesse einmal remitent bleiben können. Wir können Tuberkulose durch den Nachweis von Tuberkelbacillen oder die Tuberkulinprobe beweisen, oder ausschliessen, und dann bleibt ja in solchen Fällen nur das Carcinom über. Sollte es einmal sich als Sarcom erweisen, so ist dies für die Praxis ziemlich gleichgültig und höchstens wissenschaftlich interessant. Es giebt also auch andere Art und Weisen, um zu einer sicheren Diagnose zu ge-

langen und den Muth des Chirurgen vor der Operation nicht auf eine
zu harte Probe zu stellen. Aber ich kenne keine Methode, die besonders bei Frühformen unserm Handeln eine so unzweifelhafte Grundlage
bietet, als der Anblick des typischen Carcinombildes herausgenommener Stücke.

DISCUSSION

Sir Félix Semon (Londres). — Der Vortragende tritt gegenüber einer zu
ausschliesslichen Betonung der *mikroskopischen*, warm für eine frühzeitige
klinische Diagnose des internen Kehlkopfkrebses ein, und bespricht eine
Reihe klinischer Symptome (Schwerbeweglichkeit des Stimmbandes, umschriebene Congestion in der Nachbarschaft der Geschwulst; schneeweisse
Farbe und aussergewöhnlich zugespitzte Form anscheinender Papillome, etc.),
die ihm in zahlreichen Fällen treffliche Dienste geleistet haben.

M. Mermod (Yverdon). — Permettez-moi, Messieurs, de vous parler brièvement de deux cas bien instructifs de tumeurs malignes du larynx avec
diagnostic longtemps hésitant.

Dans l'un, il s'agit d'un homme de 54 ans, portant une nodosité pâle entre
le processus vocal gauche et la paroi postérieure, un peu en dessous. Le
diagnostic clinique penchait pour le carcinome ou le sarcome, car après chaque
ablation, malgré l'iodure, la récidive avait lieu régulièrement et plus étendue ; et chaque fois, le diagnostic microscopique, fait par Langhans, de
Berne, dont l'autorité en la matière est indiscutable et indiscutée, chaque
fois, dis-je, à ma demande : « Trouvez-vous du cancer ou autre chose ? », il
m'était répondu très évasivement, et jamais d'une façon concluante : et ce
n'est qu'au quatrième examen, un an après ! que le diagnostic « sarcome »
a été hors de doute.

Le second cas est absolument semblable, même tumeur, même siège ; le
diagnostic microscopique, également fait par Langhans, a pu être établi au
deuxième examen déjà, deux mois après le premier. Aussi, à part le papillome — quand il ne se transforme pas — toute tumeur récidivant après
ablation en apparence complète, doit être tenue comme étant de mauvaise
nature, lors même que le résultat de l'examen microscopique n'aurait rien
d'inquiétant.

Les deux malades sont actuellement guéris depuis deux ans, après le
traitement endolaryngé, et avec intégrité absolue de la voix ; l'un de ces
malades est un de vos hommes politiques, un avocat, qui ne ménage guère
son larynx.

M. Kraus (Paris). — Il recommande de ne pas attacher trop d'importance
au résultat de l'examen microscopique du cancer du larynx, ni au point de
vue du diagnostic, ni à celui du pronostic et du traitement de cette affection.
En ce qui concerne le diagnostic, l'examen histologique peut donner lieu à
des erreurs dans le sens négatif comme dans le sens positif.

Quant au pronostic, il ne saurait se baser sur le résultat de l'examen
microscopique, car ce dernier ne nous indique que le type *histologique* de la
tumeur en question, mais ne donne aucun renseignement sur le *type clinique*
(la marche plus ou moins rapide, la nature plus ou moins envahissante

de la tumeur). C'est cependant la connaissance des différents types cliniques du cancer du larynx, qui permettra de trier les cas au point de vue du traitement et d'opérer, profitablement, tel cas par la trachéotomie palliative, tel cas par l'extirpation totale ou partielle du larynx, tel cas par thyrotomie, tel cas, enfin, par la voie endolaryngienne.

Kraus réserve cette dernière méthode à certains cancers polypoïdes, nettement délimités et cite un cas de ce genre opéré par lui avec succès.

M. Ruault (Paris). — L'examen histologique, malheureusement, ne donne de résultats certains que dans les cas de tumeurs laryngiennes de diagnostic clinique plutôt facile. Lorsque le cancer débute dans les parties profondes, la pince ne ramène que des tissus inflammatoires (pachydermie).

Parmi les signes cliniques du début, le plus important est, peut-être, l'immobilité de la corde vocale malade. J'ai pu faire le diagnostic, dans un certain nombre de cas, à l'aide de ce signe.

J'appellerai, en passant, l'attention sur la très longue durée de certains cas de ce genre. J'en ai vu durer de 4 à 7 et même près de 8 ans, parfois avec des alternatives d'amélioration apparente. En réalité, les lésions inflammatoires superficielles seules s'étaient améliorées; la lésion profonde spécifique, continuait à progresser, mais avec une extrême lenteur. A la fin seulement, la marche s'accélérait vers la période terminale.

M. Hellat (St-Pétersbourg). — Stimmt Semon bei, dass die Reduction der Stimmbandbewegungen ein sehr wichtiges Frühsymptom ist, auch führt gegen M. Schmidt aus, dass auch die Carcinome in der Mitte des Stimmbandes schon sehr früh Bewegungsströrungen verursachen.

Ebenso hält es daran fest, dass es Fälle giebt, bei denen man die Exstirpation eines Stückchens nicht ausführen kann.

M. Garel (Lyon). — Je suis aussi d'avis que le diagnostic entre le cancer et les autres affections est très difficile, d'autant plus que l'on peut voir deux lésions différentes se superposer. J'ai observé un cas dans lequel la tuberculose et le cancer furent démontrés anatomo-pathologiquement.

Le professeur M. Schmidt conseille de donner 5 grammes d'iodure pour trancher le diagnostic au point de vue syphilitique. Cette dose est absolument insuffisante; elle n'empêche pas les lésions de progresser. Je considère la dose de 4 grammes comme un minimum indispensable.

M. L. Bar (Nice). — Dans le diagnostic, si difficile parfois, de tuberculose et tumeur maligne du larynx, il faut retenir ce fait que les deux accidents pathologiques peuvent se présenter à la fois. A ce sujet, nous apportons le cas d'une personne manifestement tuberculeuse de son poumon et qui portait une tumeur cancéreuse du larynx prouvée à l'examen histologique et à l'examen clinique.

M. Fraenkel (Berlin). — Er habe die Beschränkung der Beweglichkeit bei in der Mitte der Stimmlippen sitzenden kleinen Carcinomen selten gesehen. Er habe dieselbe aber auch bei typischer Pachydermie gesehen. Uebrigens habe er inzwischen ein Carcinom gesehen, welches sich in einem pachydermischen Wulst entwickelt habe. Ein Entzündungshof finde sich auch bei nicht krebsigen, gutartigen Tumoren. Weisse Farbe der Oberfläche habe er inzwischen auch bei einem Papillom gesehen. Dass wir die Courage haben müssten, auch ohne mikroskopischen Nachweiss zu operiren, sei schon desshalb nöthig, weil wir nicht immer Stücke entnehmen könnten. Wo dies

aber möglich sei, sei der mikroskopische Nachweiss die sicherste Grundlage
unseres Handelns.

SALIVATIO PSYCHICA

von Dr P. HELLAT

(in Petersburg.)

Wie wir alle wissen, giebt es eine grosse Reihe von allmöglichen
Formen von vermehrter Salivation; sie alle werden mehr oder weniger
ausführlich in den Lehrbüchern der Physiologie und Pathologie auseinandergesetzt. Unter ihnen vermisse ich eine, die gerade für den
Laryngologen von Bedeutung ist; auf dieselbe erlaube ich mir ihre
Aufmerksamkeit zu richten. Da nun weder die Ursache, noch der Verlauf dieser Salivation bisher Berücksichtigung gefunden haben, wenigstens ist es mir nicht gelungen in der mir zugänglichen Litteratur
irgend welche Angaben darüber zu finden, so erlaube ich mir zunächst
die einschlägigen Krankengeschichten anzuführen, um dann des
Weiteren einige Erörterungen daran zu schliessen.

Im Monat October des vergangenen Jahres kam in mein Ambula-
torium (im Maximilian-Krankenhaus) eine Frau von mittleren Jahren,
von aufgeregtem Aussehn, mit trockenen Lippen und einem ganzen
Strom von Klagen. Während der Wiedergabe der letzteren räuspert
sie sich mindestens in jeder Minute und wischt den Speichel vom
Munde ab. Ihre Klagen bestanden in Folgendem : Vor einem Jahre sei
sie bei mir gewesen in Folge zu starker Schleimabsonderung im Nasenrachenraum. Ich hätte ihr Nasendouchen verordnet. Bei dem ersten
Versuch dieselben anzuwenden, sei ihr etwas ins Ohr gelangt. Aus
Schreck darüber wandte sie sich an einen anderen Arzt, der ihr etwas
anderes verordnete und dazu sie das ganze Jahr mit Pinselungen
behandelte. Trotzdem fühle sie keine Besserung, im Gegentheil, der
Schleimfluss sei geradezu unerträglich, am Tage fülle sie ganze
Taschentücher, in der Nacht Gläser mit Speichel. Sie selbst sei unge-
heuer nervös, könne nicht eine Minute Ruhe finden, sei in einer uner-
klärlichen Aufregung. Dazu störe sie fortwährend der Schleim, der
sich irgend wo hinter der Nase ansammle. Dabei sei sie so stark
obstipirt, dass sie ohne Kunsthülfe gar nicht Stuhl haben könne.

Objectiv bemerkt man auf den Lippen trockene Schuppen, die Gaumenbögen und der weiche Gaumen leicht geröthet, die Schleimhäute
etwas bleich und trocken. Im Uebrigen alles normal. Nirgends

Schleimanhäufung, dennoch kann die Patientin sich nicht einen Augenblick des Räusperns enthalten. Den Schleim schlürft sie scheinbar aus dem Nasenrachenraum in den Mund und speit ihn dann heraus. Sie ist überzeugt, dass sie an einer schweren Krankheit leidet, die in diesem furchtbar widerlichen Schleim ihren Ausdruck findet. Auf meinen Rath, den Schleim zu schlucken, erwidert sie mit Entrüstung : « Kann jemand solches Zeug schlucken, es wird mir sofort übel. »

In Anbetracht des vollständig negativen Befundes fiel es mir ein, dass der Schleimfluss möglicherweise durch das fortwährende Ausspeien unterhalten würde. Man musste sie also dazu bewegen, den Schleim, koste es was es wolle, herunter zu schlucken. Um ihr die schwierige Aufgabe zu erleichtern, gab ich ihr eine schwache Lösung von Salzsäure, von der sie jedes Mal, sobald sie Bedürfnis zum Speien fühlte, einen Schluck trinken sollte. Das Ausspeien wurde ihr strengstens verboten, nachdem ihr die physiologische Bedeutung des Speichels auseinandergesetzt worden war.

Nach einigen Tagen stellte sich die Patentin wieder vor, bedeutend beruhigter. Sie hatte meinen Rath befolgt. Der furchtbare Schleim quält sie am Tage fast gar nicht mehr, in der Nacht aber sammelt er sich noch im Munde an. Trockenheit bedeutend weniger.

Danach war sie noch ein Mal bei mir, um ihrer Dankbarkeit für die Herstellung Ausdruck zu geben. Sie fühlte sich vollständig wohl, kein Schleim, keine Trockenheit und der Leib fungirt ohne jegliche Hilfsmittel. Die Röthe der Gaumenbögen hat sich gelegt, die Schleimhäute normal feucht.

Dieser Fall war, wie ersichtlich, besonders geeignet die wirkliche Natur des Uebels an den Tag zu fördern. Nicht immer finden sich solche, so zu sagen reine Fälle, im Gegentheil, die überwiegende Mehrzahl derselben verläuft larvirt, complicirt sich mit anderen mehr ins Auge springenden pathologischen Veränderungen. Daher auch verständlich, dass diese Anomalie bisher der Beobachtung entgangen ist. Dieses erhärtet die folgende Krankengeschichte :

Um dieselbe Zeit, d. h. im October 1899, besuchte mich im selbigen Krankenhause ein junges Mädchen von 16 Jahren, Schülerin eines Gymnasiums, sie hustet nach ihrer Aussage fortwährend. Ein zu Rathe gezogener Therapeut fand die Brustorgane gesund und rieth ihr an einen Halsarzt sich zu wenden. Patientin ist gut entwickelt, etwas bleich, nach jeder halben Minute macht sie « haem, haem », stark obstipirt.

Bei der Untersuchung finden sich einige Anzeichen dafür, dass der

Husten thatsächlich von den Halsorganen herrühren könne. Die III. und IV. Tonsille etwas vergrössert, ebenso die hinteren unteren Muschelenden. Das cytogene Gewebe auf der hinteren Rachenwand bedeutend entwickelt. In Anbetracht dessen wurde sie zweimal wöchentlich mit 1 1/2 % Iodglycerin gepinselt und alkalische Nasenpulverisationen gemacht.

Diese Behandlung brachte aber gar keinen Nutzen; darnach wurde noch vieles andere, mit demselben Erfolge versucht. Endlich wurde beschlossen zu der bei uns in Petersburg so sehr beliebten Galvanocaustik zu greifen. Da stellte sich der eben mitgetheilte Fall vor. Durch ihn angeregt fing ich an auch diese Patientin in Bezug des Speiens auszuforschen : es ergab sich, dass auch sie den Speichel beständig ausspeit.

Die gleiche Verordnung, wie im vorigen Fall brachte die Patientin in 1 1/2 bis 2 Wochen soweit, dass sie ihr « haem, haem » einstellte, nicht mehr hustete und auch mit ihrem Magen sich viel zufriedener erklärte.

Durch diese beiden Fälle aufmerksam gemacht, habe ich nun angefangen auf dieses eigenthümliche Leiden zu fahnden und siehe da, es ist vielmehr verbreitet, wenigstens bei uns in Petersburg, als man es hätte erwarten können.

. Da diese beiden Frauen aus den besser situirten Ständen stammten, so war ich anfangs geneigt diese Anomalie mehr als eine Klassen-Krankheit zu betrachten. Bald wurde ich aber eines besseren belehrt.

Den 14. März d. J. wurde von Herrn Doctor Nauck, Specialarzt für Nervenleiden, zu mir eine Portierfrau, K. W. von 59, Jahren geschickt, der vor zwei Jahren eine Mandel exstirpirt worden war. Seit der Zeit ging nun ihr Leiden los : sie ist gegenwärtig so eigenthümlich verändert, dass sie nichts weiter über ihr Leiden aussagen kann, als dass sie furchtbar viel Schleim habe, in der Nacht nicht schlafen könne und für ihren Verstand fürchte; an dem allein sei der Arzt schuld, der ihr die Geschwulst geschnitten habe, denn seit der Zeit habe sie keinen freien Tag mehr. Objectiv eine bedeutende, schmerzlose Vergrösserung der rechten Mandel constatirbar.

Ich glaubte zunächst an eine Neubildung. Da sie nun aber angab, dass sie beständig spucke, so lag es nahe, erst zu untersuchen, welchen Erfolg die Unterdrückung der Salivation haben würde. Sie ging von mir mit der gleichen Verordnung, wie die beiden vorhergehenden Patientinnen, nach Hause.

Am 27. desselben Monats, also nach zwei Wochen kam sie wieder als gesunder Mensch. Sie schläft gut, isst gut, hat keinen Schleim mehr. Nachträglich macht sie die Angabe, dass sie zwei Jahre hindurch nächtlich beständige Beängstigungen gehabt habe. Es war ihr, als ob ihr die Luft ausginge, sie schreckte zusammen. Jetzt sei das alles vorüber, und, was das merkwürdigste war, auch die Geschwulst war bedeutend geringer geworden. Ebenso wie an eine Klassenkrankheit zu denken war auch meine vorläufige Annahme irrig, dass es sich hauptsächlich um die Frauen bei dieser Anomalie handle. Im Verlauf von einigen Monaten habe ich nicht wenige Männer mit demselben Fehler behaftet gefunden.

Zu welcher Höhe die Nervosität auch bei ihnen in Folge des einfachen Speiens sich steigern kann, ergiebt folgender Fall :

Ein Eisenbahnbeamter, 29 Jahre alt, wurde zu mir vom Herrn Collegen Povalko Ende December des vergangenen Jahres geschickt, um mein Gutachten über den Zustand seines Kehlkopfes einzuholen. Der Kranke höchst aufgeregt, erzählt, dass er ungefähr seit einem Monat an Husten mit Blutspeien leide : Schwäche, Appetitlosigkeit, Heiserkeit, der Schnupfen höre fast gar nicht auf. Hatte beständig Obstipation, seit dem er aber Kreosot gebrauche, beobachte er einen wechselnden Zustand des Magens. Eltern leben, ein Bruder an Phtysie gestorben. Seitdem er etwas Blut im Sputum bemerkte, ist er überzeugt, dass er schwindsüchtig ist; er hat sich in 14 Tagen etwa 7 bis 8 Aerzten vorgestellt und liess in eben so viel Laboratorien sein Sputum untersuchen. Die microscopischen Untersuchungen fielen immer negativ aus, die klinischen waren zweifelhaft, zwei Aerzte gaben ihm Kreosot.

Status präs. : Der Kranke von kräftiger Constitution, von aufgeregtem Aussehen, die Stimme etwas heiser, hüstelt und speit fast ohne aufzuhören. Der Auswurf schleimig.

Der Rachen und Nasenrachen nur etwas trocken, in der Nase ausser leichter Verdickung der mittleren Muschel keine Abnormität.

Im Larynx catarrhalische Erscheinungen, theils acuten, aber hauptsächlich chronischen Characters, helle Röthe in einem Kehlkopfwinkel. Die plicae glosso-epigloticae verdickt und mit leichten Erosionen bedeckt. In den Lungen keine eclatanten Symptome.

Er gab an, dass er schon längst speie, zuweilen in jeder Minute einige Male, zuweilen auch seltener. Er schluckt den Speichel nicht, weil es unangenehm ist, und er glaubt, dass es schädlich wäre.

Vom ersten Augenblick an erschien der Kranke verdächtig auf Neurasthenie in Folge der äussersten Anstrengung der Speicheldrüsen. Dasselve war wahrscheinlicher Weise die Ursache seiner Catarrhe.

In Anbetracht dieser Diagnose, habe ich ihm verordnet, jede Medi-

cation zu lassen und das Speien, nach Belehrung über die schädlichen
Folgen desselben, strengstens untersagt. Wohl wissend, wie schwer
gute Rathschläge befolgt werden, nahm ich von ihm das Wort,
wenigstens eine Woche lang meinem Rath genau zu folgen.

Nach einer Woche war die Heiserkeit geringer, der Magen functionirt
regelmässig, Trockenheit mässig. Speien aber that er doch 50 bis 40
mal täglich, um, wie er sagte, den Speichel zu controlliren; auch
hatte er die ganze Woche Kreosot gebraucht. Noch ein mal dieselbe
Verordnung.

Um über seine Lungen in's Klare zu kommen, schickte ich ihn zu
Professor Manassein, der im grossen und ganzen meiner Meinung sich
auschloss.

Ende Januar war er wieder bei mir. Heiserkeit vollständig verschwunden, er hüstelt gar nicht mehr, der Schnupfen hat aufgehört,
der Magen functionirt gut. Aber er leidet noch an starker Schlaflosigkeit und Schwäche. Der objective Befund im Kehlkopf ist entsprechend
normaler. Seit der Zeit habe ich ihn nicht mehr gesehen.

II

Die mitgetheilten Krankengeschichten thun zur Genüge dar, dass es :

1. *Eine Form von Salivation existirt, die scheinbar ohne jegliche
Ursache besteht, und, dass*

2. *diese Salivation zu sehr ernsten allgemeinen Störungen führen
kann.*

Was nun den ersten Punkt anbelangt, so dürften wir kaum fehl-
gehen, wenn wir annehmen, dass hier von den vielen ursächlichen
Momenten, die in den Lehrbüchern für Salivation angegeben werden,
angefangen von einfacher Gingivitis, bis herab zur Reizung des Ischia-
dicus, keines zutrifft. Ohne Ursache entwickelt sich jedoch auch dieses
Leiden nicht. Mir scheint es, dass hier der Zufall eine Rolle spielt, wie
Fall drei zeigt. Patientin fing von der Zeit an zu speien, als ihr die
Mandel exstirpirt wurde.

Die meisten Patienten wissen nicht den Moment anzugeben, wann
sie anfingen zu speien. Vielfach liegen der Anomalie kleine Störungen
von den Halsorganen zu Grunde, so namentlich Tonsillitiden, die in
Folge von Streptothrixwucherungen entstehen. Es ist ganz verständlich, dass sich zersetzende, stinkrige Massen, abgesehen von der Reizung der Schleimdrüsen, zum Speien veranlassen. Aber auch Erkrankungen der Lunge, des Magens, des Nasenrachenraumes können den
Stein ins Rollen bringen.

Alle diese Momente können nun wohl das Speien für eine gewisse Zeit hervorrufen, aber wie ist das Jahre lange Bestehn desselben möglich?

Zur Erklärung dieser Erscheinung sind wir gezwungen einen mehr complicirteren Vorgang anzunehmen.

Zunächst liegen ihr psychische Vorgänge zu Grunde : Patienten sind eigenthümlicher Weise der Meinung, dass der Speichel herausgespieen werden müsse; ausserdem wird er ihnen allmählich so widerlich, dass sie ihn gar nicht schlucken können. Das Schlucken wird durch die Annahme, dass der Speichel, als ein Product ihrer Krankheit sei, ganz besonders erschwert.

Wir wissen aus der Arbeit von Wulfson, dass Ekelgefühle sehr starken Speichelfluss hervorrufen.

Eine weitere unmittelbare Ursache des Fortbestehens der Salivation ist in der Physiologie der Speichelsecretion und im Speien selbst zu suchen.

Bekanntlich hat der Speichel verschiedene Functionen für den Körper zu erfüllen

Der Organismus hat also ein Bedürfnis auf ein gewisses Quantum von Speichel; erhält er dieses Quantum nicht, so ist er bestrebt das verlorene wieder zu ersetzen.

Hierin liegt nun zugleich der Schwerpunkt der ganzen Pathologie dieser Anomalie. Die Speicheldrüse ist nicht nur bestrebt das nothwendige Quantum von Speichel zu ersetzen, sondern noch ein Plus zu liefern, um endlich das Bedürfnis zu befriedigen. Aber sowohl das gewöhnliche Quantum, wie auch das Plus wird umsonst geliefert; es wird alles ausgespieen. Natürlicher Weise muss der Körper sich erschöpfen 1. durch die zu starke Leistung, und 2. dadurch, dass er nicht das nothwendige Secret erhält.

Sie sehen, meine Herren, dass durch das ewige Speien ein circulus vitiosus zu Stande gebracht wird, der, je länger er dauert, desto heftigere Folgen haben muss.

Nun erhebt sich die interessante Frage, was wohl den Hauptantheil zu den neurasthenischen Erscheinungen beitragen mag, ob die zu starke Anstrengung der Drüse, oder viel mehr der Ausfall des nothwendigen Quantums von Speichel? Der Wasserverlust, der wohl recht bedeutend sein kann, dürfte kaum in Frage kommen, da er leicht ersetzt werden kann?

Wie wir wissen, kann die Ueberanstrengung gewisser Drüsen den Körper sehr stark schwächen und sogar zum Marasmus führen; ich erinnere sie an die Hoden. Ich möchte jedoch der secretorischen

Thätigkeit der Speicheldrüsen als solcher diese Bedeutung nicht zu schreiben.

Näher der Wahrheit scheint mir die zweite Annahme zu liegen, dass nämlich die Erschöpfung des Organismus hauptsächlich durch den Ausfall des Ptyalins oder anderer, uns noch nicht genau bekannter Bestandtheile des Speichels hervorgerufen wird.

Schon der erste Experimentator an den Speicheldrüsen, Mitscherlich, hat uns sehr werthvolle Angaben über die Physiologie dieser Drüsen geliefert. Durch die berühmten Arbeiten von Cl. Bernard und Colin wurde die Rolle des Speichels für die Digestion soweit klargelegt, dass Jahrzehnte lang die Frage als erschöpft betrachtet wurde. Erst in allerletzter Zeit wurde sie von meinem Landsmanne, dem genialen Experimentator Pawlow wieder aufgegriffen. Glinski und Wulfson haben unter Pawlows Leitung dargethan, dass der Organismus höchst zielbewusst die Speicheldrüsen arbeiten lässt. Doch haben alle diese Forscher für die uns interessirende Frage wenig oder gar nichts gethan, zum Theil schon dadurch, dass sie an Thieren arbeiteten, theils aber auch deshalb, weil sie ganz andere Zwecke im Auge hatten.

Bedeutung für diese Frage könnten höchstens die negativen Resultate von Budge haben, der einem Hunde und einem Kaninchen alle Speicheldrüsen ausschnitt, ohne dass die Thiere irgendwie darunter gelitten hätten. Doch waren seine Experimente zu wenig geeignet, über tiefere Fragen Auskunft zu geben.

Im Allgemeinen sind wir gewohnt vom Speichel, als von Etwas wenig bedeutungsvollem zu sprechen. Die Pathologie lehrt uns eines besseren.

Sie zeigt, dass wir noch lange nicht über alle Functionen eines scheinbar so einfachen Secrets, wie der Speichel es ist, aufgeklärt sind.

Dass der Speichel nicht einzig und allein der Digestion dient, darauf deutet schon die Thatsache hin, dass wir ihn nicht nur während des Essens, viel mehr beständig, sogar im Schlaf produziren und schlucken. Der Körper thut nichts umsonst.

Ich kann nicht umhin noch an die Analogie mit der Schilddrüse hinzuweisen, über deren physiologische und pathologische Bedeutung uns, Schiff zuerst, unwiderlegliche Facta gegeben hat. Auch wissen wir dass die Acholie für den Körper nicht gleichgiltig ist.

Dieses alles berechtigt uns zu der Annahme. dass die erwähnten Störungen im Organismus thatsächlich durch den Ausfall des Speichels hervorgerufen werden.

Diese Thatsache ist um so beachtenswerther, als der Speichel während des Essens ungestört in den Magen gelangt, also das zur Digestion nothwendige Quantum prompt geliefert wird.

Die Consequenz führt uns zu der Folgerung, dass die auf Grundlage der Aptyalia entstandene Neurasthenie eine specifische sein muss, ebenso wie das Myxoedem es ist. Wenn man solches bis zur Zeit nicht durch die Symptomatologie bestimmen kann, so liegt das einfach an Beobachtungsmangel.

III

Wenn wir nun den Störungen nachgeben wollen, die durch diesen künstlich unterhaltenen Speichelfluss hervorgerufen werden, so sehen wir, dass sie local und allgemein sein können.

Zu den Ersteren sind die auf mechanischer Grundlage beruhenden Reizerscheinungen, hervorgerufen durch das beständige Krächzen, zu zählen, dann aber auch durch physiologisch-chemische Processe erzeugten Vorgänge, hauptsächlich in Trockenheit der Schleimhäute des Rachens und der Nase bestehend. Nicht selten sind auch Gehörstörungen zu constatiren. Diese, den Uebergang bildend, können zum Theil den localen Störungen zugezählt werden, indem durch die Tuben die Trockenheit und der Catarrh auch in die Ohren den Weg findet, aber nicht zum geringen Theil beruhen sie wohl auf neurasthenischer Grundlage. Warum mitunter Verdickungen der Schleimhäute, wie auch des adenoiden Gewebes bei dieser Anomalie beobachtet werden, die nach dem Aufhören der Salivation bedeutend zurückgehen, das kann ich mir zunächst gar nicht erklären.

Zu den allgemeinen Erscheinungen sind zunächst die Magenstörungen zu zählen. Fast alle Speisüchtigen leiden an Obstipationen, die Deutung dieses Factums ist auch nicht leicht.

Vielleicht wäre an eine Hyperacidität des Magensaftes und dadurch bedingte Verminderung der Darmsecretion zu denken. Doch widerspricht dem die Beobachtung, dass die Zuführung von Salzsäure nicht nur nicht schadet, sondern im Gegentheil vom günstigen Einfluss ist, sobald der Speichel seinen natürlichen Weg einschlägt. Doctor Westphalen ist geneigt einen zu starken Wasserverlust anzuschuldigen.

Nicht ganz unmöglich ist, dass ein grosser Theil dieser Störung auch auf die Rechnung der Neurasthenie zu setzen ist. Wir wissen ja, dass eine Form von neurasthenischer Obstipation giebt.

Das eigentliche Feld der allgemeinen Störungen gehört dem Nervensystem an. Die Mannigfaltigkeit derselben ist eine grosse, kaum zu erschöpfen.

Wie aus den mitgetheilten Fällen ersichtlich, sind es besonders starke Aufregungen, Schlaflosigkeit, Beängstigungen, Furcht vor verschiedenen Krankheiten, Kopfschmerzen.

Ausser diesen, am meisten verbreiteten Störungen, werden viele merkwürdige Erscheinungen beobachtet, z. B. Schmerzen in der Zunge, schlechter Geruch und Geschmack, Husten, beständiges Frösteln, Vorstellungen von Verwandlung in Eiszapfen. Eine Dame hatte z. B. im Verlauf von 2 Jahren fast täglich Fiebererscheinungen bis 38 und darüber. Eine andere litt an so heftigen Hustenparoxysmen, dass jedesmal, während des Anfalles unwillkürlicher Urinabfluss statt fand.

Bei der ambulatorischen Behandlung ist nicht jedesmal leicht mit Sicherheit anzugeben, in wie weit solche Symptome einzig und allein auf die Salivation zu beziehen sind. Die Patienten verschwinden häufig aus dem Gesichtskreise, bevor man zu einem endgiltigen Urtheil gelangt, die Thatsache aber, dass viele in kurzer Zeit geheilt wurden, können wir als einen positiven Beweis ansehen.

Der Verlauf der Krankheit dürfte ohne Dazwischenkunft des Arztes unbegrenzt sein.

Die Diagnose ist die denkbar leichteste. Man braucht den Patienten nur einige Minuten zu beobachten oder ihn direct zu fragen.

Vielleicht ist gerade diese Einfachheit schuld, dass sie bisher nicht gestellt wurde. Jedenfalls muss man an eine solche Salivation denken, wenn subjective Klagen und objectiver Befund sich nicht decken; wenn Parästhesien vorliegen, bei Vorhandensein von trockenem Husten. chronisch catarrhalischer Erscheinung des Kehlkopfes und des Pharynx ohne sichtbare Ursache. Schwierigkeiten könnten entstehn, wenn es sich nicht um reine Fälle handelt, oder wenn die Anomalie nicht besonders ausgeprägt ist.

Ebenso einfach wie die Diagnose. ist die Therapie. In den meisten Fällen genügt die Einstellung des Ausspeiens. Denkbar ist es, dass in veralteten Fällen, wo das Leiden bereits Jahre lang gedauert hat, die Symptome nicht sofort, einzelne vielleicht gar nicht schwinden werden.

Die erste Aufgabe des Arztes besteht jedenfalls darin, die Patienten über die Bedeutung des Speichels aufzuklären. Denn nur dadurch gelingt es, den Menschen von seiner Verirrung dauernd zu befreien.

Da der Speichel widerlich geworden ist, so ist bei einzelnen geboten irgend eine Mixtur mit dem Gebot zu geben, jedes mal, wenn er speien will, dieses zu schlucken.

Die *Prognose*, in Bezug auf die Salivation selbst und die localen Erscheinungen ist günstig. Was aber die allgemeinen, besonders die neurasthenischen anbelangt, so darf man sich nicht verleiten lassen und allzuviel versprechen. Häufig dürfte es wohl eine complicirte Behandlung zur Hebung derselben erforderlich sein.

Das Leiden habe ich Salivatio psychica genannt, von der Ueberzeugung ausgehend, dass es hauptsächlich psychische Momente sind, welche die meisten zu speien veranlassen. Doch dächte ich, dass der deutsche Ausdruck Spucksucht nicht weniger zutreffend wäre. Indess hat die Bezeichnung Salivation, oder Spucksucht doch blos ein Symptom, die Ursache nur zum Theil im Auge. Da wir gesehen haben, dass das Gros der Störungen mit grosser Wahrscheinlichkeit auf den Wegfall des Speichels zu beziehen ist, so dürfte vielleicht *Aptyalia* eine entsprechendere Benennung sein.

Aus der kleinen Mittheilung geht hervor, dass wir in der *Salivatio psychica seu Aptyalia* ein Leiden vor uns haben, das in klinischer Hinsicht noch einer weiteren, genaueren Beobachtung und Ausarbeitung bedarf, das aber für die Physiologie, wie für die Pathologie eine Fernsicht zu eröffnen verspricht, deren Weite wir gegenwärtig nicht abtaxiren können.

Wie die Erforschung der Function der Speicheldrüsen grundlegend für die Lehre der Drüsenthätigkeit überhaupt geworden ist, so könnte auch die Elimination dieser Function auf verschiedene, gegenwärtig noch in den Anfängen begriffenen Fragen des Chemismus neues Licht verbreiten.

Meine Herren. Der von uns behandelte Gegenstand hat ein glückliches Schicksal. Zur selben Zeit, wo die Klinik eine eigenthümliche Anomalie einer Speichelverwendung constatirt, wo als Folge dieser Anomalie eingreifende Störungen im Organismus ermittelt werden und als letzte Ursache dieser Störung auf ein noch unbekanntes hingewiesen wird, hat das Laboratorium auf deductivem Wege das ermittelt.

Als nämlich das oben mitgetheilte bereits geschrieben und ich, so zu sagen, bereits in den Reisekleidern war, gelangte ich in den Besitz einer Arbeit von Slowzow, die in dem eben beendeten akad. Jahre im physiol.-chemisch. Laboratorium der militär-medicinischen Akademie zu St-Petersburg unter der Leitung von Professor Danilewsky erschienen ist.

Slowzow weist nämlich nach, dass das Ferment, auf welches die physiologischen Chemiker bereits längst gefahndet haben, welches aber erst von Jaquet entdeckt und Oxydase genannt wurde, in der Parotis gebildet wird. Mit dem Speichel gelangt es in den Magendarmkanal, von hier in's Blut und mit ihm in alle Organe, namentlich aber in die Leber und die Lungen, den Hauptsitz der Oxydation.

Dieses Ferment hat die höchst wichtige Eigenschaft die Oxydation vom Eiweiss, Fetten und Kohlenhydraten bei Körpertemperatur zu ermöglichen und somit die vitale Energie zu unterhalten.

Zweitens hat die Oxydase die Fähigkeit positiv chämiotactisch zu wirken und folglich die Leucocytenauswanderung auf die Tonsillen und die Darmzotten zu bewirken. Von welch eminenter Bedeutung diese beiden Eigenschaften für den Organismus sind, braucht nicht mehr hervorgehoben zu werden.

Ich denke, dass diese experimentelle Ermittelung im hohen Grade unsere klinischen Beobachtungen unterstützt und unsere Argumentationen in Bezug auf die Aptyalia höchst wahrscheidlich erscheinen lässt.

MANŒUVRES EXTERNES APPLIQUÉES AUX TUBAGES DIFFICILES

par le docteur E. ESCAT

(de Toulouse.)

Il est indéniable que le tubage du larynx peut présenter des difficultés d'ordre mécanique parfois insurmontables.

Quelques praticiens affirment ne les avoir jamais rencontrées ; j'avoue n'avoir pas eu la même chance ; il m'est arrivé, en effet, tout en me conformant strictement à la technique classique, de n'avoir pu introduire le tube dans le larynx et d'avoir été obligé de recourir à la trachéotomie.

Les préceptes formulés jusqu'à ce jour, pour éviter les faux engagements et les fausses routes, me paraissant manifestement impuissants, j'ai eu recours en cette occurrence, et avec quelques succès, à des manœuvres externes dont je vais exposer la technique.

Mais je juge indispensable d'entrer au préalable dans quelques détails sur les difficultés mécaniques de l'intubation.

D'habitude les choses se passent de la façon suivante : le tube, muni de son mandrin et monté sur l'applicateur, étant engagé dans le vestibule laryngien de un ou deux centimètres, rarement plus, s'arrête brusquement et refuse de s'engager plus à fond.

Devant cette difficulté, fidèle observateur des règles du tubage, l'opérateur modifie la direction du tube en élevant et en abaissant alternativement le manche de l'applicateur, ayant bien soin de le maintenir exactement dans le plan sagittal.

Cette manœuvre ayant échoué, il fait subir au tube des mouvements d'inclinaison, soit à droite, soit à gauche, mais voilà que cette manœuvre ne réussit pas plus que la première.

Persuadé que la difficulté ne provient point d'un engagement incorrect mais a plutôt sa raison dans le calibre exagéré du tube, il essaie d'introduire un tube de calibre inférieur.

Ce nouveau tube ne pénétrant pas plus que le précédent, il descend successivement toute la filière et finit enfin par éprouver avec le tube le plus petit les mêmes difficultés.

En pareille circonstance, à quelle cause attribuer l'insuccès de l'intubation ?

Examinons une à une les diverses hypothèses.

a) Peut-on invoquer *l'exiguïté congénitale* excessive du larynx ? — Je ne le crois pas : il est inadmissible, en effet, que le larynx d'un enfant de quatre ans, par exemple, même le plus étroit, ne puisse pas livrer passage au tube le plus petit de la filière destiné à un nourrisson.

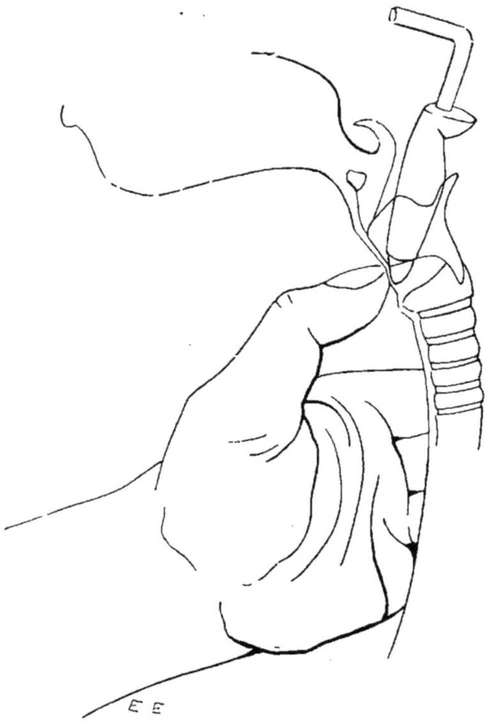

b) Faut-il l'attribuer au *spasme* ? — Cette hypothèse ne me paraît pas plus plausible que la première : en effet, il est de règle que le spasme cède au bout de quelques secondes, il suffit d'attendre un instant et de profiter de la première inspiration pour pouvoir engager le tube; il m'est même arrivé maintes fois d'introduire facilement le tube dans ces conditions, voire même dans un cas de spasme phrénoglottique des plus violents.

Fig. 1. — Figure demi-schématique représentant la première manœuvre.

Le larynx et le tube sont vus de profil ; le tube mal orienté vient buter contre la membrane inter-crico-thyroïdienne : le pouce de la main gauche exerce une pression sur l'extrémité inférieure du tube pour le faire rentrer dans l'axe du conduit laryngo-trachéal.

c) L'œdème de la muqueuse laryngée n'est pas davantage à invoquer : il est incontestable, en effet, que l'œdème inflammatoire, même le plus intense, capable de provoquer une sténose absolue (ce qui n'est pas, puisque l'enfant respire encore au moment où on l'opère), puisse arrêter un tube, surtout le plus petit.

d) Seul un *faux engagement* peut expliquer l'impossibilité de l'intubation : le tube ne pénètre pas parce que, n'étant pas dans l'axe du conduit laryngo-trachéal, son extrémité inférieure vient buter contre un point de ses parois.

Ces faux engagements peuvent-être réduits à trois ; je laisse, bien entendu, de côté les fausses routes perforantes qui peuvent se produire en tous points des parois ·laryngées et qu'il est impossible de faire si on a soin d'opérer avec douceur et *de ne jamais forcer*.

1° Dans un premier cas, l'extrémité inférieure du tube vient heurter contre la paroi postérieure, sur la face interne du chaton cricoïdien.

Galatti a démontré par des recherches anatomiques sur le larynx de l'enfant [1] que le segment postérieur du cricoïde, jusqu'à l'âge de trois ans, était évasé comme la paroi d'une cuvette, ayant une inclinaison très oblique de haut en bas et d'arrière en avant.

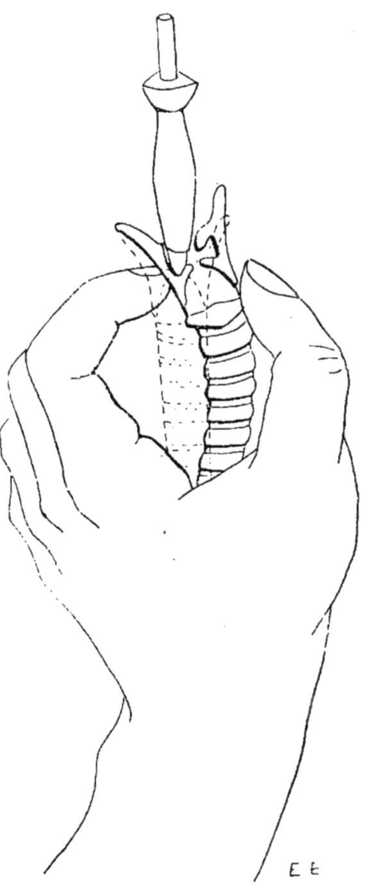

Fig. 2. — Figure demi-schématique représentant la deuxième manœuvre.

Le larynx et le tube sont vus de face ; le larynx est dévié à gauche du plan sagittal ; le tube est engagé dans le ventricule droit ; le pouce et l'index de la main gauche maintiennent le larynx, s'apprêtant à le ramener à sa position normale figurée en pointillé.

On comprend très bien que l'extrémité inférieure du tube mal dirigé, par abaissement exagéré du manche de l'applicateur, puisse

1. GALATTI. — Contribution à l'anatomie du larynx chez l'enfant. *La Parole*, 1899, n° 6.

heurter cette surface, l'axe du tube formant avec l'axe laryngo-trachéal un angle ouvert en avant dans le plan sagittal ; le sommet de cet angle répond précisément au point de contact que nous venons de signaler.

Mais au-dessus de trois ans ce faux engagement n'est pas à invoquer.

2° Une deuxième fausse route consiste dans l'engagement du tube dans l'espace inter-crico-thyroïdien, au-dessous de la commissure vocale antérieure.

Ici l'axe du tube, tout en restant dans le plan sagittal, forme avec l'axe du conduit laryngo-trachéal un angle ouvert en arrière ; le sommet de cet angle répond à la membrane crico-thyroïdienne ; aussi cette dernière a-t-elle pu être perforée dans les cas où l'opérateur a commis l'imprudence d'agir avec force.

3° Une troisième fausse route, enfin, consiste dans l'engagement du tube dans un des ventricules du larynx ; ces cavités chez l'enfant présentent, il est vrai, un orifice d'entrée peu étendu, mais leur profondeur est relativement considérable (Galatti) ; aussi peuvent-elles permettre facilement l'introduction du mandrin conducteur.

On admet généralement que le faux engagement est dû à la mauvaise direction donnée au tube, à son inclinaison à droite ou à gauche, en dehors du plan sagittal ; il ressort de cette interprétation que l'engagement dans le ventricule droit résulte de l'inclinaison du tube à gauche, et que l'engagement dans le ventricule gauche résulte de son inclinaison à droite.

Dans ces conditions, l'axe du tube fait avec l'axe du conduit laryngo-trachéal un angle ouvert à gauche dans le premier cas, à droite dans le second, et dont le sommet répond à l'un des ventricules.

Mais, lorsque l'opérateur a soin de maintenir rigoureusement l'applicateur dans le plan sagittal, l'inclinaison du tube ne saurait être invoquée comme cause d'engagement ventriculaire : force nous est d'admettre dans ce cas la déviation hors du plan sagittal du conduit laryngo-trachéal lui-même.

On sait avec quelle facilité se dévient de la ligne médiane le larynx et la trachée au cours de la trachéotomie, à tel point que si pour pratiquer l'incision trachéale, on se fie seulement à des repères géométriques extérieurs, et non à la reconnaissance du larynx et de la trachée par le toucher, on a toutes chances de donner le coup de bistouri à droite ou à gauche de ce conduit.

La mobilité excessive du conduit laryngo-trachéal explique bien ses déviations possibles hors du plan sagittal ou du plan vertico-transversal.

Il est impossible, en effet, qu'au milieu des contorsions cervicales faites par l'enfant, au moment où l'index de la main gauche va à la recherche de l'orifice laryngien, le larynx conserve son orientation normale; il subit forcément des variations de direction, malgré l'immobilisation la plus absolue de la tête et du tronc.

Ces raisons m'ont amené à penser que pour obvier aux faux engagements, il ne suffisait pas de modifier suivant des règles déterminées la direction du tube, mais qu'il fallait, ce dernier étant correctement orienté, agir sur le conduit laryngo-trachéal lui-même, de façon à ramener son axe dévié sur le prolongement de celui du tube.

Contre ces deux derniers faux engagements, intercrico-thyroïdien et ventriculaire, j'ai eu recours à des manœuvres externes destinées à ramener l'axe dévié du conduit laryngo-trachéal sur le prolongement de celui du tube correctement placé.

Ces manœuvres sont au nombre de deux : l'une s'adresse à la fausse route intercrico-thyroïdienne, l'autre à la fausse route ventriculaire.

Étant donné qu'il est à peu près impossible pour l'opérateur de savoir si l'arrêt du tube dépend d'une fausse route intercrico-thyroïdienne ou d'une fausse route ventriculaire, j'ai pris le parti de recourir successivement à ces deux manœuvres. Voici leur technique :

Première manœuvre. — Le tube étant engagé dans le larynx de 1 ou de 2 centimètres sans pouvoir pénétrer plus loin, l'opérateur, tout en maintenant le tube dans cette position par sa main droite armée de l'applicateur, retire sa main gauche du pharynx et vient exercer avec le pouce de cette main, placé dans une position analogue à celle de l'énucléation, une pression sur l'espace intercrico-thyroïdien (fig. 1).

Cette pression a pour but de réduire l'angle formé par l'axe du tube et l'axe du conduit laryngo-trachéal, angle dont le sommet répond au point d'application du pouce gauche de l'opérateur.

En appuyant sur l'espace intercrico-thyroïdien, le pouce doit, pour ainsi dire, *écraser* cet angle et le forcer au *grand écart*.

Cette manœuvre est donc dirigée contre l'engagement intercrico-thyroïdien. Si elle réussit, le tube s'engage seul sous la douce pression exercée sur l'applicateur par la main droite, et l'index gauche n'a plus qu'à rentrer dans le pharynx pour contrôler la position du tube.

Deuxième manœuvre. — Cette manœuvre se pratique dans les mêmes conditions que la première.

La main droite maintenant bien dans le plan sagittal le tube engagé ainsi que l'applicateur, la main gauche abandonne le pharynx et vient saisir le larynx entre le pouce et l'index, comme dans la crico-tra-chéotomie, mais en sens inverse, le poignet tourné vers le sternum (fig. 2).

L'opérateur imprime alors au conduit laryngo-trachéal des mouvements de latéralité. Ces mouvements ont pour but de provoquer la déviation de l'axe de ce conduit et de le porter sur le prolongement de celui du tube.

Cette manœuvre est dirigée contre l'engagement ventriculaire droit ou gauche. On pourrait à la rigueur faire exécuter ces manœuvres par un aide; dans ce cas, la main gauche de l'opérateur conserverait son rôle de guide; mais il y a un réel avantage à ce qu'elles soient exécutées par l'opérateur lui-même: on assure ainsi la synergie de la manœuvre interne et de la manœuvre externe.

La méthode des manœuvres externes appliquée aux tubages difficiles n'est en somme qu'une application d'une méthode plus générale appliquée en chirurgie à divers cathétérismes.

Sur quatre cas de tubage difficile, la première manœuvre m'a réussi seule une fois; la deuxième m'a réussi deux fois après insuccès de la première; dans un quatrième cas, les deux manœuvres échouèrent, et je dus pratiquer la trachéotomie.

Mon expérience n'est donc pas grande, mais il n'y a pas lieu de s'en étonner si on veut bien réfléchir à l'excessive rareté des intubations vraiment difficiles.

Je crois cependant qu'il y a intérêt à tenter ces manœuvres, avant de recourir à la trachéotomie, toutes les fois qu'on se trouve en présence d'une intubation difficile : la méthode est, en effet, sans danger et d'une exécution très facile.

LE TRAITEMENT OPÉRATOIRE DU SCLÉROME

par le docteur Emeric de NAVRATIL,

Professeur titulaire à la Faculté de Médecine de Budapest.

Messieurs,

Je me propose de vous exposer le traitement que j'applique au sclérome, cette maladie assez rare, mais intéressante tant par sa manière de se propager, que par son caractère histologique et clinique. Je n'ai point besoin de vous rappeler comment MM. Hebra et Kaposi ont établi le caractère clinique du rhinosclérome pour le distinguer de celui du lues (syphilis), comment mon savant compatriote M. Geber a reconnu, par ses études histologiques, que cette maladie était une inflammation chronique et comment M. Mikulicz en a précisé les conditions histologiques.

Je n'insisterai pas non plus sur la littérature de la bactériologie de cette maladie qui a pris de si vastes dimensions depuis les études de M. Frisch qui nous ont révélé le microbe du rhinosclérome.

*
* *

La répartition géographique du sclérome est fort curieuse. Dans l'Europe occidentale, cette maladie compte parmi les plus rares; on la rencontre plutôt dans les régions est de l'Europe centrale, surtout en Hongrie, en Roumanie, en Bessarabie et dans les provinces de l'ancienne Pologne, mais ici encore, elle compte parmi les cas rares. Mais j'ai toutefois pu recueillir assez d'expériences cliniques pour en étudier la pathologie.

Mais si l'on a précisé le caractère histologique et bactériologique du sclérome, nous ne saurions en dire autant, tant s'en faut, de la thérapeutique du mal, au sujet de laquelle les opinions et les procédés sont fort vagues et divergents. Le traitement antisyphilitique recommandé par les anciens auteurs, les cautérisations avec les divers caustiques : (acide chromique, acide acétique trichloré, acide lactique, créosol, corrosifs, etc.), n'ont pas plus réussi que le lavage avec des désinfectants, et que le thermocautère ou le cautère électrique.

Ce n'est qu'avec les injections parenchymateuses : solutio ars. Fowleri, que M. Szymanovszky a vu guérir les rhinoscléromes peu étendus.

Les dilatations opérées avec des bougies de gomme, des tiges de laminaire, des dilatateurs cylindriques système Schrœtter, avec les tubes d'O'Dwyer n'ont produit que l'effet de palliatifs, comme les expériences de clinique l'ont prouvé à l'évidence.

Or, en présence du caractère clinique de cette maladie qui tend toujours à progresser, comme toutes tumeurs malignes, j'eus dès le début l'opinion arrêtée que l'opération chirurgicale énergique, l'extirpation complète des tissus affectés, constituait l'unique traitement thérapeutique utile.

M. Castex est, que je sache, le seul à représenter cette opinion dans la littérature, mais il ne recommande ce traitement que dans les premières phases de la maladie, tandis que moi, j'ai eu recours à l'extirpation radicale même dans les phases avancées de la maladie.

Dans les cas de rhinosclérome, où l'on peut conserver la peau, le cartilage et les cornets, je commence par fendre le nez dans la ligne de la cloison et j'extrais les parties affectées. Ce n'est qu'après avoir fendu le nez et avoir extirpé les scléromes qui obstruent les fosses nasales, que nous nous rendons un compte exact de la situation, pour savoir si le sclérome à envahi aussi les cornets, car alors il faut les extirper à leur tour.

Dans les cas où la peau du nez et ses parties cartilagineuses ou les parties osseuses (les cornets, le vomer, la lame perpendiculaire de l'éthmoïde, ou bien le sinus frontal et la lame criblée de l'éthmoïde) sont tellement affectées qu'il est impossible de les conserver, alors, je les enlève et je comble ce déficit par autoplastie, comme on le verra dans le cas que je vais communiquer. Si je puis conserver la charpente ostéo-cartilagineuse, mais si j'ai dû enlever la peau du nez, je n'emprunte que la peau du front avec le périoste; mais pour remplacer la charpente osseuse, j'emprunte à la lame extérieure de l'os frontal.

Dans les cas de sclérome de la bouche, du pharynx et du larynx, j'ai recours à ce même procédé radical. Dans les cas de sclérome du larynx, je fais la trachéotomie inférieure, puis pendant la narcose j'opère, avec la canule-tampon, la laryngo-fissure (nommée ainsi et faite par moi en 1867), qui m'ouvre le larynx complètement et alors j'enlève les parties malades complètement en tranchant dans la partie saine.

Pour les cas où j'enlève du larynx ou de la trachée une grande partie de la membrane muqueuse ou toute la partie enfermant le tube du larynx, de sorte qu'il faut redouter la sténose laryngo-trachéale — je compte employer des greffes de peau de Thiersch pour combler les lacunes, ce que j'ai déjà fait avec succès dans des cas de papillomatose du larynx.

Après de pareilles opérations radicales, je n'ai pas encore observé de récidive : il importe surtout de trancher dans le vif, dans les parties saines, car en y laissant des parties malades, le mal recommancerait à se propager.

Les observations faites par moi et par mon compatriote, le professeur Rona, ont établi de manière indubitable qu'il y a aussi des cas de sclérome qui atteignent une ramification de ganglions, — une métastase : — dans ces cas, il faut extirper les ganglions atteints ou purifier la région toute entière comme nous le faisons pour le cancer.

En résumé, je trouve que le sclérome est un mal qui, abandonné à soi ou traité sans discernement a, décidément, un caractère malin et peut se propager de manière à causer la mort du patient, comme nous le verrons dans le cas que je vais exposer en premier lieu.

Je crois bien qu'une opération chirurgicale énergique est susceptible de guérir la maladie. Malgré cela, à l'égard de la malignité, le sclérome se range certainement après le cancer et le sarcome.

Voici maintenant les cas :

I. Marie Stolovecz, du village Kopecz, Comitat Trencsin, âgée de 28 ans, reçue à la clinique le 24 mars 1885, décédée le 29 mars 1886.

Elle prétend que son mal a pris naissance il y a deux ans et demi et a débuté par le gonflement du septum, à la suite duquel la malade s'est aperçue que la respiration par le nez lui est devenue plus pénible et, plus tard, tout à fait impossible. En faisant des mouvements plus rapides ou en travaillant, elle sentit la respiration gênée, même par la bouche.

Le nez de la malade devint gros comme un œuf de poule; comme le gonflement s'était produit surtout dans les parties cartilagineuses, le nez devint singulièrement large, affecta une forme grossière. Le septum s'avança en ronde bosse et occupait en forme de deux tumeurs rouge foncé de la grosseur d'une noisette, les narines, de manière à obstruer le passage de l'air et à arrêter même la sonde. Le nez, ainsi grossi, accuse une dureté uniforme dans toutes ses parties.

Les arcs postérieurs du pharynx sont enflés à leur tour; entre le voile du palais et la paroi du pharynx, il n'y a plus qu'une fente de la forme d'une épingle.

En examinant le larynx, je constate que les deux plis ari-épiglottiques sont enflées. Les deux cordes vocales supérieures sont à peine visibles. Dans la zone sus-glottique, la membrane muqueuse est infiltrée et montre une surface inégale.

Après sa réception, la malade souffre d'une dyspnée croissante, sans toutefois que le larynx ait présenté un caractère de sténose. Parfois l'intensité de la dyspnée augmentait rapidement et présentait les symptômes que nous constatons dans les affections des voies respiratoires inférieures.

D'abord, nous essayâmes dans le sclérome du nez les injections de solution d'acide acétique concentré, puis la teinture d'iode, puis les solutions de nitrate d'argent, sans que les solutions et les teintures appliquées à la suite eussent produit un effet sérieux.

La malade est décédée au milieu de symptômes de plus en plus violents de dyspnée, et l'autopsie nous permit d'établir que le sclérome s'était propagé de la ramification de la trachée dans la bronche droite, et que le nez était dégénéré dans le sclérome, non seulement dans les parties cartilagineuses, mais encore dans la charpente osseuse.

C'était là le premier cas dont on eût fait le diagnostic en Hongrie, dans ma section. Le sclérome y a été constaté par l'étude anatomique et histologique du professeur Babés.

II. Andréa Várkonyi, âgée de trente-cinq ans, femme d'un cultivateur, née à Kaälkápolna, Comitat Heves, a été reçue dans ma section pour la première fois le 4 décembre 1895.

Son mal remontait à sept ans, date à laquelle elle respirait mal par le nez, puis, il y eut une tumeur rouge, grande comme un grain de pois, qui sortait de la narine gauche, grandissait toujours, transformait tout son nez, et passait sur sa lèvre supérieure. La tumeur causait une tension gênante, mais pas de douleur vive; la malade se plaignait seulement qu'elle ne pouvait respirer par le nez et devait rester bouche béante pour prendre haleine. Il y a trois ans, elle avait subi une opération partielle, sans éprouver aucun soulagement.

La partie cartilagineuse du nez et la partie médiane de la lèvre supérieure devint une seule tumeur, grosse comme une pomme, très distincte, de surface gibbeuse, qui montre la forme défigurée du nez et de la lèvre supérieure.

A la superficie de la tumeur, on voit des ulcères, recouverts par-ci, par-là d'eschares et revêtus d'une pellicule enflée.

La tumeur est rouge bleuâtre, solide, sur quelques points crustacée, mais sans douleur. Puis une tumeur revêtue d'une muqueuse enflée, d'un rouge vif, de la grosseur d'une noisette, sort de la narine gauche. La membrane muqueuse de la bouche n'accuse pas de changements particuliers, le pharynx et le larynx sont dégagés. Sous l'angle de la mâchoire, on sent, de chaque côté, une tumeur de la grosseur d'une noisette.

La malade ne peut respirer par le nez; elle a la bouche constamment ouverte; son nez et sa lèvre supérieure, défigurés, font une impression fort étrange. La malade a maigri, elle est pâle, mais elle n'accuse pas d'autre symptôme de maladie organique.

Mon diagnostic établit le cheilo-rhinosclérome : le sclérome de la lèvre et du nez. M. le docteur Nékám a bien voulu se charger de l'examen bactériologique du cas.

L'examen histologique des parties, les microbes du sclérome parfaitement cultivés sur l'agar-agar, ainsi que les cellules Mikulicz confirmèrent absolument le résultat de mon diagnostic.

Étant donné le fait que la tumeur recouvrait la lèvre supérieure presque tout entière, et que l'extirpation de celle-ci aurait laissé une lacune trop grande pour pouvoir être restituée par des emprunts aux tissus attenants, je jugeai plus utile de pratiquer d'abord des piqûres avec le cautère Paquelin; je voulais, d'une part, extirper la tumeur petit à petit; d'autre part, je voulais attendre que, à la suite de la cicatrisation successive, les parties attenantes de la joue vinssent à s'allonger vers la lèvre supérieure.

Le 28 février 1896, je pratiquai, avec le cautère Paquelin, plusieurs piqûres dans les parties affectées de la lèvre supérieure. Dans la partie circulaire mortifiée, la tumeur diminuait et se cicatrisait. La malade étant fort décrépite, je la renvoyai le 24 mars, et je lui recommandai de revenir quand elle aurait repris des forces.

Le 22 avril, la malade revint à l'hôpital. La tumeur de la lèvre supérieure était considérablement diminuée et montrait un aspect de cicatrice, mais l'état du nez n'avait pas changé. Mais maintenant, la tumeur à extirper était plus petite et demandait un emprunt moins considérable, de sorte que je jugeai possible de fermer la lacune par des emprunts aux deux côtés de la joue. Le 25 mai, j'opérai l'extirpation de la partie médiane affectée de la lèvre supérieure, en tranchant dans le tissu sain. Mais la lacune était grande et difficile à fermer; alors je pratiquai deux incisions en arc, longues de

4 centimètres, des deux côtés de la joue entière, et je réussis à réunir les deux lambeaux et à fermer la lacune. Je fixai les lambeaux entre eux et au nez, au moyen de sutures nodulées. La guérison se fit *per primam*. La malade ayant beaucoup faibli, je la renvoyai le 19 juin.

Le 28 octobre, je fis une troisième opération ; au moyen d'une incision faite dans le tissu sain, j'enlevai le nez rongé par le sclérome, et je nettoyai à fond les fosses nasales, de manière à en extirper tout tissu malade. La guérison se fit à souhait, avec granulation pure et fort peu de sécrétion. La lacune, qui avait eu la grosseur d'une pièce de deux francs, s'était contrac-tée, au 24 novembre, jour du départ de la malade, aux dimensions d'une pièce de vingt centimes. La malade n'était plus forcée de tenir la bouche toujours ouverte, le pharynx se trouvant dégagé, elle pouvait parfaitement respirer.

Il me restait l'opération rhino-plastique à faire. Je la fis le 27 avril. Comme les os nasaux étaient restés, j'empruntai au front une lame de la peau et du périoste. Comme la cicatrisation s'opérait autour de la partie scléromateuse, je devais faire un emprunt plus large ; mais le lambeau se contractait un peu, et, à la suite d'une opération supplémentaire faite le 5 juin, je parvins à donner au nez la forme voulue. Le 22 juin, la malade quittait l'hôpital avec une plaie frontale de la grosseur d'un franc, qui commençait à se gra-nuler. Après l'extirpation du sclérome, la malade, qui avait été fort faible, se rétablissait à vue d'œil. J'extirpai enfin les tumeurs métastastiques qui s'étaient formées sous la mâchoire. Depuis lors la malade va bien et n'a pas eu de récidive. C'est elle qui m'a envoyé, par reconnaissance, la plupart des malades suivants.

. III. Jean Bácsi, âgé de quinze ans, de Szapáryfalva, Comitat Krassó-Szörény, éprouvait depuis quatre mois des difficultés de respiration qui augmentaient de manière qu'il fallut procéder, immédiatement après sa reception, à la trachéotomie inférieure. C'était un garçon assez bien développé, ses organes internes fonctionnaient parfaitement ; le nez, la bouche et le pharynx sont tous en état normal. En examinant le larynx, je constatai que les deux cordes vocales, pâles, morbides, étaient complètement dégagées. Sous les cordes vocales, je vis une infiltration plate, revêtue d'une muqueuse rose pâle, qui partait des parois du larynx et obstruait la voie du larynx.

L'essai de réduire l'infiltration dure au moyen de dilatations par voie endo-laryngiale ne réussit point. Après une excision d'essai, l'examen micro-scopique permit de constater le sclérome, et je fis la laryngo-fission et enle-vai la tumeur de la paroi du larynx. La plaie de la fission guérissait de façon normale, et, le 24 mars 1896, le malade quitta la clinique, guéri, sans canule ; il y était entré le 4 décembre 1895. Depuis lors, il respire à souhait et n'a pas eu de récidive.

IV. — Antoinette Szarka, âgée de 28 ans, du village Aroksállás Comitat Szolnok, femme d'un cultivateur, mère de trois enfants ; depuis 5 ans elle ne respire que par la bouche ; depuis quelque temps elle est, de plus, toujours enrouée. Reçue à l'hôpital le 1er février 1900 ; partie guérie le 20 avril 1900.

C'était une femme bien prise, sans maladie organique. Le nez avait dou-blé de dimensions, était épaté, les narines étaient dilatées et obstruées par une tumeur dure, rouge foncé, qui se formait en bosse, de la grosseur d'une cerise : la peau du nez était normale ; la bouche et le pharynx de même, mais sous la corde vocale gauche, on remarquait une tumeur de surface inégale qui s'avançait en bosse.

J'opérai d'abord le sclérome du nez ; je fendis le nez dans la ligne médiane, j'extirpai au moyen d'une incision faite dans le tissu sain, tous les tissus affectés et je refis le nez par suture dans la ligne médiane.

La cicatrisation s'effectuait de manière normale et j'obtins non seulement la guérison, mais encore le rétablissement satisfaisant de la forme du nez.

Après la guérison du nez, je fis la trachéotomie inférieure et puis la scission du larynx et j'extirpai le sclérome dessous la corde vocale gauche. La guérison marchant à souhait, sauf une bronchite insignifiante, la malade a quitté ma clinique le 20 avril 1900, guérie, sans canule, avec un nez qui donnait passage à l'air. Il n'y a pas eu de récidive depuis.

V. — Georgette Tornai, âgée, de 40 ans du village Arokszállás, Comitat Szolnok. Reçue le 6 février 1900, guérie le 12 mars 1900.

Son mal remontait à quatre ans ; comme elle ne sentait pas de douleurs, elle n'y avait pas fait attention, jusqu'à ce que la défiguration progressive de son nez l'eût contrainte à recourir à un médecin. A l'examen du mal nous constatâmes de grands ravages dans le pharynx ; les arcs du pharynx et le palais étaient fixés à la paroi postérieure du pharynx.

Le côté gauche du nez est plus grand que le côté droit ; l'orifice est dilaté et recouvert d'une muqueuse rouge grisâtre de la grosseur d'une noisette ; par-ci, par-là une tumeur croûte brûlée sans épiderme. Le larynx est normal.

Aprés avoir fendu le côté gauche du nez, j'extirpe le sclérome et je réussis à conserver le plancher cartilagineux du nez. La cicatrisation marche à souhait. Le 12 mars 1900, la malade quitte ma section, guérie, et jouit, depuis lors, d'une parfaite santé.

VI. — Étienne Mocsári, âgé de 59 ans, journalier, non marié. Reçu à l'hôpital le 8 mars 1900.

Jusqu'au début de ce mal, il avait joui d'une parfaite santé ; il raconte qu'il avait eu, il y a deux ans de cela, un enrouement avec fréquentes quintes de toux ; depuis quelque temps, il éprouvait, de plus, des difficultés de respiration. L'homme a une constitution faible ; ses organes internes sont d'ailleurs en état normal, sauf une bronchite diffuse. En examinant le nez et le pharynx, je constate une rhinite et une pharyngite atrophique à l'état très avancé. Les cordes vocales sont enflées, allongées en lacets ; au bas une tumeur grisâtre de surface inégale s'avance en bosse dans la lumière du larynx ; les cordes sont presque complètement fixées et lors de la phonation les cordes supérieures se referment sur elles. Nous essayâmes d'abord la dilatation avec des tubes d'O'Dwyer, mais sans résultats.

Le 12 mai 1900, je procède à la trachéotomie inférieure et puis j'opère la laryngo-fissure et j'extirpe complètement les parties de la membrane muqueuse affectées par le sclérome.

Quelque temps après l'opération, nous constatons, bien que le sclérome n'ait pas entouré tout à fait la tumeur — la laryngo-sténose, que nous traitâmes (l'intubation étant restée sans résultat) par dilatation rétrograde, d'après ma propre méthode. Le malade est encore à l'hôpital. Le sclérome n'est point revenu et la dilatation rétrograde par la trachée réussit si bien, qu'on pourra prochainement procéder au décanulement.

VII. — Albertine Kiss, âgée de 55 ans, femme d'un serrurier, née à Bereg-zzasz, Comitat Bereg, fut reçue à l'hôpital le 26 juin avec un rhinosclérome pareil à celui de la malade n° 2. Je pratiquai l'extirpation du sclérome avec toutes les parties du nez envahies par le sclérome (cartilages, septum osseum, cornets, os ethmoïdal) le 30 juin.

Aujourd'hui, le 26 juillet, la granulation de la plaie se terminait de manière qu'en peu de jours j'opérai l'autoplastie du nez. La malade se porte très bien.

J'ai fait photographier tous ces malades avant le traitement, pendant les diverses phases du traitement et après les opérations, et j'ai l'honneur de présenter ces photographies au Congrès.

Je relève tout particulièrement que la guérison s'effectuait chez tous ces malades « per primam reunionem » ce que l'on doit attribuer à la grande plasticité que j'ai pu constater pendant l'opération chez tous ces malades.

VENDREDI 3 AOUT

Séance de l'après-midi.

Présidence de M. le docteur ROQUER Y CASADESUS (Barcelone)

PATHOGÉNIE ET TRAITEMENT DE LA PARESTHÉSIE LARYNGÉE

par le docteur RICARDO BOTEY,

(de Barcelone).

Les hystériques fournissent une bonne proportion de cette catégorie de malades et, en fait, la fameuse *boule hystérique* qui est *une exagération de la paresthésie*, appartient bien à cette classe spéciale de désordres nerveux ; mais les troubles dont je vais m'occuper, sont un peu moins accentués et sont surtout l'apanage des neurasthéniques et des hypocondriaques.

Chez tous ces malades, bien entendu, le résultat de l'examen pharyngoscopique et laryngoscopique est négatif. Et ce serait une erreur de croire que les lésions, presque toujours insignifiantes, que l'on trouve, assez souvent, sur les amygdales, le pharynx et la base de la langue, puissent être la cause des diverses sensations dont souffrent ces malades.

Laissant de côté l'étude nosologique de cette curieuse maladie, je ne vais exposer ici que quelques points de vue nouveaux sur son mécanisme intime et, comme conséquence, proposer en peu de mots une thérapeutique peut-être bien plus efficace que celle instituée jusqu'à présent par tous les neurologistes et même par les laryngologistes.

Voyons un peu si je ne suis pas victime d'une appréciation erronée.

Déjà, en 1894, je lus au XIe Congrès international de médecine de Rome une communication sur la paresthésie pharyngo-laryngienne, dans laquelle je démontrais que dans ces troubles de l'innervation périphérique, accompagnés de lésions insignifiantes ou nulles de la muqueuse il existe presque toujours un certain degré d'anesthésie du pharynx et du larynx; une *hypoesthésie*, une *dysesthésie* moins accentuée que l'*anesthésie* des hystériques, car celle-ci est portée à un degré très élevé, de suite appréciable au contact du doigt et du stylet, et l'*hypoesthésie paresthésique* est bien moins grande, plus difficile à trouver par conséquent, car si le médecin ne la cherche pas, elle passe inaperçue.

En outre, j'affirmais aussi dans ce mémoire qu'il existe assez souvent dans ces cas des troubles sécrétoires de la muqueuse; ces troubles sont transitoires et peu marqués, disparaissant complètement immédiatement après le repas. La muqueuse aux intervalles est moins lubrifiée qu'à l'ordinaire, le malade accuse une sensation de sécheresse qui n'est pas purement subjective, car réellement il vient s'ajouter à la *parésie sensitive* une *parésie sécrétoire*, le pharynx oral étant partiellement, et pendant quelques heures de la journée, moins humide qu'à l'état normal, presque sec ou même sec dans certains points.

Depuis lors, j'ai observé un nombre considérable de paresthésiques de la gorge, et j'ai remarqué, en outre, que cette sensation de gêne, de corps étranger, dont ils se plaignent est principalement localisée sur l'épiglotte et quelquefois aussi sur la muqueuse des aryténoïdes. La sensation est toujours vague, difficile à préciser de la part du malade, mais si armés de patience nous touchons, une à une, les différentes parties du pharynx et du larynx en demandant en même temps au malade si la place touchée est celle où il sent ordinairement la sensation de gêne, presque toujours quand nous touchons le bord libre de l'épiglotte et quelquefois quand nous effleurons les aryténoïdes, il affirme de suite que là est le siège de ses sensations désagréables.

Rarement le malade nous assure, en touchant avec le stylet l'amygdale ou la base du pilier postérieur, que la sensation de gêne qu'il éprouve réside à cette place. Jamais il ne consent à dire que ces sensations paresthésiques se localisent au pilier antérieur, sur le voile du palais, la luette et les autres parties du pharynx, quand nous agissons de même armés d'un instrument à pointe mousse.

J'ai aussi remarqué que si l'on insensibilise la muqueuse avec quelques badigeonnages à la cocaïne, la paresthésie pharyngo-laryngienne *augmente* considérablement. Le malade affirme de suite qu'il se trouve plus mal; il lui semble que l'obstacle qu'il avait dans la gorge a augmenté de volume et le gêne bien plus encore pour la déglutition de la salive. Ceci prouve évidemment qu'il existe une étroite relation entre la dysesthésie et la paresthésie, puisque en diminuant artificiellement la sensibilité déjà émoussée de la muqueuse, la paresthésie augmente de ce fait, au point, quelquefois, de devenir intolérable, le malade se sentant étouffer, défaillir, menacé d'une syncope.

Ce fait incline à croire que la paresthésie est une conséquence de l'hypoesthésie. Cette diminution de la sensibilité tactile de la muqueuse pharyngo-laryngienne engendre dans les régions centrales du système nerveux des actions inhibitoires spéciales réflexes qui produisent l'illusion d'un obstacle, d'un corps étranger interposé au passage de l'air et de la salive, car, à l'état normal, les filets nerveux sensitifs du pharynx et du larynx avertissent constamment le *sensorium* du libre passage de l'air et de la salive, malgré que ces sensations soient inconscientes ou à peu près. Quand cette sensibilité générale est diminuée, les centres nerveux perçoivent mal et incomplètement ces sensations et le *tonus* réflexe qui s'ensuit, s'en trouve proportionnellement diminué.

Dans tout le trajet des voies respiratoires ce *tonus* réflexe existe, mais sa modalité est différente pour les bronches et vésicules pulmonaires, pour l'intérieur du larynx et les cordes vocales, et pour le pharynx et l'entrée du larynx. A proprement parler, il ne s'agit pas toujours d'un *tonus* réflexe, car ce mot est synonyme, pour l'intérieur du larynx, de contraction musculaire abductrice des cordes vocales de moyenne intensité de la part des crico-aryténoïdiens postérieurs et assurant, d'une façon continue, la libre pénétration de l'air à travers la cavité laryngée.

Il ne s'agit pas, non plus, de l'excitation des filets venus du poumon qui se trouvent dans le tronc du pneumo-gastrique et qui accélèrent les mouvements respiratoires et augmentent la profondeur de la respiration.

Il s'agit d'une action spéciale que produit sur le *sensorium* la diminution de l'excitabilité des filets nerveux sensitifs de l'épiglotte, des

aryténoïdes et des portions du pharynx (sinus pyriforme, partie laryngienne du pharynx) innervées par les rameaux supérieurs de la
branche sensible du nerf laryngien supérieur. C'est une altération du
centre de la sensibilité de cette portion du larynx et du pharynx avec
parésie des muscles thyréo et ary-épiglottiques, qui sont innervés par
le rameau interne du nerf laryngé supérieur, car, dans ces occasions,
l'épiglotte se montre toujours droite, appuyée contre la base de la
langue et malgré que le malade dise, quand nous touchons l'épiglotte
et les aryténoïdes, que là réside le point des sensations anormales
qu'il ressent, le contact de cet instrument ne provoque que tardivement et avec lenteur des mouvements réflexes, ce contact est senti
mais avec moindre intensité. Il existe donc, mais à un degré bien
moindre, quelque chose de semblable à l'anesthésie douloureuse du
larynx décrite par Schnitzler. Cette anesthésie, toujours incomplète,
paraît être incompatible avec un état de congestion vive des aryténoïdes et de l'épiglotte ; très souvent la coloration de ces organes
est normale, quelquefois, elle est légèrement plus pâle qu'à l'ordinaire.
Si, par hasard, le malade attrape une laryngite aiguë ou une amygdalite, la paresthésie disparaît pour revenir après guérison de la
maladie dans quelques cas, et pour ne plus reparaître dans d'autres.

Je pourrais citer plusieurs observations de ce genre, mais il suffira
d'en mentionner deux.

Dans la première, il s'agissait d'une femme de 40 ans souffrant
de paresthésie pharyngo-laryngienne depuis 5 ans, et ayant été
traitée en vain par presque toutes les sommités médicales de Barcelone. Pendant qu'elle était soignée par moi, elle contracta l'influenza
avec des manifestations laryngo-bronchiales bénignes, mais la laryngite fut assez violente et l'épiglotte s'infiltra légèrement. Les aryténoïdes étaient rouges, de même que les bandes ventriculaires. Cet
état disparut peu à peu, mais depuis l'apparition de cette manifestation laryngienne de la grippe, la paresthésie disparut et ne revint
qu'au bout de trois mois, la laryngite étant complètement guérie
depuis longtemps.

Dans la seconde observation, il s'agissait d'un malade originaire
de l'Amérique du Sud, M. J. H. que je vis en consultation avec le
Dr F. Rodriguez Mendez. C'était un hypocondriaque avéré qui souffrait de paresthésie du larynx. Je le traitais pendant deux mois avec
un résultat médiocre. Un jour il prit froid et contracta une amygdalite folliculaire aiguë assez violente. Depuis ce jour, la gêne disparut
et la douleur qui la remplaça était située à une place différente de
celle où il expérimentait la sensation de frottement, d'après le dire du

malade. Les amygdales, surtout la gauche, augmentèrent de volume, se couvrirent par-ci par-là d'une couche blanchâtre. Le pharynx se congestionna plus vivement et le malade, malgré la persistance de la rougeur du pharynx et le gonflement des amygdales après guérison de l'état aigu, n'éprouva dorénavant la moindre gène, la moindre sensation désagréable dans sa gorge; il était enfin guéri.

Ces cas me firent penser que dans la paresthésie du larynx, il pouvait exister un certain degré d'anémie locale quelquefois peut-être relative. Je crus que ces troubles de l'innervation périphérique si communs chez les nerveux et névropathes de toutes les catégories, chez les arthritiques, les rhumatisants, les chloro-anémiques et les futurs candidats à la tuberculose, étaient entretenus par une insuffisance d'irrigation sanguine locale, et que, par conséquent, cette perversion sensitive des terminaisons du système nerveux périphérique pouvait être améliorée et même guérie par une hyperémie, par un afflux de sang plus considérable sur les filets nerveux de la muqueuse.

Il en résultait donc une thérapeutique complètement opposée à celle généralement instituée dans ces cas. Au lieu des bromures et des antispasmodiques, j'administrai à l'intérieur la trinitrine comme vaso-dilatateur.

Localement, des attouchements irritants avec la glycérine thymolée, car, chose remarquable aussi, et qui confirme ma manière de voir, ces malades résistent parfaitement, grâce à leur moindre sensibilité, aux badigeonnages de la muqueuse pharyngo-laryngienne avec les divers topiques employés dans les maladies de ces organes.

En outre, étant pour moi acquis que, dans la plupart des cas, les sensations paresthésiques résident sur la pointe, le bord libre et la face linguale de l'épiglotte, après vérification de cette donnée, je congestionnais artificiellement cet organe, en le touchant légèrement et à plusieurs reprises avec la pointe du galvano-cautère.

Tous les malades, encore en nombre restreint, se sont trouvés soulagés par ce traitement. Chez deux malades, la paresthésie a disparu complètement depuis un an. Et même récemment je cautérisais fortement l'un de ces malades et il se produisit une plaie anfractueuse qui détruisit une partie du bord de l'épiglotte. Le patient affirmait, le jour suivant, qu'il éprouvait une certaine douleur à la déglutition, mais que la gène qu'il sentait d'ordinaire avait complètement disparu. Mais point n'est besoin d'agir si énergiquement comme je le fis par mégarde dans ce cas; il suffit de toucher très légèrement avec la pointe du galvano-cautère les différents points du bord de l'épiglotte.

de sa face linguale et dans quelques cas de la muqueuse aryténoïdienne, pour obtenir la guérison momentanée et même une amélioration considérable assez persistante.

Comment agissent les cautérisations dans ces cas? Il est logique de
croire que l'irritation locale produite par le galvano-cautère, en même
temps qu'elle détruit des filets nerveux pervertis dans leur sensibilité,
congestionne vivement les tissus environnants. Cette hyperémie, avec
transsudation de sérosité et de quelques éléments embryonnaires, agit
comme *stimulus* sur la sensibilité générale de la muqueuse plus ou
moins émoussée et celle-ci acquiert le tonus, à peu près normal, si
nous n'avons pas dépassé les limites d'une inflammation modérée.

On sait d'ailleurs que tous les organes enflammés sont bien plus
sensibles qu'à l'état normal; il est donc naturel de croire que, quand
une muqueuse est paresthésique parce qu'elle est hypoesthésique, son
irritation doit faire disparaître l'une et l'autre, car la première est, à
mon avis, la cause de la seconde, par un mécanisme encore mal
appliqué.

Finalement chez un malade, Juan F., souffrant d'un catarrhe chronique naso-pharyngien et laryngien et en même temps de paresthésie,
celle-ci apparaissait et disparaissait indépendamment du degré du
catarrhe. Il distinguait parfaitement les sensations de l'une et de
l'autre maladie.

En résumé, je terminerai cette étude par les suivantes conclusions
provisoires :

1° Dans la paresthésie pharyngo-laryngienne, il existe presque toujours un certain degré d'anesthésie de la muqueuse, si peu accentuée
qu'elle passe assez souvent inaperçue.

2° La muqueuse est moins lubrifiée à intervalles par *parésie sécrétoire* de ses glandes qui accompagne souvent la *parésie sensitive*.

3° Les sensations paresthésiques qu'accuse le malade résident, la
plupart du temps, sur le bord libre de l'épiglotte et sur sa face linguale, malgré que ces sensations soient difficiles à préciser.

4° Rarement les sensations désagréables dont se plaint le malade
ont pour point de départ la base du pilier postérieur ou l'amygdale,
jamais elles ne résident au pilier antérieur, sur le voile et les autres
parties du pharynx.

5° La cocaïne appliquée localement augmente considérablement la
paresthésie.

6° Ce fait incline à croire que la *paresthésie* est une conséquence de
la *dysesthésie*.

7° Dans la paresthésie laryngienne, on observe assez souvent de la parésie des muscles thyréo et ary-épiglottiques innervés par le laryngé supérieur et ayant pour conséquence l'élévation permanente de l'épiglotte.

8° Dans les inflammations aiguës de la muqueuse pharyngo-laryngienne, les sensations paresthésiques disparaissent quelquefois.

9° La trinitrine à l'intérieur et une irritation caustique modérée de l'épiglotte et quelquefois de la muqueuse des aryténoïdes sont le meilleur traitement de la paresthésie du larynx.

DISCUSSION

M. NATIER (Paris). — La paresthésie du larynx est d'origine névropathique. Tous les malades sont des neurasthéniques.

Au point de vue thérapeutique, le mieux est de ne faire aucun traitement local. Il faut soigner l'état général et pour combattre les troubles parésiques on doit faire faire de la gymnastique respiratoire comme nous l'enseigne M. l'abbé Rousselot, directeur du Laboratoire de phonétique expérimentale du Collège de France.

M. BOTEY trouve que le traitement local doit être institué, car il soulage très souvent les malades pendant un laps de temps quelquefois assez long, malgré qu'il ne soit que temporaire, car les traitements connus sont la plupart du temps inutiles.

TRAITEMENT DE LA TUBERCULOSE LARYNGÉE
PAR LES INJECTIONS INTRA-TRACHÉALES

par le docteur Louis VACHER,

(d'Orléans).

La tuberculose laryngée réclame un traitement différent suivant la période plus ou moins avancée des lésions et suivant l'état des poumons.

Parvenue à la période ulcérative et végétante, elle nécessite impérieusement l'ablation des parties végétantes, le curetage, les cautérisations et l'application de topiques calmants qui seuls diminuent la douleur, font cesser la toux rebelle et quinteuse, contre laquelle il est urgent de lutter pour diminuer la dyspnée et la dysphagie.

En effet, la clinique nous apprend que rien ne saurait relever le malade si l'alimentation est défectueuse.

Pour qu'il s'alimente, il faut calmer les violentes douleurs qui lui font repousser toute nourriture et supprimer la toux quinteuse qui provoque les vomissements et prive le malade du peu de nourriture qu'il a pu absorber.

Avec le curettage du larynx, les attouchements à l'acide lactique, les écouvillonnages à l'huile gaïacolée, les insufflations de poudre calmante, on obtient des résultats variables suivant la constitution du sujet, son état général, la tuberculisation des poumons et surtout sa persévérance à suivre un traitement long, pénible, difficile, qui lui occasionne des déplacements et une perte de temps considérable, car il est rare qu'il puisse trouver sur place un praticien assez bien outillé, assez habitué au laryngoscope pour faire un curetage ou porter dans le larynx les topiques nécessaires.

Si les cas de guérison de la tuberculose du larynx sont si rares, les difficultés du traitement en sont certainement une des causes principales.

La position sociale du malade est un obstacle insurmontable à l'emploi du traitement général par la cure d'air, le repos prolongé, la suralimentation, sans lesquels la tuberculose pulmonaire est inévitable et marche rapidement vers le dénouement fatal.

D'autre part, on ne peut espérer guérir une tuberculose pulmonaire, même à son début, si le larynx, envahi le premier, reste une cause perpétuelle d'infection ou de réinfection bacillaire, si les lésions de la glotte (infiltrations, végétations, ulcérations) provoquent et entretiennent la dyspnée et la dysphagie.

Dans la tuberculose laryngée, nous trouvons trois sortes de lésions principales : 1° des *infiltrations* plus particulièrement étendues et profondes dans les régions aryténoïdiennes, les replis aryténo-épiglottiques, l'épiglotte ; 2° des *végétations* plus ou moins abondantes dans la glotte, au-dessus et au-dessous des bandes ventriculaires ; 3° des *ulcérations* qui se produisent en tous points se recouvrent de végétations plus ou moins épaisses.

Ce sont ces ulcérations qui causent la douleur, la toux rebelle, le spasme laryngien, surtout si elles siègent dans le vestibule laryngien, les replis épiglottiques, sur les cordes vocales inférieures ou dans la partie supérieure de la trachée.

C'est donc contre ces ulcérations que nous devons tout d'abord diriger notre thérapeutique.

On doit anesthésier, autant que possible, le larynx par des insufflations de poudre de cocaïne, des attouchements au pinceau ou des pulvérisations avec mon pulvérisateur à jet dirigeable. Les végétations seront enlevées, leur base cautérisée à l'acide lactique. A quelques jours d'intervalle une intervention identique sera nécessaire. Mais il est impossible ,,atteindre toutes les végétations, toutes les ulcérations. Celles qui n'ont pas été modifiées continuent leur marche envahissante, entretiennent la douleur et la toux, surtout celles qui siègent sur les cordes vocales ou au-dessous. Il faut donc agir sur toute la surface endo-laryngée et trachéale.

Depuis mon premier travail sur le traitement des laryngites par les pulvérisations intra-laryngiennes, j'ai continué mes recherches et employé beaucoup de formules, contenant du gaïacol, de l'eucalyptol, de l'iodoforme, de l'eau oxygénée, de la morphine, etc. J'ai injecté des solutions huileuses dans le larynx et la trachée et même de l'eau oxygénée.

J'avais soin d'agir avec prudence pour étudier la susceptibilité de chaque individu, et éviter un spasme grave du larynx.

Chez certains malades, ces injections sont très bien supportées. Elles ne donnent lieu qu'à une gêne momentanée, sans spasme, sans réflexe durable.

Chez d'autres personnes, au contraire, la moindre goutte d'huile, ou de liquide introduite dans le larynx ou injectée dans la trachée, même après pulvérisation cocaïnée, provoque un spasme violent, une angoisse très pénible, suivie d'une quinte de toux prolongée.

Il faut donc y renoncer malgré la bonne volonté du patient.

Ces injections, ces pulvérisations, malgré leur action salutaire, ont l'inconvénient de ne pas tapisser toute la muqueuse. Pour y remédier j'ai eu recours à l'éther comme véhicule, soit que le médicament n'y soit qu'en suspension comme l'orthoforme, le bétol, etc., soit qu'il s'y dissolve en plus ou moins grande quantité comme l'iodoforme, le gaïacol, l'eucalyptol, le menthol, l'acide lactique, etc.

J'ai procédé par tâtonnements, après cocaïnisation, d'abord en badigeonnage avec un pinceau d'ouate fixé à l'extrémité d'une tige laryngienne. J'ai constaté que pour les attouchements intra-laryngiens, l'éther provoquait moins de réflexes, moins de spasmes. Le patient éprouve une vive sensation de chaleur, il fait une ou deux fortes inspirations et retrouve le calme. Un examen laryngoscopique immédiat montre une mince couche d'iodoforme qui tapisse toute la glotte.

Après les badigeonnages, j'ai employé prudemment les injections intra-trachéales d'abord de quelques gouttes d'éther iodoformé à saturation, sur des sujets déjà préparés par les badigeonnages.

Les résultats ont été très satisfaisants.

Le malade ressent instantanément une grande chaleur dans tout le thorax, causée par l'éther qui se volatilise rapidement. Il fait deux ou trois fortes inspirations et se sent soulagé.

On serait tenté de croire tout d'abord que l'introduction de ce liquide si volatil doit être une cause de violent spasme glottique. Il n'en est pas ainsi, du moins dans les cas que j'ai observés. Je l'attribue à la grande quantité de gaz qui se dégage dans la trachée et force l'ouverture de la glotte.

Du reste, tous les sujets à qui j'ai fait en premier lieu des attouchements à l'huile mentholée, gaïacolée, à l'acide lactique, etc., puis les mêmes badigeonnages ou instillations trachéales avec l'éther comme véhicule, ont tous préféré ce nouveau mode de pansement; ils ont tous constaté une action plus complète et plus durable du médicament.

Après l'éther iodoformé à saturation, j'ai employé l'éther iodoformé contenant du gaïacol, de l'eucalyptol, du menthol. Les phénomènes sont les mêmes, mais la sensation de chaleur est plus forte, dure plus longtemps. Ma formule actuelle est la suivante :

> Éther iodoformé à saturation 100
> Gaïacol. 5
> Eucalyptol 2
> Menthol 1

J'injecte jusqu'à 2 centimètres cubes de cette solution.

L'haleine conserve pendant plusieurs heures l'odeur de gaïacol ou d'iodoforme. Les douleurs laryngées sont atténuées, l'alimentation devient plus facile, l'état général s'améliore.

Cela résulte, à mon avis, de la grande quantité de principes actifs portés par l'éther dans la glotte, la trachée et jusque dans les plus fines ramifications bronchiques, qui sont heureusement modifiées par le contact direct du médicament.

Mes observations sont encore trop peu nombreuses et les résultats définitifs inconnus pour que je puisse affirmer qu'il y a dans cette nouvelle méthode un traitement efficace de la tuberculose.

Mais, dans l'état actuel de mes observations, je puis dire que tous les malades que j'ai soumis aux injections intra-trachéales en ont retiré une amélioration manifeste, comme état général.

C'est pour cela que j'ai voulu appeler l'attention sur les avantages de l'éther comme véhicule des topiques à porter directement dans le larynx, la trachée et même l'arbre respiratoire tout entier.

BEMERKUNGEN UEBER DIE BEHANDLUNG
DER LUFTROEHRENVERENGERUNGEN
DIE DURCH MEMBRANOIDE BILDUNGEN BEDINGT SIND

von Prof. Dr PIENIAZEK

(in Krakaů.)

In der Luftröhre kommen mitunter. so wie in dem Kehlkopfe, membranartige Bildungen vor, die deren Lumen allmählig einengen. Sie stellen zumeist sichel- oder coulissenartig vorspringende Leisten dar, die die Luftröhre von drei Seiten her umgreifen; sie können aber auch ringförmig sein und in voller Entwicklung ein Diaphragma darstellen, welches nur mitten eine kleine Oeffnung für die Athmung frei lässt. Eigenthümlich ist es, dass in drei exquisitesten Fällen, die ich zu behandeln Gelegenheit hatte, neben einer kleinen Oeffnung in der Mitte der Membran eine zweite kleinere mehr spaltförmige sich befand, die von der ersteren durch einen brückenartig ziehenden Strang getrennt war. Wenn auch derartige Bildungen den Eindruck einer in der Luftröhre quer ausgespannten Membran machen, so erreichen sie doch einige Millimeter Dicke, so dass sie den Namen einer Membran eigentlich nicht verdienen, oder höchstens nur als unverhältnissmässig dicke Membranen bezeichnet werden können.

Diese Bildungen kommen am häufigsten beim Sklerom vor, sind aber auch bei diesem selten, indem die Luftröhre beim Sklerom im Allgemeinen selten, resp. sehr spät ergriffen zu werden pflegt. Sie stellen auch unter allen Formen, in denen das Sklerom in der Luftröhre vorkommt, die seltenste dar. Da Bildungen dieser Art, sowohl in ihrem Aussehen, als auch in ihrer Textur grosse Aehnlichkeit den narbigen Verengerungen bieten und mit den letzteren die allmählig fortschreitende Zusammenziehung gemein haben, so muss man in entsprechendem Falle sich die Frage stellen, ob sie nicht durch Lues verursacht worden sind. Es sind aber gewöhnlich die tertiären luetischen Geschwüre, die die Luftröhre ringförmig umgriffen haben, bereits auch in der Längsrichtung so ausgebreitet, dass sie nach Ausheilung nicht einen diaphragmaartig vorspringenden Narbenring, sondern ein trichterartig sich verjüngendes Narbengewebe zurückzulassen pflegen, welches kein membranartiges Aussehen mehr besitzt. Ausnahmsweise wurden membranartige Bildungen in der Luftröhre als angeborene beobachtet, abgesehen aber von diesen äusserst seltenen Fällen, scheinen sie fast nur beim Tracheosklerom vorzukommen.

Die Behandlung dieser Zustände erfordert, wenn dieselben bereits eine beträchtliche Stenose verursacht haben, vor Allem die Ausführung der Tracheotomie; nach der letzteren muss die entsprechende Behandlung der Stenose selbst vorgenommen werden. Ich pflege in diesen, und ähnlichen Fällen, mag die Stenose auch hoch in der Luftröhre sitzen, die Tracheotomie nicht unter der Schilddrüse auszuführen, indem ich bei andersartigen Luftröhrenstenosen die Erfahrung gemacht habe, dass ich die Verengerung unterhalb der Trachealcanüle cæteris paribus immer leichter und früher beheben kann, als diejenige oberhalb derselben sich beheben lässt. So nehme ich die hohe Tracheotomie, resp. die Cricotracheotomie vor und schiebe nach Ausführung derselben den Kranken so über den Tischrand hinaus, dass sein Kopf nach rückwärts herabfällt (Lagerung von Rose). In die eröffnete Luftröhre führe ich dann meinen Trachealtrichter ein, besichtige durch denselben die Luftröhre und die stenosierende Membran und zerreisse dieselbe mit einer länglichen Ringcürette, die ich mit mässiger Gewalt durch die Oeffnung durchbringe. Dann trachte ich den stenosierenden Ring mit der Cürette nach allen vier Richtungen auszukratzen; dies gelingt wohl niemals, es wird aber auf diese Weise die Membran nach verschiedenen Richtungen zerrissen, so dass sie jetzt nur etwa aus vier von einander getrennten Lappen besteht, die sich durch den Trachealtrichter auseinander drängen lassen. Es wird nun beim weiteren Hineinschieben des Trichters nur ein mässiger Widerstand empfunden, den man überwinden kann. Nöthigenfalls wird nochmals die Cürette angewendet und stärker an die Trachealwand angedrückt. Hat der Trachealtrichter einmal den stenosirenden Ring passirt, so wird die Athmung sofort ganz leicht und kann man durch den Trichter die Luftröhre unter der Stenose, die Bifurcation, die oberen Theile der Bronchien, und bei entsprechender Lagerung des Kranken sogar den ganzen rechten Bronchus besichtigen. Ich will mich nicht über die Speculierung der Luftröhrer mehr ausbreiten, indem ich dieselbe in den *Wien. Med. Blättern*, 1889, genau beschrieben und am internationalen Congresse in Berlin, 1890, besprochen habe. Zieht man nun den Trachealtrichter heraus, so wird die Athmung wieder schwer, indem die getrennten Lappen des stenosirenden Ringes in ihre frühere Lage zurückkehren und zu dick sind, um durch den inspirirten Luftstrom auf die Seiten geschoben zu werden; doch wird die Athmung weniger schwer als sie früher war. Jetzt führe ich eine Canüle in die Luftröhre ein, die sich schon ohne grösseren Widerstand durch die verengte Stelle durchbringen lässt. Gewöhnlich gebrauche ich in derartigen

Fällen meine elastischen Canülen von möglichst grosser Weite, die ich mir für die Luftröhrenverengerungen anfertigen liess. Dieselben wurden von mir in Fränkel's *Archiv. f. Laryng.* 1896 neben den tracheoskopischen Operationen beschrieben und sind jetzt neben meinem Trachealtrichter von H. Reiner aus Wien ausgestellt worden. Die Canüle braucht in der Luftröhre nur drei Tage liegen zu bleiben und man findet nachher von dem stenosirenden Ringe keine Spur mehr. Allerdings wird die Canüle manchmal durch zähen eingetrockneten Schleim verlegt, wo dann die Athmung schwerer wird; in diesem Falle wird sie durch eine frische ersetzt. Es wird aber beim häufigen Gebrauch der Inhalationen auch das Austrocknen des Secretes geringer und kann mitunter die Canüle sogar drei Tage nicht gewechselt werden. Finde ich nach drei Tagen die Luftröhre normal weit, so entferne ich die Canüle noch nicht definitiv, sondern ersetze die längere elastische durch eine gewöhnliche (kürzere), deren Ende die einst verengte Stelle nicht erreicht. Nach einigen Tagen untersuche ich die Luftröhre mit meinem Trachealtrichter nochmals und, wenn ich sie normal weit finde, entferne ich die Canüle definitiv.

Dieselben Erfolge habe ich auch in den Fällen gehabt, in denen die Stenose durch eine sichel- oder coulissenartig vorspringende Leiste bedingt war; es waren Fälle, wo die Tracheotomie wegen Laryngosklerom bereits früher ausgeführt worden war, sonst pflegt nämlich die Stenose erst dann einen höheren Grad zu erreichen, als die stenosirende Leiste das Lumen der Trachea von allen Seiten her umgriffen hat. Verengernde Gebilde, die auch in der Längerichtung der Luftröhre mehr ausgebreitet sind, pflege ich auch in derselben Weise zu behandeln; die Behandlung nimmt aber der Ausbreitung der krankhaften Producte entsprechend auch mehr Zeit in Anspruch und müssen öfters gradatim immer weitere Canülen verwendet werden. Es sind nur granulomartige Wucherungen beim Tracheosklerom, die auch bei grosser Ausbreitung mit der Cürette und meiner elastischen Canüle in einigen Tagen beseitigt werden können. Zum Schlusse erlaube ich mir die Photographien vorzustellen, welche meine Tracheoskopie und die Vornahme der endotrachealen Eingriffe am tracheotomischen Wege versinnlichen.

RÉTRÉCISSEMENT LARYNGÉ TRAITÉ PAR L'ÉLECTROLYSE
CHEZ UN MALADE PORTEUR D'UNE CANULE TRACHÉALE DEPUIS 16 ANS.
DÉCANULEMENT

par les docteurs M. BOULAY (de Paris) et J. BOULAI (de Rennes)

Deux particularités font l'intérêt du cas de rétrécissement laryngé dont nous avons l'honneur de rapporter l'histoire à ce Congrès. Ce sont :

1° L'ancienneté de la lésion : la sténose s'était produite à l'âge de 5 ans et le malade était trachéotomisé depuis seize ans quand nous pûmes enfin supprimer sa canule;

2° La résistance de la lésion aux moyens habituels de traitement des sténoses laryngées, résistance qui nous força de recourir à un procédé encore peu employé en laryngologie, à l'électrolyse.

Il s'agit d'un jeune homme qui vint nous trouver le 5 février 1897, alors âgé de 17 ans, nous priant de faire le nécessaire pour le délivrer d'une canule trachéale dont il ne peut se passer complètement depuis son enfance : à l'âge de 5 ans, en effet, il fut trachéotomisé pour des accidents laryngés qui présentaient tous les caractères d'un croup prolongé, avec expectoration de fausses membranes pendant près de deux mois.

A ce moment, plusieurs tentatives faites pour retirer la canule furent vaines : à chaque essai, le petit malade tirait et asphyxiait si rapidement qu'il fallait replacer la canule en toute hâte. L'enfant garda donc celle-ci, sans qu'on osât plus essayer de la retirer, jusques il y a quatre ans. A cette époque, il fut examiné par plusieurs confrères : tous constatèrent un rétrécissement du larynx. Les uns jugèrent que la lésion était au-dessus des ressources de l'art et se refusèrent à rien tenter. Les autres essayèrent de vaincre le rétrécissement par une dilatation extemporanée avec des pinces dilatatrices ou bien encore d'agrandir la lumière du larynx à l'aide d'emporte-pièces ou de cautérisations galvaniques. Les résultats furent nuls. La dernière tentative de ce genre, faite pour décanuler l'enfant, remonte à trois ans. Depuis cette époque, les choses ont été laissées en l'état.

Lors de notre premier examen, l'état du malade est le suivant. Il porte une canule trachéale n° 0, par conséquent de très faible calibre étant donné son âge et sa stature : il est grand, mais cependant d'apparence peu robuste. Pendant le jour, cette canule est obturée par un bouchon de liège : de cette façon, il peut parler d'une voix d'ailleurs enrouée et fort vilaine ; il respire assez bien au repos, mais en faisant de temps en temps, toutes les minutes environ, une inspiration prolongée et bruyante. Le soir, en se couchant, il débouche la canule et dort alors tranquillement toute la nuit ; s'il la laisse fermée, comme on lui a conseillé plusieurs fois d'en faire l'essai, il s'endort péniblement, et bientôt il se réveille brusquement en proie à une vive anxiété, ses mains se portent à son cou et, avant même qu'il s'en rende compte, arrachent le bouchon obturateur.

A l'examen laryngoscopique, on constate un rétrécissement très marqué du larynx, dont la conformation intérieure est tout d'abord méconnaissable ; l'organe est presque complètement bouché, sauf en arrière où l'on distingue un orifice à contours irréguliers, de 4 à 5 millimètres de diamètre, auquel fait suite un canal creusé légèrement en entonnoir et conduisant vers la trachée. Ce canal est limité en arrière par la région aryténoïdienne qui a conservé à peu près sa conformation normale, en avant et sur les côtés par des tissus roses, irréguliers, mamelonnés, dont la nature est méconnaissable au premier abord, mais qu'après un examen prolongé, on reconnaît être constitués par les bandes ventriculaires infiltrées, épaissies, et soudées entre elles dans leur tiers antérieur. La corde vocale gauche est complètement masquée par la bande ventriculaire qui la surmonte ; la corde vocale droite n'est visible que dans son quart postérieur ; elle est rose et à peine mobile ; elle semble adhérer à la bande ventriculaire correspondante. Au-dessous, les parois de la région sous-glottique sont elles-mêmes infiltrées. La direction légèrement sinueuse du canal de sténose, son étroitesse ne permettent pas au regard de plonger dans la trachée.

On décide de soumettre le malade à des séances de dilatation méthodique selon la méthode de Schrötter. Dans la première séance (10 février 1897), on fait passer assez facilement un tube dilatateur n° 2 et un n° 3 ; mais ces tubes ne peuvent être maintenus en place plus de quelques secondes, le malade étant pris de toux et de dyspnée. Dans les séances suivantes, on cocaïnise le larynx plus à fond et l'on obtient une tolérance plus prolongée. Les séances sont répétées régulièrement trois fois par semaine et le 30 mars, au bout de six semaines, on pouvait passer et maintenir en place pendant une ou deux minutes le tube n° 8.

Malgré le passage de cette sonde de fort calibre, la lumière du larynx ne paraît pas considérablement élargie ; il semble que les tissus constituant la sténose soient élastiques, se laissent distendre à l'entrée de la sonde, puis reviennent sur eux-mêmes une fois celle-ci enlevée.

Quoi qu'il en soit, on conseille au malade d'essayer de laisser sa canule bouchée pendant la nuit, comme il le fait pendant le jour. Pendant les deux premières nuits, le malade ne peut dormir, à cause de la gêne respiratoire; il se lève à tout instant pour chercher un soulagement à son oppression. La troisième nuit cependant, il s'endort et ne se réveille que le lendemain matin vers 4 heures; mais il s'aperçoit qu'il n'a plus de canule ; en dormant il l'a arrachée inconsciemment et il la retrouve sur le sol dans un coin de la chambre. Depuis, ces mêmes faits se sont reproduits chaque nuit; le sommeil est assez calme, mais la respiration se fait en partie par la plaie trachéale qui reste béante après extraction inconsciente de la canule. Le matin au réveil, le patient remet sa canule en place sans difficulté.

La dilatation paraissant insuffisante, on reprend les séances régulières d'intubation tous les trois jours jusqu'à la fin de mai, c'est-à-dire pendant cinq semaines. On parvient à faire passer le tube n° 9 et à le maintenir en place pendant deux ou trois minutes : pendant le séjour du tube, la respiration est calme et facile : il n'y a pas de congestion de la face ni de tirage comme deux mois auparavant, quand le larynx n'admettait que des tubes plus petits. Toutefois la dilatation ne fait pas de progrès. Le malade continue à s'endormir la canule fermée, mais sans le résultat cherché : il l'arrache invariablement dans la première ou la seconde heure de son sommeil. Les parents, qui couchent dans une chambre contiguë, remarquent que, dans la seconde partie de la nuit, quand la canule bouchée est enlevée, la respiration est beaucoup moins bruyante, sans doute parce qu'alors elle se fait en partie par l'orifice trachéal entr'ouvert.

Le malade appréhendant beaucoup la suppression de sa canule dans ces conditions, on substitue à la canule ordinaire une canule à soupape dans l'espoir d'arriver peu à peu à le déshabituer du port de l'instrument. Mais cette nouvelle canule est mal supportée : le patient éprouve avec elle une gêne respiratoire considérable; puis les bords de la plaie cervicale rougissent et s'enflamment; il se forme même en ce point un petit abcès superficiel. Le malade reprend l'ancienne canule, prétendant qu'elle lui convient beaucoup mieux.

Nous le revoyons régulièrement les mois suivants sans avoir rien de nouveau à noter; le larynx reste dans le même état; il reprend même peu à peu l'aspect qu'il avait avant le traitement par les sondes dilatatrices.

Devant l'insuccès des moyens employés jusqu'alors nous proposons au malade de modifier son rétrécissement par l'*électrolyse*. Une première séance est faite le 27 décembre 1898 ; les séances suivantes eurent lieu le 31 décembre, puis les 6, 13, 20 janvier 1899, les 3, 10, 17 février 1899.

Toutes sont faites identiquement de la façon suivante vers 11 heures du matin, immédiatement avant le déjeuner.

Après cocaïnisation préalable avec une solution de chlorhydrate de cocaïne au trentième, on introduit sous le contrôle du miroir une aiguille spécialement construite à cet effet (voir plus loin) dans le larynx. Nous l'enfonçons de 4 à 5 millimètres en plein tissu de sténose : elle est reliée au pôle négatif. Le pôle positif est représenté par une large électrode de métal, recouverte de peau, imprégnée d'eau salée sur laquelle le malade appuie la main droite. De la gauche il maintient lui-même sa langue. Il s'agit, comme on voit, d'électrolyse unipolaire.

On fait passer le courant progressivement et lentement, sans à-coup. Il est élevé en dix à douze secondes à l'intensité de *trois à quatre milliampères*. La durée du séjour de l'aiguille est de deux à trois minutes en moyenne. Nous faisons deux et quelquefois trois applications en des points différents à chaque séance.

Le plus souvent, les séances sont parfaitement tolérées. La production abondante de la salive, que le malade arrive cependant à déglutir pendant que l'électrode est en place, nous force presque toujours à interrompre l'électrolyse, bien plutôt que la douleur qui est relativement minime, mais particulièrement désagréable.

Quelquefois la sensibilité ne peut être suffisamment atténuée qu'après plusieurs attouchements à la cocaïne. Un jour même, nous dûmes renoncer à introduire l'aiguille. Presque toujours cependant cette introduction se fit avec la plus grande facilité et nous fûmes étonnés de la simplicité de l'intervention.

Nous avons utilisé comme *électrode* active une forte aiguille en platine iridié, montée sur un support isolant recourbé à angle droit comme tous les instruments laryngiens ordinaires. La portion métallique de l'aiguille non utilisée fut paraffinée de façon à préserver les tissus voisins qui auraient pu venir à son contact, pendant les mouvements de déglutition par exemple.

Suivant les conseils du Dr Deschamps, le *courant* fut emprunté à une *batterie galvanique* à grande surface donnant 2 ampères et 70 volts. Cette batterie n'offre d'ailleurs rien de particulier et aurait pu être remplacée par tout autre générateur de courant continu d'une intensité et d'une constance suffisantes.

L'importance des appareils destinés à régler le courant est, par contre, capitale. Ils doivent permettre d'aller vite et sans à-coup et de mesurer d'une façon absolue l'intensité du courant en le graduant d'une façon parfaite. Pour *graduer le courant* de façon à éviter d'une manière absolue l'excitation galvanique, c'est-à-dire la secousse qui peut ne pas être sans danger et qui rendrait l'opération impossible, nous avons utilisé un *rhéostat* parfaitement continu et à grande résistance, le rhéostat au graphite du professeur Lenondowski. Le courant est mesuré par un galvanomètre apériodique, système d'Arsonval-Gaiffe.

Dans le choix du pôle actif, nous n'avons pas hésité à prendre le négatif qui donne une eschare molle et non rétractile.

Le 25 février 1899, c'est-à-dire après la huitième séance, la perméabilité de la glotte est déjà beaucoup plus grande ; mais le malade est obligé de suspendre le traitement pour des raisons diverses étrangères à son affection. Les séances d'électrolyse sont reprises tous les huit à dix jours dans les mois de mai, juin et juillet ; puis sont de nouveau suspendues pendant les vacances. Une dernière séance est faite le 5 décembre 1899.

Depuis qu'on a commencé le traitement par l'électrolyse, le malade respire beaucoup mieux par le larynx ; il s'en rend compte et éprouve de ce fait un soulagement sensible. En même temps il a pris de l'embonpoint, son teint s'est coloré ; il a une apparence robuste qui lui faisait défaut auparavant ; l'amélioration de son état général frappe son entourage.

A l'amélioration subjective correspond une modification objective parallèle ; sans doute le larynx n'a pas repris un aspect normal, ses parois restent tuméfiées, irrégulières, et il existe encore un certain degré de rétrécissement, mais le diamètre de celui-ci a augmenté de près de moitié ; de plus, et c'est une particularité frappante, les parois du canal de sténose, au lieu d'être rigides et résistantes, se sont assouplies ; dans l'inspiration profonde qui suit l'émission d'un son, le larynx s'entr'ouvre, s'épanouit en quelque sorte, et laisse voir maintenant l'entrée de la trachée. Dans les points où l'aiguille a été le plus souvent implantée, il existe des sillons, des fissures à direction verticale qui ont en quelque sorte débridé le rétrécissement.

Le 18 décembre 1899, après nous être assurés que le malade pouvait dormir sans difficulté avec sa canule fermée et lui avoir fait garder celle-ci continuellement obturée pendant quatre jours et quatre nuits consécutifs, nous l'enlevons définitivement. Aucun incident.

Depuis cette époque le malade a continué à se bien porter : il marche sans aucune gêne respiratoire, mais dès qu'il monte un escalier, il est oppressé et sa respiration devient un peu bruyante; sa voix reste rauque et couverte comme autrefois. La plaie trachéale s'est très vite refermée, mais pas complètement; il reste une fistulette par laquelle il s'échappe un mince filet d'air quand il tousse fortement; mais la respiration se fait exclusivement par la bouche et par le nez; la lumière du larynx a gardé les dimensions qu'elle a acquises sous l'influence de l'électrolyse.

En résumé, voilà un cas de sténose laryngée que ni les tentatives de dilatation brusque, ni les efforts prolongés de dilatation lente, ni les cautérisations ou les essais d'excision avec des emporte-pièces n'avaient réussi à modifier : seules, des séances d'électrolyse intra-laryngée créèrent un passage assez large pour que la canule pût être enlevée sans aucun incident et même au grand bénéfice du malade, dont l'état général s'est considérablement amélioré.

L'électrolyse parait donc être un moyen précieux à ajouter à la liste des méthodes de traitement des rétrécissements laryngés. Les indications de son emploi devront être précisées ultérieurement.

TUBERCULOSE BUCCO-PHARYNGÉE

par le docteur Samuel BERNHEIM

(de Paris)

La région bucco-pharyngée constitue, avec les fosses nasales, l'atrium des voies aériennes et des voies digestives.

Comme elles et avant elles, souvent la tuberculose les atteint. La bouche et ses annexes, en effet, sont exposées à toutes les attaques microbiennes. L'inoculation directe y est des plus faciles. La contagion leur peut venir de tous les contacts ambiants : contact de l'air chargé de poussières bacillifères, contact alimentaire, enfin contact humain.

Si quelque chose est pour surprendre, ce n'est donc pas la fréquence relative des maladies infectieuses de la bouche, c'est bien plutôt qu'elles ne soient pas plus fréquentes. Eu égard aux chances d'inoculation qui la menacent sans cesse, on doit penser que si la bouche n'est pas plus souvent envahie, c'est parce qu'elle est une région extrêmement vasculaire, pourvue d'une riche circulation lymphatique, bien protégée, par conséquent, par les défenses naturelles de l'organisme contre l'invasion microbienne.

Ce serait une erreur, d'ailleurs, d'exagérer le rôle de ses défenses et de supposer que la région bucco-pharyngée jouit, vis-à-vis des infections, d'une quasi-immunité ; on sait l'extrême fréquence des manifestations syphilitiques de la bouche et de la gorge. Aussi fréquentes, ou presque, selon nous, y sont les manifestations tuberculeuses. On suppose généralement le contraire. Ou bien, si on admet que la tuberculose peut l'atteindre, on estime que c'est secondairement, au cours et le plus souvent au déclin d'une tuberculose pulmonaire comme épisode d'une généralisation bacillaire qui multiplie ses foyers.

Certes, la tuberculose bucco-pharyngée ainsi comprise n'est pas rare. Nous aurons l'occasion de le montrer tout à l'heure. Mais, ce sur quoi surtout, nous voudrions appeler l'attention, c'est sur la tuberculose *primitivement* bucco-pharyngée, antérieure de toute généralisation tuberculeuse, à toute autre localisation même pulmonaire.

Au sens étroit du mot, la tuberculose bucco-pharyngée est plus souvent *primitive* qu'on ne le suppose. La bouche n'est pas seulement la porte d'entrée de l'infection. Elle-même peut être la première infectée. C'est par elle que l'envahisseur pénètre dans l'organisme. Mais c'est elle, souvent aussi, qui, la première, souffre de l'invasion.

A connaître la possibilité de ces localisations tuberculeuses primitivement bucco-pharyngées, à l'avoir constamment présente à l'esprit, à se pénétrer de la nécessité de leur diagnostic précoce, à savoir les éléments de ce diagnostic, — il y a un très grand intérêt, — pour tout praticien, quel qu'il soit ; pour le médecin d'abord qui ne devra pas confondre une ulcération tuberculeuse de la langue, par exemple, avec l'ulcération syphilitique ou un début d'épithélioma.

Le diagnostic, ici, est de première importance, puisque de lui dépend le choix judicieux du traitement approprié ; pour le dentiste aussi, pour tous les chirurgiens ou médecins que leur spécialité destine à un contact permanent avec la bouche de leurs malades. Ces praticiens sont souvent consultés pour des ulcérations, des érosions, des « bobos » que le malade lui-même déclare inguérissables, qui ont résisté aux essais les plus empiriques d'une thérapeutique à l'aveuglette — et que le médecin ne guérit pas à son tour, persuadé pourtant que la lésion est imputable à une éraillure, à une écorchure d'origine dentaire, alors qu'un diagnostic exact aurait mis sur la voie du vrai traitement.

Enfin, pour le praticien de la bouche, des précautions, des mesures de prophylaxie s'imposent, qui ressortiront clairement de cette étude.

Historique de la question. — Il est curieux et l'on a de quoi s'étonner — car la tuberculose est vieille comme le monde et son histoire vieille comme la médecine! — que les ulcérations tuberculeuses de la bouche n'aient été signalées véritablement que depuis le commencement de ce siècle. Morgagni, qui a rapporté l'observation de deux phtisiques atteints d'ulcérations bucco-pharyngiennes et laryngées d'un mauvais caractère, trouva à leur autopsie des signes de tuberculose pulmonaire. Beaumès a parlé également de manifestations aptheuses dans le cours de la phtisie pulmonaire. Bayle, Franck, Dugès les signalent; Bayle, surtout, décrit fort bien « ces aphtes de phtisiques ». Il les considérait avec raison comme un signe de mauvais augure, avant-coureur d'une fin prochaine. Mais ces notions demeuraient assez confuses, et surtout enfouies dans les livres de leurs auteurs, peu connues de la majorité des médecins. Il faut arriver jusqu'à Ricord et à l'enseignement de l'hôpital du Midi pour voir s'ébaucher l'étude méthodique de ces lésions, néoplasiques ou ulcéreuses, de nature tuberculeuse. Son élève Buznech rapporta dans sa thèse un cas où l'ulcération buccale semblait s'être montrée avant les lésions pulmonaires confirmées.

En 1865, Julliard écrit sur l'ulcération tuberculeuse de la langue un mémoire remarquable. La description, qu'il en donne, est excellente; mais au lieu d'en faire la manifestation d'un processus local, d'étiologie et de spécificité tuberculeuses, il en fait l'expression d'une diathèse, un phénomène surajouté à la tuberculose et qui se produit à son occasion. On considérait donc ces lésions comme toujours consécutives à une phtisie pulmonaire.

Aussi quand Trélat, en 1868, eut l'occasion d'observer, à Saint-Louis, un malade chez lequel la lésion linguale était primitive, sans symptômes pulmonaires appréciables, il songea à tout, excepté à la tuberculose. Il « demeura coi », selon sa propre expression.

Il montra son malade, un jeune homme de 24 ans, à Hardy qui hésita entre un cancer et une lésion syphilitique. La médication spécifique fut, d'ailleurs, sans effet.

Trélat quitta Saint-Louis pour la Pitié, son malade vint l'y retrouver. Trélat le montra à son maître, le grand Broca, qui porta, sans se compromettre, le diagnostic de glossite anormale et conseilla la cautérisation au fer rouge. L'opération apporta quelques soulagements; elle fut pratiquée à la fin de mai. « Cette médication, écrit Trélat, semblait avoir produit un excellent résultat : la langue était un peu gonflée, plus souple, peu douloureuse.... La guérison devenait possible, lorsque le 17 juin, le malade fut pris de frisson, suivi d'étouffement. Le lendemain matin, il succombait dans une crise d'étouffement. L'autopsie démontra que le malade était tuberculeux. Les deux poumons étaient farcis du haut en bas de tubercules miliaires... » Le tissu de la langue était parsemé de petites granulations grisâtres, opalines, grosses comme des grains de millet qui furent reconnues par Liouville, puis par Vulpian, pour être des tubercules.

Dès lors, Trélat, éclairé par cette observation mémorable, d'où datent toutes nos connaissances sur la tuberculose linguale, écrivit un mémoire qui fait date et où il établit : 1° que l'ulcération tuberculeuse de la langue peut être primitive; 2° qu'elle est produite, dans certains cas au moins, par la fonte de véritables tubercules; 3° qu'on en peut faire le diagnostic.

Je tenais à donner ici une place prépondérante au nom de Trélat. La description qu'il donna de l'ulcération tuberculeuse de la langue est restée classique. J'y ferai, par suite, plus d'un emprunt.

A côté de ces noms, citons enfin ceux de Féréol, Laboulbène, Maurice Raynaud, Duplay, Reclus; en Allemagne, ceux de Karte, d'Otto Weber, de Stromeyer, de Schuhe, de Welligt et de Virchow.

Etiologie, pathogénie. — Cet aperçu historique tracé, nous pouvons aborder l'étude des manifestations tuberculeuses bucco-pharyngées et fixer les notions précises qu'on possède aujourd'hui sur elles.

Au point de vue étiologique, nous devons nous demander tout d'abord si toutes les parties de la cavité bucco-pharyngée sont également atteintes, si l'infection affecte des préférences pour telle ou telle partie de la région et quel est le classement de ces lésions par ordre de fréquence.

1° *Organes le plus souvent atteints.* — Au Congrès tenu à Philadelphie, en 1886, par la Société de laryngologie d'Amérique, le docteur Bryson Delavan, de New-York, a lu un travail sur la tuberculose buccale. Il y relève toutes les observations connues et les décompose comme suit :

> 45 se rapportent à la langue,
> 24   —   au pharynx,
> 22   —   à la bouche,
> 8   —   au voile du palais,
> 5   —   à la cavité nasale,
> 4   —   aux amygdales.

Les lésions paraissent être infiniment plus fréquentes chez l'homme.

Sur 24 cas de tuberculose de la langue, tous survenus chez des hommes, un seul excepté, 12 fois la lésion siégeait sur les côtés,

11 fois à la partie antérieure, une fois à la base. Elle était primitive dans 9 cas, secondaire dans 7 cas.

Dans la tuberculose linguale primitive, la *durée* la plus grande a été de 2 ans et demi; la plus courte de 10 semaines. Le malade le plus âgé avait 18 ans: le plus jeune, 12.

2° *Fréquence suivant le sexe.* — Bruneau, dans une thèse de 1887, sur les ulcérations tuberculeuses de la bouche, a recueilli chez différents auteurs français et étrangers 52 observations auxquelles il ajoute 4 observations inédites personnelles.

Sur 56 cas, 44 fois les lésions ont été observées chez l'homme, 12 fois seulement chez la femme; 11 de ces malades avaient de 20 à 30 ans, 16 de 30 à 40: 10 de 40 à 50; une fois, c'était une femme de 71 ans.

En somme, la tuberculose buccale peut se rencontrer à tous les âges : toutefois, elle est exceptionnelle dans l'enfance; son maximum de fréquence a lieu pour l'âge adulte : cela est surtout vrai pour les faits de tuberculose primitive de la région, car, bien que, d'ordinaire, la localisation buccale se montre chez les tuberculeux avérés, le mal peut frapper d'emblée le vestibule par où le bacille pathogène pénètre dans les voies aériennes.

Le sexe masculin parait sensiblement plus éprouvé que le sexe féminin. Peut-être, dans un instant, en découvrirons-nous la raison.

Quelles sont donc les causes de la tuberculose? Et que faut-il pour qu'une lésion tuberculeuse se développe dans la cavité buccopharyngée?

A) Tuberculose buccale primitive. — 5° *Conditions étiologiques. Leur mode d'action.* — Les conditions nécessaires de toute infection se retrouvent ici; elles sont au nombre de trois.

La première est l'agent pathogène, cause spécifique de l'infection, soit, dans les cas que nous étudions, le bacille de Koch.

La seconde est le consentement de l'organisme à se laisser envahir par lui; sa défaillance; sa prédisposition. D'une part, la graine; de l'autre, le terrain.

Mais il faut plus encore : pour que la graine germe dans un sol, il faut qu'on l'y enfonisse; qu'on creuse un sillon où l'on déposera et où s'opérera le travail latent de la germination. De même, il faut pour qu'un bacille germe et se reproduise et pullule dans un organe, sur les téguments, ou à la surface d'une muqueuse, qu'une plaie, qu'une érosion, qu'une solution de continuité quelconque lui livre passage. Une effraction, traumatique ou autre, est indispensable. C'est le sillon dans lequel évolue le bacille.

Ces trois facteurs étiologiques se retrouvent dans la localisation de la tuberculose bucco-pharyngée.

Le bacille pathogène se rencontre partout, hélas! et c'est pourquoi l'infection buccale primitive est facile à comprendre : le bacille habite sur les légumes mal cuits, dans le lait non bouilli, dans la viande.... La plupart des aliments qui séjournent dans la bouche peuvent être le véhicule de l'agent redouté, surtout si quelques parcelles de ces aliments malsains séjournent dans l'interstice des dents ou dans les cavités formées par leur carie.

Nous n'avons donc pas lieu d'être surpris que l'infection buccale puisse être primitive : tant de causes peuvent y rendre l'inoculation directe.

Nous devons plutôt nous étonner que la tuberculose linguale ne soit pas plus souvent primitive. C'est que nos téguments, externes ou internes, épiderme ou épithéliums, peau ou muqueuses, sont normalement, merveilleusement conformés pour nous défendre de l'invasion microbienne. Les parasites, pour envahir l'organisme, doivent d'abord franchir cette première ligne de défense. Et si, comme je disais plus haut, une brèche, une trouée quelconque, n'a pas d'abord été faite dans ces remparts, nous pouvons être tranquilles : il est exceptionnel que l'assaillant lui-même fasse la brèche par où il passera.

4ᵉ Causes occasionnelles de la tuberculose bucco-pharyngée. — Lésions portes-d'entrée de l'infection. — Quelles sont, dès lors, les causes de cette première solution de continuité des téguments? Comment est rompu ce rempart épithélial, en particulier dans les cas qui relèvent de la tuberculose buccale?

Verneuil, Nepveu, Béhier ont cité des observations où la plaie initiale avait été une morsure de la langue.

Ehrlich relève une piqûre de fourchette; Laboulbène, une brûlure par un tuyau de brûle-gueule; la cause d'irritation créée par le tabac, par le contact prolongé, toujours au même endroit, d'une pipe ou d'un cigare, semble être prépondérante. On peut très rationnellement l'invoquer ici, comme dans le cancer, pour expliquer la plus grande fréquence de ces lésions chez l'homme. Une constatation intéressante a même été faite à propos de l'épithélioma lingual : on sait sa rareté chez la femme, sa fréquence chez les fumeurs impénitents. Or, en Bretagne, tant que les femmes n'ont pas fumé, le cancer de la langue se bornait à faire des victimes parmi leurs maris. Aujourd'hui, qu'elles ont aussi leurs pipes et leurs cigares, elles paient le même tribut à l'infection carcinomateuse. Concluons donc que, vis-à-vis de l'inoculation tuberculeuse, le tabac est une mauvaise amulette.

Une éraillure de la muqueuse jugale ou linguale par pointe de dent
cariée a souvent été relevée à l'origine d'une tuberculose buccale.

Féréol, Leloir, Lücke, Mendel, Moutard-Martin, Péan, Boulland, de
Limoges, en ont rapporté de nombreux exemples.

Résumons, entre autres, cette observation de Boulland :

OBSERVATION. — N...., 40 ans, charcutier, a d'excellents antécédents héréditaires, mais était sujet à s'enrhumer tous les hivers.

Il y a deux ans, il s'est aperçu que ses deuxième et quatrième molaires
gauches étaient cariées. Peu à peu, il s'en est éliminé des fragments et les
alvéoles se sont garnies de bourgeons fongueux. En même temps, l'haleine
est devenue très fétide.

Peu de mois après le début de la carie dentaire, il s'est formé un chapelet
ganglionnaire cervical gauche, puis une adénite suppurée avec fistule qui
persiste encore.

Depuis six mois, le malade tousse sans interruption, il a eu des hémoptysies extrêmement abondantes, puis a maigri et présente chaque soir une
poussée fébrile.

Actuellement on trouve de la tuberculose au deuxième degré, occupant
tout le tiers supérieur du poumon gauche.

L'observation est curieuse parce qu'elle montre que la lésion dentaire a été, dans ce cas, la porte d'entrée de l'infection tuberculeuse
qui ne tarda pas à se généraliser aux poumons.

B) TUBERCULOSE BUCCALE SECONDAIRE. SA PATHOGÉNIE. — Mais, nous
l'avons dit, la tuberculose buccale est le plus souvent secondaire.
Dans la majorité des cas, on peut admettre alors que la tuberculose
de la cavité buccale reconnaît pour cause une infection par les crachats. « C'est, sans doute, dit le docteur Morestin, une des raisons
qui fait que ces lésions sont rares chez les enfants qui ne crachent
point. Elles sont rares aussi chez les vieillards, mais surtout parce
que la tuberculose est rare elle-même chez les gens âgés, presque
tous ceux qui présentaient quelque aptitude à la contracter ayant succombé dans la jeunesse, ou n'ayant pas dépassé l'âge mûr. »

Enfin, l'infection tuberculeuse localisée secondairement dans la
région bucco-pharyngée peut être d'origine hématogène. L'infection se
fait par voie sanguine ou lymphatique. C'est ce qui arrive dans les
cas où l'organe primitivement atteint est l'anus (Bucquoy), l'épidi-
dyme (O. Weber), les ganglions cervicaux (Reclus).

En résumé, l'étiologie de la tuberculose bucco-pharyngée, comme
celle de toute localisation infectieuse se compose de trois éléments :
bacille, prédisposition individuelle, plaie. Sa pathogénie peut être
double : primitive ou secondaire.

Secondaire, c'est la règle : dans ce cas, la localisation buccale s'opère par voie lymphatique ou sanguine.

Primitive, elle succède à une inoculation directe; alors, parmi les causes adjuvantes, le tabac, une éraillure dentaire, une dentition mauvaise, une hygiène défectueuse de la bouche tiennent la première place.

Quant à sa localisation sur tel ou tel organe de la région bucco-pharyngée, elle est extrêmement variée, et l'on peut décrire :

Une tuberculose de lèvres, des gencives, du rebord alvéolo-dentaire, de la langue, des joues, amygdalo-pharyngée, palatine, des os maxillaires.

Toutes ces régions qui intéressent la pratique médicale et dentaire peuvent être envahies primitivement ou secondairement.

Tuberculose linguale. Trois formes cliniques. — Nous décrirons, tout d'abord, la tuberculose linguale, de beaucoup la plus fréquente ; de plus, c'est sur la langue que la lésion prend un aspect type dont la description est classique et peut s'appliquer aux autres ulcérations de même nature.

La tuberculose de la langue peut prendre trois formes distinctes, au point de vue clinique, comme au point de vue anatomo-pathologique :

1° L'ulcère tuberculeux de la langue ;

2° La gomme tuberculeuse:

3° Le lupus lingual.

a) Ulcération tuberculeuse de la langue. — Le début de l'ulcère tuberculeux passe assez souvent inaperçu lorsque l'affection a une marche lente. Certains malades, celui de Trélat entre autres, n'ont reconnu l'existence du mal que lorsque l'ulcère fut déjà constitué.

Alors il présente une physionomie caractéristique.

En général, unique et de dimension variable, il occupe le plus souvent la pointe ou les bords de la langue ; notons, cependant, qu'on en peut rencontrer deux ou plusieurs autres au niveau de l'isthme du gosier, du pharynx, des joues.

Les signes fondamentaux sont fournis par l'examen des bords, du fond et du pourtour de l'ulcération.

Les bords sont irréguliers, sinueux, frangés, déchiquetés. Suivant la comparaison de Reclus, ils rappellent l'aspect géographique des fiords norvégiens. En outre, ils sont habituellement décollés; mais ce décollement n'est pas uniforme sur le contour de l'ulcère. La muqueuse peut être creusée par dessous, au point que le bord soit flottant ; parfois, il surplombe le fond de l'ulcération; ailleurs, il est taillé à pic.

Les lésions sont inégalement réparties : c'est là un caractère essentiel.

Le fond aussi est caractéristique. Sur un fond légèrement creusé dans son ensemble et présentant une teinte d'un blanc jaunâtre ou grisâtre, on voit des fissures, des dépressions en rigoles séparant des portions en saillies, formant des crêtes, des pointes, de petits mamelons irréguliers.

Il est *raviné*, suivant l'expression de Reclus. On peut encore le comparer à ces plans en relief qui représentent les massifs montagneux. Sur les saillies, on distingue parfois des taches d'un blanc plus cru ou d'un jaune plus intense et qui sont en rapport avec de petits tubercules développés dans leur épaisseur. On peut en toucher la surface sans la faire saigner, ce qui arrive si facilement avec les néoplasmes.

Au pourtour de l'ulcération, la muqueuse linguale demeure souple, l'organe est peu ou pas augmenté de volume et conserve sa mobilité. Une bordure d'un rouge plus accentué que celui de la muqueuse normale, mais rarement très intense, environne la perte de substance. Sur ce fond rouge, se détachent habituellement de petites taches arrondies d'un jaune pâle ou d'un jaune doré, grosses comme des têtes d'épingles ; c'est ce qu'on appelle souvent les *points jaunes de Trélat*. Trélat a montré, en effet, toute l'importance pour le diagnostic de ce signe — connu pourtant avant lui.... Quand on les observe, le diagnostic est fait. C'est un signe pathognomonique. De leur absence on ne peut rien conclure : le signe est constant mais discontinu. L'éruption de ces petites taches, qui sont simplement des tubercules superficiels, peut être confluente. Féréol compare le semis des points jaunes sur la langue de son malade à une sorte de voie lactée. Une pareille abondance est exceptionnelle. (Morestin.)

Ordinairement les ganglions auxquels aboutissent les lymphatiques de la langue, c'est-à-dire ceux de la région sous-maxillaire et de la région carotidienne sont faiblement touchés — au contraire de ce qui arrive avec les autres lésions, syphilitiques ou épithéliales par exemple, de la cavité buccale.

Ces ulcérations tuberculeuses de la langue sont peu douloureuses en général, au dire de Duplay, très douloureuses au dire de Fournier.

En réalité, les douleurs manquent assez souvent au début. Elles surviennent tôt ou tard, quand l'ulcération envahit le plancher de la bouche ou la base de la langue, quand il se fait une infection secondaire. Alors, la mastication et la déglutition deviennent très pénibles, la parole est gênée. On note aussi des douleurs très vives se propageant à l'oreille du côté correspondant.

Dans l'immense majorité des cas, on note des antécédents héréditaires ou personnels, ou des manifestations actuelles de tuberculose.

Enfin, en cas de doute, l'examen bactériologique du produit de raclage de l'ulcère s'imposerait.

Quel est le pronostic de cette ulcération ? Assez sombre ordinairement.

La suppuration de l'ulcère dans la bouche, ses produits entraînés par la salive, absorbés en partie après déglutition, sont une cause d'intoxication pour l'organisme.... « Aussi, dit le docteur Morestin, cette tuberculose compte-t-elle parmi les plus fâcheuses. Elle avait surtout un mauvais renom autrefois. Les premiers observateurs avaient été influencés défavorablement à ce sujet — et cela se conçoit, car il faut des cas graves pour ouvrir les yeux et forcer à découvrir une maladie — et pour eux, le pronostic était détestable. On est un peu revenu de cette opinion, mais le pronostic n'est jamais bon. Sans doute, il y a des formes qui ne demandent qu'à guérir, et guérissent, en effet, soit par des médications suivies, soit par des incisions pratiquées par le chirurgien, mais ces malades n'ont point d'avenir. Ils sont gravement tarés. Leur guérison, quand elle survient, est précaire, et la plupart succombent de la tuberculose pulmonaire. Abandonnée à elle-même, la lésion buccale tend sans cesse à progresser, avec rapidité ou avec lenteur, mais sans rémission spontanée, du moins presque toujours. On ne saurait donc trop se hâter d'instituer quand cela est possible, un traitement énergique aussitôt la lésion reconnue. »

Pour notre compte, nous avons rencontré plusieurs ulcérations linguales tuberculeuses primitives, qu'une thérapeutique d'urgence a parfaitement guéries.

Nous nous rappelons particulièrement le cas d'une jeune fille de 18 ans, dont les parents sont morts, tous deux de phtisie pulmonaire, et qui, nous fut amenée par sa grand-mère.

OBSERVATION. — Cette jeune patiente, soignée pendant six mois dans un hôpital de Paris pour une affection dyspeptique avec des ulcérations qu'on croyait aphteuses, s'adressa à une clinique dentaire qui ne parvint pas davantage à guérir les ulcérations de la bouche.

Quand je vis pour la première fois la malade, elle avait un facies pâle, amaigri, se plaignait surtout de troubles gastriques et de vives douleurs provoquées par des aphtes siégeant sur les gencives et sur le rebord gauche de la langue. Les ulcérations linguales étaient au nombre de trois, séparées par des ponts de muqueuse saine, et elles gagnaient la partie dorsale et inférieure de l'organe. Elles étaient ovalaires, à bords irréguliers, déchiquetés, et sur ces bords on voyait un grand nombre de taches jaunâtres arrondies. Le fond des plaies était raviné et présentait une teinte rosée. Le pourtour était d'un rouge inflammatoire, mais non induré. Les ulcérations gingivales avaient une forme très irrégulière, mais on y voyait également des taches jaunes. Les dents étaient sillonnées, creusées, en mauvais état.

L'examen bactériologique des lésions décela quelques rares bacilles de Koch et de nombreux streptocoques.

La malade, très fatiguée, émaciée, fut envoyée à la campagne et soumise à une cure hygiéno-diététique rigoureuse. En outre, elle se gargarisa très fréquemment avec une solution de salicylate de soude. Le résultat de ce traitement fut excellent, et la malade est aujourd'hui, après huit mois de régime, débarrassée de ses lésions buccales. Son état général est très satisfaisant.

Telle est l'ulcération tuberculeuse de la langue. Étudions maintenant la seconde forme de tuberculose linguale.

b) Gomme tuberculeuse. — La gomme tuberculeuse de la langue, véritable abcès froid de la langue, semble avoir été signalée pour la première fois, au point de vue anatomique, par Wagner. Elle est très rare. C'est une petite masse d'abord isolée, noyau profond, dur, peu douloureux, qui se ramollit, s'ouvre et suppure. La gomme tuberculeuse n'offre aucune tendance à la guérison.

Le diagnostic en est difficile.

Il peut être facilité :

1° Par l'existence d'un ulcère tuberculeux concomitant;

2° Par la présence d'une phtisie pulmonaire coexistante;

3° Par l'absence complète de commémoratifs syphilitiques et l'insuccès des médicaments spécifiques.

Ajoutons que cette forme de tuberculose linguale est absolument exceptionnelle.

c) Lupus lingual. — Exceptionnelle également, la troisième forme clinique et anatomo-pathologique que nous avons reconnue à cette tuberculose : le lupus lingual.

Quoique Bazin ait paru soupçonner l'existence du lupus lingual, c'est au docteur Leloir (de Lille) que revient l'honneur d'avoir parlé, le premier, en termes nets et précis de cette affection dont il a rapporté un cas intéressant au Congrès de l'Association française de 1889. Darier, en juillet 1895, en a rapporté une curieuse observation à la Société française de dermatologie.

Nous avons voulu signaler ici le lupus lingual pour être complet. Nous n'y insisterons pas autrement : on en compte les cas dans la science.

Tuberculose des lèvres. — Infiniment plus fréquent est le lupus des lèvres, lupus du visage envahissant les lèvres : la lésion peut avoir une tendance ulcérative ou non. Si elle s'ulcère, ce sont les tubercules qui, en se ramollissant, produisent l'ulcération. Celle-ci est petite d'abord, à fond saignant, à bords parfois décollés, avec détritus jaunâtres. Elle tend à s'accroître sans cesse : suivant le mode de progression de la lésion, le lupus devient un lupus *serpigineux* ou un lupus *térébrant*. Dans la première forme, les ulcérations s'étendent en surface. Dans la seconde, elles gagnent la profondeur : le nez peut être rongé, la voûte palatine perforée, les lèvres détruites, les paupières attirées au dehors, évasées en ectropion, le pavillon de l'oreille plus ou moins détruit s'accole à la paroi crânienne.

Enfin, au niveau des lèvres, des gencives, presque uniquement chez les jeunes enfants, il existe une forme de lupus, dit *lupus pustulo-ulcéreux* que compliquent des lésions impétigineuses, et qui s'accompagne souvent de tuberculose pulmonaire à marche extrêmement lente.

Lorsqu'on observe des tuberculoses aiguës comme complications du lupus, il s'agit presque toujours de lupus grattés avec la curette ou scarifiés. L'opération sanglante, l'ouverture des vaisseaux introduit dans le torrent circulatoire un grand nombre de micro-organismes qui pullulent dès lors sous forme septicémique.

Les salles de Saint-Louis abondent en lupiques à la face rongée par leur ulcère : les joues, les oreilles, le nez, les sillons naso-jugaux, les lèvres, la face interne des joues sont envahis par la lésion à marche extensive. C'est là aussi une forme de tuberculose extrêmement fréquente, et qui intéresse au plus haut point la chirurgie de la bouche et des dents.

Notons, d'ailleurs, qu'au niveau des lèvres, des commissures, du rebord muqueux, de leur face interne, on peut rencontrer l'ulcération tuberculeuse type que nous avons décrite sur la langue.

En 1897, M. Thibierge a présenté à la Société de Dermatologie et de Syphiligraphie de Paris un homme de 30 ans, atteint depuis huit mois de tuberculose pulmonaire, et qui présentait des lésions étendues de la muqueuse buccale ayant débuté à peu près au même moment que les lésions pulmonaires. Sur la face interne des joues, la muqueuse était tuméfiée, sous forme d'une large plaque parsemée d'un nombre considérable de points blancs, confluents par place, et qui n'étaient autre chose que des granulations tuberculeuses. Sur les deux lèvres, la muqueuse était également tuméfiée, rouge, légèrement transparente, avec granulations blanches très nombreuses, moins abondantes que sur la joue et non ulcérées. Les ganglions sous-maxillaires étaient tuméfiés des deux côtés.

Nous avons eu nous-même fréquemment l'occasion d'observer des plaies tuberculeuses au niveau de l'orifice buccal des phtisiques. Signe distinctif de ces ulcérations avec les ulcérations syphilitiques : ces dernières siègent toujours au niveau du sillon buccal, tandis que les lésions tuberculeuses préfèrent la partie antéro-médiane.

Tuberculose des gencives et du rebord alvéolo-dentaire. — Les manifestations tuberculeuses des gencives et du rebord alvéolo-dentaire sont considérées comme rares. Elles le sont moins cependant qu'on ne le croit. et M. Zandy a pu, pour sa part, au cours d'une pratique de vingt-cinq années, en réunir 26 cas. Il rapporte, entre autres, une observation recueillie dans la clinique chirurgicale de Bonn, et qui est particulièrement intéressante.

OBSERVATION. — Elle concerne un homme de 45 ans, atteint d'ulcérations du rebord alvéolaire de la mâchoire inférieure.

Cette affection, ayant débuté une année auparavant, avait provoqué la chute de plusieurs molaires et l'expulsion spontanée de quelques séquestres. Des douleurs intenses s'irradiaient vers l'oreille, exacerbées par la mastication, surtout au moment de la chute d'une dent.

Quand le malade se présenta à la clinique, le rebord alvéolaire de la mâchoire inférieure était dépourvu de molaires des deux côtés et transformé en un sillon, dont les bords étaient constitués par les gencives tuméfiées. tandis que le fond présentait l'apparence d'une destruction, d'une perte de substance ulcéreuse. La sonde atteignait facilement le maxillaire dénudé. Les ganglions sous-maxillaires, carotidiens et axillaires étaient envahis et engorgés. Les deux sommets pulmonaires présentaient des signes non équivoques de tuberculose. initiale; déjà les bacilles étaient trouvés dans les crachats.

Le traitement consista en un curettage énergique et total du foyer morbide, suivi de gargarismes antiseptiques. La guérison vint en trois mois et se maintenait encore au bout d'un an.

L'auteur pense que la tuberculose des gencives peut être primitive et qu'elle l'est, en effet, assez souvent.

Garuntowski. en 1895, a rapporté une observation intéressante de tuberculose gingivale.

Il s'agit d'un homme de 40 ans, entré à l'hôpital pour une tuberculose pulmonaire avancée. Peu de temps après son entrée, le malade commença à se plaindre de douleurs dans la bouche qui apparaissaient de préférence au moment des repas et prenaient une intensité telle que le malade ne pouvait plus continuer à manger. A l'examen, on constata l'existence d'une ulcération de la genèse correspondant à la face postéro-externe de la dent de sagesse inférieure du côté gauche. Cette ulcération s'étendait jusqu'au pilier antérieur gauche du voile du palais. La moitié gauche du voile du palais était rouge et parsemée de granulations grises, les unes isolées, les autres confluentes et formant par places, de petites ulcérations confluentes douloureuses. Les parcelles de tissu, enlevées par grattage de l'ulcération, contenaient des bacilles de Koch. Après extraction de la dent, l'auteur trouva au niveau de la face postérieure, sous la couronne, une cavité assez notable dont le contenu renfermait des bacilles tuberculeux.

Comme traitement : cautérisation, acide lactique, cocaïnisation de la bouche avant le repas.

Le malade succomba assez rapidement au progrès de la tuberculose.

L'auteur pense que la tuberculose gingivale apparaît le plus souvent secondairement chez des sujets atteints de phtisie pulmonaire. On connaît deux cas de tuberculose gingivale primitive, selon lui, dont un seul paraît authentique. Dès le début, le plus souvent, on trouve une tuméfaction douloureuse, saignant facilement; plus tard, on observe le déchaussement des dents et l'ulcération. Ultérieurement, l'ulcération s'étend le long de la gencive et pénètre souvent jusqu'aux racines dentaires.

C'est donc par les gencives et par les dents que le bacille de Koch arrive jusqu'à l'os maxillaire.

Tuberculose de l'os maxillaire. — La tuberculose de l'os maxillaire est relativement fréquente. MM. Starcke et Czerny en ont observé et rapporté 8 cas. Cette variété tuberculeuse débute par une tuméfaction dure et diffuse d'une partie de l'os. Cette tuméfaction est plus ou moins douloureuse. Dans tous les cas, elle ne revêt jamais un caractère aigu. La constriction des mâchoires constitue le second indice de la maladie.

Au bout de quelque temps, il se forme des abcès dont l'ouverture donne issue à une petite quantité de pus et souvent même à un séquestre. L'abcès se termine par la formation d'une fistule; et ce processus se répète, sans provoquer de douleurs très intenses, un certain nombre de fois. La contraction des mâchoires s'accentue. Les ganglions cervicaux se tuméfient. Enfin, la tuberculose s'étend, envahit tout l'os maxillaire jusqu'à l'articulation temporo-maxillaire, d'où elle gagne les os de la base du crâne.

La tuberculose maxillaire peut être d'origine dentaire, alvéolaire; il s'agit alors d'une inoculation directe, ou hématogène, par voie sanguine, il s'agit alors d'une localisation secondaire,

La plupart du temps, les malades se plaignent d'abord de maux de dents, généralement au niveau d'une molaire. La joue est gonflée, en fluxion, l'haleine fétide. A l'examen de la cavité buccale, on constate la présence d'une périostite alvéolo-dentaire ou d'une gingivite ulcéreuse. Tout invite à extraire la dent. Après l'extraction, les douleurs persistent et l'alvéole ouverte forme un foyer de suppuration chronique. Peu après, la tuméfaction s'étend et gagne le corps du maxillaire. Des abcès se produisent et des fistules prennent naissance.

Tuberculose du palais. — Les ulcérations tuberculeuses du palais et du voile du palais, allant ou non jusqu'à la perforation de la voûte, se produisent toujours dans le cours d'une infection bacillaire bucco-pharyngée. Elles sont relativement rares; et leur connaissance est très postérieure à celle des lésions bucco-pharyngées, qui, cliniquement, les précèdent.

Laveran signale, le premier, en 1876, un cas de tuberculose de la voûte palatine et en fait l'objet d'une communication à la Société médicale des hôpitaux. Bientôt, Vallin présenta un cas analogue.

Ainsi, jusqu'à cette époque, deux cas de tuberculose palatine sont signalés et Spillmann écrit, dans sa thèse d'agrégation sur la tuberculose de l'appareil digestif, que la voûte palatine reste généralement indemne (1878). Peter tombe dans la même erreur (1880).

Mais Gelade, Quénu, Küssner s'élèvent contre cette assertion et apportent, pour appuyer leurs dires, des observations concluantes.

En 1886, M. Hermantier réunit 47 cas de tuberculose des différentes parties de la cavité bucco-pharyngée sur lesquels il trouve 8 observations de tuberculose de la voûte palatine. Il pose les conclusions suivantes :

1° Les ulcérations de la voûte palatine sont plus fréquentes qu'on ne l'avait supposé tout d'abord. Leur nombre peut être évalué au sixième des cas comprenant les lésions buccales de même nature;

2° La tuberculose de la voûte palatine est contemporaine de la tuberculose pulmonaire dans la proportion de 7 pour 8 ;

3° Toutes les lésions de la voûte s'accompagnent d'ulcérations de même nature, soit au voile, soit aux lèvres, la langue restant indemne ;

4° Les plaques jaunâtres (points jaunes de Trélat) n'ont jamais fait défaut au début ou dans le cours de la maladie; toutefois, chez certains individus, elles sont rares et fugaces;

5° Le bacille de Koch a été rencontré une fois sur trois cas où il avait été recherché ;

6° Comme complications : perforation de la voûte palatine, chute des incisives et nécrose partielle du rebord alvéolo-dentaire ;

7° L'iodoforme et la teinture d'iode ont donné jusqu'ici les meilleurs résultats thérapeutiques. »

Depuis 1886, Bryson Delavan (de New-York), sur 168 observations de tuberculose buccale, la rencontre 8 fois à la voûte palatine ; le docteur Bruneau, sur 52 observations relevées par lui, déclare que 12 fois le voile du palais était envahi, quelquefois isolément : le plus souvent, l'ulcération s'étendait soit en avant et sur les côtés, vers la face interne des joues, soit en arrière du côté du pharynx, occupant en même temps les piliers, les amygdales et la paroi postérieure du pharynx. Reclus, Roth (de Vienne), Bobanne, Giraudeau, Dieulafoy, les docteurs Auguy et Tarrade, dans des thèses récentes, apportent une contribution nouvelle à la tuberculose palatine. Les conclusions les plus récentes sont posées sur cette question par M. Marcel Grocker dans sa thèse inaugurale sur la *perforation tuberculeuse du palais* (juin 1900).

« 1° Si la tuberculose palatine est relativement assez fréquente, la perforation, dit-il, est un accident rare dans le cours de cette tuberculose ;

2° La tuberculose pulmonaire coexiste dans six cas sur huit ;

3° La perforation est toujours accompagnée d'ulcérations tuberculeuses du palais, des lèvres, des gencives, de la langue, des amygdales ou du pharynx ;

Les signes pathognomoniques de ces lésions sont la présence des points jaunes de Trélat et l'existence de bacilles de Koch ;

4° Le pronostic n'est point fatal, tant que la lésion reste locale ;

5° Le traitement doit être, avant tout, général. Comme topiques, on peut employer l'acide lactique au 1/10°, la solution de Ziehl, l'acide chromique, la teinture d'iode ou la cautérisation ignée. »

Tuberculose amygdalienne. — Enfin, une dernière localisation de la tuberculose dans la cavité bucco-pharyngée peut se faire sur les amygdales.

L'amygdalite tuberculeuse secondaire, au cours d'une phtisie pulmonaire, est même chose fréquente. Mais il y a plus : les amygdales peuvent être envahies primitivement : elles peuvent servir de porte d'entrée à l'infection. Cette tuberculose cachée, larvée, comme le dit M. Dieulafoy, est la première étape de la tuberculose dans l'organisme : l'étape amygdalienne.

C'est ainsi qu'en 1894, M. Lermoyez, ayant fait examiner un fragment d'une végétation adénoïde qui avait récidivé chez un enfant de constitution chétive, trouva dans l'intérieur de la tumeur une quantité de tubercules et quelques bacilles de Koch.

L'enfant, qui n'avait aucune autre manifestation bacillaire, était de ce fait atteint d'une tuberculose amygdalienne primitive que rien ne pouvait faire diagnostiquer.

En 1895, le professeur Dieulafoy lit, sur cette question, un important mémoire à l'Académie de Médecine. Ayant inoculé à des cobayes des fragments d'amygdales pharyngiennes et palatines, sur 96 cas, détermina 15 fois des lésions tuberculeuses chez le cobaye; il conclut à la fréquence de la tuberculose ignorée des amygdales qu'il dénomme « tuberculose larvée des amygdales ».

« Cette tuberculose larvée, dit le docteur P. Baup, se traduit au sein de l'amygdale de plusieurs façons, quelquefois par des tubercules typiques, d'autres fois par une infiltration diffuse: il est même probable que la sclérose retrouvée dans certains cas ne soit que l'aboutissant de cette tuberculose.

Nous avons trouvé sur 48 amygdales hypertrophiées un cas de tuberculose larvée affectant la forme infiltrée : la caractéristique de tous les cas de cette affection est la pauvreté en bacilles de Koch.

Une conclusion pratique s'en dégage. Chez des sujets à hérédité bacillaire, porteurs d'amygdales qui s'hypertrophient, rien ne dit qu'à la première occasion ce ne sera pas le bacille de Koch lui-même isolé ou associé à d'autres, qui viendra, avec les manifestations de l'amygdalite coutumière, pénétrer l'amygdale et faire ainsi un premier pas dans la tuberculisation de l'économie.

Il faut donc prévenir les amygdaleux, surtout ceux de souche tuberculeuse, de toute cause de contamination possible; éviter pour eux l'habitation avec des phtisiques, surveiller les promiscuités fâcheuses, non seulement dans les maisons, mais dans les écoles, dans les ateliers, au régiment et dans les hôpitaux. »

Conclusions. — De l'étude et des observations qui précèdent, nous tirerons les conclusions suivantes :

1° La tuberculose bucco-pharyngée est plus fréquente qu'on ne le croit généralement. Elle peut être primitive survenant d'emblée chez des sujets indemnes d'infection tuberculeuse généralisée, et rester à l'état de tuberculose locale. Elle peut être secondaire, survenant à titre d'épisode, au cours d'une tuberculose pulmonaire.

2° Les localisations de cette tuberculose sont des plus variables : elles peuvent atteindre tous les organes de la région bucco-pharyngée :

lèvres, face interne des joues, gencives, rebords alvéolo-dentaires, os maxillaires, langue, palais, voûte palatine et amygdales.

3° La connaissance de cette tuberculose est indispensable en médecine à tout praticien des maladies de la bouche et des dents, afin de prendre, vis-à-vis de lui-même et de ses malades, les mesures de prophylaxie nécessaires, et d'instituer une thérapeutique appropriée à la nature de la lésion pour laquelle il est consulté.

4° Car dans le cas de tuberculose bucco-pharyngée primitive, alors que l'affection est purement locale, une thérapeutique rationnelle, générale et locale à la fois est presque toujours efficace. La guérison est la règle ; elle est subordonnée à la précocité du diagnostic.

INDICATIONS ET TECHNIQUE DE LA THYROTOMIE — CONCLUSIONS

par le docteur Eustasio URUNUELA,

Professeur de laryngologie, otologie et rhinologie à l'Institut de thérapeutique opératoire de Madrid.

L'intervention chirurgicale qui porte le nom de thyrotomie ou laryngofissure a pour moi une grande valeur : et son application est hors de contestation.

1° Pour l'extraction des corps étrangers du larynx qui n'ont pu être enlevés par les voies naturelles avec ou sans trachéotomie préalable.

2° Pour l'extirpation radicale des grosses tumeurs laryngées, bénignes (polypes sessiles), pour lesquelles l'intervention intra-laryngée a échoué.

3° Pour éviter les conséquences fâcheuses que peuvent produire les grands traumatismes, spécialement certaines fractures compliquées d'hémorragie intra-laryngée.

Enfin, l'application plus importante de cette opération si simple, est (à mon point de vue) inoffensive et encourageante dans le traitement de certaines tumeurs laryngées de nature maligne et pour la résection partielle du larynx : car, cette opération nous donne un suffisant accès dans l'intérieur de l'organe de la phonation pour pouvoir enlever tout le tissu pathologique, sans faire beaucoup de traumatisme et sans compromettre la vie du patient.

Je ne mentionne la périchondrite, la tuberculose, le lupus, les sténoses laryngées et le sclérome parce que les indications en sont rares.

C'est-à-dire que quand nous avons résolu d'intervenir chirurgicalement pour l'extirpation d'une tumeur maligne du larynx, nous devons faire d'abord la trachéotomie et ensuite dans la même séance, nous ferons la thyrotomie; et une fois le larynx grandement ouvert, nous reconnaîtrons avec soin le siège et extension de la tumeur et immédiatement nous ferons l'énucléation de cette dernière, enlevant en même temps une partie ou plusieurs parties du larynx si l'intervention chirurgicale l'exige.

Donc, nous considérons la thyrotomie comme une opération exploratrice et nécessaire pour résoudre certains problèmes de la chirurgie intra-laryngée.

Technique opératoire.

Nous faisons la thyrotomie comme il suit :

Nous commençons par une incision sur la ligne médiane, à partir de l'os hyoïde jusqu'à la fossette sus-sternale; nous faisons l'anesthésie de cette coupe avec une solution de phénol cocaïnisé, après quoi, nous disséquons par coupes successives, suivies des nouvelles anesthésies, toute la région laryngo-trachéale, nous ouvrons la trachée, nous plaçons la canule tampon et nous laissons le patient se reposer, jusqu'à ce que la respiration et la circulation deviennent normales. Une fois que nous avons obtenu tout cela, nous donnons du chloroforme au malade par la canule avec les précautions nécessaires, et une fois obtenue l'anesthésie complète, nous sectionnons transversalement la membrane crico-thyroïdienne, et avec des forts ciseaux coudés, que nous avons introduits dans l'intérieur du larynx de bas en haut et en arrière de la ligne médiane du thyroïde, nous sectionnons ce dernier en un ou deux coups de ciseaux, comprenant dans la section la muqueuse laryngée; nous faisons l'hémostase de la petite hémorragie produite par cette ouverture, et après avoir cocaïnisé l'intérieur du larynx pour éviter les réflexes, nous ouvrons progressivement et grandement cette dernière, écartant les deux lames du cartilage thyroïde au moyen des écarteurs à crochets mousses jusqu'à faire apparaître l'intérieur et pouvoir y manœuvrer sans difficulté.

Pour notre tranquillité personnelle et être sûr de l'occlusion de la trachée, nous plaçons dans son ouverture supérieure un tampon de gaze antiseptique et dans la partie inférieure du pharynx un autre tampon d'éponge pour empêcher que la salive ne tombe dans la région opératoire.

Après la thyrotomie, nous faisons la réunion des tissus au moyen des sutures métalliques ou avec du crin de Florence, pour maintenir l'union du thyroïde; et les parties molles sont suturées avec de la soie ou catgut. Pansements appropriés. Alimentation lactée au moyen de la sonde.

SAMEDI 4 AOUT

Séance du matin.

Présidence de M. le professeur B. FRAENKEL (Berlin).

Deuxième question mise à l'ordre du jour :

PATHOGÉNIE ET TRAITEMENT DE L'ETHMOÏDITE SUPPURÉE

Rapporteur : **M. M. HAJEK** (Vienne).

PATHOGENESE DER ETHMOIDITIS SUPPURATIVA

RAPPORT

von Docent Dr M. HAJEK,

in Wien.

Unter dem Krankheitsbegriff der Ethmoiditis suppurativa verstehen wir alle jene entzündlichen Veränderungen der Schleimhaut und des Knochengerüstes, welche mit Eiterabsonderung einhergehen.

Die ulcerativen Processe infolge Tuberkulose, Syphilis und infolge der Tumoren sind nicht mit inbegriffen.

Von dieser Definition ausgehend, unterscheiden wir : 1. die entzündlichen Veränderungen des muco-periostalen Ueberzuges; 2. die Erkrankung des Knochengerüstes, welche letztere fast ausnahmslos die erstere zur Voraussetzung hat.

1. *Die Schleimhautveränderungen* zerfallen in : a) leichtere, b) intensivere Formen.

a) *Die leichteren Formen* der Schleimhautentzündung decken sich mit den Veränderungen, welche wir bei intensiveren catarrhalischen Entzündungen der Schleimhaut beobachten : Sie bestehen in ödematöser Durchtränkung der Mucosa, respective des muco-periostalen Ueberzuges. Das Flimmerepithel bleibt zuvörderst intact, nur die der Basalmembran anliegenden Zellen können von einem dichten Zellinfiltrat gedeckt sein. In der Schleimhaut selbst ist ein mehr peri-

vasculäres und peri-glanduläres Zellinfiltrat vorhanden, sonst überwiegt das Oedem.

Wenn diese Entzündung sich nur auf die freie, der Nasenhöhle zu-
gekehrte Fläche des Siebbeines beschränkt, dann haben wir es klinisch
mit einer circumscripten eiterigen Rhinitis, etwaig mit einer Nasen-
gangeiterung zu thun; übergeht aber die Entzündung durch die ostia
ethmoidalia auf das Innere des Labyrinthes, dann liegt ein Empyem
vor.

Wenn dieser anatomische Zustand chronisch wird, dann haben wir
es an der freien Fläche des Siebbeines mit Polypenbildung, im Inneren
des Siebbeinlabyrinthes mit jenen polypösen, ödematösen Wülsten zu
thun, welche das anatomische Substrat einer Reihe von Siebbein-
empyemen ausmachen.

b) Die intensiven Formen der Schleimhautentzündung sind gewöhnlich das Resultat von Stauung des Secretes innerhalb der Zellen des
Labyrinthes, während dies bei der entzündlichen Veränderung der
Schleimhaut an der freien Siebbeinoberfläche nicht in Betracht
kommt. Mikroskopisch zeigt sich hiebei der muco-periostale Ueberzug
dicht zellig infiltrirt.

Es ist auffallend, dass der Flimmerepithelüberzug eine ganz besondere Resistenzfähigkeit bewahrt, indem er trotz Anhaftens des eitrigen Secretes während langer Zeit nur auf circumscripten Stellen abge-
stossen wird.

Als ein noch höherer Grad der Veränderung der Mucosa ist die
Entwickelung von epithelentblössten Granulationszapfen im Inneren
der Siebbeinzellen, auf welchen und zwischen welchen überall Eiter
anhaftet, aufzufassen. Aber selbst in diesen Fällen habe ich gefunden,
dass das Epithel noch auf weiten Strecken intact bleibt, obwohl die
übrige Schleimhaut so hochgradig verändert ist, dass sie kaum mehr
als Schleimhaut zu erkennen ist.

2. Knochenveränderungen. Dieselben zerfallen ebenfalls in leichtere
und schwerere Formen.

Des leichteres Formen möchte ich die von *Zuckerkandl* und von
mir gefundenen *hyperplastischen* und Osteophytenbildung einher-
gehenden, ferner die rareficirenden Veränderungen des Knochens
bezeichnen. Da diese Frage bereits erledigt erscheint, will ich mich
nicht länger mit ihr befassen, und nur durch einige Bemerkungen
zeigen, wie die Lehre von den Polypen erst durch diese Untersuchungen
klargestellt wurde.

Bekanntlich hat die Theorie von *Woakes* dadurch Schiffbruch gelitten, indem durch die angeführten Untersuchungen gezeigt wurde,

dass die zuweilen constatirbare Brüchigkeit des Knochens immer nur die Folge eines von der Schleimhaut beginnenden Krankheitsprocesses ist, und nur etwas Secundäres, durchaus Nebensächliches bedeutet. Von einer primären Erkrankung des Knochens ist nirgends eine Spur. Durch diese Untersuchungen wurde aber auch ein eigenthümliches Licht auf den ganzen Vorgang bei Entzündung des Knochens geworfen. Der Siebbeinknochen ist nämlich höchst spongiöser Natur und die Entzündung der Schleimhaut setzt sich in intensiven Fällen auf die Markräume des Knochens fort; erst im letzten Stadium wird auch der Knochen mitergriffen. Die Erkentnis der innigen Beziehungen der Markräume des Knochens mit der Schleimhaut wurde erst durch Untersuchungen normaler anatomischer Verhältnisse klar, erst seitdem man die Schleimhaut des Siebbeines in Zusammenhang mit dem Knochen selbst mikroskopisch untersucht hat. Die Betrachtung einer bei Polypenbildung vorhandenen durchgreifenden Entzündung der Markräume des Siebbeinknochens bringt uns auch der Erkentnis näher, warum manche inveterirte Polypenbildung immer wieder recidivirt, trotzdem die Polypen auf das gründlichste entfernt, und auch die Empyeme ausgeschaltet wurden. Es ist naheliegend anzunehmen, dass in diesen Fällen das in den Markräumen übriggebliebene Zellinfiltrat den locus minoris resistentiae bildet, aus welchem der Polyp von Neuem seinen Ursprung nimmt.

Viel weniger klar und noch bestritten, ist die Pathogenese zweier Formen schwerer Erkrankung des Knochengerüstes, welchen wir zuweilen begegnen. Diese sind : 1. Die bei acuten und chronischen Erkrankungen des Labyrinthes vorkommenden Durchbrüche der Knochenkapsel, und 2. die bei Vereiterung der Schleimhaut im weiteren Umfange entstehenden Nekrosen des Knochengerüstes.

Ad. 1. Ist es wahrscheinlich, dass der Mechanismus des Durchbruches der Siebbeinkapsel sich ähnlich vollzieht, wie dies für die Stirnhöhle von *Kuhnt* gezeigt wurde, nämlich infolge einer eiterigen Periostitis, herbeigeführt durch infectiöse Thromben in den durchtretenden Venen.

Ad. 2. Kann es keinem Zweifel unterliegen, dass zuweilen der mucoperiostale Ueberzug im Inneren des Labyrinthes vereitern könnte, wodurch das Knochengerüst, der ernährenden Schichte beraubt, necrosieren müsste.

Ich habe dies bei dem Siebbeinlabyrinthe nicht gesehen, aber bei der Kieferhöhle in zwei Fällen in ganz tadelloser Weise beobachtet.

Die exstirpirte, eitrig unterminirte Schleimhaut des einen Falles wird demonstrirt.

Zum Schlusse möchte ich noch auf jene eitrige Periostitis hinweisen, welche gewöhnlich nach eitrigen Processen am Oberkiefer entstehen, subperiostal fortkriechen und auch die Knochen am Siebbeine in weiterem Umfang nekrosiren.

Mit Unrecht wird von einigen Autoren hiebei der Knochenprocess als ein von der Schleimhaut abhängiger hingestellt, da ja der nekrosierende Knochenprocess das Resultat der subperiostal fortkriechenden Phlegmone und nicht der Schleimhauteiterung darstellt.

DISCUSSION

M. Mouret (Montpellier). — Dans le traitement de l'ethmoïdite suppurée chronique, deux principes doivent guider le chirurgien :

a) Connaissance de l'anatomie des cellules ethmoïdales.

b) Notions générales de thérapeutique de la suppuration des cavités osseuses.

L'ethmoïde est creusé de cavités cellulaires formant des groupes indépendants et s'ouvrant isolément dans les fosses nasales.

Ces groupes cellulaires peuvent être pris isolément, mais à l'état chronique la suppuration s'étend par propagation de voisinage à tout l'ethmoïde : on a alors une panethmoïdite accompagnée, presque toujours, de sinusite frontale car ce sinus doit être considéré comme une cellule ethmoïdale antérieure plus développée que les autres dans le frontal.

La panethmoïdite doit être traitée comme la mastoïdite celluleuse : ouvrir, curetter, drainer.

L'ouverture par voie frontale est la meilleure, elle permet de conduire la curette le plus loin possible et le plus sûrement possible. Le drainage sera établi par ouverture large de la cavité obtenue dans le méat moyen.

Le curettage ne pourra être absolument complet, car les prolongements que les cellules ethmoïdales envoient dans les os voisins : sphénoïde, paroi orbitaire supérieure, ne pourront être atteints sans crainte d'ouvrir la cavité crânienne et de léser des organes importants. Mais grâce à cette large ouverture des cellules ethmoïdales les prolongements cellulaires pourront facilement écouler leurs produits de sécrétion, et à la longue dame nature amènera la guérison de ces culs-de-sac sanitaires suffisamment ventilés.

M. Luc (Paris). — Deux points doivent être mis en évidence : 1° L'impossibilité d'atteindre la totalité du labyrinthe ethmoïdal.

2° La rareté de l'affection isolée du sinus ethmoïdal (le plus souvent le frontal et le maxillaire sont pris).

C'est en ouvrant ces deux sinus qu'on peut atteindre l'ethmoïde. Il faut donc ouvrir le sinus frontal et par cette brèche on peut attaquer de haut en bas le sinus ethmoïdal. Cette méthode met à l'abri des accidents méningés.

M. Goris (Bruxelles). — Je suis de l'avis de M. Luc, contrairement à celui de M. Hajek : c'est que l'ethmoïdite largement opérée guérit souvent. Dans les cas où la suppuration persiste, j'ai détaché le nez et fait l'extirpation de l'ethmoïde droit (cas démontré après guérison à la Société Belge de laryngologie). J'ai tenu à signaler ce fait parce que je crois que l'opération n'a pas été faite encore dans ce but.

M. LAURENS (Paris). — Je ne veux pas parler ici du traitement des ethmoïdites consécutives à des sinusites fronto-maxillaires, qui ne sortent pas en quelque sorte du domaine nasal, qu'on opère et qu'on traite par les voies naturelles. Je ne veux dire qu'un mot des fistules ethmoïdo-orbitaires et à ce propos je ferai remarquer qu'il peut être difficile de savoir l'organe qui a été primitivement intéressé et qui a réagi sur l'autre, de savoir si l'ethmoïde a retenti sur l'orbite ou inversement.

J'ai observé deux cas de semblables fistules ; les malades portaient au-dessus de la commissure interne de l'orbite une fistule bifide en quelque sorte, un trajet filait dans le fond de la cavité orbitaire, l'autre, à travers la lame papyracée, pénétrait dans l'ethmoïde. J'ajoute qu'il n'y avait aucune lésion nasale actuelle ou antérieure. Chez une de mes malades la filiation des accidents était nette : l'ethmoïdite était secondaire et consécutive à une cellulite orbitaire compliquant une dacryocystite. Chez l'autre, il était impossible de reconstituer la succession des accidents, elle n'avait jamais présenté de troubles du côté du nez ou des voies lacrymales. J'opérai ces deux fistules après avoir récliné le globe oculaire grâce à une longue incision curviligne, je curettai toute la loge interne de l'orbite et l'ethmoïde remplis de fongosités et drainai au dehors. Les malades ont guéri en cinq à six semaines.

En terminant, je conclus que dans les fistules ethmoïdo-orbitaires le traitement de choix est l'opération par voie externe qui à elle seule permet la cure radicale, et j'ajoute : 1° qu'il ne faut pas drainer par voie nasale quand de ce côté il n'y a pas de lésion ; 2° que les pansements par l'orbite ont l'avantage de permettre une surveillance plus attentive de la réparation de la plaie et d'autre part la cicatrice qui en résulte n'est aucunement disgracieuse, ainsi que je l'ai constaté chez mes deux opérées.

M. VACHER (Orléans). — J'ai observé un cas de sinusite fronto-ethmoïdale prise pour un kyste dermoïde de l'angle interne de l'œil. En ouvrant j'ai constaté la perte de substance de la paroi interne de l'orbite, le stylet pénétrait d'une part dans le sinus frontal, d'autre part dans l'ethmoïde. J'ai cureté et drainé par la voie nasale et la voie frontale et j'ai obtenu la guérison en quelques semaines. Je ferai remarquer, à propos de ce cas et de deux autres, que j'ai observés, de sinusite ayant perforé la paroi interne de l'orbite, que dans ces trois cas la poulie de réflexion du grand oblique avait été sacrifiée et que cependant les deux yeux avaient conservé la symétrie de leurs mouvements sans diplopie, bien qu'ils se trouvassent déviés dans leur plan normal.

M. JACQUES (Nancy). — M. le professeur Mouret vient de signaler l'impossibilité où était la curette d'atteindre certains diverticules étroits et anfractueux des cavités ethmoïdales, et la nécessité, qui en résulte, d'ouvrir très largement à leur partie inférieure les annexes présentant cette disposition anormale, afin de suppléer par un drainage facile à la désinfection complète et immédiate inexécutable. Dans un cas récent, j'ai réussi à supprimer d'emblée la suppuration dans une sinusite frontale bilatérale à diverticule étroit et profond dédoublant le toit orbitaire en substituant à l'action de la curette un écouvillonnage soigneux avec un fin tampon imbibé de chlorure de zinc au 10°. Je crois donc que l'action des caustiques peut remplacer le curettage des cavités osseuses suppurantes pourvues de diverticules inaccessibles à l'instrument tranchant.

M. HAJEK. — Die Discussion hat sich von dem eigentlichen Gegenstande abgewendet und auch auf die übrigen Nebenhöhlen übertragen worden. Dadurch sind Missverständnisse aufgetaucht. Selbstverständlich halte ich die äussere Operation bei Eiterung des Siebbeinzellen immer angezeigt, wenn ein Durchbruch in die Orbita oder in das Gehirn droht. Doch muss ich betonen, dass es mitunter auch in Fällen von drohendem Durchbruch noch gelingt, endonasal der Eiterung Herr zu werden, und den Durchbruch zu verhüten. Ich kann der Ansicht von Luc, nach welcher jede Siebbeineiterung mit Stirnhöhleneiterung combinirt ist, nicht beistimmen; eher ist das Gegentheil der Fall, indem wohl die meisten Stirnhöhlenerkrankungen mit Empyem der vorderen Siebbeinzellen combinirt sind.

In Bezug auf den Werth der Durchleuchtung kann ich mich auch nicht Luc anschliessen, da sie bei der Stirnhöhle ganz unsichere Resultate giebt, wenn sie auch bei der Kieferhohle häufig die Diagnose unterstützt.

Was die äusseren Operationen bei Siebbeinerkrankungen betrifft, so ist die äussere Operation überall dort, wo ein Durchbruch droht oder schon vorhanden ist, natürlich angezeigt. Nicht zu vergessen ist aber, dass zuweilen selbst bei drohendem Durchbruch noch die endonasale Methode zum Ziele führt. Sollte sie es aber nicht thun, dann ist natürlich mit der äusseren Operation nicht zu zögern. Bei Radicaloperation der Stirnhöhle soll es sogar zur Regel gemacht werden, von dem Boden der Stirnhöhle aus das vordere Siebbeinlabyrinth auszukratzen.

DU CATARRHE DOULOUREUX A RÉPÉTITION DU SINUS FRONTAL
CONSÉCUTIF A LA STÉNOSE FRONTO-NASALE

par le docteur LUC

(de Paris.)

J'ai eu récemment l'occasion d'observer deux exemples de cette forme clinique encore peu connue, et j'ai cru faire œuvre utile en les publiant ici.

Dans le premier fait, l'étroitesse du canal fronto-nasal, point de départ des accidents, paraît avoir été congénitale, et l'affection. d'abord catarrhale, à en juger d'après le caractère des sécrétions nasales, au moment des crises douloureuses, aboutit à la formation d'un empyème chronique.

Dans le second, au contraire, la stricture fronto-nasale paraît avoir pris naissance à la suite de l'ouverture chirurgicale du sinus atteint d'empyème, cette opération n'ayant pas été accompagnée de l'élargissement systématique du canal fronto-nasal.

. Dans les deux cas, les accidents furent définitivement enrayés à la suite d'une intervention consistant, d'abord dans l'ouverture et le nettoyage du sinus, puis dans l'élargissement du canal fronto-nasal, par destruction de la portion nasale du plancher du sinus et des cellules ethmoïdales les plus antérieures.

Obs. I. — Docteur F..., 40 ans, antécédents goutteux.

Fait remonter les premières manifestations de sa maladie à l'âge de 8 ans. A cette époque, il aurait, pour la première fois, à l'occasion d'un rhume, éprouvé l'ensemble des phénomènes douloureux qui devaient ultérieurement se reproduire sous forme de crises, dans des conditions à peu près identiques.

Le sujet qui, en sa qualité de médecin, s'observe très bien, décrit en effet les crises en question comme ayant toujours présenté une physionomie peu variable.

C'était toujours l'hiver, à l'occasion d'un rhume, que les accidents éclataient, sous forme d'une tension douloureuse, prédominant dans la moitié droite du front, et s'accompagnant d'une vive sensibilité de l'œil correspondant.

Ces crises se prolongeaient, au début, pendant une dizaine de jours, offrant des phases d'accalmie, à la suite de l'expulsion d'épaisses mucosités jaunâtres.

De 19 à 27 ans, crises moins longues et moins fréquentes. A 27 ans, le malade se fixe au bord de la mer et dès lors les crises reparaissent, nettement localisées au côté droit, accompagnées de chaleur et de sensibilité locales, et suivies comme précédemment de l'expulsion, par le mouchage, de muco-pus verdâtre, très épais.

En 1899, le malade note une modification dans les caractères de ses sécrétions nasales, qui deviennent nettement purulentes. Consulté par lui, au mois de novembre dernier, je constate chez lui les signes classiques d'un empyème du sinus frontal droit. Moitié droite du front légèrement gonflée et sensible à la pression.

A la rhinoscopie, pus crémeux dans le méat moyen droit.

A l'éclairage sous-frontal, moindre translumination de la moitié droite du front, tandis qu'à l'éclairage buccal, on obtient la translumination des deux pupilles oculaires.

Le 6 décembre 1899, ouverture chirurgicale du sinus frontal droit, suivant la méthode Ogston-Luc. Le sinus est trouvé farci de fongosités. Curettage et établissement d'une large communication fronto-nasale, par destruction des cellules ethmoïdales les plus antérieures, au moyen d'une forte curette. Réunion immédiate de la plaie frontale sans installation préalable d'un drain, le sinus ayant été tamponné au moyen d'une longue mèche de gaze dont une extrémité a été amenée jusqu'à l'entrée de la narine. Cette mèche est extraite dès le lendemain.

Le 2 janvier, phénomènes de rétention dans le foyer, se traduisant par un gonflement fronto-palpébral. Cet accident se dissipe heureusement spontanément, et, peu à peu, toute trace de suppuration nasale disparaît.

Depuis lors, les crises douloureuses auxquelles le malade était sujet ne se sont pas reproduites.

Obs. II. — M. B..., 55 ans.

A été opéré par mon cher maître et ami le docteur Schwartz, le 18 avril 1895, pour un empyème frontal droit, dont les premières manifestations remontaient à un an environ.

L'opération fut pratiquée au niveau de la région sourcilière, mais non accompagnée de l'élargissement du canal fronto-nasal ; en outre, la plaie ne fut pas réunie immédiatement.

Guérison rapide. Pendant quatre années, M. B... reste exempt de toute douleur frontale et de tout signe de suppuration nasale.

En novembre 1899, le malade présente, dans le cours d'un coryza, une sorte de crise précédée d'un fort épistaxis et caractérisée par des douleurs névralgiformes au-dessus de l'œil droit, avec léger gonflement sus-orbitaire. Les douleurs surviennent entre sept et huit heures du matin et persistent jusqu'à onze heures ou midi ; elles cessent alors, après l'expulsion d'épaisses mucosités jaunâtres par la fosse nasale droite.

Cette première attaque dura près d'une semaine.

Une seconde se montra en décembre, également dans le cours d'un coryza et annoncée par un saignement de nez : elle dura quatre ou cinq jours.

En janvier, même crise, de même durée.

Dans l'intervalle des crises, M. B... n'était pas indemne de malaises : à la moindre tentative de travail intellectuel, il était pris d'étourdissements, d'obnubilation de la vue et de lourdeur de tête.

En mars 1900, pris de nouveaux phénomènes douloureux. M. B... revient consulter le docteur Schwartz, lui déclarant que l'existence lui devenait intolérable, et implorant de lui une opération qui mette un terme à ses souffrances.

Le docteur Schwartz me fait l'honneur de m'appeler en consultation auprès de son malade.

A ce moment, la dernière crise a cessé, le front n'est plus douloureux, la rhinoscopie ne révèle dans le méat moyen ni pus ni fongosités ; les deux moitiés du front s'éclairent bien.

Nous posons, d'un commun accord, le diagnostic suivant : pas d'empyème frontal permanent, mais crises de catarrhe frontal coexistant avec des attaques de coryza, et rendues douloureuses par un rétrécissement du canal fronto-nasal droit, peut-être consécutif à l'opération de 1895.

Comme traitement, nous proposons la réouverture du sinus par voie externe, en vue de profiter de cette voie pour mettre un terme à l'obstruction présumée.

Opération, le 5 mars 1900, au cours de laquelle le docteur Schwartz m'a fait l'honneur de m'assister.

Incision frontale médiane, descendant sur le dos du nez, et incision sur le tiers interne du sourcil droit.

Brèche osseuse de l'opération primitive retrouvée et agrandie.

Sinus gauche ouvert aussi systématiquement par prolongement de la brèche osseuse au delà de la ligne médiane, afin de créer par là une voie supplémentaire pour l'élimination des sécrétions du sinus droit.

Ce dernier ne renferme ni pus ni fongosités ; en revanche, conformément au diagnostic posé, le canal fronto-nasal de ce côté se montre complètement imperméable, et je me trouve forcé, pour pénétrer dans la fosse nasale, de créer une sorte de voie artificielle, à l'aide d'une mince gouge en gouttière et du maillet, voie que j'élargis ensuite considérablement en arrière, en ouvrant, au moyen d'une forte curette, les cellules ethmoïdales les plus antérieures.

Réunion immédiate de la plaie, sans installation préalable de drain ni de mèche de gaze.

Suites opératoires infiniment simples : pas de suppuration ni de fièvre.

Suppression définitive des crises douloureuses, dans la suite.

***

CONTRIBUTION A L'OPÉRATION RADICALE DES SINUSITES COMPLIQUÉES CHRONIQUES

par le docteur TAPTAS,

Spécialiste pour les oreilles, le nez et la gorge à l'hôpital international de Saint-Georges, à Constantinople.

Le traitement des sinusites maxillaire et frontale chroniques paraît avoir été en principe résolu par les procédés proposés en France par M. Luc et appliqués à plusieurs cas avec les meilleurs résultats. Mais ces procédés ne peuvent être suffisants que tant que l'inflammation suppurative reste franchement cantonnée aux sinus ouverts et n'a pas intéressé sérieusement les cellules ethmoïdales et le sinus sphénoïdal, ce qui n'est pas du tout rare dans les cas anciens et infectieux. Dans ces cas, la simple ouverture du sinus maxillaire ou l'ouverture du sinus frontal et le curettage du canal naso-frontal ne peuvent suffire à amener la guérison ; il est absolument nécessaire de réséquer largement les cellules malades, dont les minces parois osseuses sont la plupart du temps atteintes directement, il faut encore ouvrir le sinus sphénoïdal,

Ce résultat peut être obtenu séparément pour chaque point intéressé, en curettant les cellules ethmoïdales et ouvrant le sinus sphénoïdal par voie endonasale et en ouvrant les sinus maxillaire et frontal par l'extérieur selon le procédé de M. Luc. Mais, cette manière de faire est trop longue et elle ne pourrait que décourager les malades sans compter qu'elle ne peut pas être radicale. Aussi, force est-il d'opérer en une fois en nettoyant tout sous le chloroforme.

Déjà on a proposé différentes manières d'opérer pour arriver à nettoyer tous les sinus de la face ensemble. M. Jansen, de Berlin, publiait, en 1893[1]. un procédé par lequel il ouvrait le sinus frontal par sa face orbitale, en incisant la peau sous le sourcil, réséquait une

---

1. *Archiv. für laryngol.* Bd I, Heft. 2, 1893. Hirschwald, Berlin.

grande partie de cette face, ainsi que le rebord orbitaire de l'os frontal et, par la plaie ainsi créée, réséquait le corps ethmoïdal et arrivait sur le sphénoïdal qu'il ouvrait. Dernièrement, le même auteur, au Congrès international de Moscou, faisait connaître une autre manière de faire, la suivante : on ouvre le sinus maxillaire par sa face antérieure, on résèque la masse ethmoïdale à travers ce sinus et l'on arrive par là jusqu'au sinus sphénoïdal. Jansen tamponne ensuite la plaie créée avec de la gaze iodoformée jusqu'à tarissement complet du pus.

Ces procédés sont très radicaux, du moment qu'ils donnent un très large accès aux parties malades, mais ils me semblent causer de très grands délabrements. Vous me permettrez, messieurs, de vous citer le procédé que j'ai employé dans un cas de sinusite compliquée chronique droite que j'ai eu à soigner et qui me paraît amener au même résultat avec beaucoup moins de destructions préliminaires.

Après avoir opéré le sinus maxillaire par le procédé de M. Luc et créé une large communication entre ce sinus et la cavité nasale, je le tamponne provisoirement et je passe au sinus frontal. Les deux sourcils étant rasés, je mène une incision dans le sourcil même. Cette incision, je la commence de l'extrémité externe du sourcil et je la prolonge vers la racine du nez et de là, dans la ligne médiane, sur le dos du nez jusqu'à la partie inférieure des os nasaux. Si pendant l'opération je constate que le sinus du côté opposé aussi est malade, une incision symétrique dans le sourcil opposé viendra rejoindre la première incision à la racine du nez, pour servir à l'ouverture de ce côté aussi. Après décollement de la peau et du périoste, je trépane le sinus par sa face antérieure et vers la ligne médiane. Puis je prolonge la brèche osseuse ainsi créée, en bas, réséquant, à l'aide de la pince coupante, le bord inférieur de l'orifice créé, enlevant de cette manière une partie de l'apophyse montante du maxillaire supérieur ainsi qu'une partie du bord externe de l'os nasal, de façon à former une fente perpendiculairement allongée de 1 centimètre et demi de large, remontant en haut, assez haut pour permettre le curettage soigné du sinus vers ce côté et se prolongeant en bas jusqu'au milieu de l'os nasal. Pendant ce temps, il faut faire attention à ne pas léser le sac lacrymal. De cette manière, la partie inférieure de la brèche osseuse se trouve au même niveau horizontal que le corps ethmoïdal et le sinus sphénoïdal. Alors, avec une curette ou un conchotome, je pénètre pour détruire toutes les cellules ethmoïdales en même temps que le cornet moyen, et arriver ainsi sur le sphénoïdal qui est ouvert à l'aide de la curette d'abord, puis son orifice élargi avec le conchotome. Un tampon rétro-nasal placé avant l'ouverture du frontal empêche le sang de tomber dans le larynx. De cette manière, on nettoie toutes les cellules malades et on peut suivre à la curette, de même qu'à la vue, le plancher de la fosse cérébrale, à partir du sinus frontal, dont il constitue la paroi postéro-supérieure jusqu'au sinus sphénoïdal, et se rendre compte par son aspect de même que par sa consistance, autrement solide que celle des fines travées osseuses des cellules ethmoïdales, que tout tissu malade a été enlevé. De plus, le prolongement de la brèche osseuse en bas a pour résultat, en enlevant le rebord de l'os frontal, de rendre la communication du sinus frontal avec le nez, excessivement large, de manière que sans aucun drainage consécutif, cette cavité reste pour toujours largement béante vers le nez et accessible à tous les moyens de traitement par voie nasale. De même le sinus sphénoïdal, largement ouvert et curetté, devient, grâce au manque de la masse éthmoïdale, directement accessible par la rhinoscopie antérieure. Le curettage de la cavité frontale est, bien entendu, fait soigneusement par la partie supérieure de ma brèche osseuse. Pour les sinus étendus, dont le curettage nécessiterait la résection d'une grande partie de la paroi antérieure, je préfère faire une seconde ouverture vers sa partie externe, par laquelle je fais le curettage de cette partie de la cavité. De cette manière, il reste entre les deux orifices créés un pont osseux d'autant plus large que le sinus est plus étendu, et qui empêche l'enfoncement de la peau frontale et évite les défigurations consécutives. Une fois le curettage terminé, je suture par première intention la peau frontale, puis passant au sinus maxillaire, je fais la suture de la plaie buccale. Le traitement consécutif consiste en de simples lavages des cavités opérées par voie endo-nasale.

Observation. — Demoiselle X..., âge 22 ans. Elle se présente à mon cabinet en juillet 1899, se plaignant de moucher depuis dix ans du pus fétide en grande quantité, ainsi que de maux de tête atroces. Huit mois auparavant, un spécialiste de notre ville lui a fait une trépanation du sinus maxillaire par le rebord alvéolaire, mais la suppuration continue malgré les lavages et les tamponnements de la cavité. Le cornet moyen est gros et fongueux, le méat moyen est rempli de pus et de fongosités. Le cavum est plein de pus coulant sur la paroi postérieure du pharynx.

Après un examen minutieux je pose le diagnostic de sinusite compliquée droite, et je propose l'opération de tous les sinus en une séance. L'opération est faite vers la fin du mois de juillet suivant le plan ci-dessus décrit. Les cavités frontale et maxillaire étaient trouvées pleines de fongosités.

Suites opératoires bonnes, plaies frontale et buccale réunies par première intention.

Après l'opération la cavité nasale est très large, les cellules ethmoïdales manquant complètement. En arrière, on voit largement ouvert le sinus sphénoïdal. En haut et en avant on pénètre à l'aide d'un stylet recourbé, monté de coton, dans le sinus frontal. Le sinus maxillaire est aussi largement en communication avec le nez. Cependant la suppuration, bien que diminuée, continue tant du sinus frontal que du sphénoïdal. Le sinus maxillaire est propre.

Le mois d'octobre 1899, nouvelle ouverture du sinus frontal qui est trouvé rempli de fongosités, partant de la lame criblée. Nouveau curettage et réunion par première intention.

Actuellement le sinus maxillaire reste sain, le sinus frontal suppure faiblement de même que le sphénoïdal. Je fais trois fois par semaine des irrigations dans les deux sinus au moyen d'une sonde pour la trompe d'Eustache, qui y pénètre largement. La suppuration est minime; néanmoins, si elle continue, je compte ouvrir encore une fois le frontal car il n'y a pas de doute qu'il doit y avoir un point osseux qui entretient cette suppuration. Je suis pourtant convaincu que si on a la patience de continuer les lavages, celle-ci finira par se tarir, car la communication des sinus avec le nez est si large que les deux cavités ne constituent que deux prolongements de la cavité nasale, de manière qu'une rétention étant impossible le petit point osseux poussé par les lavages finira par s'éliminer et tout finira.

SAMEDI 4 AOUT

Séance de l'après-midi.

Présidence du docteur MOLL (Arnheim)

PALPATION DU SINUS MAXILLAIRE ET MÉTHODE ENDONASALE DE L'OPÉRATION DE L'EMPYÈME DU SINUS MAXILLAIRE

par le docteur K. KASPARIANTZ,

de la clinique Basanova, de Moscou.

Pour constater l'existence de l'empyème du sinus maxillaire souvent on est obligé de recourir à une intervention chirurgicale plus ou moins énergique, les données obtenues par d'autres procédés ne permettant pas de poser un diagnostic suffisamment exact. Le diagnostic est surtout difficile à établir dans les cas où non seulement l'antre d'Ilighmore est atteint, mais encore les autres cavités annexes du nez. Une suppuration prolongée dans les cavités nasales entraine fréquemment la formation de polypes dont la plupart sont disposés dans le méat moyen; cette circonstance empêche d'examiner exactement le nez et de déterminer le siège de l'empyème.

Dans ces cas, ni la rhinoscopie, ni l'éclairage par transparence, ni les antécédents ne peuvent assurer un diagnostic précis; il n'est alors guère possible de constater l'existence d'un empyème qu'en ayant recours à une ponction exploratrice, ou en se basant sur des symptômes démontrant une lésion de telle ou telle cavité.

Une cacosmie subjective, continue ou périodique, des névralgies faciales sont des symptômes pouvant appartenir également aux affections du squelette, de la muqueuse et de toutes les cavités annexes du nez, ainsi qu'à la carie dentaire.

La rhinorrhée unilatérale purulente peut être la suite d'une affection du sinus frontal et des cellules ethmoïdales; une sécrétion abondante ne prouve pas encore une lésion de l'antre d'Ilighmore, car elle peut venir d'autres cavités; une anomalie insignifiante de l'hiatus semi-lunaire peut facilement changer la direction du pus; celui-ci peut alors s'écouler (entièrement ou en partie) en arrière et pénétrer dans le pharynx et la narine saine. Enfin, dans une sinusite bilatérale, le pus s'écoulera par les deux narines.

La constatation du pus ou des polypes dans le méat moyen et du bourrelet latéral hypertrophique peut indiquer une sinusite frontale et même un empyème des cellules ethmoïdales.

Le signe de Fränkel, théoriquement sûr, est loin en réalité d'être un signe de certitude. Premièrement, afin que le pus s'écoule facilement et en grande quantité à une certaine inclinaison de la tête, il est nécessaire que l'orifice du sinus maxillaire soit suffisamment grand, ce qui est rare; deuxièmement, il faut que le pus soit liquide et ne contienne pas de caillots; et troisièmement, que le méat moyen soit libre, ce qu'on observe rarement dans les sinusites chroniques.

On attendait des résultats favorables de l'éclairage par transparence; mais ce procédé nous désillusionne bien souvent. L'asymétrie des sinus maxillaires, les polypes dans le méat moyen, une petite quantité de pus au fond du sinus maxillaire, la lampe à éclairage posée pas tout à fait exactement sur la ligne médiane dans la bouche, etc., peuvent avoir une si grande influence sur les résultats de ce procédé, qu'il est souvent difficile de conclure si l'on a affaire à un signe positif ou négatif.

Ce n'est qu'un résultat nettement positif de l'éclairage par transparence qui peut déterminer résolument le diagnostic, et cela dans les cas seulement où nous pouvons éliminer les autres causes de l'obscurité du sinus supposé malade.

N'en est-ce pas de même pour les signes de Heryng, de Davidsohn et de Garel? Inutile d'ajouter que dans les sinusites bilatérales ces signes ne donnent aucun résultat.

Tous ces signes, lorsqu'ils existent, nous autorisent à recourir à des procédés plus sûrs de diagnostic, tels que : ponction exploratrice et lavage du sinus par un orifice artificiel ou naturel. La ponction par la voie alvéolaire ou par la fosse canine est tellement compliquée et douloureuse qu'on ne devrait y recourir que dans les cas exceptionnels, quand tous les autres auront échoué.

La ponction par le méat moyen, la moins douloureuse et la plus simple comme technique, offre des dangers bien connus quand il existe une malformation du sinus dont le diagnostic clinique est toujours impossible.

La ponction par le méat inférieur se fait quelquefois à travers une paroi osseuse très résistante, ce qui rend l'opération difficile et douloureuse: il arrive dans ce dernier cas, quoique rarement, il est vrai, que l'aiguille se casse (un seul cas d'observation personnelle).

En outre, l'ouverture du sinus maxillaire par les méats moyen et inférieur offre l'inconvénient sérieux suivant : si l'antre d'Highmore consiste en plusieurs cavités, c'est-à-dire, s'il existe plusieurs parois osseuses disposées, dans la plupart de ces anomalies, perpendiculairement à la paroi externe du nez, l'aiguille pénètre dans une de ces cavités seulement; il faut donc, pour obtenir un résultat positif, répéter plusieurs fois la ponction à différents endroits jusqu'à ce que l'aiguille pénètre dans une cavité contenant du pus.

De toutes les aiguilles proposées dans ce but aucune n'offre les qualités nécessaires pour aplanir cette difficulté, et même l'aiguille répondant le mieux à son but, proposée par M. S. de Stein (*Chirurgie,* mai 1899) n'est pas exempte de ce défaut.

Le lavage par l'orifice naturel est d'une exécution difficile, souvent même impraticable. Toutes ces difficultés prises en considération, nous nous sommes posé la question s'il n'y avait pas moyen d'obtenir un signe de certitude par des procédés moins douloureux. La disposition anatomique de la paroi externe du nez, ou plutôt de la paroi antérieure du sinus, permet d'admettre cette possibilité.

Comme on sait, le grand orifice de la paroi osseuse interne du sinus est divisé du côté du nez en deux parties, la partie antérieure et la partie postérieure, par le processus uncinatus allant de haut en bas et d'avant en arrière jusqu'au cornet inférieur. La partie inférieure de cet orifice est couverte par le cornet inférieur, la partie postérieure, par la partie verticale de l'os palatin. En avant du processus uncinatus l'orifice est complètement couvert par la muqueuse; en arrière il est aussi couvert, mais pas complètement; dans la partie supérieure de cette muqueuse se trouve l'orifice naturel du sinus. Si cet orifice naturel est imperméable à la suite de telle ou telle affection morbide, on peut constater la présence du pus dans la cavité tout simplement au moyen de la fluctuation.

Après une cocaïnisation préalable il faut introduire dans le nez une sonde coudée à angle droit et appuyer sur la région de la muqueuse sise entre le processus uncinatus et le bord antérieur du cornet inférieur. A chaque pression la paroi du sinus située derrière le processus uncinatus avance vers la cloison nasale et, la pression interrompue, reprend sa position habituelle.

Un pareil examen est bien plus facile dans les cas où la paroi en question est recouverte d'une couche brillante de pus et de mucus. Les mouvements ne pouvant pas être grands dans cette région, c'est le reflet lumineux qui nous aide à distinguer les petits déplacements de la muqueuse, comme on voit souvent les reflets lumineux rythmiques correspondant aux battements du pouls dans l'oreille moyenne.

Quelquefois, on peut constater une pareille fluctuation par le sondage en introduisant deux sondes, dont une sert à appuyer, comme il est dit plus haut, tandis que l'autre doit être appliquée derrière le processus uncinatus, un peu plus haut que le cornet inférieur. Mais une pareille constatation immédiate de la fluctuation ne réussit pas souvent, bien entendu, dans les cas d'empyèmes ouverts, car il faudrait pour cela que l'orifice du sinus fût imperméable (bouché par des grumeaux ou fermé par la bulle). Quant aux empyèmes fermés, le manque d'observation nous empêche de nous prononcer définitivement à ce sujet.

Le procédé consistant à appuyer la sonde en avant du processus uncinatus ou même en arrière de ce dernier, pour faire sortir le pus par gouttes ou même par jet de l'orifice (naturel ou artificiel) du sinus maxillaire, est bien plus facile et réussit bien plus souvent. Si la quantité de pus n'est pas assez suffisante pour que la pression produite par la sonde provoque l'apparition d'une goutte, il reste néanmoins, dans l'orifice une petite quantité de pus qui à chaque pression sort de l'orifice et, quand cette pression cesse, rentre de nouveau dans l'orifice. L'observation d'une pareille goutte peut être aussi facilitée par le reflet lumineux. Souvent, il arrive de voir sous la bulle une grosse goutte de pus : et alors, au moyen de notre procédé, il est très facile de deviner d'où elle vient : si elle change de place ou augmente de volume à chaque pression en avant du processus uncinatus, il est évident que cette goutte vient du sinus maxillaire, les dimensions de la cavité du sinus frontal ou des cellules ethmoïdales antérieures ne pouvant se modifier à la suite d'une pression sur la partie molle de la paroi du sinus maxillaire. Les modifications de cette goutte ne peuvent donc avoir lieu que si la cavité du sinus maxillaire diminue à la suite d'une pression produite sur la paroi en avant du processus uncinatus, et alors une partie de son contenu liquide, étant refoulé, augmente la goutte de pus, ou bien une partie de la paroi molle du sinus s'agite suivant le rythme de la pression produite.

Ainsi nous voyons que le symptôme décrit (nous l'appellerions volontiers « fluctuation ») est un indice sûr de l'existence d'une sécrétion liquide dans le sinus maxillaire; mais il est difficile à constater, surtout d'emblée, nous en convenons. Nous répéterons donc les justes paroles de Lermoyez : « Le diagnostic des sinusites purulentes ne peut se faire sûrement qu'en cours de traitement, jamais d'emblée. »

Pour ce procédé de diagnostic il est indispensable d'avoir à sa disposition une source de lumière très forte, comme en général pour l'examen des parties profondes de la cavité nasale. Il est très difficile et souvent même impossible de constater la présence de ce symptôme quand il y a déviation de la cloison vers le côté suspect; dans ce cas, avant de recourir à ce procédé, il est nécessaire de corriger cette déviation. S'il y a des polypes dans le méat moyen, il faut, cela va sans dire, les enlever préalablement, sans quoi un examen détaillé du méat moyen serait impossible.

Quand la goutte de pus apparaît de dessous la bulle, si toutefois cette dernière ne ferme pas complètement l'orifice du sinus maxillaire, le symptôme en question peut être constaté quand même. Mais il y a des cas où, malgré la perméabilité parfaite du méat moyen, il est impossible de trouver ce symptôme. C'est ce qui arrive quand le malade vient de se moucher trop bien ou de se faire un lavage du nez, de sorte que le méat moyen est propre. On est obligé alors de remettre l'examen à une demi-heure ou une heure plus tard, ou bien au lendemain.

Toutes les difficultés susmentionnées ne diminuent en rien l'importance de ce symptôme, nous en sommes fermement convaincus. La palpation avec une sonde n'incommode nullement les malades, surtout après une cocaïnisation préalable; cet examen étant parfaitement indolore, les malades s'y prêtent volontiers. Un résultat positif obtenu par la palpation, c'est-à-dire la constatation soit d'une fluctuation, soit de l'apparition d'une goutte de pus, doit être considérée comme un signe de certitude qui ne trompe jamais, et alors on peut sans crainte d'erreur poser le diagnostic d'un empyème sinusal. De plus, ce symptôme sert à déterminer le caractère des sécrétions du sinus maxillaire d'après la goutte de pus apparue à l'orifice. La ponction exploratrice, douloureuse, quoique faite avec la plus grande adresse et pouvant donner lieu à des complications, devient inutile. De cette manière, l'absence de tout danger et l'indolorité du procédé par la palpation jointes à la sûreté absolue du symptôme de fluctuation forment les principaux avantages de notre procédé pour reconnaître les sinusites. Ajoutons encore qu'à l'aide de ce procédé on découvre facilement l'orifice même du sinus maxillaire, ce qui permet, si besoin est, de procéder au lavage de ce dernier par l'orifice naturel sans avoir recours à la ponction exploratrice.

Avant de passer au traitement chirurgical de la sinusite, nous dirons quelques mots sur les résultats obtenus par les procédés opératoires habituels.

Une guérison prompte et durable ne peut être obtenue, comme l'on sait, que dans les sinusites récentes; mais dans les cas négligés souvent aucune intervention chirurgicale, sauf une opération radicale, n'atteint son but.

L'opération radicale de la sinusite, la résection du cornet inférieur, l'ouverture du sinus par la fosse canine, avec effondrement des parois extérieure et intérieure du sinus, est très pénible et provoque des hémorragies abondantes. On ne devrait la tenter qu'après l'échec d'autres procédés; enfin le malade lui-même n'y consent pas facilement.

Le but de cette opération, on le sait, est de nettoyer le sinus maxillaire et de le transformer ainsi que la fosse nasale en une grande cavité à fond uni : ce but peut être atteint en partie par un autre procédé bien moins pénible pour le malade ainsi que pour le médecin, comme nous le verrons ci-dessous.

Si l'on enlève le processus uncinatus, la paroi molle du sinus maxillaire en avant et en arrière de celui-ci, et la partie moyenne du cornet inférieur, les relations anatomiques du sinus maxillaire et de la fosse nasale restent les mêmes qu'après une opération radicale. Mais, dans la plupart des cas, il n'est pas nécessaire d'enlever une grande partie du cornet inférieur ; il suffit d'enlever une petite partie du cornet inférieur, tout le processus uncinatus et les parties molles en avant et en arrière du processus uncinatus. L'ouverture pratiquée de cette manière atteint des proportions assez grandes pour que la cavité pleine de pus se vide facilement, une légère inclinaison de tête (telle qu'on en fait en saluant, en s'accoudant) suffisant à provoquer un écoulement immédiat. Les polypes et les granulations du sinus maxillaire peuvent être extraits par cette voie: il est même possible d'introduire une curette dans la cavité et de faire le curettage des parois, si besoin est. La technique n'est pas difficile, si l'opérateur est pourvu d'une trousse d'instruments suffisante. Les conchotomes de Grunwald et de Hartmann avec branches tranchantes à coudure diverse forment la partie principale de cette trousse. Le plus souvent, nous avons été obligés de recourir aux conchotomes coupant dans la direction antéro-postérieure, les branches tranchantes étant coudées presque à angle droit du manche et dirigées en haut, à gauche ou en bas. Les derniers temps, nous nous servons aussi des conchotomes à branches également coudées, mais coupant dans le sens sagittal. Voici le modèle. A défaut de pareils conchotomes on peut même faire toute cette opération avec des conchotomes droits, mais ceci présente beaucoup de difficultés et l'opération est plus pénible comme technique. L'opération se fait de la façon suivante : Après avoir cocaïnisé préalablement et déblayé le méat moyen de tous les polypes qui l'obstruent, nous portons notre attention sur l'architecture du cornet moyen ; si ce dernier est fortement recourbé de manière à couvrir le méat moyen, nous en réséquons la partie antérieure ou même le cornet entier, après quoi l'on peut mieux extraire tous les polypes du méat. Ensuite, après avoir constaté une sinusite maxillaire au moyen de notre procédé, nous faisons la résection de la paroi extérieure du méat moyen. S'il est nécessaire, après avoir enlevé une partie de la bulle avec un petit conchotome, nous morcelons le processus uncinatus jusqu'à ce qu'il se forme dans la paroi du sinus maxillaire une brèche assez grande, pour qu'on puisse y introduire le mors d'un grand conchotome à angle droit qui nous sert à enlever les restes du processus uncinatus. Les muqueuses, derrière le processus uncinatus, sont faciles à enlever avec des conchotomes droits. La partie sise, en avant du processus uncinatus, ne peut être opérée qu'au moyen d'un conchotome coudé à angle droit. Dans cette dernière région, nous avons toujours enlevé les muqueuses seules, sans jamais toucher au squelette. Il est encore plus commode de sectionner préalablement (avec le couteau, dont j'ai l'honneur de vous présenter le modèle) la paroi du sinus maxillaire en avant et en arrière du processus uncinatus, et de l'enlever avec un conchotome. Ensuite nous procédons à la résection de la partie inférieure de la paroi intérieure du sinus ainsi qu'à celle de la partie moyenne du cornet inférieur ; il est préférable de commencer par la partie contiguë à la queue du cornet, car ici on peut se créer un passage assez grand pour pouvoir y manier aisément les mors de la pince coupante. En opérant ainsi, nous avançons vers la tête du cornet ; nous réséquons avec un grand conchotome toute la paroi osseuse ainsi que le cornet jusqu'au plancher nasal, et peu à peu, nous arrivons à la région du canal lacrymal que nous respectons. Il faut introduire la pince coupante de façon à ce qu'un de ses mors pénètre dans la cavité du sinus et l'autre repose sur la surface intérieure du cornet ; la pince sera donc pour ainsi dire placée à cheval sur le cornet inférieur, après quoi nous réséquons facilement les deux lamelles du cornet. Si ce dernier est très large et descend presque jusqu'au plancher nasal, il n'est pas absolument nécessaire de le réséquer jusqu'à son bord inférieur, surtout quand le plancher du sinus est plus haut que celui du méat inférieur ; mais si, l'opération terminée, il ne reste du cornet qu'une petite bande, la conservation n'en est pas désirable, à notre point de vue. La tête et la queue du cornet doivent être ménagées si elles sont saines. Parfois, on réussit à conserver presque le cornet entier en n'enlevant que la paroi osseuse du sinus et le processus maxillaris du cornet, de sorte que le processus turbinalis de ce dernier forme une espèce d'auvent.

Au cours de l'opération, bien entendu, souvent on est obligé d'arrêter l'hémorragie au moyen de tampons imbibés de ferropyrine ou de peroxyde d'hydrogène, et de répéter la cocaïnisation ; aussitôt le sinus ouvert, il est indispensable de cocaïniser les deux surfaces de sa paroi intérieure.

L'opération est très peu douloureuse, si l'on cocaïnise systémati quement et n'enlève que ce qui est préalablement et soigneusement cocaïnisé. Au cours de l'opération, il se produit quelquefois une interruption due à une hémorragie ; mais deux ou trois séances généralement suffisent pour mener l'opération à bonne fin. Si c'est nécessaire même, on peut procéder au curettage de la cavité, et alors l'hémorragie est facilement arrêtée par un tamponnement ordinaire ; nous n'avons jamais été obligés de recourir au tamponnement du sinus même, ce qui aurait été facilement praticable au besoin, ce tamponnement ne présentant aucune difficulté. Pendant les quinze jours suivant l'opération, le malade doit être surveillé, car une hémorragie post-opératoire secondaire est toujours possible, comme nous l'avons observé dans un des cas ci-dessous cités. Le traitement ultérieur se borne au lavage de la cavité du sinus avec de l'eau boriquée, phéniquée, ou du chlorure de zinc (2-5 pour 100), etc., selon la quantité et le caractère de la sécrétion. Ce lavage sera exécuté facilement par le malade lui-même qui s'introduira dans le sinus une canule coudée à angle droit (Hartmann et autres) à laquelle sera adaptée une seringue au moyen d'un tube en caoutchouc.

S'il y a d'autres affections de la cavité nasale, elles seront soumises à un traitement spécial, à l'exception des lésions résultant de la présence du pus dans le nez ; celles-ci, bien entendu, guérissent toutes seules, leur cause étant éliminée.

A l'appui de nos propositions, nous nous permettons de citer en abrégé quelques-unes de nos observations se rapportant aux sinusites purulentes opérées par nous.

1. — Le malade F., cocher, 38 ans, d'une constitution athlétique, souffre depuis 12 ans d'une obstruction absolue du nez et de maux de tête. La toux et la sécheresse continuelle de la gorge dont il se plaint cessent après l'extraction des polypes (15 novembre 1898).

L'éclairage par transparence du sinus maxillaire donne un résultat négatif : les joues, les paupières inférieures et les pupilles sont également lumineuses.

Le 26 décembre 1898, l'examen par fluctuation démontre la présence du pus dans les deux sinus maxillaires. On procède à l'aide d'un conchotome à la résection simultanée de la paroi interne des deux sinus maxillaires, du processus uncinatus et d'une partie des cornets inférieurs. Écoulement abondant de pus. A droite la cavité se présente couverte d'un tissu mou (granulation); curettage à la curette de Grunwald, irrigations (lavage antiseptique) des deux cavités avec une solution de chlorure de zinc à 2 pour 100.

Le 7 mars 1899. Les deux sinus complètement guéris. Depuis l'opération les maux de tête n'ont plus reparu.

2. — S., 28 ans, musicien. Perçoit depuis trois ans une fétidité dans la narine droite et souvent respire difficilement par le nez. Le 11 mars 1899, nous constatons la présence de polypes dans le méat moyen du côté droit et une hypertrophie importante de la tête du cornet moyen. Le 18 mars 1899, nous sectionnons la moitié antérieure du cornet moyen et de tous les polypes; l'éclairage par transparence donne des résultats incertains; à l'examen par palpation on sent nettement de la fluctuation, ce qui permet de constater la présence de pus dans le sinus droit. Le 5 avril 1899 nous opérons d'après notre procédé et nous faisons une injection de chlorure de zinc en solution à 2 pour 100; quinze jours après, hémorragie abondante par la narine droite, provenant du restant du cornet inférieur; un tamponnement antéro-postérieur seul la fait cesser.

Un mois après l'opération le malade n'éprouve plus de cacosmie subjective, l'écoulement du pus par le nez a cessé, le sinus maxillaire est complètement guéri.

3. — Mme O., 38 ans, nous a été envoyée à la clinique Basanov par un confrère neuropathologiste à la suite de névralgies du nerf trijumeau.

Le 6 novembre 1898, constatation de la présence de polypes dans le méat moyen droit; après l'extraction des polypes, les douleurs deviennent plus rares. Présence de pus dans le méat moyen. L'éclairage par transparence donne des résultats incertains; la palpation de la paroi interne du sinus maxillaire démontre clairement que le pus sort de ce dernier.

Le 6 mars 1899, nous procédons à la résection de la paroi du sinus maxillaire. Quinze jours après l'intervention, guérison complète : les névralgies ont disparu, l'écoulement purulent a cessé et le sinus maxillaire est guéri.

4. — L., étudiant, 22 ans. Obstruction presque complète de la narine droite et cacosmie subjective pendant quelques années. L'examen nasal montre une déviation très prononcée de la cloison cartilagineuse vers la droite et un grand nombre de polypes dans le méat moyen. A l'aide de cautérisations on réussit à élargir le méat de manière à ce que l'on puisse commencer l'extirpation des polypes. Après avoir déblayé le méat moyen des polypes qui l'obstruent, l'éclairage par transparence donne un résultat positif; la palpation de la paroi intérieure du sinus maxillaire fait constater la présence de pus dans la cavité.

Le 1er mars, on fait l'ablation de la paroi intérieure du sinus maxillaire; un lavage ultérieur au chlorure de zinc a 2 pour 100 fait sortir une quantité considérable de pus épais et fétide. Au bout de quinze jours la sécrétion du sinus est limpide et inodore.

Un mois après l'intervention, le sinus est complètement guéri et la cacosmie a disparu.

5. — Mme P., 19 ans. Souffre, depuis quelques années, d'écoulement puru-

lent par la narine droite et de cacosmie subjective. L'année précédente, une molaire supérieure qui la faisait souffrir a été extraite; la voie alvéolaire a donné peu de pus, mais l'écoulement par le nez et la cacosmie continuent (19 janvier 1899). Il y a du pus et beaucoup de polypes dans le méat moyen de droite.

Ablation de la tête du cornet moyen et des polypes. L'éclairage par transparence donne un résultat négatif. La palpation de la paroi intérieure du sinus démontre clairement l'existence de pus dans le sinus.

Le 6 mars, résection de la paroi intérieure du sinus; une injection de chlorure de zinc à 2 pour 100 en solution ramène beaucoup de pus fétide.

Le 24 mars, le lavage ne donne qu'un peu de pus inodore. Six semaines après le sinus est tout à fait sain.

6. — Mme K., 26 ans, institutrice, souffre depuis 8 ans d'une sinusite purulente unilatérale (côté droit). Il y a deux ans la première molaire a été extraite; par la voie alvéolaire, la malade peut facilement se laver elle-même, et cependant l'écoulement purulent par le nez et la cacosmie continuent.

Le 10 février, nous constatons l'existence de polypes nombreux dans le méat moyen de droite, une hypertrophie de la tête du cornet moyen, la présence du bourrelet latéral et une grande quantité de pus dans le méat moyen et dans la cavité naso-pharyngienne.

Après l'altération des polypes, de la partie antérieure du cornet et du bourrelet latéral, nous procédons à l'opération proposée par nous, ce qui nous permet ensuite d'enlever les polypes sis dans le sinus même. Deux mois après l'intervention le lavage ne ramène plus de pus ni par l'orifice artificiel, ni par le canal alvéolaire; nous fermons donc ce dernier.

Cependant l'écoulement du pus continue dans la cavité naso-pharyngienne. Nous réséquons alors tout le cornet moyen et une partie des cellules postérieures de l'os ethmoïdal, et nous trouvons encore du pus dans le sinus sphénoïdal et le sinus frontal.

Après avoir extrait les polypes du sinus sphénoïdal et curetté la cavité de ce dernier, l'écoulement purulent a diminué sensiblement, le pus ne s'écoule que du sinus.

Quoique, après l'altération de la paroi du sinus, le pus venant du sinus frontal ainsi que des cellules ethmoïdales puisse s'écouler facilement dans le sinus opéré, ce dernier guérit quand même. Il y a lieu de penser que cette issue favorable est due à ce que le pus ne restait pas stagnant dans le sinus et s'en écoulait facilement dans le méat inférieur.

Je ne continuerai pas le récit des observations, dont le nombre atteint 34 (à la clinique de Basanov, 16; et 18, hors la clinique). Dans 3 cas, l'opération que je viens de proposer n'a pas été suffisante, dans les autres 31 cas la guérison complète s'est fait attendre de 1 à 6 mois, le plus souvent 1 ou 2 mois; je dois faire remarquer que, comme guérison complète, je n'estime pas l'état du malade, quand il ne se plaint plus de rien, mais seulement quand il n'y a plus de sécrétion purulente, ni cacosmie, ni douleurs, je considère

le malade comme guéri. Quelquefois au bout de deux à trois jours
après l'opération, les malades se croyaient déjà guéris,

Il me semble que, d'après mes observations, je pourrais faire la
conclusion suivante. On doit pratiquer l'opération endonasale :
1) quand les lavages du sinus et l'extraction des dents malades restent
sans bons résultats; 2) quand les sinusites ne sont pas accompagnées
de lésions considérables du squelette du sinus; et 3) quand l'opération
radicale est impraticable; mais dans tous les cas, avant de recourir à
l'opération radicale, il est préférable de pratiquer l'opération endonasale, car, comme j'ai pu observer plus d'une fois, même dans les cas
de sinusites très anciennes (de douze ans) au moyen de la méthode
endonasale on peut obtenir la guérison.

Je me fais un devoir agréable de remercier le directeur de la clinique Basanov, M. von Stein, qui m'a permis de faire les observations
et de pratiquer l'opération endonasale, à la clinique, sur une partie
des malades atteints de sinusite maxillaire.

DISCUSSION

M. Hellat (de Saint-Pétersbourg). — Die Methode, vorgeschlagen von
Redner, ist gewiss werthvoll wenn sie positive Resultate giebt. Es giebt aber
Fälle, wie der Autor zugiebt, die negative ausfallen müssen, trotzdem dass
die Highmorshöhle nicht gesund ist, wie bei sehr dickem Eiter; in Fällen
wo das Eiter nur auf dem Boden der Highmorshöhle vorliegt. Für solche
Fälle ist die einfachste Methode, die sich auf den alten chirurgischen Grund-
satz stützt, dass jede Entzündung 1° Schwellung und 2° Schmerz hervorrufen
muss. Diese zwei Symptome haben auch für die Kieferhöhle Geltung. Es
lässt sich bei einfachen Catarrhen, noch mehr bei Eiterungen immer eine
Schwellung der Gewebe über der Fossa canina nachweisen; ebenso sicher
ist ein Schmerz beim Druck auf Fossa canina und auf den harten Gaumen
zu constatiren. Ich möchte besonders den letzten Punkt hervorheben, weil
in der Fossa canina doch Tauschungen durch schlechte Zähne vorkommen
können, von Seiten des harten Gummens aber nicht.

M. Moll (de Arnheim), ne croit pas que la ponction par dessous le cornet
inférieur soit difficile; si on monte un peu haut avec le trocart, son expérience
lui a appris que presque toujours la paroi externe du sinus maxillaire est
assez mince pour pouvoir le percer et alors on a un signe de grande valeur
pour le diagnostic.

M. Molinié (de Marseille). — Le principal reproche adressé à la ponction
est son insuffisance dans les cas de sinus cloisonné. Or, dans ces mêmes
circonstances, le procédé de la palpation ne parait pas devoir donner des
résultats plus avantageux.

M. Delie (d'Ypres). — Je suis tout à fait d'accord avec M. Moll pour maintenir que le meilleur moyen de diagnostic de sinusite purulente réside dans
la ponction du sinus. Quant à la définition de *fluctuation*, que le confrère

Kaspariantz applique à sa méthode, je me permets de faire une rectification ; je ne connais pas la possibilité de dénicher une fluctuation par une simple pression, surtout quand la cavité, sur laquelle on expérimente, n'est pas close. Dans l'occurence, ou l'orifice naturel du sinus est ouvert ou fermé. S'il est ouvert, une pression exercée sur la face interne du sinus maxillaire (si tant est qu'il existe réellement des endroits où elle est réduite à une simple lamelle de la muqueuse nasale), aura pour effet de faire fuir le liquide purulent dans toutes les directions, il se produira un mouvement de surface et, si le liquide stagnait *avant* la pression au niveau de l'orifice naturel du sinus, une goutte pourra s'échapper par les orifices. Mais dans les cas de sinusite chronique, où le pus est épais, crémeux, fromageux, j'estime qu'il sera très difficile, sinon impossible, de faire ressortir du pus par l'orifice naturel, de le faire couler dans le méat moyen et de le porter ainsi perceptible à la vue. D'ailleurs, les dimensions de l'ouverture naturelle sont diverses et celle-ci peut être réduite à la nullité.

M. Kapariaxz (de Moscou). — Comme toujours, ce n'est que le résultat positif de l'examen qui décide le diagnostic, le résultat négatif ne peut pas exclure la présence du pus dans le sinus.

Fluctuation, c'est le mot que j'ai employé faute de mieux, mais s'il n'y a qu'un point d'appui et que le résultat de la pression sur ce point est constaté dans un autre point, par nos yeux, et non par la main, on pourrait bien dire aussi « fluctuation ».

L'apparition du pus ne pourra pas déterminer autre chose que la présence du pus dans le sinus, ce qui peut avoir lieu dans bien d'autres cas que la sinusite (néoplasmes, nécroses, etc., etc.), les symptômes habituels de l'inflammation surtout chronique sont si peu prononcés, que seulement la présence du pus peut nous servir d'indice sûr.

SUR HUIT DÉCORTICATIONS DE LA FACE POUR EMPYÈMES DES SINUS

par le docteur GORIS,

de Bruxelles.

Se créer une voie large vers les parties profondes du nez, sans faire aucune incision cutanée, tel était le but que se proposait, en 1898. M. le professeur Bardenheuer de Cologne, lorsqu'il pratiqua deux fois de suite l'opération pour des empyèmes multiples des sinus de la face chez des personnes qui se refusaient à toute incision visible.

Tel fut le but que je me proposai dans la série de huit cas que j'ai l'honneur de vous exposer.

Je me hâte de dire que lorsque les malades ne s'effraient pas du mot « incision de la peau », il est plus facile pour le chirurgien, et moins pénible pour le malade, de recourir à certaines incisions cutanées dont je parlerai tout à l'heure.

M. le professeur Bardenheuer voulut bien me donner lui-même, avant de l'avoir publiée, la technique de l'opération. Je l'ai traduite dans une note communiquée à la Société médico-chirurgicale du Brabant, où je relatai en même temps mes deux décortications toutes récentes (décembre 1898). Voici cette description : « Bardenheuer détache d'une protubérance maxillaire à l'autre, en rasant les os, les tissus des joues, ainsi que les parties cartilagineuses du nez, rabattant tout le masque sur le front, mettant à nu les os du nez et les sinus frontaux, luxant les os nasaux en dehors, trépanant ensuite les sinus frontaux, procédant à l'évacuation des cellules ethmoïdales, et vidant les sinus maxillaires en défonçant les parois externes des fosses nasales; après avoir vidé ainsi les sinus, il remit le masque en place et il ne resta pas trace de l'opération. »

J'ai pratiqué huit fois cette opération avec de légères variantes; je n'ai pas dû aller aux sinus frontaux; par contre, j'ai mis à profit le procédé pour faire la résection du maxillaire supérieur.

J'ai chaque fois suivi la technique légèrement modifiée que j'ai exposée quand il s'est agi de mes deux premiers cas : « J'incise la muqueuse buccale d'une apophyse zygomatique à l'autre, en passant sous le cartilage de la cloison. Puis j'introduis de chaque côté de la face les doigts et, les insinuant sous la muqueuse, je décolle les parties molles, qui se détachent d'emblée des maxillaires jusque sous le rebord orbitaire inférieur. Je place alors des tampons bien serrés entre la face détachée et les maxillaires et, sectionnant la muqueuse nasale au niveau de l'échancrure nasale, je détache le nez qui se rabat avec le restant de la face sur le front.... Faisant la résection de toute la paroi antérieure du maxillaire, en ne laissant qu'une étroite lame de l'apophyse montante, je mets à nu et rends visible la paroi externe de la fosse nasale, que je puis explorer au doigt. Sectionnant ensuite l'apophyse montante, je puis s'il y a lieu, défoncer la lame papyracée de l'ethmoïde, briser les cellules ethmoïdales et en retirer les fragments.... »

Il me semble pourtant résulter de mes observations, que la trépanation du sinus frontal doit être pénible par la décortication, à cause de la difficulté que l'on a de retrousser très haut la masse charnue de la face; l'opération est certes possible, mais la trépanation du sinus frontal doit alors se faire, à sa racine, près du nez, et dans un fond qui ne permet à l'opérateur de se guider que par le toucher : c'est ce que démontre le cliché pris au moment où la décortication est faite :

l'on y voit que le retroussement de la face ne met à nu que la moitié inférieure des os nasaux.

Lorsque l'hémorrhagie s'est arrêtée par le tamponnement glissé entre les surfaces cruentées, l'on enlève les tampons et l'on en met de plus minces du côté où l'on n'opère pas. Le masque se mobilise alors presque en entier vers le côté sur lequel on opère, et le champ opératoire se trouve largement mis à nu. L'on agit de manière analogue quand on recommence l'opération de l'autre côté.

Quand l'opération est terminée, trois points de suture fixent soigneusement la muqueuse buccale à la muqueuse de la gencive; l'un d'eux tout juste sous la sous-cloison; les deux autres, un de chaque côté à égale distance du premier, de façon à bien maintenir la symétrie de la face.

Pendant quelque temps, une dizaine de jours environ, la face du malade se trouve sans expression; la raison en est que les muscles de la face n'ont plus d'attaches. Ces symptômes disparaissent vers le douzième jour.

Voici maintenant la relation de mes huit opérations :

Obs. I. — Jeune homme de vingt-six ans; souffre depuis douze ans d'un catarrhe purulent de la narine gauche qui lui est resté après la scarlatine. La sécrétion ne présente l'odeur ni de l'ozène, ni celle de la sinusite maxillaire (où prédomine l'odeur de la méthylamine); je ne puis mieux la comparer qu'à une odeur de moisi légèrement térébenthinée; l'examen du sinus maxillaire laisse planer un doute sur la présence du pus dans la cavité de cet os; le méat moyen est toujours rempli de pus. Mon diagnostic fut : ethmoïdite suppurée.

Après avoir vainement tenté de guérir le patient par des ignipunctures faites à travers le cornet moyen, ne parvenant pas à faire accepter l'opération classique par l'orbite ou la résection temporaire du nez, je proposai au malade la décortication de la face, qu'il accepta parce que cette opération ne devait pas laisser de traces.

Je défonçai le maxillaire que je trouvai rempli de pus; ayant mobilisé le masque, réséquant l'apophyse montante, je pus bien visiter la paroi externe des fosses nasales, qui était, surtout au niveau de l'hiatus semi-lunaire, couvertes de fongosités; défonçant les cellules ethmoïdales remplies de pus, je fis un curettage soigné de ces cavités.

Le malade se remit parfaitement de son opération, dont aucune trace ne persiste.

Le maxillaire et l'ethmoïde sont restés guéris; mais deux ou trois mois après l'opération, le sinus sphénoïdal s'entreprit. J'ai débarrassé le malade, il y a quelques jours, de cette affection incommode par une seconde opération, et j'ai tout lieu de croire que mon malade, qui va très bien en ce moment, sera guéri pour de bon.

Obs. II. — Cette seconde observation concerne une dame de trente-six ans, souffrant depuis quatre ans de secrétions purulentes fétides de la narine droite. Au moment où elle vient me trouver, elle déclare ressentir des douleurs au niveau de l'apophyse montante du maxillaire, où nous trouvons une tumeur comme une petite noix. Le méat moyen est rempli de pus, le maxillaire parfaitement opaque à l'éclairage électrique. Mon diagnostic fut : sarcome du maxillaire greffé sur une suppuration chronique de l'os. L'opération eut lieu au mois de novembre 1898, et fut précédée de la trachéotomie à cause de la nécessité de reséquer le maxillaire supérieur. Décortication de la face. L'ouverture du maxillaire démontre l'exactitude du diagnostic ; la partie externe de la mâchoire se trouve remplie de pus ; la partie supéro-interne est occupée par une tumeur molle, saignante, présentant l'aspect macroscopique du sarcome. Je fais la résection de tout le maxillaire, sauf de l'apophyse palatine. Suites normales. Récidive de la tumeur vers le fond de l'orbite, l'œil étant dès le début projeté en avant. La malade meurt au mois d'août 1899.

La décortication de la face m'a permis, dans ce cas, de faire la résection de la plus grande partie du maxillaire sans aucune trace visible.

Obs. III. — Mme W... souffre depuis douze ans d'intolérables céphalalgies frontales, temporales et occipitales ; elle est sujette à de fréquentes crises d'hystéro-épilepsie. Je l'avais vue plusieurs fois pour une obstruction nasale due à des polypes du nez, occupant le méat moyen droit, où ils baignaient dans le pus. Lorsque le nez fut débarrassé de ces tumeurs, et comme le pus persistait dans le méat moyen, je fis un examen diaphanoscopique du maxillaire, examen qui fut clairement négatif. Le pus venait donc d'ailleurs ; comme il ne s'en écoulait pas dans la gorge, je pus, avec raison, croire qu'il venait de l'ethmoïde ; mais toute opération fut refusée systématiquement pendant un an et demi.

La malade souffrit ainsi jusqu'au mois de novembre 1898, quand, ses douleurs étant devenues intolérables et sachant que j'avais opéré un autre cas analogue sans qu'il demeurât de traces de l'opération, la patiente se décida pour la décortication.

Je trouvai le maxillaire sain ; mais l'ethmoïde, auquel j'arrivai très facilement par le maxillaire, contenait un abcès gros comme un œuf de moineau.

Suites normales. — Les douleurs disparaissent : la malade est guérie. — Pas de traces de l'opération.

Obs. IV. — Mme A.,., 46 ans, a été opérée par moi trois fois pour empyème très chronique du sinus' maxillaire (résection large de la paroi antérieure du sinus et maintien de l'ouverture). Pensant avec raison qu'il devait exister une cause d'origine osseuse à la persistance de la suppuration, je fis la décortication au mois de mars 1898. Je trouvai ainsi trois fistules osseuses dont l'une occupait le plancher de l'orbite, la seconde l'apophyse montante du maxillaire, la troisième se dirigeait dans l'apophyse zygomatique.

Je burinai soigneusement les trajets et les cautérisai au chlorure de zinc. La malade est définitivement guérie depuis dix-sept mois. Je ferai remarquer, en passant, que si l'on opérait de la sorte les sinusites chroniques réputées incurables parce qu'elles résistent à d'inoffensifs lavages ou même à des cautérisations de la surface du sinus, l'on compterait moins d'échecs.

L'on ne doit pas perdre de vue que le mot sinusite est une dénomination générale s'appliquant à toutes les suppurations de l'antre de nature les plus diverses, grippales, syphilitiques, dentaires, tuberculeuses, et que si l'on a affaire à des trajets fistuleux, occasionnant la permanence de la suppuration, malgré les traitements les mieux appropriés, il faut traiter ces lésions comme l'on traite les autres os fistuleux. La décortication me semble spécialement indiquée dans ces cas de sinusite maxillaire résistant à tous les traitements.

Obs. V. — Mlle N..., malade du Dr Hanquet. Souffre de douleurs de tête atroces depuis des mois. Suppuration nasale droite. Diaphanoscopie douteuse m'engageant plutôt à exclure le maxillaire et à croire à une ethmoïdite. La décortication me démontre le contraire : pus dans le maxillaire, ethmoïde sain. Les douleurs disparaissent pendant plusieurs semaines, mais reparaissent dès que le pus se dessèche dans la narine. Est encore en traitement, la suppuration n'étant pas guérie. Résultat plastique : le nez s'est dévié légèrement par suite de ce que la suture médiane a cédé.

Obs. VI. — M. T..., malade du Dr Van Audenaere, de Tirlemont, m'est envoyé par mon confrère parce qu'il existe dans la narine droite une sécrétion purulente continuelle, avec écoulement du côté de la gorge. Ce malade a été traité pour ozène par l'électrolyse cuprique : sans résultat naturellement.

L'examen du maxillaire me détermine à poser le diagnostic de sinusite maxillaire, mais avec probabilité de sinusite sphénoïdale.

Décortication de la face, résection de l'apophyse montante. Pus dans le maxillaire ; ethmoïde sain, résection du cornet moyen et curettage du sinus sphénoïdal malade. L'opération a eu lieu en novembre 1899. La guérison se maintient. Pas de traces de l'opération.

Obs. VII. — M. R... a subi, chez un confrère, la perforation alvéolaire pour une sinusite d'origine dentaire. Comme la suppuration continue malgré une année entière d'injections diverses, je puis le décider assez facilement à se laisser opérer par la résection antérieure de la paroi sinusale. L'opération eut lieu au mois d'avril 1899 et la suppuration maxillaire se tarit au bout de quatre mois : chose dont je pus me rendre compte par l'ouverture opératoire que je maintins béante. Mais le nez continuait à suppurer. L'absence d'opacité du sinus frontal me permit de localiser le foyer à l'ethmoïde et je pratiquai la décortication de la face au mois de novembre. Le procédé de la décortication avait été accepté uniquement parce qu'il ne devait pas laisser de traces visibles : il n'en laissa aucune. Toutefois la suppuration continua et je dus trépaner le sinus frontal à cause de l'extension de la maladie à cette cavité. Actuellement le malade est guéri.

Obs. VIII. — Fillette de treize ans dont le traitement me fut confié par mon ami le Dr Huybrechts. Cette enfant perd du pus par la narine gauche à la suite d'une scarlatine faite il y a quelques années. Cet écoulement, qui avait été considéré par les parents comme un rhume de cerveau chronique, devint dans le courant de l'année 1898 extrêmement abondant et d'une fétidité telle que les parents acceptèrent sans hésiter l'opération de la sinusite maxillaire. Je fis cette opération d'après la méthode que j'emploie habituellement, le 5 octobre 1898, et le pus se tarit assez rapidement dans le maxillaire ; mais l'écoulement persista dans le nez, en moins grande quantité et sans fétidité. Désirant absolument débarrasser leur enfant, les parents acceptèrent la décortication qui m'amena dans les cellules ethmoïdales remplies de pus ; le résultat plastique fut absolument excellent. La suppuration n'est pas tout à fait tarie.

Conclusions. — 1° Il résulte de ces observations qu'au point de vue plastique la décortication faite d'après la technique énoncée au commencement de cette note est une opération qui ne laisse absolument pas de traces : c'est un fait bien acquis. Sauf dans le cas n° V, où des sutures ont cédé et où le nez s'est très légèrement déplacé, aucun de mes opérés ne porte de traces révélatrices d'une intervention qui comporte réellement un traumatisme effrayant, comme en ont pu juger les nombreux confrères qui ont vu ces opérations.

2° C'est précisément à cause de ce traumatisme que je proposerais, quand il s'agit de pan-sinusites, la division de la face en deux, comme je l'ai fait avec un succès complet cette année[1].

Ce procédé, qui laisse une ligne à peine visible, permet d'opérer tous les sinus en une séance, avec grande facilité et presque sans hémorrhagie, l'incision au milieu de la face se faisant à l'endroit précisément où les vaisseaux sont le moins importants. C'est là le procédé auquel je m'arrêterai dans les cas de polysinusites bilatérales, quand les patients ne redoutent pas une cicatrice linéaire que l'on peut, par la suture endermique, rendre invisible. La décortication doit être réservée pour les empyèmes ethmoïdo-maxillaires (avec exclusion du sinus frontal). chez les gens qui ne veulent, comme les patients de Bardenheuer, d'aucune incision à la face.

3° Quant aux cas où l'on a affaire au sinus frontal, à l'ethmoïdal, au sphénoïdal et au maxillaire en même temps et d'un côté, je me servirais d'un procédé qui vient de me réussir deux fois de suite.

On opère la sinusite frontale d'abord, puis la maxillaire. Introduisant alors un stylet par l'orifice frontal de l'infundibulum et le doigt par le maxillaire, le stylet et le doigt servent de guide pour défoncer l'ethmoïde, réséquer le cornet moyen et arriver sûrement, sans danger dans le sinus sphénoïdal; le stylet, en effet, empêche la curette d'aller trop vers l'orbite.

L'on termine l'opération par une suture endermique de l'incision frontale que l'on a eu soin de placer dans le sourcil.

4° Réduisant ainsi les indications de la décortication de la face. je pense qu'il faut encore réserver cette opération aux sinusites maxillaires pures récidivantes et où l'on peut soupçonner l'existence de trajets fistuleux tuberculeux. Il est sûr que si je ne m'étais pas ménagé

---

1. Malade opéré de cinq sinus en une séance et présenté à la Société belge de laryngologie. Juin 1900.

un jour suffisant par la décortication dans l'observation IV, je n'aurais pu trouver les causes de la persistance de l'affection.

DISCUSSION

M. Löwe (de Berlin). — Redner hat dieselbe Methode, ohne von der Bardenheuer'schen Publication Kenntniss zu haben, vor 2 Jahren erfunden und sie vor 1 1/2 Jahren meinem Fachblatt zur Publication zugesandt. Er hat sie bisher in 12 Fällen — aber nicht zur Eröffnung von Nebenhöhlen der Nase, sondern zur Beseitigung von Affectionen des Septum (Deviationen, Spinen) benuzt. Er verfährt dabei so, dass er zuvörderst mittelst schleicheren Vernehmens von der Nasenöffnung aus, die Schleimhaut über der Spina resp. über dem decortirten Septum abhebt, dann dem Schnitt durch den Uebergangsfell von einer Tuberosität des Oberkiefers zur andern macht und nun die Gesichtshaut abhebt. Man kann das leicht so machen, dass schliesslich beim Umbiegen der abgehobenen Gesichtshaut die Nasenspitze auf der Glabella zu liegen kommt. Jetzt liegt das Skelett des Septum nackt zu Tage und man kann daran ebenso beginnen, wie am skelettirten Schädel zu operiren.

LA CHIRURGIE DES SINUS DE LA FACE DANS SES RAPPORTS
AVEC LA CHIRURGIE DE L'ORBITE

par le docteur G. LAURENS

(de Paris).

Les relations qui existent entre les sinus de la face et l'orbite nous intéressent à un triple point de vue : anatomique, clinique et opératoire.

Je serai très bref sur les deux premiers points.

Anatomiquement, les diverticules pneumatiques des fosses nasales sont disposés en forme de croissant autour des cavités orbitaires : le globe de l'œil a à se défendre en haut contre les sinusites frontales, en dedans contre les empyènes sphénoïdaux et ethmoïdaux, en bas contre les sinusites maxillaires. De toutes les parois osseuses, la plus mince est l'ethmoïdale ; ce sera donc la voie d'effraction la plus fréquente pour la suppuration.

S'il est vrai que les tumeurs des sinus, liquides ou solides, retentissent sur l'orbite, la réciproque s'impose et je relaterai dans un instant deux cas de cellulites suppurées orbitaires, ouvertes dans l'ethmoïde antérieur et que j'ai dû opérer.

Cliniquement, toute sinusite qui retentit sur l'orbite se traduit par les cinq actes symptomatiques suivants : 1° d'abord, ostéite de la paroi ; 2° puis périostite ; 3° cette ostéo-périostite détermine une inflammation du tissu cellulaire de l'orbite ; 4° la compression et le refoulement du globe, d'où exophtalmie ; 5° enfin, suppuration ; c'est-à-dire phlegmon de l'orbite avec son corollaire, la fistule.

Je glisse rapidement sur les deux points anatomiques et cliniques, assurément fort intéressants, mais bien connus des rhinologistes et des ophtalmologistes.

J'aborde immédiatement le côté de la question que j'ai en vue dans cette communication, c'est-à-dire le point opératoire, et je m'occuperai surtout des connexions fronto-ethmoïdo-orbitaires. J'ai observé, en effet, quelques troubles oculaires consécutifs à des sinusites maxillaires, mais n'ayant nécessité aucune intervention.

J'ai pratiqué cinq opérations où la cavité orbitaire était intéressée et qui ont été suivies de succès. Il s'agissait de fistules d'origine frontale ou ethmoïdale. Elles étaient ou spontanées ou consécutives à des opérations antérieures remontant à une époque plus ou moins éloignée et j'obtins la cure radicale complète grâce à la technique que j'exposerai.

Je divise cette étude en deux parties ; dans la première, je citerai la relation de deux fistules ethmoïdales et du procédé opératoire que j'ai appliqué ; dans le seconde, je rapporterai brièvement l'histoire de trois malades atteints de sinusite fronto-ethmoïdale fistulisée et décrirai la technique que j'ai dû employer.

La première malade présentait une ethmoïdite suppurée, d'origine orbitaire, sans sinusite fronto-maxillaire ; le pus s'était ouvert dans l'orbite.

Elle me fut adressée par un oculiste avec la petite note suivante : « Cette malade, après avoir souffert de dacryocystite droite et de cellulite orbitaire consécutive, présente aujourd'hui un empyème du groupe antérieur des cellules ethmoïdales avec exstrophie osseuse à la racine du nez, au-dessous de la poulie du muscle oblique supérieur, et sécrétion muco-purulente peu abondante. » Le médecin ajoutait qu'ayant opéré cette cellulite orbitaire deux mois auparavant, il avait évacué une quantité considérable de pus ayant fusé le long de la paroi interne de l'orbite, très profondément, à une distance que la sonde montrait comme proche du trou optique. Il se constitua une fistule consécutive à travers laquelle un stylet donnait nettement la sensation d'une dénudation osseuse, dans la direction de la lame papyracée.

J'opérai la malade il y a un an.

A ce moment elle avait une tuméfaction remplissant tout l'angle supéro-interne de l'orbite, fistuleuse à son point acuminé. L'examen des sinus avait préalablement montré qu'ils étaient sains. Le méat moyen droit était absolument normal.

Je fis une incision curviligne sur toute la longueur du sourcil et contournant la racine du nez jusqu'à la commissure interne. Je refoulai le globe de l'œil en dehors et constatai que des fongosités abondantes occupaient la loge interne de l'orbite. Pour les enlever complètement, la curette dut pénétrer à peu de distance du trou optique. Le foyer nettoyé, toute la lame papyracée apparut en partie détruite, en partie atteinte d'ostéite, je l'effondrai à la curette, et tombai dans un foyer purulent et fongueux remplissant tout l'ethmoïde antérieur; la plupart des cloisons osseuses avaient disparu, et on eût dit une vaste cellule purulente occupant tout l'ethmoïde.

Au cours de l'intervention, je tombai dans le canal naso-frontal, un peu fongueux, un cathétérisme rétrograde du sinus me montra qu'il était vide et heureusement extrêmement petit, de la dimension d'un gros pois. Je fis la toilette du foyer, me gardai bien d'établir une communication avec la fosse nasale correspondante, et tamponnai la cavité ethmoïdo-orbitaire avec une mèche de gaze. Deux mois après, la malade était complètement guérie sans fistule, sans complication nasale. Actuellement la guérison s'est maintenue.

Voici une deuxième observation d'empyème ethmoïdal à manifestation orbitaire et dans laquelle il est difficile de dire quel a été le point de départ.

L'ethmoïde a-t-il été infecté primitivement? Y a-t-il eu ostéo-périostite orbitaire avec ethmoïdite consécutive? Le diagnostic rétrospectif est impossible, car il eût fallu assister au début des accidents et à leur évolution; il y a cependant un fait certain : la malade n'a jamais mouché de pus et n'a jamais présenté d'affection des voies lacrymales. Aucune tare organique. C'est une jeune femme de 28 ans, dont vous voyez la photographie, qui se présente à nous, adressée par le Dr Druault, chef de clinique à l'Hôtel-Dieu, pour une fistule de l'angle interne de l'orbite. Voici en deux mots la filiation des accidents. A l'âge de 17 ans, la malade fut prise après quelques jours de malaise d'un gonflement de toute la région orbitaire gauche avec prédominance à l'angle supéro-interne, s'accompagnant de douleurs vives : le tout persiste huit jours et cesse complètement. Depuis, cinq ou six fois, des accidents analogues ont reparu. La dernière fois une tuméfaction a persisté dans l'angle supérieur et interne de l'orbite, au-devant et au-dessus du sac lacrymal, limitée en bas par le ligament palpébral interne. Dans le service de M. Panas, on ne constata aucune lésion des sinus et des voies lacrymales; on incisa la tumeur qui se fistulisa.

J'opérai par le même procédé que précédemment : longue incision courbe, section de la poulie du grand oblique, et je tombai sur une fistule de la lame papyracée, immédiatement derrière l'os unguis. J'effondrai l'os planum, pénétrai dans l'ethmoïde antérieur rempli de pus et de fongosités, le nettoyai complètement et évitai d'établir une communication avec la fosse nasale où préalablement je n'avais trouvé aucune goutte de pus: je laissai la plaie ouverte à l'extérieur et la pansai par la voie orbitaire. Guérison au bout d'un mois qui se maintient actuellement.

Voici maintenant détaillée la technique opératoire que j'ai employée chez ces deux malades, qui m'a réussi, et qui convient je crois à ces ethmoïdites purulentes, enkystées en quelque sorte.

Tout le sourcil étant rasé, on obture l'œil correspondant avec un tampon, pour le préserver pendant le brossage et le nettoyage de la peau avec le savon, l'alcool et le sublimé. On installe des champs opératoires et on suit la technique que voici :

1° Longue incision curviligné partant de la queue du sourcil, passant par la fistule autant que possible, suivant le rebord orbitaire et descendant jusqu'au niveau de l'angle inféro-interne. Cette incision doit être profonde et arriver jusqu'au périoste.

2° Le second temps consiste dans une hémostase très soigneuse. Il faut se rappeler la richesse du cercle artéro-veineux péri-orbitaire qui nécessite de nombreuses ligatures : vaisseaux sus-orbitaires en haut, vaisseaux angulaires en dedans, sans compter les nombreuses artérioles et veinules de la région. Il est bon de pratiquer la section du nerf sus-orbitaire pour que, ultérieurement, il ne soit pas englobé dans la cicatrice et que sa compression ne détermine pas des phénomènes de névrite.

3° On décolle ensuite le périoste en dedans des voies lacrymales qui sont déjetées en dehors, l'unguis est mis à nu, le muscle de Horner est désinséré ainsi que l'aileron ligamenteux du muscle droit interne, la poulie du grand oblique est détachée avec la rugine et on achève de décoller le périoste d'une partie de la voûte et de la lame papyracée. Pendant ce dernier temps il faut éviter de se porter trop haut, trop profondément, et de sectionner les artères ethmoïdales antérieures; leur section détermine une hémorragie dont la continuité peut gêner l'opérateur, ainsi que je l'ai observé chez une de mes opérées. La présence de ces artères qu'il est possible de voir, constitue la limite supérieure du champ d'action pour la gouge ; en attaquant au-dessus, on pénètre dans la boîte crânienne, ainsi que nous l'avons constaté dans les recherches que nous avons pratiquées avec M. Lermoyez, à l'amphithéâtre d'anatomie.

4° Dans un 4e temps, lorsque le décollement est terminé, on récline doucement le globe oculaire et on le porte en dehors à l'aide d'un écarteur mousse.

5° Armé alors d'une curette, on effondre très facilement la lame papyracée qui est souvent cariée et fistuleuse et on tombe directement dans l'ethmoïde antérieur. Pendant le curettage on doit théoriquement diriger la curette en bas et en dedans jusque dans le méat moyen et les fosses nasales. Pratiquement, on doit aller jusqu'où mènent les lésions et s'il n'y a pas de communication avec les fosses nasales, il est inutile de l'établir.

6° Quand la toilette opératoire de l'orbite et de l'ethmoïde a été achevée, on ferme par une ligne de points de suture la plaie sour-cillière et on draine. Mais par quelle voie ? Il y a plusieurs procédés. Les uns ferment complètement la plaie orbitaire et drainent par le nez. D'autres établissent simplement la communication du foyer ethmoïdal avec l'orbite. Certains opérateurs enfin drainent à la fois par le nez et par l'orbite.

· Je crois que le mode de drainage doit être fourni par l'état de la fosse nasale. S'il existe du pus dans le méat moyen, si le stylet a démontré nettement une ethmoïdite, on devra, après avoir effondré largement tout l'ethmoïde par l'orbite, placer un drain dans le nez. Il sera utile à mon sens, d'en installer un second dans l'orbite, quitte à l'enlever les jours suivants s'il n'y a aucune complication ; sa pré-sence constitue une soupape de sûreté.

J'envisage un second cas, celui où l'ethmoïde apparaît sain par la rhinoscopie, et où le pus s'est en quelque sorte enkysté pour se faire jour à travers la lame papyracée. Pourquoi en pareil cas, ne pas se contenter d'un seul drainage orbitaire ? Chez mes deux opérées, je m'en suis bien trouvé.

Je préfère cependant, au lieu du drain en caoutchouc, mettre une mèche de gaze qui laisse une plaie plus largement béante, qu'on peut raccourcir au fur et à mesure, qui permet la réparation de la plaie, de la profondeur à la surface, et qui, à mon sens, joue le même rôle vis-à-vis de l'ethmoïde que dans une mastoïde fraîchement trépanée. On retire cette mèche chaque jour et on nettoie le foyer ethmoïdal, non par des lavages, mais en asséchant avec des tampons ou des porte-cotons, et pratiquant des attouchements avec la teinture d'iode. Il ne faut pas oublier que ces pansements en raison du voisinage de la conjonctive et de la paupière sont assez douloureux.

J'insiste enfin sur les deux points suivants : 1° Résultat esthétique; 2° Fonction visuelle. La cicatrice qui résulte de l'opération n'est apparente qu'au niveau de l'angle interne de l'orbite, car le sourcil en recouvre la plus grande partie. D'autre part, je n'ai jamais constaté de troubles visuels après l'opération, aucun trouble de parallélisme dans les deux axes visuels, pas de strabisme.

En achevant ce chapitre, j'ajoute que cette voie et ce procédé opératoires permettent également d'aborder les cellules ethmoïdales postérieures et le sinus sphénoïdal. Jansen le suit pour pénétrer dans le sinus frontal, mais nous préférons de beaucoup dans ce cas l'opération d'Ogston-Luc.

Je ne dirai qu'un mot, en terminant, de trois malades, dont deux sont représentés sur les photographies, porteurs de fistules consécutives à des sinusites fronto-ethmoïdales.

Ces malades avaient subi chacun de multiples interventions : trépanation, grattage, etc., et ils vinrent consulter à l'hôpital pour obtenir la cure radicale de leurs fistules.

Je ne relaterai pas ici leurs observations qui sont trop longues, qu'il me suffise de dire que deux de ces malades semblaient égarés d'un service d'ophtalmologie dans une salle de rhinologie ; les déterminations oculaires occupaient le premier plan : fistules en haut et en dedans de l'orbite, dacryocystite purulente, conjonctivite diffuse avec kératite ulcéreuse et opacités cornéennes. Exophtalmie. La fistule de l'un remontait à huit ans.

J'employai le procédé opératoire que je viens de décrire et après avoir nettoyé l'orbite de masses fongueuses extrêmement abondantes qui tapissaient sa paroi interne, je pénétrai par la fistule qui conduisait directement dans le sinus frontal. Je pratiquai à ce moment une incision cutanée verticale tombant à l'extrémité interne de la première pour mettre à nu la table externe du frontal. Je la réséquai en totalité et nettoyai complètement le sinus. Je m'aperçus alors qu'un profond diverticule rempli de pus et de fongosités filait au-dessus de la voûte de l'orbite. C'était là, vraisemblablement, la source intarissable des fistules. Pour supprimer ce trajet et obtenir un adossement complet des parties molles avec les surfaces osseuses, je réséquai, de parti pris, l'arcade de l'orbite; chez un malade, presque toute la voûte, chez les deux autres, le tiers interne seulement.

Les trois malades guérirent par première intention; l'un certes, comme vous le représente la première photographie, avec une déformation assez notable, mais, en pareil cas, ils se soucièrent peu du résultat esthétique et apprécièrent plutôt la cure de leurs fistules et la fin de leurs odyssées opératoires.

DISCUSSION

M. MOURE (de Bordeaux). — Il me semble que pour opérer la sinusite fronto-ethmoïdale avec trajet fistuleux externe péri-orbitaire, il n'est pas toujours nécessaire de faire les grands délabrements dont parle M. Laurens. Trois fois j'ai opéré les malades porteurs d'ostéite fongueuse et nécrosante, et je me suis borné à faire l'incision classique au niveau du sourcil et à drainer largement par la fosse nasale, ou plutôt assurer une large communication entre la cavité du nez et le sinus opéré. De cette sorte on a une réunion rapide, par première intention, et une plaie qui, au point de vue esthétique, est absolument parfaite. Je rapporte entre autres l'observation d'une malade ayant un trajet fistuleux externe dû à une nécrose de la paroi orbitaire, à une nécrose de la table interne (cranienne). La malade opérée et guérie depuis 2 ans fut traitée par le procédé de la réunion immédiate.

EMPLOI MÉTHODIQUE DES FRAISES, TRÉPANS, SCIES, FORETS, BROSSES, EN USAGE EN CHIRURGIE DENTAIRE, ACTIONNÉS PAR LE TOUR DE WHITE OU PAR LE MOTEUR ÉLECTRIQUE DANS LA CHIRURGIE DES FOSSES NASALES ET DES SINUS DE LA FACE

par le docteur SUAREZ DE MENDOZA,

(de Paris).

Depuis quinze ans, j'insiste, Messieurs, sur les avantages que peut retirer l'oto-rhino-laryngologiste de l'emploi méthodique des fraises, trépans, scies, forets, brosses (en usage en chirurgie dentaire), actionnés par le tour de White ou par le moteur électrique, et croyant que les recherches dans cette voie sont un peu arrêtées par les dépenses qu'il faut faire lorsqu'il s'agit de créer un instrument nouveau, j'ai fait faire, Messieurs, une petite douille, d'une valeur marchande presque nulle, qui nous permet de mettre à contribution, une fois montée sur le bras flexible de White que l'on trouve dans le commerce, tout l'arsenal des trépans, fraises, burins, polissoirs, brosses, dont se servent les dentistes pour tailler des cavités idéales dans le ciment dentaire.

Assimilant les affections de la mastoïde, des sinus frontal et maxillaire, de la partie osseuse des fosses nasales aux affections des dents, j'ai trouvé que lorsqu'il s'agit de couper, réséquer, scier, limer, brosser, l'instrument de White, mù ou non par l'électricité, nous rend d'énormes services, et je crois que s'il n'est pas employé davantage, c'est parce que cet instrument et *surtout ses innombrables accessoires* n'ont pas encore été mis à la portée de tous.

Avec la petite douille que voici, on peut adapter au bras flexible pour moteur, que fournit le commerce, tout l'arsenal des dentistes : trépans, fraises à forte et faible action, burins, scies circulaires, plates ou tubulaires pour les opérations sur la mastoïde; limes droites ou coudées pour perforer la paroi interne du sinus maxillaire sans produire d'éclats; brosses pour le ramonage des fongosités contenues dans les sinus, etc., etc.

L'otologie faisant dans le Congrès une action à part, je limite ma communication aux instruments employés par moi dans le traitement des affections des fosses nasales et des sinus de la face, que j'ai l'honneur de vous faire passer.

Voici, maintenant, les instruments que j'ai créés pour pratiquer la cure radicale et rapide de l'obstruction nasale; ces instruments sont, outre la source électrique (batterie, courant urbain, accumulateurs) et le moteur électrique :

1° Un bras flexible de White muni d'un curseur pour limiter la pénétration de la scie, de façon que, même dans un mouvement intempestif du malade, la partie coupante ne puisse jamais toucher la paroi postérieure du pharynx;

2° Un stylet courbé comme la sonde d'Itard et gradué pour mesurer la distance des narines au bord postérieur du vomer;

3° Des scies tubulaires de 5, 7 et 9 millimètres de diamètre et, pour empêcher en certains cas le dérapement de la scie, un petit clou à tête cylindrique et à pointe très acérée, dont le diamètre est égal à la lumière de la scie;

4° Des gouttières protectrices de différentes largeurs et longues de 15 centimètres, pouvant être recourbées à angle droit;

5° Trois tubes longs de 12 centimètres et de même calibre que les scies;

6° Trois autres tubes de même calibre, et longs de 8 centimètres, pour servir de tampon creux permettant de respirer après le tamponnement;

7° Trois speculums de Palmer modifiés.

Le manuel opératoire comprend les 7 temps suivants :

1° Anesthésie locale;

2° Mensuration de la profondeur des fosses nasales et fixation du curseur à la distance voulue;

3° Introduction de la gouttière protectrice : une latérale et, au besoin, une inférieure lorsqu'on désire raser le plancher des fosses nasales;

4° Placement de la scie et forage;

5° Si besoin en est, replacement de la gouttière externe et deuxième forage guidé alors par le tube inférieur et par la gouttière externe ou interne selon qu'on opère sur la cloison ou sur les cornets;

6° Placement du tube et repos en attendant la cessation de l'hémorragie;

7° Placement du tube-tampon, soit simplement, soit recouvert de gaze iodoformée. Dans les cas où l'hémorragie est abondante, tamponnement serré avec la gaze iodoformée.

Ces différents temps énumérés, voyons maintenant quelle est la technique opératoire.

1° Anesthésie locale.

Pour l'anesthésie des fosses nasales, je commence d'abord par pulvériser dans les narines une solution de cocaïne à 5 pour 100, après avoir placé le speculum nasi.

Lorsque la sensibilité de la muqueuse est émoussée, je fais, à l'aide d'un porte-coton garni, un badigeonnage avec une solution à 10 pour 100.

2° Lorsque l'anesthésie est suffisante, on introduit le stylet gradué jusqu'au pharynx, la partie concave regardant en bas. On imprime à l'instrument un mouvement de torsion pour ramener la pointe vers la ligne médiane. On retire doucement l'instrument jusqu'au moment où on est arrêté par le bord postérieur du vomer. On constate la distance qui existe entre celui-ci et les narines, et alors on met le curseur de la pièce à main à la distance voulue.

3° On introduit la gouttière protectrice appuyée sur les cornets ou sur la cloison, suivant l'endroit où l'intervention doit avoir lieu. Si besoin en est, on place une petite gouttière sur le plancher des fosses nasales.

4° On prend alors de la main gauche le manche de la gouttière et, de la main droite, on introduit la scie qu'on applique fortement sur la gouttière.

A ce moment le moteur est mis en marche, et, lorsque la vitesse est suffisante, on serre la gâchette qui déclanche la scie et la met en mouvement. On pousse la scie jusqu'au moment où l'arrêt du curseur touche les narines. La section demande ainsi quelques secondes.

Lorsque la scie n'est pas bien centrée, ce qui arrive souvent, ou lorsque le plan de la déviation ou de la crête n'est pas assez à pic pour offrir une bonne prise à la scie, je fixe au préalable à l'endroit où le trait de scie doit passer, un petit clou à tête cylindrique et à pointe très acérée, dont le diamètre est égal à la lumière de la scie. De cette façon, la scie, emboîtant la tête cylindrique du clou, ne peut pas déraper, et le clou se retrouve dans son intérieur avec la partie qu'on a enlevée.

5° Si un deuxième forage est nécessaire, on introduit de suite la gouttière et, guidé par elle en dehors ou en dedans, et en bas par le tube, on fait un deuxième trait de scie.

6° On introduit alors le tube creux et on attend la cessation de l'hémorragie. Si cette hémorragie est très abondante, on tamponne à la gaze iodoformée;

7° On remplace enfin le long tube par un tube court placé tel ou doublé de gaze iodoformée.

Comme pansement, les jours suivants, si l'hémorragie n'a pas réclamé l'emploi d'un fort tamponnement, j'emploie les douches nasales faites par le côté non opéré, ainsi que des poudres ou des pommades antiseptiques.

Je dois ajouter que, dans les déviations très prononcées, j'ai eu quelquefois des perforations de la cloison qui, dans l'espèce, n'ont aucun inconvénient.

Ce n'est que dans les cas où la déviation est tout à fait antérieure, visible dans le champ des narines, qu'il faut se préoccuper de la perforation qui serait disgracieuse.

Dans ce cas, avant de procéder à l'ablation de la partie déviée, je sépare la muqueuse du côté opposé, soit en faisant une injection de 3 à 4 grammes d'eau bouillie, suivant la méthode d'Escat, soit en me servant d'une petite spatule plate et forte que j'introduis par une ouverture pratiquée du côté non dévié ou bien du côté dévié; dans ce dernier cas, la fraise des dentistes rend de grands services, car elle perfore le cartilage et repousse la muqueuse.

En procédant selon la technique opératoire que je viens d'exposer, je débarrasse le malade, en quinze ou vingt secondes, de son obstruction nasale. L'opération est facile et précise, elle ne nécessite pas l'emploi du chloroforme; quant à ses suites, elles sont extrêmement bénignes.

J'ai déjà opéré de la sorte cent vingt-cinq malades, et jusqu'à présent je n'ai eu qu'à me féliciter de mon procédé.

Plusieurs confrères m'ayant fait l'honneur d'employer mon procédé, j'ai eu l'occasion de constater que lorsqu'on n'est pas tout à fait rompu au manuel opératoire on peut, pendant les quelques secondes que dure l'opération, avoir une distraction regrettable, surtout si le malade relève légèrement la tête et, partant, modifie la ligne d'action de la scie que le chirurgien tient déjà en main. Pour faciliter donc, l'opération et la mettre à la portée des néophytes, je viens de créer l'instrument que voici et que j'appellerai *guide protecteur*.

Comme vous voyez, l'attelle protectrice, au lieu d'être tenue à la main, est fixée dans une bague qui est soudée à un manche, le tout disposé de telle façon qu'une fois l'attelle mise en place, un boutoir buccal fixe la direction du trait de scie dans le sens du plan vertical et l'attelle, la direction dans le plan horizontal; de plus, la bague est faite de façon à permettre le changement de la gouttière protectrice pour la faire agir tantôt à droite, tantôt à gauche.

Pour finir, messieurs, je vous montrerai mes pinces laryngiennes fenêtrées qui ont, comme vous savez, l'avantage sur les autres instruments similaires de ne pas cacher le champ opératoire au moment de la préhension de la tumeur laryngienne.

NOTE SUR LE TRAITEMENT DES SINUSITES ETHMOÏDALES ET MAXILLAIRES

par le docteur L. VACHER,

(d'Orléans).

L'empyème des cellules ethmoïdales existe rarement seul; on l'observe presque toujours lié à une sinusite frontale ou maxillaire. Dans un certain nombre de cas, le sinus sphénoïdal est pris en même temps.

Les malades qui sont porteurs de ces lésions se divisent en deux grandes classes, d'où dépend forcément notre manière de faire, notre traitement : 1re les malades qui consentent à être traités par la voie externe; 2e ceux qui s'y refusent absolument. Dans la 2e classe, nous pouvons ranger presque toutes les femmes, car il est très rare d'en trouver une qui consente à une intervention par la voie externe, à cause de la cicatrice plus ou moins défigurante qui succède toujours à l'opération.

Je ne veux parler aujourd'hui que de cette catégorie de malades très nombreuse et très intéressante, car elle comprend certainement la majeure partie des malades atteints de cette pénible affection.

Je sais bien que la voie externe est préférée à l'heure actuelle, grâce aux travaux de Luc.... Mais je veux me cantonner à dessein dans le traitement par la voie interne qui compte encore de très nombreux partisans.

Le traitement des empyèmes ethmoïdo-fronto-maxillaires est d'autant plus long que le nez est plus étroit, car, non seulement le diagnostic est beaucoup plus difficile, mais le traitement presque impossible.

Le premier but à atteindre est de se faire du jour autant qu'on le peut. Avant d'agir il faut voir ; sans cela aucun traitement sérieux, aucun acte vraiment chirurgical. Un excellent éclairage direct est absolument nécessaire.

Rien ne saurait remplacer le miroir de Clar, qui permet la vision binoculaire avec un éclairage électrique très brillant. En premier lieu l'ablation du cornet inférieur s'impose par la turbinectomie, l'anse chaude ou le morcellement à la pince coupante. Il faut enlever ensuite la partie antérieure du cornet moyen, soit à l'anse froide, soit à l'anse chaude, soit à la pince de Grunvald, et couper sans torsion, sans arrachement, sous peine de désordres éloignés, à cause de la fragilité des lamelles de l'ethmoïde, désordres pouvant provoquer des complications graves du côté de la base du cerveau.

Prudence et lenteur sont nécessaires. Les séances seront espacées de manière à permettre au malade de se remettre de l'ébranlement, de la douleur, de la perte sanguine observés à chaque intervention. Il faut obtenir le curettage du méat moyen, ouvrir largement chaque cellule infectée, rompre à la pince coupante ou à l'anse froide, les cloisons qui la séparent des cellules voisines, faire disparaître peu à peu une grande partie de l'ethmoïde, en respectant toujours le plancher du crâne. Chaque fois qu'on aura ouvert un nouveau foyer, il faudra le cureter prudemment, le badigeonner au chlorure de zinc ou avec une solution éthérée d'iode.

Le but à atteindre est de transformer toutes les cellules ethmoïdales en une seule cavité facilement accessible aux irrigations à l'eau bouillie, eau oxygénée, eau chloroformée, iodée, solution de permanganate, etc., qui, faites régulièrement, 2 fois par 24 heures, amèneront progressivement une amélioration suffisante pour que le malade puisse vivre sans trop d'inconvénients avec son infirmité.

Lorsque l'empyème des cellules ethmoïdales se complique de sinusite frontale, il est nécessaire, dès le début, de faire le sondage du sinus frontal malade, de l'irriguer, de le cautériser et surtout d'élargir, autant que possible, son entrée, pour empêcher la stagnation du pus, on fera concurremment le traitement du sinus frontal et de l'ethmoïde.

Dans les cas où le sinus maxillaire est pris, nous nous trouvons en présence d'une complication grave qui nécessite tous nos soins.

Je suppose toujours que je suis en présence d'un malade qui refuse la cure radicale par la fosse canine. Il nous reste à agir comme pour les lésions ethmoïdales. Il faut transformer le sinus maxillaire en une vaste cavité accessoire du nez, qui sera traitée par les cautérisations, les badigeonnages, les irrigations biquotidiennes.

Cette cavité est obtenue facilement en faisant sauter au ciseau la paroi externe au ras du plancher de la fosse nasale. J'ai fait construire un ciseau en biseau avec partie mousse conductrice, qui rend facile cette ablation osseuse que l'on termine à la pince coupante.

Pour éviter que le malade avale du sang pendant cette opération, je pratique le tamponnement postérieur de la fosse nasale correspondante, et je maintiens ce tamponnement en place avec un fil de fer recuit, tenu par un aide en haut et en dedans. De cette manière les instruments ne sont pas exposés à sectionner le fil qui maintient le tamponnement, et l'opération s'achève sans une goutte de sang dans le cavum.

La brèche dans la paroi externe du nez doit être aussi étendue que possible, de manière à permettre un curettage sérieux, bien qu'il soit forcément incomplet, un badigeonnage au chlorure de zinc et un tamponnement avec de longues mèches de gaze iodoformée.

Je crois qu'il y a dans la méthode que j'emploie des avantages qui permettent de soulager grandement, sinon de guérir complètement les malades qui se refusent à une cure radicale, par la voie externe, de leur polysinusite.

DISCUSSION

M. le Dr JACQUES (de Nancy). — M. Vacher réussit-il à ouvrir par le nez toutes les cavités de l'ethmoïde? Peut-il y arriver par le méat moyen?

M. MOURET (de Montpellier). — Dans les opérations sur les cavités de la face, il n'est pas absolument nécessaire de faire le tamponnement postérieur préventif des fosses nasales.

1° Bien souvent il est incomplet, car au cours de l'opération le tampon se déplace et le sang tombe dans le pharynx.

2° Le sang est dégluti et entre rarement dans les voies respiratoires.

3° Si le sang vient à tomber dans la trachée, le danger n'est pas des plus graves, car les voies respiratoires supportent des doses de liquides très grandes, ainsi que je le démontrerai prochainement en publiant des expériences sur les injections intra-trachéales que je poursuis depuis un an.

M. VACHER. — Il est bien certain que lorsque le nez est étroit, il est impossible de cureter tout l'ethmoïde par la voie nasale. J'ai parlé de mettre le malade, qui se refuse à une opération radicale, dans la possibilité de vivre avec son affection.

Je crois d'autre part que le tamponnement avec un fil métallique rend des services et qu'il vaut toujours mieux être sûr que le sang passant par les fosses nasales, ne viendra pas gêner l'opération ou forcer à l'interrompre.

EMPHYSÈME PULMONAIRE PAR INSUFFISANCE NASALE EXPÉRIMENTALE

par le docteur J. COUSTEAU,

(de Paris).

La question de l'insuffisance et de l'obstruction nasales, et leur retentissement sur l'état général et particulièrement sur le développement des sujets qui en sont porteurs, a été bien étudiée depuis quelques années à propos des végétations adénoïdes.

Nous ne reviendrons pas sur les diverses affections du naso-pharynx et même des voies aériennes supérieures, ayant pour cause déterminante l'insuffisance des fosses nasales, et par suite la non utilisation des fonctions physiologiques de cet organe. Ces questions ont, d'ailleurs, été étudiées par des auteurs beaucoup plus autorisés que nous. Nous tenons simplement à reproduire ici les résultats de quelques expériences faites sur des animaux, chez lesquels la production d'une insuffisance nasale a déterminé de l'emphysème pulmonaire. Ces résultats montrent pleinement l'importance qu'il faut attribuer à l'insuffisance nasale, et par suite l'intérêt qu'il y a, d'une part, pour le malade, d'autre part, pour le spécialiste, non seulement à déceler, mais encore à traiter les diverses affections qui viennent mettre obstacle à la libre circulation de l'air dans les fosses nasales.

Voici, d'ailleurs, comment nous avons procédé : l'animal choisi est le lapin ; c'est un rongeur et, d'après ce que nous ont appris les naturalistes, nous n'avons pas à craindre chez cet animal de suppléance buccale. Nous obstruons une narine seulement, après avivement des parois du vestibule, et trois ou quatre points de suture au crin de Florence. Cinq jours après enlèvement des crins ; la narine est complètement oblitérée. L'air extérieur produit dans la narine perméable un léger sifflement pendant l'inspiration avec un peu d'aspiration de l'aile du nez du même côté.

Au bout de 7 mois, nous sacrifions nos lapins, et voici les lésions pulmonaires que nous permet de constater l'examen macroscopique et histologique.

Obs. I : *Examen macroscopique*. — Au premier abord les poumons semblent normaux, sauf au niveau de l'extrémité inférieure du lobe droit qui présente une induration notable et des zones superficielles blanchâtres. À la coupe on constate au milieu du tissu induré des vacuoles dont quelques-unes ont la grosseur d'une forte tête d'épingle.

Examen histologique. — Au niveau de la zone sclérosée, dont nous avons parlé plus haut, le tissu pulmonaire est complètement transformé. Les alvéoles ont disparu et sont remplacées par un tissu fibreux ou plutôt scléreux au milieu duquel on constate par places de larges lacunes semblables à des vésicules emphysémateuses dont la paroi serait considérablement épaissie. On remarque encore à ce niveau un notable épaississement de la plèvre dont les capillaires sont dilatés et remplis de sang. Dans les parties voisines, la paroi des alvéoles est également plus épaissie, les capillaires sont dilatés. Çà et là, la paroi semble s'être rompue et l'on trouve de larges vésicules d'emphysème.

Obs. II : *Examen macroscopique*. — Les deux poumons présentent des plaques blanchâtres surélevées représentant des zones d'emphysème. On remarque de plus sur le reste de l'organe de petites vésicules transparentes de la grosseur d'une fine tête d'épingle.

Examen histologique. — Les deux poumons présentent des lésions identiques : les alvéoles voisins de la surface sont notablement altérés. Par places les parois sont infiltrées de leucocytes; tandis qu'à côté certains alvéoles ont leurs parois rompues formant ainsi des cavités variables de grandeur suivant le nombre des parois qui ont cédé. A l'intérieur du parenchyme, l'on rencontre également un certain nombre d'alvéoles à parois éclatées.

Obs. III : *Examen macroscopique*. — Léger emphysème sur le bord du poumon droit, particulièrement au niveau du lobe inférieur; emphysème également au bord du poumon gauche plus accentué au niveau du sommet.

Examen histologique. — Poumon droit : au niveau du bord du lobe inférieur, la plèvre est épaissie et congestionnée avec les vaisseaux dilatés et gorgés de sang. Un certain nombre d'alvéoles à ce niveau ont leurs parois épaissies, infiltrées de leucocytes, les capillaires sont dilatés. Disséminés dans ces tissus, l'on rencontre de larges lacunes formées par la réunion d'alvéoles dont la paroi a cédé.

Poumon gauche : à côté d'alvéoles normaux, on en trouve un certain nombre dont les parois sont rompues.

Obs. IV : *Examen macroscopique*. — Quelques vésicules d'emphysème au niveau des sommets.

Examen histologique. — Poumon gauche : sur les bords des vésicules d'emphysème en petit nombre sans grande modification dans la structure des parois alvéolaires qui présentent seulement une légère infiltration de leucocytes.

Poumon droit : presque normal, à peine trouve-t-on quelques vésicules d'emphysème sous le champ du microscope.

P. S. Chez ce lapin, l'obstruction uninarinaire était incomplète à dessein pour obtenir un degré moindre d'insuffisance nasale. Nous remarquons d'ailleurs que les lésions pulmonaires sont moins étendues.

Obs. V : Dans cette observation, les deux narines sont suturées, l'obstruction nasale est donc totale. L'animal devrait succomber en peu de temps, mais à notre grand étonnement, une suppléance buccale s'établit, et ce n'est qu'au bout de *douze jours* que nous le sacrifions. Il n'aurait d'ailleurs pu survivre longtemps, l'animal refusant tout aliment.

A l'ouverture, nous trouvons des poumons complètement exsangues et recouverts de larges plaques d'emphysème.

Examen histologique. — Poumon droit : sur les bords un certain nombre d'alvéoles ont les parois rompues et circonscrivent ainsi d'assez larges espaces vides. Ces espaces représentent des vésicules d'emphysème de formation récente sans lésions réactionnelles.

Poumon gauche : les parois alvéolaires sont extrêmement amincies, réduites pour ainsi dire par places à la couche épithéliale. Il semble que les épithéliums de deux alvéoles contigus soient accolés l'un à l'autre. Dans quelques endroits les cloisons ont disparu.

Comme on a pu le voir, ces cinq observations sont pleinement concluantes. Il ne nous est pas permis de douter un seul instant que l'insuffisance nasale, voire même l'obstruction, n'aient été la cause déterminante de l'emphysème pulmonaire. La dilatation des alvéoles pulmonaires, puis secondairement l'éclatement de leurs parois, trouveront une explication suffisante dans la différence des pressions intrapulmonaires (causes mécaniques).

Enfin lorsque la suppléance buccale sera possible, les infections secondaires des voies respiratoires supérieures, puis inférieures, faciliteront le rôle destructeur des causes mécaniques.

Dans la pratique, il sera très difficile, en présence d'un emphysémateux, de reconnaître l'importance du rôle joué par les fosses nasales, car, le plus souvent, il nous sera impossible de savoir si les signes d'emphysème pulmonaire sont antérieurs à l'insuffisance nasale et réciproquement. Mais, étant donnés les résultats que nous avons obtenus d'une manière empirique, il est vrai, nous pourrons cependant attirer l'attention sur l'importance de la perméabilité nasale et sur la rapidité avec laquelle se produit l'emphysème pulmonaire lorsqu'un obstacle quelconque détermine une sténose nasale même incomplète mais durable.

LUNDI 6 AOUT

Séance du matin.

Présidence de M. le docteur GOUGUENHEIM (Paris).

Troisième question mise à l'ordre du jour :

INDICATIONS ET TECHNIQUE DE LA THYROTOMIE

Rapporteurs : **MM. SIR Felix SEMON** (Londres), **GORIS** (Bruxelles).

THE INDICATIONS OF THYROTOMY

RAPPORT

by SIR Felix SEMON,

of London.

. Whilst it is in the nature of things that thyrotomy can never be an everyday's operation, it cannot be gainsaid, I think, that hitherto it has additionally been anything but a popular one. The reasons for this are not far to seek. Previous to the invention of the laryngoscope, the indications of opening the larynx were so very obscure that the number of thyrotomies known to have been performed in pre-laryngoscopic times is exceedingly small[1]. When, with the introduction of the laryngoscope, a period of greater activity and wider applicability seemed to be in store for thyrotomy, a very formidable rival to it arose almost immediately in the shape of Intralaryngeal Surgery. This rival vigorously, and on the whole victoriously, contested the propriety of the external operation with regard to two of its most important indications, viz., the removal of foreign bodies, and the removal of benign new growths from the larynx, and succeeded in limiting its performance in these classes of cases to a very insignificant number. .

1. With regard to the history of the operation, and indeed with regard to all details concerning the operation itself upon which I am unable in the limited time at my disposal to enter, I would refer to the excellent monograph on « Laryngotomie » written by Prof. Max Schüller, of Greifswald, in Billroth's Luecke's, *Deutsche Chirurgie.* Stuttgart, Ferdinand Henke, 1880.

Shortly afterwards, another of the most important indications of thyrotomy: its performance in cases of malignant disease of the larynx, was strongly assailed by Prof. Paul Bruns, in his well-known monograph : " Die Laryngotomie zur Entfernung Endolaryngealer Neubildungen "[1]. The conclusions, which he drew from the statistical survey of the thyrotomies which had until then been performed for the removal of cancer and sarcoma were so convincing and at the same time so averse to the performance of the operation, that they were tantamount to its complete condemnation in cases of that sort. Only quite recently has the operation begun to recover its position. At present, an era of far greater usefulness is, I believe, dawning for it, particularly in certain cases of malignant disease of the larynx. I shall be glad if the proposals which I am going to make, and the discussion which will follow should contribute towards that goal.

Two short remarks are required before I enter upon my subject proper.

A.) In discussing now-a-days the " indications of thyrotomy ", it is imperatively required to discard from one's mind antiquated notions about its dangers and drawbacks.

The number of improvements in the technique of the operation itself, and of its after treatment, on which my friend and co-reporter, Prof. Dr Schmiegelow, will no doubt dwell in his introductory remarks, have done away with many of the objections, which, only 12 years ago, were justified enough. It is therefore possible at present to recommend the performance of thyrotomy under circumstances in which, in previous times, such recommendation would have been unjustifiable.

B.) In speaking of the " indications of thyrotomy ", it must always be kept in mind that, with a few exceptions, the indications of this operation are not *compulsory*, but merely *facultative*. In other words : in the great majority of circumstances in which the performance of thyrotomy comes into question, other means of dealing with the case may be substituted.

The indications then which, at the present stage of our knowledge, present themselves to my mind for the performance of thyrotomy are :

1) Foreign bodies in the larynx;

2) Injuries to the larynx;

3) Laryngocele;

4) Stenosis of the larynx;

1. Berlin, Aug. Hirschwald, 1878.

5) Acute laryngeal perichondritis;
6) Laryngeal tuberculosis (including lupus):
7) Scleroma of the larynx;
8) New growths in the larynx;
    a) Benign;
    b) Malignant.

I. Foreign bodies in the larynx.

I do not think that there will be much divergence of opinion as to the mode of procedure in the event of a foreign body having been impacted in the larynx. Should the foreign body be comparatively small, not too angular, nor possess many sharp hooks and edges, and not cause any respiratory difficulty, everybody now-a-days will probably in the first place attempt to remove it per vias naturales. Should this be impossible on account of the size, or the form of the foreign body, or of its firm impaction in the soft laryngeal tissues which might lead to their being lacerated in the event of forcible intralaryngeal removal, or should œdema or considerable dyspnœa be present, either tracheotomy ought to be performed, and an attempt be made to dislodge the foreign body from the tracheotomy wound, or subsequent intralaryngeal attempts at removal may be made, or, finally, thyrotomy might be at once performed.

There is one point, however, with regard to which a note of special warning must be sounded. Under no circumstances, is it advisable to allow a foreign body to remain impacted in the larynx for any length of time, even if, at first, it does not produce any serious symptoms. I have seen and recorded several cases, in which a neglect of that kind led either to perichondritis, anchylosis of the crico-thyroid articulations, and lasting disablement of the organ, or to the sudden dislodgement of the foreign body, and its entrance into the lower food and air passages, with serious consequences resulting[1].

Considering that thyrotomy in a healthy person is, at present, an operation of but small risk, I should not now, if my attempts at intralaryngeal removal failed, or if the case from the first were not suitable for this method, hesitate to perform thyrotomy, with or without preliminary tracheotomy, according to the special requirements of the case.

II. Injuries to the larynx.

In cases of severe fracture of the larynx, bullet wounds, or suicidal

---

1. « Some pratical remarks on foreing bodies in the upper air and food passages, and on their removal. » *The Medical Chronicle,* april 1885.

injuries, it has been repeatedly proposed to perform thyrotomy, in order to replace the dislocated fragments, and, if necessary, to retain them in position by a tube introduced either through the mouth, or from the tracheotomical opening.

The reasonableness of this indication cannot be doubted, and the operation has been performed in a few cases with excellent results, but the indication, needless to say, is likely to always remain a rare one.

III. Laryngocele.

Laryngeal air-cysts, themselves extremely rare, still more rarely cause serious symptoms. In a case described by Benda and Borchert[1], however, sudden inflation of a laryngocele ventricularis caused death by asphyxia. Should the symptoms, therefore, be threatening, thyrotomy. followed by extirpation of the cyst, would be indicated, as already successfully practised by Ledderhose[2].

IV. Stenosis of the larynx.

It is likely that thyrotomy will be performed more frequently in cases of stenosis of the larynx than hitherto, when once the still prevailing impression has been corrected, that thyrotomy .was a risky and difficult operation.

Any of the manifold causes of stenosis of the larynx : cicatricial contraction from ulceration of the mucous membrane; perichondritis, particularly of syphilitic origin; hyperplastic inflammatory processes; congenital webs; adhesions between the vocal cords, ventricular bands, or other parts of the larynx, from external wounds, scalding, syphilis, typhoid fever; and a host of similar causes may produce considerable narrowing, or even complete obliteration of the larynx.

A number of these conditions will be no doubt accessible to intralaryngeal surgery; in another class, intubation by either Schrötter's or O'Dwyer's tubes, when patiently used, will be productive of excellent results; but a number of cases will remain, in which neither of these two methods can be made use of at all, or in which, for external reasons, it is impossible to continue it for a sufficiently long time to prevent reformation of the narrowing, a contingency which, it is well-known, is unfortunately but too frequent.

1. « Laryngocele als Todesursache. » *Berl. klin. Wochenschrift*, 1897.
2. « Laryngotomie wegen intralaryngealer Luftcyste », *Deutsche Zeitschrift für Chirurgie*, XXIX, 4, 1889.

It is in this class of cases that I think there is a future for thyrotomy. Particularly in cases of hypertrophic syphilitic stenosis, with enormous fibroid thickening of the mucous membrane, excellent results may be obtained, as I have twice seen in cases operated upon by this method in St. Thomas's Hospital, by thyrotomy, and bold excision of the hypertrophic masses.

Hitherto, such cases have remained either entirely unrelieved the patient having to wear a tracheal canula for the rest of his life, and his voice being reduced to an almost inaudible whisper, or they have had to undergo an intubation-treatment extending over many months, with the penalty attached to it, that, even a short interruption threw them back to the very beginning. Thyrotomy, in suitable cases, undoubtedly relieves more quickly, but here again I need not say that I do not recommend a wholesale performance of the external operation, and think it must be left in every individual case to the judgment of the medical attendant which method : intralaryngeal operation, intubation, or thyrotomy is most likely to lead to a satisfactory result. It also ought to be clearly understood that, in some cases of great fibroid obstruction of the interior of the larynx, particularly of syphilitic origin, even if the result of thyrotomy be at first all that could be desired, occasionally renewed thickening takes place, sometimes after the lapse of a year or more. A case of this kind was recently shown by M. Spencer before the Laryngological Society of London [1].

V. Acute laryngeal Perichondritis.

The indications for thyrotomy in acute laryngeal perichondritis, in spite of Schüller's warm recommendation [2], have never been generally accepted, and are likely to remain extremely rare. According to Schüller, thyrotomy ought to be performed already in the first stage as well as in the further course of perichondritis in order to treat the perichondritis itself through the laryngotomical opening in a suitable manner, i.e., by incision, extraction of necrotic parts of cartilage, and aseptic treatment of the perichondritic abscess. Unfortunately, it is very difficult, and likely to remain so in many cases of acute perichondritis to say definitely which cartilage is the actually diseased one, and the fear of producing by the performance of thyrotomy additional undesirable complications is more than a theoretical one.

1. *Proceedings of the Laryngological Society of London*, 1900, p. 62.
2. *Deutsche Chirurgie von Billroth u Luecke*, 1880, Lieferung 37, p. 153.

Occasionally, however, as in a case of my own[1], real good may accrue from thyrotomy being resorted to in time, in acute laryngeal perichondritis, and its performance in this class of cases deserves, I think to be more frequently thought of than apparently it is at present.

VI. Laryngeal Tuberculosis (including Lupus).

Of late years, thyrotomy has been repeatedly performed in cases of laryngeal tuberculosis, and Dr Goris, who has probably paid more attention to this subject than anybody else, has formulated its indications as follows[2] :

" Thyrotomy", he thinks, " is optional in circumscript lesions, and even preferable in tubercular patients, whose general state of nutrition is good, even if their lungs should be much affected. It is not desirable in tubercular patients, whose state of health is bad, or whose whole larynx is deeply affected. "

Undoubtedly, cases occur, in which intralaryngeal surgery does not succeed in removing by curetting, or similar proceedings even circumscript laryngeal tuberculous lesions,because they are not so favourably situated for intralaryngeal interference.   In such cases, if the general state of health be good, thyrotomy would be entirely legitimate, and as Dr Goris' results, and one obtained by myself, show, laryngeal lesions in such cases may be lastingly cured by that operation.   There is, however, one very serious drawback to the employment of thyrotomy in this class of cases, which ought to be before the mind of every operator, viz., the danger of tubercular infection of the wound.

In my own case, just referred to, in which I performed thyrotomy, the laryngeal lesion was quite cured, after thyrotomy had been performed, the ulcerating surface removed, its bottom scraped, and pure lactic acid applied, and the cure remains permanent now, i.e., fully 5 years after the operation.   But this satisfactory result was at first greatly marred by the external wound becoming tuberculous and fistulous tracts forming all over in front of the larynx and the trachea. Finally, reopening of the old scar, and an extensive operation became necessary in order to thoroughly remove the parts wich had become infected with tuberculosis in the course of the operation.   At the time I thought that this was a very exceptional surgical misfortune.   On

1. Felix Semon, Some pratical remarks on foreing bodies in the upper air and food passages, and on the principles of their removal, *The medical Chronicle*, april 1895.

2. La Thyrotomie dans la tuberculose du larynx, *Annales de la Société belge de Chirurgie*, N° 7, 1898.

studying, however, Dr Goris' valuable contribution just referred to, I found that the same mishap occurred in all his four cases, and it seems therefore legitimate to conclude that tubercular infection of the wound is a danger which must be seriously reckoned with in this class of cases.

As to lupus of the larynx, thyrotomy has, so far as I know, but once been performed for that disease. In the " Handbuch der practischen Chirurgie " von Bergmann, Bruns, and Mikulicz, I see it stated, that Brondgeest has obtained a cure in a case, in which he performed subhyoid pharyngotomy, combined with laryngotomy. Theoretically, the operation does not look very promising on account of the tendency of lupoid scars to great shrinking, which might more than fustrate its initial effects.

VII. Scleroma of the Larnyx.

For this rare affection thyrotomy, occasionally to be followed by methodical dilatation, appears to be the sovereign operation. Pieniazek[1], according to his own statements, has performed the operation in no less than 150 cases " mostly on account of laryngo-scleroma ", and considers it the quickest and most reliable method of dealing with this troublesome disease. Recurrences are not excluded, but seem to occur much later, and in longer intervals than after the use of other methods

VIII. New growths in the Larynx.

a) *Benign.*

The principle for the removal of benign laryngeal growths, which at present is almost universally accepted goes to the effect that : *no external operation should be performed unless an experienced laryngologist had unsuccessfully endeavoured to remove the growth per vias naturales.* Broadly speaking, I think this principle to be a sound one, and to hold good now as much as ever. At the same time in the light of the experience gained within the last 50 years, it appears to me that one ought not to be too dogmatic, and that, in an individual case, the observer's own judgment ought not to be too blindly subordinated to generally accepted canons.

Undoubtedly, in the enormous majority of benign laryngeal growths, a competent specialist will be able, particularly since the introduction of local anaesthesia, by means of cocaine, to satisfacto-

---

1. HEYMANN's *Handbuch der Laryngologie*, Vol. I, p. 1526.

rily effect removal by intralaryngeal operation. Still there are exceptions to this rule.

Thus, above all, cases of multiple papillomata in small children
have formed a group, the possession of which has by no means been
ceded by the surgeon to the laryngologist. It is true that here again
the intralaryngeal method has made considerable progress within the
last few years. Kirstein's method of direct laryngoscopy and Scanes
Spicer's introduction of the combination of general anaesthesia with
local applications of cocaine to the pharynx, whereby the troublesome
salivation, which formerly was the greatest obstacle to the performance
of intralaryngeal operations under a general anaesthetic, is prevented,
or, at any rate greatly diminished. have greatly facilitated the performance of intralaryngeal operations even in small children, and in
towns of sufficient size to support the existence of a laryngologist,
and in large hospitals, in which every possible assistance and after-
care is warranted, even in cases of small children. attempts at intralaryngeal removal of multiple papillomata nowadays ought to precede,
if possible, external laryngeal operations. But unfortunately, cases
of this sort will occur where no favourable conditions for intralaryngeal removal exist, and the grave question arises : what is to be done
under such circumstances? Personally, I should be in favour of mere
prophylactic tracheotomy being performed, and of the child wearing
its tube, until it had grown up sufficiently to intelligently assist at
subsequent efforts at intralaryngeal removal of the growth. But a
former colleague of mine at St Thomas's Hospital has drawn my
attention to a contingency of which, if I remember rightly, he had
seen a sad real illustration. Cases of this sort unfortunately not
rarely occur in children of poor parents, who are compelled to leave
their children to themselves, whilst both father and mother are following their occupations. Supposing there were several children in a
house, one of whom for the reason now under discussion was wearing
a tracheal canula, and that during play or a childish quarrel, its tube
was torn out from its throat, speedy death from suffocation might
supervene before help could be afforded. The possibility of such an
occurrence ought not to be lightly dismissed from one's thoughts, and
if it be present, I would rather, though not cheerfully. agree to the
performance of thyrotomy than leave the child for years under the
shadow of an almost ever-present danger.

Should thyrotomy be resorted to under such circumstances, one
ought not to flatter oneself with the idea that by gaining easier access
to the growth with the performance of laryngotomy, a greater gua-

rantce against recurrence was offered than by the employment of the intralaryngeal method.

Cases abound in laryngological literature in which thyrotomy has had to be performed over and over again in cases of multiple papillomata in children, and an experience of my own, which strongly bears upon this question, has shown me the utter futility of the belief that in cases of a tendency to papillomatous degeneration, this tendency can be eradicated by external operation.

This experience refers to a case which I have reported in the Archiv für Laryngologie, Vol VI. Heft 3.

It was a case of a gentleman, aged 64, in whom I performed thyrotomy with removal not only of the growth, but also of the healthy zone in its entire neighbourhood, on account of what was supposed to be an epithelioma at the time of the operation. The removal, needless to say, was much more thorough than one would ever aim at in a case of benign papilloma. Nevertheless, 4 years later, practically his whole larynx was in a condition of papillomatous degeneration. If such an event could occur after so radical an operation, how much more likely will the occurrence be after mere thyrotomy and removal of the innocent growth in a case in which thorough removal of the healthy neighbourhood can hardly be considered permissible!

· It therefore not with a light heart that I would ever agree to the 'performance of thyrotomy for multiple papillomata in children and cases in which it *ought* to be performed will certainly be very scarce. I did, however, not wish, to altogether dogmatically exclude the propriety of its performance under certain exceptional circumstances, such as mentioned before.

Another exception to the general rule, named at the beginning of this paragraph may occur in cases of exceptionnally large mobile laryngeal growths, which may become suddenly impacted in the glottis and cause death before relief can be afforded. Such a contingency will no doubt be extremely rare, but, as I know, from sad personal experience, may become a grim reality. An isolated case of that sort will not of course supersede the general accumulated experience of so many years, but if a similar case should again come under my notice, I should certainly begin, as I did, with my endeavours at intralaryngeal removal, but should after one or two failures either perform prophylactic tracheotomy, and then resume intralaryngeal operations, or, more probably, should at once perform thyrotomy and remove the growth from the external wound

VIII. New growths in the Larynx.

b) *Malignant.*

The last indication of Thyrotomy I have to discuss, I believe to be both the most frequent, and the most important one, viz., its indication in the early stages of intrinsic neoplasms of the larynx.

I have already mentioned that the operation in cases of malignant disease had been totally discredited in 1878 by the statistical monograph of Paul Bruns.

Three years ago, I endeavoured to show[1] that the condemnation, which Bruns at the time (1878) was fully justified in passing, was due to the fact that the operation at that time was almost always undertaken at a stage when the disease was much too far advanced for this form of operation.

But in spite of the fact that our diagnostic powers of the early stages of intrinsic cancer and sarcoma of the larynx have made enormous progress since those days, that the technique of the operation itself has been greatly improved, and that its results now-a-days, in really suitable cases, are of the most encouraging nature, the operation, except in Great Britain, has not yet fully recovered from the universal prejudice raised against its performance 22 years ago. A few operators, such as Butlin, Chiari, Schmiegelow, and myself have repeatedly of late years endeavoured to convince the profession of the enormous usefulness of thyrotomy in really suitable cases of malignant disease of the larynx.

Unfortunately, however, our efforts have hitherto, so far as I can judge, been greatly interfered with, by recent statistics, which owing to their controversial compilation do not, I am convinced, represent the real achievements of modern thyrotomy, and by the regrettable rivalry of two other methods, which, as it were, form the opposite poles of possible surgical interference in the class of cases now under consideration, viz., the intralaryngeal method and partial, or even total, extirpation of the larynx.

I therefore warmly appreciate the selection of this subject for discussion at an international gathering of this character.

It is quite true that not many arguments are likely to be advanced which have not already been made use of in recent papers on this

1. Zur Frage der Radikaloperation bei bösartigen Kehlkopfneubildungen mit besonderer Berücksichtigung der Thyreotomie, *Archiv. für Laryngologie*, Vol. VI, Heft 5, 1897.

question, and I personally shall refrain from reiterating at length my own views, partly on account of the limited time at my disposal, and partly because I have said practically all that I could say in my various papers on the subject[1].

But a few facts seem to me to stand out so prominently, both from the results obtained by various methods, and from the considerations, which could be urged in favour or in disparagement of any of the rival methods of surgical interference now in use, that I wish in conclusion of my paper to lay them before you in as concise a form as possible.

We are all agreed, I take it, that no internal medication of any kind has the least influence upon the course of malignant disease of the larynx[2]; that surgical measures are the more likely to be permanently successful, the sooner they are undertaken, i.e., at the time when the mischief is still purely local, and not yet generalized

For the last-named purpose, it is of the highest importance that the *early symptoms* of malignant disease of the larynx should be know *to every general practitioner*, and that the superstitions, unfortunately still too prevalent with regard to this question, should for ever be swept away.

It ought to be generally known that the symptoms now usually associated in medical minds with cancer of the larynx, viz., cachexia, pain, swelling of the cervical glands, foetor of the breath, expectoration of blood, as a rule, only occur in the *later* stages of the disease, and may even be absent, one or several of them, till the very end of life. It ought to be generally known, on the other hand, that, just in those cases which are particularly suited for thyrotomy, i.e., in cases in which the disease begins on the vocal cords, the *only* objective initial symptom is usually hoarseness, and that if a person, above the age of 50, particularly a man, has suffered for some length of time from some inexplicable dry hoarseness, without any further symptoms. his case ought to be considered suspicious enough to be subjected to laryngoscopic examination at the hands of an expert.

1. The results of radical operation for malignant disease of the larynx, from the experiences of private practice. *Lancet*, 1894, Vol. II, Dec. 15th, 22nd ét 29th. (This paper has been translated into French, and published in the Supplément of N° 22 of the *Revue de Laryngologie, Otologie et Rhinologie*, 1895, Bordeaux.)

2. The paper already referred to in the *Archiv. für Laryngologie*, 1897.

3. Die Thyreotomie bei bösartigen Kehlkopfneubildungen, *Die Therapie der Gegenwart*, April, 1899.

4. Einige Bemerkungen zu der neuen Sendziak'schen Statistik über die operative Behandlung des Larynxkrebses, *Monatschrift für Ohrenheilkunde*, November, 1899.

When once these simple truths have become common property, malignant disease of the larynx will be much sooner recognized than unfortunately even now is the rule, and the proportion of lasting success from surgical interference in this terrible disease will become much greater than it is at present.

Now, if a suspicious growth be discovered in the larynx, a part should, if possible, be removed by intralaryngeal operation. and submitted to microscopic examination; should this, however, be impossible, or should the result of the microscopic examination be undecisive, the clinical observer must have the courage of his opinion, and not wait too long until it is either too late altogether, or until such drastic measures as partial or total extirpation of the larynx are the only means by which a cure can be possibly hoped for. Better as I have said on a previous occasion, a thyrotomy performed where milder measures might possibly have sufficed than a life lost or most serious and mutilating operation rendered necessary by waiting too long!

I would therefore put it as a clear indication for thyrotomy that in all cases in which the presence of a malignant growth in the interior of the larynx, of a still circumscribed character, has either been definitely ascertained, or has been rendered, at any rate, very probable, from the clinical symptoms, thyrotomy should be performed, with a view to eradicating the disease by subsequent removal of the growth itself with a zone of surrounding healthy tissue.

In those cases in which the disease is still limited and situated within the confines of the larynx proper, without the cervical lymphatic glands being as yet infiltrated, this simple operation will be found to suffice. not only for the radical extirpation of the disease, but also for the prevention of recurrences.

Without wishing to anticipate in any way the conclusions of my co-referer, Dr Goris, I must state here, to justify my own attitude, that in my own private practice, I have succeeded by following these principles, in lastingly curing 83.5 per 100 of all the patients I have operated upon by thyrotomy.

At the same time, I wish again emphatically to repeat that such results can only be obtained by the selection of cases, *really suitable* for this form of operation. Very advanced disease, infiltration of the cartilaginous framework itself, affection by contiguity of neighbouring parts, such as the pharynx, tongue, or œsophagus, extensive infiltration of the cervical lymphatic glands, very old age, concomitant chronic and serious disease of the lungs or bronchial tubes may, of

course, from various points of view, be so many contra-indications to thyrotomy in particular, and to other external radical operations in general.

Every single case ought to be decided upon on its merits. No
operator ought to start on his operation with the determination to
perform only thyrotomy, and nothing else. If, in the course of the
operation, the disease should be found to be more extensive than
could have been judged by laryngoscopic examination, the compass of
the operation should either be changed into partial or even total extirpation of the larynx, or the attempt at radical operation ought to be
altogether abandoned. Wat I have particularly at heart is : that
thyrotomy *should not again be discredited* by being undertaken in
a priori unsuitable or in *much advanced* cases. Its real sphere of
usefulness lies in the early stages of true intrinsic cancer or sarcoma
of the larynx. Personally, I am convinced that intralaryngeal surgery
will never be able, and indeed in its own self-understood interest,
ought not even to try and rival thyrotomy in cases of malignant
growths of the larynx.

The principle, so universally acknowledged in surgery : viz., that
operation for malignant disease can never be successful, unless really
radical, so much militates against the employment in this class of
cases of intralaryngeal operations, which, from the nature of things,
do not afford a guarantee as to the thoroughness and completeness
of the removal, that I honestly believe that, in the interest both of the
operation, and of the reputation of laryngology, in none but the most
favourable cases should attemps be made to treat malignant disease
of the larynx by endolaryngeal operation. I must frankly confess
that even the reports of cases which have been successfully dealt with
by intralaryngeal operation have not been able to shake in the least
my conviction going to that effect.

The field is wide enough, in all conscience, for intralaryngeal surgery, without this very dangerous ground being contested!

On the other hand, there is ample scope for extra-laryngeal operations of the more extensive kind, such as partial or total extirpation
of the larynx in cases in which the disease either has been *a priori*
unsuitable for thyrotomy, or in which the diagnosis has been arrived
at too late for the minor operation to be undertaken with a reasonable
chance of success. The results of Professeur Gluck and others have
shown us how much can be done by such operations, in even apparently desperate cases, and I most heartily congratulate him and his
followers on having, by such operations, saved life in an ever-
increasing number of such avanced cases.

But what I protest against is that these heroic measures should be undertaken in cases *which do not really require them!* There ought always to be some proportion between the *degree of the disease* and the *operative measures* undertaken to cure it, and from my literary studies on the subject, I am seriously afraid that this principle has not been adhered to of late by every operator.

Those who advocate thyrotomy in those early cases have been assured time after time that their endeavours were being followed with « sympathetic interest », but at the same time, I regret to say that I have the impression as if their *practical results* were persistently ignored!

The time has now fully come when everybody should be capable of forming an opinion on this question, and if the results obtained be scrutinized with an unbiassed mind, I have no doubt that the chief indication for the employment of thyrotomy will, in future, be found in early intrinsic malignant disease of the larynx.

RÉSULTATS IMMÉDIATS ET ÉLOIGNÉS DE LA THYROTOMIE

RAPPORT

par le docteur GORIS,

(de Bruxelles).

Le Comité organisateur du XIIIe Congrès international de Médecine nous ayant chargés, MM. Sir F. Semon, Schmiegelow et moi, de faire un rapport sur la thyrotomie comme méthode générale d'intervention dans certaines affections chirurgicales du larynx, j'ai accepté, pour ma part, de rechercher les résultats immédiats et éloignés de cette opération.

Pour pouvoir émettre une appréciation générale sur la valeur de la méthode, il fallait avant tout recueillir des observations dont les données fussent, autant que possible, comparables entre elles. C'est pourquoi j'ai cru bien faire d'adresser aux spécialistes qui ont pratiqué l'opération un questionnaire concernant l'âge, le sexe des opérés, la nature de la maladie, la technique suivie, les résultats immédiats et éloignés de l'opération et les observations complémentaires.

Nous avons reçu la relation de cent sept thyrotomies se répartissant de la manière suivante :

    62 thyrotomies pour tumeurs malignes du larynx ;
    14   —   —   tuberculose ;
    27   —   —   tumeurs bénignes ;
     1   —   —   sténose ;
     2   —   —   corps étrangers ;
     1   —   —   rhinosclérome ;

Total   107

Il suffira de jeter un coup d'œil sur les tableaux annexés à ces notes pour se faire une idée détaillée de tous ces cas.

Avant d'aborder la question de la valeur comme technique de la thyrotomie dans les affections diverses où elle peut se recommander, nous dirons un mot,

1° de la gravité de l'intervention en elle-même ;

2° de son influence sur la voix et la respiration.

Ce sont deux points de vue absolument généraux.

1° *Gravité de l'intervention*. — L'on peut, en se basant sur les relations contenues dans le rapport, dire que la thyrotomie est une opération sans gravité. Depuis l'antisepsie, et surtout depuis que la technique de l'opération a subi des perfectionnements, les complications inflammatoires sont devenues l'exception. Sur cent sept opérations, nous ne trouvons que quatre morts imputables à l'opération elle-même. C'est là une proportion tout à fait favorable, d'autant plus que les décès par pneumonie post-opératoire se sont produits le plus souvent chez des malades affaiblis ou dont les poumons étaient prédisposés, par une asphyxie déjà bien établie, à l'infection pneumonique.

Je ne m'étendrai pas plus longuement sur la gravité de l'opération, afin de ne pas empiéter sur le terrain de mes collègues qui se sont occupés de la technique opératoire, dont dépend en grande partie l'innocuité de l'opération.

Nous nous permettrons, toutefois, d'insister un moment sur la technique que nous suivons et qui nous a donné d'excellents résultats puisque, sur treize thyrotomies[1], non seulement nous n'avons pas eu un seul décès, mais pas une complication. Nous croyons pouvoir attribuer ces bons résultats à la technique suivie : trachéotomie et thyrotomie en une séance, tamponnement hermétique sus-canulaire pendant l'opération, position de Rose. De cette façon, nous réduisons

---

1. Deux ne sont pas mentionnées dans ces tableaux, parce qu'elles sont de date encore trop récente.

à son minimum la quantité de sang et de matières septiques de la bouche s'écoulant dans la trachée.

2° *Influence sur la voix.* — L'intégrité plus ou moins parfaite de la voix après la thyrotomie dépend de deux facteurs : *a)* la juxtaposition bien adéquate des lames du thyroïde, et *b)* l'importance des interventions, sur les cordes vocales surtout.

a) Le premier de ces facteurs est important, surtout lorsque l'on a affaire à des tumeurs de bonne nature ne nécessitant pas l'ablation d'une partie plus ou moins grande des cordes vocales ou même des cartilages. Les tumeurs pédiculées telles que les fibromes, les papillomes diffus, les angiomes, etc., sont justiciables de la thyrotomie, et peuvent s'enlever sans que le timbre de la voix s'en ressente, à condition que le chirurgien fasse une coaptation bien exacte des lames thyroïdiennes.

Je regrette que les confrères n'aient point tous signalé l'état de la voix après l'opération des tumeurs bénignes ; le fait eût été intéressant à constater, car il aurait pu servir de base à élargir encore le champ d'intervention de la thyrotomie. Le résultat est bon pourtant, puisque, sur le total de vingt-cinq opérations, la voix est renseignée trois fois comme rauque et treize fois comme excellente.

Beaucoup de tumeurs bénignes sont, en effet, difficiles à extraire complètement par les voies naturelles ; pour ma part, quand elles se présentent dans des conditions douteuses au point de vue de la restitution de la voix, je n'hésite pas à proposer la thyrotomie, assuré que je suis du bon résultat de mon opération. Dans mes observations de thyrotomies pour tumeurs bénignes du larynx, je suis intervenu deux fois pour chaque cas ; j'ai eu chaque fois bien soin de faire une juxtaposition très exacte des lames du thyroïde en les suturant au catgut, et le résultat fut, dans chaque cas, réellement brillant au point de vue vocal. Dans l'un des deux cas, j'avais pourtant excisé totalement l'une des bandes ventriculaires sans que cette ablation eût la plus minime influence sur la voix.

En résumé, dans les cas où il ne faut pas enlever une portion du tissu des cordes vraies, la voix sera bonne si les lames thyroïdiennes sont bien juxtaposées.

b) Il peut en être tout autrement quand l'on a affaire à des tumeurs malignes nécessitant une ablation plus ou moins considérable des cordes vocales, des cartilages, ou même une destruction plus ou moins complète, comme dans les cas de tuberculose du larynx. Les tableaux ne nous renseignent pas sur tous les résultats au point de vue de la voix : en général, celle-ci est couverte. Dans certaines opérations pourtant, où il avait fallu enlever une grande partie des cordes vocales (cas de Eeman et Boekel), la voix fut excellente, malgré l'importance de l'intervention. Dans le cas dont Eeman nous fit la démonstration lors de la réunion de la Société belge de Laryngologie à Gand, la voix était excellente : Eeman avait enlevé toute une corde vocale; il s'était formé à la place une bande cicatricielle vibrant à l'unisson de la corde restée saine.

J'ai été le témoin du même fait. Dans un cas d'épithélioma cylindrique de la corde vocale droite que j'ai opéré il y a trois mois, et dont je n'ai pas fait mention ici, le fait étant trop récent, je dus enlever la vraie corde droite. Cinq semaines après l'opération, la voix était tellement bonne que le malade, que sa profession oblige à beaucoup parler, put, avec certains ménagements, reprendre l'exercice de sa profession.

Je pense que la technique peut avoir une grande part dans les résultats obtenus. Dans les cas où je dus entamer la bande ventriculaire ou enlever la corde vocale, je fis une suture en surjet sur les lèvres de la muqueuse entamée et pus ainsi guider la cicatrisation, qui, sans cela, aurait peut-être été vicieuse ou en retrait.

Une bonne suture des lames thyroïdiennes s'impose ici également, comme dans la thyrotomie pour tumeurs bénignes.

3° *Influence sur la respiration.* — L'époque où l'on peut enlever définitivement la canule dépend de la région du larynx sur laquelle on est intervenu, et dépend aussi de l'étendue des lésions opératoires produites.

Si je m'en rapporte aux treize thyrotomies que j'ai faites, pour des causes d'ordres divers, j'ai pu, dans douze cas, enlever la canule d'une manière définitive le troisième jour. Dans un cas d'angiome du ventricule du larynx, je n'ai enlevé la canule que le quinzième jour; seulement, ce n'était pas à cause de la thyrotomie proprement dite, mais à cause de la déformation laissée par la tumeur dans le larynx. Après une seconde intervention, je laissai la canule pendant trois mois, par mesure de précaution, à cause d'une absence que devait faire le petit patient.

Je pense que si l'on n'intervient pas sur les régions sujettes à œdème, telles que les replis ary-épiglottiques, ou qu'on ne produit pas des dégâts de nature à entraîner des rétrécissements cicatriciels, la canule peut s'enlever au bout de quelques jours.

Thyrotomie pour tumeurs malignes.

Sexe. — Les tumeurs malignes affectent surtout le sexe masculin. En effet, sur soixante-deux observations rapportées ici, cinquante-cinq appartiennent au sexe masculin, trois au sexe féminin. Dans quatre cas, le sexe n'a pas été signalé.

Age. — Au point de vue de l'âge, les cas se répartissent de la façon suivante :

Au-dessous de 30 ans	0
De 30 à 40 ans	4
De 40 à 50 —	14
De 50 à 60 —	20
De 60 à 70 —	18
De 75 à 80 —	4
Age non mentionné	2
	62

Nous avons, dans la statistique établie ci-dessous, réuni les sarcomes et les carcinomes, quoique ces tumeurs soient d'une malignité relative différente. Nous l'avons fait parce que le nombre des sarcomes mentionnés est trop peu important pour influencer d'une manière quelconque la statistique.

Des soixante-deux cas signalés, il faudra retrancher sept cas où les auteurs ont fait l'extirpation du larynx. Ces cas ne sauraient naturellement entrer en ligne de compte dans une statistique de thyrotomie. Nous conservons toutefois les cas où, à l'occasion de la thyrotomie, les chirurgiens ont fait l'ablation d'une partie peu étendue du larynx, cartilage, corde, bande ventriculaire, parce que la thyrotomie y reste toujours l'opération fondamentale et la résection l'opération secondaire.

Enfin, il se trouve relaté dans ces tableaux quelques cas où l'opération est de date trop récente pour qu'on puisse les considérer comme exempts de récidive; ces cas sont au nombre de six, dont quatre de Chiari et deux de Moure.

Restent donc 49 cas, qui se répartissent comme suit, au point de vue de l'absence de récidive :

Après 10 ans		1 cas
—	5 à 8 ans	14 —
—	2 à 5 ans	14 —

soit 46.9 de résultats qu'on peut considérer comme des guérisons. Parmi les autres cas, nous trouvons encore 7 cas où la survie, ou l'absence de récidive, a été constatée plus d'un an après l'opération.

Nous ne pouvons que présenter cette statistique globale, qui prendrait certes plus de consistance si elle se décomposait suivant la similitude des cas opérés. Mais comme on le verra à la lecture des observations que nous avons pu recueillir, peu de cas se ressemblent absolument; et se ressembleraient ils, que l'âge, la constitution, l'état des voies respiratoires seraient encore des facteurs, qui viendraient établir des différences au point de vue des résultats obtenus,

Ce qui ressort des chiffres que nous présentons, et c'est là l'essentiel, c'est que la thyrotomie est un procédé chirurgical par lequel on peut, quand l'extension du mal n'est pas trop grande, tenter de combattre victorieusement le cancer du larynx.

Nous ne saurions, par conséquent, souscrire aux propositions de Foulis :

1° que l'extirpation totale du larynx vaut mieux que la partielle;

2° que l'extirpation du larynx est indiquée, dans les tumeurs malignes de cet organe, dès que le diagnostic est clairement établi.

Relativement à la première proposition, nous disons, pour en avoir personnellement l'expérience, que l'extirpation du larynx est une opération intrinsèquement grave ; qu'elle est encore grave par ses conséquences, malgré les améliorations apportées à la technique par Perier et Bardenheuer, tandis que la thyrotomie est une opération facile et sans gravité. Par la première, l'on compromet la vie du malade, par la seconde, l'on ne compromet rien du tout. Je suppose que la récidive se produise : l'on peut toujours, par après, recourir à l'extirpation du larynx.

Il va de soi que je n'ai en vue ici que les lésions cancéreuses plus ou moins localisées, que l'on peut bien circonscrire, et enlever avec ou sans une partie des cartilages; et c'est ici que je rencontre la seconde proposition, qui fait de la malignité reconnue de la tumeur une condition d'extirpation totale.

Pour moi, l'indication de l'extirpation totale ne réside pas dans la malignité reconnue de la tumeur mais dans l'impossibilité reconnue de l'enlever complètement par la thyrotomie. De même que pour l'épithélioma de la langue, l'on ne fait pas, moi du moins, d'extirpation totale systématique, de même pour le cancer du larynx, où la tendance à l'extension est beaucoup moins accusée, l'on n'enlèvera pas systématiquement tout l'organe sans essayer d'abord de la thyrotomie; celle-ci, du reste, a fait ses preuves entre les mains de Semon, Schmiegelow, Chiari, etc.

Thyrotomie dans la tuberculose du larynx.

Les résultats de la thyrotomie dans la tuberculose du larynx ne sont pas brillants. C'est un aveu qui ne me coûte guère, quoique j'aie été un des premiers à faire l'opération. Mes premiers essais portèrent sur des cas de tuberculose au début et je crus pouvoir conclure des trois premiers cas que j'opérai que l'opération était indiquée dans les cas à manifestations laryngées encore peu marquées ; mais j'eus dans quelques cas suivants une aggravation notable des symptômes généraux, quoique l'état local se fût amélioré : j'insisterai tout à l'heure un moment sur ce point.

Il me semble que mes résultats concordent bien avec ceux de mes confrères qui ont pratiqué l'opération.

En effet, sur quatorze observations, nous comptons :

Neuf décès dans les cinq à six mois qui suivirent l'opération ;

Une guérison parmi les observations de Schmiegelow ;

Trois guérisons durables (observations personnelles) ;

Une guérison du larynx, mais décès par tuberculose pulmonaire deux ans après (observation personnelle).

Chez les trois cas où je considère la guérison comme définitive, l'opération semble avoir fait le contraire de ce qu'elle fait dans les autres cas. Au lieu de donner un coup de fouet à la maladie, elle a eu une influence heureuse sur le processus pulmonaire. Tel est notamment le premier cas que j'ai opéré, où le larynx s'est guéri, où les bacilles ont définitivement disparu depuis plus de trois ans, et où la santé générale est réellement florissante. Les membres de la Société belge de Laryngologie ont pu juger à plusieurs reprises de l'excellence du résultat.

Tel est encore le cas de ce malade (obs. 2) que j'ai montré à la Société belge de Chirurgie, dont la guérison du larynx se maintient depuis le 2 juillet 1897, qui a vu son poids monter de 63 à 93 kilos, et dont le larynx reste guéri, malgré la persistance d'une tuberculose pulmonaire à allure torpide. Cet homme a pu reprendre toutes ses fonctions.

Tel est encore mon troisième cas, dont la guérison laryngée se maintient depuis un an avec un état général excellent.

Mais j'ai eu d'autres cas, *avec lésions pulmonaires graves il est vrai*, avec manifestations laryngées diverses, où la fièvre hectique s'est allumée dès le cinquième jour après l'opération.

Je pense, en matière de conclusion, que la thyrotomie doit être réservée aux cas de tuberculose du larynx peu étendus chez des tuberculeux peu avancés, et où il s'agit d'empêcher la tuberculose laryngée de venir compromettre par sa dysphagie un état général jusque-là satisfaisant.

Disons un mot des suites locales de l'opération, que celle-ci entraîne ou non la guérison.

Il y a, en premier lieu, ce fait qui a dû certes frapper ceux qui ont pratiqué la thyrotomie, c'est que le raclage énergique des surfaces tuberculeuses du larynx calme du jour au lendemain la dysphagie. Ce fait fut remarquable surtout chez deux de mes opérés, les n°s 6 et 7, malades gravement atteints et qui demandaient à tout prix d'être débarrassés de leurs douleurs. Ils purent, dès le lendemain, avaler non seulement du lait, mais de la viande hachée et du pain trempé. L'opération eut, pour l'un d'eux surtout, l'avantage de le conduire au tombeau sans souffrances.

Un second fait non moins constant, c'est que, malgré toutes les précautions antiseptiques, la plaie opératoire devient tuberculeuse. Un seul de mes opérés a échappé à la règle, encore sa plaie musculo-cutanée s'est-elle réunie par seconde intention.

J'ai dû, dans plusieurs cas, exciser les bords de la plaie et poursuivre par après au chlorure de zinc et à l'acide lactique les tubercules qui s'y étaient formés. Chez le second malade dont j'ai parlé tout à l'heure, la guérison a même pris plusieurs mois.

J'ai observé aussi chez trois de mes opérés une boulimie extraordinaire après l'opération : ce phénomène est d'autant plus remarquable que les malades thyrotomisés ont pris les aliments en aversion à cause de la douleur que leur cause la déglutition ; tel était le cas chez le n° 4 de mes observations. Cette personne prenait à peine un litre de lait par jour. Après l'opération elle en prenait deux litres, plus un nombre considérable d'œufs, des potages, des biftecks, de la bière anglaise ; j'ai tenu à signaler ce fait que j'ai observé trois fois sur sept.

En résumé, par la thyrotomie l'on peut obtenir la guérison complète et durable de la tuberculose du larynx au début et l'on peut espérer avec fondement calmer les douleurs dysphagiques.

Thyrotomie pour tumeurs bénignes et corps étrangers.

C'est dans ce genre de tumeurs que la thyrotomie donne les résultats les plus brillants. Elle permet d'enlever les tumeurs qui, à cause de leur siège et de leur volume ou de leur mode d'implantation, ne relèvent pas de l'opération par les voies naturelles. Tels sont les papillomes diffus qu'il est impossible d'enlever complètement par la pince endolaryngienne, les tumeurs du ventricule du larynx (observation personnelle n° 3) et, en général, les tumeurs laryngiennes chez les petits enfants : le résultat est en général bon en ce qui concerne l'intégrité de la voix : dans mes observations, le résultat a été irréprochable.

Thyrotomies pour tumeurs malignes.

Nᵒˢ D'ORDRE	AGE	SEXE	NATURE DE L'AFFECTION	SIÉGE EXACT	ÉTAT GÉNÉRAL	THYROTOMIE AVEC OU SANS TRACHÉOTOMIE	RÉSULTAT IMMÉDIAT	RÉSULTAT ÉLOIGNÉ	OBSERVATIONS
						Dʳ BOECKEL			
1	55	F.	Épithélioma papillaire.	Remplissant toute la cavité laryngienne.	Bon.	Trachéotomie et thyrotomie en une séance.	Guérison opératoire en quinze jours.	Survie après dix-huit ans.	
						Dʳ LENNOX BROWNE			
1	45	M.	Tumeur maligne.	Les deux cordes vocales et une partie des bandes ventriculaires	Raucité; diminution de poids.	Thyrotomie précédée de trachéotomie. Juillet 1894.	Guérison opératoire.	Voix bonne, santé excellente en ce moment. Décembre 1889.	*Throat and nose diseases*, 5th Edit., p. 705.
2	50	M.	Épith. squammeux.	Corde gauche et un peu la corde droite (aphonie).		Id. Juillet 1895.	Id.	Voix claire et santé excellente, 4 ans 1/2 après l'opération.	Id.
3	50	F.	Tumeur maligne.	Corde vocale droite (aphonie.)		Thyrotomie. Octobre 1896.	Id.	Id. trois ans après.	Id.
						Dʳ CASTEX [1]			
1	65	M.	Sarcome du larynx.	Moitié droite du larynx.		Trachéotomie, dix jours avant la thyrotomie (canule de Trendelenburg), enlèvement à la curette.	L'opéré quitte l'hôpital le vingtième jour en bon état.	Inconnu.	

1. M. Castex ajoute le résultat de son expérience. Il pense qu'il est préférable de faire la trachéotomie et la laryngotomie en une séance; d'employer la canule de Trendelenburg. De bourrer le champ opératoire en haut et en bas. De bourrer après l'opération le larynx pendant dix jours avec de la gaze iodoformée. De n'entamer jamais les cartilages sans motif spécial. D'opérer hâtivement. L'opération ne lui semble pas comporter de risques.

Thyrotomies pour tumeurs malignes.

N° D'ORDRE	AGE	SEXE	NATURE DE L'AFFECTION	SIÈGE EXACT	ÉTAT GÉNÉRAL	THYROTOMIE AVEC OU SANS TRACHÉOTOMIE	RÉSULTAT IMMÉDIAT	RÉSULTAT ÉLOIGNÉ	OBSERVATIONS
						Dʳ CASTEX (suite).			
2	58	M.	Épithélioma cylindrique.			Trachéotomie et thyrotomie dans la même séance.		Mort quatorze mois après de récidive.	
3	56	M.	Épithélioma sous-glottique.			Thyrotomie; trachéotomie, 15 jours avant.		Récidive et mort sept mois après.	Mort de cause inconnue dix-huit mois après.
4	55	M.	Sarcome.	Corde vocale droite.		Thyrotomie et trachéotomie, en une séance.			
5	57	M.	Epith. kérat.	Id.		Id	Bon.	Sans récidive vingt mois après.	Décanulé un mois après.
6	58	M.	Id.	Id.		Même opération.	Bon	Sans récidive quatorze mois après.	
						Dʳ O. CHIARI			
1	43	M.	Épithélioma placellulaire.	Cordes vocales gauches vraie et fausse.	Bon.	Trachéotomie et thyrotomie en une séance. Extirpation de la partie gauche du larynx à l'exception du cartilage cricoïde, 1894.	Guérison au bout de deux semaines.	Récidive locale après deux mois. Mort cinq mois après.	*Arch. für laryng.*, huitième volume.
2	46	M.	Id.	Cordes vocales droite et gauche, cartilage thyroïde.	Id.	Trachéotomie, trois jours avant la thyrotomie. Extirpation de la plus grande partie du larynx, 1894.	Id.	Récidive locale après un mois. Résultat définitif inconnu.	Id.

Thyrotomies pour tumeurs malignes.

Nᵒˢ D'ORDRE	AGE	SEXE	NATURE DE L'AFFECTION	SIÈGE EXACT	ÉTAT GÉNÉRAL	THYROTOMIE AVEC OU SANS TRACHÉOTOMIE	RÉSULTAT IMMÉDIAT	RÉSULTAT ÉLOIGNÉ	OBSERVATIONS
						Dʳ O. CHIARI (suite).			
3	54	M.	Epithélioma platocellulaire.	Corde droite.	Bon.	Trachéotomie et thyrotomie en une séance, 1894. Extirpation de la corde droite.	Guérison en deux semaines.	État de guérison fin 1899, voix bonne.	*Arch. für laryng.*, huitième volume.
4	56	M.	Id.	Corde gauche vraie.	Médiocre.	Trachéotomie et thyrotomie en une séance. Extirpation de la corde gauche, 1895.	Id.	Excellent deux ans après l'opération, voix bonne.	
5	60	M.	Id.	Cordes vraies et fausses, cartilage aryténoïde gauche.	Très bon.	Trachéotomie et thyrotomie en une séance.	Guérison au bout de trois semaines.	Guéri encore dix mois après. Mort de pneumonie un an après.	
6	49	M.	Épithélioma glandulaire.	Cartilage aryténoïde, partie gauche de l'épiglotte et du sinus pyriforme.	Ganglions de la grosseur d'une pomme.	Extirpation de la moitié du larynx, trachéotomie et thyrotomie en une séance. Extirpation unilatérale du larynx et du pharynx, et de la tumeur ganglionnaire, 1895.	Id.	Récidive dans les ganglions au bout de deux mois, mort au bout de quatorze mois.	
7	52	M.	Carcinome épith. platocellulaire.	Corde vocale droite.	Faible.	Trachéotomie et thyrotomie en une séance. Extirpation de la corde dr., 1896.	Guéri au bout de deux semaines.	Guérison.	Id.

Thyrotomies pour tumeurs malignes.

N⁰ˢ D'ORDRE	ÂGE	SEXE	NATURE DE L'AFFECTION	SIÈGE EXACT	ÉTAT GÉNÉRAL	THYROTOMIE AVEC OU SANS TRACHÉOTOMIE	RÉSULTAT IMMÉDIAT	RÉSULTAT ÉLOIGNÉ	OBSERVATIONS
						D⁰ O. CHIARI (suite).			
8		M.	Récidive d'épith. platocellulaire.	Corde vocale gauche.	Faible.	Même opération, 1897.	Guéri en deux semaines.	Guérison.	
9		M.	Id.	Feuillet gauche du thyroïde.	Id.	Même opération, avec extirpation de la partie antérieure du cartilage thyroïde, juillet 1899.	Id.	Guérison constatée en janvier 1900.	
10	64	M.	Carcinome épith. La préparation fut reconnue par le prof. Kolisko, être du sarcome.	Moitié gauche du larynx et corde vocale droite.	Id.	Même opération avec extirpation de la moitié gauche du larynx et de la corde droite, 1896.	Mort quatre semaines après de pneumonie putride.	L'autopsie a démontré qu'il ne restait pas de néoplasie récidivée.	
11	52	M.	Carcinome épith. platocellulaire.	Corde vocale droite.	Bon.	Trachéotomie et thyrotomie en une séance, 1896.	Guérison.	Perdu de vue deux mois après.	
12	55	M.	Sarcome fusocellulaire avec cellules géantes.	Cordes vocales supérieure et inférieure gauche, et vraie droite.	Id.	Trachéotomie, décembre 1897. Thyrotomie, janv. 1898. Extirpation de la tumeur au couteau et au thermocautère.	Décanulé et guéri en deux semaines.	Mort de suffocation (œdème laryngien?)	*Wien. Klin. Woch.*, 1898, n⁰ 25.
13	60	M.	Carcinome épith. platocellulaire.	Cordes vocales droites vraie et fausse, Cartilage aryténoïde droit et pharynx.	Faible.	Trachéotomie et thyrotomie en une séance. Extirpat. de la presque totalité du larynx et d'une partie du pharynx, 1898.	Guérison en deux mois.	Guéri seize mois après, porte canule.	*Annales des maladies de l'oreille*, mars 1899.

Thyrotomies pour tumeurs malignes.

Nos D'ORDRE	AGE	SEXE	NATURE DE L'AFFECTION	SIÈGE EXACT	ÉTAT GÉNÉRAL	THYROTOMIE AVEC OU SANS TRACHÉOTOMIE	RÉSULTAT IMMÉDIAT	RÉSULTAT ÉLOIGNÉ	OBSERVATIONS
						D' O. CHIARI (suite).			
14	48	M.	Carcinome plato-cellulaire.	Cordes vocales gauches vraie et fausse. Cartilage aryténoïde gauche.	Bon. Arythmie cardiaque.	Trachéotomie et thyrotomie en une séance. Extirpation de la moitié du larynx.	Mort trois jours après de pneumonie.		
15	51	M.	Carcinome infiltrant.	Cordes vocales droites vraie et fausse.	Amaigrissement : tumeur ganglionnaire au bord antérieur du sterno-mastoïdien.	Trachéotomie et thyrotomie en une séance. Extirpation des cordes malades, 1898.	Guéri au bout de deux semaines.	Récidive un an après.	
16		M.	Récidive de carcinome.	Partie antérieure bi-latérale du larynx.	Amaigri.	Trachéotomie et thyrotomie en une séance. Extirpation des deux cartilages aryténoïdes, 20 août 1899.	Id.	Canule reste ; bien fin 1899.	
17	50	M.	Carcinome plato-cellulaire. Diagnostic fait après la trachéotomie ; l'examen microscopique antérieur ayant démontré du simple papillome.	Cordes vraies droite et gauche, fausse corde gauche.	Id.	Trachéotomie, 4 mars ; thyrotomie 18 ; curettage du papillome, 1899.	Guéri au bout d'un mois.	Récidive rapide, extirpation du larynx refusée.	Le patient garde sa canule.

Thyrotomies pour tumeurs malignes.

N° D'ORDRE	AGE	SEXE	NATURE DE L'AFFECTION	SIÈGE EXACT	ÉTAT GÉNÉRAL	THYROTOMIE AVEC OU SANS TRACHÉOTOMIE	RÉSULTAT IMMÉDIAT	RÉSULTAT ÉLOIGNÉ	OBSERVATIONS
						Dʳ O. CHIARI (suite et fin).			
18	67	M.	Carcinome plato-cellulaire.	Corde vraie droite.	Faible.	Trachéotomie et thyrotomie en une séance. Extirpation de la corde droite, 16 mai 1899.	Guéri au bout d'une semaine.	Ne porte plus de canule, voix bonne, guéri le 19 octobre 1899.	
19	54	M.	Id.	Id.	Bon.	Trachéotomie et thyrotomie en une séance. Extirpation de la corde vraie droite, de la partie antérieure de la vraie corde gauche et de la partie antérieure du cartilage thyroïde, 17 octobre 1899.	Guéri au bout de deux semaines.	Ne porte plus de canule.	
20	64	M.	Carcinome épith	Partie droite du larynx.	Id.	Id.	Guérison.	Mort trois mois après.	
						Dʳ DELIE			
1	53	M.	Sarcome.	Inter-aryténoïdien	Bon.	Thyrotomie et trachéotomie.	Bon.	Inconnu.	

Thyrotomies pour tumeurs malignes.

D' ESCAT

N° D'ORDRE	AGE	SEXE	NATURE DE L'AFFECTION	SIÈGE EXACT	ÉTAT GÉNÉRAL	THYROTOMIE AVEC OU SANS TRACHÉOTOMIE	RÉSULTAT IMMÉDIAT	RÉSULTAT ÉLOIGNÉ	OBSERVATIONS
1	60	M.	Myxo-sarcome.	Portion aryténoï-dienne de la corde vocale droite.	Satisfaisant. Accès d'asthme réflexe qui ont appelé le méde-cin ordinaire à faire examiner les voies respi-ratoires; l'asth-me a disparu dès la première abla-tion par voie en-do-laryngienne.	Laryngo-fissure sans trachéot. préalable, faite par M. Escat. Ossification et anky-lose laryngienne empêchant l'écarte-ment des deux lames du thyroïde. Hémorrhagie de la muqueuse. Suffocation par hé-morrhagie dans les voies respiratoires. Une canule à trachéo-tomie, entourée de gaze, est introduite dans la fissure, l'hé-morrhagie est arrê-tée de suite. Le surlendemain, ablation de la tu-meur faite dans la position assise, avec un spéculum nasi introduit dans la fissure, et miroir frontal.	Bon.	Récidive au bout de quatre mois. Laryngectomie to-tale faite par le fesseur Jeannel. Le malade. aujour-d'hui 17 décembre 1899, va encore très bien. Il a été laryngec-tomisé il y a deux ans et demi.)	Le fait n'a pas été publié, mais simple-ment cité. (Société française de laryn-gologie, mai 1898.) Voir *Bulletins et Mé-moires de la Société française de laryn-gologie*, 1898, p. 508.

Thyrotomies pour tumeurs malignes.

N° D'ORDRE	AGE	SEXE	NATURE DE L'AFFECTION	SIÈGE EXACT	ÉTAT GÉNÉRAL	THYROTOMIE AVEC OU SANS TRACHÉOTOMIE	RÉSULTAT IMMÉDIAT	RÉSULTAT ÉLOIGNÉ	OBSERVATIONS
						D' ESCAT (suite).			
						Résection de toute la corde vocale avec pince emporte-pièce et cautérisation au galvano. Pas de suture, rapprochement des lames du thyroïde par simple cravate.			
						D' EEMAN			
1	70	M.	Carcinome kératinisant (Diagnostic du professeur Van Duyse).	Corde vocale gauche, tiers moyen.	Excellent.	Trachéotomie trois jours avant la thyrotomie. Excision de la corde vocale inférieure droite aux ciseaux. Destruction des tissus au galvanocautère.	Guérison rapide.	Récidive quatre années après, dans la peau préthyroïdienne, le larynx était resté intact. Mort de pneumonie quelques semaines après l'apparition de la récidive.	La voix était excellente grâce à une bride cicatricielle qui s'était formée à la région opérée et qui remplaçait fort bien la corde enlevée.
2	69	M.	Carcinome épith.	Tumeur grosse comme un pois, partie antérieure de la corde vocale inférieure gauche.	Mauvais. Artériosclérose.	50 mai 1899, trachéotomie et thyrotomie. Excision de la tumeur trois jours après.	Bon.	Récidive mai 1900. Mort par obstruction de la canule quinze jours après.	

Thyrotomies pour tumeurs malignes.

Nº D'ORDRE	AGE	SEXE	NATURE DE L'AFFECTION	SIÈGE EXACT	ÉTAT GÉNÉRAL	THYROTOMIE AVEC OU SANS TRACHÉOTOMIE	RÉSULTAT IMMÉDIAT	RÉSULTAT ÉLOIGNÉ	OBSERVATIONS
						Dʳ LAVRAND			
1	45	M.	Carcinome.	Corde vocale inférieure (une seule prise et au début). Pas de ganglions envahis.	Bon.		Bon; la guérison opératoire a été rapide.	Mais au bout de trois mois réapparition de la tumeur très envahissante. Le larynx tout entier a été enlevé. Mort par pneumonie le huitième jour.	Ce cas, en apparence très favorable par la limitation de la tumeur à une seule corde vocale et par la précocité de la thyrotomie, aboutit cependant à une pullulation rapide malgré une santé générale excellente.
						Dʳ MOURE			
1	51	M.	Épithélioma.	La longueur de la corde vocale inférieure gauche.		Trachéotomie-thyrotomie. Octobre 1892. Excision de la tumeur et galvano-cautérisation.	Guérison de la plaie au bout de huit jours.	Décanulé avril1893. Voix bonne mais couverte; sans récidive 6 1/2 ans après.	Peut parler, grâce à un tissu cicatriciel faisant office de corde vocale.
2	65	M.	Épithélioma pavimenteux.	Partie postérieure de la corde vocale gauche.		Trachéotomie et thyrotomie en une séance. 25 septembre 1893. Excision et galvano-cautérisation; pas de suture des cartilages.	Canule reste en place jusqu'en janvier 1894.	En mai, les deux lames du thyroïde sont soudées. Guéri en mai 1898.	Parle, grâce au même processus cicatriciel.

Thyrotomies pour tumeurs malignes.

N° D'ORDRE	AGE	SEXE	NATURE DE L'AFFECTION	SIÉGE EXACT	ÉTAT GÉNÉRAL	THYROTOMIE AVEC OU SANS TRACHÉOTOMIE	RÉSULTAT IMMÉDIAT	RÉSULTAT ÉLOIGNÉ	OBSERVATIONS
			Dʳ MOURE (suite).						
3	60	M.	Épithélioma pa-vimenteux.	Corde vocale infé-rieure et bande ventriculaire gau-ches.		Même opération. 19 mai 1897, mais réunion des lames du thyroïde.	Canule reste en place jusqu'en jan-vier 1894.	Récidive. Mai 1898.	Enroué.
4	55	F.	Id.	Corde vocale infé-rieure gauche.		Id.	Id.	Récidive quelques mois après. Thyrotomie, octo-bre 1897. Très bien, novembre 1897.	
5	70	M.	Id. lobulé.	Corde vocale gau-che.		Trachéotomie, etc., comme ci-dessus. Mars 1899.	Id.	Bien. Novembre 1899.	
6	74	M.	Id.	Corde vocale droite.		Id. Juin 1899.	Id.	Bien. Octobre 1899.	
			Dʳ SCHMIEGELOW						
1	68	M.	Épithélioma.	Moitié de la partie moyenne de la cor-de vocale gauche.	Bon.	Thyrotomie avec tra-chéotomie.	Pneumonie et bron-chite purulente. Mort trois jours après.		Annales des maladies de l'oreille, 1897. Cas n° 11.
2	52	M.	Épithélioma.	Ventricule de Mor-gagni, cordes droi-tes vraie et fausse.		Thyrotomie et tra-chéotomie. 17 octobre 1897.	Guérison.	Sans récidive, no-vembre 1899.	Résection partielle du larynx. Aphonie. Annales des maladies de l'oreille, 1897, p. 354.

Thyrotomies pour tumeurs malignes.

Nos D'ORDRE	AGE	SEXE	NATURE DE L'AFFECTION	SIÈGE EXACT	ÉTAT GÉNÉRAL	THYROTOMIE AVEC OU SANS TRACHÉOTOMIE	RÉSULTAT IMMÉDIAT	RÉSULTAT ÉLOIGNÉ	OBSERVATIONS
						Dr SCHMIEGELOW (suite).			
3	44	M.	Épithélioma.	Corde vocale gauche, repli interaryt. et partie corde droite.	Bon.	Thyrotomie et trachéotomie. fin 1897,	Guérison.	Sans récidive, novembre 1899.	Voix bonne. *Annales des maladies de l'oreille*, 1897, p. 535.
4	5	M.	Épithélioma.	1/3 moyen corde vocale droite.	Bon.	Thyrotomie et trachéotomie. 25 novembre 1897.	Guérison.		Voix bonne. *Annales des maladies de l'oreille*, 1897, p. 535.
5	52	M.	Épithélioma.	Sinus pyriforme.	Affaibli.	Pharyngotomie et thyrotomie. 8 décembre 1896.	Mort par pneumonie huit jours après l'opération.		
6	67	M.	Id.	2/3 ant. de la corde gauche et 1/2 ant. de la fausse corde gauche, la commissure antérieure et la partie antérieure de la glotte.	Rauque depuis deux ans. État général bon.	Trachéotomie et thyrotomie. 14 août 1897.	Guérison.	Récidive et mort, 27 février 1898.	
						Sir F. SEMON			
1	»	»	Épithélioma.	Commissure antérieure et un tiers antérieur des deux cordes vocales.		Thyrotomie et résection d'une petite partie du cartilage thyroïde.		Sans récidive, cinq ans et demi après l'opération.	Mort d'une maladie du bas-ventre. Larynx sain : Constatation faite deux mois avant la mort.

Thyrotomies pour tumeurs malignes.

N° D'ORDRE	AGE	SEXE	NATURE DE L'AFFECTION	SIÈGE EXACT	ÉTAT GÉNÉRAL	THYROTOMIE AVEC OU SANS TRACHÉOTOMIE	RÉSULTAT IMMÉDIAT	RÉSULTAT ÉLOIGNÉ	OBSERVATIONS
						Sir F. SEMON (suite).			
2	40	M.	Épithélioma.	Ventricule gauche et fausse corde gauche.		Thyrotomie et résection d'une petite partie du cartilage thyroïde. 2 juin 1891.	Voix bonne.	Santé excellente. Novembre 1899.	Enlèvement de toutes les parties molles du côté gauche du larynx.
3	59	M.	Fibro-sarcome caverneux,	Extrémité postérieure de la corde gauche.		Id. 25 juin 1892.	Id.	Id.	Enlèvement de la corde gauche et de l'aryténoïde gauche.
4	»	»	Fibro-sarcome.	Corde vocale gauche.		Id. 26 avril 1894.	Id.	Sans récidive trois ans et trois mois après.	
5	67	M.	Épithélioma.	Corde vocale droite Commissure antérieure. Extrémité antérieure de la corde gauche.		Id. 25 mai 1895.	Voix faible.		Mort subite d'embolie, juillet 1899.
6	65	M.	Id.	Corde gauche.		Id. 26 février 1896.	Voix meilleure qu'avant l'opération.	Santé excellente. Novembre 1899.	Enlèvement de la corde gauche et d'une partie du cartilage cricoïde.
7	50	M.	Id.	Commissure antérieure et partiellement antérieure des deux cordes.		Id. 14 mai 1896.	Voix excellente.	Id.	Enlèvement des portions antérieures des deux cordes.
8	46	M.	Épithélioma	Corde gauche.		Thyrotomie et résection d'une petite partie du cartilage thyroïde. 21 juil. 1896.	Voix excellente.	Santé excellente. Novembre 1899.	Enlèvement de la corde malade.

Thyrotomies pour tumeurs malignes.

N° D'ORDRE	AGE	SEXE	NATURE DE L'AFFECTION	SIÉGE EXACT	ÉTAT GÉNÉRAL	THYROTOMIE AVEC OU SANS TRACHÉOTOMIE	RÉSULTAT IMMÉDIAT	RÉSULTAT ÉLOIGNÉ	OBSERVATIONS
					Sir F. SEMON (suite).				
9	67	M.	Epithelioma.	Les deux cordes.		Thyrotomie et résection d'une petite partie du cartilage thyroïde. 31 mai 1897.	Voix chuchottée.	Santé excellente.	Enlèvement complet des deux cordes.
10	71	M.	Id.	Ventricule droit.		Id. 4 juillet 1898.	Voix bonne.	Id.	Extirpation des cordes vraie et fausse droites, et de la partie antérieure de la vraie corde gauche.
11	48	M.	Id.	Extrémité antérieure des deux cordes.		Id. 7 juillet 1898.	Id.	Id.	Enlèvement de toutes les parties molles de la moitié gauche du larynx.
12	69	M.	Sarcome.	Toute la moitié gauche du larynx. Corde droite et cavité sous-glottique.		Id. 21 juillet 1898.	Voix passable.	Id.	Enlèvement de la corde droite et d'une partie de la muqueuse de la cavité sous-glottique droite.
					Dr Herbert TILLEY				
1	61	M.	Epithélioma.	Épaisissement et ulcère de la corde droite qui est immobile.	Bon.	Thyrotomie et trachéotomie. Septembre 1896.	Patient peut avaler du lait le lendemain.	Sans récidive. Octobre 1899.	

Thyrotomies pour tumeurs malignes.

Nᵒˢ D'ORDRE	AGE	SEXE	NATURE DE L'AFFECTION	SIÈGE EXACT	ÉTAT GÉNÉRAL	THYROTOMIE AVEC OU SANS TRACHÉOTOMIE	RÉSULTAT IMMÉDIAT	RÉSULTAT ÉLOIGNÉ	OBSERVATIONS
					Dʳ Herbert TILLEY (suite).				
2	49	M.	Epithélioma.	Épaisissement nodulaire près de l'extrémité antérieure de la corde gauche. Diagnostic confirmé par les membres de la Société de laryngologie de Londres.	Bon.	Thyrotomie et trachéotomie. Février 1898.		Sans récidive.	
					Dʳ WALKER DOWNIE				
1	50	M.	Epithélioma.	Corde vocale gauche.	Remarquablement bon. Rauque depuis six mois; pas de douleurs.	Thyrotomie. Cricotomie. 15 juillet 1892. Trachéotomie. 20 juillet 1892.	Voix rauque, mais forte.	Pas de récidive. Février 1900.	*Brith. Med. Journal,* vol. 1, 1894.

Thyrotomies pour tuberculose du larynx.

Dʳ CASTEX

Nᵒˢ D'ORDRE	AGE	SEXE	NATURE DE L'AFFECTION	SIÈGE EXACT	ÉTAT GÉNÉRAL	THYROTOMIE AVEC OU SANS TRACHÉOTOMIE	RÉSULTAT IMMÉDIAT	RÉSULTAT ÉLOIGNÉ	OBSERVATIONS
1	56	M.	Tuberculose.	Diffuse de la partie sous-glottique.	Poumons bons.	Trachéotomie quinze jours avant la thyrotomie. Curettage et cautérisation au thermocautère.	Pas d'accidents dans l'opération.	Mort six mois après de tuberculose pulmonaire.	N'a pas été décanulé.

Thyrotomies pour tuberculose du larynx.

Nº D'ORDRE	AGE	SEXE	NATURE DE L'AFFECTION	SIÈGE EXACT	ÉTAT GÉNÉRAL	THYROTOMIE AVEC OU SANS TRACHÉOTOMIE	RÉSULTAT IMMÉDIAT	RÉSULTAT ÉLOIGNÉ	OBSERVATIONS
						Dr CASTEX (suite).			
2	37	M.	Tuberculose.	Diffuse de la partie sous-glottique.	Poumons peu atteints.	Trachéotomie et thyrotomie dans la même séance.	Mort trois jours après de bronchopneumonie.		
						Dr DELIE			
1	18	M.	Tuberculose.	Ulcération et végétation inter-aryténoïdiennes: aryténoïde gauche et bord épiglottique.	Passable.	Thyrotomie avec trachéotomie.	Très satisfaisant.	Mort par tuberculose pulmonaire sans phénomènes laryngés.	
2	22	M.	Tuberculose ulc.	Région aryténoïdienne et inter-aryténoïdienne et cordes vocales.	Faible.	Id.	La cicatrisation ne s'est pas faite.	La mort est survenue par pneumonie tuberculeuse.	Le patient crachant beaucoup, M. Delie croit que la réinfection s'est faite.
						Dr SCHMIEGELOW			
1	60	M.	Tuberculose.	Des cordes vocales vraie et fausse gauche.	Amaigri.	Trachéotomie et thyrotomie, le 28 avril 1898.	Infection tuberculeuse miliaire.	Mort six semaines après.	
2	59	F.	Id.	Région sousglottique.	Sténose légère. État général bon.	Trachéotomie et thyrotomie. 11 février 1899.	Infection tuberculeuse miliaire.	Mort cinq semaines après.	
3	16	M.	Tuberculose (lupus).	Cordes vocales vraie et fausse.	Bon.	Trachéotomie et thyrotomie, 17 février 1899.	Guérison.	Inconnu.	

Thyrotomies pour tuberculose du larynx.

N° D'ORDRE	AGE	SEXE	NATURE DE L'AFFECTION	SIÈGE EXACT	ÉTAT GÉNÉRAL	THYROTOMIE AVEC OU SANS TRACHÉOTOMIE	RÉSULTAT IMMÉDIAT	RÉSULTAT ÉLOIGNÉ	OBSERVATIONS
						Dr GORIS			
1	21	F.	Ulcère tubercu-leux.	Aryténoïde gauche.	Bon. Lésions pulmonaires inaudibles. Bacilles de Koch nombreux.	Thyrotomie avec trachéotomie en une séance. 3 mars 1897. Thermocautérisation de six tubercules à la face inférieure de la corde gauche.	Réunion par première intention du thyroïde; par seconde, des tissus mous.	Excellent, mai 1900; la malade reste complètement guérie. Voix irréprochable.	La plaie musculo-cutanée était devenue tuberculeuse et ne se remit qu'après excision, curettage et cautér. au Zn Cl. Hérédité : père mort de tuberculose pulmonaire et laryng.
2	26	M.	Tuberculose.	Diffuse de la corde vocale droite.	Bon. Poumon gauche rempli de râles muqueux.	Id. 4 juin 1897. Raclage et thermocautérisation. Thyrotomie avec trachéotomie.	Id.	Voix rauque. Augmentation considérable de l'appétit. Mort deux ans après de tuberculose pulmonaire sans récidive laryngée.	Mêmes complications cutanées traitées de la même façon.
3	56	M.	Tuberculose ulcéreuse végétante.	Région aryténoïdienne.	Mauvais. Caverne sommet droit.	Id. 2 juin 1897.	Excellent.	Voix légèrement voilée. Poids augmenté en deux ans, de 63 à 95 kilos. État actuel excellent.	La plaie cutanée est devenue tuberculeuse comme dans les cas précédents. La cicatrisation se fait au bout de plusieurs mois. Actuellement, la cicatrice contient encore des nodules de lupus.

Thyrotomies pour tuberculose du larynx.

Nᵒˢ D'ORDRE	AGE	SEXE	NATURE DE L'AFFECTION	SIÉGE EXACT	ÉTAT GÉNÉRAL	THYROTOMIE AVEC OU SANS TRACHÉOTOMIE	RÉSULTAT IMMÉDIAT	RÉSULTAT ÉLOIGNÉ	OBSERVATIONS
						Dʳ GORIS (suite).			
4	21	F.	Infiltration diffuse.	De toute la muqueuse laryngienne.	Mauvais à cause du manque complet d'appétit. Lésion diffuse de tout le sommet droit.	Raclage et thermo-cautérisation. Thyrotomie avec trachéotomie. 12 février 1898.	Mauvais ; ni les cartilages ni les autres tissus ne se réunissent.	Morte trois mois après de tuberculose pulmonaire. La fièvre hectique s'alluma le huitième jour après l'opération.	Hérédité : cinq frères et sœurs morts de tuberculose pulmonaire. L'appétit s'était réveillé au point de devenir une sensation impérieuse de chaque instant.
5	35	F.	Infiltration tuberculeuse.	Occupant la face inférieure des deux cordes vraies.	Bon. Tousse depuis dix ans : tuberculose lente, à marche sclérosante.	Id. 12 juillet 1899.	Réunion de toute la plaie par première intention.	État excellent (avril 1900). Voix meilleure qu'avant l'opération.	Seul cas où l'infection tuberculeuse de la plaie ne s'est pas faite.
6	24	M.	Tuberculose végétante et ulcéreuse.	Bord gauche de l'épiglotte. Bandes ventriculaires et cordes vocales.	Fort amaigri. Caverne sommet droit, dysphagie très prononcée.	Thyrotomie avec trachéotomie en une séance. 15 janvier 1900. Raclage et cautéris. au Zn Cl.	Dysphagie disparue immédiatement et définitivement. Le malade mange de tout avec faim. Toute la plaie opérée devient tuberculeuse.	Meurt six semaines après des progrès de sa tuberculose pulmonaire ; fièvre hectique dès le septième jour après l'opération.	Pour atteindre l'épiglotte, je la détache du côté gauche du cartilage thyroïde, puis, introduisant l'index par la bouche, je la fais basculer dans le larynx, sommet en bas. De cette façon, je puis curetter et cautéri-

Thyrotomies pour tuberculose du larynx.

Dʳ GORIS (suite).

Nᵒˢ D'ORDRE	AGE	SEXE	NATURE DE L'AFFECTION	SIÈGE EXACT	ÉTAT GÉNÉRAL	THYROTOMIE AVEC OU SANS TRACHÉOTOMIE	RÉSULTAT IMMÉDIAT	RÉSULTAT ÉLOIGNÉ	OBSERVATIONS
7	45	M.	Ulcère tuberculeux.	Du bord libre de l'épiglotte et de la région aryténoïdienne.	Bon. Caverne au sommet gauche, dysphagie intense.	Raclage et caut. au Zn Cl. 28 février 1900.	Dysphagie disparaît pendant quatre semaines puis reparaît aussi intense qu'auparavant.	Meurt le 5 mai 1900 des progrès de sa tuberculose pulmonaire, du manque de nourriture à cause de la dysphagie et de la fièvre hectique.	ser les surfaces malades. L'examen laryngoscopique fait huit jours après l'opération nous montre les surfaces curettées d'un beau rouge, contrastant avec l'aspect torpide et sanieux de la plaie opératoire

Thyrotomies pour tumeurs bénignes.

Nos D'ORDRE	AGE	SEXE	NATURE DE L'AFFECTION	SIÈGE EXACT	ÉTAT GÉNÉRAL	THYROTOMIE AVEC OU SANS TRACHÉOTOMIE	RÉSULTAT IMMÉDIAT	RÉSULTAT ÉLOIGNÉ	OBSERVATIONS
						Dr J. BOECKEL			
1	42	F.	Papillome sessile énorme.	Corde vocale gauche, oblitérant la glotte.	Cachexie : Signes de phymie. Pneumonie il y a quelques années.	Thyrotomie avec trachéotomie préliminaire. Excision du papillome.	Enlèvement de la canule après onze jours. Fistule pendant deux mois.	Hémoptysie après quelques jours. Mort foudroyante deux mois et demi après l'opération.	L'autopsie n'a pas été faite. L'auteur pense qu'il s'agissait ici sans aucun doute de végétations tuberculeuses chez un phtisique.
2	27	F.	Papillome de la grosseur d'une fève.	Corde vocale droite, la tumeur occupe tout le larynx, y compris le ventricule droit.	Syphilis ancienne. Bon, du reste.	Trachéotomie et thyrotomie en une séance. Excision.	Guérison radicale en un mois.	Intégrité de la voix. Pas de récidive au bout de deux ans.	
3	16	M.	Papillome de la corde vocale droite.	Corde vocale droite dans toute son étendue.	Bon.	Trachéotomie et thyrotomie en une séance avec résection d'une partie de la corde vocale.	Guérison en trois semaines.	Phonation non entièrement rétablie. Voix basse, mais distincte.	Pas de récidive.
4	75	M.	Papillome sessile, obstruant tout le larynx.	Corde vocale gauche.	Cyanose et oppression.	Trachéotomie et thyrotomie en une séance. Extirpation de la tumeur.	Mort le neuvième jour de pneumonie.		
						Dr LENNOX BROWNE			
1		»	Papillome.	Toute la longueur de la corde vocale.	Respiration fort embarrassée.	Thyrotomie.	Guérison.	Complète.	

Thyrotomies pour tumeurs bénignes.

N° D'ORDRE	AGE	SEXE	NATURE DE L'AFFECTION	SIÈGE EXACT	ÉTAT GÉNÉRAL	THYROTOMIE AVEC OU SANS TRACHÉOTOMIE	RÉSULTAT IMMÉDIAT	RÉSULTAT ÉLOIGNÉ	OBSERVATIONS
					Dʳ LENNOX BROWNE (suite).				
2	30	M.	Angio-fibrome.	Commissure antérieure du larynx, sous-glottique.	Bonne santé. Raucité progresive.	Thyrotomie avec trachéotomie préliminaire. Canule de Hahn, enlevée immédiatement après l'opération.	Bon.	Guérison depuis octobre 1898. Voix bonne.	
5	16	M.	Papillome.	Sous-glottique.	Raucité et dyspnée. Très bon.	Id.	Guéri en novembre 1899.	Voix excellente.	
					Dʳ CHIARI				
1	61	M.	Fibrome.	Repli aryténoïdien droit et fausse corde droite.	Très bon.	Thyrot. et trachéot. en une séance. Enlèvement de la tumeur avec l'anse galvano-caustique.	Guérison.	Définitive.	
					Dʳ GORIS				
1 et 2	22	M.	Myxome volumineux.	Partie post. : corde vocale gauche.	Bon.	Trachéotomie, thyrotomie en une séance. Excision et thermocautérisation, 14 mars 1898.	Excellent. Réunion par première intention. Enlèvement de la canule chaque fois, le troisième jour.	Voix excellente.	Un an après, nouvelle tumeur, cette fois sous-glottique, exigeant une nouvelle trachéotomie (16 mai 1899). Suites opératoires excellentes. Voix excellente.

Thyrotomies pour tumeurs bénignes.

Nᵒˢ D'ORDRE	AGE	SEXE	NATURE DE L'AFFECTION	SIÈGE EXACT	ÉTAT GÉNÉRAL	THYROTOMIE AVEC OU SANS TRACHÉOTOMIE	RÉSULTAT IMMÉDIAT	RÉSULTAT ÉLOIGNÉ	OBSERVATIONS
					Dr GORIS (suite).				
3 et 4	4	M.	Angiome.	Ventricule gauche du larynx.	Très affaibli à cause de la dyspnée continue.	Thyrotomie avec trachéotomie. Excision de la tumeur et cautérisation du point d'implantation.	Réunion par première intention. Enlèvement de la canule le quinzième jour.		Voir OBSERVATIONS au bas de la page.
					Dr JACQUES				
1	2 1/2	M.	Papillome du larynx.	Commissure des cordes vocales et partie antérieure des cordes, principalement à gauche où la tumeur prenait la moitié antérieure du ruban vocal.	Bon. Aphonie complète avec un peu de tirage habituel.	Thyrotomie après trachéotomie sous-cricoïdienne. Ablation du néoplasme à la curette et cautérisation du point d'implantation au galvano.	Suites simples, sauf un peu d'infection dans la plaie qui oblige à lâcher les sutures. Ablat. de la canule le 4ᵉ j. au matin. Un accès de suffocation le soir oblige à la replacer. Enlevée un mois plus tard. Rétablissement de la voix deux mois environ après l'opér.	Satisfaisant. Voix récupérée et respiration libre.	L'opération, par voie externe, a été nécessitée par les difficultés de la laryngoscopie.

OBSERVATIONS — Lorsque j'enlevai la canule, je constatai, à mon grand étonnement, que la respiration était aussi mauvaise qu'avant l'opération. Je ne sus pas d'abord comment expliquer ce mauvais résultat. Mais, en y réfléchissant, je me crus autorisé à penser que la tumeur, qui avait refoulé la bande ventriculaire vers le haut, au point de la transformer en une tumeur arrondie qui s'était révélée comme telle à l'examen laryngoscopique, n'avait pas, par sa disparition, amené l'affaissement de la corde. Je relis donc la trachéotomie et la thyrotomie et pus constater l'exactitude de ma supposition. J'excisai la bande ventriculaire et réunis les lèvres de l'incision par des points au catgut. Cette fois la guérison fut définitive et la voix revint excellente. (Société française de Laryngologie, séance de mai 1899.)

Thyrotomies pour tumeurs bénignes.

N° D'ORDRE	AGE	SEXE	NATURE DU L'AFFECTION	SIÉGE EXACT	ÉTAT GÉNÉRAL	THYROTOMIE AVEC OU SANS TRACHÉOTOMIE	RÉSULTAT IMMÉDIAT	RÉSULTAT ÉLOIGNÉ	OBSERVATIONS
						Dr JACQUES (suite).			
2	8 1/2	M.	Papillomes laryngiens.(Hypertrophie des amygdales et végétations).	Tumeur pyriforme insérée sur la commissure et la corde droites (tiers antérieur), mobile et remplissant la presque totalité de l'espace intercordal.	Satisfaisant. L'enfant est un peu chétif. Aphonie complète depuis deux ans et troubles dyspnéiques d'essoufflement depuis quelques mois.	Thyrotomie après trachéotomie basse, au-dessous de l'isthme thyroïdien. Ablation à la curette et cautérisation au chlorure de zinc.	Un peu de fièvre au début par infection de la plaie trachéale. Canule retirée le neuvième jour. La malade quitte l'hôpital trois semaines après l'opération, parlant déjà, quoique avec un peu d'effort.	Parole récupérée entièrement au bout d'un mois. La patiente chante. La respiration est aisée.	La thyrotomie a été rendue inévitable par l'indocilité de l'enfant.
						Dr LERMOYEZ			
1	49	M.	Papillome récidivant.	Incisure médiane du thyroïde. Cricoïde intact.	Bon.	Thyrotomie avec trachéotomie antérieure.	Réunion après quinze jours de la plaie laryngienne.	Récidive des papillomes obligeant au maintien de la canule trachéale. Voix aphone.	Les papillomes sont traités par l'ablation endolaryngienne avec les tubes de Löri et les écouvillonnements au phénol sulfo-riciné.
						Dr LORTHIOIR			
1	5	F.	Polype.	Assis sur les cordes vocales.	Bon.	Trachéotomie à cause de la dyspnée 2 mois avant la thyrotomie.	Excision et cautérisation au galvanocautère.	Guérison définitive.	

Thyrotomies pour tumeurs bénignes.

Nos D'ORDRE	AGE	SEXE	NATURE DE L'AFFECTION	SIÈGE EXACT	ÉTAT GÉNÉRAL	THYROTOMIE AVEC OU SANS TRACHÉOTOMIE	RÉSULTAT IMMÉDIAT	RÉSULTAT ÉLOIGNÉ	OBSERVATIONS
						D' SCHMIEGELOW			
1	8	M.	Papillomes multiples.	Tapissant l'intérieur du larynx.	Bon.	Trachéotomie. 27 septembre 1897. Thyrotomie. 6 octobre 1897.	Guérison.	Les papillomes ont récidivé, mais pas au même degré qu'avant l'opéraration.	
						D' WALKER DOWNIE			
1	53	M.	Fibrome const. microscopiquement.	Corde vocale droite, occupant une grande partie de la lumière du larynx.	Dyspnée et raucité extrèmes.	Trachéotomie. 1er mars 1890. Thyrotomie. 11 mars 1890.	Canule enlevée le second jour.	Mort de pneumonie septique le quatrième jour après l'opération.	
2	10	M.	Papillome typique.	En trois portions distinctes : l'une partant de l'épiglotte, l'autre de la corde droite, la dernière de la corde gauche.	Dyspnée intense.	Trachéotomie. 5 octobre 1890. Thyrotomie. 8 octobre 1890.	Bon.	Le larynx reste parfaitement guéri pendant douze mois, quand apparait sur la surface laryngienne une végétation que l'auteur détruit au galvanocautère. Voix claire.	

Thyrotomies pour tumeurs bénignes.

N° d'ordre	AGE	SEXE	NATURE DE L'AFFECTION	SIÈGE EXACT	ÉTAT GÉNÉRAL	THYROTOMIE AVEC OU SANS TRACHÉOTOMIE	RÉSULTAT IMMÉDIAT	RÉSULTAT ÉLOIGNÉ	OBSERVATIONS
						Dʳ WALKER DOWNIE (suite).			
3	42	M.	Tissu de granulation œdémateux.		Bon.	Trachéotomie. 4 juin 1891. Thyrotomie. 7 décembre 1891.	Il est laissé pendant des mois une canule trachéale et dilatatrice de Störk.	La voix revient rauque et la respiration devient excellente. Meurt douze mois après de dysphagie. L'auteur pense qu'il a eu affaire ici à un cas de syphilis héréditaire, la marche de la maladie le fait supposer avec raison.	
4	6	M.	Hypertrophie et œdème sous-muqueux.	Les deux bandes ventriculaires, les cordes vocales, etc.	Enfant délicat. Dyspnée la nuit.	Trachéotomie, 1ᵉʳ décembre 1892. Thyrotomie, 4 décembre 1892.	Canule enlevée le quatrième jour.	Respiration libre, voix rauque, pas de récidive.	
5	4	M.	Papillomes.	Nombreux sur les deux cordes vocales.		Trachéotomie, 4 mai 1895. Thyrotomie, 7 mai 1895. Excision des papillomes et galvano-cautérisation.	Récidive six semaines après : nouvelle opération.	Voix bonne, sans récidive depuis la seconde opération.	

Thyrotomies pour tumeurs bénignes.

N°s D'ORDRE	AGE	SEXE	NATURE DE L'AFFECTION	SIÈGE EXACT	ÉTAT GÉNÉRAL	THYROTOMIE AVEC OU SANS TRACHÉOTOMIE	RÉSULTAT IMMÉDIAT	RÉSULTAT ÉLOIGNÉ	OBSERVATIONS
						D' WALKER DOWNIE (suite).			
6	1	M.	Papillome typique.	Les bords libres des deux bandes ventriculaires et des cordes vocales.	Mauvais, l'enfant souffrant de dyspnée depuis l'âge de six mois.	Trachéotomie faite un an avant. Thyrotomie : les 25 janvier, 8 février, 6 septembre, 27 novembre et 2 décembre 1895.	Après chaque intervention, le malade a une période d'amélioration.	La dernière récidive se révéla par un accès brusque de suffocation, nécessitant l'introduction du tube de Foulis.	Plus de récidive depuis décembre 1895. Voix rauque, mais forte.
7	5	M.	Polype muqueux.	Deuxième anneau de la trachée.		Trachéotomie deux mois avant la thyrotomie, 8 octobre 1895.	Canule enlevée le 16 octobre.	Guérison complète.	Voix excellente; plus de récidive.
8	6	M.	Papillome multiple.	Deux cordes vocales.	Dyspnée continue.	Trachéotomie. 2 juillet 1897. Crico-thyrotomie, 6 septembre 1897.	Bon.	En février 1900, l'auteur a pu constater une voix excellente.	Pas de récidive.
9	7	F.	Id.	Les deux cordes vocales et la muqueuse sous-glottique.	Id.	Trachéotomie, 29 novembre 1899. Crico-thyrotomie, 14 décembre 1899.	Bon.	Bon.	Voix claire; pas de récidive.
						D' DELIE			
1	5	M.	Papillome multiple.	Tout l'orifice du larynx.	Assez précaire.	Thyrotomie et trachéotomie.	Guérison définitive.		

N° D'ORDRE	AGE	SEXE	NATURE DE L'AFFECTION	SIÈGE EXACT	ÉTAT GÉNÉRAL	THYROTOMIE AVEC OU SANS TRACHÉOTOMIE	RÉSULTAT IMMÉDIAT	RÉSULTAT ÉLOIGNÉ	OBSERVATIONS
					Rhinosclérome. **D' CHIARI**				
1	24	F.	Rhinosclérome.	Tumeurs sous-glottiques occasionnant de la sténose.		Trachéotomie. Décembre 1897. Thyrotomie. Juin 1898. Extirpation des tumeurs.	Dilatation et tubage ; enlèvement de la canule. Juin 1898.	Guérison complète. Décembre 1899.	
					Sténoses. **D' SCHMIEGELOW**				
1	18	M.	Sténose depuis l'enfance.	Périchondrite du cricoïde et du thyroïde.	Bon.	Thyrotomie. 2 février 1896. Trachéotomie faite depuis plus. années.	Guérison opératoire.	La sténose laryngienne persiste.	La thyrotomie avait été faite comme préparation au tubage.
2	19	M.	Sténose laryngienne.	Périchondrite cricoïdienne et aryténoïdienne.	Id.	Thyrotomie. 12 novembre 1897. Le malade portait une canule.	Guérison.	Le malade respire par le larynx.	
					Corps étrangers. **D' MOURE**				
1	»	»	Corps étranger (agrafe de corset) enlevé par thyrotomie sans trachéotomie.					Résultat excellent. Voix normale.	

INDICATIONS ET TECHNIQUE DE LA THYROTOMIE

par le docteur SCHEIER,

(de Berlin.)

Auch ich möchte über einen Fall von Kehlkopfcarcinom berichten, der von mir auf endolaryngealem Wege vor 2 1/2 Jahren operirt wurde und bisher ohne Recidiv vollkommen gesund geblieben ist. Es betrifft einen Herrn von 62 Jahren, der in meine Behandlung vor 4 Jahren kam mit der Angabe, dass er vor 2 Monaten an Influenza gelitten hätte. Seitdem wäre die Sprache, die vorher stets vollkommen klar gewesen, etwas belegt, geringe Heiserkeit, sonst aber hätte er keine Beschwerden. Kein Husten, keine Schmerzen. Keine Abmagerung. Die Untersuchung ergab, dass das linke Stimmband in seiner ganzen Länge etwas geschwollen und ein wenig gerötet war, dass das rechte ganz normal und dass auch die Bewegungen beider Stimmbänder gleichmässig und normal verliefen. Sonst konnte ich abgesehen von einem chronischen Rachencatarrh nichts pathologisches finden. Keine Drüsenschwellung. Da ich Verdacht auf Lues hatte, so bekam Patient zuerst Jodkali, aber ohne irgend einen Erfolg. Die Schwellung nahm nicht ab. Nur zuweilen war die Rötung fast verschwunden. Im Sommer 1897 zeigte sich die Schleimhaut des linken Stimmbandes nicht ganz glatt, etwas leicht höckerig. Wegen Möglichkeit eines tuberculösen Processes behandelte ich ihn mit Menthol-Instillationen. Die Untersuchung der Pulmones ergab nichts pathologisches. Im Sputum keine Tubercelbacillen. Die Heiserkeit, die im Sommer zugenommen hatte, besserte sich unter der Mentholbehandlung und Kochsalzinhalationen. Auch die Schwellung nahm etwas ab und noch mehr, als ich den Patienten auf mehrere Wochen ins Seebad schickte. Ende des Jahres 1897 bemerkte ich auf dem linken Stimmbande eigentümlich weissgefleckte Partien, stecknadel- bis linsengross, namentlich im vorderen Teil, wie man sie ja oft bei Pachydermie findet. Mehrere Wochen später zeigte sich, dass das linke Stimmband in der Mitte stärker geschwollen und die vorher leicht höckerige Oberfläche grössere papilläre Excrescenzen zeigt, sowohl in der Mitte wie im vorderen Teil. Es wölbt sich der ganze mittlere geschwollene Teil des linken Stimmbandes nach innen vor. Die Geschwulst geht in den Ventrivel nicht hinein. Durch die Geschwulst, die sich bei Sondenberührug etwas derb anfühlt, kommt ein Stimmbandschluss nicht zu Stande. Sonst ist die Beweglichkeit des afficirten Stimmbandes ganz normal. Auch jetzt keine Abmagerung, keine Drüsenschwellung und keine Schmerzen. Da der Befund sehr suspect für Carcinom war, so schlug ich ihm eine Probeexcision vor, und für den Fall, dass sich Carcinom herausstelle, wollte ich namentlich mit Rücksicht auf den langsamen Verlauf der Krankheit, und da man den Tumor genau abgrenzen konnte, versuchen, auf endolaryngealem Wege die Geschwulst zu entfernen. Die microscopische Untersuchung des exstirpirten Stückes ergab zweifellos Carcinoma Keratodes, welcher Befund mir auch im pathologischen Institut der Charité vom Herrn Dr. Oestreich bestätigt wurde. In mehreren Sitzungen entferne ich nun den ganzen Tumor. Schwierigkeiten bereitete nur der Teil, der ganz vorn sass. Ich behalte den Patienten genau unter Beobachtung, um für den Fall des Auftretens des Recidivs sofort eine Operation von aussen vorzunehmen. Ungefähr ein halbes Jahr nach der Operation sieht man eine Art neues Stimmband, eine Schleimhautnarbe, die ziemlich gut sich an das gesunde rechte Stimmband anlegt. Die Sprache ist nur etwas rauh, sonst laut und leicht zu verstehen. Das Allgemeinbefinden ist ein gutes. Der Zustand hat sich bis jetzt, ich sah ihn noch kurz vor meiner Abreise nach Paris, nicht verändert. Kein Recidiv, keine Drüsenschwellung.

DISCUSSION

M. Löwe (de Berlin). — L. bespricht zuförderst die Ernährungsfrage. Er glaubt, dass in vielen Fällen zur Ernährung auf natürlichem Wege schon am 2. und 3. Tage zugegangen werden kann. Ferner wendet sich Redner gegen den Gebrauch von Iodoform. Er weist auf die Publication von Todesfällen nach Gebrauch dieses Mittels bei Halsoperation.

Als Verband gebraucht Redner heisse, feuchte Mölltampons, auf die aussen eine Schicht trockener Tampons kommt.

Die Indication glaubt Redner auch auf einem guten Theil der gutartigen Tumoren ausdehnen zu dürfen.

M. Meyer (de Berlin). — Die Thyreotomie im Kindesalter wegen multipler Papillome ist eine in Bezug auf ihre Resultate nicht zuverlässige Methode, da Recidive sehr häufig auftreten und da bei dem sehr engen kindlichen Kehlkopf leicht Narbenstenosen auftreten.

Bei bösartigen Tumoren verwirft Semon unbedingt die endolaryngeale Methode.

In Fällen von Carcinoma polypoïdes und von Infiltrationen einer Stimmlippe oder einer Stimmlippe und Taschenfalte *ohne* wesentliche Erkrankung der regio subglottica und der Lymphdrüsen ist, da eine radicale Entfernung des Tumors per vias naturales, wie die Zahl der Sauerheilungen beweist, möglich ist, die endolaryngeale Entfernung des Tumors eine berechtigte Methode.

M. Hellat (de Saint-Pétersbourg) proposirt die Operation bei Erwachsenen bei localer Anästhésie weil dadurch : 1. die allgemeine Gefahr, die die Narcose mit sich bringt, vermieden; 2. die Aspirationsgefahr vermindert wird. Ferner stimmt der Redner Dr Moure bei, dass die Präventiv-Tracheotomie häufig unterlassen werden kann, und wenn sie weggelassen werden kann, so sollte das in Rücksicht auf die Möglichkeit der Blutung aus den Trachealwendungen und auf die Vereinfachung der Operation geschehen. Wenn man mit Lokalanästhesie operirt, so ist das viel leichter möglich.

Man braucht den Patienten durchaus nicht so tief mit dem Kopfe zu lagern; fast horizontale Lagerung ist genügend, um das Herabfliessen des Blutes zu vermeiden.

Endlich erwähnt der Redner, dass in Anfangsstudien das Carcinom vermittelt des Cynchotomes leicht entfernt werden. Das Instrument hat mehrere Vortheile :

Die Eröffnung des Körpers braucht nicht so ergiebig zu sein.

Das Auseinanderziehen der Knorpel kann in engeren Grenzen geschehen.

Das Instrument ist aber besonders werthvoll bei allgemeinen Infiltrationen, zum Beispiel syphilitischer Natur.

M. Chiari (de Vienne). — C. stimmt vollkommen mit Semon überein. Nur entfernt er nie die Canüle unmittelbar nach der Thyreotomie wegen der Gefahr der Nachblutung, die nach Anwendung des Cocains noch einige Stunden andauert.

Wegen Papillom der Kinder räht er von der Thyreotomie ab; er macht bei Stenose Tracheotomie und operirt dann solange endolaryngeal, bis die Neigung zum Recidiv erlischt. Denn die Thyreotomie schützt nicht vor Recidiv. In neuester Zeit hat Chiari die Laryngofissur unter Schleich's Anästhesie ausgeführt und war recht zufrieden damit; aber es geben die Patienten selten ihre Zustimmung dazu.

In einem Falle von Carcinoma epitheliale operirte Chiari dreimale in 5 Jahren mit Thyreotomie allein und erzielte zuletzt Heilung ohne Canüle und mit guter Stimme, obwol an Stelle beider Stimmbänder nur Narben bestanden. Es ist also nicht nur die totale Exstirpatio laryngis im Stande eine völlige Heilung zu erzielen, sondern auch die Laryngofissur. Chiari hat öfters die halbseitige und manchmal die beinahe totale Exstirpation des Kehlkopfes ausgeführt und damit öfers radicale Heilung erzielt. Die totale Exstirpation sollte aber nur gemacht werden, wenn sie unbedingt nöthig ist, weil der Zustand des Patienten nach derselben meist ein sehr trauriger ist.

M. Fränkel (de Berlin). — F. tritt für die intralaryngeale Methode ein. Dieselbe heile, trotzdem mache man ihr den Vorwurf, die sei unberechtigt. Zwar würde weder die Diagnose Krebs in den betreffenden Fällen, noch die dauernde Heilung angezweifelt. Die Methode soll aber unsicher sein, und zwar einmal, weil das Laryngoskop trug und die Grösse der Geschwulst mit demselben unterschätzt werden könne und dann weil es schwer ist Alles zu entfernen. Die Grenzen der Geschwulst sähe man aber beim operiren und wenn intralaryngeal nicht alles entfernt werden könne, so sei diese Methode nicht mehr anwendbar. Die Thyreotomie sei ein so ganz leichter Eingriff, wie es dargestellt wurde. Es kämen nach ihr auch nicht zu schlechte Heilungen vor und sämmtliche Kranken zögen die intralaryngeale Methode vor. Auch seien Recidive nach der Thyreotomie nicht ausgeschlossen. Die intralaryngeale Methode bei Krebs vermindert nicht die Reputation der Laryngologen, sondern sei ihr höchster Triumph !

M. Moure (Bordeaux) ne pratique la thyrotomie pour tumeurs malignes que dans les tumeurs opérables, limitées, et qu'on est sûr d'enlever complètement, sans quoi on s'expose à des récidives et à une série d'insuccès pour ne s'être pas conformé à cette règle. Détails de technique : nécessité de faire l'hémostase complète avant d'ouvrir les voies respiratoires, tout en faisant la nécrose, laisser à la muqueuse trachéale un certain degré de sensibilité, pour lui permettre d'expectorer. Ne fait pas la trachéotomie dans les cas de corps étrangers; la fait, toujours dans les cas de tumeurs malignes. Moure bourre la partie inférieure du larynx avec de la gaze iodoformée, ce qui suffit pour empêcher l'entrée du sang. Suture des cartilages et des muscles au catgut, des couches superficielles avec des crins. Enlève la canule 2 à 5 jours après, quand il est sûr d'avoir tout enlevé; laisse la canule à demeure dans les cas douteux.

M. Semon répond à chacun individuellement et maintient les positions qu'il a prises dans son rapport.

M. Löwe. — L. bemerkt dass Herr Semon ihn wohl nicht verstanden habe. Dr Löwe ist ebenso wie Herr Semon der Meinung, dass die Schlundsonde bei der Behandlung nach Thyreotomie zu vermeiden sei, sowie auch dass ein guter Theil der gutartigen Geschwülsten stets auf endolaryngealem Wege zu behandeln seien.

LA CHIRURGIE MODERNE DU LARYNX

par le professeur Th. GLUCK,

(de Berlin).

Avant de décrire ma méthode pour les grandes opérations, la résection et l'extirpation du larynx, j'ose faire mention de ma manière de procéder dans des cas de sténoses et d'oblitérations cicatricielles, en suite des tumeurs papillomateuses diffuses du larynx et des pertes de substance des anneaux de la trachée par nécrose exfoliatrice des cartilages.

I. Voici, en esquisse, l'opération pour l'*oblitération cicatricielle totale du larynx*.

1er acte. Trachéotomie profonde, c'est-à-dire entre l'isthme de la glande thyroïde et l'artère innominée.

2e acte. Résection transversale de la fistule cutanée, de la trachée et, s'il le faut, du cartilage cricoïde avec toutes les masses cicatricielles, jusqu'à ce que la face antérieure de l'œsophage soit libérée et la circonférence transverse du moignon trachéal central se trouve en face d'une ouverture large et béante.

3ᵉ acte. Mobilisation de la trachée, suture exacte des deux ouvertures et de la peau.

Les malades absolument aphones avant l'opération, parlent après quelque temps distinctement; tous les symptômes réflexes sont disparus.

II. *Technique pour la thyréotomie et la laryngotomie faites pour les papillomes diffus et les cancers circonscrits des cordes vocales.*

a) Incision médiane du bord inférieur de l'os hyoïde jusqu'au cartilage cricoïde après avoir exécuté la trachéotomie.

b) Incision de la peau et de l'aponévrose, ensuite on tire de côté les muscles sternaux, jusqu'à ce que le larynx soit libéré.

c) Division du ligament conoïde et du cartilage thyroïde, dilatation de la plaie laryngée avec deux crochets.

d) Application d'une solution de cocaïne-antipyrine, àà 5 grammes; eau distillée, 100 grammes; acide phénique, 1 gramme. Extirpation des tumeurs avec des ciseaux, au bistouri et au thermocautère; tamponnement exacte du larynx avec de la gaze iodoformée, fixation des tampons avec quelques points de suture. Après cette opération, les malades peuvent tout avaler sans aucun inconvénient.

e) Le cinquième jour on enlève les tampons sous chloroforme, on cautérise encore les parties suspectes et on fait la suture du larynx et de la peau.

f) Le dixième jour, les fils sont enlevés, ainsi que la canule. A partir de la troisième semaine, tout est guéri, les malades commencent à parler. L'opération est exacte et radicale, les résultats fonctionnels excellents.

Je ne peux que confirmer les résultats admirables de sir Félix Semon pour les cancers circonscrits intrinsèques.

Un de mes malades opérés par cette méthode est guéri depuis neuf ans, un autre provenant de la clinique du professeur Ryause, opéré pour cancer, par extirpation de la corde vocale, est guéri depuis treize ans.

III. *Opération pour perte de substance à la suite de nécrose exfoliatrice des cartilages.*

Il est connu que des individus, ayant des pertes de substance pareilles, par un acte instinctif, fléchissent la tête, ferment par conséquent avec le menton le trou résultant de la perte organique et savent alors parler à haute voix.

a) L'opération plastique s'exécute par des lambeaux pédiculés cutanés ou cartilagineux ou des lambeaux osseux du sternum, de la clavicule, etc.

b) Opération plastique avec de vrais transplants ou des corps étrangers enchâssés dans des lambeaux cutanés doubles (cartilages costaux, ivoire, etc.) qui s'enferment sans réaction et sont capables de résister.

c) Pour les tumeurs malignes extrinsèques et les tumeurs intrinsèques diffuses, les tumeurs étendues de la langue, de la cavité buccale, du pharynx, etc., la chirurgie moderne a inventé d'éminentes opérations. Malheureusement le pronostic de ces opérations était douteux, il y a peu de temps, parce que la plupart des cas succombaient à la broncho-pneumonie septique par corps étrangers (écoulement du sang — sécrétions buccales et pyogènes dans les voies aériennes).

Avec ces méthodes préventives connues, les chirurgiens n'arrivaient pas au but désiré.

Telle était la question en 1880, lorsqu'en 1880-81, mon ami le professeur Felles, de Stuttgart, et moi, à la suite de beaucoup d'expériences faites sur des animaux et des considérations anatomo-cliniques, nous avons formulé la thèse suivante, une thèse discutée et désavouée pendant plus d'une dizaine d'années, mais acceptée aujourd'hui par la majorité des chirurgiens allemands.

« Dans l'extirpation du larynx et d'une façon plus générale dans toutes les opérations, qui, jusqu'à présent ont causé si souvent la mort par pneumonie ab ingestis, la résection prophylactique de la trachée empêche à coup sûr le développement des foyers broncho-pneumoniques. »

Par cette thèse, la discussion était arrivée dans une voie tout à fait nouvelle. Au lieu d'employer des moyens mécaniques (canule à tampons de différentes constructions, opérations sur la tête pendante et qui ne pouvaient produire un effet que pendant l'opération, devenaient trop vite insuffisants, causaient par-dessus le compte une sécrétion augmentée, suppuration, nécrose et même gangrène), nous avons, par une opération plastique et prophylactique, interposé entre la cavité de la plaie et les poumons une levée de tissus, une barrière organique vivante, un diaphragme imperméable qui rend impossible toute aspiration de corps étrangers quelconque dans les voies aériennes.

Pour l'hémilaryngectomie et pour les laryngotomies et exérèses totales avec extirpation de l'épiglotte, j'ai inventé une opération plastique par lambeaux cutanés, qui sont fixés avec des points de suture au côté sain du larynx, à l'œsophage, au pharynx et aux fascia et muscles du cou. Cette opération ainsi que les sutures directes et diverses combinaisons et modifications variées, remplacent pour certains groupes d'opérations la résection de la trachée, qui représente l'idée élémentaire et originale de toutes les méthodes préventives modernes.

Le lambeau cutané pédiculé qui tapisse ou remplace le larynx réséqué acquiert avec le temps un aspect muqueux, mou et humide; les lambeaux de peau qu'on emploie pour l'œsophage et pharyngo-plastie ne peuvent être pris sur des parties imberbes. Au laryngoscope on voit plus tard le lambeau cutané garni d'une barbe épaisse que le malade s'arrache de temps en temps, lorsqu'elle commence à le gêner. En touchant à cette peau, il n'y a pas de mouvements réflexes comme on en produit en touchant la muqueuse pharyngée. Après la guérison de ces opérations étendues, les malades avalent comme des individus bien portants, ils n'ont pas besoin non plus d'une canule trachéale, car le moignon trachéal et la peau de la fosse jugulaire se sont soudés entre eux. Ce serait abuser de votre temps précieux si je voulais décrire exactement mon procédé opératoire dans un cas spécial.

Exécution subtile, mais radicale et minutieuse, de l'opération en ayant soin d'enlever, sans toucher aux parties atteintes du cancer, les parties saines avec les foyers cancéreux, en irritant le moins possible les nerfs (pneumo-gastrique-phrénique-récurrent, laryngé supérieur, etc.). Après avoir exécuté la résection transversale de la trachée et la suture circulaire de son moignon dans une boutonnière de la peau de la fosse jugulaire : suture directe des muqueuses ou bien, ce qui vaut mieux, plastique cutanée œsophago-pharyngienne à lambeaux cutanés pédiculés doubles; soins assidus pendant le traitement de la plaie; peu ou presque pas de solutions antiseptiques irritantes et toxiques; alimentation scrupuleuse par une sonde permanente en caoutchouc mou introduite pendant l'opération par le nez jusqu'à une profondeur de 8 à 10 centimètres de la base de la langue; dans des cas très graves gastrostomie pour pouvoir bien nourrir le malade, voilà les points de vue principaux et urgents. Le malade une fois guéri, on peut tenir compte de la restitution des fonctions des organes réséqués ou enlevés, mais jamais avant que tout danger soit écarté. La loi suprême consiste en ces termes : sauvez et prolongez d'abord la vie de votre malade et ne vous inquiétez pas trop de l'état post-opératoire; la restitution des fonctions ne tardera pas de vous occuper avec succès, le danger imminent une fois dissipé. Voilà ma profession de foi chirurgicale.

Après des opérations étendues sur la langue, avec extirpation de l'épiglotte, de l'os hyoïde et des glandes lymphatiques cancéreuses. le larynx descend vers la fosse jugulaire: il faut alors l'attirer et le fixer avec de forts points de suture à la muqueuse de la bouche ou de la mâchoire inférieure. mes expériences sur la résection de la trachée ayant prouvé qu'on peut mobiliser et attirer le moignon trachéal, sans avoir à craindre la gangrène de la trachée.

Dans toutes ces opérations, il faut, d'une manière ou d'une autre, protéger l'aditus laryngé soit par suture directe, soit par une opération plastique par un diaphragme artificiel imperméable.

Quant aux types différents de la parole après ces opérations, il y a des individus qui parlent après l'exérèse du larynx, l'extirpation de l'épiglotte, la laryngoplastie totale et un larynx artificiel, à haute voix. Ils savent même chanter et crier et ne portent pas de canule trachéale.

Les malades sur lesquels on a fait l'hémi-laryngectomie savent parler sans canule trachéale, avec des masses cicatricielles de forme cylindrique, ou bien avec un lambeau de peau transplanté, qui fonctionne comme corde vocale accessoire.

Après l'extirpation du larynx, les malades apprennent à parler distinctement avec la double canule de Gussenbauer, ou bien, lorsque la communication entre le nasopharynx et la trachée n'existe plus, avec ce que nous appelons la voix pharyngée.

L'air régurgité de l'estomac ou bien d'un cul-de-sac derrière la cicatrice provenant de l'opération produit un murmure en passant à côté des plis de la muqueuse œsophagienne ou pharyngée, qui transforme les mouvements d'articulation du malade en un chuchotement distinct. Pour les malades qui ne savent pas, par un acte d'adaptation instinctive, parler avec ce murmure pharyngé, et qui constituent la majorité, j'ai construit un appareil phonétique.

Cet appareil est composé d'une canule trachéale externe et ensuite d'une canule externe qui porte une soupape (une espèce de languette). Lorsque l'individu inspire, la languette s'ouvre; l'expiration ferme la languette, et alors le courant d'air passe par l'appareil phonétique qui se trouve dans un court tuyau correspondant à la face supérieure de la canule interne; l'appareil résonne alors et le son est conduit dans un tube en caoutchouc mou, dont on peut tenir le bout périphérique au-devant des lèvres, ou bien entre les dents, ensuite par une brèche, le long de la voûte du palais avec une prothèse ou bien introduite par le nez dans le pharynx. Du moment où l'individu fait résonner par son courant d'air expiratoire l'appareil et fait en même temps des mouvements d'articulation, de manière que l'articulation corresponde au son de l'appareil, le faible chuchotement de l'articulation se transforme en une voix haute et claire.

Parmi mes malades guéris, j'ai de vrais artistes qui parlent admirablement bien; même un malade auquel la langue entière a été extirpée, ainsi que l'épiglotte et l'os hyoïde réséqués et le plafond de la bouche, prononce avec mon appareil à haute voix même des mots dont la prononciation nous paraît impossible sans langue. comme par exemple : dysiphes.

En parlant avec le tube de l'appareil devant les lèvres, l'articulation se trouve derrière la phonation ; donc, en sens inverse de l'ordinaire.

La statistique des opérations pour cancers du larynx en 1881 correspondait à une mortalité de 52 pour 100 : jusqu'à 1891, 46 pour 100 ; même à présent, le chiffre de mortalité de toutes les opérations laryngées, à partir de 1890, est à peu près le même pour les petites et grandes opérations, thyréotomie, résection partielle ou extirpation du larynx (20 pour 100) ; la cause mortelle est presque toujours la broncho-pneumonie par aspiration.

C'est donc ici encore, comme le dit de Bruns, ma méthode : primo, de résection de la trachée ; secundo, de laryngoplastie partielle et totale qui saura améliorer le pronostic : ce qui, en effet, est prouvé par ma statistique personnelle et par celle d'autres chirurgiens qui ont bien voulu adopter mes méthodes. Je serais en état de vous présenter 17 cas de cancer du larynx guéris. J'ai observé et opéré moi-même 61 cas de cancer du larynx, de l'épiglotte et d'autres, qui avait envahi le pharynx et la langue. Mes résultats étaient peu favorables, au commencement. Le plus âgé des individus guéris avait soixante-seize ans. J'ai opéré. dans une série, d'abord 22 cas de suite, avec un cas de mort. puis 26 cas avec trois cas de mort, et plus tard, je suis arrivé au nombre de 35 cas avec trois cas de mort. Ceci correspond donc d'abord à une mortalité de 45 pour 100, ensuite de 11 pour 100, et, à la fin du compte, de 8 pour 100.

En séparant les laryngectomies totales des hémilaryngectomies, j'ai sur 20 totales, 2 cas de mort dont 10 pour 100, et sur 14 hémilaryngectomies, pas un mort, donc 0 pour 100, un quinzième cas étant mort d'une affection secondaire, phlegmon guttural septique, à la suite d'une périprostatite grave.

Je vais vous présenter une série d'organes extirpés sur des malades qui sont guéris. En examinant les organes extirpés, on dirait qu'il s'agit de pièces anatomiques enlevées sur le cadavre. On est étonné, après avoir examiné ces organes envahis de cancer, avec leurs glandes lymphatiques cancéreuses, leurs veines jugulaires réséquées, d'apprendre que la plupart des individus auxquels ces organes appartenaient, se portent bien et sont en pleine fonction.

Les statistiques personnelles sont les plus importantes, car non seulement la manière d'opérer est-elle différente, mais encore il y a une grande différence entre les cas opérés. L'un n'opère que des cas favorables, tandis que, pour les cas graves, il n'emploie que la trachéotomie palliative et la morphine, et déclare comme impraticables des opérations que je ne refuserais jamais. En jugeant les chiffres de mort par l'addition simple des différentes statistiques personnelles, on ne ferait que confirmer la vérité du mot : la statistique, c'est le mensonge en chiffres.

Les malades dont je viens de mentionner les résultats heureux ne sont pas seulement guéris dans le sens clinique, mais aussi dans le sens idéal du mot, rendus à leur famille et même à leur fonction; et voilà où se trouve l'importance sociale du progrès dans la chirurgie moderne du larynx et spécialement dans le traitement des cancers de cet organe, depuis le temps où souffrit avec un héroïsme si touchant l'auguste martyr sur le trône impérial d'Allemagne.

INDICATIONS OPÉRATOIRES DANS LE CANCER DU LARYNX

par les docteurs GOUGUENHEIM et E. LOMBARD,

(de Paris).

Le cancer du larynx s'offre à notre observation sous des aspects cliniques si variés, qu'il paraît bien difficile de préciser la ligne de conduite à tenir d'une façon générale.

Il faut, dans chaque cas, s'inspirer non seulement de la nature, de l'étendue et du siège de la tumeur, mais encore de l'âge et de la résistance du malade.

Depuis la première laryngectomie totale, les procédés opératoires se sont multipliés et surtout se sont perfectionnés dans les différents pays. Des statistiques encourageantes ont été publiées, mais nous sommes encore loin d'être arrivés à une entente unanime. A l'heure actuelle, la chirurgie est notre unique ressource et toute tentative thérapeutique sera nécessairement chirurgicale.

Les malades porteurs de néoplasies malignes du larynx peuvent être répartis en trois grands groupes :

Les inopérables;

Les opérables.

Entre les deux se place une catégorie de malades fort nombreux.

Ce sont ceux chez lesquels une lésion déjà très envahissante rend singulièrement plus aléatoires les résultats de l'intervention, ou bien les malades chez lesquels on découvre, avec une lésion relativement peu étendue, une tare organique grave. Les opérations pratiquées dans ces dernières conditions assombrissent les statistiques. Certes, il faut reculer le plus possible les limites de la thérapeutique opératoire, mais nous croyons qu'on doit toujours proportionner la gravité et l'importance de l'intervention à la résistance du sujet.

Donc, il conviendrait presque de faire entrer dans la classe des inopérables bon nombre de cancéreux du larynx qui sont reconnus en même temps diabétiques, albuminuriques, ou atteints de lésions cardiaques et pulmonaires avancées.

Chez eux, la trachéotomie simple présente déjà des dangers : à plus forte raison la thyrotomie ou la laryngectomie.

En seconde ligne vient cette catégorie de cancers déjà étendus, ayant dépassé les limites du larynx ou développés secondairement, avec adénopathies considérables.

Ces malades ne sont guère justiciables que de la trachéotomie, opération purement palliative en la circonstance et ne pouvant avoir d'autre prétention que celle de parer aux accidents d'asphyxie. C'est malheureusement dans ces conditions que nous sommes appelés à examiner nombre de cancéreux dans les cliniques hospitalières.

Les cancers du larynx opérables, sans être d'une très grande fréquence, ne sont pourtant pas d'une rareté extrême.

Nous avons à notre disposition quatre procédés thérapeutiques de nature et de valeur totalement différentes :

Les interventions endolaryngées,

La trachéotomie,

La laryngo-fissure,

Les laryngectomies.

Les interventions endolaryngées trouvent leur justification dans les faits suivants :

1° Au larynx, certaines formes de cancers intrinsèques restent très longtemps limitées à une corde, à une bande ventriculaire, et n'ont guère de tendance à progresser.

2° Cette marche lente, torpide, s'observe surtout chez les sujets âgés, précisément chez ces malades, dont l'âge avancé fait hésiter sur l'application d'une intervention utile.

3° La lenteur de l'évolution peut aussi être en rapport avec la nature du néoplasme. Certains épithéliomes, les sarcomes avec prédominance du tissu fibreux, évoluent très lentement.

4° Enfin, il y a des épithéliomes pédiculés chez lesquels l'intervention endolaryngée est de mise pour parer à des accidents immédiats. Nous avons rapporté dans les *Annales* une observation de ce genre.

Mais, après avoir indiqué les quelques bénéfices que l'on peut espérer de l'intervention endolaryngée, il faut se hâter de faire son procès. En réalité, c'est une opération de diagnostic. Il ne faut pas s'y attarder outre mesure. On ferait perdre au malade un temps précieux. C'est encore, si l'on veut, une opération de pis-aller, quand le malade refuse une intervention plus efficace, ou quand on se trouve aux prises avec une récidive rapide.

La pince ne pourra jamais remplacer la laryngo-fissure, en cas de lésions très limitées d'une corde vocale. Il faut enlever très largement, même une minuscule tumeur, et jamais la voie naturelle ne sera suffisante.

La trachéotomie est l'ultime ressource du cancéreux inopérable. Est-ce à dire que la trachéotomie ne peut avoir aucune espèce d'influence sur la marche des lésions? L'expérience a montré que, dans la tuberculose laryngée, la trachéotomie paraît amener une sédation, un véritable ralentissement de l'évolution. L'action est bien certaine et se montre aussi dans le cancer. Nous l'avons noté dans nos observations. Mais c'est tout ce qu'il faut en espérer.

Si le cancer est opérable, si l'état général du malade n'est pas trop précaire, on peut attendre de bons résultats des deux opérations qui constituent à l'heure actuelle, toute la thérapeutique du cancer, la thyrotomie, les laryngectomies.

Malheureusement, les indications d'appliquer utilement ces deux procédés opératoires sont encore excessivement restreintes. Il y a à cela plusieurs raisons :

1° Même avec une lésion limitée et opérable, on redoute, à juste titre, les accidents post-opératoires immédiats. Le malade est diabétique, âgé, cardiaque, emphysémateux, tuberculeux.

2° L'opération n'est pas faite en temps utile, parce que le diagnostic est incertain. Ce diagnostic doit être d'abord clinique, ensuite histologique.

Or, le diagnostic clinique peut être douteux. Les tumeurs bénignes, la tuberculose, la syphilis, le sclérome, peuvent nous donner le change, et l'on va s'attarder.

Le diagnostic histologique peut nous induire en erreur et venir augmenter encore les hésitations du diagnostic clinique.

Le diagnostic histologique peut ne pas nous renseigner sur la nature de la tumeur enlevée, car la pince n'a parfois retiré qu'un fragment de tissu inflammatoire, et le néoplasme est dans la profondeur. Il peut nous donner de fausses indications sur le pronostic et l'évolution probable de la néoplasie. On ne saurait faire grand fond sur l'examen histologique que s'il est immédiatement positif. En cas de doute, il faut le répéter à plusieurs reprises, comparer les résultats et se placer, en général, dans l'hypothèse la plus défavorable.

Le cancer est confirmé. Le choix de l'intervention va dépendre d'une foule de conditions variables avec chaque cas. Aussi les statistiques n'ont-elles qu'une valeur très relative. Des observations détaillées, relatant même les plus minimes incidents, seront bien plus instructives.

La thyrotomie et la laryngectomie partielle donnent, à l'heure actuelle, les meilleurs résultats. Mais il faut bien séparer ces deux opérations.

La thyrotomie simple, laryngo-fissure avec extirpation des parties molles, est une opération relativement facile à exécuter et sans grande mortalité post-opératoire. Les résultats en sont satisfaisants. La voix n'est pas définitivement compromise. Mais ces indications, en tant qu'opération curative, sont des plus restreintes. Il faut se garder de l'appliquer aux cancers un peu étendus, qui ne sont déjà plus de son ressort. On ne manquerait pas de la faire tomber ainsi, dans le plus profond discrédit.

Elle ne peut être de mise qu'avec une tumeur très limitée des parties molles. Il faut que cette tumeur n'intéresse pas le cartilage, qu'elle n'ait pas trop gagné vers la région aryténoïdienne, ni vers la commissure antérieure, qu'elle ne descende pas trop dans la trachée. Or, l'examen laryngoscopique ne nous renseigne pas toujours très exactement sur l'étendue des lésions, en surface et encore moins en profondeur. Bien souvent la laryngo-fissure proprement dite ne sera qu'exploratrice et ne constituera que le premier temps d'une opération plus large. Et, à vrai dire, quand on aura un larynx cancéreux, il faut bien avouer qu'on n'est jamais fixé sur l'étendue des délabrements opératoires que l'on peut avoir à pratiquer. Aussi le champ de la laryngectomie partielle est-il beaucoup plus vaste que celui de la laryngo-fissure.

Pour peu que la tumeur ne soit pas extirpable en totalité par la laryngo-fissure, il faut avoir recours aux laryngectomies.

La laryngectomie totale paraîtrait l'opération de choix, si les statistiques ne nous révélaient une mortalité immédiate considérable. De plus, la perte de la fonction est à peu près absolue. Nous donnerions donc la préférence aux laryngectomies dites partielles. L'extirpation du thyroïde et parfois d'une partie du cricoïde est le plus souvent nécessaire. On devra, toutes les fois qu'on le pourra, conserver le plus possible du squelette laryngé. On se trouvera dans les meilleures conditions, si l'on peut garder le châton cricoïdien et si l'épiglotte est intacte.

Du moment qu'on se décide à pratiquer une laryngectomie, même partielle, on doit enlever les lésions le plus largement possible. Les interventions timides sont inutiles. Il faut dépasser les limites même supposées de la tumeur, ou bien alors se contenter de la simple trachéotomie.

TRAITEMENT PALLIATIF DU CANCER LARYNGO-TRACHÉAL
A LA PÉRIODE INOPÉRABLE

par le docteur A. COURTADE,

(de Paris).

Le cancer laryngo-trachéal, heureusement rare, se développe d'une façon si insidieuse que, souvent, quand on est appelé à faire le diagnostic, l'intervention opératoire n'a plus aucune chance de succès.

C'est un de ces cas que nous avons pu suivre pendant longtemps et voir se dérouler les divers accidents qui émaillent le cours de cette fatale affection ; le traitement purement symptomatique peut procurer au patient un bien-être relatif pendant une assez longue période et lui donner l'espérance d'une guérison prochaine.

Quelque intéressante que serait l'observation complète, nous nous bornerons à relater seulement les faits les plus importants pour ne pas allonger d'une façon fastidieuse notre communication.

M. X...., âgé de 40 ans, fut atteint en 1890 d'une grippe assez intense, et, depuis cette époque, il contractait tous les hivers une ou plusieurs bronchites accompagnées d'enrouement.

La profession du malade l'obligeait à de grands efforts de voix et il lui arrivait souvent d'ingérer un grand verre de boisson froide, quand il avait trop chaud ; d'où des enrouements répétés.

En janvier et février 1898, il eut sa bronchite hivernale accompagnée de troubles de la voix. A la fin de sa bronchite, alors qu'il se croyait guéri, il fut pris tout à coup, en mars, d'une hémoptysie abondante, qui dura environ une heure.

A partir de ce moment, la voix resta enrouée et ne devait plus reprendre son timbre normal.

Malgré la forte corpulence et le teint frais de M. X..., les médecins qu'il consulta portèrent le diagnostic de laryngite tuberculeuse. Il fut alors envoyé en Algérie, traité par la créosote, et suivit un régime approprié.

En juillet, le malade quitta l'Algérie dans un état satisfaisant au point de vue général, mais une traversée très pénible provoqua un peu d'oppression. Aux Eaux-Bonnes, où il était envoyé, la dyspnée augmenta rapidement et il dut quitter la station thermale au bout de huit jours.

Le 3 août, la suffocation était si prononcée, que notre confrère Lapalle, de Pau, dut pratiquer la trachéotomie d'urgence; nous apprîmes plus tard que, dans le cours de l'opération, notre distingué collègue avait aperçu, au-dessous de la glotte, une tumeur assez volumineuse qu'il laissa en place.

La canule trachéale ne procura pas tout le soulagement qu'espérait le malade; la dyspnée obligeait parfois le patient à la retirer et elle ne tenait pas très bien.

Dans un hôpital de Paris, où le malade séjourna quelque temps, on ne put pas davantage, malgré l'agrandissement de la plaie cervicale, placer une canule qui fût fixe et efficace.

Quand, le 24 août 1898, nous vîmes le malade pour la première fois, il était sans canule depuis plusieurs jours et était en proie à une dyspnée des plus intenses.

L'examen laryngoscopique fournit les renseignements suivants : épiglotte saine, face antérieure de la région interaryténoïdienne un peu épaissie et mamelonnée; bande ventriculaire droite rosée, lisse, tendue, comme si elle était injectée; corde vocale droite villeuse, sur les deux tiers antérieurs de son bord interne, bande ventriculaire gauche comme déchirée dans son tiers antérieur de façon à former une sorte de lambeau flottant; corde vocale gauche rouge vif, carnifiée.

L'ouverture de la glotte est très étroite et ne s'agrandit pas pendant l'inspiration forcée; pas d'engorgement appréciable des ganglions du cou.

Quintes de toux assez fréquentes, suivies de l'expulsion d'un liquide muco-purulent en assez grande abondance.

Le diagnostic de cancer laryngo-trachéal fut confirmé par la connaissance qu'une tumeur avait été vue dans le cours de la trachéotomie, que les crachats examinés en Algérie ne contenaient point de bacilles tuberculeux et aussi, quelques jours après, par l'examen de la trachée.

Nous pûmes ce jour même replacer la canule sans grande difficulté, ce qui fit disparaître momentanément la dyspnée.

Quelques jours après, le malade revint sans canule ; il avait dû la retirer pour respirer plus librement. En examinant la fistule trachéale, on pouvait voir un bourgeon charnu qui, à chaque expiration, se relevait et fermait l'orifice ; l'ablation procura un soulagement.

Le 4 septembre, le malade m'apporte dans son mouchoir un morceau de chair de 1 centimètre de long qu'il avait rejeté par la canule, en toussant.

Le traitement spécifique fut institué par acquit de conscience, mais supprimé au bout de six jours parce qu'il déterminait de l'œdème laryngé ; il n'y avait donc pas à songer avoir affaire à un de ces cas hybrides, où une tumeur maligne évolue sur un terrain spécifique.

Le 9, j'enlevai encore un bourgeon cancéreux dans le fond de la fistule cervicale ; la chute d'un peu de sang dans la trachée provoqua un accès de toux qui dura plus de dix minutes et qui fut suivi de vomissements alimentaires ; c'était un avertissement qu'il n'y fallait plus toucher, car les efforts de toux étaient si violents, que le cou gonflait au point de faire craindre la rupture de quelque vaisseau important.

. Depuis quelques jours, il survient, aux membres inférieurs, un œdème qui remonte jusqu'au mollet, mais qui cède à la caféine.

L'insuffisance et l'intolérance des canules métalliques trouvaient leur explication par la présence, dans la trachée, de bourgeons cancéreux mobiles ou fixes qui venaient obstruer l'orifice interne.

Un essai de divers modèles de canules longues et flexibles resta infructueux ; leur surface extérieure rugueuse se prête mal à leur introduction et fait saigner la plaie ; la toux, qui en est la conséquence, oblige bientôt à cesser les tentatives de placement.

De plus, ces canules flexibles n'ont point de tube intérieur, de sorte que, lorsque les sécrétions visqueuses et abondantes en remplissent la lumière, force est de les retirer complètement pour les nettoyer ; en supposant donc qu'on pût les introduire dans la trachée, elles n'étaient point pratiques pour le cas actuel.

Pour y suppléer, je conseillai au malade de passer dans sa canule ordinaire une sonde de caoutchouc rouge, percée au bout, qui prolongeait ainsi le tube, refoulait doucement les bourgeons épithéliaux et facilitait considérablement la respiration.

Le malade pratiquait lui-même cette espèce de ramonage aussi souvent qu'il avait quelque difficulté à respirer, c'est-à-dire de 5 à 10 fois par jour.

Le 20 septembre, à la suite de l'introduction de la sonde molle, le malade a expectoré du sang toute la nuit.

En novembre, la plaie du cou s'élargit en cratère, limité par un bourrelet de tissu néoplasique; la canule métallique est alors définitivement remplacée par une sonde en caoutchouc n° 30, préalablement ramollie par l'huile de vaseline.

De bruyante qu'elle était avec la canule métallique, la respiration devient douce et facile.

Le 31 décembre, à 6 heures du soir, après avoir retiré la sonde-canule, le malade est pris d'étouffements des plus pénibles; ne pouvant replacer la sonde, il introduit alors, à trois ou quatre reprises, son doigt dans la plaie et provoque ainsi l'expulsion d'un caillot qui, à son dire, était gros comme le pouce; tout rentre alors dans l'ordre habituel.

A partir de mars 1899, la bouche s'ouvre difficilement et l'examen laryngoscopique devient impossible; l'expectoration est sanguinolente; il se produit même de petites hémorragies spontanées et un engorgement dur, douloureux à la pression, de la partie antérieure du cou et des régions sous-maxillaires.

Le 2 mai, l'état général est encore assez bon et le malade compte sur une guérison prochaine; le 8 mai, il est emporté, en quelques instants, par l'asphyxie.

La durée apparente de la maladie a donc été de quatorze mois. Lorsque l'intervention chirurgicale est contre-indiquée par l'extension même du néoplasme, la thérapeutique palliative doit viser à : 1° faciliter la respiration; 2° combattre les hémorragies; 3° diminuer l'abondance et la fétidité des sécrétions; 4° réprimer le bourgeonnement extérieur.

Nous avons signalé, au cours de l'observation, pourquoi la trachéotomie ne suffisait pas à assurer la respiration, si on n'avait point recours à des canules dépassant l'obstacle et la difficulté que l'on rencontrait pour obtenir ce résultat, puisque la canule ordinaire est trop courte et la flexible impossible à mettre en place.

On tournera donc la difficulté en employant une grosse sonde en caoutchouc rouge (n° 30) qui, dans le cas particulier, doit être préalablement ramollie par l'immersion dans l'huile de vaseline pour lui permettre de refouler les obstacles friables qui s'opposent à son introduction et conserver ainsi la continuité des voies aériennes.

Nous n'avons certes point la prétention d'être le premier à avoir employé la sonde de caoutchouc en guise de canule trachéale, car nombre d'opérateurs, pris à l'improviste, ont dû y recourir à titre temporaire; dans notre cas, ce choix devenait une nécessité, car nul autre instrument ne pouvait convenir; encore fallait-il la rendre moins rigide, pour éviter les fausses routes ou les hémorragies trachéales si funestes.

Nous avons dû renoncer aux attouchements du larynx qui provoquaient de violentes quintes de toux et recourir aux insufflations d'orthoforme qui étaient très bien tolérées; malgré l'extension de la tumeur à la gorge, la déglutition a toujours été assez facile pour que le malade n'ait pas eu à souffrir de l'inanition.

De petites hémorragies opératoires ou spontanées ont été combattues par l'eau oxygénée ou le perchlorure de fer à l'intérieur.

Des instillations d'huile mentholée dans la trachée et des potions calmantes ont eu pour effet de rendre plus facile l'expectoration de masses visqueuses très abondantes et de diminuer la fréquence des quintes de toux.

La pulvérisation, dans la trachée, d'une solution de chlorure de zinc nous a paru être efficace pour diminuer les sécrétions et rendre moins facile les hémorragies intra-trachéales.

Le bourgeonnement extérieur, indice visible d'une affection très grave et qui par son exubérance frappe le malade, doit être réprimé; de diverses solutions que nous avons employées, celle de pyoctanine nous a paru le mieux réussir.

Conclusions

1° Outre l'enrouement, qui est un symptôme commun à nombre de maladies du larynx, l'hémoptysie peut être le premier symptôme objectif du cancer laryngo-trachéal;

2° Les troubles respiratoires ne tardent pas à rendre la trachéotomie urgente, mais celle-ci n'est efficace que si la canule dépasse la limite inférieure de la tumeur;

3° Les canules ordinaires sont insuffisantes et les longues, flexibles, sont d'une introduction difficile ou impossible; pût-on les mettre en place, leur obstruction par les sécrétions muqueuses les rendrait inapplicables.

Il n'y a qu'un moyen de rendre les voies aériennes perméables : c'est de recourir à la sonde en caoutchouc, ouverte à son extrémité; dans le cas particulier du cancer laryngo-trachéal, on diminuera sa rigidité en l'imbibant d'huile de vaseline;

4° Les pulvérisations dans la trachée d'une solution de chlorure de zinc peuvent retarder le bourgeonnement excessif et rapide de la tumeur et diminuer l'abondance des sécrétions;

5° L'envahissement de la fistule trachéale par la néoplasie donne lieu à un bourgeonnement extérieur très volumineux qu'il y a intérêt à réprimer pour dissimuler au malade la gravité de son affection; parmi les solutions modificatrices, la solution de pyoctanine est celle qui nous a donné les meilleurs résultats;

6° Ce n'est qu'avec la plus grande prudence qu'on devra tenter l'exérèse des bourgeons épithéliomateux qui obstruent la trachée ou la canule, car leur ablation donne lieu à un écoulement de sang dans la trachée, qui peut provoquer des efforts de toux qui ne sont point sans danger.

MARDI 7 AOUT

Séance du matin.

Présidence du professeur B. FRAENKEL (Berlin).

Au début de la séance, les sections d'Otologie et de Rhinolaryngologie se réunissent.

SEMON propose une résolution de *disjonction* définitive des otologistes et des laryngologistes, en s'apppuyant sur les vœux identiques déjà émis par les principales sociétés spéciales du monde.

Il adopte l'idée de *quelques séances combinées*, qui seront laissées au bon vouloir des bureaux des deux sections.

CHIARI appuie la proposition en faisant savoir, qu'en acceptant la fusion proposée par certains en raison des rapports de l'oreille et du nez, on serait obligé également de fusionner avec les oculistes (en raison des rapports de l'orbite avec les sinus) et avec les neurologistes (à cause des complications cérébrales otiques).

HARTMANN appuie la séparation.

Adopté à une très grande majorité.

RÉSOLUTION DE DISJONCTION

proposée par sir Felix SEMON

En considération des difficultés éprouvées à constituer les sections de laryngologie et d'otologie dans la plupart des Congrès de médecine réunis jusqu'ici ; en considération des tentatives faites à diverses reprises, soit pour assigner à ces spécialités une situation inférieure, soit pour les fusionner en une seule section, sans consultation préalable des intéressés ; en considération de ce fait, que les deux spécialités en question ont conquis, par leurs productions scientifiques aux précédents Congrès, le droit d'être traitées sur le même pied que les autres et de régler leur propre organisation :

Les sections de Laryngologie et d'Otologie du XIIIᵉ Congrès international de médecine, réunies en une commune séance,

Étant à cet égard en parfaite concordance avec les décisions prises relativement à cette question par la Sixième réunion des médecins de l'Allemagne du sud, par le VIᵉ Congrès international d'otologie, par la Société hollandaise de laryngo-otologie, par la Société laryngologique de Berlin, par celle de Vienne, par la Société laryngo-otologique de Hongrie, par la Société autrichienne d'otologie, par la Société laryngologique de Londres, par la Société danoise de laryngo-otologie, par la Société oto-laryngologique de Paris, par l'Association américaine de laryngologie,

Expriment au Comité d'organisation de ce Congrès et des suivants le ferme espoir que (sauf en cas d'un désir de changement de leur réglementation émis par les membres des deux sections) l'*indépendance réciproque des deux sections soit intégralement maintenue.*

En même temps, les deux sections expriment le vif désir que, dans le *Comité organisateur général*, chacune des deux spécialités ait un représentant, pour mieux soutenir leurs intérêts.

Présidence de **Sir FÉLIX SEMON (Londres)**

Quatrième question mise à l'ordre du jour :

RHINITES SPASMODIQUES ET LEURS CONSÉQUENCES

Rapporteur : **M. Alex. JACOBSON (Saint-Pétersbourg)**

RHINITES SPASMODIQUES

RAPPORT

par le docteur Alexandre JACOBSON,

(de Saint-Pétersbourg).

La Russie étant du nombre des pays où le rhume des foins — cette forme typique et étudiée par excellence des rhinites spasmodiques — n'est point fréquent, vous ne vous attendez pas, bien sûr, à m'entendre poser là-dessus de nouvelles données solidement établies.

Le Comité d'organisation de la section de Rhinologie et de Laryngologie m'ayant fait l'offre flatteuse d'exposer ce thème, je compris qu'il n'était de mon devoir que d'en indiquer quelques questions de controverse, sur lesquelles il serait d'un intérêt puissant d'avoir l'opinion d'une assemblée aussi compétente.

Je ne m'arrête point à exposer l'histoire de la doctrine des rhinites d'origine nerveuse, vu qu'on la trouve dans plusieurs monographies, — l'excellente thèse de 1894 pour le doctorat en médecine de R.-J. Molinié[1] est du nombre, — travail si soigneusement composé et si riche en observations. En outre, la littérature relative à cette question est recueillie complètement dans l'article de P.-H. Gerber[2] et tout récemment dans celui de A. Jurasz[3]. Je me bornerai donc à indiquer que tout le tableau clinique de la maladie a été bien tracé par Bostock[4] encore au début de ce siècle, et cependant, maintenant que nous en sommes arrivés à la fin, il existe bien des faits relatifs à cette question sur lesquels, telles ou autres explications peuvent être données, — toutes plus ou moins probables, mais aucune d'elles directement prouvée.

Cela tient à ce que la maladie, — fort heureusement pour les malades, — n'a point d'anatomie pathologique. Certes, les recherches expérimentales ont fait époque dans le développement de la question, grâce au travail de Blackley[5], « ce véritable modèle de recherches scientifiques », comme le qualifie Morell-Mackenzie[6], grâce encore aux travaux remarquables de François Franck[7], qui donne une explication physiologique de différents phénomènes dans le domaine des névroses réflexes d'origine nasale et nous éclaire sur les manifestations de caractère vaso-moteur dans la cavité nasale ; néanmoins, comme le trouve avec raison François-Franck (p. 543), l'expérimentation n'est point applicable à la solution de plusieurs questions.

Impossible de créer sur un animal, soumis à l'expérimentation, toutes les causes prédisposantes locales et générales que nous trouvons chez un homme malade et sans lesquelles la maladie dont nous parlons ne peut se manifester.

Pour le moment, il faut admettre établi qu'il ne suffit point d'adopter exclusivement une théorie servant à expliquer le développement de la maladie et d'en renier tous les autres moments étiologiques ; c'est du moins le cas du rhume des foins, — cette forme typique est la plus étudiée des rhinites spasmodiques. Toutes les

1. *L'asthme des foins et le coryza spasmodique*, Paris, 1894.
2. *Rhinitis acuta*, Handbuch der Laryngologie und Rhinologie, publié sous la rédaction de Paul Heymann, Wien, Bd III.
3. *Die nasalen Reflexneurosen*, ibid. Band III, Wien, 1899.
4. *Med. Chirurgie Frans.* London, 1819.
5. Hay-Fever, London, 1880.
6. *Die Krankeiten des Halses und der Nase*, Deutschherausgegeben von Dr Felix Semon, II, Band, S. 408. Berlin, 1884.
7. Contribution à l'étude expérimentale des névroses réflexes d'origine nasale. *Arch. de Physiologie*, 1889 et Contribution à l'étude de l'innervation vaso-dilatatrice de la muqueuse nasale, *ibid.*, p. 691.

théories sont insuffisantes sous ce rapport. Les observations cliniques et, en partie aussi, les recherches expérimentales nous mènent à la conclusion, que les influences qui provoquent la maladie sont d'un ordre fort compliqué; c'est pourquoi il est indispensable d'admettre trois espèces de causes agissant de concert, que Lermoyez[1] a formulées d'une manière nette et précise les qualifiant de : causes déterminantes et causes prédisposantes, locales et générales. Nous pouvons classer sous ces trois rubriques toutes les influences qui avaient été considérées ou qui le sont encore, comme causes des rhinites en question. La plupart des auteurs contemporains nous signalent l'hyperexcitabilité du système nerveux comme terrain favorable au développement du mal.

Morell-Mackenzie[2] considère un état nerveux général comme cause propre à développer la maladie et il trouve nécessaire d'ordonner un traitement conforme à ce point de vue. Il ne fait point mention de l'arthritisme, que bien d'autres auteurs trouvaient d'une si grande importance.

Moritz Schmidt[3] dit que la rhinitis nervosa n'affecte que les sujets nerveux, ou au moins ayant la neurasthénie locale. Aussi, dans le traitement, recommande-t-il de combattre surtout la neurasthénie.

Lermoyez[4] rapporte simplement toutes ces formes aux névroses réflexes d'origine nasale, considère qu'elles sont propres surtout aux hystériques, neurasthéniques et aux neuro-arthritiques. En général, leur développement exige une excitabilité anormale du système nerveux, indépendamment des causes qui l'avaient produite. Chez les sujets ayant un système nerveux sain, intact, il n'existe point de maladies de caractère réflexe, prenant source dans la cavité nasale. Lermoyez, qui explique l'apparition de cette maladie par l'action simultanée de trois espèces de causes, ajoute certainement une grande importance à l'état des cavités nasales et recommande d'en faire le diagnostic et d'en traiter à temps les affections.

A. Ruault[5] reconnaît l'hyperexcitabilité réflexe comme « le point de départ de réaction nerveuse spasmodique ou vaso-motrice » dans le nez. Il trouve que la théorie de la diathèse arthritique est erronée.

Toutes ces conclusions des auteurs que nous venons de citer sont basées sur les observations cliniques. Les recherches expérimentales

---

1. *Thérapeutique des maladies des fosses nasales*, etc. Paris, 1896, t. I, p. 298.
2. *L. c.*
3. *Die Krankheiten der oberen Luftwege*, II Auflage. Berlin, 1897, p. 748-749.
4. *L. c.*
5. *Traité de Médecine*, Charcot et Bouchard, t. IV, p. 40.

prouvent aussi, quoique indirectement, qu'une augmentation de la sensibilité générale est de rigueur pour aggraver les phénomènes réflexes d'origine nasale. De sorte qu'une irritation plus ou moins énergique de la muqueuse normale du cornet inférieur provoque le ralentissement réflexe du cœur et des troubles de respiration. Ces phénomènes s'atténuent considérablement ou disparaissent même tout à fait, si la sensibilité générale est diminuée au moyen d'une injection de morphine et des anesthésiques (expérimentations de F. Franck [1]).

L'influence du système nerveux, justement du cerveau, sur les manifestations dans la cavité nasale frappe surtout dans les cas de coryza, qui paraît sous des influences psychiques, sans aucune cause matérielle quelque peu appréciable. Un cas analogue nous présente l'asthme bronchique qui se produit par voie réflexe sous l'effet des causes psychiques [2]. Les observations cliniques, ainsi que les expérimentations faites sur des animaux, prouvent parfaitement qu'une application locale de la cocaïne fait disparaître bien des phénomènes réflexes d'origine nasale. Mais une inflammation ou une hyperémie de la muqueuse survenant dans certaines parties de la cavité nasale, ainsi qu'une hyperesthésie ou une irritation mécanique, etc., de ces parties sont par contre d'une grande importance pour la manifestation de plusieurs affections d'origine nasale. Cela est principalement prouvé par les travaux de Voltolini [3], de W. Hack [4] et de Sommerbrodt [5] qui sont d'un grand intérêt scientifique et d'une valeur pratique des plus rares. Vu l'influence des phénomènes locaux, dont nous venons de parler et de l'hyperexcitabilité générale du système nerveux, il est naturel que nous trouvions dans la littérature un grand nombre de différentes causes produisant les rhinites hyperesthésiques, comme déterminent quelques auteurs (Mac Donald, Sajous) cette forme de maladie dont nous traitons maintenant. C'est ainsi que les troubles dans la nutrition générale, l'anémie surtout, les maladies de différents organes internes, — élevant la sensibilité générale, — des affections d'estomac, des voies biliaires, de la matrice, etc., y jouent aussi un

1. *Asthma bronchiale*, Riegel, Handb. d. speciellen Pathologie und Therapie, herausg. v. H. v. Ziemssen, 4 Bd, 2 Hälfte. Leipzig, 1875, p. 255.

2. *L. c.*, p. 548.

3. *Anwendung der Galvanokaustik im Innern des Kehlkopfes und Schlundkopfes*, etc. Wien, 1871.

4. *Ueber eine operative Radicalbehandlung bestimmter Formen von Migräne, Asthma, Heufieber*, etc. etc. Wiesbaden, 1884.

5. *Mittheilung von Heilungen pathologischer Zustände welche durch Reflexvorgange von der Nase her bewirkt waren*, Berl. kl. Woch. 1884 et *Ueber Nasen-Reflex-Neurosen*, ibid., 1885.

grand rôle. Quant à la portée de la diathèse arthritique, en sa qualité de moment étiologique, il y a là-dessus désaccord dans la littérature: il serait donc fort important d'entendre sur ce point l'opinion de la section, d'autant plus que cette question est d'une grande valeur pratique, pour fixer le régime et ordonner le traitement du malade.

Pour faire ensuite une étude de ce groupe général — *rhinitis nervosa* — dénomination n'ayant rien de prédéterminant, si ce n'est la part qu'il faut y faire au système nerveux, ce qui, du reste, est reconnu par tout le monde — il faut en séparer quelques formes distinctes, qui ont des particularités étiologiques ou symptomatiques plus ou moins prononcées.

La forme la plus typique et la mieux étudiée de ces rhinites est indiscutablement :

1) Le *rhume des foins* qui conduisit à l'étude des autres espèces du même groupe.

Pour le rhume des foins, j'adopte, à l'exemple de A. Ruault [1], cette définition exacte faite par Morell-Mackenzie [2] : « C'est une affection particulière de la muqueuse des fosses nasales, des yeux et des voies aériennes donnant naissance au catarrhe et à l'asthme et produite à peu près exclusivement sous l'influence du pollen des graminées, ne survenant, par conséquent, que lorsque ces dernières sont en fleur. »

François-Franck [3], tout en analysant les différents troubles respiratoires réflexes d'origine nasale cite dans le nombre aussi « l'affection complexe désignée sous le nom de fièvre des foins ».

Cela donne une définition complète et exacte du rhume des foins et tout ce qui ne répond pas parfaitement à cette définition doit être rapporté à une autre variété de la *rhinitis nervosa*.

Morell-Mackenzie, comme nous venons de le voir, avait déjà indiqué la proximité qui existe entre cette affection et un état catarrhal.

Moritz Schmidt [4] dit que le rhume des foins occupe une place mixte entre le coryza inflammatoire et le coryza vaso-moteur. Selon lui, les bronchites qui l'accompagnent peuvent aussi être d'origine double — vaso-motrice et catarrhale.

Il ne faut point perdre de vue, encore qu'une lésion plus ou moins prolongée des parois des vaisseaux et un trouble dans la circulation

---

1. Maladies du nez et du larynx, *Traité de Médecine*, CHARCOT, BOUCHARD et BRISSAUD, t. IV. Paris, p. 50.
2. *L. c.*, p. 406.
3. *L. c.*, p. 542.
4. *L. c.*

doit amener à sa suite des processus analogues dans les tissus environnants.

Une seconde espèce sera — 2) la *rhinitis nervosa s. hyperæsthesica
simplex*, — en cas des complications bronchiques, — la *rhino-
bronchitis spasmodica simplex* qui, en se développant à l'égal de la
première espèce, sur un terrain nerveux, en diffère notablement dans
sa marche et son étiologie. Elle ne dépend point de cette cause
spéciale — émanation des plantes — dont l'influence sur le rhume
des foins a été prouvée par Blackley. Les causes qui provoquent cette
seconde espèce de rhinites sont bien diverses — les poussières, le
soleil, la chaleur, manque d'aération, etc. Comme l'ensemble de
toutes ces causes se réunit dans les voitures, wagons de chemin de
fer, les voyages en chemin de fer sont considérés aussi comme une
des sources du *coryza spasmodique*. On a tenté même d'établir une
variété particulière de rhume qui est décrite sous le nom de *rhume
de chemin de fer*.

Chez certains sujets, il existe une prédisposition particulière, qui fait
que l'action d'une certaine substance sur les terminaisons du nerf
olfactif ou sur les filets sensibles produit infailliblement une attaque
de rhinite spasmodique.

Ces substances sont énumérées dans le travail de R.-J. Molinié[1],
aussi je ne me permets pas de vous occuper à répéter ce qui y est exposé.

Par analogie avec l'*asthma idiosyncraticum* (Riegel[2]) cette forme
aurait pu recevoir le nom de la *rhinitis idiosyncratica*.

La *rhinitis nervosa simplex* ne se distingue pas seulement par son
étiologie, mais encore par sa marche qui n'a rien de typique, de
caractéristique par contre du *rhume des foins*. La première forme
n'est liée à aucune saison spécialement et sa durée varie excessivement : toute la marche ne dépasse dans plusieurs cas que quelques
heures. S'il y a des récidives, elles ne sont jamais périodiques, ni
régulières.

Si tout le groupe que nous analysons changeait son nom de *rhinitis
spasmodica*, nom indiquant rien qu'un symptôme, contre celui de
rhinitis nervosa. alors seulement la *hydrorrhæa nasalis* pourrait
y être comprise en sa qualité de troisième forme.

Elle n'est point accompagnée d'accès spasmodiques et peut être
exempte de tous phénomènes vaso-dilatateurs. Si les deux premières
formes peuvent être considérées comme altérations réflexes angioné-

1. Maladies du nez et du larynx, *Traité de Médecine*, Charcot, Bouchard et Brissaud, t. IV. Paris, p. 31.
2. *L. c.*, p. 255.

vrotiques (vaso-dilatatrices), la *hydrorrhæa nasalis* doit être expliquée comme réflexe sécrétoire. Une malade qui souffrait de la *hydrorrhæa nasalis* dans la fosse nasale, correspondant au poumon affecté de catarrhe, avait *la muqueuse parfaitement normale vue à l'œil nu : la couleur en était d'un rose pâle, aucune tuméfaction ne se faisait remarquer.* Le nez restait toujours complètement perméable. Cette demoiselle dès son bas âge était sujette à différents accès nerveux et à des métrorragies sans aucune lésion organique dans la matrice et ses annexes, au dire des médecins qui l'avaient traitée.

Des cas, où il y a des lésions fortement prononcées de la muqueuse — tels que polypes, etc., — ne doivent pas être rangés parmi cette forme.

Aussi, me parait-il, la *hydrorrhæa nasalis* a suffisamment de symptômes qui, seuls, lui sont propres et qui permettent de la ranger en une forme particulière — le troisième groupe (celui des réflexes sécrétoires), — sans la rapporter aux formes spasmodiques, ni l'expliquer par des phénomènes d'ordre vaso-moteur.

Comme certaines affections cutanées s'attachent à des rhinites que nous analysons, nous ferons maintenant une légère digression dans le domaine de la dermatologie. Ce sont l'*urticaria* et les œdèmes locaux dont il est surtout question. Dans la dermatologie, est très répandue la doctrine suivant laquelle ces altérations cutanées, ainsi que les érythèmes, sont considérées comme phénomènes de caractère angio-névrotique.

Les partisans extrêmes de cette manière de voir en vinrent au point de placer au nombre des angionévroses de la peau, même les érythèmes, qu'on a l'occasion d'observer pendant la marche de la septicémie et d'autres maladies infectieuses, chroniques et aiguës.

Le Dr L. Philippson [1] (de Palerme) s'est élevé tout récemment contre cette extension arbitraire du chapitre des angionévroses. Il démontre que plusieurs processus qu'on a considérés comme d'origine vaso-motrice sont provoqués par des altérations des parois vasculaires (des veines). Les matières pathogènes pénètrent dans la substance de la peau par les voies vasculaires et y produisent une suite de modifications de caractère inflammatoire en commençant par les parois des vaisseaux sanguins.

Il a trouvé qu'on peut amener l'urticaire en injectant dans le bout périphérique des artères toute une série des différentes substances (atropine, morphine, peptone paraphénylendiamine, etc.).

[1] Ueber Embolie und Metastase in der Haut. *Arch. f. Dermatologie und Syphilis,* 21 Bd. 1900.

Cela réussit même après une élimination parfaite de l'influence du nerf sympathique. Ses expériences et ses recherches anatomo-pathologiques l'amènent, entre autres, à la conclusion, que l'urticaire est un processus embolique ayant à sa base l'altération des parois des vaisseaux sanguins. Contrairement à ces modifications inflammatoires provoquées par la pénétration des substances toxiques dans la cavité des vaisseaux sanguins (hématogène Entzündung) — l'action des nerfs vaso-moteurs ne se manifeste que par la congestion et une transsudation insignifiante.

Parmi les causes de rhinites spasmodiques, on mentionne aussi l'absorption par voie gastrique et différentes maladies du canal gastro-intestinal. Selon plusieurs auteurs, l'une et l'autre produit son action au moyen des nerfs, provoquant des phénomènes angionévrotiques.

L'urticaire, qu'on observe pendant la marche de ces rhinites, est aussi considérée comme une manifestation du même genre.

De la même façon on explique aussi les œdèmes de la partie supérieure des voies respiratoires, apparaissant chez quelques sujets, chaque fois après qu'ils prennent de certaines substances, comme KI, ipécacuanha, poisson et quelques autres (idiosyncrasie). Un malade présentait l'œdème du pharynx, chaque fois qu'il avait bu du koumis (Heryng, communication orale).

Peut-on pourtant rapporter incontestablement tous les cas pareils à des névroses?

Mes propres observations démontrent qu'il existe des rhinites de cette catégorie, dont l'origine serait bien difficile à rattacher au système nerveux et qui sont évidemment provoquées par une intoxication.

J'ai eu bien de la satisfaction d'apprendre, en lisant le travail du D'' Philippson, que l'auteur est arrivé, relativement à quelques affections cutanées, qui sont considérées d'habitude comme des angionévroses cutanées, aux mêmes conclusions, que j'avais faites depuis long-temps relativement à la muqueuse des fosses nasales d'après mes observations sur les malades. J'ai eu l'occasion d'observer les rhinites, qui présentaient un tableau suivant :

Chez un individu, n'offrant aucune prédisposition nerveuse, aucune excitabilité anormale du système nerveux, n'ayant aucun symptôme nerveux, qui se couche, du reste, tout à fait bien portant après un repas, un dîner copieux, comprenant une grande quantité de hors-d'œuvre, il arrive spontanément dans la nuit une obstruction complète du nez. Cet accident dérange son sommeil et le malade éprouve tels ou autres troubles gastriques, une pression ou douleur à l'épigastre, une douleur dans le dos, entre les omoplates, la sensation de fer chaud, la nausée, un très mauvais goût.

En outre, une démangeaison brûlante dans la peau, produite par l'*urticaire* parue aussi subitement. Tous les symptômes s'atténuent dans quelques heures et il arrive une guérison prompte.

S'il existe des amples fondements à expliquer l'apparition de l'*urticaire* dans de pareils cas par la pénétration des différentes substances toxiques dans le sang et par les altérations inflammatoires des parois des vaisseaux sanguins produites par action irritante de ces substances (Philippson), il est absolument logique d'admettre la même cause aussi pour les rhinites qui se manifestent et marchent simultanément avec cette lésion cutanée.

Depuis longtemps je considère les rhinites de ce genre comme toxiques et je ne pouvais pas les attribuer à l'origine nerveuse.

Elles se développent à la suite d'une intoxication ou d'une auto-intoxication, ont une marche aiguë, s'accompagnent d'altérations du canal digestif et de la peau. Il est très important de noter que les rhinites toxiques attaquent des personnes ayant le système nerveux complètement sain et qui ne présentent aucun signe d'hyperesthésie locale. De même que chaque intoxication, ces rhinites paraissent tout à fait occasionnellement et sont toujours provoquées par une intoxication. Contrairement au *rhume des foins* et au *coryza spasmodique* dont les accès, à l'exemple de quelques autres maladies nerveuses, comme la *tussis nervosa*, sont surtout marqués le jour, les symptômes de la *rhinitis toxica* se manifestent aussi dans la nuit. C'est évident que cette forme ne donne point de récidives. Quand on considérait l'*urticaire* comme une angionévrose, on attribuait aussi les rhinites de la même origine à des phénomènes nerveux. Il nous parait qu'il existe à présent assez de données pour séparer la *rhinitis toxica* du groupe des *rhinites spasmodiques*.

Dans le dernier temps, Parisot a rangé aussi le *pruritus senilis* à des altérations cutanées d'origine toxique (*Toxinévrodermie*).

L'éclaircissement de ces faits est d'une grande importance pratique, en dirigeant notre thérapie d'une manière rationnelle.

Très probablement, il faut classer aussi dans cette catégorie de phénomènes — inflammation hématogène — plusieurs cas des œdèmes de la partie supérieure des voies respiratoires, qui se développent rapidement après une consommation des matières mentionnées ci-dessus. On cite dans la littérature des cas où l'urticaire apparait simultanément sur la peau et dans la gorge. Du moment qu'on peut considérer comme fait prouvé, qu'une affection de la peau chez les malades a été amenée par des substances toxiques pénétrées dans le sang, il n'y a aucune raison possible d'expliquer autrement une affection analogue de la muqueuse survenue dans le même temps. Nous pouvons nous servir du même raisonnement pour expliquer aussi l'apparition des œdèmes de la face ou d'autres régions et de la muqueuse du pharynx provoqués par une consommation de poisson, etc.

Philippson[1] croit caractéristique pour cette espèce d'inflammation (hématogène) : une apparition rapide de l'hyperémie, une marche très légère. Quant à la complication d'œdème, le dernier se développe aussi très rapidement, atteint un degré considérable et ne correspond nullement à l'hyperémie, qui est prononcée très légèrement. Ces phénomènes passent bien vite et n'amènent pas de modifications quelque peu graves dans les tissus.

Je n'ai pas l'intention d'exposer ici le traitement des rhinites nerveuses : il est décrit en détail presque dans tous les travaux cités ci-dessus.

Je veux seulement mentionner que dans ces derniers temps Lichtwitz[2] a proposé de remplacer pour ces formes de rhinites la cocaïne par l'orthoforme, vu son action anesthésique éminente et son innocuité.

Arthur Alexander[3] signale dans son article sur l'emploi du protargol dans la laryngologie et rhinologie les bons résultats obtenus par le traitement du *coryza vasomotoria* ainsi que du *rhume des foins*, — analogue au premier — avec le protargol.

J'ai observé un soulagement considérable, en appliquant pour le traitement des différentes rhinites le chlorure d'ammoniaque *in statu nascenti* en combinaison avec la solution d'acide phénique (5 pour 100) et avec le menthol; ce qui sera décrit bientôt par moi plus en détail.

Une douche naso-pharyngienne, pratiquée pendant les périodes libres des accès et suivant exactement la méthode que j'ai décrite[4], agit parfaitement bien, en atténuant l'hyperesthésie locale et en combattant les symptômes catarrhaux. Chez des malades très sensibles, il faut faire précéder au commencement du traitement la cocaïnisation à la douche.

Ordinairement je prescris les douches à 22° R en laissant descendre

1. *L. c.*, p. 55.
2. Traitement de la rhinite vaso-motrice (hydrorrhée nasale, fièvre des foins) par l'orthoforme, *Bulletin méd.*, 23 janvier 1898.
3. *Arch. für Laryngologie*, Bd 9, Heft 1, p. 123.
4. Étude expérimentale sur la douche et les lavages naso-pharyngiens, *Annales des maladies de l'oreille et du larynx*, XXIV, 10.

jusqu'à 15° et même au-dessous, si le malade supporte bien l'abaissement de température.

Du moins, dans notre climat, la majorité des malades supporte bien la douche à 22° R dès le commencement.

Conclusions.

1) Les rhinites spasmodiques, ayant étiologie et marche différentes, offrent plusieurs espèces ou formes.

2) Ces formes ne sont pas encore suffisamment étudiées, ni différenciées, ce qui les fait confondre assez souvent.

3) Il est donc de toute nécessité de délimiter avec précision le *rhume des foins* comme espèce particulière, vu que cette forme est la plus étudiée, a une marche périodique toute caractéristique et une étiologie établie par des recherches expérimentales (Blackley). Il faut accepter la définition la plus exacte de ce rhume, faite par Morell Mackenzie et reconnue « excellente » par A. Ruault.

4) Ce qui fait que le *rhume des foins* doit être considéré comme une forme des *rhinites spasmodiques* (Lermoyez) et cette dénomination ne doit en aucune façon être appliquée aux *rhinites spasmodiques*, amenées par d'autres causes.

5) Il faut admettre que bien des cas de rhinites spasmodiques peuvent être expliqués par des phénomènes de vaso-dilatation réflexe, *coryza vasomotoria* (Moritz-Schmidt).

6) Incontestablement, il existe des formes de rhinites, qu'il faut nommer *toxirhinites* (auteur), comme analogie à *toxinévrodermie* (Parisot).

7) Ces *toxirhinites* sont amenées par des intoxications et auto-intoxications, ont une marche aiguë, sont compliquées de troubles gastro-intestinaux et de manifestations cutanées (urticaria). Ils attaquent des personnes parfaitement bien portantes, qui n'ont aucune prédisposition générale ; comme toutes les intoxications, ils sont un cas fortuit et n'ont point de tendance à récidiver.

8) Seulement, considérant les *rhinites spasmodiques* comme procédés réflexes, il est possible d'y rapporter l'*hydrorrhée nasale*, puisqu'elle n'est point liée à aucun phénomène de caractère spasmodique et représente un vrai tableau du réflexe sécrétoire.

9) L'*hydrorrhée nasale* étant provoquée par des causes internes, peut ne point offrir de phénomènes locaux, sauf une sécrétion abondante. Dans ces cas, la muqueuse n'est nullement tuméfiée, ni injectée de sang.

DISCUSSION

M. Natier (de Paris). — Envisagées au point de vue de leurs manifestations essentiellement polymorphes ou de leurs causes excessivement multiples, les rhinites spasmodiques apparaissent d'une étude extrêmement complexe et de nature presque à décourager ceux qui seraient tentés de s'attacher à la solution de ce problème pathologique. C'est, du reste, ce que semblent avoir compris les auteurs qui ont créé des divisions et subdivisions, institué des formes et des variétés, s'efforçant ainsi de serrer de plus près la question pour mieux surprendre son secret. Et le rapporteur désigné par votre section a jugé bon, lui aussi, de suivre cette ligne de conduite. Mais cette façon d'agir va plutôt à l'encontre du but qu'on se propose d'atteindre et elle complique la question, au lieu de la simplifier. Par ce moyen, on en arrive, en effet, à constater presque autant d'espèces que de cas particuliers. Et c'est ainsi que pour la fièvre des foins, par exemple, nous avons pu, dans notre thèse inaugurale, relever jusqu'à cinquante désignations diverses, par lesquelles on a cru devoir la qualifier.

Or, nous estimons que cette confusion, fatalement nécessaire en procédant de la sorte, peut être évitée, si l'on considère ce problème sous un autre aspect. Au lieu d'étudier les symptômes de la maladie, il convient tout d'abord de se rendre un compte exact de la qualité du terrain sur lequel elle évolue. Et là nous parait être la clef véritable de la question. Dans ces conditions, il est constant, sauf de très rares exceptions, si tant est qu'il en existe, de trouver que tous les sujets atteints de rhinite spasmodique sont des névropathes héréditaires ou acquis. Placé, depuis plusieurs années, dans un milieu où la neurasthénie est d'observation fréquente, à la Salpêtrière, dans le service de M. Déjerine, nous avons pu remarquer combien de patients accusaient des troubles du côté du nez qui ne présentaient en réalité aucune lésion de cet organe ou de ses annexes. Maintes fois, dans notre pratique personnelle, nous avons eu l'occasion de vérifier pareil fait; et, actuellement, nous publions, dans *La Parole*, un travail basé sur 14 observations où nous croyons être arrivé à démontrer que la rhinorrhée est exclusivement symptomatique de neurasthénie.

Mais, déjà en 1876, dans un livre consacré à l'étude du Hay-fever, et que nous n'hésitons pas à qualifier d'admirable, Beard, de New-York, d'après une statistique de 200 cas, dont la plupart lui avaient été signalés par correspondance, soit par les malades eux-mêmes, soit par leurs médecins, en arrivait à conclure que l'affection était d'ordre nerveux et bien plus nettement héréditaire que n'importe quelle autre maladie. Il admettait le rôle des causes excitantes, mais en tant qu'elles agissaient sur un terrain prédisposé. Ce travail semble avoir passé assez inaperçu, en France tout au moins, où ne sont faites que de très rares allusions à l'état neurasthénique des malades atteints de rhinites spasmodiques.

Quoi qu'il en soit et si on admet cette manière de voir, on arrivera, croyons-nous, à s'expliquer facilement que, sur un organisme aussi fragile que celui des névropathes, où le moindre accident suffit à déterminer des perturbations profondes, les causes les plus variées puissent avoir, du côté du nez, un retentissement fâcheux se traduisant par tout le cortège symptomatique que nous connaissons aux rhinites spasmodiques. Ces causes, en effet, sont absolument secondaires et demeureraient sans influence aucune sur un terrain non prédisposé ou convenablement amendé. Et ceci nous amène, tout naturellement, à parler du traitement.

Ici, nous demandons la permission de faire une petite digression. A l'issue d'une de nos précédentes séances, où nous avions cru devoir prendre la parole et exprimer notre opinion sur le rôle de la neurasthénie dans la pathogénie des paresthésies du larynx, un confrère avec lequel nous nous étions trouvé en désaccord, continuant avec nous la discussion, la termina en nous disant : « Il me semble inutile d'insister, car nous ne parviendrions pas à nous entendre. En effet, vous êtes, vous, un médecin et non pas un spécialiste. » Je crois être convaincu que cette qualification, dans son esprit, n'avait rien de blessant ; dans tous les cas, pour mon compte, je suis plutôt disposé à lui accorder un autre sens. Du reste, et comme on va le voir, il est, dans l'espèce, aisé de contenter tout le monde : le médecin et le spécialiste.

A ceux, en effet, qui consentiront à accepter notre théorie, nous dirons : comme médecin, commencez par vous emparer du terrain, préoccupez-vous de l'état général de vos patients, combattez leur nervosisme, dont vous pourrez triompher par une hygiène et une thérapeutique bien conduites. Et ensuite, de deux choses l'une : ou bien il y aura, concomitamment, disparition des symptômes locaux, ou bien persisteront encore des troubles du côté du nez. Dans ce dernier cas, et seulement alors, vous permettrez au spécialiste qui est en vous d'intervenir et de traiter les lésions locales dont il aura pu constater la présence. En agissant ainsi, vous aurez la satisfaction d'avoir institué une thérapeutique intelligente et qui devra porter ses fruits, car elle sera étiologique alors que le traitement symptomatique ne fournit jamais que des résultats aléatoires et ordinairement de peu de durée.

M. Mahu (de Paris). — A propos des *toxirhinites*, dont parle l'honorable rapporteur, M... cite l'observation d'une dame nerveuse ayant contracté les fièvres paludéennes en Tunisie et dont les accès étaient accompagnés de poussées de rhinite spasmodique.

Malgré le traitement quinique, la guérison ne vint qu'après ignipuncture des cornets inférieurs hypertrophiés.

Ce fait est remarquable en ce que, contrairement à d'autres cas similaires relatés dans la littérature médicale, les deux symptômes, poussées nasales, accès fébriles, liés l'un à l'autre, semblaient être, pour ainsi dire, *fonction réflexe réciproque l'un de l'autre.*

M. Molinié (de Marseille). — Les rhinites spasmodiques donnent lieu à deux types cliniques principaux : la forme périodique et la forme apériodique, mais la même pathogénie s'applique à ces deux formes de la même affection.

La dénomination de rhume des foins doit être rejetée, car elle implique le principe d'une dénomination spéciale pour chaque cause occasionnelle présumée.

L'hydrorrhée nasale survenant en dehors de toute irritation locale ou de voisinage se distingue des rhinites spasmodiques et ne doit pas être placée dans le même cadre.

M. Mounier (de Paris). — M. Mounier est absolument de l'avis du rapporteur sur la nécessité de réunir sous une unique dénomination toutes les formes de rhinite spasmodique qui deviennent des divisions d'une grande

classe uniqne. — A l'encontre du rapporteur, il admet deux sortes de rhinites toxiques :
   1° Celles par intoxication.
   2° Celles par auto-intoxication, dont la marche est très différente.
   Il demande aussi qu'on sépare nettement : l'hydrorrhée nasale pure survenant sans lésions nasales et qui semble plutôt une maladie des sinus; et
l'hydorrhée, simple phénomène dans le coryza vaso-moteur.

L'AIR CHAUD DANS LE TRAITEMENT DES AFFECTIONS
DES PREMIÈRES VOIES AÉRIENNES

par les docteurs M. LERMOYEZ et G. MAHU
(de Paris).

Il est en certains points du corps, aux confins de la médecine et de
la chirurgie, des territoires frontières dignes de retenir particulièrement notre attention ; c'est sur leur domaine qu'on est le mieux placé
pour apprécier la valeur du traitement local positif et de la thérapeutique générale spéculative, pour juger entre le bistouri et le médicament. Les Allemands consacrent aujourd'hui des publications spéciales
à l'étude de ces « Grenzgebiete ». Les premières voies aériennes, plus
particulièrement le nez et le naso-pharynx, sont une de ces régions de
choix. L'enseignement qu'elles nous donnent à ce point de vue est de
haut intérêt et dépasse les limites de la rhinologie.
   Si, en effet, nous envisageons les affections nasales dans leur ensemble, nous ne pouvons, malgré la diversité de leurs allures, nous
empêcher de les ranger en deux groupes très différents au point de
vue de leur pronostic thérapeutique.
   D'un côté, les rhinopathies justiciables d'une intervention chirurgicale : polypes muqueux, déviations de la cloison, végétations adénoïdes, sinusites purulentes ; ici, la chirurgie nous contente tous, car
au bout de ses efforts se trouvent presque à coup sûr la guérison du
malade et la satisfaction du médecin.
   D'un autre côté, les troubles nasaux relevant de la juridiction molle
de la pathologie interne : ce sont toutes ces souffrances étiquetées
coryzas et flanquées d'une épithète variée, mais peu encourageante,
de catarrhal, spasmodique, congestif, etc., troubles dus à l'extériori-
sation d'un vice général, incertain en sa nature, où les uns voient
l'arthritisme, les autres découvrent la neurasthénie, certains incrimi-
nent le lymphatisme, et beaucoup enfin ne voient rien qui les puisse
conduire à un jugement ferme. En cette thérapeutique médicale, cha-

cun de nous se laisse aller à son inclination favorite. Les nosologistes préfèrent le traitement général, et, en cela, se montrent les plus prudents ; car, en regard des succès qu'ils obtiennent d'une cure à tout prendre rationnelle, ils n'opposent que des insuccès bénins, en ce sens que, là où ils échouent, ils n'ont au moins pas causé de dégâts. Les nasologistes proposent des interventions locales, ignées ou sanglantes ; de l'organisme et de ses réactions, ils font peu de cas : or, c'est un procédé pour le moins radical que de supprimer une portion d'organe pour y faire cesser de simples réactions vaso-motrices : plusieurs d'entre nous demanderaient à réfléchir si, comme traitement d'une crise d'asphyxie des extrémités, on leur proposait l'amputation.

Entre ce trop et ce trop peu thérapeutique, beaucoup de médecins des premières voies aériennes ont cherché un moyen terme, et, toujours en quête de cette solution moyenne qui les satisfasse complètement, ils essaient tour à tour instillations, irrigations, bains locaux, humages, inhalations, aspirations, pulvérisations, badigeonnages, massages plus ou moins vibratoires, électriques ou non, pommades, poudres, bougies, etc., toujours à la recherche d'un procédé qui, sans la détruire, modifie la muqueuse nasale et régularise ses réactions.

La recherche de cet idéal thérapeutique nous a tentés : le galvanocautère nous lasse de sa monotone ubiquité : il y a autre chose à désirer et à chercher. Guidés par ces desiderata, nous avons pensé à demander à *l'air sec surchauffé* la solution du problème, et nous croyons l'avoir en partie obtenue.

A. Historique. — L'emploi de l'air surchauffé n'est pas chose nouvelle en thérapeutique : plusieurs appareils ont déjà été imaginés en vue de produire et de débiter de l'air chaud.

Hollaender[1] (de Berlin) emploie l'air chaud dans le traitement du lupus vulgaire, dans le but de provoquer une escarre, en commençant par le simple échauffement de la zone malade. A cet effet, il fait passer un courant d'air à travers un tube métallique chauffé à la flamme.

Gautier et Larat[2] traitent l'ozène par la *circulation* d'air chaud ; l'air comprimé, distribué par la compagnie Popp, s'échauffe en traversant un serpentin, puis s'échappe par un court tuyau muni d'une canule nasale.

Jayle[3] a appliqué cette méthode à la gynécologie et a fait construire

---

1. Hollaender (de Berlin). — « Traitement du lupus vulgaire par les courants d'air chaud ». *La Presse Médicale*, 1897, 30 octobre, n° 90.

2. Dagail. — « Contribution au traitement de l'ozène par l'électrolyse métallique et la circulation d'air chaud ». *Thèse*, Paris, 1897.

3. Jayle. — « L'aérothérapie ». *La Presse Médicale*, 1898, 10 septembre, n° 75.

un générateur d'air chaud mobile, très ingénieux, fondé sur le principe du thermocautère.

Balzer[1] a utilisé un appareil à peu près semblable pour le traitement du chancre mou.

Tous ces appareils peuvent fournir de l'air chaud, d'une façon simple : mais, pour l'application à la thérapeutique spéciale qui nous intéresse, aucun d'eux n'est capable de conduire cet air, *maintenu suffisamment chaud*, sur un cornet, sur le pavillon de la trompe, par exemple, à travers les voies étroites du nez, et sans intéresser les parties voisines.

Il ne suffit pas, à l'exemple de MM. Gautier et Larat, d'établir dans les premières voies aériennes une *circulation* d'air chaud ; c'est une *application directe* d'air surchauffé sur les parties malades que nous devons obtenir.

C'est ainsi que nous nous sommes appliqués, utilisant ce qui pouvait nous servir dans les procédés existants, à l'étude d'un appareil susceptible de permettre un débit et un emploi raisonnés de l'air chaud à haute température dans les conditions requises par la thérapeutique spéciale à laquelle il est destiné.

B. **Théorie de notre procédé.** — Les muqueuses supportent d'autant mieux la chaleur que celle-ci est plus sèche. C'est donc de l'*air chaud sec* qu'il faut employer. Dès lors, le problème à résoudre se divise en deux parties :

1° *Produire de l'air chaud.* — Le moyen en est trouvé : il suffit de chauffer en un endroit de son parcours de l'air fourni sous pression dans un tube droit, ou, mieux, contourné en serpentin pour augmenter la surface de chauffe.

2° *Conduire l'air chaud à destination.* — Ici commencent les difficultés, dès qu'on veut conduire cet air chaud à quelque distance. En effet, si l'air, à cause de sa faible chaleur spécifique, prend facilement et rapidement la température élevée du serpentin métallique chauffé, il perdra cette température avec la même facilité et pour la même raison dès qu'il se trouvera dans un milieu refroidi ; et cet air, que nous avons porté sans difficulté à 400 degrés, nous aurons beaucoup de peine à le faire arriver, en un point donné, à la température voisine de 80 à 100 degrés, où nous voulons l'employer.

Pour lutter contre cet inconvénient, la théorie nous apprend qu'il nous faut choisir un tube conducteur dépoli à l'extérieur et formé

---

1. BALZER. — « Applications de la méthode d'Holländer. » Société de dermatologie et de syphiligraphie.

d'une substance non conductrice de la chaleur. En outre, plus il passera d'air chaud dans le tube pendant une unité de temps, plus l'air sera chaud à sa sortie ; l'air doit être projeté dans le serpentin sous *forte pression*. Évitons toutefois d'élever trop cette dernière : il en résulterait une trop grande vitesse du courant d'air qui n'aurait pas le temps de s'échauffer suffisamment en traversant le serpentin.

C. **Description de l'appareil**[1]. — L'appareil dont nous nous servons comporte trois parties : 1° le réservoir d'air ; 2° le générateur de chaleur ; 3° le tube conducteur avec la canule.

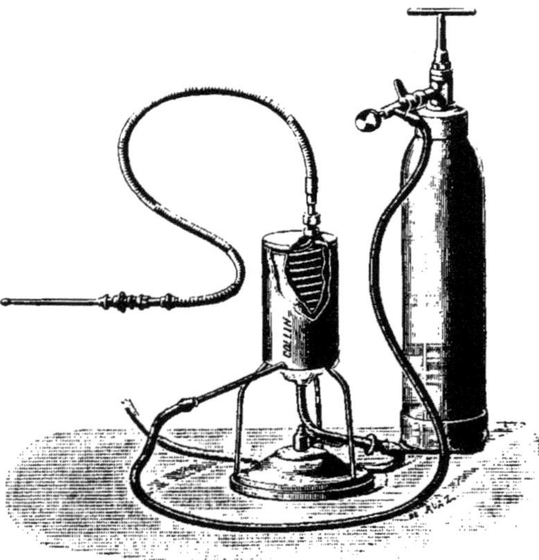

1° *Réservoir d'air.* — Comme il n'est pas possible d'utiliser partout l'air comprimé de la compagnie Popp, fourni seulement à quelques quartiers de Paris, nous employons l'air comprimé à 120 atmosphères dans des tubes d'acier analogues à ceux dans lesquels l'oxygène est livré au commerce et qu'on peut se procurer facilement.

2° *Générateur de chaleur.* — Il est essentiellement formé d'un serpentin, isolé par une double enveloppe métallique et chauffé par un bec de Bunsen.

3° *Tube conducteur.* — Il a 1 centimètre de diamètre extérieur sur 70 centimètres de longueur : tube vertébré, spiroïde, en métal ; garni à l'intérieur de tissu d'amiante assez souple pour permettre de diriger la canule en tous sens, et pouvant résister aux plus hautes températures.

Son extrémité libre porte, interposée entre le tube et la canule, une pièce indispensable au bon fonctionnement de l'appareil, le *régulateur de température et de pression*.

Quant aux *canules*, elles sont constituées par deux tubes cylindriques en maillechort, emboîtés l'un dans l'autre et séparés par un car-

---

1. Pour plus de détails, voir notre communication à la Société française d'otologie et de laryngologie, séance du 15 mai 1900.

ton d'amiante : on leur donne des formes et des grosseurs variées suivant le but auquel on les destine.

D. **Mode d'emploi de l'appareil.** — L'air chaud doit être employé pur et sec, à une température variant de 70 à 90 degrés. Pour obtenir, dans ces conditions, un débit régulier d'air chaud à l'extrémité de la canule, il est d'abord nécessaire d'échauffer tout le système. Pour cela, l'appareil étant monté comme il est dit, mais sans y mettre encore la canule, on allume le bec de Bunsen, et on ouvre le réservoir d'air de façon à produire un débit supérieur à celui qui servira plus tard pendant l'opération. Au bout d'une à deux minutes, le dos de la main, placé à un centimètre de l'orifice du tube, perçoit une chaleur que la peau peut à peine supporter.

A ce moment, on y visse la canule choisie, on diminue la pression et le débit de l'air, et on attend que la canule soit échauffée ; on peut alors commencer l'insufflation.

Le régulateur de température et de pression intervient ici, surtout dans deux cas : 1° si le médecin n'a pas d'air comprimé à sa disposition, il peut être contraint d'employer une *soufflerie quelconque*, fournissant un débit insuffisant pour donner à l'extrémité de la canule, en peu de temps, de l'air assez chaud ; en ouvrant le régulateur, la *température s'élève sans que la pression change;* 2° quand on fait usage d'air comprimé, il peut y avoir inconvénient à lancer un jet d'air chaud trop rapide dans certaines cavités (l'oreille, par exemple) ; le régulateur de pression pare à cet inconvénient.

Voici, en deux mots, le *manuel opératoire.* Rappelons qu'il s'agit, non pas de faire circuler de l'air chaud dans la cavité nasale, mais de l'appliquer, de le projeter en un point donné : il est donc nécessaire de conduire cet air au moyen de canules, qu'on introduit sous le contrôle de la vue.

Pour cela, le médecin et le patient se placent dans la position ordinaire pour la rhinoscopie, et le tube est saisi de la main droite, à son extrémité recouverte d'un manchon isolateur, pendant que la main gauche tient le speculum nasi ; le médecin, en s'aidant de la lumière réfléchie, introduit alors l'extrémité de la canule dans la fosse nasale du malade, en la dirigeant sur le point voulu, et maintient son orifice à une distance à peu près constante de 3 à 4 millimètres de la surface de la muqueuse. Certaines précautions doivent être prises : éviter le contact de l'extrémité de la canule avec la cloison pour ne pas provoquer d'épistaxis ; éviter de laisser trop longtemps le jet d'air chaud frapper un même point, afin d'empêcher la production de petites escarres. La séance terminée, le malade attendra une demi-heure avant de sortir, précaution surtout indispensable en hiver, pour éviter l'action nocive de l'air froid sur une muqueuse qui vient de supporter une température élevée.

Les applications, d'une durée de deux à quatre minutes au plus. seront en général faites tous les deux jours. Diverses canules seront utilisées suivant les cas : grosse canule numéro 1, pour le nez : canule longue et fine numéro 2, pour le naso-pharynx; sonde d'Itard. en métal, pour la trompe d'Eustache, etc.

E. Effets produits par l'air chaud sur les muqueuses. — L'action de l'air surchauffé sur les téguments, sur les muqueuses en particulier, a été peu étudiée.

Hollænder attribue les propriétés curatives de l'air chaud à son pouvoir antiseptique et hémostatique. Jayle insiste sur cette dernière propriété.

Nous avons tenu d'abord à expérimenter l'action de l'air chaud sur une muqueuse saine, point intéressant sur lequel les auteurs classiques sont restés muets jusqu'à ce jour. Ayant fait l'expérience sur chacun de nous, à tour de rôle, nous avons pu nous rendre compte de la constance de certains phénomènes se reproduisant régulièrement dans les mêmes conditions.

Au début d'une application d'air chaud sec de 70°-90°. le patient ne ressent aucune douleur; au bout de quelques instants, la muqueuse devient sèche, lisse, brillante. Si l'on insiste, il s'établit un flux aqueux assez abondant. Sécheresse et écoulement sont deux temps successifs constants ; le premier caractérise l'offense de la muqueuse par l'air chaud, le second sa réaction de défense. Ce flux aqueux a une durée variable de quelques minutes à plusieurs heures; dès qu'il a disparu, la respiration nasale se fait plus largement, la muqueuse revient peu à peu à l'état normal et tout rentre dans l'ordre. Parfois on observe, à la suite de la première séance, une légère céphalée, qui ne se reproduit pas la fois suivante.

Nous avons depuis huit mois appliqué ce traitement sur les malades du service oto-rhino-laryngologique de l'hôpital Saint-Antoine, en éliminant d'une part tous les nez susceptibles d'un traitement chirurgical, et. d'autre part, tous ceux qui étaient porteurs d'une affection spécifique, telle que lupus, syphilis, ozène, etc. Les résultats que nous en avons obtenus ont été remarquables dans certains cas, douteux dans d'autres; voici, du reste, comment se sont comportés vis-à-vis de l'air surchauffé les différents symptômes qui amenaient les malades à notre consultation.

1. Obstruction nasale. — Éliminons d'abord toutes les obstructions

d'ordre chirurgical, telles que déviation ou éperon de la cloison, synéchies, polypes muqueux, végétations adénoïdes, etc. Restent deux groupes d'obstruction : a) la congestion avec tuméfaction; b) l'hypertrophie avec dégénérescence de la pituitaire.

a) *Congestion et tuméfaction de la pituitaire.* — Dans presque tous les cas, la première application d'air chaud commence par produire un soulagement immédiat; il y a rétraction et anesthésie de la muqueuse, d'abord éphémère et durant quelques heures au plus; puis, après les séances suivantes, la gêne respiratoire disparaît pendant un temps plus ou moins long jusqu'à ce que le soulagement devienne définitif. Ce résultat est constant; jamais nous n'avons eu d'insuccès dans cette catégorie de malades. Tantôt, on l'obtient rapidement en cinq ou six séances, tantôt, il en faut dix, douze pour y arriver. Cela fait, le malade est laissé en expectation, d'abord pendant une semaine, puis durant des périodes de plus en plus longues. Aussitôt après la guérison, la muqueuse rétractée présente une coloration rouge foncé; elle reste ainsi quelque temps, puis revient à l'état normal.

b) *Hypertrophie et dégénérescence myxomateuse de la pituitaire.*— Les choses se passent différemment, lorsqu'on est en présence d'une muqueuse blanche, macérée, molle, comme il arrive ordinairement dans le cas de coryza chronique ou de rhinorrhée ancienne; l'action de l'air chaud est plus lente, les tissus ayant perdu leur élasticité.

Le premier effet du traitement est de provoquer l'apparition presque immédiate d'un flux abondant ayant la consistance du blanc d'œuf. Rarement, on arrive à sécher totalement la muqueuse, qui se rétracte inégalement et prend un aspect chagriné, où les parties déjà dégénérées font saillie. Parfois l'écoulement provoqué persiste et gêne considérablement l'application de l'air chaud; en outre, souvent apparaît, au cours du traitement, un larmoiement profus avec éternuements répétés.

Suivant l'état plus ou moins avancé de la dégénérescence de la muqueuse, les résultats sont plus ou moins rapides; en général, il faut un assez grand nombre de séances pour diminuer l'obstruction, et, d'ailleurs, l'on n'obtient pour ce symptôme qu'une amélioration moyenne, pas très durable; et même, dans les cas favorables où éternuements et rhinorrhée disparaissent, la muqueuse, ayant perdu son ressort, subit peu de modifications objectives.

Cette dernière remarque s'applique surtout aux *queues de cornet.* Il y a lieu ici de distinguer les queues de cornet rouges des queues de cornet blanches : dans le premier cas, où il y a simple tuméfaction hyperémique, l'air chaud a pu rendre définitive la rétraction provo-

quée dès la première séance : dans le second cas, où il y a dégénérescence polypoïde, l'ablation des queues à l'anse froide s'impose
avant d'entamer l'aérothérapie.

II. Hypersécrétion nasale. — Deux cas bien distincts sont à retenir,
suivant que les sécrétions nasales, accrues en quantité, demeurent ou
non de qualité normale.

a) *Sécrétions normales accrues en quantité.* — Dans le symptôme
hydrorrhée, que l'on observe dans plusieurs affections, telles que le
coryza chronique ou la rhinite spasmodique, et qui souvent s'accompagne d'une dégénérescence plus ou moins marquée de la pituitaire,
l'air chaud triomphe d'autant mieux de l'hydrorrhée que la dégénérescence myxomateuse est moins avancée.

Le premier effet du traitement est d'enrayer l'hydrorrhée en provoquant la réaction de défense de la muqueuse ; bientôt la sécrétion diminue en même temps qu'elle s'épaissit ; d'aqueuse, elle devient muqueuse ; parfois encore, une sécrétion muco-purulente apparaît et
dure pendant plusieurs jours. Parfois les sécrétions se sèchent et forment de petites croûtes jaunâtres qui obstruent partiellement la fosse
nasale et occasionnent des démangeaisons : ce symptôme est de bon
augure ; il annonce de près la cessation de l'écoulement. L'hydrorrhée disparaît ainsi presque toujours : ce qui cesse, en général,
d'abord, c'est l'écoulement nocturne qui gêne tant les malades, lesquels ne peuvent dormir la nuit, obligés de se moucher sans discon-
tinuer, ou bien se réveillent sur un oreiller trempé.

b) *Sécrétions muco-purulentes.* — Résultat médiocre : effet incertain et lent à se produire.

III. Otalgie. — C'est ici que notre procédé a donné ses plus beaux
résultats : il s'agit, bien entendu, non pas de la douleur symptomatique des otites aiguës, mais de cette otalgie réflexe si fréquente dans
les affections du naso-pharynx. L'insufflation directe d'air chaud faite
par le nez sur le pavillon tubaire a toujours fait disparaître la douleur d'oreille en très peu de séances ; parfois une seule a suffi.

IV. — Éternuements, asthme et autres réflexes d'origine nasale. — Les
éternuements cèdent facilement. Dans la rhinite spasmodique, c'est
le symptôme qui régulièrement disparaît le premier : on voit sa fréquence diminuer dès les premières séances.

L'asthme est plus tenace : au reste, sur ce point, nos observations
sont peu nombreuses.

V. Bourdonnements, surdité, etc. — Souvent l'application directe de
l'air chaud sur la région tubaire amène la diminution ou la disparition des bourdonnements, atténue la surdité ; ces faits heureux ont

été observés par nous plus d'une fois dans les catarrhes tubo-tympaniques subaigus d'origine nasopharyngienne.

VI. Décocaïnisation. — Parmi les autres améliorations accessoires obtenues chez nos malades par le traitement, nous devons parler de la décocaïnisation. Certains malades — des médecins surtout — atteints d'obstruction nasale intermittente par tuméfaction des cornets, éprouvent de ce fait une lourdeur de tête qui les gêne pour travailler, et, en raison de leur dyspnée nasale, ont grand peine à s'endormir, le soir, la bouche fermée. La substitution de l'air chaud à la cocaïne prévient l'apparition certaine de la cocaïnomanie. La décocaïnisation est assez facile chez un malade suivant régulièrement le traitement, surtout si on peut commencer ce dernier avant que la muqueuse ne soit parvenue à un état de dégénérescence très avancé. Nous avons pu obtenir un résultat heureux dans cet ordre de faits[1].

F. Indications et contre-indications. — L'aérothermothérapie est indiquée :

1° Dans les *coryzas congestifs*, dont le symptôme dominant est l'obstruction nasale intermittente ou alternante.

2° Dans les *coryzas spasmodiques* avec éternuements, larmoiement et sans doute dans le *rhume des foins*.

3° Dans les *coryzas vaso-moteurs*, caractérisés par le symptôme hydrorrhée.

4° Dans les *coryzas chroniques simples*.

5° Dans les *catarrhes tubaires subaigus*.

6° Dans *l'otalgie* symptomatique d'une lésion nasale ou nasopharyngienne.

Nos observations ne remontent qu'à huit mois : nous sommes donc tenus à une grande réserve avant de prononcer le mot guérison, surtout au cours d'affections dont l'évolution se chiffre par années. Toutefois, la plupart de nos malades étiquetés guéris ont été revus jusqu'à ce jour, et nous n'avons pas encore noté de retour offensif des symptômes, pour lesquels ils étaient venus nous consulter après avoir vainement essayé d'autres traitements. Nul doute qu'une plus longue période d'observation ne confirme les résultats obtenus.

Cependant, au cours de nos recherches, nous avons essuyé des échecs, moins nombreux, il est vrai, que nos succès, mais sur lesquels nous tenons à insister. En effet, l'aérothermothérapie est une méthode dont la mise en scène et l'innocuité séduisent les malades; et son caractère de nouveauté n'est pas pour leur déplaire. Aussi, est-il

1. Lire le détail des observations dans les *Annales des maladies de l'oreille et du larynx*, 1900, juillet.

très important, dans l'intérêt même de ce procédé, qu'il ne soit pas appliqué à tort et à travers dans toutes les affections des premières voies aériennes : en vouloir faire une panacée serait le vouer à une déconsidération certaine.

Les *contre-indications* de l'aérothermothérapie doivent donc être nettement posées.

L'air chaud est impuissant dans toutes les obstructions nasales relevant de la chirurgie; crêtes et déviations de la cloison, polypes du nez, queues du cornet dégénérées, végétations adénoïdes.

L'air chaud est impuissant dans les suppurations nasales symptomatiques des lésions des sinus de la face.

L'air chaud est impuissant dans les lésions syphilitiques, tuberculeuses de la pituitaire, ainsi que dans l'ozène.

Si l'otalgie lui cède quand elle est consécutive à une lésion nasopharyngienne, elle réclame, au contraire, le traitement otologique classique, quand elle est symptomatique d'une inflammation de la caisse du tympan.

Si les bourdonnements et la surdité peuvent parfois en tirer bénéfice, ils n'en sont en rien améliorés, quand ils signifient sclérose de la caisse.

L'effet thérapeutique de l'air chaud est remarquable dans certains cas : attachons-nous surtout à en préciser et à en restreindre les indications. Gardons-nous d'une généralisation dangereuse et évitons de tomber dans l'excès de ceux qui, au dire de B. Frænkel, traitaient la dyspnée cardiaque ou la céphalée urémique par des cautérisations nasales.

DISCUSSION

M. Loewenberg (de Paris). — M. Loewenberg pense qu'il serait très intéressant d'essayer cette méthode dans l'ozène, qu'il croit toujours de nature parasitaire. Une température de 80° à 70° serait certainement plus que suffisante pour tuer toutes les bactéries présentes et décider en même temps si la théorie de M. Loewenberg est juste.

Il rappelle qu'il a essayé, il y a longtemps, d'assécher des otorrhées anciennes par un courant d'air chaud ayant traversé un flacon plein de chlorure de calcium.

DU RÔLE PRÉPONDÉRANT DE L'AUTO-INTOXICATION DANS LE CORYZA PÉRIODIQUE ET APÉRIODIQUE. DÉDUCTIONS THÉRAPEUTIQUES

par le docteur MOUNIER,

(de Paris).

Nous venons, dans ce travail, apporter notre contribution à l'étude des troubles vaso-moteurs de la pituitaire ; question, s'il en fut, à l'ordre du jour, qu'on envisage purement le syndrome hydrorrhéique ou l'ensemble des troubles morbides constituant la rhino-bronchite spasmodique.

Nous avons surtout étudié le côté pratique de la question, c'est-à-dire l'étiologie, nous basant uniquement sur des faits pour arriver à des déductions thérapeutiques.

La littérature médicale sur ce sujet est des plus riches ; cela ne veut pas dire que sa lecture mette au point la question, car il y a presque autant de théories que de travaux.

Deux monographies, toutefois, parues presque en même temps (1899), celle de Lermoyez sur l'*Hydrorrhée nasale*, et celle de Garel sur le *Rhume des foins*, donnent en se complétant l'une l'autre des idées très nettes sur la question.

Si je ne partage pas complètement toutes leurs opinions (différentes du reste, sur certains points), nos vues générales sont cependant bien voisines ; l'interprétation seule des faits observés diffère.

Nous ne saurions, pour notre part, voir aucune différence entre les deux grandes divisions du coryza spasmodique, la *cause déterminante* seule est variable. C'est dire que le *coryza spasmodique apériodique* (réduit ou non à l'une quelconque de ses manifestations, hydrorrhée, éternuements, obstruction nasale) et *le coryza spasmodique périodique* ne sont qu'une seule et même manifestation d'un état général semblablement mauvais ; les causes adjuvantes ou déterminantes des accès sont seules différentes.

Si c'est, en été, le pollen des graminées qui vient irriter à l'excès une pituitaire très réceptive pour cet agent, et pourtant à peu près réfractaire aux causes habituelles d'irritation dans notre vie de chaque jour, nous sommes en présence de l'asthme des foins. Si, au contraire, la pituitaire ne peut rien tolérer, c'est au coryza apériodique que nous avons affaire, et là encore, il est bien rare, si on observe attentivement les malades, de ne pas trouver chez ceux de cette catégorie une recrudescence des accès au printemps. Le pollen serait donc l'agent d'irritation nasale le plus actif; et, de fait, la violence des accès qu'il détermine ne peut être comparée à celle qu'on observe dans les autres formes du coryza spasmodique.

Il nous reste à déterminer *la cause de cette sensibilité exagérée de la pituitaire* aux agents extérieurs.

Nombre d'auteurs rapportent tout aux lésions nasales, qui, d'après eux, déterminent les symptômes observés. Les autres mettent en jeu l'état général : la diathèse goutteuse et l'action de l'acide urique; on a même accusé les toxines engendrées par le protoplasma des grains de pollen.

Toutefois l'accord est à peu près fait sur la nécessité, pour l'éclosion de la maladie, d'un terrain arthritique.

Pour nous, toutes les causes locales invoquées ont été fidèlement observées, mais nous estimons qu'elles ne sont que des épiphénomènes se montrant comme accidents de l'auto-intoxication des sujets. Hypertrophie des cornets, augmentation considérable de la sensibilité de la muqueuse nasale au niveau des éperons, hydrorrhée, congestions, obstructions nasales passagères, asthme soi-disant d'origine nasale mais vraisemblablement concomitant, tout peut se relier à l'auto-intoxication avec élimination des toxines par la muqueuse.

A ce point de vue, nous ne sommes pas loin d'être complètement du même avis que notre confrère le Dr Lermoyez, qui écrit dans son travail sur l'hydrorrhée nasale : « C'est un organisme qui, plus ou moins spontanément, fait sa décharge morbide sur la pituitaire, comme il la ferait par une crise de migraine ou une attaque d'épilepsie. » Il admet, lui aussi, une altération de l'état général, sans toutefois toucher à la cause de ces décharges morbides; pour lui aussi, comme pour nous, les lésions nasales sont le résultat, et non la cause du flux nasal, et il le démontre sans conteste.

C'est l'excitation des filets sécrétoires, vaso-dilatateurs ou sensitifs du nerf maxillaire supérieur, qui donne l'hydrorrhée, l'obstruction nasale, les éternuements; les lésions simplement hyperhémiques du début deviennent peu à peu hypertrophiques.

Quant au pourquoi de l'excitation des différents filets du nerf maxillaire supérieur, c'est un point que tout le monde laisse dans l'ombre. La cause première de l'excitation du trijumeau nasal est cependant une question qui vaut la peine qu'on s'y arrête, car, s'il est bien de combattre les troubles vaso-moteurs, il est mieux encore de savoir ce qui les produit.

Les diathèses commencent à avoir fait leur temps, et c'est peu pour un malade de se savoir neuro-arthritique, il préférerait sûrement avoir en main les moyens de modifier ses fâcheuses tendances aux troubles de la nutrition.

Nous pensons que l'*origine* des poussées congestives est unique-ment d'ordre *toxique*, certaines causes extérieures pouvant aggraver notablement les phénomènes observés. Nos malades sont des neuro-arthritiques, mais ils ont des fonctions digestives viciées, et les toxines fabriquées produisent, augmentent, grossissent démesurément, les petits troubles physiologiques habituels, et tenant à l'état nerveux. Nous avons ainsi, suivant le plus ou moins de passage de toxines dans la circulation, tous les degrés observés dans les crises, depuis le calme, qui fait croire à la guérison jusqu'aux accès compliqués d'asthme.

Qu'on ne nous objecte pas que c'est une vue de l'esprit, car, en dehors de faits positifs relatés dans nos observations, où il y a juxta-position pour ainsi dire absolue entre l'éclosion de nouveaux accès de rhino-bronchite et un écart de régime, nous connaissons bien la dys-pnée toxique dont rien ne peut venir à bout, si ce n'est un régime sévère, lacté pur, habituellement.

Pour la réalité de l'élimination des toxines gastriques par les glandes, nous citerons un travail récent de MM. Leredde et Albert Robin sur le rôle de la dyspepsie dans la genèse des dermatoses. Le processus est le suivant : fermentations gastriques comme point de départ, lésions sanguines servant d'intermédiaires, et enfin comme résultat, lésions cutanées diverses. Ils insistent sur un point, c'est l'élimination directe par la peau, l'examen de la sueur permettant de penser qu'il y a irritation des filets sensitifs du derme par les produits de fermentation gastrique.

Il est bien certain que, s'il y a élimination par la peau, il doit y avoir élimination par les muqueuses; et alors se trouve réalisé *nor-malement* le cas des troubles sécrétoires et congestifs produits dans l'intoxication expérimentale par la muscarine, cette substance ame-nant l'excitation des filets sécrétoires et vaso-dilatateurs venant du nerf maxillaire supérieur pour se rendre au nez.

En résumé, qu'il y ait ou non cause extérieure adjuvante, c'est l'éli-mination des toxines gastriques par la pituitaire qui détermine chez les neuro-arthritiques leur susceptibilité naso-bronchique exces-sive.

Le point de départ de ce travail est un cas de rhino-bronchite spas-modique apériodique avec paroxysmes en mai, que j'ai pu suivre minutieusement, puisqu'il s'agissait de *moi-même*. Il a duré des années, malgré les conseils nombreux demandés de tous côtés, et j'ai pu me guérir radicalement en quelques semaines par un simple régime approprié sans aucun traitement chirurgical.

C'est, partant de ce fait, que j'ai traité d'autres malades et obtenu le plus souvent des guérisons, toujours des améliorations considérables.

Les observations qui accompagnent ce travail montrent la marche rétrograde des accès parallèlement à la prolongation du traitement médical.

Nous ne donnons que *onze* observations de coryza périodique et apériodique guéris ou considérablement améliorés, parce que nous avons choisi celles où l'intervention sur les cornets avait été pour ainsi dire nulle; voulant ainsi montrer par des cas-types l'influence de l'état général dans cette affection.

Nous avons par devers nous d'autres guérisons et améliorations, mais dans ces cas le traitement médical a été employé conjointement avec un traitement chirurgical énergique, de sorte que ces observations ne prouveraient rien de ce que nous avançons.

Étant donné nos idées sur la question, le traitement proposé par nous peut d'avance se concevoir. C'est à l'état gastrique que nous nous adresserons tout d'abord. Pour tous ces neuro-arthritiques prédisposés à la dyspepsie, nous instituerons un régime qui combattra les troubles de l'estomac.

On note le plus souvent des digestions lentes avec ballonnement après les repas; quelquefois du pyrosis, une dilatation gastrique en général moyenne, du clapotement très net dans les deux heures qui suivent l'alimentation. Ces patients, sauf de la lourdeur au creux épigastrique, une bouche souvent pâteuse avec envies fréquentes de boire, ne se plaignent pas de leur estomac. Il faut même les interroger avec soin, si on veut relever chez eux ces signes de dyspepsie.

Nous supprimons chez ces malades toutes les crudités, toutes les sauces et les fritures, permettant toutes les viandes grillées chaudes et surtout froides, sauf le gibier avancé. Ils peuvent prendre de tous les fruits cuits, mais avec modération; un seul fruit cru nous semble bien toléré, c'est le raisin, en ayant soin de rejeter l'enveloppe du grain.

On ne doit pas tolérer plus d'un verre à deux verres au plus de boisson par repas, vin rouge ou blanc largement coupé d'eau légèrement alcaline gazeuse (ni vin pur ni alcool) aucune boisson entre les repas.

D'après notre expérience personnelle, c'est surtout la quantité des boissons prises aux repas qu'il faut avant tout modérer. Peu à peu, le fonctionnement physiologique *normal* de l'estomac reprend son cours et il ne faudrait pas croire que mes malades ne sont restés et ne resteront guéris qu'en continuant indéfiniment ce régime. Les exercices physiques suivis d'hydrothérapie sont absolument indiqués, surtout ceux qui peuvent être pris au grand air: canotage, bicyclette, équitation, chasse.

Comme adjuvant, j'ajoute la strychnine, 1 à 5 milligrammes par jour, par périodes de 15 jours avec autant de repos, et le benzo-naphtol à la dose de 1 gramme à $1^{gr}.50$ pendant des semaines et par jour sans le moindre inconvénient.

Dans le cas de digestion par trop lente, je me suis toujours bien trouvé de l'administration de l'acide chlorhydrique sous la forme suivante :

```
Acide chlorhydrique. . . . . . . . . .      1 gramme.
Eau . . . . . . . . . . . . . . . . . .    440 grammes
Sirop simple. . . . . . . . . . . . .       60   —
```

Un verre à madère à la fin du déjeuner et du dîner.

Quand les crises nasales menacent, j'emploie avec succès les applications d'huile de vaseline mentholée à $1/30^e$ ou $1/20^e$, soit en pulvérisations, soit en pansements du nez, au moyen d'un pinceau imbibé de ce liquide. C'est le seul médicament local qui me semble avoir une action sur l'hypersensibilité de la muqueuse. La cocaïne a une action trop fugace et m'a donné des accidents. Quant à l'atropine, préconisée récemment par Lermoyez, dans la formule où il la mélange à la strychnine, quelques malades semblent en retirer un soulagement très apparent, surtout au point de vue sécrétoire, mais quelques-uns présentent des phénomènes d'intoxication, même à la dose de 1/4 de milligramme par jour. Nous pensons donc que, tout en employant cet alcaloïde, qui donne de bons résultats, il faut surveiller attentivement son malade.

En parcourant la très intéressante monographie de Garel, ce qui nous a surtout frappé, c'est que la plupart des auteurs qui ont préconisé un traitement interne ont mis, sans paraître le chercher, l'estomac de leurs malades dans les meilleures conditions de bon fonctionnement physiologique. C'est ce que nous cherchons à faire systématiquement, et peut-être avons-nous là l'explication des cas de guérison qu'ils citent. Tels entre autres Bishop, Norton, Wilson, avec leur médication et leur régime contre la diathèse urique, ou Roque qui a guéri depuis trois ans un malade, en lui prescrivant l'usage de l'eau de Vals et de Vichy pendant la période des foins. Tel serait aussi l'effet de la médication de repos absolu et de régime lacté préconisée récemment par Nattier.

D'après ce qui précède, on pourrait nous croire absolument opposé à toute intervention opératoire sur les cornets, les épines, les tissus pathologiques du rhino-pharynx. Telle n'est point notre façon de voir, mais nous estimons que, dans la rhino-bronchite spasmodique, la médecine doit avoir le pas sur la chirurgie. Dans un seul cas, on peut, à notre avis, associer utilement les deux façons de faire, c'est au début de l'asthme des foins, très franc, très net. Ici, la cautérisation superficielle, très étendue des points les plus sensibles de la pituitaire, qu'il y ait ou non des lésions apparentes, a véritablement sa raison d'être. Faite au galvano-cautère à plat, ou à l'acide chromique dilué, elle calme, d'une façon rapide et presque parfaite, l'hypersensibilité de la muqueuse. Nous ne sommes point partisan des grands délabrements (turbinotomie entre autres), à moins qu'on soit en présence d'une obstruction nasale persistante, d'une véritable atrésie. Il est certain qu'on a dans cette occasion le devoir pressant de rétablir aussi largement que possible la perméabilité nasale. Ces cas sont plutôt rares, le coryza périodique se montrant le plus souvent sans grosses lésions du nez.

Pour ce qui est de l'intervention chirurgicale dans le coryza apériodique, quand nous ne trouvons au premier examen ni polypes, ni dégénérescences énormes, et que la muqueuse se rétracte bien sous la cocaïne à 1/10°, nous différons l'opération jusqu'à ce que son utilité nous soit bien démontrée.

Obs. I. — Cette première observation est la nôtre propre ; c'est dire que nous avons pu suivre avec soin le malade.

Antécédents héréditaires arthritiques ; mère rhumatisante, toussant à la moindre variation de température, avec des poumons absolument sains, alternance même très curieuse entre les douleurs et la toux. Père goutteux (5 attaques), guéri par l'exercice et le régime.

Antécédents personnels non moins arthritiques : migraines fréquentes dans l'enfance, surtout au lycée, jamais pendant les vacances, où je vivais constamment au grand air. (Nous signalerons en passant cette tendance déjà considérable aux combustions organiques insuffisantes, l'exercice au grand air ramenant l'équilibre physiologique.) Santé générale bonne. Vers dix-huit ans, les migraines cessent et apparaît la tendance très marquée au coryza, surtout du matin, durant jusqu'à dix ou onze heures, et faisant mouiller deux à trois mouchoirs.

Les éternuements sont modérés ; l'hydrorrhée est le phénomène surtout marquant. A la suite de la crise, la tête est lourde, et la pression des sinus frontaux douloureuse. Les bronches sont en bon état.

Arrive le volontariat, où j'accomplis, dans l'infanterie, un service très actif, sans une heure de maladie, et avec une amélioration très marquée de ma sensibilité nasale aux variations de température. Aucune bronchite ni migraine dans l'année.

Dans les quelques semaines qui suivent mon retour dans la vie civile, sans avoir encore commencé sérieusement mes études de médecine, je suis repris plus fortement que jamais de mon coryza du matin, et, aux mois d'avril et mai suivants, commence la série des paroxysmes, qui devait persister jusqu'à ma guérison.

La crise durait deux ou trois semaines, débutait sans cause appréciable, était exaspérée par un petit courant d'air, la moindre poussière dans la pièce où je me trouvais. Les symptômes les plus désagréables ont toujours été la *sécrétion*, puis, en pleine crise, l'impossibilité presque absolue d'ouvrir les yeux en regardant les parties éclairées par le soleil, à ce point que je devais porter un lorgnon à verres noirs. Toute la série des poudres nasales ne faisait qu'exaspérer les accès.

Les oreilles ont toujours été indemnes de poussées d'otite; l'acuité auditive était excellente, de même que la vue, du reste. Comme lésions, le nez présentait une hypertrophie moyenne des cornets inférieurs.

En 1889 apparaît une autre complication, autrement importante pour moi, en raison de la gravité qu'elle semblait comporter. Je fus pris brusquement, à l'un des paroxysmes, vers le mois de mai, d'une crise d'asthme nocturne de quatre heures environ, qui cessa peu à peu, après une expectoration muco-gélatineuse abondante; sommeil de deux heures, consécutif à la crise ; au réveil, un peu de lassitude, mais aucune gêne respiratoire. Je consulte un de mes maîtres, qui me trouve la poitrine en bon état et me traite de malade imaginaire.

Mes accès n'en continuent pas moins, venant sans cause appréciable, invariablement la nuit; le coryza du matin s'espace un peu, avec une alternance de sécrétions bronchiques grises gélatineuses qu'une toux quinteuse peut seule arriver à détacher.

Je consulte à nouveau, et on me prescrit de la créosote, du goudron, et combien d'autres modificateurs des sécrétions, sans arriver à rien. On m'affirme, malgré tout, que mes organes sont sains.

Las de demander conseil aux amis, je prends le parti de m'observer soigneusement, comme s'il avait été question d'un de mes malades, et en notant minutieusement l'emploi de mon temps, et, parallèlement, la marche de mon affection, j'acquis rapidement la certitude que *les toxines élaborées dans mon tube gastro-intestinal* étaient la seule et unique cause de tous mes ennuis.

Avais-je diné en ville en faisant, comme on ne peut guère s'y soustraire, quelques excès de table et surtout de boisson, j'étais invariablement pris, dans la nuit, d'un accès plus ou moins marqué d'asthme, vers les deux heures du matin, se terminant par une expectoration gélatineuse.

Si, à mes repas, je mangeais des crudités, ou si je buvais un demi-verre de vin pur, ma crise, pour la nuit suivante, était assurée, et, si je n'avais pas eu la crise, chaque matin, pendant plusieurs jours, je pouvais compter sur une toux opiniâtre, pendant une heure au moins, toujours avec la même expectoration ; quelquefois la toux manquait, mais j'avais alors une migraine intense.

L'estomac était assez bon, un peu dilaté, digérant tout, mais avec lenteur (cinq et six heures, suivant les aliments ingérés); sensation très nette de ballonnement après le repas, intense surtout avec certains aliments (fritures). et, dans ce cas, quelquefois du pyrosis dans les trois à quatre heures suivantes; jamais de vomissements.

J'ajouterai que si j'étais au grand air, à la chasse par exemple, je pouvais, pendant ces quelques jours, laisser de côté tout souci de mon estomac: j'étais un autre homme; le coryza et la toux n'existaient plus.

Telle était la situation en 1892.

Après une observation minutieuse d'une année, et absolument convaincu que l'état seul de ma nutrition amenait tous les symptômes observés, je me mis au régime suivant :

Un verre de liquide par repas (un tiers vin, deux tiers eau ordinaire), boisson aussi fraîche que possible, été comme hiver, non glacée toutefois. Ni vin pur, ni liqueurs.

Suppression absolue de toutes les fritures et des crudités.

Pain à volonté; viandes blanches et noires grillées; fruits cuits; fromages non avancés; aucun potage; une petite tasse de lait au commencement du diner.

Au déjeuner et au diner, un des cachets suivants :

> Benzo-naphtol. . . . . 50 centigrammes.
> Poudre de noix vomique   5   —

Exercices au grand air, bicyclette, même l'hiver, quand le temps le permettait; chasse; une fois par jour, une séance d'haltères.

Suppression de toute médication nasale ou bronchique.

Dès la mise en œuvre de ce traitement, tous les symptômes observés s'atténuaient. Non seulement, au bout d'un mois, les accès d'asthme n'avaient pas reparu, mais le coryza était des plus fugitifs; c'est à peine s'il y avait de l'enchifrènement de temps en temps le matin. La santé générale devenait aussi meilleure, et la résistance à la fatigue considérable. Enfin, chose notable, le mois de mai de cette année se passait sans accès. Je tenais donc la guérison.

Le régime indiqué plus haut fut suivi strictement pendant trois mois, avec suppression, par série, de la médication (benzo-naphtol et noix vomique), et, dans les mois suivants, il se relâcha notablement, sans inconvénient pour l'état du nez et des bronches. La quantité de liquide ingéré ne dépassa toutefois jamais (sauf rares exceptions) deux petits verres par repas, eau et vin, et les crudités ne furent prises qu'en très petites quantités.

Depuis cette époque, aucun accès d'hydrorrhée ni d'asthme ne s'est montré, et jamais ma santé générale n'a été aussi bonne. Du régime primitif, je n'ai gardé (par habitude) que les deux verres de liquide, et s'il m'arrive maintenant de dépasser cette quantité ou de prendre par moments du vin pur et des liqueurs, c'est sans inconvénient.

Obs. II. — M. X..., 31 ans, horloger, habitant le Cher. — Antécédents héréditaires : rhumatisme chronique chez le père. — Antécédents personnels : migraines fréquentes du jeune âge, estomac très défectueux depuis longtemps. Coryza apériodique avec crises au réveil empêchant tout travail jusqu'au déjeuner; malade pris d'éternuements chaque matin, et de poussées hydrorrhéiques trois à quatre fois par semaine; a manifestement une recrudescence des symptômes au moment des foins. Depuis deux ans, il est atteint, en outre, d'accès d'asthme, tantôt nocturnes, tantôt diurnes, se terminant par une sécrétion bronchique abondante.

Le malade, au moment où je le vois, en 1898, est absolument désespéré, et c'est un confrère, qu'il est venu consulter à Paris, qui me l'adresse. On a employé sans succès, chez lui, toute la médication anti-asthmatique.

Le *nez* présente de l'hypertrophie considérable des cornets inférieurs dans toute leur longueur; sensibilité de la muqueuse, normale.

L'attouchement au stylet ne provoque pas d'éternuements; poumons en bon état; on note toutefois un léger degré d'emphysème.

Estomac dilaté, malade ayant peu d'appétit et mangeant de préférence des légumes, boit beaucoup aux repas. Oreilles saines.

J'ai fait à ce malade six cautérisations des cornets, jusqu'à obtenir la perméabilité complète des fosses nasales. Ces attouchements énergiques au galvano-cautère ont été faits en quatre séries, le malade venant passer un jour à Paris et retournant dès le soir en son pays; pansements à l'huile de vaseline mentholée à 1/40e.

Comme traitement général : lotions tièdes, puis froides, suivies de frictions sèches chaque matin. Arséniate de strychnine, 2 à 3 milligrammes par jour, par séries de quinze jours et repos du même laps de temps. Benzonaphtol, 1gr,50 par jour.

Traitement de l'estomac : régime sec, un verre d'eau par repas, aucune crudité, aucune friture.

Dès le premier mois, le patient constatait un mieux sensible et n'hésitait pas à suivre scrupuleusement son régime, qui lui avait semblé intolérable au début. Toutefois, les crises se montraient encore de temps en temps, malgré un état *aussi satisfaisant que possible* de la muqueuse bien rétractée.

Je lui conseillai de continuer avec grand soin son régime stomacal, et, peu à peu, les phénomènes du côté du nez et des bronches se sont amendés.

J'ai revu, il y a six mois, M. X..., de passage à Paris, dont l'état de santé est parfait. Il a pu reprendre un régime normal.

La muqueuse nasale est encore un peu volumineuse, mais ne gêne nullement la respiration par le nez.

Obs. III. — Confrère parisien, 45 ans, de robuste santé, mangeant rapidement, en raison surtout d'une clientèle très chargée, est pris, depuis de longues années, d'obstruction nasale à bascule et de crises de sécrétions nasales apériodiques. Dans ce cas, la cause des crises était manifeste; ces dernières résultaient presque toujours de séries de dîners en ville ou de surmenage.

Nez à cornets turgescents, surtout à la tête des cornets inférieurs. Sensibilité extrême au contact du stylet, qui provoquait des éternuements sans fin. Oreilles un peu atteintes par catarrhe tubaire.

Douleur, par pression, au niveau des sinus frontaux, très transparents à l'éclairage électrique. Cette douleur devient très vive au moment de la crise du matin, et il persiste souvent jusqu'au déjeuner une lourdeur de tête très gênante pour tout travail intellectuel. Malade très sanguin, n'ayant jamais souffert de l'estomac, où l'examen décelait pourtant un clapotement des plus nets. Ballonnement après les repas.

En quatre séances, les cornets étaient réduits au galvano-cautère; pansements à la vaseline boriquée légèrement mentholée. Diminution de la quantité des boissons; 1^{gr},50 de benzo-naphtol par jour.

Le mieux a été de suite sensible, mais n'est devenu une guérison qu'après deux mois environ de régime sévère.

Ce malade, guéri depuis 1898, a noté d'une façon très nette l'influence, chez lui, d'un excès stomacal quelconque sur l'abondance de la sécrétion et sur l'obstruction nasale.

Obs. IV. — Mme X .., 54 ans, habitant Paris, très nerveuse, ne présentant rien d'intéressant dans ses antécédents personnels ni héréditaires, mène une vie de surmenage, partagée entre la surveillance d'un grand commerce et de nombreuses sorties mondaines. Excès de table énormes chez une malade très étonnée d'être aussi souffrante après des repas plus que copieux et les vins fins qu'elle prend journellement.

Mme X... est atteinte de coryza perpétuel, déterminant peu d'éternuements, mais une toux quinteuse par sécrétions nasales s'écoulant dans le pharynx. La muqueuse du nez est rouge vif, peu hypertrophiée, mais les fosses nasales sont très étroites, par la conformation même de l'organe. Il est presque impossible de toucher la muqueuse au stylet, tant cela détermine de la douleur, s'irradiant jusqu'à l'occiput.

Estomac dilaté, avec pyrosis fréquent.

Je n'ai pratiqué à cette malade que deux cautérisations nasales, qui n'ont, du reste, rien produit, ni au point de vue de la diminution de la sensibilité excessive, ni au point de vue de la sécrétion et de la toux consécutive. Elle avait suivi autrefois ce même traitement appliqué par un de mes confrères, sans résultat aucun.

En présence de son état stationnaire, la malade consent à se mettre au régime sec, et surtout à supprimer le champagne et les vins fins, de même que le thé de cinq heures; je lui donne, à l'intérieur, 2 milligrammes de sulfate de strychnine et un quart de milligramme d'atropine par jour; elle doit diminuer la dose de moitié dès le quatrième jour, à cause d'une sécheresse extrême de la gorge.

En huit jours, les quintes de toux et la sécrétion nasale diminuent peu à peu; un mois après, tout était fini.

La guérison de cette malade remonte à dix mois environ. Je sais, par son médecin, qu'elle continue à bien aller, et aussi qu'elle s'observe comme alimentation, par peur d'être reprise de ses quintes de toux.

Obs. V. — M. X..., notaire en Provence, 40 ans, tempérament sanguin, petit, visage coloré, légèrement obèse, arthritique avéré, est atteint de rhinite spasmodique périodique, depuis trois ans, quand il vient nous consulter en 1898.

C'est dans les premiers jours de mai que chaque année, brusquement, le prennent les accès d'asthme des foins. On note chez lui à ce moment des éternuements incessants, et un écoulement de sécrétions nasales véritablement prodigieux. La crise tout en diminuant peu à peu d'intensité dure pendant 4 à 6 semaines, empêchant pour ainsi dire tout travail.

Ce patient dont le nez a été largement cautérisé par un confrère de province n'a retiré aucun profit de l'intervention. C'est un gros buveur aux repas (4 à 5 verres de liquide, plutôt du vin pur); ballonnement fréquent après le déjeuner ou le dîner.

Au moment où je l'examine pour la première fois, comme aujourd'hui du reste, la muqueuse est tomenteuse, épaissie, mais ne se laisse pas déprimer au stylet. La partie antérieure des cornets est le siège d'une sensibilité excessive; le moindre attouchement provoque une série d'éternuements et de larmoiement intense. J'ai cautérisé, moi aussi, les points particulièrement sensibles de la muqueuse sans résultat bien net; le régime sec associé à la strychnine a notablement amélioré ce malade, au point que pendant l'année 1898 il a pu commencer fin mai à faire de la bicyclette et des lotions froides, lui qui ne pouvait sortir au soleil qu'avec une ombrelle et des verres fumés. En 1899 l'accès a été pour ainsi dire nul. Cette année, il y a eu un accès tous les 8 jours (durant 12 heures environ) pendant 3 fois; mais il y avait eu relâche manifeste du régime que j'avais recommandé de suivre tout spécialement chaque année à cette époque. Les crises ont du reste été bénignes, et ce malade, s'il n'est pas radicalement guéri, est du moins amélioré dans des proportions telles qu'il estime être devenu un autre homme.

Dans ce cas, les cautérisations de la muqueuse nasale n'ont rien produit, ce qui est une anomalie, étant donné la périodicité bien nette des accès.

Obs. VI. — M. X..., 38 ans, employé à la vente dans un grand magasin de Paris. Santé générale bonne. Antécédents héréditaires sans intérêt. Très nerveux. Pris depuis des années de rhume de cerveau presque journalier avec douleurs dans le front comme suite aux crises du matin. Le malade, vu par nous en 1898, paraît beaucoup plus vieux que son âge. Estomac dilaté, éructations abondantes; mange très vite à déjeuner, au restaurant, et boit beaucoup aux repas.

Le nez est complètement obstrué des deux côtés par des hypertrophies polypoïdes volumineuses; queues de cornet descendant dans le pharynx. Le malade est très affirmatif sur ce point que le nez s'est bouché petit à petit; chaque poussée congestive nasale a donc laissé après elle un reliquat de l'hypertrophie passagère qui peu à peu est devenue permanente au point d'empêcher complètement la respiration par les fosses nasales.

En quelques séances les tissus pathologiques étaient enlevés ou cautérisés et le malade « renaissait à la vie », suivant son expression, maintenant qu'il pouvait respirer autrement que par la bouche. Je désirais suivre mon opéré; mais il allait mieux et ne revint me revoir que l'année suivante vers le mois de février.

La respiration nasale était toujours possible et le coryza journalier très peu marqué, mais il existait des recrudescences de sécrétions et d'éternuements plusieurs fois par semaine ou toutes les deux semaines, sans cause appréciable pour le malade.

Je le mis au régime sec en insistant surtout sur la nécessité de diminuer la quantité des boissons, ne tolérant qu'un verre par repas. Benzo-naphtol et strychnine à l'intérieur.

Ce patient, sans attouchement aucun de son nez, est resté guéri. C'est à peine s'il est de temps en temps un peu enchifrené; il a pu se relâcher notablement de la sévérité du régime et son estomac fonctionne bien actuellement.

Obs. VII. — Mlle X..., 19 ans, atteinte depuis plusieurs années de crises d'asthme et de coryza fréquentes, m'est adressée en désespoir de cause par le médecin de la famille qui me prie de rechercher si l'état du nez n'a pas en ce cas d'influence sur les bronches.

Malade à teint terreux. Migraineuse. Foie un peu hypertrophié. Estomac volumineux. Digestion plutôt mauvaise. A une hygiène stomacale déplorable, dînant souvent en ville où elle absorbe de tout en abondance. Boit beaucoup aux repas, souvent entre ceux-là, toujours altérée. Ni diabète, ni albuminurie. Constipation fréquente.

Les poumons sont un peu emphysémateux. Le nez présente une hypertrophie du cornet inférieur à droite et une hypertrophie de la muqueuse de la cloison à gauche.

Je cautérise les points malades et en quelques séances, la respiration nasale est facile et le coryza très amélioré : les accès d'asthme n'en persistent pas moins, venant irrégulièrement, toujours accompagnés d'obstruction du nez et de sécrétions très abondantes.

Cette jeune malade, qui avait refusé notre régime, s'y décide pourtant, et de ce jour les crises s'espacent au point de disparaître complètement.

La guérison date maintenant de 10 mois, et ne s'est pas démentie à ce jour.

Obs. VIII. — M. X..., 56 ans, dentiste à Paris, atteint depuis des années de coryza journalier, d'obstruction du nez à bascule, d'accès d'asthme fréquents et de sécrétions bronchiques intenses, avec recrudescence au printemps, vient me consulter au commencement de 1899 pour son affection.

Père et mère rhumatisants. Lui-même a eu du rhumatisme aigu. Estomac très défectueux, avec pyrosis fréquent, ballonnement après les repas, ne vomit jamais.

Le nez présente de l'hypertrophie modérée, mais la muqueuse est blanchâtre, plissée, très sensible au contact du stylet. Pharynx rouge. Oreilles bonnes.

L'estomac est large, clapote deux heures après le repas.

Ce malade refusant toute intervention sur la muqueuse nasale, je le mets au régime, avec benzo-naphtol, 1 gr. 50 par jour.

En quelques semaines, tout rentrait dans l'ordre et ce client, que j'ai revu plusieurs fois en dehors de mon cabinet, se considère comme guéri.

C'est un cas bien probant de rhino-bronchite spasmodique par auto-intoxication.

Obs. IX. — M. X..., 59 ans, propriétaire à Paris, passant au moins 8 mois par an à la campagne, excellente santé; issu de parents goutteux, est atteint chaque annnée depuis 12 à 15 ans d'asthme des foins dans la première quinzaine de mai.

Les crises sont très pénibles, et pendant 15 jours environ, le malade est confiné à la chambre, mouchant, éternuant et larmoyant presque sans arrêt.

Il a essayé de quelques traitements pharmaceutiques mais n'a jamais suivi une médication active.

A mon premier examen fait d'une façon fortuite en janvier 1900 (M. X... accompagnait sa femme en traitement chez moi), je constatai des fosses nasales étroites, avec une muqueuse peu hypertrophiée mais d'une sensibilité excessive au moindre attouchement avec le stylet. L'examen détermina une série d'éternuements très violents. L'estomac, sans être mauvais, laissait beaucoup à désirer, surtout quand le malade prenait certains aliments ou avait trop diné en ville.

Ce patient présentait chaque matin, dans le courant de l'année, quelques éternuements.

Je lui proposai de suivre, deux mois avant l'échéance fatale annuelle, un traitement contre sa crise d'asthme des foins, et cette année il n'y a eu aucun accès, ce qui ne s'était pas présenté depuis le début de la maladie.

J'ajouterai que je n'ai fait aucune cautérisation nasale.

J'ai prescrit à M. X... pendant 15 jours avec 15 jours de repos consécutif, puis reprise du traitement :

Sulfate de strychnine 2, puis 4 milligrammes par jour.

Sulfate d'atropine 1/4 de milligramme sans augmenter la dose.

Pendant les 15 jours de repos il prenait 1 gr. 50 de benzo-naphtol par jour en 3 fois; il suivait en outre strictement le régime que je prescris en ce cas.

Chaque matin au réveil il passait dans chaque narine un tampon de ouate imbibé de vaseline liquide mentholée à 1/30ᵉ.

Obs. X. — Mme X..., 27 ans, habitant un petit bourg de province, m'est adressée par son médecin en 1898 pour des crises d'asthme et d'éternuements périodiques avec recrudescence au printemps, où la santé devient très précaire depuis 4 ou 5 ans à la suite des accès.

Issue de famille rhumatisante, cette malade n'a présenté aucun accident de cette nature, elle a eu seulement et a encore de fréquentes migraines.

Le nez, au moment de mon examen, est complètement obstrué. Les cornets inférieurs des deux côtés sont hypertrophiés; la cloison à droite et à gauche présente des parties très érectiles simulant de véritables épines.

Estomac dilaté. Digestion très défectueuse. Indigestions fréquentes.

Les crises d'asthme font toujours suite à une crise de coryza, elles durent quelquefois 12 heures, les deux premières heures étant extrêmement pénibles. Elles se produisent aussi bien le jour que la nuit.

Je pensai que la destruction de tous les tissus malades dans le nez devait amener, en raison de la grosseur des lésions, une amélioration considérable; il n'en fut rien.

La respiration nasale devint très facile en dehors des accès, ce qui n'existait pas avant, mais les accès ne s'en reproduisirent pas moins 2 et 5 fois par semaine.

La malade voulut bien alors se soumettre à mon régime alimentaire auquel j'ajoutais 2 à 4 milligrammes de strychnine par jour pendant un mois (10 jours de médication, 10 jours de repos, etc.).

Pendant cinq mois la guérison fut complète, et les crises se produisirent à nouveau une fois par mois environ avec le relâchement du régime. Il y eut des alternatives de mieux et de mal.

Pendant l'année 1899 et dans les premiers mois de cette année, je revis la malade qui avait abandonné tout traitement depuis longtemps et présentait régulièrement chaque vendredi une crise de coryza spasmodique suivi d'asthme pendant cinq à dix heures.

Le nez était complètement libre à droite et présentait à gauche un peu d'hypertrophie du cornet inférieur (tête) que je détruisis de suite au galvano-cautère. Contre cette périodicité, je prescrivis sans le moindre succès la quinine, et en désespoir de cause la malade se remit à mon régime. Les crises se sont espacées, elles se montrent tous les 15 jours environ, et j'espère pour cette patiente, encore en traitement, arriver, en prolongeant un temps suffisant le régime et en y joignant une médication régulatrice des fonctions des vaso-moteurs, arriver à un excellent résultat.

Obs. XI. — M. X..., 29 ans, atteint depuis 6 ans d'asthme des foins dès les premières chaleurs de mai, vient me consulter cette année en février, me demandant un moyen d'éviter les accès.

Il n'avait encore suivi aucun traitement spécial ; toutes les poudres vendues comme spécifiques avaient été essayées sans résultat.

Les accès, chez lui, sont typiques, débutant par de la congestion nasale, des picotements dans le nez, du larmoiement, puis des éternuements répétés. A ce moment apparaît la sécrétion, qui est incessante, puis la céphalalgie. Au bout de quelques jours (15 à 20) les crises s'amendent, mais les bronches se prennent à mesure que le coryza devient purulent. La gêne de la respiration est modérée, mais la réaction bronchique intense et persistante pendant 2 semaines environ ; tout rentre peu à peu dans l'ordre.

Chez ce malade, le fait de se promener dans du foin fraîchement coupé amène infailliblement la crise printanière ; nous insistons sur ce point parce qu'il nous a été précieux comme moyen de contrôle de la sensibilité du sujet après un traitement préventif.

L'état général était bon, l'estomac plutôt délicat, légèrement ectasié.

Le nez présentait des cornets peu hypertrophiés avec une muqueuse extrêmement sensible aux moindres attouchements du stylet ; les cornets inférieurs étaient les parties les plus facilement excitables.

Je cautérisai superficiellement les cornets inférieurs au galvano et dès le 1er avril je mis le malade à la strychnine et au benzo-naphtol avec le régime que je prescris habituellement.

Les premiers jours de mai arrivent sans apparence de crise, et je conseille au malade ravi de tenter l'épreuve du foin coupé ; elle est décisive en ce sens que l'asthme des foins semble enrayé chez lui.

Le 23 mai, après une séance prolongée d'automobile dans la poussière énorme qu'il y avait alors vu la sécheresse, et aussi des excès franchement avoués de boisson et autres, apparaît un léger accès de 24 heures, sans bronchite.

Je vois le malade 12 heures après la fin de la crise qui n'a laissé aucun abattement ; la muqueuse nasale présente une sensibilité qui me semble normale. Je fais continuer le traitement (régime et médicaments) en ajoutant des attouchements à l'huile. Menthol à 1/50e.

Les premiers jours de juin arrivent sans encombre, et le 7 apparaît une menace de crise après infraction au régime.

En somme le malade est très satisfait et si nous ne sommes pas sûr de la guérison nous avons le moyen certain d'amener une atténuation telle des symptômes que c'est un résultat à notre sens appréciable. Nous ferons remarquer que la menace de reprise des accidents a toujours coïncidé avec des excès de boisson et d'alimentation, et que le régime seul, sans attouchement aucun du nez, a enrayé la marche de la crise.

Conclusions.

1° Un état général neuro-arthritique, c'est-à-dire prédisposant aux troubles gastriques, se retrouve toujours chez les malades atteints de coryza spasmodique *périodique* et *apériodique*.

2° La viciation des phénomènes chimiques de la digestion donne lieu chez ces sujets à la production de *toxines* s'éliminant par la pituitaire, excitant par intoxication les filets nasaux (sécrétoires, vaso-dilatateurs, sensitifs) du nerf maxillaire supérieur.

3° Ainsi s'expliquent les poussées de secrétion, d'obstruction, d'éternuement, survenant d'emblée, ou produites en certains cas par les poussières (pollen ou autres) agissant sur cette muqueuse en état de susceptibilité excessive du fait de l'élimination des toxines.

4° L'asthme concomitant s'explique par le même processus du côté de la muqueuse bronchique.

5° Partant de ces données, un traitement médical approprié doit être la base de toute intervention sérieuse; la chirurgie du nez ne venant qu'en second lieu et dans certaines conditions déterminées.

PRÉSENTATION D'UN ATLAS ET D'INSTRUMENTS

par le docteur ARTHUR HARTMANN,

(de Berlin).

Es ist dem Vortragenden gelungen, durch Verwertung der embryologischen Untersuchungen grössere Klarheit in die Anordnung der Siebbeinzellen zu bringen. Nach Killian bilden sich beim Embryo auf der äusseren Nasenwand Wülste und Furchen, von welchen für die vorliegende Frage die erste Hauptfurche in Betracht kommt. Das vordere, nach oben abgekrümmte Ende bildet die Stirnbucht, aus welcher die Stirnhöhle entsteht. Auf der äusseren Fläche der Stirnbucht bilden sich wieder 3 Nebenfurchen, aus welchen die vorderen Siebbeinoder die Frontalzellen entstehen. Der Zugang zur Stirnhöhle liegt deshalb in der Regel medialwärts. Auch bei unregelmässiger Bildung ist die Anordnung der Zellen auf den Normaltypus zurückzuführen.

Die Abbildungen des Atlas zeigen : 1) Stirnhöhlen ohne Siebbeinzellen, 2) Stirnhöhlen, bei welchen dem Ausführungsgang stark entwickelte Bullae ethmoidales vorliegen, 3) unregelmässige Entwickel ung der Zellen, 4) Frontalschnitte, 5) Horizontalschnitt, 6) Stirnhöhle, sich über beide Seiten erstreckend mit einem Ausführungsgang.

Da kleine Stirnhöhlen am inneren oberen Augenwinkel ihren Sitz haben, soll immer an dieser Stelle zuerst die Eröffnung vorgenommen werden. Um eine freie Verbindung zwischen der Stirnhöhle und der Nase herzustellen, müssen die oberen und unteren Wandungen der Zellen beseitigt werden. Dies wird von dem Vortragenden in der Weise gemacht, dass er nach Eröffnung der Stirnhöhle eine Oeffnung auf der inneren Wand der Orbita anlegt und von dieser aus mit einer von ihm construirten Knochenzange die Wandungen der Zellen entfernt. Vor der Operation von aussen soll das vordere Ende der mittleren Muschel entfernt und die vorderen Zellen eröffnet werden.

DISCUSSION

M. Weil (de Vienne). — Er hat schon vor 5 bis 6 Jahren das Hartmann'sche, respective Grünwald'sche Conchotom derart modificirt, dass er es mit länglichen, auf einander schneidenden, gefensterten und in eine ziemlich scharfe Spitze auslaufenden Löffeln versehen liess; damit kann man einzelne Siebbeinzellen in beliebiger Tiefe und Ausdehnung anstechen; und die Fensterung ermöglicht den Schluss der Branchen, auch wenn grössere polypöse Massen dazwischen gerathen.

M. Hajek (de Vienne). — Es giebt auch eine andere Erklärung für die schwierigen Verhältnisse der vorderen Siebbeinzellen. Nach der Seydel-Zuckerkandl'schen Theorie entspricht nämlich der Hiatus semilunaris dem ersten intraturbinalen Spalt, welcher in gewöhnlichen Fällen ohne weitere Unterbrechung in die Stirnhöhle übergeht, in anderen dagegen sich wie eine wirkliche Etage des Labyrinthes verhält, indem mehrere zellige Ausbuchtungen entstehen, welche sich um die Stirnhöhle oder deren Ausführungsgang herum lagern. Welcher Auffassung man aber auch zuneigen mag, ist ersichtlich, dass bei Erkrankungen der Stirnhöhle auch die vorderen Siebbeinzellen berücksichtigt werden müssen, da sie in der Mehrzahl der Fälle miterkrankt sein müssen.

M. Hartmann (de Berlin). — Die Killian'schen Anschauungen basiren auf einer sehr grossen Anzahl von ihm untersuchten Embryonen. Die traubenförmige Anordnung der Zellen konnte ich unter meinen Präparaten nicht finden. Die Ausführungsgänge der Zellen in der Stirnhöhle verlaufen in der Regel parallel.

MARDI 7 AOUT

Séance de l'après-midi.

Présidence de M. le professeur URUNUELA (Madrid).

DE L'EMPLOI DE L'ACIDE CHROMIQUE EN SOLUTION AU DEMI DANS LE TRAITEMENT DES TUMEURS MALIGNES DES MUQUEUSES DU PHARYNX, NEZ, LARYNX

par le docteur HAMON DU FOUGERAY.

(du Mans.)

Je rapporte les trois observations suivantes :

1º Femme de 38 ans, a été opérée d'un cancer du sein gauche, il y a trois ans. Dix-huit mois après cette opération, elle a vu survenir divers troubles du côté du pharynx. Examinée dès le début, on trouve une infiltration du voile du côté gauche avec un commencement d'ulcération. L'examen histologique d'un fragment de cette tumeur montre qu'il s'agit d'un épithélioma. Curettage de la partie lésée, puis badigeonnages avec la solution d'acide chromique au demi. Ces badigeonnages sont renouvelés tous les deux jours au début, puis espacés de plus en plus. Au bout de trois mois de traitement on pouvait considérer la malade comme guérie et il n'y a pas eu de récidive depuis plus d'un an..

2º Femme, 50 ans, a été opérée d'un cancer de l'utérus, il y a quatre mois. Apparition d'un néoplasme sur le voile du palais avec commencement d'ulcération du côté droit. L'examen histologique montre un épithélioma. Même traitement que précédemment. L'évolution du néoplasme s'arrête et il tend à guérir. La guérison était presque complète quand cette malade mourut deux mois après d'accidents pulmonaires.

3º Homme de 50 ans atteint de cancer du larynx depuis près de deux ans. Refuse toute intervention chirurgicale. Comme l'oppression augmente on lui propose la trachéotomie qui est refusée. On essaie alors les badigeonnages de l'intérieur du larynx avec l'acide chromique au demi. Ces badigeonnages sont répétés tous les deux jours. La suffocation et la respiration deviennent au bout de 15 jours presque faciles. Cet état dure jusqu'à la mort du malade survenue trois mois après par cachexie cancéreuse.

Je ne veux rien préjuger de l'avenir de cette question. Je cite seulement ces cas pour provoquer des recherches dans ce sens, car de nouvelles observations sont nécessaires.

CONTRIBUTION A L'ÉTUDE DE LA TUBERCULOSE NASALE

par le docteur L. BAR,

(de Nic.)

et le docteur V. TEXIER,

(de Nantes).

La tuberculose nasale ne paraît pas aussi rare qu'on le croyait jadis. L'examen rhinologique peut plus facilement aujourd'hui décéler la présence de cette affection, qui ne provoque pas, en raison de son siège, des troubles assez marqués pour attirer l'attention. A ce sujet, voici trois observations nouvelles que nous avons eu l'occasion d'observer.

Obs. I. — **Tuberculose nasale primitive à forme polypoïde. Examen histologique.** — Mlle L..., âgée de 26 ans, se présente à notre consultation le 5 mars 1900 pour des troubles de respiration nasale. Depuis plusieurs années, elle se plaint d'une certaine obstruction de la narine droite : cette gêne, très légère le jour, s'accentue la nuit ; si elle dort sur le côté droit, la respiration, dit-elle, devient très pénible et la malade se réveille.

Elle a de fréquents coryzas, et à chaque fois, l'obstruction nasale est complète.

Le début remonte à nombre d'années ; mais c'est surtout depuis deux ans que la malade éprouve une véritable gêne.

Elle n'a jamais été malade mais a toujours été délicate. Ses antécédents héréditaires sont chargés ; ses parents sont bien portants, il est vrai, mais une de ses sœurs est morte de méningite tuberculeuse dans le jeune âge, un de ses frères est mort à 20 ans de tuberculose et une autre de ses sœurs est actuellement atteinte de tuberculose pulmonaire.

Elle n'a jamais présenté aucune localisation tuberculeuse et son médecin, consulté par nous, n'a jamais observé à aucun moment de tuberculose pulmonaire chez elle.

Cette jeune fille, en dehors de l'obstruction nasale, intermittente le jour et continue la nuit, ne présente aucun autre signe fonctionnel : pas de douleur, pas de céphalée.

Elle n'a jamais d'écoulement muco-purulent et il ne se forme aucune croûte dans la narine. Pas d'épistaxis.

L'examen du nez donne les renseignements suivants pour la fosse nasale droite : on constate sur la cloison à 2 centimètres environ de l'extrémité antérieure une tumeur rougeâtre, bosselée qui s'étend en arrière sur une longueur de 4 centimètres environ et empiète un peu sur le plancher de la fosse nasale. Sa grosseur serait à peu près celle d'un haricot et sa face externe vient s'accoler au cornet inférieur.

Le stylet nous permet d'apprécier sa consistance et son point d'implantation. Sa consistance est molle, friable; la tumeur n'est pas pédiculée et son point d'insertion se fait largement sur la cloison. On ne constate au stylet aucun point de l'os ou du cartilage dénudé. Cet examen provoque une hémorragie insignifiante.

La face nasale gauche et le cavum sont libres; aucune trace de mucosités ou de muco-pus.

Le pharynx et le larynx sont normaux : du reste, la malade n'a jamais eu de troubles de ce côté.

On ne constate à la percussion et à l'auscultation des poumons aucun signe de tuberculose pulmonaire.

En présence de cette tumeur, quel diagnostic devons-nous porter? Est-ce la syphilis? A-t-on affaire à un sarcome ou à la tuberculose nasale?

Nous éliminons de suite la syphilis car chez notre malade nous n'en trouvons aucun signe : de plus, au point de vue local, il n'existe pas d'écoulement fétide et le squelette est normal; enfin les douleurs, généralement vives dans la syphilis tertiaire du nez, n'existent pas chez notre malade.

Est-ce un sarcome au début? Cliniquement il nous est impossible, à cette période initiale de l'affection, de porter un diagnostic précis. Cependant l'aspect bosselé de notre petite tumeur rappelle plutôt la tuberculose que le sarcome dont la surface est généralement lisse. De plus, les épistaxis chez notre malade sont insignifiantes et il est assez fréquent d'observer de petites hémorragies dans le sarcome.

C'est l'examen histologique seul qui, dans ce cas, pouvait trancher le différend; nous prélevons une parcelle de la tumeur que nous remettons à notre distingué confrère et ami le Dr A. Monnier, chef des travaux histologiques à l'École de médecine de Nantes.

Il nous a communiqué la note suivante :

« Les petites tumeurs que nous avons eu à examiner avaient une coloration blanc jaunâtre à la coupe. Elles étaient légèrement friables, de consistance grenue et couvertes de sang coagulé. Les plus volumineuses ne dépassaient pas les dimensions d'une lentille.

« Examinées, après durcissement dans l'alcool, enrobement dans le collodion, coloration simple (carmin aluné), combinée (picro-carmin) et double coloration (hématéine et éosine, hématéine et picro-carmin), voici les caractères que toutes présentent :

« A un faible grossissement, oculaire 3, objectif 3 Vérick, on voit sur toute l'étendue de la préparation des cellules petites, plus ou moins arrondies, également teintées, les unes sans protoplasma, les autres avec protoplasma. Ces cellules sont éparses, souvent groupées, ressemblant fort à des nodules infectieux qui présentent eux-mêmes les formes les plus variées. Elles sont en nombre si considérable, qu'elles rendent méconnaissables le tissu sous-jacent. Toutefois sur les limites de la préparation on reconnaît des assises épithéliales formant bordure, rappelant l'épithélium pavimenteux stratifié de l'épiderme cutané, mais moins corné. Parmi les nodules, les uns sont plus pâles au centre qu'à la périphérie, d'autres sont en voie de dégénérescence. Enfin, en même temps que de nombreux capillaires sillonnent la coupe, apparaissent des cellules géantes avec leurs multiples noyaux.

« En accentuant le grossissement, oculaire 3, objectif 6 Vérick, il est facile de reconnaître que les nombreuses cellules agglomérées n'appartiennent pas à la même variété : les unes sont des cellules lymphatiques diapédésées; les autres un peu plus volumineuses, plus anguleuses, également jaunes ont le type des cellules connectives.

« Les nodules infectieux, qui ont envahi, en le dilacérant et le transformant, le tissu aux assises épithéliales, sont pour la plupart en pleine évolution. Beaucoup ont subi une véritable nécrobiose centrale, d'autres sont atteints de dégénérescence vitreuse, quelques-unes renferment des cellules géantes qui, nous le répétons, ressortent avec une grande netteté.

« En somme, ces nodules qui résument toute la lésion que nous avions à étudier, ne sont autre chose que des tubercules agglomérés ainsi qu'en font foi les cellules géantes, qui en sont comme la signature ».

Notre malade était donc bien atteinte de tuberculose nasale primitive.

Le traitement que nous avons employé pour enlever la tumeur consista en un curettage à l'aide d'une cuillère tranchante.

Après avoir préalablement cocaïné la fosse nasale, nous donnâmes plusieurs coups de curette jusqu'au niveau du cartilage; l'hémorragie fut insignifiante et la plaie fut badigeonnée à l'acide lactique au 1/5.

Une deuxième séance fut nécessaire pour enlever complètement les fongosités. Il n'y eut pas de réaction consécutive.

Nous avons revu la malade quelques semaines après l'ablation de la tumeur, la plaie était complètement presque cicatrisée.

Obs. II. **Tuberculose nasale, pseudo-polypeuse et granuleuse, secondaire.** — Mme X..., âgée de 25 ans, était d'une santé parfaite lorsqu'elle contracta de son mari atteint de phtisie aiguë une tuberculose à marche également rapide. Ceci se passait dans le courant de l'été de 1897 et dès le mois de décembre suivant elle arrivait à Nice sur les conseils du professeur Von Stein, de Moscou, qui nous l'adressait. Nous ne vîmes pour la première fois la malade qu'en mars 1898; son état était des plus graves. Avec la tuberculose pulmonaire existait une tuberculose miliaire des premières voies respiratoires (nez, pharynx, larynx). Voici quels en étaient les signes : Les fosses nasales étaient obstruées par des masses lisses pseudo-polypeuses, rosées, d'une consistance élastique et de volume variable. Ces masses sessiles, saignant peu, étaient insérées des deux côtés de la cloison cartilagineuse sur le plancher des fosses nasales et au niveau de la réunion du plancher avec la cloison. Pas d'ulcération, ni d'épistaxis.

La luette enflammée était presque complètement détruite par une ulcération irrégulière, taillée à pic, qui avait détruit la partie droite du voile du palais jusqu'aux piliers. Une infinité de petits nodules jaunes de forme miliaire infiltrait le voile, le pharynx et le vestibule laryngien. Les choanes étaient perméables. Le poumon présentait les signes sthétoscopiques d'une infiltration généralisée.

Quand nous vîmes la malade pour la première fois, elle était en proie à une dysphagie intense, qu'aucun traitement n'avait jusqu'à ce jour mieux apaisée que l'orthoforme prescrit par le professeur Von Stein, de Moscou.

Vu l'état pulmonaire de la malade nous n'entreprimes aucun traitement curatif (cautérisation, curettage, etc.), mais il fut prescrit de continuer la poudre d'orthoforme en insufflation avec l'iodoforme et en même temps des bains de gorge iodo-iodurés. Une période de sensible amélioration ne tarda pas à se produire et peut-être avec d'autant plus de facilité que les conditions

climatologiques devenaient de jour en jour meilleures. Cependant la maladie
continuait son cours et, en mai suivant, la malade reprenait la route de
Russie dans un état de marasme, voisin de la terminaison finale.

Obs. III. **Tuberculose nasale polypoïde ulcérée, secondaire.** —
M. S..., âgé de 58 ans, négociant en Pologne, d'un tempérament arthritique,
a été pris d'une bronchite chronique il y a deux ans et est venu depuis se
soigner cet hiver à Menton où notre distingué confrère et ami, le Dr Langen-
hagen, a confirmé aussitôt un diagnostic douteux de tuberculose pulmonaire.
Dans le courant de l'été dernier 1899, le nez s'est montré particulièrement
douloureux à l'entrée de la narine gauche. L'orifice en est devenu rouge,
tuméfié, rénittent, très sensible au palper, très douloureux. Ces signes se
sont étendus d'une façon manifeste sous forme de dermite aux plus proches
follicules pileux de telle manière qu'en cet endroit sous les poils de la mous-
tache la peau enflammée présentait un aspect similaire à celui du sycosis.

Ainsi localisée au vestibule et à l'entrée des fosses nasales sous forme de
masse sessile entourée d'un derme enflammé, l'affection est devenue dans le
courant de l'hiver, six mois environ après le début, le siège d'une ulcération
assez grande, à bords anfractueux, avec quelques granulations jaunâtres
typiques, le tout extrêmement douloureux.

Les fosses nasales étaient libres de toute autre manifestation semblable.
Le pharynx ne présentait aucune altération, mais le larynx était depuis de
longs mois le siège d'une infiltration générale avec ulcérations multiples et
prépondérantes occasionnant une dysphagie extrêmement douloureuse.

La tuberculose nasale était bien localisée, on en pouvait espérer la cure
radicale.

Après avoir donc cocaïné les parties et appliqué une antisepsie rigoureuse,
nous fîmes le curettage de toutes les parties malades ulcérées et infiltrées, en
nous servant d'une bonne curette de Wolkmann à bords tranchants. Attouchements des parties curettées avec la solution d'acide lactique 80 pour 100
et pansement à l'iodoforme tous les trois jours.

Le premier résultat de ce traitement fut la disparition de l'état douloureux
et, trois semaines après, la cicatrisation était parfaite.

Il nous a été impossible d'avoir au sujet des deux dernières observations des analyses microscopiques qui auraient fixé le diagnostic
que l'observation clinique nous avait fourni. Toutefois, à cause même
de la rareté apparente de l'affection, il nous a paru utile de signaler
encore ces cas. Le mémoire de Cartaz[1] est le premier en France qui
donne une étude d'ensemble sur la question ; il réunissait 18 cas avec
un fait personnel. Puis viennent les travaux de Hajek[2] (27 obs.), la
thèse de Boutard[3] (28 obs.), le travail de Chiari (21 cas) la thèse
d'Olympitis[4] (39), puis un travail de Plicque[5] qui réunit 40 cas. Nous

1. Cartaz, *France médicale*, 1887.
2. Hajek, *Int. Klin. Rundschau*, 1889.
3. Boutard, Th. Paris, 1889.
4. Olympitis, Th. Paris, 1890.
5. Plicque, *Annales des maladies de l'oreille*, 1890, N° 12.

avons recueilli les observations depuis ces derniers travaux et nous arrivons actuellement au chiffre de 65 environ. Tous ces cas, ainsi que Cartaz l'avait établi et comme Chiari l'a confirmé depuis, affectent les formes suivantes, la forme ulcéreuse et la forme végétante ou néoplasique. Celle-ci, très rare, appelée pseudo-polypoïde, produit de véritables tuberculomes, tumeurs formées d'une stroma riche en cellules et en cellules géantes tuberculeuses.

Cette forme pseudo-polypoïde serait, croyons-nous, plus justement appelée pseudo-œdémateuse, car, s'il est vrai qu'elle puisse dans certains cas présenter l'aspect d'une véritable tumeur rouge, lisse, siégeant sur la partie antérieure de la cloison et même sur le plancher (Moll[1] et Polyak[2] nous en apportent un exemple), il faut cependant remarquer que les prétendues tumeurs sont presque toujours sessiles ainsi qu'on le voit par nos observations (I et II) et qu'elles ne peuvent être que l'expression d'une muqueuse infiltrée au même titre que celle-ci l'est dans les diverses variétés de pseudo-œdème laryngien.

L'ulcération paraît être la terminaison de ces infiltrations de la muqueuse nasale. Toutefois il existe une forme véritablement ulcéreuse qui est une ulcération unique entourée de tissu, enflammée, avec quelques tubercules miliaires. Cette ulcération, dont le siège est sur la cloison ou le plancher quelquefois bilatéral comme dans l'observation II peut, dit Garel[3], s'étendre à la peau de la lèvre supérieure. Elle peut, en tout cas, exister sur le vestibule, à l'orifice externe des fosses nasales et, à ce titre, cette même observation (II) nous a paru avoir encore quelque valeur.

Notre ancien maître le professeur Chiari[4], de Vienne, admet une troisième forme, la forme granuleuse avec tendance à l'atrophie. Nous en retrouvons les caractères dans l'observation II que nous avons rapportée. On y voit les signes locaux de tuberculose miliaire principalement dans le rhinopharynx, lorsqu'en même temps les fosses nasales antérieures de la malade étaient occupées par une muqueuse infiltrée de pseudo-œdème tuberculeux. Plicque, Millard en citent des observations, mais il nous semble qu'en pareil cas ces manifestations miliaires ne sont guère que des complications de la maladie nasale intercurrente ou même une tuberculose miliaire pharyngienne, véritable maladie d'Isambert[5] surajoutée à la tuberculose des voies nasales.

---

1. Moll d'Arnheim, Société néerlandaise de laryngologie, 1898.
2. Polyak, Société de laryngologie hongroise, 1895, Tuberc. nasale.
3. Garel, *Diagnostic et traitement des maladies du nez*, 1898.
4. Chiari, *Archiv. für Larynx.* B. I, 1895.
5. Isambert, *Leçons sur les maladies du larynx*, 1877, p. 369.

La tuberculose nasale primitive ne peut être qu'infiniment rare, car les observations que nous connaissons de localisation tuberculeuse en cette région sont en général secondaires à un état pulmonaire ou laryngien très avancé. Cependant les cas de Tormald, de Riedel et notre observation I paraissent également des cas de localisation primitive.

Le diagnostic n'est pas toujours très facile, car la tuberculose nasale dans les formes diverses peut ressembler à des formes similaires du sarcome, du lupus ou de la syphilis à la période tertiaire. L'odeur infecte des gommes syphilitiques, la forme et la rapidité de leurs ulcérations, les commémoratifs et l'énorme engorgement ganglionnaire qui les accompagnent sont suffisamment caractéristiques dans la rhinite tertiaire, diagnostic que d'ailleurs un traitement spécifique approprié jugerait dans le cas où le moindre doute existerait à cet égard.

Le lupus peut également être confondu avec la tuberculose nasale et de telle manière que les difficultés sont parfois très grandes, parce qu'il existe des signes identiques, tant au point de vue anatomo-pathologique qu'au point de vue expérimental. Il faut remarquer toutefois que ces affections étant toutes deux généralement secondaires, l'examen de tous les organes, ganglions, poumons, larynx, etc., explorés avec un soin minutieux, fixe en pareil cas le diagnostic ; et ceci d'autant mieux que lorsqu'il s'agit de lupus, il y aura extérieurement des signes indélébiles et visibles de ses manifestations primitives. Les lésions pathologiques de ces affections ont de grandes analogies, quant à leurs diverses formes, car lupus et tuberculose nasale débutent le plus fréquemment par la forme pseudo-polypeuse. Cette forme sous l'aspect d'une tumeur plus ou moins sessile de teinte rouge ou grise évolue toujours vers l'ulcération dans la tuberculose, vers l'ulcération ou la sclérose dans le lupus. Les ulcérations de la tuberculose sont ici comme ailleurs entourées de tubercules miliaires noyés dans la zone congestive qui borde l'ulcération à fond gris pâle recouverte de muco-pus et les bords sont garnis de petits bourgeons charnus. Le lupus s'entoure de tubercules lupiques, puis il s'extériorise sous forme d'ulcères et s'étend aux parties voisines. Dans la tuberculose on a signalé de grosses masses caséeuses jaunâtres à ulcération rapide. L'ulcération lupique est toujours lente et les tubercules lupiques presque toujours couverts de croûtés qui cachent les ulcérations superficielles à fond grisâtre et saignant facilement.

Il s'en dégage une odeur fétide ozénateuse. Ceci n'a pas lieu dans la tuberculose nasale. Enfin, la tuberculose localisée comme le lupus sur la cloison peut envahir les cornets inférieurs. Ces altérations du lupus peuvent quelquefois n'être reconnues que par l'examen microscopique, entre autres lorsqu'il n'existe pas de lésions cutanées concomitantes, mais il ne faut pas oublier en faisant cet examen que le lupus est une lésion tuberculeuse lente à bacilles rares.

Quoi qu'il en soit, il pourra être parfois très difficile de reconnaître la nature tuberculeuse du mal ; la marche de la maladie, la présence d'antécédents spécifiques du côté du poumon, etc., seront d'un grand secours pour arriver à la vérité.

Enfin une analyse microscopique et bactériologique sera indispensable pour différencier la tuberculose nasale, pseudo-polypoïde du sarcome ou d'un autre néoplasme, tant en pareil cas les lésions locales présentent de l'analogie.

La marche, la durée et la terminaison de la tuberculose nasale sont relatives à l'état général du malade. Il y a lieu de remarquer que les formes végétantes évoluent lentement et ont quelque tendance vers la sclérose, tandis que les formes ulcéreuses marchent avec rapidité et sont essentiellement destructives.

Le pronostic en découle et est toujours d'un mauvais augure. La forme pseudo-polypeuse est la seule curable.

Les auteurs s'accordent à considérer le curettage, suivi d'application d'acide lactique (solution concentrée à 80 pour 100) comme le traitement le plus efficace. Comme son application est douloureuse, elle sera toujours précédée d'une forte cocaïnisation et, de même que Heryng (de Varsovie) met le larynx à sang pour mieux faire pénétrer les applications d'acide lactique, il ne faudra pas hésiter à curetter vivement et fréquemment les parties à guérir. La lecture de nos observations justifie des succès qu'on peut en attendre, toujours encourageants, souvent parfaits. La glycérine iodoformée, les pansements à l'huile mentholée 2/10, au naphtol camphré, etc., ont aussi leur avantage. En cas de douleur atroce et continue, l'orthoforme, avec ou sans addition d'iodoforme, rend des services tels que la sédation est souvent immédiate, longtemps prolongée; et cette médication n'est pas toxique.

Le traitement général est d'importance primordiale dans cette maladie où la guérison des lésions est subordonnée tout entière à la résistance de l'organisme.

BIBLIOGRAPHIE

Beermann. *In aug. dissert.*, Wurzbourg, 1890.
Hicguet. *Société otolog. Belge*, 1890.
Capart. Ext. *Bull. Acad. roy. de Belgique*, 1890.

Onodi. *Pester medic. chir. Presse.* 1892.

Dionisio. *Bolletino delle mal. or. g. in* 1892, p. 270 ; Résumé *Ann. mal. oreilles,* 1893, p. 1093.

Farlow. *New-York medic. Journ.,* nov. 1893.

Failow (de Boston). *Ass. laryng. Américaine,* Congrès 1893 ; *Ann. mal. oreilles,* 1894, p. 268.

Hajek. *Internat. Klin. Rundschau.* 1892, n° 40.

Parker. *Soc. laryng.,* Londres, 1895.

Polyak, *Medic. news,* 1896, 28 mars.

Symonds. *Soc. laryng.,* Londres, 1895, *in Rev. laryng.,* 1896.

Williams. *Soc laryng.,* Londres, 1897.

Heindl. *Soc. Viennoise de laryngologie,* 6 mai 1897.

Saint-Clair Thompson. *Brit. Med. Journal,* 1897, p. 1263.

Magro. *Rev. de med. y. ar. pract.,* 15 mars 1898.

A. Moll (Arnheim). *Soc. Néerlandaise de laryngologie,* 22 mai 1898.

Cohen Tervaert. — — —

Theisen. *Albany med. Annals,* mars 1898.

Prota. *Tub. végét. nez.* IV° Congrès de Société italienne, oct. 1899.

DISCUSSION

M. Hellat (de St. Pétersburg). — Hellat ist der Meinung, dass bei Beurtheilung der Seltenheit einer Krankheit die klimatischen Verhältnisse in Betracht gezogen werden müssen. Dieselben Affectionen, die in einer Gegend häufig sind, fehlen am anderen Orte fast ganz. In Petersburg ist z. B. die primäre Nasentuberculose unbedingt selten, wie auch das Cholesteatom fast fehlt, während es in Deutschland zu den aller gewöhnlichsten Affectionen gehört.

COMMUNICATION SUR LE TRAITEMENT DES PHARYNGITES CHRONIQUES

par le docteur CAMILLE SAVOIRE,

Ancien chef de laboratoire de la Faculté de Médecine de Paris.

La difficulté qu'ont rencontrée tous ceux qui se sont occupés du traitement des pharyngites chroniques provient de ce que les badigeonnages, les pulvérisations avec des solutions, ou des poudres médicamenteuses, les cautérisations chimiques ou physiques ne sauraient atteindre tous les replis de la muqueuse malade. Aussi croyons-nous devoir exposer un mode de traitement consistant dans l'emploi d'antiseptiques facilement volatiles qui, depuis trois ans, nous a donné dans notre clientèle privée un grand nombre de guérisons.

Après avoir remédié aux lésions nasales d'ordre mécanique (qui sont la cause la plus fréquente des pharyngites) par des traitements médicaux ou chirurgicaux appropriés, rétablissant dans la plus large mesure possible la perméabilité nasale, nous instituons le traitement suivant :

1° Lavage du naso-pharynx, au moyen d'une de nos deux sondes — nasale antérieure ou nasale postérieure suivant la tolérance des malades — pour enlever, matin et soir, les mucosités qui s'accumulent dans la cavité naso-pharyngienne avec un demi-litre de solution de phénosalyl à 1 pour 100 ;

2° Le lavage est suivi d'une inhalation nasale de 4 à 5 minutes de durée avec une cuillerée à café de la solution suivante :

Menthol.	10 gr.
Goménol.	10 gr.
Chloroforme.	10 gr.
Eau de Cologne.	100 gr.

3° Tous les soirs, nous faisons toucher le naso-pharynx avec l'une des deux solutions suivantes :

A Solution aqueuse saturée de résorcine (15 pour 10).
B Menthol . . . . 1 gr.
Teinture d'iode . . . . 5 gr.
Glycérine, ... 10 gr.

Ce traitement nullement douloureux amène généralement, au bout de quelques semaines, la guérison des affections les plus tenaces.

DISCUSSION

M. D'Ajutolo (de Bologne). — D'A. dice d'essere d'accordo col collega Savoire, che è necessario di rendere pervie all'aria le fosse nasali, prima di curare la faringite. In luogo però delle docce o di qualsiasi altro mezzo, egli si giova delle penne di pollo, sia per ripulire le fosse nasali e il naso-faringe, sia per trasportare sulle delle parti delle pomate od altro. Nelle faringiti si giova dell'olio mentolato al 10 %.

La penna inoltre può essere adoperata in luogo della sonda del Bellocq, attaccandovi in filo vicino alla punta e poi introducendola sino nel naso-faringe; indi si stira il filo, la penna s'incurva e il filo allora può essere preso facilmente dalla parte della bocca per mezzo del dito, e quindi si procederà oltre, come col processo del Bellocq.

PSEUDO-HÉMOPTYSIES D'ORIGINE NASO-PHARYNGIENNE

par le docteur Ricardo BOTEY,

(de Barcelone).

Dans l'espace de dix ans, j'ai observé une vingtaine de cas de ce genre et je suis étonné que l'on n'ait pas insisté suffisamment sur cette si fréquente cause d'hémorragie par la bouche qui alarme si fort les malades et désoriente si souvent le médecin et même le spécialiste sur le point précis de départ de ces effusions sanguines.

Je ne prétends pas donner ici, même résumées, toutes les observations recueillies par moi sur cette question, ce serait prolonger inutilement ma communication, me réservant de les décrire dans un travail plus complet que je publierai ultérieurement.

Si on consulte la littérature de la spécialité, comme je viens de le faire ces derniers jours, l'on trouve très peu de choses sur ce sujet. Gottstein, qui d'ailleurs n'admet pas la *laryngite hémorragique* comme entité morbide, mentionne la laryngite sèche comme cause d'hémorragie du larynx, mais ces hémorragies sont en somme rares et jamais elles n'acquièrent une certaine importance au point de simuler une hémoptysie, même légère.

Naturellement les cas où une plaie ou ulcère causés par la syphilis, une tumeur maligne ou un traumatisme, peuvent produire une hémorragie, doivent être exclus. Ils sont, en définitive, très rares aussi, et le malade et le médecin savent d'avance, depuis plus ou moins longtemps, à quoi s'en tenir. Morell-Mackenzie ne dit pas un mot de ces hémorragies des premières voies respiratoires. Lennox-Browne considère l'hémorragie du larynx comme un accident extrèmement rare, en dehors d'une cause traumatique, ulcéreuse, ou des efforts de toux dans la laryngite sèche : mais, même dans ces derniers cas, l'hémorragie est insignifiante et va toujours précédée d'un enrouement plus ou moins accentué. E.-J. Moure admet l'hémorragie laryngée comme conséquence d'une congestion intense de la muqueuse chez les hémoptysiques, les névropathes et comme supplémentaires chez la femme, mais il faut dire qu'on l'observe à peine, et qu'elle est toujours minime. Des cas de ce genre ont été observés par Navratil, Frœnkel, Sommerbrodt, Schnitzler, Stepanow, Strubing, Garel, Ruault, Gleitsmann, Eitelberg, Morgan, mais en somme on les cite comme une rareté et l'examen laryngoscopique tranche de suite la question.

Compaired a observé un cas d'hémorragie assez abondante consécutive à une laryngite grippale.

Joal, dans un article intitulé : « Hémorragies de l'amygdale linguale et hémoptysies », inséré dans le numéro du 1er juin 1895 de la Revue du docteur Moure, insiste sur le rôle que joue l'hypertrophie amygdalienne baso-linguale dans certains écoulements sanguins des premières voies respiratoires. Il mentionne à ce propos trois observations très instructives; l'hémorragie provenait de la rupture de vaisseaux capillaires préalablement dilatés à l'occasion du travail hypertrophique.

Le docteur Manon nous apprend dans son travail inaugural (Bordeaux, 1886), que des erreurs de diagnostic peuvent être commises dans les cas de varices saignantes, siégeant à la base de la langue.

Le docteur Ruault, dans l'article « Maladies de la cavité buccale » du « Traité de Médecine » publié sous la direction de Charcot et de Bouchard, affirme que les hémorragies buccales sont assez rares : elles se produisent presque constamment au niveau du sillon gingivo-dentaire et on les observe chez les hémophiliques dans le scorbut et aussi dans le cours de la leucémie et du diabète.

Tous les auteurs sont d'accord pour dire que, en dehors des traumatismes accidentels ou opératoires, des tumeurs ulcérées, du scorbut, du purpura, de l'hémophilie et des formes dites « hémorragiques » de quelques autres maladies générales infectieuses, les hémorragies du pharynx buccal sont très rares.

Elles peuvent cependant se produire à la suite d'une poussée congestive du pharynx, ou encore d'efforts de vomissements et de toux.

Ruault, dans l'article « Maladies du pharynx » (Traité de Médecine de Charcot et Bouchard), page 45, dit enfin que « *les hémorragies du pharynx nasal se produisant au niveau de l'amygdale pharyngée rétro-nasale sont beaucoup plus fréquentes*, mais il n'insiste pas sur les causes et la symptomatologie de ses effusions sanguines naso-pharyngiennes.

On voit donc que, d'après la littérature de la question, les hémorragies des premières voies respiratoires et digestives (à part l'hématémèse et l'épistaxis, dont il ne peut être question ici), pouvant simuler une hémoptysie, se réduisent à quelques cas d'hémorragie du larynx et à la rupture des vaisseaux variqueux de l'amygdale linguale.

Ceci posé, il va sembler peut-être aventureux que je prétende affirmer que presque toujours, quand un malade crache le sang, l'examen de la poitrine étant absolument négatif, la cause de ces fausses hémoptysies réside dans la cavité rétro-nasale. On rira peut-être si je dis que très rarement le larynx et l'amygdale linguale sont en cause et que l'origine nasale de ces prétendues hémoptysies est de suite reconnue même par le propre malade, qui ne s'y trompe guère dans de semblables cas.

J'ignore si mes collègues se sont trouvés souvent consultés par des malades crachant du sang par la bouche en pleine santé et chez lesquels un ou plusieurs confrères n'ont rien trouvé à la percussion et auscultation de la poitrine, ni dans les antécédents du malade qui explique ces hémorragies.

Quant à moi, dans presque tous les cas de ce genre, je n'ai absolument rien observé sur le pharynx oral, la base de la langue, la cavité laryngienne, ou les fosses nasales.

Uniquement j'ai assez souvent vu que le sang, d'ailleurs en quantité modérée ou minime, descendait derrière le voile du palais.

Je vais en citer brièvement quelques cas observés dernièrement :

I. Lorenzo T., 55 ans. Je le vois le 5 juin 1899. Il expectore du sang à petites gorgées, tous les trois ou quatre jours depuis six mois. Pharyngite chronique légère avec paresthésie pharyngée et hypertrophie de l'amygdale linguale. L'attouchement du naso-pharynx avec le porte-coton produit une hémorragie abondante. Extirpation de la troisième amygdale. — Guérison.

II. Baldomero J., 29 ans. 4 août 1899. Expectorations sanguinolentes depuis 5 ou 6 jours. Rhinite atrophique propagée au naso-pharynx. Par la rhinoscopie postérieure, j'observe sur divers points de la cavité naso-pharyngienne des petites croûtes noirâtres, qui saignent au moindre contact du stylet. Sur la paroi postérieure du larynx une tache linéaire de sang, qui disparaît avec le pinceau. Le porte-coton sur le pharynx nasal provoque une hémorragie. Lavages du *cavum*, pulvérisations d'huile mentholée. — Guérison.

III. Vicente O., 24 ans, médecin. Des hémorragies buccales modérées depuis quinze jours. 1er décembre 1899. Rien dans les fosses nasales, pharynx oral, le larynx et la base de la langue. L'attouchement du naso-pharynx produit une hémorragie. Attouchements de glycérine tannique au cinquième, pulvérisations d'huile mentholée — Guérison.

IV. Joaquin P., 41 ans. 9 janvier 1899. Pharyngo-laryngite subaiguë avec expectorations sanguinolentes matinales, qui alarment le malade. En comprimant le bord alvéolo-dentaire des gencives il sort assez de sang. L'attouchement du naso-pharynx produit le même effet. Frottement des gencives avec la brosse et des poudres astringentes. Ergotine, pulvérisations rétro-nasales de perchlorure de fer. — Guérison.

V. Fortunato T. S., 45 ans. 25 avril 1900. Expectorations sanguinolentes depuis huit jours. Rien aux fosses nasales, au larynx, pharynx, etc. Le contact du stylet sur le naso-pharynx reproduit l'hémorragie. Glycérine tannique au cinquième, pulvérisations d'huile mentholée. — Guérison.

VI. Remedios T., 40 ans. 5 mai 1900. Asthme bronchique depuis 2 ans.

Suppression et retard menstruels. Dernièrement, ces suppression menstruelles coïncident avec des hémorragies par la bouche avec toux. Les crachats se mêlent avec les mucosités des bronches et simulent une bronchorragie. Les attouchements du *cavum* avec le porte-coton garni et sec démontrent l'origine naso-pharyngienne de l'effusion sanguine. Glycérine tannique, pulvérisations d'huile mentholée. — Guérison.

C'est toujours à peu près la même histoire : un malade qui tousse rès peu ou pas, et qui s'aperçoit que ses crachats sont mélangés de ang. L'examen des fosses nasales, du pharynx oral, de la base de la langue, du larynx et de la poitrine sont négatifs. Si on assiste à ces hémorragies, on voit le sang sourdre derrière le voile du palais, le long de la partie latérale de la paroi postérieure du pharynx. Si l'on promène un porte-coton coudé à angle droit sur la voûte du pharynx on reproduit assez souvent l'hémorragie; dans tous les cas le coton est fortement taché de sang.

D'ailleurs, *a priori*, il est facile de présumer que le naso-pharynx puisse être, comme l'extrémité antéro-inférieure de la cloison du nez, le point de départ des hémorragies. La muqueuse du *cavum* est fortement adhérente à l'apophyse basilaire et au sphénoïde, depuis le bord supérieur de la première vertèbre cervicale jusqu'à l'extrémité supérieure des choanes. La couche fibreuse sous-jacente est intimement unie au périoste et à la muqueuse, et les follicules glandulaires toujours plus ou moins disséminés sur la voûte du pharynx en dehors de la troisième amygdale forment des proéminences papillaires très fragiles qui contiennent une anse vasculaire.

En outre, la glande de Luschka n'est pas renfermée dans une capsule propre, son tissu conjonctif se continue avec celui de la muqueuse voisine. Elle est pour ainsi dire superposée à la muqueuse, mal protégée par une couche très mince d'épithelium à cils vibratiles qui se détache au moindre frottement, laissant à nu les vaisseaux sanguins.

On comprend donc que, comme sur l'extrémité antéro-inférieure du *septum*, des petites érosions inflammatoires puissent donner lieu à des hémorragies, et que des croûtes sanguinolentes puissent, en bouchant momentanément les petites ouvertures des vaisseaux, arrêter le suintement sanguin. Mais comme la cavité est large et rigide, ses parois ne pouvant se mettre en contact, ces croûtes hémostatiques une fois séchées par le courant d'air, tombent facilement, laissant de nouveau à nu l'ouverture capillaire des vaisseaux sanguins, surtout quand il s'agit d'adultes chez lesquels l'amygdale pharyngienne est en atrophie, le cavum plus vaste, et il existe assez souvent un catarrhe rétro-nasal.

Enfin, quelle que soit l'explication que l'on veuille donner à ces hémorragies rétro-nasales qui simulent une hémoptysie, le fait est que, d'après mon expérience, elles sont excessivement fréquentes comme pseudo-hémoptysies, comparées à celles de la base de la langue, du larynx, etc.

Il paraîtra peut-être extraordinaire que l'on ne les ait pas observées avant moi avec la même fréquence. Je crois que ceci tient à ce qu'on ne les a pas cherchées, car le naso-pharynx n'est pas facilement visible comme les fosses nasales et le larynx. il faut très souvent anesthésier le voile pour se servir du crochet mousse dans la rhino-scopie postérieure, et, en outre, le sang descendant le long du pharynx tombe sur le larynx et la base de la langue, provoque la toux et les crachats teintés de sang; et, si l'on observe par-ci par-là sur la qua-trième amygdale ou à l'intérieur du vestibule du larynx quelques traînées sanguinolentes, quelques croûtes desséchées, on croit qu'elles indiquent une hémorragie sur place, malgré que l'on n'ait pas vu sourdre le sang, le miroir laryngoscopique en main.

Finalement, j'ai assez souvent vu dans ces cas d'hémorragie rétro-nasale pseudo-hémoptoïque, en exécutant la rhinoscopie postérieure, des petites croûtes noirâtres accolées sur l'amygdale de Luschka, plus fréquemment encore sur la voûte du pharynx, entre celle-ci et les fossettes de Rosenmüller, et voulant savoir à quoi m'en tenir sur le point de départ de ces hémorragies, j'ai alors de suite promené la pointe d'un stylet sur toute la surface des premières voies respiratoires, en commençant par la muqueuse des fosses nasales, puis sur la base de la langue, l'épiglotte, les aryténoïdes, le vestibule du larynx et, en dernier lieu, sur la partie postérieure du voile, les choanes, les ouvertures pharyngiennes des trompes et les fossettes de Rosenmüller, sans le moindre résultat. Ce n'est qu'en touchant les petites croûtes de la voûte du pharynx que j'ai vu se reproduire, toujours ou presque toujours devant mes yeux l'hémorragie. cause de tant d'inquiétude, me convainquant ainsi jusqu'à l'évidence de son origine naso-pharyn-gienne.

Conclusions : 1° La littérature de la spécialité n'insiste pas suffi-samment sur les pseudo-hémoptysies d'origine naso-pharyngienne.

2° On observe quelquefois des hémorragies du larynx, de la base de la langue et du pharynx oral qui peuvent simuler une hémo-ptysie, mais à part leur peu de fréquence comparativement aux hémorragies de la voûte du pharynx, la cause en est de suite reconnue à l'examen laryngoscopique.

3° D'après mon expérience, on peut presque toujours penser, quand un malade crache le sang, l'examen de la poitrine étant absolument négatif, que la cause en réside dans la cavité rétro-nasale ; bien plus rarement le larynx et l'amygdale linguale sont en cause.

4° Si, par hasard, on assiste à ces hémorragies, on voit le sang sourdre le long de la paroi pharyngienne, derrière le voile du palais. Si, après cessation du suintement sanguin, on promène un porte-coton à l'intérieur du *cavum*, on reproduit instantanément l'hémorragie.

5° La muqueuse de la voûte du pharynx fortement adhérente au périoste et parsemée de follicules clos, fragiles et vasculaires, mal protégée par un *épithelium* grêle, prédispose à ces hémorragies.

6° On peut facilement se donner la preuve de l'origine naso-pharyngienne de ces hémorragies en promenant impunément la pointe d'un stylet sur tous les points du pharynx oral, de la base de la langue, du larynx et des fosses nasales, et même sur les choanes, la paroi postérieure du voile, les trompes et les fossettes de Rosenmüller, pendant que l'on reproduit de suite le suintement sanguin en touchant *la voûte du pharynx*, principalement quand, aidé du miroir rhinoscopique, on frotte les quelques petites croûtes de sang desséché, que très souvent l'on observe dans ces cas aux environs de l'amygdale pharyngienne.

TRAITEMENT DES DÉVIATIONS DE LA CLOISON

par le docteur E.-J. MOURE,

chargé de cours à l'Université de Bordeaux.

Les déviations de la cloison nasale sont certainement une des affections contre lesquelles on a proposé un très grand nombre de traitements. Quelques auteurs se bornent purement et simplement à perforer le fibro-cartilage (Blandin), et les autres essayent de donner au septum une forme convenable, à l'aide de procédés variés, dont le plus connu et le plus généralement adopté jusqu'à ce jour est celui de Asch. Je n'ai pas besoin de décrire ici la méthode préconisée par cet auteur, qui, on le sait, se bornait à faire une sorte de croix taillée au milieu de la déviation, de manière à avoir quatre lambeaux qu'il refoulait ensuite dans la fosse nasale opposée à la déviation, à l'aide d'un tube spécial introduit du côté dévié.

Ce procédé de Asch, qui semble avoir donné des succès assez sérieux, a néanmoins l'inconvénient de ne pouvoir être appliqué aux déviations de la partie inférieure ; de plus, le tube en ébonite, mal perforé, laisse passer difficilement les mucosités épaisses qui s'accumulent dans le nez: il constitue un mauvais drainage, souvent il est difficile à introduire, il est aussi mal toléré.

C'est en présence de ces inconvénients, que j'ai essayé depuis quelques années de remédier à ces déformations de la cloison nasale par un procédé qui diffère des précédents dans sa technique opératoire et dans le mode de redressement employé. En effet, au lieu de réséquer le septum nasal sur la partie déviée, je me borne d'abord, — s'il existe un éperon ou un épaississement du fibro-cartilage, fait le plus fréquent, — à supprimer l'arête cartilagineuse, de *manière à aplanir la cloison* le plus possible, et n'avoir plus sous les yeux qu'une simple déviation. Une fois ce premier résultat obtenu, la cicatrice parfaitement faite, c'est-à-dire la muqueuse régénérée à la surface de l'éperon enlevé, voici la manière dont je procède : prenant une paire de ciseaux

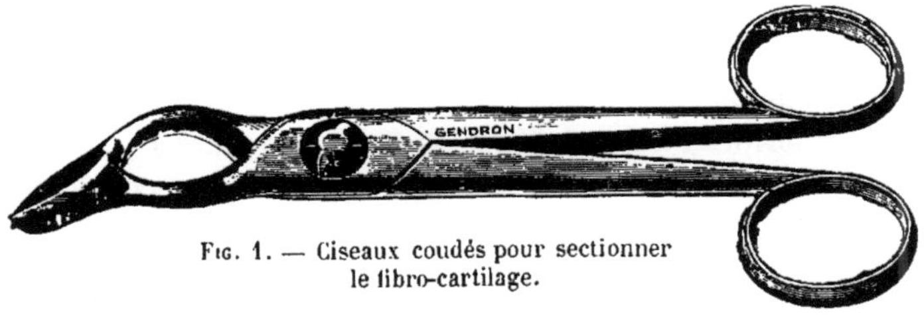

Fig. 1. — Ciseaux coudés pour sectionner
le fibro-cartilage.

courbes basés sur le principe des cisailles de Asch et rappelant aussi des ciseaux de forme analogue employés par le docteur Ajutolo (voir fig. 1), j'introduis les lames de mes ciseaux, une dans chaque narine, de manière à placer le septum entre les deux parties tranchantes, la partie coupante de l'instrument ayant été introduite aussi loin que possible, en arrière de la sous-cloison, ce qu'il est possible de faire grâce à l'évidement qui existe à la base des lames de l'instrument. Je fais alors une incision du septum de part en part, le long du plancher de la fosse nasale, aussi près que je puis de l'insertion inférieure de la cloison, cette incision mesure environ 2 ou 3 centimètres de long. Ceci fait, portant mon instrument vers la partie supérieure, le long de l'arête du nez, je vais à ce niveau faire une seconde incision, faisant un angle aigu avec la première; cette nouvelle section traverse également de part en part le fibro-cartilage.

J'ai alors un lambeau mobile qui tient en avant à la partie antérieure de la sous-cloison, vers le bout du nez, qui a été respecté, et en arrière, à la lame perpendiculaire de l'ethmoïde et au vomer; je puis facilement, en passant à travers mes incisions, pénétrer d'une fosse nasale dans l'autre, car le lambeau est absolument libéré à sa partie inférieure et supérieure. Ce premier temps accompli, je prends un

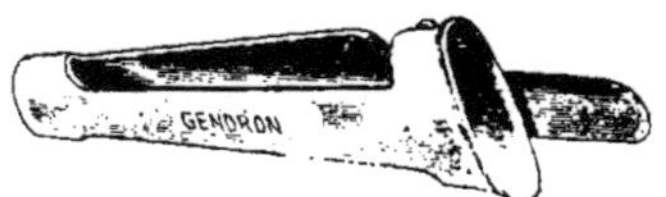

Fig. 2. — Tube dilatateur.

tube dilatateur (voir fig. 2) spécial, formé de deux lames parallèles dont l'externe est rigide et fixe, tandis que l'interne, beaucoup plus large, est formée de métal malléable que je pourrai refouler tout à ma guise. J'introduis alors ce dilatateur du côté de la déviation, la partie fixe tournée en dehors et la portion malléable tournée du côté dévié.

Il existe, comme on peut le voir sur la figure ci-jointe, deux tubes, un droit et un gauche, qui se reconnaissent aisément à l'obliquité de la partie antérieure, obliquité qui permet au tube introduit dans la fosse nasale de se mouler facilement sur l'aile du nez, ce qui maintient le tube en place. Le tube étant ainsi introduit, je refoule la partie mobilisée de la cloison à l'aide d'une pince *ad hoc* (fig. 3) introduite dans mon dilatateur. Cet instrument me permet de donner à ma lame mobile la forme et la place que je désire voir prendre à la cloison dans la nouvelle situation où je la mets. Le tube parfaitement enfoncé est maintenu dans l'intérieur du nez d'une part par le refoulement du

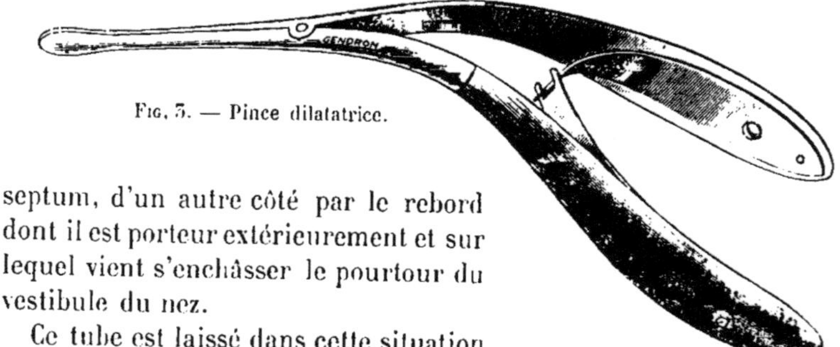

Fig. 3. — Pince dilatatrice.

septum, d'un autre côté par le rebord dont il est porteur extérieurement et sur lequel vient s'enchâsser le pourtour du vestibule du nez.

Ce tube est laissé dans cette situation pendant 8 à 9 jours. J'ai eu de temps à autre l'idée de l'enlever après trois ou quatre jours seulement, mais le résultat obtenu n'a pas été aussi favorable, loin de là, que dans les cas où j'ai laissé les choses en place pendant au moins une huitaine.

Cette façon de procéder a l'avantage d'être extrêmement rapide, c'est à peine s'il faut quelques minutes pour exécuter l'opération qui n'est pas très sanglante, car je n'ai jamais eu besoin de faire le tamponnement, ni constaté le moindre incident opératoire ; le seul inconvénient est la douleur que produit la réaction inflammatoire consécutive à l'opération pendant les premières 48 heures. Pour parer à cet ennui, je conseille à mes malades de garder la chambre pendant les premiers jours, et de baigner très fréquemment leur nez dans de l'eau boriquée bouillie, *qui remplace les pansements humides.*

Après deux ou trois jours de ce traitement, l'opéré peut généralement reprendre ses occupations, éprouvant à peine un peu de gêne autour de la narine dans laquelle se trouve le corps étranger.

Deux cas peuvent alors se produire : ou la cicatrisation se fait d'une façon normale, avec formation de petites croûtes se desséchant sur la cruentée ; ou bien il se produit une hypersécrétion de la muqueuse qui tend à refouler le corps placé dans l'intérieur de la fosse nasale. Dans ce dernier

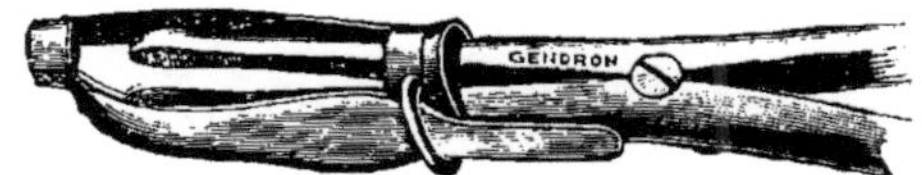

FIG. 4. — Pince mise en place dans le tube en partie dilaté.

cas, il est bon de faire des lavages au moins quotidiens, avec de l'eau boriquée tiède bouillie, de manière à empêcher l'accumulation des sécrétions dans l'intérieur du nez, et à rendre très facilement perméables les deux fosses nasales. S'il n'y a ni sécrétion, ni suppuration, le mieux est encore, après les premières heures, de ne faire aucun traitement local et de se borner à enlever tous les jours ou tous les deux jours les sécrétions croûteuses à l'aide d'un tampon de ouate et d'une pince coudée stérilisés.

Ainsi que je l'ai dit plus haut, le huitième jour j'enlève l'appareil et généralement la cloison est parfaitement redressée, ainsi que l'arête extérieure du nez. Très souvent même, j'ai vu pendant quelque temps, les malades mieux respirer du côté opéré que de celui où existait autrefois la partie *concave* de la déviation.

Il faut compter environ sur un laps de temps d'un mois, avant que les choses soient tout à fait revenues à l'état normal et que le résultat définitif soit acquis. Je tiens à dire également qu'il y a un avantage sérieux à avoir la partie mobile de l'instrument aussi large que possible, de manière à ce qu'elle occupe une grande surface du septum déformé qu'il s'agit de redresser. Toutefois, on comprend combien on est limité dans la plupart des cas, puisque cette lame ne peut jamais être plus considérable que l'entrée des narines par lesquelles elle doit passer.

J'ai employé ce procédé depuis déjà plusieurs années, ainsi que je l'ai dit au début de ma communication, la plupart du temps avec succès, surtout chez les adultes. Chez les enfants, le résultat définitif a été moins brillant, soit que ces derniers n'aient pas toléré l'appareil, soit qu'ils aient été plus indociles pendant l'opération, soit enfin que le septum incomplètement développé à cet âge ait continué à se déformer à mesure que les enfants devenaient plus âgés. Je crois du reste, ainsi que j'ai eu déjà l'occasion de l'écrire autrefois, qu'il n'y a pas beaucoup d'intérêt à toucher à la cloison des enfants avant que leur développement soit à peu près complet, c'est-à-dire avant l'âge de 16 ou 18 ans.

MERCREDI 8 AOUT

Séance du matin.

Présidence de M. le professeur SECRÉTAN (de Lausanne)

Cinquième question mise à l'ordre du jour :

LES NODULES VOCAUX

Rapporteurs : **M. CHIARI** (de Vienne); **M. CAPART** (de Bruxelles)

NODULES VOCAUX

RAPPORT

par le professeur CHIARI
(de Vienne).

Der Begriff Stimmbandknötchen, nodules vocaux, oder, wie sie von anderer Seite genannt werden, Sängerknötchen oder Entzündungsknoten ist verschieden weit gefasst worden. Wenn man daher eine Abhandlung über ihre Häufigkeit, ihr Aussehen, ihre anatomische Beschaffenheit, ihr Vorkommen, ihre Ursachen, die Störungen, welche sie veranlassen, und die Mittel zu ihrer Behandlung verfassen will, muss man zunächst genau feststellen, was man darunter versteht. Wenn man darunter alle kleinen Neubildungen an den Stimmbändern begreift, so müssen wir auch die sogenannten weichen Fibrome, die Papillome, eventuell auch beginnende Carcinome, tuberculöse Infiltrate oder Cysten mit einbegreifen. Das geht aber entschieden zu weit. Ich stehe daher so ziemlich auf dem Standpuncte Alexanders [1], welcher auf pag. 244 folgende Definition des Sängerknötchens gibt : « Ich verstehe unter « Sängerknötchen » kleine. höchstens stecknadelkopfgrosse. mehr oder weniger blasse, umschriebene Knötchen, welche am freien Rande der Stimmlippe. etwas vor der Mitte derselben sitzen, und zwar recht oft beiderseitig an symmetrischen Puncten. Sie können allmählig in die benachbarte Schleimhaut übergehen, also gleichsam

---

1. B. FRAENKEL, *Archiv für Laryngologie und Rhinologie*, VII. Band, 1898.

nur eine Fortsetzung des freien Stimmlippenrandes darstellen, oder auch mehr oder weniger gestielt erscheinen. Von anderen an der nämlichen Stelle sitzenden Stimmlippentumoren unterscheiden sie sich vor Allem dadurch, dass sie nie eine gewisse Grösse, etwa die eines Stecknadelkopfes überschreiten, doch gibt es natürlich auch Uebergangsformen zwischen ihnen und den letztgenannten Gebilden. » Zu dieser Definition möchte ich erklären, dass ich sie so ziemlich vollständig acceptire bis auf folgende Abweichungen :

Erstens möchte ich alle gestielten Gebilde ausschliessen, und zweitens möchte ich den Ausdruck Stimmlippe durch Stimmband ersetzt haben.

B. Fränkel [1] selbst, dem wir ausserordentlich schöne und ergebnisreiche Untersuchungen über die Anatomie des Kehlkopfes verdanken, bleibt zunächst bei dem Namen Stimmband. Der Ausdruck Stimmlippe wird erst später von anderen Laryngologen öfters angewendet. B. Fränkel will nur zum Unterschiede von den andern Laryngologen auch noch den ganzen processus vocalis zum Stimmband gerechnet haben, trennt aber strenge die pars libera, welche vor den Spitzen der Aryknorpeln liegt, von dem processus vocalis selbst. Er versteht sowie auch die meisten andern Laryngologen unter Stimmband den ganzen dreiseitigen prismatischen Körper mit dem Muskel, dem eigentlichen ligamentum vocale, der Schleimhaut, den elastischen Fasern, rechnet aber eben den processus vocalis noch hinzu. Ich, wie die meisten andern Laryngologen, beschreibe als Sitz der Knötchen die Grenze zwischen dem mittleren und vorderen Drittel des freien Randes des Stimmbandes. Fränkel und Alexander sagen dagegen, dass der Sitz am freien Rande des Stimmbandes etwas vor der Mitte derselben gelegen ist. Es wird mit diesen Angaben begreiflicher Weise derselbe Punct gemeint.

Was nun die Litteratur und die Geschichte des Sängerknötchens anlangt, so gibt Alexander davon eine ziemlich vollständige und chronologisch geordnete Darstellung. Ich werde daher diesen Anführungen grösstenteils folgen.

Der erste, welcher die Sängerknötchen beschrieben hat, war Türck [2]. Er erwähnt bei der Besprechung der chronischen umschriebenen Entzündungen des submucösen Bindegewebes und der Schleimhaut kleine Entzündungsproducte an den Stimmbändern und nennt diese Veränderungen Chorditis tuberosa. Jüngere solcher Entzündungsherde

1. B. Fraenkel, *Archiv für Laryngologie und Rhinologie*, 1. Band
2. *Klinik der Krankheiten des Kehlkopfes und der Luftröhre*, Wien, 1866.

können spontan verschwinden. Er sah z. B. in seinem dreissigsten
Falle eine hanfkorngrosse Neubildung von rötlicher Farbe im vorderen
Drittel eines Stimmbandes innerhalb 2 Jahre sich spontan zurück-
bilden. Auf pag. 164 erwähnt er das Vorkommen von ganz kleinen,
völlig runden, opaken, ganz weissen Tumoren von Mohnsamengrösse
und meint, dass sie auf Verfettung der Entzündungsproducte beruhen.
Er spricht auch ferner von dem Trachom der Stimmbänder (pag. 295)
und beschreibt diesen Process als das Auftreten von hirsekorngrossen
flachen, rundlichen, weissen oder schmutzig gelblich-grauen Knötchen,
welche über einen grossen Teil der Oberfläche der Stimmbänder ausgebreitet sind. Einzelne dieser Knötchen extirpirte er und liess sie
von Wedl untersuchen, welcher sie als bindegewebige Wucherungen
in den oberflächlichen Schichten des Choriums der Schleimhaut histologisch bestimmte. Ganz richtig bemerkt Alexander, dass von diesen
Processen eigentlich nur die Chorditis tuberosa dem entspricht, was
wir jetzt als das Sängerknötchen bezeichnen.

Nach Türck war es Schnitzler[1], der die Stimmbandknötchen näher
beschrieb. Gelegentlich einer Studie über die Entstehung der Diphthe-
ritis erwähnt er derselben und nennt sie Entzündungsknoten. Er glaubt,
dass ihre Entstehung bedingt sei durch die Schwingungsknoten an den
Stimmbändern und folgt darin der Annahme Klebs', welcher für die
Entstehung der kleinen Fibrome dieselbe Theorie aufstellte.

Störk[2] brachte den Namen Sängerknötchen auf, weil er diese Knötchen hauptsächlich bei Sängern beobachtete und bei Personen, welche
viel zu schreien haben. Bei ihnen lagern sich in Folge vieler vorher
gegangener Entzündungen die Entzündungsproducte in Form kleiner
Knötchen am Stimmbandrande ab. Er erklärt sie für Fibrome und
lässt sie bestehen aus Bindegewebe und elastischen Fasern und Wucherungen des Pflasterepithels. Er sagt aber auch, dass sie stellenweise
gelegentlich mit Flimmer oder Cylinderepithel bedeckt sein können
und dass sie hie und da Schleimdrüsen und Gefässe enthalten. Er
führt ihre Entstehung zurück auf starke Zerrung, welche die Mitte des
freien Randes des Stimmbandes besonders beim Phonieren erleidet.
Denn in der Mitte sind die Stimmbänder am wenigsten gestützt und
dort erfahren sie daher den meisten Chock. Musikalische Knotenpuncte sind diese Stellen gewiss nicht.

Morell Mackenzie (1880)[3] behandelt Chorditis tuberosa und Trachom
als zusammengehörige Hypertrophien des Bindegewebes. Es kommt

1. *Wiener medicinische Presse*, 1874, No. 50 und 51 ; 1875, No. 5.
2. *Die Krankheiten des Kehlkopfes*, etc., I. Auflage, 1880.
3. *A Manual of Diseases of the throat and nose*, London, 1880.

dabei auch zu Bildung von kleinen Knötchen, welche oft sehr hartnäckig jeder Behandlung trotzen, aber doch in manchen Fällen durch Anwendung von adstringirenden oder Aetzmitteln zur Rückbildung gelangen.

Gottstein [1], welcher schon im Jahre 1884 in seinem Lehrbuche 1. Auflage die Knötchen erwähnt, glaubt nicht, dass Ueberanstrengung der Stimme schuld an ihrer Entstehung sei, da sie auch bei Kindern vorkommen, welche nicht viel schreien.

O. Chiari (1887) [2] berichtet über 3 Fälle von Knötchenbildung an den Stimmbändern und glaubt, dass sie durch Ueberanstrengung der Stimme entstehen. Sie bilden vielleicht den Uebergang von einfachen Schleimhautverdickungen zu den Fibromen.

Wagnier [3] aus Lille (1888) führt sie auf entzündliche oder catarrhalische Processe zurück, die besonders bei Sängern und Rednern sehr häufig sind. Man beobachtet nämlich bei solchen Leuten sehr häufig Schwellung der regio interarytänoidea, welche die Aneinanderlagerung der Stimmbänder in ihrem hinteren Anteile hindert; dort, wo sie unter solchen Umständen noch an einander gepresst werden können, also nahe dem vorderen Ende, wird naturgemäss die Schwingung stark behindert und dadurch wird dort eine starke Ansammlung von Ernährungsmaterial bedingt. Er hält sie nicht für Fibrome, sondern für eine locale Hyperplasie.

B. Fränkel [4] demonstrierte am 11. Juli 1888 in der *Berliner Medicinischen Gesellschaft* Präparate und Zeichnungen von Drüsen der Stimmbänder. In dem Bericht darüber in der *Berliner Klinischen Wochenschrift* 1888, pag. 874, erwähnt er der Drüsen, welche sich zuweilen auch in der Region der eigentlichen Stimmbandmembran finden, welche Drüsen in aller Regelmässigkeit am Stimmbande vorkommen und nicht weit entfernt vom freien Rande sind. Er zeigte auch ein Präparat, wo ein langer Ausführungsgang von einer solchen Drüse bis dicht an den freien Rand des Stimmbandes heranführt. In seinem Aufsatze über Larynxkrebs (1889) [5] sagt er, dass an den Stimmbändern parallel dem freien Rande, Reihen von traubenförmigen Drüsen liegen, die ihren Ausführungsgang gegen den freien Stimmbandrand hinrichten. In einem Vortrage am 21. Juni 1889 in der Berliner laryngo-

1. *Die Krankheiten des Kehlkopfes*, I. Auflage, Toeplitz und Denticke, Leipzig und Wien, 1884.

2. *Erfahrungen auf dem Gebiete der Hals- und Nasenkrankheiten*, Toeplitz und Denticke, Wien, 1887.

3. *Des nodules des cordes vocales. Revue mens. de lar.*, etc., 1888, 2.

4. *Berliner klin. Wochenschrift*, 1888, 28. October.

5. *Deutsche medicin. Wochenschrift*.

logischen Gesellschaft' führt er die Entstehung der Sängerknötchen
auf die Drüsen des Stimmbandes zurück. Er hatte nämlich beobachtet,
dass diese Knötchen secerniren. Ich will hier gleich bemerken, dass
man bei der Phonation auch an anderen verdickten Stellen der
Schleimhaut des Larynx sich kleine Schleimklümpchen anlagern und
schwingen sieht, sodass die Schleimansammlung überhaupt an einem
Puncte noch keinen Beweis gibt für die Secretion dieser Stelle. B. Fränkel
stellte ferner anatomisch fest, dass am hinteren Ende der pars libera,
also im Larynxbilde in der Mitte der Glottis häufig eine Drüse vorkommt. Dazu möchte ich erwähnen, dass das hintere Ende der pars
libera gewiss das vordere Ende des processus vocalis ist, und dort
beobachtet man keine Sängerknötchen. Knötchen kommen wohl dort
vor, aber sie werden eben nicht als Sängerknötchen beschrieben. Die
Sängerknötchen sitzen ja nahe dem vorderen Ende der pars libera, wo
eben das vordere Drittel der pars libera in das mittlere Drittel übergeht.
Ferner behauptet Fränkel, dass diese Drüse höchstens 1 Millimeter
unter dem freien Rande des Stimmbandes ausmündet. Endlich demon-
strirte Fränkel sowohl in der obigen Sitzung als auch in der 62. Versammlung deutscher Naturforscher und Aerzte in Heidelberg (1889)
einige grössere extrahirte Sängerknötchen, welche Drüsengebilde,
Drüsenläppchen, Drüsenausführungsgänge oder aus ihnen entstandene
Cysten enthielten. Er leitet deswegen die Entstehung der Sängerknötchen von den Stimmbanddrüsen ab.

P. Heymann[1], in Berlin, trug auf derselben Naturforscherversamm-
lung über die Drüsen des Stimmbandes vor. Er fand nach verschiedenen
Präparaten, dass die unterhalb des freien Stimmbandrandes liegenden
Drüsen aus 3 bis 5 gleichmässig starken, bis vorne reichenden Reihen
bestehen. Die Ausführungsgänge sind schräg nach oben gerichtet,
sodass das von ihnen herstammende Secret sich an den freien Rand
des Stimmbandes ergiessen kann.

Kanthak[2] (1889) behauptet im Gegensatze zu Fränkel, dass das
Stimmband frei von Drüsen sei. Offenbar beruht diese Behauptung auf
einer zu engen Begrenzung des Begriffes « Stimmband », indem er
eigentlich darunter nur den freien Band versteht. Wichtiger sind seine
histologischen Untersuchungen[3] von 15 Polypen und 3 Sängerknötchen,
in denen er nirgends Drüsen oder Drüsenreste fand. Einfache locale
Hyperplasien, Verhornung des Epithels, Wucherungen des Epithels
und Bindegewebes als Folgezustände eines chronischen Catarrhes be-

1. Bericht dieser Versammlung.
2. *Virchow's Archiv*, Band 117.
3. *Monatsschrift für Ohrenheilkunde*, 1889, No. 8.

dingen den Aufbau des Sängerknötchens. Alexander l. c. bemerkt dazu ganz richtig, dass Kanthak nirgends erwähnt, diese Knötchen in Serienschnitte zerlegt zu haben. Es könnten ihm also Drüsenreste in den Knötchen entgangen sein.

Moure[1] (1890) hält die Sängerknötchen für kleine Papillome oder Cysten oder für einfache Schleimhauthypertrophien.

Clarence C. Rice[2] (1890) erwähnt zwar in seinem Vortrage über Chorditis tuberosa den Namen Sängerknötchen nicht, aber es geht aus seiner Beschreibung unzweifelhaft hervor, dass er diese Veränderungen gesehen hat. Er führt die Knötchen nicht auf Catarrh zurück, sondern betrachtet sie als den primären Vorgang, der dann den Catarrh hervorrufen kann. Er räth ihre operative Entfernung und erwähnt, dass er zwei Knötchen histologisch untersucht habe. Er fand in ihnen verdicktes Epithel und Bindegewebe in hypertrophischen Zustande.

Neuenborn[3] (1891) hat neun eigentliche Polypen von roter Farbe und über Erbsengrösse an den Grenzen des vorderen und mittleren Drittels des Stimmbandes aufsitzend untersucht und fand nur in 2 Fällen Drüsengebilde, und zwar einmal in sehr grosser Anzahl, sodass er von einem Fibroadenom spricht.

Jurász[4] (1891) nennt diese fraglichen Producte Entzündungsknoten. Einmal sah er aus einem solchen Knoten im Verlaufe mehrerer Monate einen gestielten Polypen entstehen. Sie machen eigentlich nur bei Sängern Störungen, sonst werden sie übersehen.

Chiari[5] hat (1891) in einer Arbeit die Bildung von Cystenräumen in Stimmbandpolypen auf Erweichungsvorgänge, Gefässectasien, seröse Durchtränkung u. dgl. zurückgeführt, und erwähnt schon damals, dass er in Stimmbandpolypen nur ganz ausnahmsweise Drüsenreste fand. In einem Referate einer Arbeit über Pachydermia laryngis rechnet Chiari die Sängerknötchen zu den localisirten Pachydermien.

Bosworth[6] (1892) beschrieb die Sängerknötchen genau und meint, dass ihr Charakter analog ist dem der Pachydermie. Sie sind in klinischer Hinsicht eine Form der Laryngitis.

---

1. *Leçons sur les maladies du larynx* (Recueillies et redigées par le Dr. M. Natier, Paris, 1890.)

2. *Transactions of the XII. Annual Meeting of the American Lar. Association,* New York, 1891.

3. *Inaugural Dissertation,* Königsberg, 1891.

4. *Die Krankheiten der oberen Luftwege.*

5. *Wiener klin. Wochenschrift,* 1891, 52, und *XI. intern. med. Congr. in Rom,* 1894; *Fränkels Archiv,* 1894.

6. *A treatise on diseases of the nose and throat,* Vol. II, New York, Wood and Comp., 1892, p. 553.

Chiari[1] (1892) erwähnt, dass er in 29 Stimmbandgeschwülstchen, die er sorgfältig untersuchte, niemals Drüsen oder Drüsenschläuche gefunden habe. Nur in einem Falle trat ein Drüsenausführungsgang bis nahe an den Stiel heran. (Dieser Polyp wurde im Zusammenhange mit dem Stimmbande in 60 Serienschnitte zerlegt.) Dagegen erwähnt Chiari ebendort, dass er in einem blassroten Knötchen von der Grösse eines Hanfkornes an der Kante des Stimmbandes zwischen dem mittleren und vorderen Drittel desselben Cysten beobachtet habe, die sicher von Drüsenectasien herstammen. Also in sehr seltenen Fällen nehmen die Drüsen des Stimmbandes teil an der Bildung von Polypen des Stimmbandrandes.

Sabrazès und Frèche (1892)[2] untersuchten drei Sängerknötchen histologisch und fanden trotz Anfertigung von vollständigen Serienschnitten keine Spur von Drüsen in ihnen. Sie erklären daher die Sängerknötchen für Hypertrophie des Choriums der Schleimhaut. Mit einer Anschwellung der Drüsen haben diese Knötchen nichts zu thun.

Page (1893)[3] erklärt sie für localisirte Hypertrophien der Schleimhaut am vorderen Ende der Stimmbänder. Die cystischen Räume, die in diesen Knötchen vorkommen, sind teils erweiterte Gefässe, teils Lymphräume, oder auch, was seltener, dilatirte Drüsen.

V. Schrötter (1893)[4] stellt die Chorditis tuberosa und das Trachom als zusammengehörig hin. Als *Laryngitis granulosa* beschrieb er das Vorkommen kleiner rundlicher, mässig geröteter Knötchen an verschiedenen Stellen des Larynx. An drüsenreichen Stellen könnten das hypertrophirte Drüsen sein. Die Sängerknötchen behandelt er unter den Neubildungen und betrachtet sie als Verdickung des Epithels oder als kleine Cysten, entstanden vielleicht durch miliariaartiges Auseinanderweichen des Epithels.

E. I. Knight (16. Jahres-Versammlung der amerikanischen laryngologischen Gesellschaft, Washington, 1894)[5] und in einer eigenen Abhandlung[6] erklärt die Knötchen für circumscripte Hypertrophien des Epithels und des subcutanen Bindegewebes. Sie enthalten keine Drüsen. Er machte keine operativen Eingriffe, weil die Knötchen sehr fest aufsitzen und, wie er meint, einen Bestandteil des Stimmbandes selbst ausmachen. In der darauf folgenden Discussion sprachen Gleitsmann,

1. *Prager med. Wochenschrift*, 1892, No. 57.
2. *Prager med. Wochenschrift*, 1892, No. 45.
3. *Thèse de Bordeaux*, 1893.
4. *Vorlesungen über die Krankheiten des Kehlkopfes*, etc., II. Aufl., Wien und Leipzig, 1893.
5. *XVI. annual meeting of the Americ. lar. Association*, etc.
6. *New York Med. Journal*, 1. Dec. 1894.

Langmaid, Murray, Wright, French, Simpson, Delavan hauptsächlich von ihrer Behandlung. Simpson wollte einen Zusammenhang mit tuberculose herausfinden, welchen Delavan energisch bestritt.

Moriz Schmidt[1] hält die Sängerknötchen und die anderen Knötchen teilweise für Fibrome. Andere können Cysten sein, aus Drüsen oder von anderen Gebilden hervorgehend. In mehreren von ihm extrahirten Sängerknötchen fand Weigert[2] als Hauptbestandteil verdicktes, teilweise verhorntes Epithel.

Milligan (1895)[3] hält den Process für eine locale Entzündung in Folge von mechanischer Reizung, wodurch Hypertrophie des Epithels und des Bindegewebes veranlasst wird.

Chiari (1895)[4] erwähnt, dass er unter 38 Stimmbandpolypen nur einmal, in dem 1892 schon beschriebenen Falle aus Drüsen hervorgegangene Cysten beobachtete.

Hodgkinson[5] sagt, dass die Chorditis tuberosa mit chronischer Laryngitis in Verbindung stehe. Er führt die Entstehung der Sängerknötchen auf Ueberanstrengung der Stimme zurück, wenn die vorderen Enden der Stimmbänder geschwollen sind.

Botey[6] erwähnt, dass die Ueberanstrengung der Stimme, namentlich bei schon vorhandener Ermüdung die Bildung von Verdickungen des Epithels anregt.

Schnitzler[7] bildet in seinem Atlas auf Tab. IV Fig. 545 u. 546 solche Sängerknötchen ab. Durch galvanokaustische Aetzung und systematische Nachbehandlung heilte er sie vollständig. Er rechnet sie zu den chronisch-catarrhalischen Entzündungsprocessen und bezeichnet sie als *Chorditis nodosa,* wenn nur ein Knötchen vorhanden ist. Wenn die ganze Oberfläche mit solchen Knötchen besetzt ist, so spricht man von *Trachom.*

Bresgen[8] (1896) erwähnt nur kurz die Sängerknötchen.

Krieg[9] rechnet die Sängerknötchen zu der Pachydermia; sie bestehen nach ihm aus gewuchertem Bindegewebe und Epithel. « Ihre Ent-

---

1. HEYMANN, *Handbuch der Laryngologie und Rhinologie,* Wien, 1897, Hölder, I. Band, pag. 410.
2. *Die Krankheiten der oberen Luftwege,* I. Aufl., 1894.
3. *Die Krankheiten der oberen Luftwege,* I. Aufl., 1894.
4. *Annual meeting of the Brit. med. Association,* 1895.
5. *Fränkel's Archiv,* 1895.
6. *Annual meeting of the Brit. med. Association,* 1895.
7. *Archiv Lat. de Rhinol. Laryngol. Otol.,* No. 63 et 64, 1896, *Semon's Centralblatt,* XIII., 197.
8. *Atlas der Laryngologie,* Wien und Leipzig, Braumüller, 1896.
9. *Krankheits- und Behandlungslehre der Nase, des Mundes und der Rachenhöhle sowie des Kehlkopfes und der Luftröhre,* Urban und Schwarzenberg, Wien und Leipzig.

stehungsursachen, warum sie immer beiderseitig, und warum sie immer gerade an dem genannten Orte (an der Grenze des vorderen und mittleren Drittels der Stimmlippenlänge) auftreten, ist noch nicht genügend aufgeklärt. » Krieg hat sie nur 20 Male, immer bei Frauen baobachtet.

Jurász[1] bringt nur die histologischen Ergebnisse von B. Fränkel, Kanthak, Sabrazès und Frèche, O. Chiari und Page[2]. Er sagt, dass die Knötchen also eigentlich Fibrome, Papillome oder Cysten sind und keinen Anspruch auf selbständige Stellung unter den Neubildungen haben. Nur klinisch sind sie abweichend. Die Aetiologie ist noch unklar.

Swiezynski[3] untersuchte 12 Fälle von Larynxpolypen der Stimmbänder; er hält sie für umschriebene Hypertrophien und nicht für Fibrome nach dem Vorgange Chiaris. In allen Fällen fanden sich keine Spuren von Drüsen.

Eichler[4] fand in einem Stimmbande nahe dem Stiele eines Fibrocavernoms eine grosse Drüse. Der Ausführungsgang dieser Drüse befindet sich nach der Zeichnung 1 Millimeter unterhalb des freien Randes.

A. Alexander[5] hält ebenfalls die Stimmlippenfibrome für umschriebene Hypertrophien. Unter seinen vielen untersuchten Fällen gelang es ihm jedoch nur dreimal, Drüsen oder Drüsenreste zu finden.

Compaired[6] beschreibt einen Fall von multiplen Knötchen der Stimmbänder bei einem Barytonisten, welcher gar nicht am Singen behindert war.

Richmond Mc. Kiney[7] bringt nichts Neues.

Albert Rosenberg[8] hält es für sicher, dass die Knötchen eine Beziehung zu den von Fränkel nachgewiesenen Stimmbanddrüsen besitzen. Wenn keine Schonung der Stimme bei Knötchenbildung der Stimmbänder stattfindet, so können sich allgemeine Entzündungserscheinungen und Hyperplasien der Stimmbänder ausbilden.

Nach diesen kurzen Angaben über die Litteratur betreffend die

1. HEYMANN, *Handbuch der Laryngologie und Rhinologie*, Wien 1897, Hülder. I. Band, pag. 808, 809 und 827.

2. *Contr. à l'ét. d. nodules d. chanteurs. Thèse de Bordeaux*, 1895, citirt nach Jurasz, *Semons Centralblatt*, XI., 183.

3. *Fränkels Archiv*, VII. Band, pag. 151.

4. *Fränkels Archiv*, VII. Band, pag. 462.

5. *Fränkels Archiv*, VIII. Band, 1898.

6. *Memphis Med. Monthly*, Juli 1899, *Semons Centralblatt*, Februar 1900.

7. *Memphis Med. Monthly*, August 1899, *Semons Centralblatt*, Juni 1900.

8. *Ueber Folgezustände der Sängerknötchen, Berliner klin. Wochenschrift*, 1899, No. 31.

Natur, die Ursachen, den Bau der Sängerknötchen, sowie auch betreffs des Vorkommens von Drüsen an der typischen Stelle der Sänger-knötchen, nämlich an der Grenze zwischen vorderem und mittlerem Drittel des freien Stimmbandrandes, möchte ich nun eingehen auf die einzelnen Details dieser nicht seltenen Erkrankung.

Vorkommen und Hæufigkeit.

Ueber die Häufigkeit liegen keine besonderen Angaben vor. Ich will nur erwähnen, dass ich in einem Artikel für die « Bibliothek der gesammten medicinischen Wissenschaft » von Hofrath Drasche, Wien[1], in dem Bande für Ohren-, Nasen-, Rachen- und Kehlkopfkrankheiten pag. 571 bei den Neubildungen des Larynx erwähnt habe, dass ich unter 20 000 Patienten, welche teils der Spitalsambulanz, teils der Privatpraxis angehörten, *fünfzigmal* Sängerknötchen gefunden habe, also *bei* 1/4 °/₀ aller Patienten, welche wegen Nasen-, Rachen- oder Kehlkopfkrankheiten meine Ordination aufsuchten. Bei der Durchsicht des Protocolles der Privatpatienten von dem Jahre 1886 bis Ende 1899, deren Zahl sich auf circa 11 000 beläuft, fand ich 49 mal Sängerknöt-chen als Diagnose eingetragen, *also etwas weniger als* 1/2 °/₀. Diese Ab-weichung von der früher erwähnten Zahl mag vielleicht in der genauen Führung des Protocolles der Privatpatienten seine Ursachen haben. Von diesen 49 Privatpatienten waren 15 männlichen und 34 weiblichen Geschlechtes. Unter den männlichen Personen waren 4 unter 14 Jahren; ich hatte also nur wenig Fälle an Kindern beobachtet, wahrscheinlich deshalb, weil in Wien die Kinder meist nur zu den Kinderärzten ge-schickt werden. *Berufssänger oder Sängerinen* waren 15 unter diesen 49 Patienten, *also nahezu ein Drittel*. Aber auch viele der anderen Patienten gaben an, dass sie oft singen.

Localisation.

Unter diesen 49 Fällen waren 32-mal die Knötchen symmetrisch an beiden Stimmbändern gelegen, 7-mal am rechten und 10-mal am linken Stimmbande allein. In allen Fällen sassen sie an der Grenze des mittleren und vorderen Drittels des freien Stimmbandrandes. 7-mal extirpirte ich die Knötchen. Ausserdem standen mir aber noch zur histologischen Untersuchung solche Knötchen zur Verfügung, welche auf der Klinik oder in der poliklinischen Ambulanz teils von mir, teils von meinen Assistenten entfernt wurden. Leider wurden nicht alle dieser Knötchen genau histologisch untersucht, da einige verloren gingen, und bei anderen die histologische Untersuchung

misslang. Endlich muss ich noch erwähnen, dass ich in der grossen
Mehrzahl der Fälle keine Extirpation vornahm, da ich, wie die meisten
anderen Autoren, auch beobachten konnte, dass die Knötchen sich
spontan oder unter adstringirenden oder ätzenden Medicamenten
zurückbildeten.

Entstehung.

Alexander bespricht die Ursachen der Entstehung sehr ausführlich.
Er teilt sie mit Recht ein in allgemeine und in locale Ursachen.

A. Unter den allgemeinen Ursachen werden von den Autoren angeführt: Chronischer Catarrh, Ueberanstrengung der Stimme, namentlich Singen bei schon vorhandener Ermüdung und falsche Methoden
des Singens. Alexander macht darauf aufmerksam, dass man häufig
die Sängerknötchen allein bei sonst ganz intactem Kehlkopf vorfindet.
Doch glaubt er auch, dass der Catarrh dazu eine gewisse Disposition
geben kann. Ueberanstrengung der Stimme kommt sehr häufig bei
vielen Sängern vor, und doch bilden sich nur bei wenigen solche
Knötchen aus, und endlich werden Sängerknötchen auch bei Menschen
beobachtet, welche gar nie gesungen und wenig geschrieen haben.
Daher sind diese beiden Ursachen sehr fraglich.

B. Die Ursachen der ganz typischen Localisation an der Grenze des
vorderen und mittleren Drittels sind nach Autoren verschieden.

1. *Physikalische.* Man bringt sie in Zusammenhang mit der Schwellung der Schleimhaut zwischen den Aryknorpeln. Alexander weist
diese Theorie zurück, weil man eben die Knötchen sehr häufig ohne
jede Schwellung in der Interarytenoidalfalte findet.

2. Die *physiologische* Hypothese (so nennt Alexander die Erklärungs-
versuche aus dem Vorhandensein der Schwingungsknoten) ist nach
ihm deswegen hinfällig, weil erstens bei verschiedenen hohen Tönen
auch an verschiedenen Puncten sich Knotenpuncte bilden müssen,
und die Sänger ja bekanntlich nicht immer nur einen Ton singen.
Ausserdem führt Alexander an, das durch das Laryngostroboscop
nachgewiesen ist, dass an den Stimmbändern keine Knotenpuncte,
sondern Knotenlinien vorkommen. Oertel hat auch die Ansammlung
des Secretes an einem bestimmten Orte, oder richtiger das Sichtbar-
werden dieser Schleimklümpchen dadurch erklärt, dass diese Schleimklümpchen in der Mitte des freien Randes am meisten abgeschleudert
und dadurch am besten sichtbar werden. Doch lässt sich das Eine
nicht leugnen, dass eben diese Puncte, welche beiläufig in der Mitte
liegen zwischen den vorderen Enden der Processus vocales und dem
vorderen Ansatze der Stimmbänder, am wenigsten gestützt sind. Daher

wird an diesen Puncten die Erschütterung des Stimmbandes am stärksten sein. Daher dürfte an diesen Puncten bei der Phonation die stärkste Reizung oder Zerrung stattfinden, wie das schon Stoerk hervorhob. Dadurch liesse sich erklären, warum diese Puncte am meisten zu chronischen Entzündungen geneigt sind. Ich möchte also doch diesem Umstande eine Wichtigkeit für die so typische Localisation der Sängerknötchen beimessen.

3. Nachdem nun Alexander diese Theorien alle zurückgewiesen hat, glaubt er, dass nur die *anatomische* Hypothese, welche Fränkel aufgestellt hat, anwendbar sei. Fränkel bringt nämlich, wie schon oben erwähnt, die typische Localisation der Sängerknötchen mit dem Vorkommen einer Drüse in Zusammenhang, welche nach seinen Beschreibungen gerade an dem hinteren Ende der *pars libera*, besonders nahe am Stimmbandrande liegt und einen Ausführungsgang bis 1 Millimeter unter den freien Rand des Stimmbandes entsendet. So sagt Alexander auf pag. 246 seiner Arbeit.[1] Pag. 254 aber heisst es, dass diese Drüse dicht vor der Mitte des freien Randes gelegen ist. Also einmal liegt sie am hinteren Ende der pars libera und einmal dicht vor der Mitte des freien Randes. Als Stütze seiner Theorie hat Fränkel angeführt, dass er die Knötchen secerniren gesehen hat. Es wurde aber schon darauf hingewiesen, dass auch das Secret von einer Drüse unterhalb des freien Randes ganz gut bis an den freien Rand herankommen kann. Daher ist auch diese Beobachtung nicht stichhältig, umsomehr, da man auch öfter an anderen verdickten Stellen der Stimmbänder das Secret deutlicher zum Vorschein kommen sieht. Als Hauptstütze der Fränkel'schen Theorie gilt aber 1) der anatomische Nachweis von dem nahen Herantreten der Drüse und ihrer Ausführungsgänge bis an den freien Rand und 2) die histologischen Befunde von Drüsen oder Drüsenresten in Sängerknötchen und Stimmbandpolypen. Auf Eines möchte ich noch aufmerksam machen, nämlich dass auch die gewöhnlichen kleinen Fibrome der Stimmbänder meistens an der Grenze zwischen vorderem und mittlerem Drittel beobachtet werden. Da nun in der weitaus überwiegenden Zahl dieser sogenannten Fibrome von vielen Autoren — ich nenne nur Kanthak, Chiari, Neuenborn und selbst Alexander — keine Drüsen oder Drüsenreste gefunden wurden, so muss jedenfalls diese fast typische Localisation der Stimmbandfibrome eine andere Ursache als diese Drüse haben. Das gibt ja auch Alexander (1897)[2] ganz loyal zu (pag. 261), dass die histologischen Unter-

1. *Fränkels Archiv*, VII. Band.
2. *Fränkels Archiv*, VII. Band.

suchungen vieler Knötchen ihr völliges Freisein von Drüsen ergeben haben, und er sagt selbst, dass wahrscheinlich noch zahlreiche, uns unbekannte Entstehungsursachen dieser Knötchen vorhanden sind.

Ich habe nun nach zwei Richtungen hin meine Untersuchungen geführt. Erstens habe ich mir Stimmbänder gerade an der typischen Stelle, wo die Sängerknötchen beobachtet werden, in Serienschnitte zerlegt, um mich über die Grösse des Abstandes der Drüsen und ihrer Ausführungsgänge vom freien Rande des Stimmbandes zu unterrichten. Wie Fränkel ganz richtig angibt (Archiv Band I pag. 22), wählte er als Grenze des freien Randes eine Tangente, die an die höchste Stelle des epithelialen Randes der horizontalen oberen Fläche des Stimmbandes gelegt wird. Er wurde dazu durch den Umstand veranlasst, dass am Cadaver und bei der Betrachtung von Frontalschnitten des Stimmbandes die eigentliche freie Kante, die sich am Lebenden im Spiegelbilde so schön präsentirt, sehr schwer zu bestimmen ist. Auf diese Messung gestützt kommt er auf Grund zahlreicher Präparate auf pag. 24 zu dem Schlusse, dass der drüsenfreie Teil der pars libera des Stimmbandes sehr schmal ist, nämlich nach unten 1 bis 1,5 Millimeter, nach oben 1,8 bis 2,5 Millimeter.

Die von mir untersuchten 5 Stimmbänder ergaben ganz andere Resultate. Ich lasse daher die Beschreibung kurz folgen.

1. Das rechte Stimmband eines 59 Jahre alten Weibes wird an der typischen Stelle in 40 Frontalserienschnitte zerlegt. Die Bestimmung dieser Stelle geschah in folgender Weise. Das Stimmband wird von der Spitze des Processus vocalis bis zum vorderen Vereinigungswinkel in 3 Teile geteilt, und die Grenze zwischen vorderem und mittlerem Drittel herausgeschnitten und in frontale Serienschnitte zerlegt. In den 40 Schnitten fand ich 7-mal Ausführungsgänge von Drüsen an der unteren Fläche des Stimmbandes, welche von der Fränkel'schen Tangente zu mindest 2,91 und zu meist 3.63 Millimeter abstanden. Der nächste Ausführungsgang lag also nahezu 3 Millimeter vom freien Rande nach unten. Der nächste Drüsenkörper selbst liegt

in 3 Fällen   3,19 resp. 3,30 mm. . . . . . vom freien Rande entfernt.
— 13   —   zwischen 3,63-3,74 mm. . .   —
— 7   —   4,18 mm. od. etwas darüber   —
— 1 Schnitte sogar 5,39 mm. . . . .   —

II. Rechtes Stimmband einer 59-jährigen Frau ergibt an der typischen Stelle 54 frontale Serienschnitte. Nur in 2 Schnitten fand ich Ausführungsgänge, welche 1,98 Millimeter vom freien Rande entfernt waren. Die Drüsenkörper selbst waren zum mindesten 1,87 Millimeter (in 5 Querschnitten), zumeist 5,08 Millimeter entfernt. In diesem Stimmbande also lagen sowohl die Drüsenkörper als die Drüsenausführungsgänge an der unteren Stimmbandfläche dem freien Rande erheblich näher als im ersten Falle, nie aber so nahe, als sie Fränkel fand.

III. Das linke Stimmband eines 59-jährigen Mannes ergab 27 frontale Serienschnitte. Ausführungsgänge fand ich 10-mal.

5-mal betrug ihr Abstand 1,87 Millimeter.
4-mal   —   1,98   —
2-mal   —   2,09   —
1-mal   —   2,20   —

Die Drüsenkörper lagen alle durchschnittlich tiefer als ihre Ausführungsgänge.

1-mal war der Abstand 1,98 Millimeter.
1-mal   —   2,55   —
2-mal   —   5,19   —

Ich will noch erwähnen, dass alle diese Messungen mit dem Micrometer und unter dem Mikroskope vorgenommen wurden. Jedenfalls zeigt sich aus den Verhältnissen an diesen 5 Stimmbändern, dass die Abstände der Drüsen und ihrer Ausführungsgänge an der unteren Stimmbandfläche vom freien Rande sehr wechselnd sind. Natürlich könnten endgültige Aufschlüsse erst Untersuchungen einer grossen Reihe von Stimmbändern geben. Wahrscheinlich ist es mir übrigens schon jetzt, dass so geringe Abstände, wie sie Fränkel fand, nur ausnahmsweise vorkommen.

Der zweite Teil meiner Untersuchungen bezieht sich auf die anatomische Beschaffenheit von extirpirten Knötchen.

A. Typische, runde, weissliche oder gelbliche Knötchen, die an der typischen Stelle auffassen, die vollständig extirpirt wurden und in tadellose Serienschnitte zerlegt wurden, kann ich im Ganzen in der Zahl von Neun vorlegen.

Eines davon 1) habe ich schon in der *Prager medicinischen Wochenschrift* 1892 genau beschrieben. Ich will hier nur erwähnen, dass die Hauptmasse des Knötchens aus verdicktem Epithel bestand, welches nur an wenigen Stellen 0,09 Millimeter Dicke hatte, sonst aber sich zu Zapfen in die Tiefe verlängerte. Einer dieser Zapfen hatte eine Länge von 0,18 und 0,1 Millimeter Dicke. Unter dem Epithel befand sich ein feinfaseriges, sehr spärliches Bindegewebe mit einzelnen Gefässen. Der Bau des Knötchens ähnelte dem eines Papilloms.

2) Herr G., 50 Jahre alt, wurde am 4. November 1891 von mir wegen einem typischen weissen Knötchen am linken Stimmband operirt. 60 Serienschnitte. Es zeigt sich ein verdicktes Epithel über dem Knötchen, welches eine Basis hat von 0,66 Millimeter. Bis zum 18. Schnitte sieht man eine Verdickung des Bindegewebes mit stark verdicktem Epithel, welches Epithel sich noch an beiden Seiten als lange Streifen fortsetzt. Vom 18. Schnitte an treten an dem Knötchen deutlich erweiterte Gefässe auf, welche noch deutlich das Endothel zeigen und als Inhalt eine feine krümlige Masse. Das Bindegewebe selbst ist feinfaserig und enthält zahlreiche Rund- und Spindelzellen. Histologische Diagnose : Verdickung des Bindegewebes und des Epithels mit ectatischen Gefässen.

3) Frau W., 50 Jahre alt, kam am 9. Februar 1900 in meine Ordination und klagte, dass sie seit 5 Jahren vorübergehend heiser sei. Man sah bei ihr ein stecknadelkopfgrosses, etwas rötliches Knötchen, ganz rund, am linken Stimmband, an der typischen Stelle, eben dort am anderen Stimmband ein noch kleineres, ganz weisses Knötchen. Das Stimmband selbst ist in seinem hinteren Anteile etwas verdickt und rot. Am 10. März wurde das Knötchen mit der Pincette entfernt. Von diesem Knötchen des linken Stimmbandes machte mein Assistent Dr. Hanszel 50 Serienschnitte. Es ist 1,1 Millimeter breit und 0,75 Millimeter hoch. Das Knötchen trägt eine dünne Epitheldecke und besteht aus einem maschigen Bindegewebe. Einzelne hyaline Massen sind in Streifen, Fasern und auch in Schollen angeordnet, die Gefässe sind reichlich vorhanden, stark ausgedehnt. Ausserdem bestehen viele bindegewebelige Maschenräume, in welche starke Blutung stattgefunden hat.

4) Derselben Patientin wurde am 25. April 1900 auch das rechte Knötchen entfernt. Mein Assistent Dr. Harmer schloss dasselbe in Celloidin ein und gewann davon 15 Schnitte, alle, die überhaupt zu erhalten waren. Dieses Knötchen zeigte ein ziemlich dickes Epithel, vielleicht doppelt so dick als das des normalen Stimmbandes. Darunter lag ein ziemlich dichtes, aber feinfaseriges Bindegewebe. In ihm befanden sich ziemlich grosse und zahlreiche Gefässe. Epithelzapfen waren nur wenige vorhanden.

5) Frau W., 40 Jahre alt, welche seit Jahren oft vorübergehend an Heiserkeit litt, seit einigen Monaten aber stärker heiser war, kam am 51. Juli 1899 in meine Ordination. Am rechten Stimmbande fand sich an der typischen Stelle eine rundliche, weisse Hervorragung, welche nach vorne und hinten sich allmählig abflachend in die Substanz des Stimmbandes überging. In den 40 Serienschnitten zeigten 25 ein

kleines Knötchen, Basis 1,045 und Höhe 0,66 Millimeter. Das Epithel darüber hatte eine Dicke von 0,05-0,2 Millimeter an einzelnen Stellen. Nach beiden Seiten von diesen Knötchen setzen sich noch längere Stücke des Epithels mit einer dünnen, unmittelbar darunter liegenden faserigen Schicht fort. Das eigentliche Knötchen stellt ein feinfaseriges Bindegewebe dar mit zahlreichen spindelförmigen Zellen mit Ausläufern. In diesem Bindegewebe liegen zahlreiche ziemlich grosse Gefässe bis 0,05 Millimeter Durchmesser. Drüsen sowie tief nach unten reichende Ausstülpungen des Epithels fehlen ganz, es finden sich nur einige, nicht weit in die Tiefe reichende solide Epithelzapfen, wie sie bei allen Hyperplasien des Epithels vorkommen. Histologische Diagnose : Umschriebene Hypertrophie.

6) Frau G., 25 Jahre alt, ist seit mehreren Jahren immer etwas heiser. Sie ist sehr empfindlich bei der Untersuchung mit dem Kehlkopfspiegel, zeigt aber doch bald an den beiden ganz blassen Stimmbändern zwei symmetrische, an der typischen Stelle gelegene Knötchen, welche beide weiss sind. Das rechte ist etwas höckerig an der Oberfläche, überschreitet aber auch nicht die Grösse eines Stecknadelkopfes. Beide Knötchen werden am 22. Juni 1900 unter Cocain leicht entfernt und zeigen sich als weissliche Knötchen, denen noch kleine Fetzen von Epithel anhängen. Herr Dr. Oskar Stoerk, Assistent im pathologischen Institute hatte die Güte, sie beide in Serienschnitte zu zerlegen. Das grössere rechte, in 50 Serienschnitte zerlegt, zeigte sich als ein papilläres Gebilde. Die ersten Schnitte haben die Form eines breiten und niederen Homes und bestehen aus einem nicht sehr dicken Epithel und einem dünnen feinfaserigen Bindegewebe mit ausgedehnten Gefässen und grossen Maschenräumen. Schon am 5. Schnitte zeigte sich an einer Stelle eine Einstülpung des Epithels, welche an den nächsten Schnitten hohl wird und am 10. Schnitte ganz den Eindruck eines erweiterten Ausführungsganges einer Drüse macht. Aber vom 21. Schnitte an wird durch diese Einstülpung das Knötchen in zwei Teile geteilt, welche sich dann präsentiren als zwei aus dünnem Bindegewebe bestehende und von einer mässig dicken Epithelschichte überzogene Körper. Endlich zeigen sich in den letzten Schnitten deutlich die Kuppen dieser zwei selbstständigen Körper, die man offenbar als Papillen einer papillomartigen Geschwulst auffassen muss.

7) Das kleinere Knötchen des linken Stimmbandes derselben Patientin wurde ebenfalls in 45 Serienschnitte zerlegt und präsentirt sich deutlicher als das erste als ein papillomartiges Gebilde, bei welchem aber das Epithel bedeutend dicker ist als beim Knötchen des rechten Stimmbandes.

8) Fräulein D., 25 Jahre alt, kam am 6. Juni 1900 in die Ambulanz meines Assistenten Dr. Hansel und klagte, dass sie seit 5 Wochen heiser sei; der Grad der Heiserkeit schwankte. Die Patientin leidet auch schon lange Zeit an Husten und starker Verschleimung und hatte schon mehrmals Catarrhus bronchialis und Pleuritiden überstanden. Sie zeigte an beiden Stimmbändern kleine Knötchen an der typischen Stelle: das grössere, etwas längliche sass am linken Stimmbande, das kleinere, kugelige, nicht einmal stecknadelkopfgrosse rechts. Beide waren von gelblicher Farbe wie die Oberfläche der Stimmbänder überhaupt und schienen vom oberflächlichen Epithel auszugehen. Von dem linken langen Knötchen wurden nur einige Schnitte angefertigt, von denen nur 5 vorliegen. Dieselben zeigten nur verdicktes Epithel. Das kleinere, am rechten Stimmbande aufsitzende, wurde in Serienschnitte zerlegt; der erste Schnitt enthielt 2 von einander getrennte Papillen, welche mit einem sehr dicken Epithel besetzt waren. Diese beiden Papillen fliessen vom 5. Schnitte an zusammen und bilden von da an ein beiläufig dreieckiges Knötchen, in welchem sich diese zwei Papillen zeigen. Diese Papillen enthalten ziemlich lockeres Bindegewebe mit vielen Maschenräumen und zahlreichen Gefässen. Umgeben sind diese 2 Papillen von einem gemeinschaftlichen sehr dicken Epithel, welches natürlich zwischen den einzelnen Papillen grosse Zapfen bildet. Beim 8. Schnitte tritt eine Andeutung einer dritten Papille auf, um beim 15. Schnitte drei schöne, von einander getrennte Papillen darzubieten. Beim 20. Schnitte fliessen zwei Papillen wieder zusammen, ein Beweis, dass von einer gemeinschaftlichen Grundlage von Bindegewebe papillenförmige Verlängerungen ausgehen, welche nach und nach selbstständig werden, bis zuletzt auch die epithelialen Ueberzüge sich von einander abtrennen. Beim 22. Schnitte endlich fliessen alle Papillen zu einer gemeinschaftlichen Bindegewebsgrundlage zusammen. Bis zum 51. Schnitte wird nun dieses Bindegewebe allmählig dicker, während das Epithel immer dünner wird. Doch sieht man in den letzten Schnitten einzelne solide Epithelzapfen in die Tiefe dringen, um sich teilweise als selbstständige Epithelkugeln abzuschnüren. Mit Drüsen oder Anlagen zu solchen können diese Zapfen nicht verwechselt werden. Das Knötchen ist also eine Art Papillom.

9). Fräulein St., 34 Jahre alt, aus der Privatpraxis meines Assistenten Dr. Hanszel klagte, dass sie seit 3 Monaten an mässiger Heiserkeit leide. Sie hat ausserdem häufig ein Druckgefühl am Halse. Am vorderen Drittel des linken Stimmbandes befindet sich ein kleiner gelblicher Knoten, am freien Rande aufsitzend, welcher sich in der

Farbe kaum von der des Stimmbandes unterscheidet. Er wurde mit
der Pincette entfernt. Heilung vollständig. In 55 Serienschnitten zerlegt sieht man am ersten Schnitte ein Knötchen mit einer ziemlich
dicken, zahlreiche Zapfen in die Tiefe aussendenden Epitheldecke.
Das Bindegewebe selbst ist meist ziemlich derb, hat viele hyaline Degeneration und Blutungen aus zahlreichen Gefässen aufzuweisen. Das
ganze Knötchen sendet zwei zapfenförmige Fortsätze aus, von denen
am 11. Schnitte einer als selbstständige Papille sich abtrennt. Später
bilden sich sogar 3 solche selbstständige Papillen aus, so dass der
ganze Charakter der Neubildung als ein Papillom erscheint. Von Drüsen oder Drüsenresten keine Spur.

*B. Typische Knoten, aber schlecht geschnitten oder in zu wenig
Schnitten vorliegend.*

1). Herr Dr. F., 43 Jahre alt kam am 1. Mai 1900 in meine Ordination mit der Angabe seit 6 Wochen heiser zu sein. Leichte Ermüdung
der Stimme. Am rechten Stimmbande, an typischer Stelle ein kleiner
grauer stecknadelkopfgrosser Knoten. Operation mit der Pincette, 5
Celloidinschnitte zeigen nur ein mässig verdicktes Epithel ohne Zapfen und ein grossmaschiges spärliches Bindegewebe.

2). Fräulein K. 25 Jahre alt, kam 31. Mai 1900 in meine Ordination
und klagte über öftere Heiserkeit. Ich fand ein nicht einmal stecknadelkopfgrosses weisses Knötchen am freien Rande des rechten Stimmbandes an der typischen Stelle und entfernte es mit der Pincette. Es
wurde in toto in Hämalaun gefärbt und dann in toto eingeschlossen.
Es fanden sich verdicktes Epithels und etwas Bindegewebe,

C. Längliche Knoten.

1). Opernsänger, 40 Jahre. Ich entfernte ihm schon im Jahre 1893
von dem rechten Stimmbande ein kleines Knötchen von typischer Beschaffenheit und Grösse. welches aber während der Einbettung im un-
gefärbten Zustande verlorengieng. Im Jahre 1900 entfernte ich von dem
linken Stimmbande an der typischen Stelle eine etwas längliche Verdickung und gab sie meinen Assistenten zur histologischen Untersuchung. Leider fertigte derselbe nur 4 Celloidinschnitt an. Die Schnitte
zeigten eine beginnende papilläre Hypertrophie mit sehr dicken Epithel,
welches einzelne dicke Zapfen in die Tiefe sendete. Zwischen diesen
Zapfen befanden sich dicke Bindegewebspapillen mit zahlreichen,
ziemlich ausgedehnten Gefässen. Das Bindegewebe selbst war ziemlich
spärlich. (Papillomähnliche Hypertrophie)

2). Herr S., 45 Jahre alt, kam Ende des Jahres 1894 auf die Poliklinik mit einer etwas länglichen Verdickung auf der typischen Stelle des rechten Stimmbandes. Sie war etwas höckerig an der Oberfläche und etwas grösser als ein Stecknadelkopf. Die histologische Untersuchung ergab ein wenig verdicktes Epithel, welches fast keine Zapfen in die Tiefe sendete, aber von dem Bindegewebe durch eine dicke weissliche Basal Membran abgetrennt war. Das Bindegewebe selbst war feinaserig, stark serös durchtränkt, mit zahlreichen kleinen und einzelnen ziemlich grossen Gefässen. Drüsen oder Drüsenreste fanden sich nirgends. 4 Celloidinschnitte.

3). 49 jähriger Bauer H., kam am 2. März 1900 auf die Klinik. Er klagte, dass er seit vielen Jahren Hustenreiz im Halse habe. Seit 5 Jahren sei seine Stimme verändert. Jetzt ist der Patient leicht heiser. Der Larynx war *in toto* gerötet, das rechte Stimmband zeigte starke Hypertrophie, das linke trug an seinem freien Rande am Uebergange des vorderen Drittels in das mittlere eine diffus aussitzende, längliche knotige, wenig prominirende Verdickung, welche eine Spur dunkler gefärbt war, wie das Stimmband selbst. Diese Verdickung kommt beim Glottisschluss unter das Stimmband selbst zu liegen. Ich exstirpirte die Wucherung sofort mit der Pincette. Dr. Harmer fertigte 6 Celloidinschnitte an. Das Epithel ist im Allgemeinen bedeutend verdickt und zeigt mehrere ziemlich dicke Fortsätze, welche jedoch nicht sehr weit in die Tiefe reichen. Diese Fortsätze sind überall solid, das darunter liegende Bindegewebe ist dünnfaserig mit vielen grossen Maschenräumen, die teilweise mit Blut gefüllt sind. Ausserdem kommen zahlreiche Gefässe vor, und einzelne hyaline Massen. Von Drüsen oder Drüsenresten keine Spur. Histologische Diagnose : Hypertrophie mit starker Epithelverdickung.

D. Längliche Knoten mit Cystenbildung, aus Drüsen hervorgehend.

1). *Fall K.* (schon beschrieben in *Prager medicinische Wochenschrift* 1892). Das ziemlich grosse 3,5 Millimeter lange und 1,1 Millimeter blassrothe Knötchen enthielt 2 Cystenräume, welche mit einer doppelten Lage von cubischen Zellen mit grossen runden Kernen ausgekleidet waren. Es liess sich sogar eine Verengerung des Ausführungsganges durch umschriebene Narbenbildung als Ursache der Cystenbildung aus einer Drüse nachweisen.

2). Frau Dr. W., 25 Jahre alt, kam am 20. Februar 1899 in meine Ordination und klagte, dass sie seit Winter 1897 heiser sei. Professor Habermann in Graz behandelte sie seit längerer Zeit angeblich wegen

Knötchenbildung an beiden Stimmbändern mit palliativen Mitteln. Erst vor 8 Tagen hatte er das Knötchen rechts mit Carbolsäure geätzt. Bei der Spiegeluntersuchung fand ich am linken Stimmbande eine dünne, graue, beinahe durchscheinende Falte am freien Stimmbandrande aufsitzend und zwar von der Mitte an nach hinten sich erstreckend. In der Mitte dieser Falte lag ein Stecknadelkopfgrosses gelbliches Knötchen. Das rechte Stimmband normal. Das mit der charfen Pincette enfernte Gebilde von nahezu 5 Millimeter Länge und 0,8 Millimeter Breite wurde in 40 Serienschnitte zerlegt.

Die Oberfläche war mit einem dünnen Plattenepithel von 0,04-0,08 Millimeter Dicke bedeckt; die Hauptmasse bestand aus einem feinfaserigen, gross maschigen Bindegewebe, welches mehrere mit geschichteten cubischem Epithel ausgekleidete Höhlen umgab. Am 11. Schnitte. flossen diese Hohlzäume zu einem einzigen zusammen, welcher sich bis zum 25. Schnitte nach und nach derart erweiterte, dass er fast das ganze Knötchen einnahm. In den weiteren Schnitten nahm er schnell an Grösse ab, so dass in den letzten Schnitten das Knötchen ganz solid war. Die Entstehung dieser Cyste aus einem Drüsenreste ist wol deswegen sicher anzunehmen, weil die Innenfläche ausgekleidet war mit einer doppelten oder dreifachen Reihe von theils cubischen theils platten Zellen mit grossen starkgefärbten Kernen; als Endothelzellen waren dieselben entschieden nicht anzusprechen. Das Bindegewebe in der unmittelbaren Umgebung der Cystenräume war dichter und reichlich mit Rund und Spindelzellen durchsetzt. Doch konnte der Grund der Cystenbildung nicht wie beim vorigen Falle klargestellt werden. Diese beiden Knoten sind wegen ihrer Grösse und Form (3 Millimeter und 3,5 Millimeter Länge bei 0,8 bis 1,1 Millimeter Breite) auch nach der Alexander'schen Definition nicht zu den Sängerknötchen zu rechnen. Ich führe sie hier nur an, um zu zeigen, dass sich manchmal auch bei der Bildung von Tumoren in der Mitte des freien Stimmbandrandes Drüsen betheiligen.

E. Sehr kleine, rote, typische sogenannte weiche Fibrome, ebenfalls
an der typischen Stelle sitzend.

1). Herr P. kam 1899 mit einem kleinen roten Knötchen am rechten Stimmband. Es wurde in 100 Serienschnitte zerlegt von meinem Assistenten Dr. Hanszel und besteht aus einem faserigmaschigen Bindegewebe, welches zahlreiche Lücken enthält. Ausserdem kommt eine ziemliche Menge von hyaliner Substanz vor theils in Schollen theils in Streifen. Zahlreiche, teils grosse, teils kleinere Gefässe durchziehen dieses Gewebe, welches ausserdem noch von Blutaustritten durchsetzt ist. Das Epithel ist im Allgemeinen dünn und sendet wenige kurze Zapfen in die Tiefe; nur an einer Stelle findet sich ein Epithelzapfen, der viermal dicker als das übrige Epithel ist. Es ist auf 20 Schnitten zu sehen aber überall solid. Eine Andeutung von Drüsen oder Drüsenresten ist nirgends vorhanden.

2). Herr J., Lehrer, 45 Jahre alt, seit einem Monate heiser, kam am 23. December 1899 in meine Ordination. Ich entfernte an der typischen Stelle von rechten Stimmbande ein kleines, rotes Knötchen, ein weiches Fibrom. Die Hauptmasse war ein grossmaschiges Bindegewebe mit zahlreichen Rund und Spindelzellen, vielen kleineren und einzelnen grossen Gefässen. Nur an einer Stelle tritt ein Epithelzapfen auf, welcher sich von der Oberfläche her allmählig in die Tiefe senkt, sich endlich von der Oberfläche abtrennt und im Ganzen durch über 20 Schnitte sichtbar bleibt, aber überall vollständig solid ist, nirgends eine Andeutung von Aushöhlung oder von Teilung in einzelne etwa den Drüsenläppchen entsprechende Abschnitte zeigt.

Fasse ich nun noch einmal die Ergebnisse meiner Untersuchungen zusammen, so muss ich erwähnen, dass von diesen neun typischen Knötchen, die in vollständige Serienschnitte zerlegt wurden, sich 3 nur darstellten als Hypertrophie des Epithels und des unmittelbar darunter liegenden Bindegewebes mit ausgedehnten Gefässen, verschiedenen Hohlräumen, aber ohne jede Spur von Drüsen oder Drüsenresten: in den übrigen 6 Fällen hatten sie einen Bau, der dem der Papillome ähnelte oder mit ihm ganz identisch war. Da kamen wol Zapfen von Epithel vor, welche sich aber entweder eben als einfache Epithelverdickungen oder als Ausdruck der Teilung des Knötchens in einzelne Papillen erwiesen.

Von Drüsen oder Drüsenresten war auch hier nichts zu sehen. Von den anderen Knötchen waren nur 2 ganz dem typischen Bilde entsprechend; diese wurden aber nicht völlig histologisch untersucht. Die anderen Exemplare waren längliche faltenähnliche Gebilde oder kleine typische rothe Fibrome. Sie boten nur in 2 Fällen Cysten dar welche entschieden aus Drüsen abgeleitet werden müssen. Es waren das aber in beiden Fällen keine typischen Sängerknötchen mehr. Sie waren weit über stecknadelkopfgross länglich, eines rot gefärbt, und eines derselben zeigte ein deutliches gelbliches Knötchen in der langen grauen Masse, welche dem Stimmbande aufsass, sodass man diese beiden Fälle eigentlich zu den Cysten des Stimmbandes und nicht mehr zu den Sängerknötchen zu rechnen hat. Natürlich muss ich hier noch erwähnen, dass Alexander in 3 Fällen von Sängerknötchen wirkliche

Drüsenreste gefunden hat, wenn auch einzelne der photographischen Abbildungen in seiner Abhandlung durchaus nicht beweisend sind. Jedenfalls wird es aber bei den histologischen Präparaten der Fall sein, denn sonst hätte der tüchtige Autor und Schüler B. Fränkels nicht diese Behauptung aufgestellt. Ausserdem hat aber B. Fränkel selbst bestimmt angegeben, dass er Drüsenreste in Sängerknötchen gefunden habe und hat die entsprechenden Präparate mehrmals demonstrirt. Wenn nun dadurch auch die Möglichkeit des Vorkommens von Drüsen in Sängerknötchen erwiesen ist, so findet das doch selbst nach Alexanders Angaben nur selten statt, da er unter den vielen Knötchen, die er untersuchte, nur dreimal Drüsen oder Drüsenreste fand.

In den anderen Sängerknötchen aber, welche Sabrazes und Frêche, dann O. Chiari und selbst Alexander früher und jetzt genau in Serienschnitten untersucht haben, hat sich keine Spur von Drüsen oder Drüsenresten gefunden. Desswegen muss ich erklären, dass nur ausnahmsweise Drüsen in Sängerknötchen vorkommen. Daraus folgt, dass die Drüsen nicht Ursache der Entstehung der Sängerknötchen sein können, sondern dass doch andere Gründe für die so typische Localisation nicht blos der Sängerknötchen, sondern auch der meisten sogenannten weichen Fibrome an der Grenze des vorderen und mittleren Drittels des freien Stimmbandrandes vorliegen müssen; ich glaube doch, dass es die starke Zerrung und Erschütterung ist, welche gerade dieser Punkt bei jeder Phonation erleidet.

Zum Schlusse will ich noch kurz eingehen auf die :

Stimmlippenknötchen der Kinder.

Alexander[1] spricht darüber ausführlich; sie sind ihrem Aussehen und Sitze nach den Sängerknötchen der Erwachsenen fast identisch : auch bilden sie sich fast immer spontan zurück, häufig zur Zeit der Mutation. Als Ursache nimmt Alexander meist Ectasien oder Retentionen in den Drüsen an u. z. mit B. Fränkel in der Weise, dass diese Drüsenschwellungen auf einer scrophulösen Anlage beruhen. Auch diese Knötchen hat B. Fränkel secerniren gesehen.

Schliesslich empfiehlt Alexander diese Gebilde und die Sängerknötchen « Stimmlippenknötchen Noduli labii vocalis » oder « Noduli vocolabiales » zu benennen. Anatomische Daten über die Kinderknötchen kann Alexander nicht geben, weil er ihre Entfernung für fehlerhaft hielt. Alexander bringt ferner Mittheilungen über die « Retentionscysten am freien Stimmlippenrande » und beschreibt 2 Cysten an der Grenze

---

1. *Fränkels Archiv*, VII. Band, pag. 269.

des vorderen und mittleren Drittels der Stimmlippe, die aus Drüsen Ectasien hervorgiengen. Sie hatten die Grösse eines Gerstenkornes resp. einer halben Erbse.

Ueber die Stimmbandknötchen der Kinder kann auch ich keine histologischen Befunde vorbringen. Ich muss daher sagen, dass ihre Entwicklung aus Drüsen erst zu beweisen ist.

NODULES VOCAUX

RAPPORT

par le docteur CAPART

(de Bruxelles).

Grâce à la discussion si intéressante et si complète qui a eu lieu au Congrès de Moscou en 1897 sur les maladies de la voix et à laquelle ont pris part les confrères Krause de Berlin, Heryng de Varsovie et Castex de Paris, ma mission se réduit à bien peu de chose, et, pour éviter des redites, je serai aussi bref que possible. En effet, on est obligé d'admettre que les nodules vocaux ne se rencontrent généralement que chez ceux qui font un usage abusif de la voix, de là leur nom : nœuds de chanteurs. Il faut faire une exception pour les jeunes enfants, chez qui on les observe fréquemment. Il est vrai que, chez eux, la guérison spontanée à l'âge de la puberté est la règle. On pourrait donc au besoin se borner à formuler des recommandations hygiéniques banales, mais comme il importe tout au moins pour la satisfaction des parents de paraître faire quelque chose, il vaut mieux prescrire une pulvérisation anodine ou une inhalation balsamique quelconque. Cette petite intervention rappelle à l'entourage que l'enfant doit se ménager et s'abstenir surtout de crier ou de chanter. Il sera temps d'agir plus activement dans l'avenir, s'il y a lieu.

Nous pouvons maintenant aborder notre sujet. Un malade se présente à nous atteint de nodules vocaux. A quels moyens pouvons-nous recourir pour l'en débarrasser ?

Ils sont de différents ordres : Hygiéniques, médicamenteux ou topiques, enfin chirurgicaux.

Hygiéniques. — J'entends par là l'hygiène entendue dans son sens le plus large : repos absolu de la voix, et, sous ce rapport, on ne saurait être assez précis. On ne croirait pas le nombre de personnes qui fatiguent leur larynx sans presque s'en douter. J'ai vu jadis un fort ténor, qui m'affirmait sur l'honneur ne plus émettre un son. Or quand je gravissais l'escalier qui menait à son appartement, je l'entendais clamer à tue-tête un de ses grands airs favoris. Ainsi que l'a dit le professeur Krause, une infinité de personnes chantent ou musent en s'habillant, en travaillant, et, je le répète, sans en avoir conscience. On conseillera également de s'abstenir d'aliments irritants, d'alcool sous toutes ses formes et de tabac.

Rien que par ces prescriptions anodines, presque tous ceux qui ont écrit sur la matière ont obtenu des guérisons durables. Je ne le nie pas, mais je dois confesser que, pour ma part, je n'ai jamais eu ce bonheur. Force est donc de recourir d'ordinaire à des agents plus énergiques.

Topiques. — Je vous épargnerai la longue énumération de tous les topiques que l'on a successivement recommandés : inhalations balsamiques, pulvérisations astringentes ou autres, insufflations de poudres de toute espèce qui peuvent cependant, je le reconnais, avoir une action bienfaisante sur la laryngite concomitante. On a recours aussi à des applications de caustiques plus énergiques et surtout de nitrate d'argent et d'acide chromique appliquées avec de nombreux porte-caustiques cachés ou non qui ont été inventés à grand renfort d'imagination et d'adresse.

Soyons sincère, il serait puéril de compter beaucoup sur leur efficacité. Je dirai plus, il est souvent dangereux d'y recourir. La cautérisation peut dépasser les limites si restreintes du mal et produire des désordres parfois irréparables.

Chirurgicaux. — Il ne reste donc plus comme moyen absolument radical que la destruction ou l'extirpation du nodule. Nos jeunes confrères de la génération présente ne peuvent s'imaginer ce que c'était que de pratiquer ces différentes opérations avant la découverte de l'emploi de la cocaïne. Seuls les coryphées de la profession pouvaient les risquer. Il fallait une somme de patience et d'adresse à laquelle bien peu pouvaient prétendre. Que de fois n'avons-nous pas eu notre sommeil troublé par la pensée d'un artiste de grand renom qui était venu réclamer nos soins pour une tumeur à peine perceptible! Mais aussi, quelle satisfaction immense, inoubliable, dirai-je, on éprouvait, quand on avait réussi à l'en débarrasser!

Actuellement, avec un peu de calme et de bons instruments, on doit en une ou deux séances de quelques minutes seulement amener une guérison définitive. Mais pour cela, quelques précautions préliminaires sont indispensables. Tout d'abord, il faut bien exercer le malade et ne commencer l'attaque que quand il montre parfaitement son larynx. On ne croirait pas le grand nombre d'artistes, et même des plus réputés, qui ne savent pas émettre un son naturel. Je me fais alors un devoir de leur montrer avec persévérance comment ils doivent tenir la langue absolument immobile et abaissée et prononcer bien la lettre É. l'épiglotte entièrement relevée et dégagée. D'ailleurs, je n'ai jamais vu un chanteur qui ne savait pas réaliser ces conditions, résister plus de deux ans aux fatigues de la scène. En outre, comme d'ailleurs pour le traitement chirurgical des laryngites tuberculeuses, j'exige du patient une confiance absolue et un courage à toute épreuve. Autrement je n'interviens pas. Pour une opération aussi délicate et dont l'importance pour l'avenir peut être incalculable, on doit pouvoir opérer presque avec la même assurance que sur un fantôme. J'ajouterai encore un point. Je n'opère jamais sans prévenir qu'il peut se faire qu'après mon intervention il restera encore un peu de faiblesse ou d'inégalité de la voix. La guérison absolue est loin d'être la règle générale, et ce, pour des raisons multiples. En effet, il peut exister comme complication une laryngite catarrhale simple ou une de ces laryngites avec sécrétion filante, s'étendant entre les deux cordes vocales lors de l'inspiration. Or, qui ne sait que ce sont ces cas qui réalisent ce que j'appellerai le désespoir, l'opprobre même de la spécialité. Dans d'autres circonstances, l'inflammation est nulle, mais il persiste un certain degré de ramollissement par infiltration interstitielle; enfin, l'on voit des troubles purement musculaires à peine appréciables, mais qui suffisent toutefois pour priver le chant de sa pureté idéale. On met donc sa réputation à couvert en prévenant de ce qui peut survenir de fâcheux dans la suite.

Le nodule peut être détruit avec le galvano-cautère, dont la forme variera d'après le volume et le siège. Ce sera tantôt une pointe de platine aiguë, d'autres fois une pointe mousse ou un petit cautère plat. On a beaucoup exagéré ses dangers. Avec du sang-froid et surtout avec un appareil instrumental irréprochable, on peut facilement ne toucher que le point malade. La réaction consécutive est presque nulle. Au bout de quelques jours l'escarre se détache sans laisser de traces.

Pour l'extraction, il faut recourir aux pinces dont les branches sont très minces, de façon à intercepter le moins de lumière possible. Je dois cependant convenir que j'ai vu nombre de fois nos maîtres Fauvel et Morell Mackenzie extraire les nodules les plus petits avec des pinces que l'on qualifierait aujourd'hui de monstrueuses. Je proscris absolument les instruments qui agissent à la façon d'un emporte-pièces, car ils peuvent entamer la substance même de la corde. J'ai recours suivant les circonstances aux pinces du professeur Schmidt de Francfort, du professeur Juracz de Heidelberg ou du professeur Frænkel de Berlin, et, depuis quelques années, plus souvent à celle que j'ai fait construire dans ce but par M. Fischer de Bruxelles et que je tiens à vous soumettre.

Il importe que les branches pinçantes ou coupantes puissent agir d'avant en arrière et latéralement. Il est des nodules que l'on ne peut prendre qu'ainsi. Il est difficile de préciser s'il vaut mieux intervenir au moment de l'inspiration ou pendant l'émission d'un son. Cela dépend surtout de la saillie et de la mobilité de la petite tumeur. Si, après l'avoir saisie, je sens une résistance trop grande, je préfère lâcher que de produire des désordres étendus ; sinon je termine l'opération par un petit coup sec.

Si je m'en rapporte à ce que j'ai observé nombre de fois, on a plutôt une tendance à prendre trop peu et l'on doit y revenir, ce qui est toujours fort délicat. En ceci, je me trouve d'accord avec mon ami le professeur Labus de Milan, qui, en 1880 déjà, n'a pas craint de peler ou d'écorcher toute la corde et a obtenu ainsi, chez des chanteurs très réputés des résultats inespérés. Si, après l'extirpation, il persiste quelques inégalités de la surface ou du bord, une application de galvanocautère en fera prompte justice. Quant au traitement consécutif, il est de la plus haute importance. Il faut imposer au patient un silence absolu et j'entends par là le forcer à écrire tout ce qu'il doit dire pendant plusieurs semaines, il ne peut pas chanter une note pendant au moins un mois.

Si la cicatrisation traîne en longueur, je fais quelques insufflations de calomel ou bien je prescris des pulvérisations, soit d'acide lactique à 1 ou 2 pour 100 ou des pulvérisations de tannin ou d'acide phénique, ceci encore une fois, plutôt pour tenir l'esprit du malade en éveil et lui rappeler qu'il doit se ménager. Il importe aussi de rechercher quelle a été la cause de la maladie pour la combattre. Il faut alors ordonner un changement soit de méthode, soit de registre, soit surtout de maître, car, sous ce rapport, on peut dire qu'il y a des fabricants de nodules vocaux. J'ai cru remarquer que le repos à la campagne est toujours avantageux, tandis qu'un séjour au bord de la mer est souvent nuisible. Quelquefois, on obtient dans une station thermale, que ce soit à Ems, au Mont-Dore ou à Cauterets, des conditions hygiéniques ou climatériques, que l'on ne saurait voir réalisées ailleurs.

Il ne faut pas oublier enfin que l'on a accusé l'anémie d'être une des causes prédisposantes de l'affection. On ne doit pas omettre donc de prescrire un régime tonique non irritant et d'y joindre une bonne préparation martiale.

Voilà, messieurs, l'ensemble des moyens qui m'ont permis d'obtenir des succès presque constants dans une maladie bien rebelle et fort perfide et qui m'ont valu souvent la reconnaissance et, je le dirai, les bénédictions de malheureux, qui avaient vu leur carrière tristement entravée.

LES NODULES LARYNGÉS,
ÉTUDE THÉRAPEUTIQUE ET ANATOMO-PATHOLOGIQUE

par le docteur J. GAREL,

Médecin des Hôpitaux de Lyon,

en collaboration avec M. le docteur Bernoud, préparateur du prof. Renaut.

L'étude que nous présentons aujourd'hui à nos collègues est basée sur une statistique personnelle de 144 cas de nodules laryngés. En comparant nos diverses observations, il nous a été permis d'en déduire quelques conclusions pratiques. En outre, plusieurs cas ont été soumis à l'examen histologique, et nous avons pu de la sorte jeter quelque lumière sur la question, controversée encore, de la constitution anatomique de cette lésion.

Il s'agit, tout d'abord, de s'entendre sur la définition même du nodule laryngé. Le terme *nodules des chanteurs* donné par Stœrck est une dénomination impropre, puisque la lésion se rencontre souvent chez des gens qui ne chantent jamais. Le *trachome* à nodules multiples, décrit par Türck, a été confondu à tort avec les nodules. Rice a cru mieux faire en désignant l'affection sous le nom de *cordite tubéreuse*, et, cependant, combien ne voit-on pas survenir de nodules en dehors de tout processus inflammatoire. Bien qu'il existe cependant des nodules consécutifs à la laryngite chronique, il est bon de reconnaître que le nodule est souvent une lésion primitive de la corde vocale. Si l'on se reporte à certaines descriptions anatomo-pathologiques, on voit que le nodule a été confondu avec certains polypes du larynx, d'autant plus que nous sommes convaincu qu'il est des polypes du larynx qui succèdent parfois à un nodule. Néanmoins le nodule a un volume et un aspect caractéristiques qui ne rendent guère la confusion possible.

On peut définir le nodule : une saillie sessile fort petite, ne dépassant pas le volume d'une tête d'épingle. Cette saillie blanchâtre, rouge parfois, siège sur le bord libre de la corde vocale, exactement à l'union de son tiers antérieur avec son tiers moyen, c'est-à-dire au milieu de la partie ligamenteuse. Dans la majorité des cas, les nodules existent des deux côtés sur des points symétriques, de telle sorte que, dans la phonation, ils arrivent au contact et divisent la fente vocale ligamenteuse en deux segments glottiques égaux. Quand le nodule est unilatéral, on le voit souvent déterminer une sorte de dépression sur le point symétrique de la corde opposée.

Le *nodule laryngé* répond, à notre avis, à une forme clinique absolument précise qui ne peut être confondue avec aucune autre tumeur. Sa dénomination même ne prête à aucune équivoque, car elle ne préjuge rien sur la nature de la lésion, ni sur les conditions étiologiques. Trachome, pachydermie, cordite tubéreuse à nodules situés en dehors du lieu d'élection, sont autant de lésions à classer dans un autre chapitre.

Le nodule, comme nous venons de le dire, est une très petite tumeur sessile, siégeant toujours sur un point déterminé de la corde vocale. Comment expliquer cette singulière et constante localisation? La plupart des auteurs admettent que les nodules sont consécutifs à une laryngite chronique. Hodgkinson incrimine le gonflement du bord libre des cordes vocales. Les bords, dans la partie ligamenteuse, deviennent convexes; il en résulte que, pendant la phonation, ils arrivent au contact, au moment des vibrations les plus étendues. C'est sur le point de friction des cordes que la lésion prend naissance.

Nous comprenons bien qu'un semblable frottement puisse provoquer une formation nodulaire, mais nous ne voyons pas comment on peut affirmer que le nodule apparaît au point précis où la vibration de la corde atteint son maximum d'amplitude. Il est un fait que nous connaissons tous. Quand nous sommes en présence d'une laryngite aiguë et que nous faisons émettre un son par le malade, nous voyons les cordes entrer en vibration ; le mucus qui les recouvre est ballotté à la surface, et bientôt, s'accumule mécaniquement sur deux points symétriques répondant mathématiquement au lieu d'élection des nodules. Le mucus forme alors à ce niveau deux perles symétriques qui peuvent même en imposer pour des nodules à un œil peu exercé. Il nous semble que, si ces points d'élection répondaient à un ventre vibratoire, l'accumulation du mucus ne pourrait s'y produire. Nous croyons plutôt qu'il existe là ce que l'on appelle en physique un nœud vibratoire, et nous en tenons pour preuve l'état de repos du globe muqueux quand il est arrivé à se concentrer sur ce point spécial. Aussi pensons-nous que les nodules résultent plutôt de l'irritation constante causée par l'accumulation du mucus ou du muco-pus sur un point toujours identique, exclusivement déterminé par les lois des vibrations sonores. Cela est corroboré par ce fait que les polypes du larynx, eux-mêmes, ont une tendance remarquable à s'implanter au même niveau que les nodules.

Frænkel a émis l'hypothèse que les nodules étaient en rapport constant avec le système glandulaire des cordes vocales. Une telle opinion n'est guère soutenable, puisque nombre d'auteurs ont démontré qu'il n'existait pas de glandes au lieu d'élection des nodules.

Les nodules laryngés résultent pour les uns d'une mauvaise méthode d'émission de la voix, pour les autres du surmenage vocal. Ces deux causes sont admissibles, mais elles ne peuvent expliquer tous les cas. Ainsi, chez l'enfant, le nodule n'est pas rare puisque, dans notre statistique, nous en avons rencontré 28 cas au-dessous de 15 ans. Or, chez l'enfant, comme on peut s'en rendre compte, les nodules sont consécutifs, dans la majorité des cas, à un catarrhe laryngé, suite de bronchite, coqueluche ou rougeole. Rien ne s'oppose à faire rejeter également l'influence du surmenage vocal chez l'adulte, puisqu'il en est beaucoup qui ne sont pas des professionnels de la voix parlée ou chantée.

Les troubles de la voix varient suivant le volume des nodules. Les plus petits ne donnent souvent lieu à aucun trouble perceptible à l'oreille et ne deviennent guère appréciables que chez les chanteurs. Chez ces derniers, de l'avis unanime, les soprani et les ténors sont les plus éprouvés. Comme l'a dit Wagnier, la gêne vocale est au minimum dans les tons bas ; au contraire, l'émission des tons élevés est impossible dans le registre de poitrine et n'est possible qu'en fausset. Mais, en outre, le fausset devient limité dans son échelle supérieure ; de plus en plus altéré, il perd sa pureté et sa finesse. Les sons sont encore émis dans les *forte*, mais toute nuance devient impossible.

Dans le cas de nodules plus volumineux, il se produit deux sons différents simultanés. C'est la diphonie qui a été signalée par Türck, Rossbach, Schnitzler, Wagnier, et dont l'écart des deux sons répond le plus souvent à un intervalle musical déterminé. Peu importe la nature de la diphonie, il nous suffira de dire que les malades atteints de nodules ont un timbre spécial qui nous met souvent sur la voie du diagnostic.

Les nodules existent plus souvent chez la femme que chez l'homme. Dans notre statistique, nous trouvons 112 femmes et 32 hommes. Cette fréquence chez la femme a déjà été signalée.

Relativement à l'influence de la profession, nos recherches person nelles prouvent que l'exercice du chant est une cause prédisposante de premier ordre. Nous avons rencontré des nodules chez des chanteurs dans 46 cas, soit 12 artistes chanteurs de profession et 34 chanteurs amateurs ou élèves.

Mais, si la voix chantée prédispose au nodule, il en est aussi de même de la voix parlée. Nous avons trouvé 19 cas de nodules chez des professeurs ou chez des gens ayant à parler fort et beaucoup; dans ce nombre, il nous faut signaler deux jeunes filles qui dirigeaient le travail dans une usine de tissage mécanique. Rien n'est plus pernicieux que l'obligation de parler au milieu du bruit des métiers et nous avons eu l'occasion d'opérer plusieurs fois des polypes du larynx chez des contremaîtres d'usine de tissage.

Les nodules sont parfois unilatéraux, mais le plus souvent bilatéraux. Pour la bilatéralité, nous arrivons à 108 cas, tandis que les nodules unilatéraux ne dépassent pas 36, dont 15 à gauche et 21 à droite. Dans un cas nous avons vu les deux nodules apparaître successivement à un intervalle de temps assez considérable. Les deux nodules ont souvent des dimensions identiques, 30 fois cependant l'un d'eux était d'un volume plus important.

La laryngite concomitante est loin d'être la règle, nous ne l'avons rencontrée que 25 fois, et même, sur ce nombre, 11 fois la laryngite était unilatérale, revêtant deux fois le caractère pachydermique. On sait que William Milligan a cherché à démontrer que le catarrhe subaigu et chronique précède toujours l'apparition des nodules. Le nodule serait, pour cet auteur, le degré ultime d'une série de troubles pathologiques inflammatoires des cordes vocales. Nous croyons cette opinion exagérée, si nous nous en rapportons au chiffre de 119 cas dans lesquels nous n'avons relevé aucune trace d'inflammation chronique étendue à la totalité de la corde vocale.

Certains auteurs ont soutenu que le nodule vocal coïncidait fréquemment avec la tuberculose pulmonaire. En 1894, à la Société de laryngologie américaine, Wright. Simpson et d'autres encore ont affirmé la fréquence des nodules dans la tuberculose. D'autres ont reconnu que ce fait était exceptionnel. Tel est également notre avis, car nous n'avons observé des lésions tuberculeuses que dans 4 pour 100 des cas de notre statistique.

Nous abordons maintenant la question importante du traitement des nodules des chanteurs. Le nodule est dans quelques cas une affection sérieuse, car, sans provoquer de désordres graves dans l'économie, il peut fort souvent entraver une carrière artistique. Aussi devons-nous chercher par tous les moyens en notre pouvoir à lutter contre cette affection, soit qu'elle soit menaçante, soit qu'elle soit définitivement constituée.

Ricardo Botey, en 1896, a insisté sur la prophylaxie de l'affection et il en a déterminé les règles d'une manière précise. Il conseille de ne pas mener de front le professorat et le théâtre. Il insiste sur la suppression de tout surmenage et exige pour les artistes un repos de 48 heures entre chaque représentation. Dès la moindre indisposition, tout exercice de chant doit être suspendu.

Lorsque les nodules existent, ils peuvent persister indéfiniment ou disparaître spontanément en dehors de toute intervention chirurgicale. En règle générale, il est rare d'observer les nodules à leur début, la plupart existent déjà depuis plusieurs années. Toutefois, le pronostic dépend moins de la durée du nodule que de la manière dont on pourra le combattre.

Le traitement sera médical ou chirurgical. Le traitement médical a de nombreux partisans. Il consiste à prescrire d'abord le repos absolu de la voix, et c'est peut-être là la première condition du succès du traitement médical. Mais le repos n'agira guère que dans les nodules récents et non dans les formes anciennes. La médication sulfureuse, employée en boisson et en pulvérisations, est celle qui, à notre avis, donne les meilleurs résultats. Nous reconnaissons que ce traitement, suivi d'une façon plus complète dans une station sulfureuse froide ou thermale, sera supérieur encore comme effet.

Nous serons bref sur la méthode de gymnastique vocale préconisée par Curtis, dans le but de faire disparaître les nodules des chanteurs. Nous admettons qu'elle puisse déterminer une amélioration quand elle est combinée avec le repos, mais il ne faudrait point lui attribuer des effets qu'elle ne peut produire et qui sont indépendants de son application. Nous savons tous que les nodules peuvent disparaître par le repos, nous en connaissons tous des exemples : nous savons aussi que certains chanteurs présentent des nodules minimes qui ne les entravent en rien dans l'exercice de leur profession. En 1898, Curtis a publié trois cas de nodules guéris par sa méthode. Or, dans ces trois observations, il en est une dans laquelle il dit avoir obtenu la disparition des nodules chez une célèbre cantatrice, alors que nous aurions, d'après lui, proposé une intervention chirurgicale. Nous tenons à rétablir les faits. Notre collègue Curtis a été sans doute involontairement induit en erreur. Il s'agissait d'une artiste de premier ordre qui chantait à Lyon, et d'une manière parfaite. Avant son départ pour l'Amérique, nous avions constaté chez elle une trace nodulaire sans importance et qui ne la gênait nullement. Nous n'avions à aucun moment proposé une intervention, nous avions simplement prévenu cette artiste que, si plus tard sa voix s'altérait par augmentation de ce soupçon de nodule, nous pourrions toujours la guérir par une intervention.

Dans le traitement médical, nous comprenons tous les topiques locaux astringents et même destructeurs. Nous n'avons employé que très rarement les modificateurs tels que le chlorure de zinc, le nitrate d'argent fondu, etc. Une fois cependant nous avons obtenu un fort beau résultat par une application de nitrate d'argent fondu. Quant aux topiques destructeurs, tels que l'acide chromique ou trichloracétique, nous redoutons leur emploi, car il est difficile de limiter leur action destructive à la zone exacte du nodule.

Les topiques locaux ont été recommandés surtout par Knight, Gleitsmann, Wagnier. Cette méthode est souvent d'une application fort longue. Ainsi French cite un cas parfaitement guéri au bout de deux ans et demi, par des cautérisations astringentes répétées trois fois par semaine. Le procédé est peu encourageant, quand on le compare à la méthode chirurgicale.

Dans les procédés chirurgicaux nous comprenons la méthode galvano-acustique. Pendant plusieurs années, nous avons employé exclusivement la destruction galvano-caustique. Nous avons ainsi traité 26 malades, la plupart avec un succès complet, quelques autres, un seul excepté, avec amélioration importante. Pour l'application de cette méthode nous nous servons d'une pointe galvanique très fine, susceptible d'être portée au rouge blanc au moindre contact, et non au rouge sombre, comme le recommande Rousseaux. Cependant, dans quelques cas, il nous fallut recourir à la pince pour achever la guérison, et nous fûmes bientôt convaincu que la pince donnait des résultats plus complets et plus certains. Nous avons déjà employé la pince sur 25 malades, et, sauf 3 ou 4 cas dans lesquels nous n'avons obtenu que de l'amélioration, nous pouvons dire que tous les autres ont été parfaitement guéris. Presque toujours nous n'enlevons qu'un seul des deux nodules, le plus volumineux bien entendu, et nous voyons son congénère disparaître de lui-même rapidement. Lorsque nous avons recours au galvano-cautère ou à la pince, nous n'instituons jamais de traitement médical pour que la démonstration soit aussi évidente que possible. Les cas de récidive sont relativement rares.

Si, sur notre statistique, nous ne relevons que 51 cas traités chirurgicalement, la raison en est que beaucoup de malades n'ont été vus qu'une seule fois. Il s'agissait de sujets, ne faisant qu'un médiocre usage de leur voix et fort peu incommodés par leurs nodules. Il y avait aussi la catégorie des enfants chez lesquels, sauf de rares exceptions, toute intervention était inutile. D'ailleurs, un grand nombre de malades refusent l'intervention et l'on doit se contenter d'instituer la médication sulfureuse. Cette médication donne, en effet, de bons résultats dans les cas récents.

Si l'on se sert de la pince, il est entendu que l'on doit choisir des pinces forceps aussi fines que possible, afin de mieux localiser leur action. Botey a fait construire des pinces spéciales, dont les bords sont tranchants ou sous forme d'emporte-pièce. Nous trouvons ces pinces encore trop volumineuses. Nous préférons les pinces agissant par écrasement, elles sont moins dangereuses, car on peut toujours les retirer si le nodule n'est pas saisi d'une façon mathématique. Parfois, bien que l'on n'ait saisi que le nodule, on enlève en même temps un mince ruban minuscule de la muqueuse du bord libre. Cet accident est sans importance comme l'a démontré Poyet, et comme nous l'avons remarqué nous-même dans deux ou trois cas.

Nous en avons fini avec l'étude clinique des nodules. Il nous faut maintenant aborder leur étude histologique. Dans ce but, nous avons conservé une série de pièces que nous avons confiées à M. Bernoud, l'un de nos plus distingués élèves. M. Bernoud a pu triompher de la difficulté considérable qui résulte de la petite dimension de ces nodules, et il en fait d'excellentes coupes qui ont été soumises ensuite à l'examen de notre savant maître le professeur Renaut.

D'après M. Bernoud, si l'on envisage le nodule au point de vue de sa structure histologique, on s'aperçoit immédiatement que les opinions émises sont nombreuses. Certains auteurs prétendent faire rentrer, dans le cadre de l'affection qui nous occupe, des tumeurs dissemblables, telles que : myxomes, fibromes, fibro-myxomes, papillomes, kystes, etc. Il y a là une exagération flagrante, et, s'il est vrai que les nodules peuvent être, comme nous le démontrerons plus loin, d'une structure variable, s'il est vrai que la corde vocale irritée entend réagir à sa façon. il n'en reste pas moins prouvé que cette irritation, *primum movens* du nodule, se cantonne dans des limites définies allant de l'altération épithéliale plus ou moins accusée jusqu'à la formation du fibro-myxome ou du fibrome pur.

Cette exagération vient évidemment de ce qu'on a parfois confondu avec le nodule, cependant si facile à reconnaître, d'autres tumeurs d'aspect extérieur plus ou moins semblable. Ainsi, ce n'est pas sans une certaine hésitation que nous acceptons l'opinion de Compaired de Madrid, considérant comme de vrais nodules ces quatre tumeurs qu'il

enleva chez le même artiste. Ces tumeurs, d'après sa propre description, paraissent être d'un volume un peu considérable pour ne pas
être de simples polypes. De même, le nodule n'est jamais un papillome. Sans doute, l'épithélium irrité peut arriver à la formation de
papilles plus ou moins nombreuses, mais ces papilles, même dans les
cas les plus anciens et définitivement fixés dans leur forme, restent
adélomorphes, c'est-à-dire sans relief individuel visible a la surface.

Mais, si nous nous en tenons à la définition du nodule donnée par
Alexander ou à celle indiquée plus haut, nous éliminons beaucoup de
causes d'erreur en éloignant du sujet, soit des formations trop volumineuses, soit des formations pathologiques, telles que trachome,
cordite tubéreuse, laryngite granuleuse que certains laryngologistes tendent encore à considérer comme de la même nature que les
nodules.

Toutefois, même en ne considérant que les vrais nodules, on voit
que leur constitution n'est pas toujours identique (Kanthak, Sabrazès
et Frèche, Chiari, etc.). Nous avons pu nous en convaincre dans
l'examen de nos préparations. Ce fut presque une désillusion, car ces
néoproductions formées dans des conditions toujours les mêmes, siégeant toujours au même endroit, affectant des dimensions et des
formes toujours identiques, semblaient avoir un certain droit à
réclamer une individualité qu'on doit leur refuser. Or, nous avons pu
trouver dans nos coupes deux formes au moins, l'une se manifestant
par des altérations plus ou moins accusées de la muqueuse, l'autre
par la formation, au-dessous d'une muqueuse également altérée, d'une
masse fibro-myxomateuse.

Il semble bien évident que le processus pathologique dû à une irritation (de quelque façon qu'on l'explique) doit commencer par la
muqueuse pour s'y cantonner ou non suivant les cas.

Puisque tous les nodules n'ont pas la même structure histologique,
et que, d'autre part, il en est qui guérissent spontanément sous
l'influence d'un traitement astringent ou du repos, il serait intéressant
de rechercher s'il y a une corrélation entre les formes anatomiques et
les formes cliniques. Les éléments nous manquent, mais il est bien
probable qu'un nodule aura d'autant plus de chance de guérir que les
altérations seront plus superficielles, et qu'il ne faut pas compter sur
la régression spontanée, quand il s'agit d'une constitution presque
entièrement fibreuse.

Parmi les différentes hypothèses émises au point de vue de la
pathogénie de cette affection, il en est une surtout émise par Fraenkel.

vigoureusement défendue ensuite par Alexander, que nous nous sommes plus spécialement attaché à vérifier. Frænkel, dans ses études sur les glandes des cordes vocales, en découvrit une plus superficielle et partant plus altérable que les autres, située au point précis du lieu d'élection des nodules. C'est, d'après l'auteur, l'irritation ou l'altération de cette glande ou d'un de ses éléments constitutifs qui serait, toujours et dans tous les cas, le primum movens des altérations consécutives aboutissant au nodule. L'hypothèse était belle, on lui donna la sanction du microscope et on voulut même (Alexander) lui donner celle de la clinique en prétendant qu'il était facile de voir sous le laryngoscope cette glande malade entourée de tissu fibreux, mais toujours complaisante, pousser sa part de mucus juste au milieu de la petite tumeur où on pouvait la voir sourdre, fait que nous n'avons jamais observé.

Contre cette opinion quelques auteurs se sont inscrits en faux. Tels sont Chiari, Kanthak et d'autres, encore. Pour notre part, nous avons pu examiner soigneusement huit nodules véritables, recueillis dans les meilleures conditions. La plupart ont été coupés en série, et jamais, dans aucun cas, nous n'avons trouvé le moindre vestige de canal excréteur glandulaire.

M. Bernoud a voulu faire vérifier ses assertions par le professeur Renaut, et nous sommes heureux de rapporter *in extenso* la note que ce savant histologiste a bien voulu rédiger lui-même pour ce travail :

Les préparations de « nodules » soumises à notre examen par MM. Garel et Bernoud ont été toutes colorées par l'hématéine et l'éosine; elles sont donc absolument comparables entre elles. Dans aucune d'elles et pas plus dans celles qui avaient été faites en série que dans celles qui n'avaient pas été pratiquées par ce procédé, *je n'ai pu trouver le moindre vestige d'aucune formation glandulaire.*

Ce point important tranché, — et à mes yeux il l'est absolument, en ce qui concerne du moins les nodules qui m'ont été présentés, — je trouve dans ces mêmes nodules deux variétés.

A. — Les nodules de la première variété sont formés par un épaississement du derme muqueux constituant ce qu'on pourrait appeler le *corps du nodule.* Là, le tissu fibreux, très serré, constitué par des faisceaux de tissu conjonctif fasciculé, très fibrillaire, renferme un petit nombre de cellules fixes. Les faisceaux conjonctifs sont teints en bleu ardoisé sur les préparations où la coloration a été intense. Entre ces faisceaux intriqués, on voit, en nombre variable avec les différents nodules, des vaisseaux sanguins. Ce sont surtout des veines de grand calibre et souvent d'énormes capillaires veineux affectant çà et là une apparence variqueuse.

Constamment, dans cette forme de nodules, il existe entre le noyau fibreux répondant à son corps soit lenticulaire, soit semi-pédiculé, une bande lâche sous l'épithélium malpighien. De deux choses l'une : ou bien cette bande lâche, formée par des tractus grêles, dessine une assise celluleuse sur laquelle le relèvement de l'épithélium et de la mince couche fibreuse qui soutient celui-ci peut glisser en masse; ou bien cette même ligne celluleuse lâche relie au nodule fibreux profond une sorte de mince corps papillaire au-dessus duquel l'épithélium malpighien s'élève avec des papilles ordinairement adélomorphes, c'est-à-dire sans relief individuel visible à la surface. Toutefois celle-ci, dans certains nodules, forme des plis au sein de chacun desquels sont noyées des papilles plus ou moins nombreuses.

L'épithélium est du type malpighien, avec tous les caractères de ceux de la bouche ou, si l'on veut, de la corde vocale normale. Il est formé d'une couche génératrice, d'une assise de Malpighi plus ou moins épaisse et d'une couche superficielle épidermoïde, au sein de laquelle jusqu'au dernier rang, les cellules ont conservé leur noyau colorable. Il n'y a point de couche granuleuse. Sur les côtés latéraux des cellules génératrices, et entre les plans-côtés des cellules malpighiennes, on voit des épines de Schultze très nettes, traversant les lignes de ciment comme des ponts.

Là où le nodule ne montre point de dispositif papillaire, l'épithélium malpighien présente seulement les altérations banales du corps de Malpighi touché par l'œdème. Les lignes de ciment sont, çà et là, devenues très larges et servent de voie de marche à des leucocytes migrateurs, immédiatement reconnaissables à leur noyau polymorphe, moulé sur l'interstice et teint intensément par l'hématéine. Dans les parties soit moyennes, soit superficielles de l'épithélium, on peut voir ainsi des espaces développés simplement par l'œdème, et d'autres coupés par les leucocytes de façon à former ce que j'ai appelé des « thèques ».

En outre, d'une façon générale, les cellules épithéliales subissent des lésions et celles-ci sont d'intensité variable. Au voisinage du noyau, sur l'un des pôles de celui-ci, la zone périnucléaire se développe de façon prépondérante et parait emplie d'un plasma, teint en bleu de lin très pâle par l'hématéine. Le noyau, rejeté sur le côté opposé, s'infléchit en croissant et peu à peu s'atrophie. C'est la lésion décrite par Cornil et Ranvier sous le nom « d'atrophie des noyaux par dilatation des nucléoles ». Quant à son explication cytologique, elle me semble devoir être revisée : il ne semble pas en effet que ce soit le nucléole distendu par un suc nouveau, mais bien la zone endoplastique périnucléaire distendue par le plasma dont je viens de parler, qui devient l'origine de l'altération du noyau. Sur d'autres cellules on a affaire à l'altération cavitaire décrite par Leloir. Du triple mouvement d'*œdème cimentaire*, d'*hydropisie juxtanucléaire* et d'*altération cavitaire*, il résulte que, sur certains points, par ouverture des espaces ainsi développés les uns dans les autres, il se produit, au sein du corps muqueux ou dans l'épaisseur de l'assise superficielle épidermoïde, un dispositif rappelant celui de la prépustule variolique.

Ces lésions de l'épithélium, et surtout l'envahissement de ce dernier par les cellules migratrices, sont surtout marqués dans les nodules renfermant des papilles. Celles-ci sont formées en règle par du tissu conjonctif tout à fait embryonnaire, ou parvenu au stade muqueux.

Les vaisseaux papillaires sont des capillaires jeunes, souvent énormes. Dans l'intérieur des papilles et dans la couche de tissu conjonctif qui règne au-dessous d'elles et au-dessus de la bande lâche et lamellaire décrite plus haut entre le nodule fibreux et l'épithélium, on trouve des cellules lymphoïdes plus ou moins nombreuses. Ce sont des mononucléaires à protoplasma développé et semé de granulations ou de vacuoles.

Tout ceci n'a absolument aucun rapport avec une néoplasie d'origine glandulaire, parce que toujours les glandes manquent et aussi les canaux excréteurs. Il s'agit purement et simplement d'un processus d'inflammation chronique. Dans le derme muqueux, il se forme un nodule de tissu fibreux jeune sous l'influence du bourgeonnement des vaisseaux sanguins, qui demeurent à la phase ultime irréguliers, variqueux, çà et là énormes, sur d'autres points, au contraire, atrophiés. Bref, on voit là ce qui se passe partout dans les néoformations fibreuses d'ordre pathologique. C'est là ce que les anciens appelaient la transformation en tissu « inodulaire ». Les choses peuvent se borner là, et il se forme entre le nodule et l'épithélium une assise de tissu conjonctif lâche ou de glissement. Ou bien, le mouvement s'étend, et, sous l'épithélium, il se forme des papilles plus ou moins irrégulières.

Mais il y a toutefois une différence absolue entre un tel papillome et les papillomes ordinaires. Les papilles restent rudimentaires, leur tissu reste jeune, elles ne donnent pas de divisions et de subdivisions arborisées. Enfin (caractère très important), il n'y a du côté de l'épithélium qu'une participation toute passive au processus. On ne trouve nulle part de globes épidermiques.

B. — Les nodules de la deuxième variété sont très différents. On ne peut mieux les comparer qu'aux bourgeons myxomateux ou fibro-myxomateux de la muqueuse des fosses nasales. Ils sont formés par une masse plus ou moins développée d'un tissu conjonctif particulier parcouru par des vaisseaux du type que j'ai appelé *fœtal*, c'est-à-dire développé par bourgeonnement des vaisseaux préexistants, tel qu'on l'observe, par exemple, dans le tissu cellulaire sous-cutané d'un fœtus humain au début du troisième mois. Ce sont de grands boyaux irréguliers, pour la plupart veineux et sans paroi solide, présentant parfois une énorme section transversale. Ils sont plongés dans un tissu de constitution gélatineuse, parcouru par des faisceaux conjonctifs d'une gracilité excessive et formant un feutrage çà et là d'une délicatesse infinie. Les mailles sont si grandes et si grêles dans certaines tumeurs que le noyau du nodule a la consistance d'une gelée semi-liquide. Sur d'autres, le fin feutrage fibrillaire résultant de la dissociation des faisceaux est disposé sous forme de dentelle serrée. Il n'y a là que peu de cellules fixes. Sur d'autres points il s'est opéré des ruptures vasculaires et l'on trouve des détritus hémorragiques subissant l'évolution régressive. Sur d'autres points, où les vaisseaux fœtaux ont subi l'atrophie, étouffés par le développement excessif du tissu mucoïde spécial que je décris, ce dernier subit la dégénérescence colloïde. L'épithélium, présentant également des signes d'irritation chronique, est mince et parfois formé seulement de deux ou trois assises de cellules au-dessus de la couche génératrice, parce qu'il est incessamment refoulé et tendu par la masse du tissu muqueux subjacent. Entre lui et cette masse, il n'y a plus de zone lamelleuse de glissement : la couche génératrice repose sur une vitrée mince et linéaire, parfois indistincte, où vient se terminer la fibrillation fine de la trame connective du nodule.

Cette variété m'a paru fournir l'objet le plus démonstratif de l'absence absolue de formations glandulaires dans le cas qui nous occupe. Comme l'a, en effet, démontré Barbier, les productions similaires qu'on trouve sur la muqueuse de Schneider et sur les cornets du nez ont ceci de particulier qu'elles développent les glandes de la région, de contournées qu'elles étaient les redressent et mettent ainsi en évidence leur disposition pennée. Au sein de la masse de tissu pseudo-muqueux, toute glande ou tout canal glandulaire saute aux yeux du premier coup. Ici, au contraire, on ne trouve jamais rien qui ressemble à des glandes ou à des canaux glandulaires. J'en conclus que le tissu glandulaire, loin d'être l'origine de la formation des nodules laryngés, reste absolument étranger à leur développement.

du moins dans les cas qui viennent d'être soumis à mon observation.

Telle est la note détaillée que nous devons à l'extrème obligeance du professeur Renaut, notre ancien maître. Elle nous paraît trancher très nettement la question de la constitution anatomique des nodules.

DISCUSSION

POYET (de Paris). — Je commence d'abord par rendre hommage à la compétence des auteurs du rapport et à les féliciter bien sincèrement de leurs travaux, car ils ont atteint le but qu'ils se proposaient, c'est-à-dire de résumer les travaux qui ont été publiés sur la question tout en apportant des documents qui viennent encore l'éclairer.

Il est cependant un point sur lequel je veux insister et sur lequel je suis en désaccord avec les rapporteurs.

Je veux parler de la fréquence des nodules vocaux chez la femme par rapport à l'homme.

J'ai vu des quantités de nodules vocaux et j'ai constaté que les femmes atteintes étaient dans la proportion de 95 pour 100.

On pourrait donc donner à l'affection le nom de *nodules des chanteuses*.

Parmi les chanteuses atteintes, les mezzo-soprano comptent pour 60 pour 100 environ, alors que les soprano ne comptent que pour 20 pour 100 et les contralto pour 5 pour 100 seulement.

Quelles sont donc les causes de ces proportions si différentes ?

La femme, selon moi, messieurs, est beaucoup plus souvent atteinte que l'homme parce qu'elle chante presque toujours dans le registre élevé, ainsi le veulent les ouvrages qui sont écrits pour elle.

Pourquoi les mezzo-soprano sont-ils plus souvent affectés que les soprano ?

Simplement, parce que les jeunes filles qui se proposent de faire leur carrière dans le chant, encouragées par leurs professeurs, veulent toutes être soprano.

Les ouvrages écrits pour ce genre de voix sont plus nombreux, plus plaisants, je pourrais dire que les rôles de soprano sont plus sympathiques.

De plus, grosse raison, raison concluante, le soprano est beaucoup plus payé que le mezzo-soprano, comme le ténor est plus payé que le baryton.

Un mezzo commence ses études de chant, il est jeune, ses muscles vocaux ont toute leur puissance; selon ses désirs et sur la foi de son professeur de chant, il chante les soprano.

Petit à petit, ce n'est plus qu'au prix d'efforts suivis de petits enrouements successifs qu'il peut donner les notes élevées du registre de soprano.

Le nodule apparaît se produisant par le rapprochement forcé et vicieux des lèvres de la glotte. Les frottements qui se produisent incessamment au point d'élection, c'est-à-dire au niveau de l'union du tiers antérieur avec les deux tiers postérieurs, ont tôt fait de déterminer en ce point de l'irritation, puis la prolifération épithéliale, c'est-à-dire le nodule.

Ce que je viens de dire au sujet des mezzo peut encore s'appliquer aux barytons.

Les quelques nodules que j'ai observés chez l'homme s'étaient développés sur des barytons ayant voulu chanter les ténors.

J'en ai vu trois cas chez des enfants de chœur, dont la voix commençait à muer.

Je conclus donc de ce que je viens de dire que toute femme voulant se livrer à des études vocales devrait, avant de commencer, se soumettre à l'examen d'un médecin compétent.

Quant au traitement de l'affection, une fois le nodule établi, je donne la préférence à l'ablation avec les pinces.

Il faut avoir bien soin de reconnaître d'abord quel est le nodule initial : car, lui enlevé, le nodule symétrique, développé par frottement, disparaîtra souvent spontanément.

Dans une communication faite par moi il y a quelques années, je comparais le nodule du larynx au cor des pieds et en particulier à celui que nous connaissons tous sous le nom d'œil-de-perdrix.

Le cor enlevé, l'induration correspondante disparaît, il en est de même pour le nodule des cordes vocales.

Je ne proscris pas les différents traitements par l'excision, par les cautérisations au galvano-cautère ; j'en ai vu des résultats parfaits.

Quand le nodule en est à son début, des cautérisations avec le chlorure de zinc, le sulfate de cuivre, l'acide acétique et surtout l'acide salicylique, ainsi que je le disais dans la communication à laquelle je faisais allusion plus haut, donnent de bons résultats.

Quelle que soit la méthode de traitement à laquelle on a recours, le repos de la voix, repos absolu, et surtout le changement de la méthode s'imposent.

Donc, repos vocal, changement de méthode de chant, c'est-à-dire travail vocal dans le registre que vous a donné la nature est le complément de l'opération.

Souvent, ces deux facteurs seuls suffisent à amener la guérison ; ce sont ces cas que l'on signale sous la rubrique de guérisons spontanées.

M. Ruault (de Paris). — M. Ruault n'a rien à ajouter à ce que MM. Chiari, Capart, Garel et Poyet viennent de dire de l'anatomie pathologique et de l'étiologie. Cependant, il a vu très rarement la disparition spontanée des nodules que signale M. Chiari ; et assez souvent la récidive après l'ablation, que M. Garel donne comme rare.

Au point de vue clinique, il y a lieu de distinguer deux formes de l'affection.

Dans la première, elle se traduit par la présence, au niveau de l'union du tiers antérieur et du tiers moyen de chaque corde, d'une saillie dure, pointue, *acuminée*, au niveau de laquelle on aperçoit, à chaque émission vocale, un petit amas de mucus de couleur blanc laiteux. Le reste de la corde paraît saine. C'est là le vrai nodule de Störk, affection tenace, difficile à guérir, que l'on voit chez des chanteuses, et surtout chez celles qui, ayant une voix de mezzo soprano, chantent des rôles de soprano. L'autre forme, au lieu de paraître une affection isolée, coïncide au contraire avec du catarrhe chronique, et la présence d'élevures rougeâtres, papuleuses, sur la surface des cordes, surtout antérieurement. Elle n'est qu'un épisode de la laryngite chronique. On la voit chez les chanteuses, les professeurs de chant, surtout (80 fois sur 100) chez les femmes ; et aussi chez les enfants des deux sexes qui ont coutume de crier à l'école, au moment des récréations. Cette variété peut guérir seule par le repos. Les nodules sont arrondis et non acuminés, souvent l'un d'eux est plus gros que l'autre.

Comme traitement, on peut recourir à l'iode dans la deuxième forme, mais surtout au galvanocautère et avant tout à la pince coupante.

Pour intervenir chirurgicalement, une grande précision est nécessaire. L'anesthésie du larynx, à l'aide d'un pinceau trempé dans une solution très forte de cocaïne est nécessaire. Mais, ce qui importe surtout, c'est la tolérance du pharynx. Pour l'obtenir, Ruault donne 4 à 6 grammes de bromure de potassium par jour, à l'intérieur, pendant les 4 à 6 jours qui précèdent l'opération.

Il n'hésite pas à recommander cette pratique, qui lui a rendu les plus grands services.

M. Botey (de Barcelone). — La cause des nodules est que chez les femmes et les ténors, dans les notes aiguës, les cordes vibrent sur les deux tiers antérieurs de leur longueur; il y a donc une surface de 2 ou 3 millimètres qui subit un frottement continuel.

Botey croit qu'il faut de très petites pinces coupantes de 2 ou 3 millimètres de diamètre, comme les siennes, pour extirper les nodules; par conséquent les pinces non coupantes ne sont pas convenables.

Botey croit absolument inutile d'employer les bromures, comme Ruault; l'anesthésie locale avec la cocaïne lui suffit.

M. Holbrook Curtis (de New-York). — H. C. said, that the « nodules of singers » was an unfortunate term, as the malady should be called the nodules of those who could not sing, for the simple reason that when one sings correctly, nodules are never found. Bad method is the explanation of the condition in general, but also the nodules may occur in singers as a result of fatigue, or change of language, in which case they should be called acute nodules. (Dr. Curtis gave an explanation of his method of treatment upon the black board and with the voice.) He had treated perhaps one hundred cases chiefly in well known singers and had get to see a case of nodules, in which interstitial changes had not invaded the body of the cord, that were not easily removed by his method of vocal gymnastics.

M. Weil (de Vienne). — W. hat von der Einblasung von unvermischtem Alaunpulver (alum. crud. pulv.) sehr oft gute Resultate gesehen. Oft vergehen mehrere Wochen, ohne dass man eine Veränderung wahrnehmen kann, dann sind die Knötchen plötzlich über Nacht verschwunden, wie abgefallen. Man soll daher die Geduld nicht verlieren und bei der gänzlichen Ungefährlichkeit des Mittels dasselbe vor der Operation immer zuerst versuchen.

M. Luc (de Paris). — L. recommande, pour l'extraction des petits nodules, l'emploi d'une curette losangique, dont l'idée première revient au docteur Ruault, et dont le grand avantage consiste en ce que l'on peut suivre l'instrument dans le larynx jusqu'au moment où le nodule est engagé dans l'ouverture de sa fenêtre losangique. Il suffit alors d'appuyer la curette contre la paroi latérale du larynx et de l'extraire d'un mouvement brusque pour amener au dehors le petit néoplasme, presque toujours adhérent à l'instrument.

M. Moure (de Bordeaux). — Nous sommes, je crois, tous d'accord sur la pathogénie des nodules vocaux des chanteurs. Il s'agit toujours de malmenage vocal, et tout chanteur qui fait des nodules est un chanteur qui déplace sa voix, soit dans le haut, soit dans le bas. Il me parait y avoir des nodules qui ne sont pas tant la maladie, mais l'expression morbide d'un état de fatigue locale. En résumé, ou l'on voit le nodule au début, et le repos suffit pour le guérir; ou bien le nodule est confirmé, le chanteur fatigué, et l'ablation du nodule ne suffit pas pour le guérir, car il y a des troubles d'asynergie vocale que le traitement chirurgical ne suffit pas à faire disparaître.

M. Natier (de Paris). — La laryngite nodulaire constitue une des nombreuses pierres d'achoppement de notre spécialité. Cela provient de ce que la question a été mal posée au point de vue pathogénique. Au lieu de se préoccuper ainsi de l'état du larynx, exclusivement, il conviendrait de considérer l'état des poumons, et l'on verrait alors que les malades de ce genre ont une capacité respiratoire insuffisante, ne fournissant au spiromètre que 1 litre ou 1,5 litre d'air, au lieu de 5 et même 4 litres.

En conséquence, le véritable traitement consistera à soumettre les malades à une gymnastique respiratoire appropriée. On pourra ainsi obtenir une guérison complète, que sont loin de procurer les divers manuels opératoires si nombreux, préconisés de divers côtés par les virtuoses du couteau ou des pinces.

M. Chiari (de Vienne). — Il ne croit pas que la production des nodules vocaux soit toujours due à une défectuosité du chant. Dans beaucoup de cas, la cause échappe.

M. Chiari n'a pas l'expérience de M. Bar pour l'anesthésie du larynx. La cocaïne, en plus ou moins grande quantité, lui a toujours suffi.

Le choix des instruments est essentiellement personnel à l'opérateur. Cependant l'opération est délicate. Il ne faut opérer que s'il y a une impossibilité absolue de chanter, due aux nodules.

MERCREDI 8 AOUT

Séance de l'après-midi.

Présidence de M. LENNOX-BROWNE (Londres)

DES ARTHRITES DU LARYNX

par le docteur E. ESCAT,

(de Toulouse).

Comme tout organe doué de fonctions motrices, le larynx peut être frappé d'inertie par névropathie, par myopathie ou par arthropathie. Il n'y a pas, en effet, de raison pour que l'organe vocal échappe à une loi anatomo-pathologique générale.

Mais si les troubles relevant des deux premières causes ont été jusqu'à ce jour l'objet de nombreuses et de savantes études, ceux qui appartiennent à la troisième ont été singulièrement délaissés.

Nul n'ignore, cependant, les incertitudes qui planent encore sur les névropathies laryngées, incertitudes d'autant plus justifiées que l'anatomie et que la physiologie classique de l'innervation laryngée ont été dans ces dernières années considérablement ébranlées par les travaux les plus contradictoires.

Et qui sait si des cas d'immobilisation des cordes vocales de nature arthropathique n'ont point souvent trompé notre œil, se présentant sous le masque d'une paralysie? Là est peut-être la clef d'une énigme; en effet, la difficulté où nous nous trouvons tous les jours d'adapter à nos schémas classiques les faits si insolites et si disparates que nous observons dans le prétendu domaine des névropathies laryngées, a peut-être sa seule raison dans l'ignorance où nous sommes des arthropathies laryngées.

La confusion entre les unes et les autres est d'autant plus facile que leur symptomatologie présente les plus grandes analogies : l'arthrite crico-aryténoïdienne simule la paralysie du récurrent et l'arthrite crico-thyroïdienne celle du laryngé externe; la similitude clinique se double de la similitude laryngoscopique.

Il est donc fort possible que beaucoup de prétendues paralysies à étiologie problématique ne soient que des arthrites ou des ankyloses. S'il nous fallait faire à distance le diagnostic différentiel entre une paralysie du deltoïde et une ankylose de l'épaule, sans pouvoir mobiliser le bras, nous serions fort embarrassés; or nous nous trouvons dans un embarras identique quand il s'agit de différencier une paralysie d'une ankylose laryngée.

Nous laissons de côté, bien entendu, les arthrites et les ankyloses qui relèvent du laryngo-typhus et de la syphilis tertiaire, ne voulant nous occuper ici que des arthrites proprement dites, rhumatismales ou pseudo-rhumatismales, aiguës, subaiguës ou chroniques.

Si les arthrites du larynx ne sont pas encore entrées dans le domaine classique, il n'en est pas moins vrai que quelques observateurs les ont reconnues et relatées.

Quelques faits très intéressants d'arthrite laryngée ont été, en effet, publiés; ils se rapportent tous à l'articulation crico-aryténoïdienne.

Le premier et le plus important est celui de Desbrousses[1] relatif à une malade de Schutzemberger qui, atteinte de rhumatisme polyarti-

---

[1] A. DESBROUSSES, Thèse de Strasbourg, 1861.

culaire, mourut de péricardite et d'œdème pulmonaire ; le sujet fut reconnu à l'autopsie atteint d'arthrite crico-aryténoïdienne gauche : la cavité articulaire contenait un épanchement séreux et rougeâtre.

Archambault publie plus tard des faits cliniques, mais qui de l'avis de Ruault sont assez douteux.

En 1886, Ramon de la Sota[1] rapporte une observation d'arthrite crico-aryténoïdienne au cours d'un rhumatisme polyarticulaire.

La même année, Raymond[2] cite un cas d'accidents laryngés survenus chez un sujet atteint de rhumatisme articulaire qui dut subir la trachéotomie. Il y a grande chance pour que la sténose laryngée ait été sous la dépendance d'une arthrite crico-aryténoïdienne.

L'année suivante, Liebermann[3] observe une arthrite crico-aryténoïdienne chez un jeune soldat atteint de rhumatisme blennorragique à localisations multiples.

Borée, cité par Ruault, apporte aussi une contribution à l'histoire de cette affection.

Grünwald, cité par Sendziak, relate cinq cas de synovite aiguë rhumatismale crico-aryténoïdienne.

Simanowski[4], de Saint-Pétersbourg, en observe trois nouveaux cas.

Schrötter, cité par Ruault, signale des observations analogues.

En 1892, à la Société parisienne de laryngologie, Luc[5] fait une intéressante communication concernant une femme de trente ans, atteinte au cours d'un rhumatisme aigu généralisé d'enrouement, de cornage et de dyspnée; la laryngoscopie montra la corde gauche fixée en adduction; la malade guérit.

A l'occasion de cette communication, Ruault relata un fait semblable observé chez une femme de quarante ans, atteinte simultanément d'érythème noueux et de fluxions polyarticulaires; la guérison survint au bout de huit jours.

Dans ce cas, la corde vocale droite, vue en adduction à l'examen laryngoscopique, parut située dans un plan plus élevé que sa congénère : ce signe révélé par Ruault n'avait été mentionné dans aucune autre observation.

En 1893, Compaired, de Madrid[6], publie trois nouveaux cas d'arthrite crico-aryténoïdienne.

1. Ramon de la Sota y Lastra (Revista de laringologia, 1886).
2. Raymond (Gaz. méd. de Paris, 17 juillet 1886).
3. Liebermann (Soc. méd. des hôpitaux, 1875).
4. Simanowski (Vratsch, Nᵒˢ 18-20, 1890).
5. Luc (Soc. paris. de laryng., *Ann. des mal. de l'or.*, 1892, p. 208).
6. Compaired, *Revista de laringologia* (1893).

La même année, Newcomb[1] ajoute aux faits précédents une nouvelle observation dans laquelle il signale comme nouveau signe la crépitation perçue par la palpation de la région pré-laryngée au niveau de l'articulation crico-aryténoïdienne et dont la sensation serait surtout évidente pendant la déglutition. Cet auteur considère le rhumatisme des muscles du larynx comme secondaire à la lésion articulaire.

Casselberry[2], dans une communication à l'American laryngological Association, cite un fait très intéressant d'arthrite crico-aryténoïdienne chronique aggravé par une laryngite aiguë.

Symonds[3], l'année suivante, relate une observation d'ankylose du cartilage aryténoïde droit, chez une femme de cinquante-six ans, atteinte d'enrouement depuis un an.

La même année, Meyer[4] relève deux nouveaux cas d'arthrite crico-aryténoïdienne rhumatismale.

En 1895, Abate[5] décrit une laryngite goutteuse, caractérisée par la présence de tophi sur la muqueuse laryngée.

Freudenthal[6], tout en admettant la fréquence du rhumatisme articulaire aigu du larynx, croit au rhumatisme chronique de l'articulation crico-aryténoïdienne qu'il aurait surtout observé chez les goutteux.

Ambler[7] relate deux cas de périchondrite grave suppurée des aryténoïdes au cours de laquelle l'articulation crico-aryténoïdienne parut intéressée. Nous nous demandons si, dans ces cas, la périchondrite n'a pas été secondaire et l'arthrite primitive; cette interprétation nous paraît plus rationnelle que celle de l'auteur.

En 1896, Birkett[8] rapporte une observation analogue à celle déjà citée de Liebermann relative à un cas d'arthrite blennorragique crico-aryténoïdienne avec périchondrite.

Sendziak, de Varsovie[9], publie la même année l'observation d'une

1. NEWCOMB, *The laryngeal manifestations of rheumatism* (Intern. med. Magazine, 1895).

2. CASSELBERRY, *Arthrite déformante du larynx* (comm. à l'American. laryng. Association. — Bull. médical, N° 191, décembre 1895).

3. SYMONDS (Soc. laryng. de Londres, 12 décembre 1894).

4. MEYER (Berlin. klin. Wochens. N° 16, 1894).

5. ABATE, *Laryngite goutteuse* (Ann. des mal. de l'or., 1895, p. 298).

6. FREUDENTHAL, *On rheumatic and allied of the pharynx, larynx and nose* (Journal of laryng. otol. and Rhinol., février 1895, 20).

7. AMBLER,*Perichondritis of the laryngeal Cartilages*(N. Y. med. Journal, 4 mai 1895).

8. BIRKETT, *A case of perichondritis of the left crico-arytenoïd joint from an usual cause* (18e Congrès de l'Assoc. de laryng. americ., Pittsburg, 14 mai 1896).

9. SENDZIAK, *Entzündung der crico-arytenoidalen Gelenke reumatishen Ursprungs* (Arch. f. laryng., Band IV, Heft 2, p. 264 et Kronika lekar aska, 1896).

femme de dix-huit ans qui, atteinte de rhumatisme polyarticulaire sur le déclin de sa grossesse, avait présenté une arthrite crico-aryténoïdienne double.

Havilland Hall [1] observe un cas d'œdème de la région aryténoïde, dont les symptômes rappellent assez bien ceux d'une arthrite crico-aryténoïdienne.

En 1897, Uchermann, de Christiania [2], décrit sous le nom de *laryngitis acuta rheumatica circumscripta nodosa*, une espèce de laryngite caractérisée par l'apparition sur la muqueuse laryngée de nodosités rougeâtres ou bleuâtres et par l'ankylose de l'aryténoïde; il rapporte deux cas de cette affection.

Vehermann [3], l'année suivante, observe un cas identique.

A la même époque, Rueda [4] communique à l'Académie médico-chirurgicale espagnole, sous le diagnostic de laryngite sous-muqueuse un cas douteux d'affection laryngée qui pourrait bien avoir été une arthrite crico-aryténoïdienne : la corde vocale gauche était immobilisée et le malade dut être trachéotomisé.

Castex [5], dans une leçon sur l'arthritisme des premières voies respiratoires, admet l'existence de l'arthrite crico-aryténoïdienne.

Enfin, pendant l'année 1899, de nouveaux faits sont publiés :

Spencer [6] observe chez un homme de soixante-deux ans, au cours d'une atteinte de rhumatisme polyarticulaire, une fixation de l'une des cordes vocales avec mouvements fibrillaires.

Semon [7] cite à l'occasion de cette communication un cas analogue.

Baurowicz [8] relate une observation très nette d'arthrite aiguë rhumatismale crico-aryténoïdienne gauche ayant précédé l'invasion des autres articulations.

Kraus, de Prague, rapporte, sous le diagnostic de périchondrite secondaire à la scarlatine, le cas d'un enfant de huit ans chez lequel

1. Havilland Hall, *Case of œdeme of arytenoids* (Soc. laryng. de Londres, 9 décembre 1896).

2. Uchermann, *Laryngitis acuta rheumatica circumscripta nodosa* (Congrès de Moscou, « Deutsch med. Wochensc. », N° 47, 1897.

3. Vehermann, *Laryngite aiguë rhumatismale circonscrite* (Med. Record, mai 1899).

4. Rueda, *Diagnostic douteux d'un cas d'affection laryngée* (Oto-rino-laringologia española, N°° 1, 2 et 4, 1898).

5. Castex, *L'Arthritisme des premières voies respiratoires* (Bulletin de laryng., 31 décembre 1898).

6. Spencer, *Case of fixation of left vocal cord with fibrillars movements* (Soc. lar de Londres, 5 mars 1898).

7. Semon, communication à la même séance (Soc. lar. de Londres, 5 mars 1899).

8. Baurowicz, *Uber Arthritis crico-arytenoida Reumatice* (Arch. f. laryng. II, 1899).

fut observée une tuméfaction de l'aryténoïde gauche avec immobilisation de la corde correspondante et tirage : le tubage n'ayant pas donné de résultat, la trachéotomie fut pratiquée ; le larynx suppura et l'enfant mourut de pleuro-pneumonie.

Étant donnée la prédilection marquée de la scarlatine pour les séreuses et synoviales, ne sommes-nous pas en droit de nous demander si la prétendue périchondrite n'a pas été secondaire à une véritable arthrite?

Sendziak[1], dans un second travail ajoute deux nouveaux faits à celui qu'il a déjà publié en 1896, mais ne fait que les mentionner : il nous apprend que Goldscheier et Hirsch avaient observé avant Uchermann des cas semblables à ceux publiés par ce dernier.

Wolkenstein[2] relate un cas d'arthrite crico-aryténoïdienne isolée, observée chez un homme de trente-cinq ans, qui céda rapidement au traitement salycilé ; pour cette raison l'auteur considère l'arthrite de nature rhumatismale.

Grabower[3] relate à la Société de laryngologie de Berlin, un cas d'ankylose de l'articulation crico-aryténoïdienne.

Enfin, le professeur Potain[4], dans une leçon clinique sur le rhumatisme grippal, expose l'histoire d'un malade chez lequel la polyarthrite débuta par l'articulation crico-aryténoïdienne ; il insiste, en outre, sur la fréquence de la localisation de cette affection à l'articulation gauche.

Nous allons, à notre tour, rapporter quelques faits qui pourront servir à l'histoire clinique de ces arthropathies.

Nous nous contenterons de relater les observations, sans aborder la question étiologique : peu nous importe, en effet, pour l'instant, qu'il s'agisse de rhumatisme vrai ou de rhumatisme faux, distinction d'ailleurs fort discutée à cette heure.

Avant de disserter sur l'étiologie des arthrites laryngées est-il bon de nous assurer de l'existence de ces arthrites et d'apprendre à connaitre les symptômes par lesquels elles se traduisent : il est de règle que la nosologie précède l'étiologie.

---

1. Sendziak, *Sur les affections rhumatismales de la gorge, du larynx et du nez* (Revue hebd. de laryngologie, 2 décembre 1899).

2. Wolkenstein, *Un cas d'arthrite rhumatismale de l'articulation crico-aryténoïdienne* (Ejenedlick, N° 49, 1899).

3. Grabower, *Ankylose de l'articulation crico-aryténoïdienne droite* (Soc. laryng. de Berlin, 17 mars 1899).

4. Potain, *Le rhumatisme grippal ; son début laryngé* (Journal de médecine interne, 1er juin 1899).

Arthrites crico-aryténoïdiennes.

Voici les faits que j'ai cru pouvoir rapprocher des observations citées plus haut.

Obs. I. — Le 11 février 1898, je suis appelé à voir, avec le professeur André, une religieuse de l'archevêché, âgée de quarante-cinq ans, qui, atteinte depuis quelques jours d'angine catarrhale diffuse et de symptômes généraux de grippe, venait d'être prise en quelques instants de dyspnée manifestement laryngienne.

Je trouve la malade assise sur son lit, aphone, en proie à un violent tirage et à une vive anxiété.

Le thermomètre sous l'aisselle donne 38°,7. Pas d'adénopathie cervicale.

La palpation du larynx provoque de la toux et de la douleur.

L'examen du pharynx révèle un état d'angine catarrhale diffuse.

La malade accuse une vive dysphagie, aussi prononcée pour les liquides que pour les solides.

L'examen laryngoscopique montre les altérations suivantes : l'amygdale linguale est atteinte d'une légère tuméfaction inflammatoire; la muqueuse laryngée est hyperémiée; la corde vocale gauche est complètement immobilisée, comme dans une paralysie du récurrent; la droite est moins compromise; elle n'est capable que d'une abduction incomplète dans l'inspiration forcée, et d'une faible adduction dans la phonation.

Une tuméfaction assez prononcée des masses aryténoïdes voile le tiers postérieur des cordes.

Pas de stigmates hystériques.

Pas de symptômes paralytiques extra-laryngés pouvant faire penser à une paralysie bulbaire ou pseudo-bulbaire.

Aucun signe stéthoscopique de cardiopathie ni de lésion aortique, comme en attestait l'examen fait par le professeur André.

Il était sept heures du soir. Je fis appliquer immédiatement sur la région prélaryngée un vésicatoire, et je me tins prêt toute la nuit à pratiquer la trachéotomie; mais je n'eus pas à intervenir.

L'état resta stationnaire jusqu'à dix heures du soir; à partir de ce moment, le tirage alla en décroissant, et le lendemain matin, quand je revis la malade, il avait complètement disparu.

Au laryngoscope, l'état catarrhal du larynx persistait, mais la corde gauche avait recouvré en partie ses mouvements d'abduction; quant à la corde droite, elle fonctionnait normalement.

Une dysphonie légère avait remplacé l'aphonie.

La température était descendue à 37°,5.

Je croyais encore à des accidents paralytiques dont je m'expliquais bien difficilement la pathogénie, lorsque la malade, venant me remercier trois semaines après, me raconta qu'elle avait présenté les jours suivants des fluxions articulaires douloureuses, légères il est vrai, à l'épaule gauche, au poignet du même côté et sur les petites articulations des extrémités. Ces accidents avaient rapidement cédé, sans traitement.

A ce moment-là seulement, je fis le diagnostic rétrospectif d'*arthrite crico-aryténoïdienne pseudo-rhumatismale grippale, bilatérale, avec prédominance à gauche.*

Comme on le voit, cette observation présente beaucoup d'analogie avec celle de Luc.

Obs. II. — M. B..., 55 ans, propriétaire, habitant les environs de Carcassonne, vient me consulter le 17 avril 1898.

Ce malade me raconte qu'il a été atteint de grippe deux mois auparavant ; il a eu à souffrir d'une angine et d'une laryngite bientôt suivies de localisations articulaires pseudo-rhumatismales qui l'ont retenu alité pendant trois semaines ; au cours de cette maladie et dès le début de la laryngite, il a été pris de dysphagie très vive et de dysphonie ; le premier de ces deux symptômes a duré huit jours seulement, le deuxième a persisté jusqu'à ce jour ; c'est d'ailleurs pour ce trouble seul que le malade vient me consulter.

A l'examen laryngoscopique, je constate une immobilisation complète de la corde vocale gauche, comme dans une paralysie récurrentielle ; il n'y a pourtant pas de chevauchement des aryténoïdes.

L'examen de la région cervicale, du cœur, de l'aorte et de l'appareil respiratoire reste négatif.

Je conclus à une ankylose récente de l'articulation crico-aryténoïdienne gauche, reliquat d'arthrite grippale.

Je fis des pointes de feu sur le côté gauche de la région prélaryngée, et je pratiquai, après anesthésie à la cocaïne, quelques séances de dilatation glottique avec la pince de Courtade ; au bout de quinze jours de traitement, l'aryténoïde gauche avait recouvré, sinon totalement, du moins d'une façon très sensible au laryngoscope, ses mouvements d'abduction et d'adduction.

De l'avis du malade, qui se déclara satisfait du résultat thérapeutique, la voix avait repris, à peu de différence près, sa sonorité habituelle.

Obs. III. — Mlle G..., de Valence d'Albi, 28 ans, est venue me consulter, le 17 février 1899, se plaignant d'une raucité qui date de deux ans et qui serait survenue en quinze jours, après une angine et une laryngite.

De tempérament nettement arthritique, la malade a été sujette, à diverses reprises, à des manifestations articulaires subaiguës.

Nous relevons chez elle, comme antécédent, une arthrite tibio-tarsienne, qui a duré plusieurs mois et qui est actuellement guérie.

Le jour où elle vient se soumettre à mon examen, elle est convalescente d'une arthrite subaiguë de l'épaule gauche.

La face est actuellement le siège d'eczéma qui, au dire de la malade, se manifeste par intermittences.

Depuis deux ans, la dysphonie et la dysphagie subissent des alternatives d'aggravation et d'amélioration parallèles aux variations de température ; la réaction est surtout apparente sous l'influence du froid humide.

Le larynx est actuellement très douloureux à la pression sur le bord postérieur de la lame gauche du cartilage thyroïde.

Au laryngoscope, la corde vocale gauche est immobilisée comme dans une paralysie récurrentielle.

Je diagnostique : *arthrite crico-aryténoïdienne rhumatismale subaiguë à rechutes.*

Comme traitement général, je prescris de l'arsenic et des alcalins, et comme traitement local, des révulsifs sur la région prélaryngée.

Un mois après, j'apprends par le père de la malade, qui est médecin, que l'état s'est considérablement amélioré.

Le 19 septembre, je fais un nouvel examen : la corde gauche a repris en grande partie sa mobilité, la dysphonie est insignifiante, la dysphagie a disparu, mais la pression au niveau de l'articulation crico-aryténoïdienne gauche continue à provoquer de la douleur.

Obs. IV. — Mme T..., 60 ans, de Saint-Gaudens, atteinte depuis douze ans de rhumatisme chronique déformant à localisations multiples, est affligée depuis un an d'une dysphonie dont l'apparition a coïncidé avec une poussée subaiguë rhumatismale des articulations des membres.

Je vois la malade le 22 avril 1900.

La voix est simplement rauque; pas d'autre symptôme.

La corde droite, à l'examen laryngoscopique, se montre en adduction, comme dans une paralysie récurrentielle; la saillie aryténoïdienne du côté correspondant paraît hypertrophiée.

Pendant l'effort de phonation, on voit la corde du côté malade se contracter, mais on n'observe pas le chevauchement des aryténoïdes.

L'exploration de la région cervicale et l'auscultation du cœur restent négatives.

La temporale et la radiale sont cependant athéromateuses.

La malade, peu incommodée par sa raucité, renonce à se soumettre à un traitement actif; je lui prescris simplement de l'iodure de sodium.

Je n'ai pas eu occasion de la revoir.

Cette observation me paraît devoir être rapprochée des cas d'ankylose par rhumatisme chronique qui ont été publiés, et qui semblent répondre à un véritable état de *rhumatisme noueux* du larynx.

Je reconnais que mes quatre observations sont discutables, et je vois déjà mon diagnostic accablé de critiques par des esprits qui admettent certainement sans preuves plus positives l'existence de *paralysies récurrentielles a frigore*, de *périchondrites idiopathiques*, *d'œdèmes propathiques du larynx*, de *laryngites grippales sous-muqueuses*, et autres entités cliniques plus ou moins douteuses.

J'avoue que je serais très heureux de voir sortir de la discussion de mes diagnostics un peu de lumière sur une question intéressante au premier chef.

D'après les faits relatés par les auteurs et ceux que j'ai observés, voici, à mon avis, les signes qui peuvent conduire au diagnostic d'arthrite aiguë crico-aryténoïdienne :

1° Existence ou préexistence d'un état *catarrhal aigu du pharynx et du larynx*; ce symptôme peut toutefois manquer dans les formes subaiguës.

2° *État fébrile* plus ou moins prononcé dans les formes franchement aiguës.

3° Préexistence ou coexistence de *manifestations polyarticulaires extra-laryngées.*

4° *Dysphagie douloureuse,* véritable *phagodynie,* presque aussi prononcée pour les liquides que pour les solides (Potain).

5° *Dysphonie* ou *aphonie partielle* dans la forme unilatérale, *aphonie complète* dans la forme bilatérale.

6° *Tirage* et suffocation dans la forme bilatérale (comme dans le cas de Luc et dans le mien; observation I). Il est certain que dans les cas où ce symptôme a été observé, il a dû y avoir à un moment donné fluxion articulaire bilatérale, car l'immobilisation en adduction d'une seule corde vocale ne suffit pas pour amener un tirage menaçant ni la suffocation.

7° *Phonation douloureuse,* capable d'amener une véritable *phonophobie.*

8° *Douleur locale réveillée par la toux.*

9° *Léger empâtement local et rougeur de la région prélaryngée* (Potain).

Ce symptôme très inconstant ne s'observe que dans les cas franchement aigus.

10° *Douleur vive développée par la pression,* au niveau du bord postérieur des lames du cartilage thyroïde.

Il faut savoir cependant que ce signe a été également relevé au cours de la névrite du récurrent.

Cette réaction névralgique du laryngé inférieur serait inadmissible avec la théorie physiologique classique qui fait de ce tronc nerveux un nerf exclusivement moteur; elle est toutefois admissible dans l'hypothèse moderne qui lui accorde une fonction sensitive (Exner).

Le signe que nous signalons n'est donc pas rigoureusement pathognomonique; mais nous croyons cependant qu'il a une réelle valeur. N'avons-nous pas aussi le droit de nous demander si sous les paralysies récurrentielles dans lesquelles il a été observé ne se dissimulaient point quelques cas frustes d'arthrite crico-aryténoïdienne?

11° *Tuméfaction visible au laryngoscope des saillies aryténoïdiennes,* attestant la fluxion crico-aryténoïdienne, ou tout au moins la périarthrite. Ce signe a été signalé, il est vrai, dans certaines laryngites grippales œdémateuses et dans les périchondrites; mais qui nous prouve que dans ces derniers cas les articulations crico-aryténoïdiennes étaient indemnes?

12° *Immobilisation en adduction de la corde vocale correspondante* comme dans une paralysie récurrentielle, mais *sans chevauchement,* pendant la phonation, de l'aryténoïde sain sur l'aryténoïde intéressé et *sans entraînement de la corde vocale saine au delà de la ligne médiane* (Grabower).

13° *Surélévation de la corde du côté affecté* au-dessus du plan horizontal occupé par la corde du côté opposé (Ruault).

Cette élévation de la corde paraît avoir sa raison dans la distension de la cavité articulaire crico-aryténoïdienne par l'épanchement synovial.

Ce signe indiqué par Ruault au cours de la discussion de l'observation de Luc, devient surtout évident, si pendant l'examen laryngoscopique, on fait exécuter une rotation à la tête du malade.

Le diagnostic d'une ankylose crico-aryténoïdienne est beaucoup plus difficile à établir en raison de l'absence de la plupart des symptômes inflammatoires qui s'observent dans l'état aigu et subaigu, et aussi en raison de l'atrophie secondaire d'origine arthropathique de la corde vocale qui peut faire penser à une lésion névropathique.

Les deux derniers signes, celui de Grabower et de Ruault ont seuls quelque valeur dans ces cas chroniques.

Arthrites crico-thyroïdiennes.

L'arthrite rhumatismale crico-thyroïdienne est loin d'être aussi démontrée que l'arthrite crico-aryténoïdienne; nous avouerons même que son existence est encore fort problématique; nous ne l'avons vue, en effet, signalée nulle part.

Il y a lieu cependant de se demander si la fixation de l'articulation crico-thyroïdienne par un processus rhumatismal ou pseudo-rhumatismal n'est point capable de compromettre les mouvements de flexion du cartilage thyroïde sur le cricoïde, mouvements indispensables à la phonation.

Il est de notion classique que la paralysie du muscle crico-thyroïdien entraîne l'aphonie; il est donc rationnel d'admettre que l'immobilisation de l'articulation autour de laquelle se passent les mouvements commandés par ce muscle, soit accompagnée du même trouble.

Malheureusement, la pathologie ne se fait pas avec des raisonnements; il est toutefois bien permis de se laisser guider par eux pour aller à la recherche des faits.

L'esprit hanté par l'idée de la possibilité d'une arthrite cricothyroïdienne, je me suis demandé si certaines aphonies inexplicables ne pourraient pas relever de cette arthropathie et si certaines prétendues paralysies *a frigore* du laryngé externe ne seraient point simulées par cette affection, tout comme les paralysies récurrentielles le sont par des arthrites crico-aryténoïdiennes.

Certaines dysphonies et aphonies des vieux rhumatisants, des goutteux et des vieillards, atteints d'ossification des cartilages laryngés, pourraient bien relever d'ankyloses crico-thyroïdiennes.

Je me contente de soulever la question sans avoir la prétention de la résoudre.

Voici deux faits que je soumets à la critique des observateurs.

Obs. V. — Le 5 avril 1897, je suis appelé auprès de Mme D..., âgée de 27 ans, atteinte depuis huit jours d'angine catarrhale qui vient d'être suivie de manifestations polyarticulaires subaiguës assez légères.

La température matinale, au moment où j'observe la malade, est de 57°,9.

Elle m'a fait appeler, car elle vient de se réveiller avec une aphonie très prononcée.

La palpation du larynx est douloureuse.

Je pratique l'examen laryngoscopique et j'observe l'état suivant : la muqueuse laryngée est hyperémiée, mais les cordes vocales ont conservé leur couleur à peu près normale; elles s'écartent largement dans l'inspiration profonde, elles se rapprochent normalement dans l'effort de phonation; leur bord est rectiligne dans cette position, sans concavité ni sans ondulation.

L'émission de la voyelle E est impossible; pendant l'effort que fait la malade pour la prononcer, effort pénible accompagné de douleur laryngée, l'épiglotte reste abaissée et ne se relève point comme elle doit le faire normalement pour découvrir la commissure pendant l'émission d'un son de tête.

Devant ces signes, je pense évidemment à une paralysie du laryngé externe; je suis toutefois frappé de sentir très nettement sous le pouce, à la palpation de l'espace inter-crico-thyroïdien, pendant l'effort de phonation, les contractions très nettes du muscle crico-thyroïdien.

La malade prenant déjà du salicylate de soude, je l'engageai à continuer ce traitement, et je me contentai de prescrire un petit vésicatoire sur la région prélaryngée, avec l'intention d'exercer une action révulsive sur le laryngé externe.

Trois jours après, la voix était redevenue normale, et tous les signes fonctionnels et laryngoscopiques que nous avons signalés avaient disparu.

Aujourd'hui seulement, je me demande si, en raison de la persistance des contractions du muscle crico-thyroïdien, il n'y a pas lieu de supposer qu'il s'est plutôt agi d'une arthrite crico-thyroïdienne que d'une paralysie rhumatismale du nerf laryngé externe.

Obs. VI. — Mme M..., 42 ans, vient me consulter le 17 novembre 1898 pour une aphonie presque subite qu'elle attribue à un coup de froid. Depuis quatre jours, elle ne peut parler qu'à voix chuchotée.

Les signes fonctionnels et laryngoscopiques sont absolument identiques à ceux relevés dans l'observation précédente, toutefois l'effort vocal est plus douloureux, la douleur à la pression de l'articulation crico-thyroïdienne droite est plus vive et assez superficielle.

Le rapprochement artificiel entre le pouce et l'index, à travers les téguments du cartilage thyroïde et du cartilage cricoïde, réveille très nettement la même douleur.

Enfin, les contractions des muscles crico-thyroïdiens se font normalement.

Cette dame est sujette à des manifestations mono-articulaires subaiguës : un mois auparavant, elle avait eu un rhumatisme du genou gauche.

Je pense à une arthrite crico-thyroïdienne. J'applique un vésicatoire sur la région prélaryngée, et dès le lendemain la voix recouvre toute son intégrité, comme par enchantement.

Je pourrais citer bien d'autres faits présentant par leurs symptômes et par leurs signes laryngoscopiques bien des analogies avec ces derniers, malheureusement dans ces divers cas mon diagnostic est resté hésitant entre l'arthrite crico-thyroïdienne et la paralysie du muscle crico-thyroïdien, car je n'ai pu, en raison de l'adiposité de la région cervicale, m'assurer de la persistance des contractions des muscles crico-thyroïdiens, signe qui aurait certainement la plus grande valeur dans le diagnostic différentiel de l'arthrite crico-thyroïdienne et de la paralysie du laryngé externe.

En présence de cas de ce genre, voici à mon avis les symptômes et les signes sur la constatation desquels le diagnostic d'arthrite crico-thyroïdienne pourrait être basé :

1° *Apparition brusque d'une aphonie* après un coup de froid, ou au cours d'un rhumatisme polyarticulaire aigu ou subaigu, ou en dehors de cette maladie chez un arthritique avéré.

2° Symptômes parfois légers de *pharyngo-laryngite catarrhale* antécédente ou concomitante.

3° *Effort vocal douloureux.*

4° *Signes laryngoscopiques analogues à ceux de la paralysie du laryngé externe* : défaut de tension des cordes et abaissement de l'épiglotte voilant la commissure vocale pendant l'effort vocal pour prononcer la voyelle E.

5° *Douleur réveillée par la pression de l'articulation crico-thyroïdienne* au niveau des cornes inférieures du cartilage thyroïde.

6° *Réveil de cette même douleur par le rapprochement artificiel à travers les téguments du cartilage thyroïde et du cartilage cricoïde.*

Peut-être pourrait-on obtenir la même réaction douloureuse par l'excitation faradique du muscle crico-thyroïdien.

7° *Persistance des contractions des muscles crico-thyroïdiens* perçues sous le pouce appliqué pendant l'effort vocal exagéré de chaque côté de la ligne médiane.

Mais ces contractions ne sont malheureusement perceptibles que chez les sujets très maigres.

En résumé, malgré l'insuffisance de faits anatomo-pathologiques, il paraît rationnel d'admettre l'existence d'arthropathies laryngées rhumatismales ou pseudo-rhumatismales, grippale, blennorragique, scarlatineuse ou d'autre nature, capables de reproduire suivant leur localisation le tableau clinique, soit de la paralysie récurrentielle, soit de la paralysie du laryngé externe.

Nous croyons qu'il y a un réel intérêt à attirer sur ce point l'attention des observateurs.

Il serait nécessaire, en effet, que les laryngologistes soumettent à une analyse clinique plus attentive les cas de fixation des cordes vocales, de périchondrites aryténoïdiennes ou thyroïdiennes, d'œdème laryngé, et d'aphonie *a frigore* qui passent sous leurs yeux.

Il y aurait grand intérêt également à ce que les médecins se préoccupent davantage des troubles laryngés (dysphonie, aphonie, tirage) des rhumatisants aigus et chroniques et les soumettent plus fréquemment à l'examen laryngoscopique.

Il faudrait aussi que dans tous les cas de nécropsie, de polyarthrite et d'infections multiples des séreuses, l'examen des articulations laryngées ne soit pas oublié.

Nous sommes convaincus que l'anatomie pathologique et la clinique du larynx y gagneraient beaucoup.

Pour terminer, disons un mot du traitement qu'il convient de diriger contre les arthrites laryngées.

Localement, nous conseillerions contre l'arthrite aiguë ou subaiguë, dans les deux localisations, soit les applications de salicylate de méthyle, soit la révulsion par un petit vésicatoire prélaryngé.

Comme traitement général, il paraît indiqué de recourir au salicylate de soude, au salol, au salophène, ou aux salicylates de méthyle et d'éthyle (Potain) ainsi qu'à la médication alcaline.

Contre les états chroniques, nous croyons préférable de recourir localement aux pointes de feu répétées sur la région prélaryngée, et à l'intérieur aux iodures de potassium ou de sodium.

Contre l'ankylose crico-aryténoïdienne, la dilatation avec la pince dilatatrice de Courtade ou les dilatateurs de Schrötter constituera le meilleur moyen de mobilisation de l'articulation.

Contre l'ankylose crico-thyroïdienne le massage prélaryngé, consistant à fléchir le cartilage thyroïde sur le cricoïde sera le traitement local le plus rationnel pour rétablir les mouvements de flexion du premier de ces cartilages sur le second.

La faradisation du muscle crico-thyroïdien pourra agir dans le même sens.

DISCUSSION

M. RUAULT (Paris). — Il appelle l'attention sur un signe non encore décrit de l'arthrite aiguë ou subaiguë crico-aryténoïdienne unilatérale; la différence de niveau entre les deux cordes : celle du côté malade, répondant à l'articulation, où semble siéger presque constamment un léger épanchement, paraît manifestement plus haute que l'autre dans le miroir laryngien. Ce signe est plus sûr que l'existence des points douloureux dont a parlé M. Escat. En effet, on retrouve aussi ces derniers lorsqu'il s'agit d'une névrite primitive, affection qui n'est pas plus rare que l'arthrite dans la grippe.

DE LA FORMATION DES SONS VOYELLES, DES CONSONNES ET DES SYLLABES, D'APRÈS LES GRAPHIQUES DU PHONOGRAPHE

par le docteur M. E. GELLÉ

de Paris.

M. Gellé fait la démonstration de graphiques du phonographe qu'il a dessinés et amplifiés. Sur ses planches, il montre les vibrations simples, puis les périodes caractéristiques des sons voyelles; leurs modifications dans le cours de l'émission sous l'influence de l'intensité sonore et des changements inconscients de tonalité; puis la complication des périodes qui donnent lieu au timbre. Les figures rendent très manifestes la multiplicité et la vigueur des empreintes qui s'impriment dans les *forte*, les éclats de voix. (Ceci est un extrait succinct.)

L'auteur explique la facilité avec laquelle A et O se confondent dans les notes intenses et élevées par la similitude des inscriptions en ce cas; de même la confusion facile de É et I si fréquente chez les sourds; de même encore, celle de O et E dans les graves, etc.

L'auteur a dessiné toutes les périodes des mots « Fable » et « Ane » dits d'abord simplement sans effort; puis sur une autre feuille, avec une grande intensité; elles offrent des formes disparates, des dissociations, marques de la détente brusque qui a donné naissance au son intense; et, au milieu du dessin, le retour du type caractéristique de la période de A. M. Gellé oppose la vigueur du tracé de A aux faibles périodes striées de É et de E; puis les variations de I dans « Rire ». Sur d'autres figures, on voit combien les tracés des mêmes mots diffèrent suivant chaque orateur, et même chez la même personne, à des temps très rapprochés d'émission. — L'action de la consonne sur la voyelle est ici manifeste, soit qu'il s'agisse des explosives P, T, K, soit qu'il y ait association des consonnes sifflantes ; M. Gellé indique l'effet dynamogénique, intensif des explosives, et les effets curieux de C. sonores. Un tracé montre l'effet de « R » sur les périodes ; et le rôle tantôt d'explosive, tantôt de vibrante que joue cette consonne si active. L'E muet est enfin montré dans ses tracés tardifs, dans les notes à C. finale, par exemple. En terminant, l'auteur, prenant pour exemple l'émission de A. I, montre sur des tracés pris sur des bègues, la lenteur des mouvements d'élévation de la langue, trahie sur le graphique par l'interposition, entre les périodes types de A, et celles de I qui se succèdent, d'un groupe de transition où les formes de É se montrent, prises ainsi au passage par suite du manque de précision et la lenteur des mouvements articulatoires.

D'autres planches servent à rendre visibles les différences des tracés d'une suite de voyelles, différentes ou semblables, suivant la rapidité de leur succession, depuis la distance très accusée des tracés jusqu'à leur fusion partielle ; ce qui fait mieux comprendre la confusion qui se produit dans l'audition du sourd quand les syllabes se succèdent avec trop de rapidité.

DISCUSSION

M. MARICHELLE (de Paris). — Un professeur de l'Institution des sourds-muets remercie d'autant plus vivement M. Gellé de son intéressante communication, qu'il espère tirer grand profit pour son enseignement de l'étude de la phonétique expérimentale, et que, sans avoir la grande compétence de M. le docteur Gellé, il a cru devoir publier, il y a trois ans, un essai sur cette question, intitulé : *La parole d'après le tracé du phonographe.*

DE L'IMPORTANCE DU POLE SUPÉRIEUR DE L'AMYGDALE
ET DE LA FOSSETTE SUPRA-TONSILLAIRE
COMME CAUSE DES PÉRIAMYGDALITES PHLEGMONEUSES. — EXTIRPATION
COMPLÈTE DE LA MOITIÉ SUPÉRIEURE DE CET ORGANE
COMME UNIQUE TRAITEMENT PRÉVENTIF EFFICACE

par le docteur RICARDO BOTEY

(de Barcelone).

Dans la pratique courante de la spécialité on se heurte, assez souvent, à des patients atteints de ce que l'on appelle une angine aiguë, une amygdalite phlegmoneuse. La plupart du temps, il s'agit d'une péri-amygdalite, avec cet organe lymphoïde relativement peu affecté, et les tissus environnants de la région supérieure de la tonsille infiltrés, rouges, luisants, bombés, principalement à l'extrémité supérieure des piliers et sur le voile palatin, immédiatement au-dessus de l'amygdale.

Il existe des malades qui font, tous les trois ou quatre mois, de ces angines pendant de longues années, et même des familles où cette infection aiguë paraît héréditaire. Mais les cas les plus fréquents sont ceux où ces sortes de patients sont obligés de s'aliter une ou deux fois par an, pendant une huitaine de jours, avec des douleurs atroces au fond de la gorge et une difficulté extraordinaire à la déglutition. On les traite par les moyens connus, et, la maladie passée, on ne pourra que rarement agir en conséquence pour éviter l'apparition, à une époque pas trop lointaine, de la même maladie, ces malades étant traités la plupart du temps par les médecins généraux.

Quand le malade va consulter un spécialiste, celui-ci pour éviter la récidive s'en tient à l'extirpation des amygdales, soit avec l'amygdalotome, soit avec l'anse galvanique, selon ses préférences; ou bien il exécute la discission de cet organe, en détruit une portion avec la pointe du galvano-cautère, ou l'extirpe par fragments avec les pinces coupantes, quand il est enchatonné entre les piliers.

Excepté quand on peut énucléer toute la glande jusqu'au hile, ce qui arrive quelquefois, avec l'anse chaude, on laisse toujours des portions de l'organe adhérentes au fond de la loge amygdalienne et principalement à sa partie supérieure, en pleine fossette supra-tonsillaire.

La récidive, il est vrai, est moins à craindre tout de même dans ces cas, mais nous n'en avons pas mis le malade absolument à l'abri. Après avoir détruit une grande partie de cet organe lymphoïde, avec les moyens cités plus haut, nous promettons au patient qu'à l'avenir il ne souffrira plus de nouvelles attaques d'angine : et voilà qu'un beau jour l'apparition d'une péri-amygdalite phlegmoneuse donne un démenti à nos confiantes affirmations.

Il faut donc absolument agir de manière à intervenir radicalement dans de semblables circonstances en extirpant jusqu'au fond de la loge amygdalienne la moitié supérieure de la tonsille, car, d'après mon expérience, il n'existe pas le moindre danger à laisser adhérente aux piliers et à la base de la langue la moitié ou le tiers inférieur de cette glande. Il n'existe pas, en effet, de fossette sous-amygdalienne, la tonsille à son extrémité inférieure est assez mince et presque toujours collée aux tissus environnants, sans s'introduire entre l'extrémité inférieure des piliers et la base de la langue, comme au pôle supérieur de cet organe. Je n'ai jamais observé de péri-amygdalite s'étendant d'emblée vers la base des piliers, le tissu lymphoïde de la base de la langue, les parois du pharynx et le larynx ; quand ceci arrive, il s'agit d'une propagation de l'inflammation péri-amygdalienne qui, ayant commencé sur les environs du pôle supérieur de l'amygdale, s'est propagée le long des piliers vers la partie supérieure du pharynx oral et l'entrée du larynx. Cette règle n'est pas cependant absolue mais elle se trouve confirmée par la pratique dans presque tous les cas.

Pour plus de sécurité, on peut faire ce que j'appelle l'*énucléation complète de l'amygdale*, et en commençant par son pôle supérieur il est assez facile de séparer, jusqu'à son extrémité inférieure, toute la glande en laissant la loge amygdalienne complètement vide. J'ai exécuté quelquefois sans le moindre danger, cette opération, mais je pense qu'il est en pratique préférable d'en laisser une petite portion à son extrémité inférieure ; c'est un organe qu'il faut peut-être, au moins en partie respecter, car il possède certaines fonctions physiologiques que nous supprimons par l'énucléation radicale.

Le danger ne réside, dans la plupart des occasions, que sur le pôle supérieur de la tonsille. L'inflammation purulente du fond des cryptes à cette place se propage bientôt à la fossette supra-tonsillaire, très souvent irrégulière, encombrée de magmas caséeux et ayant son ouverture oblitérée par des adhérences multiples de la *plica triangularis* et de la *margo semilunaris* avec le tissu immédiat de la tonsille.

Malgré que Chiari dise déjà en 1889 que l'angine phlegmoneuse siège rarement dans l'amygdale, soutenant que sa place habituelle est en dehors et en haut de l'amygdale, je pense avec le docteur A. Gou-

guenheim qu'assez souvent, plus souvent même que l'on ne pense,
l'amygdalite phlegmoneuse existe ; mais, dans la plupart des cas, à
mon avis, elle ne donne généralement lieu qu'à de petits abcès et à
des inflammations d'une intensité modérée qui se traduisent assez
souvent par ce que l'on appelle une amygdalite folliculaire aiguë, une
angine catarrhale, une folliculo-cryptite aiguë suppurée, une amygdalite parenchymateuse aiguë. Ces cas, que nous spécialistes croyons
rares, sont principalement vus par les médecins généraux, car les
symptômes en sont toujours réduits à une augmentation de volume
de la glande, à des exsudats médiocrement adhérents qui émergent par
l'ouverture des cryptes ; à un œdème des piliers et de la luette de
moyenne intensité, et à une douleur et salivation de jour et de nuit,
pendant 4 à 5 jours. Alors le malade éprouve un soulagement presque
subit, accompagné du rejet d'une petite quantité de pus jaunâtre,
sanguinolent, infect. Ce pus s'est évacué en un point variable de
l'amygdale, quelquefois excessivement difficile à trouver, mais toujours situé sur la surface libre de la glande, au dessous du pôle supérieur. Assez souvent le processus morbide se résout sans évacuation
du pus ; tout rentre, en effet, peu à peu dans l'ordre après le déta-
chement des exsudats caséeux de la surface de la tonsille, celle-ci
restant après, pendant longtemps, quelque peu plus volumineuse
qu'avant la maladie.

La maladie évoluant bénignement d'elle-même, en quelques jours,
l'intervention du spécialiste est inutile, le médecin général suffit à sa
tâche, car le malade ne présente jamais rien de bien alarmant pour son
entourage. Mais quand ces divers troubles fonctionnels et subjectifs
se trouvent exagérés, le malade ne pouvant avaler les liquides, des
douleurs atroces, insupportables, le tourmentent continuellement,
craignant même de suffoquer. Alors, en ouvrant la bouche autant que
faire se peut et en déprimant la langue, on est frappé de voir une
tuméfaction énorme de la région du voile du palais située au-dessus
de l'amygdale, tuméfiée aussi et rejetée assez fortement en dedans et
quelquefois en bas. Dans ces cas la maladie évolue dans un espace de
temps plus long que dans le cas précédent : dix ou douze jours sont
quelquefois nécessaires, et vous savez tous qu'alors une intervention,
même précoce, abrège considérablement les souffrances du malade.

Cette deuxième forme d'angine, bien plus grave que la première,
cette péri-amygdalite n'est au fond aussi qu'une amygdalite lacunaire
aiguë, qui, au lieu de se localiser dans divers points de la glande
pouvant s'ouvrir plus tard facilement à l'extérieur, en détruisant ou
perforant le parenchyme de l'organe du côté de sa surface interne,

parenchyme toujours relativement fragile et rempli de lacunes par où le pus peut se frayer une voie à un moment ou l'autre, se trouve, au contraire, logée au pôle supérieur de l'amygdale, généralement très développé, possédant des cryptes vastes qui constituent de véritables nids à microbes, et pénétrant profondément, quelquefois à plus d'un centimètre, dans l'intérieur de la fossette supra-tonsillaire.

J'ai très souvent constaté cette pénétration de l'extrémité supérieure de l'amygdale sous la partie latérale du voile du palais, en prenant cette glande avec mes pinces à griffes en la tirant vers le côté opposé. Après avoir sectionné quelques petites adhérences avec les piliers, je suis resté quelquefois étonné de voir sortir du fond de la partie supérieure de la loge amygdalienne un centimètre et même plus de tonsille, auparavant complètement caché sous le voile du palais.

En introduisant un stylet recourbé dans la fossette sus-amygdalienne, j'ai pu, dans quelques cas, le faire pénétrer dans une cavité de 18 et même 20 millimètres de profondeur, mais ordinairement la profondeur de cette cavité supra-tonsillaire n'atteint pas plus de 10 à 12 millimètres.

J'ai aussi noté, en promenant la pointe du stylet entre l'extrémité supérieure de l'amygdale et des piliers, que l'ouverture par où l'on pénètre à l'intérieur de la fossette supra-tonsillaire est très souvent rétrécie et réduite parfois à deux ou trois pertuis interrompus par des brides, qui doivent nécessairement rendre très facile la rétention des produits sécrétés par l'extrémité supérieure de l'amygdale palatine, à l'intérieur de la fossette supra-tonsillaire. En outre, les bords antérieur et postérieur de l'amygdale sont très souvent fortement adhérents aux piliers correspondants dans une étendue variable. Si nous détruisons les adhérences au niveau du pôle supérieur, dans le but de le libérer de la fossette supra-tonsillaire, nous trouvons assez souvent de nouvelles adhérences de la glande avec les parois de cette fossette. Finalement, si nous poursuivons notre dissection plus bas, après avoir libéré le bord libre des piliers et celui de la moitié inférieure du *plica triangularis*, qui, comme l'on sait, s'insère par sa base sur la langue, nous nous heurtons fréquemment à de nouvelles difficultés pour séparer la glande des tissus environnants, la face interne du *plica triangularis* est intimement accolée au parenchyme de la tonsille.

Cette dissection est moins difficile chez les enfants et adolescents à amygdales volumineuses, et chez les malades qui, possédant des tonsilles moyennement développées n'ont pas souffert une série interminable d'attaques de péri-amygdalite phlegmoneuse, car dans les cas de phlegmon péri-tonsillaire à répétition la glande est intimement adhérente aux piliers, aux parois de la loge amygdalienne sur des points multiples, et le *plica triangularis*, porté en arrière, s'approche du pilier postérieur et traverse obliquement de haut en bas et d'avant en arrière l'espace qui sépare les deux piliers du voile du palais.

Les amygdales se trouvent alors, assez souvent, en grande partie cachées sous le *plica* et les piliers; il n'existe entre ceux-ci qu'une fente longitudinale plus ou moins béante par où l'on aperçoit la glande plus ou moins atrophiée. Ces cas sont vraiment défavorables pour l'extirpation de la moitié supérieure de la tonsille palatine et rendent excessivement laborieuse l'énucléation complète de la glande.

Ceci est une nouvelle raison pour laquelle je préfère m'en tenir à l'extirpation de la moitié supérieure de l'amygdale, car alors, si l'extrémité supérieure de la glande est de moyen volume, la fossette est assez petite, bornée en arrière par l'organe et recouverte en avant par le plica, sous lequel, à la partie supéro-antérieure de l'interstice entre les deux piliers il existe une étroite ouverture par où le stylet pénètre dans la fossette et qui explique la facile rétention du pus et des produits sécrétés par les cryptes du pôle supérieur de l'amygdale.

A la partie supérieure, le *plica triangularis* contourne d'avant en arrière, l'extrémité de la tonsille, en formant un repli à bord inférieur concave que Killian (de Worms) appelle *margo semilunaris*, et qui se trouve situé immédiatement au-dessous de la fusion du pilier antérieur sur le voile. Ce repli est quelquefois assez développé et a l'aspect d'un rideau qui cache une partie du pôle supérieur de l'amygdale et en adoucit les contours; mais ce repli est alors aussi assez intimement accolé à la glande et la séparation en est un peu difficile.

A part ces cas où l'amygdale est atrophiée et adhérente presque de tous côtés, dans la plupart des autres occasions ces adhérences sont bien moindres, et l'on peut avec un peu de patience libérer suffisamment la glande des piliers, du plica, et des parois de sa loge pour en supprimer sa moitié supérieure, laissant alors la fossette supra-tonsillaire libre de toute obstruction et largement béante, ce qui rend à peu près impossible une nouvelle attaque de péri-amygdalite phlegmoneuse.

Je ne vais pas m'étendre ici à décrire les multiples méfaits de la fossette supra-tonsillaire dont j'ai eu maintes occasions d'observer des exemples depuis que His, Killian, Paterson et Grünwald ont appelé l'attention sur ce sujet. Cette fossette peut réellement devenir le siège d'un grand nombre d'affections. J'ai traité des cas où il existait des trajets fistuleux et des abcès chroniques du voile du palais, reliquat de péri-amygdalites à point de départ dans le recessus palatal de His[1]. J'ai aussi traité des cas où le continuel suintement du pus à travers la fente inférieure de la fossette en question, au lieu de donner lieu à un violent phlegmon vélo-palatin, grâce à son parfait drainage, s'était limité à produire des petits graviers dans son intérieur, à faire sentir au malade, de temps en temps, un goût fétide dans la bouche, et à donner lieu à la formation de granulations papillomateuses, insérées sur la *margo semilunaris* et sur l'extrémité avoisinante du *plica triangularis*.

Mais le point principal qui a attiré mon attention, ce sont les péri-amygdalites phlegmoneuses consécutives à l'oblitération de l'ouverture de cette fossette sus-amygdalienne ou des régions tonsillaires avoisinantes avec le plica et les piliers. Dans ces cas, le point de départ de l'abcès est toujours les cryptes supérieures de l'amygdale; l'écoulement du pus formé étant impossible, l'inflammation se propage à la cavité pharyngo-maxillaire, région bien décrite par Zuckerkand et qui forme deux loges, formées par le stylo-glosso et le stylo-pharyngien. L'antérieure, limitée en dehors, par le ptérygoïdien interne et en dedans par la paroi pharyngienne attenant à l'amygdale. La loge postérieure entre la paroi pharyngienne et la colonne vertébrale contient, dans sa portion la plus postérieure, le gros faisceau vasculo-nerveux du cou. Les deux loges, remplies par un tissu cellulo-adipeux lâche, communiquent ensemble par un intervalle compris entre le stylo-glosso et le stylo-pharyngien.

Dans la grande majorité des cas, le pus s'en tient à la fossette antérieure de la cavité pharyngo-maxillaire et vient proéminer en avant et au-dessus de cette glande, sur l'extrémité supérieure recourbée du pilier antérieur. C'est là qu'il faut plonger la pointe du bistouri directement en arrière et à une profondeur de 1 à 2 centimètres. Si je vois sourdre du pus, j'agrandis l'ouverture inférieurement en retirant le bistouri, qui entame alors la *margo* et la partie antérieure de l'extrémité supérieure de l'amygdale. En outre, pour éviter que l'ouverture ainsi pratiquée ne se referme, j'introduis immédiatement un porte-coton imbibé d'une solution d'acide chromique au 50 pour 100, bien exprimée d'avance, entre les lèvres de l'incision. Jamais alors cette ouverture ne se referme avant la guérison de l'abcès.

J'ai observé trois cas graves de péri-amygdalite phlegmoneuse,

---

1. Dans un de mes cas ces lésions étaient bilatérales

l'un chez un médecin et les deux autres chez des diabétiques, l'un de ces derniers mourut par suffocation; chez le premier, je dus faire des scarifications sur les aryténoïdes et l'épiglotte fortement œdémateux.

L'oblitération de l'ouverture de la fossette n'est pas toujours complète; cette cavité est très souvent irrégulière, subdivisée par des adhérences de l'amygdale et par des cloisonnements et des cavités secondaires contenant des magmas caséeux, oblitérant les ou le pertuis de communication avec l'extérieur. Cette portion de fossette communique parfois avec la bouche par l'ouverture d'une crypte située immédiatement en dessous de la *margo*, en plein tissu amygdalien. S'il advient une folliculo-cryptite à cette place, la turgescence des bords de l'ouverture et l'inflammation produisent bientôt l'érosion de l'épithélium et son oblitération ultérieure. Le pus alors, malgré qu'une partie de la fossette est perméable, se trouve emprisonné dans l'autre partie et l'on peut assister à l'inflammation des tissus avoisinants. La *margo* et l'extrémité supérieure du pilier antérieur commencent à rougir, pendant que le malade ressent une vive douleur à la déglutition. Si alors on exécute la discission de l'extrémité supérieure de l'amygdale en dilatant l'ouverture de cette fossette on évite 8 fois sur 10 au malade de faire une nouvelle péri-amygdalite phlegmoneuse, car le pus se dirige en haut ou en dehors dans la cavité pharyngo-maxillaire, puisqu'il trouve fermée inférieurement son point de sortie.

D'après toutes ces considérations préalables, on comprend la nécessité d'extirper la moitié supérieure de l'amygdale, dans le but de couper net aux continuelles péri-amygdalites phlegmoneuses dont souffre le malade pendant des années, attendu que dans ces cas, le point de départ de ces abcès est toujours l'inflammation purulente des cryptes supérieures de l'amygdale situées dans la fossette en question et le pus ne pouvant se déverser par son ouverture par oblitération partielle ou totale de celle-ci.

La discission suffit rarement, même si l'on dilate amplement l'ouverture de la fossette sous la *margo semilunaris*, malgré qu'on exécute la discision profondément en plein pôle supérieur de cette glande, car plus tard il s'établit de nouvelles adhérences et nous n'avons fait que parer momentanément aux accidents.

La cautérisation des cryptes supérieures de l'amygdale est quelquefois un bon moyen d'éviter la péri-amygdalite et les abcès chroniques enkystés sur le pôle supérieur, dus aux trajets sinueux des fistules à l'oblitération des foyers et à l'hypertrophie persistante de la glande; on pare assez souvent ainsi aux accidents graves (fusées purulentes du cou, œdème de la glotte, ulcération de la carotide interne) qui peuvent survenir plus tard ; mais avec le galvano-cautère, même si l'on détruit la *margo* et une petite portion d'extrémité supérieure du pilier antérieur, pour se donner du jour, on ne peut détruire tout le tissu amygdalien inclus dans la fossette et sous la cicatrice, il reste encore des cryptes remplies de germes qui, plus tard, donnent lieu à un nouveau phlegmon péri-tonsillaire.

L'introduction d'un crochet coupant en serpette, entre le pilier antérieur et l'extrémité supérieure de l'amygdale, en contournant la glande en haut et en dehors jusqu'au pilier postérieur, dans le but de sectionner les adhérences avec le pilier et la *margo* et de diviser le tissu cellulaire profond qui attache la tonsille aux parois profondes de la fossette serait un excellent moyen, si l'on pouvait éviter le nouvel accolement des tissus sectionnés.

Il ne reste donc comme radicalement efficace que l'extirpation de l'extrémité supérieure de la glande, ou mieux encore de son tiers ou de sa moitié supérieure.

Voici comment je procède.

Pour exécuter cette opération il est nécessaire de bien cocaïniser la tonsille, le voile et les piliers, car l'introduction du stylet, du couteau et des autres instruments entre l'organe, la fossette et les piliers produit presque toujours des haut-le-cœur, qui gênent considérablement la manœuvre et retardent beaucoup sa terminaison.

Les adhérences sont multiples et difficiles à séparer dans les cas d'amygdales atrophiées, ce qui arrive même après que le malade a souffert une longue série de péri-amygdalites ; elles le sont aussi, quand les tonsilles du patient ont été d'avance en partie détruites par le galvano-cautère. Dans ce dernier cas, l'amygdale est quelquefois complètement soudée dans tout son pourtour avec les piliers, le *plica* et la *margo*.

Je commence par libérer la moitié supérieure de l'amygdale des piliers et de l'ouverture de la fossette avec le petit couteau boutonné et coudé dont je vous montre le modèle pour chaque côté.

Pour ce faire, je prends l'amygdale à son centre avec les pinces à griffes, que vous voyez, et je l'attire fortement en dedans, ce qui facilite la séparation de l'organe de ses adhérences superficielles. Dans les cas où l'amygdale est volumineuse, ou moyennement développée, cette dissection suffit pour faire sourdre presque toute la glande, il ne reste plus que le hile adhérent au fond de la loge amygdalienne.

S'il s'agit d'un adulte et que l'on craigne l'hémorragie, on lâche l'amygdale pour placer une anse galvano-caustique à courbure latérale pour chaque tonsille dont je vous présente le specimen, et une fois de nouveau la glande accrochée, et fortement attirée en dedans, on place l'anse en haut, en dehors du pôle supérieur de l'amygdale en la faisant glisser le plus bas possible le long de la face profonde de la glande. Alors on retient l'anse, en laissant toujours la pointe du guide-anse; on fait passer le courant pendant deux secondes, et l'on termine l'opération de haut en bas comme dans une simple amygdalotomie avec l'anse chaude. Toute la partie cachée de la glande dans la fossette est, de cette façon, complètement enlevée; en outre, on extrait aussi très souvent la moitié supérieure de la glande jusqu'au fond de sa loge, et obliquement une partie de cet organe situé plus bas.

S'il s'agit d'un enfant ou d'un adolescent, on peut se servir d'un couteau annulaire latéral, de courbure appropriée à chaque tonsille que vous pouvez examiner et que l'on utilise, en le faisant manœuvrer latéralement de haut en bas et en dedans, après avoir bien assujettit avec mes pinces la moitié supérieure de la glande.

Quand les adhérences de l'amygdale sont multiples et profondes, cette opération devient alors un peu plus longue et minutieuse. Une fois la tonsille libérée des piliers et de l'ouverture de la fossette, avec le petit couteau boutonné que vous avez vu, il faut continuer ce débridement plus profondément. Cette nouvelle manœuvre est facile quand la glande possède un volume moyen, car avec les pinces elle émerge en grande partie hors de sa loge ; mais quand elle est atrophiée, on perd assez de temps à la séparer de ses adhérences avec sa loge, et il faut alors substituer le couteau boutonné par une petite gouge courbe et latérale qui sépare de haut en bas la tonsille des parois de sa loge. J'ai fait construire deux de ces gouges pour chaque côté. Leur pointe est émoussée et la lame est courbée sur le plat. Les gouges agissent en séparant d'avant en arrière et de haut en bas les adhérences profondes de la moitié antérieure de la loge amygdalienne et en disséquant d'arrière en avant la glande depuis le pilier postérieur jusqu'au centre.

Dans ces cas aussi le couteau annulaire ou l'anse latérale termine la section de l'organe.

Il existe malheureusement des cas où l'extirpation du pôle supérieur de l'amygdale est à peu près impossible, tellement cette portion d'organe est enchatonnée, encastrée et adhérente aux piliers et à la fossette. Alors, j'introduis de bas en haut un petit crochet coupant dans les angles antérieur et postérieur de l'ouverture de la fossette, je l'enfonce verticalement entre l'amygdale et le pilier antérieur, puis entre celle-ci et le pilier postérieur, et je coupe de dehors en dedans la portion du voile du palais, qui cache l'extrémité de la glande comprise alors entre deux incisions de 1 centimètre à peu près de longueur.

Prenant alors cette extrémité de l'amygdale avec les pinces à griffes, je l'attire en dedans en réunissant les deux incisions verticales par une horizontale et coupe transversalement le voile, soulevé par le pôle supérieur de la glande, à quelques millimètres au-dessus de la *margo sémilunaris*. Je sépare alors de haut en bas et peu à peu, le pôle supérieur de la tonsille des parois supérieures externes et latérales de la fossette et des piliers, avec les petits couteaux courbes que voici et j'en libère, comme je peux, la plus grande partie.

Naturellement, il reste une petite cicatrice au lieu et place de la fossette sus-amygdalienne : mais comme les cryptes supérieures de la glande ont disparu, les péri-amygdalites suppurées ne sont dorénavant plus à craindre.

Cette dernière opération est quelquefois assez laborieuse, mais on s'y voit obligé dans les cas où les péri-amygdalites à répétition constituent un grave inconvénient pour le malade. Tout de même, j'ai dû très rarement devoir recourir à cette intervention. Dans la grande majorité des cas, l'extirpation du pôle supérieur de la glande par le procédé habituel précédemment décrit est possible, et même facile, ce qui fait qu'il me suffit presque toujours.

L'hémorragie est insignifiante ou modérée. La péri-amygdalite est supprimée ainsi, à tout jamais ; même si on n'énuclée pas jusqu'à la base de la langue toute l'amygdale.

TIMBRE DE LA VOIX

par le docteur MOURA

(de Paris).

I

De la sonorité le Timbre est qualité
Particulière qui résulte de la forme,
De l'élasticité, nature et densité
Du corps qui vibre et donne une note uniforme.

Lui-même est un produit d'Harmoniques unis;
Celui d'un son dépend du nombre d'Harmoniques
Qu'il forme autour de lui; c'est ainsi que Fétis
Formule sa raison en termes euphoniques;
Ce nombre ne pouvant être bien calculé,
Le Timbre alors devient une chose subtile
Qu'on ne définit point, et dont le sens voilé
Manque de caractère accusable ou docile.

Le Timbre de la voix est une expression
Très souvent employée et cependant personne
N'oserait en donner la définition.
Les trois jeux de la voix ont un Timbre qui sonne
Au compte de chacun; celui des sons moyens,
Médium du Plein-Chant, domine les deux autres;
Pour son Timbre on le prend, car c'est par les sons pleins
Qu'on juge des chanteurs, de leurs voix et des nôtres.

Le nom *Timbre-Vocal* est un terme très gai,
Mais si mal défini qu'il prête à l'équivoque
Deux fois, car il prend forme au dehors, pour de vrai,
Non à l'intérieur comme on le croit, l'invoque.
Timbre et Sonorité, l'un pour l'autre, sont pris.
Un beau *Timbre vocal*, qui nous émeut, nous touche,
Signifie une voix sonore, d'un grand prix,
Car, pour la voix, le Timbre est sa pierre de touche.

II

Les professeurs de chant n'ont jamais pu nous dire
Quel était l'organisme inhérent à la voix;
Tous leurs raisonnements sur notre humaine Lyre,
Sur son Timbre surtout, sont vagues, nuls ou froids.

Des trois genres de voix propres à chaque sexe,
Basses et Contralti n'ont pas de Timbre pur;
Leurs Harmoniques sont en nombre trop complexe.
Les Soprani, Ténors ont le ton clair, très sûr;
Mais la Voix des premiers résonne plus parfaite.
La Voix de la jeunesse, au beau Timbre argentin
Que préférait Rousseau, c'était la voix de tête,
Au Timbre pénétrant, plein d'un charme divin.

La pureté du Timbre est d'autant plus céleste
Que l'Harmonie accuse un parfait unisson
Entre les éléments divers qui, sans conteste,
Impriment à la Voix un beau style, un beau son.
Son rapport est inverse avec les Harmoniques
Qui font cortège au son, et l'épaisseur des bords
De l'anche, du larynx, ou cordes organiques
Qu'à notre volonté font mouvoir des ressorts.

Le Timbre pur est bien cette qualité rare
Qui fait un diamant de la Voix qu'on entend
Et qu'on nomme *Angélique*; or souvent, sort bizarre,
C'est l'ornement d'un ange au visage attristant!

TONSILLITIS STREPTOTHRICIA

Par le docteur HELLAT

(de Saint-Pétersbourg).

Aus den Gebieten, welche die Laryngologie heutzutage umfasst, gehört die Tonsillenfrage zu den ältesten, die Tonsillen selbst zu den verhältnismässig leicht zugänglichen, jedenfalls dem untersuchenden Auge direct wahrnehmbaren Objecten. Trotzdem lässt es sich nicht leugnen, dass gerade diese Frage, sowohl in physiologischer, wie auch in pathologischer Hinsicht noch vielfach unaufgeklärt ist vielleicht mehr als manche andere, die verhältnismässig spät der Untersuchung erschlossen wurden.

Manches, was als bereits feststehend angesehen wird, erscheint bei näherer Betrachtung einer Revision bedürftig.

Zur letzten Categorie gehört die Frage der Mandelpfröpfe oder der Congrementbildungen. Nach den Angaben von Hering, Nägeli, Bloch und noch Anderer, bestehen sie aus abgestossenen Epithelien, Rundzellen, Bacterien und deren Zersetzungsproducten.

Dass diese Angaben nicht erschöpfend sind, werden Sie selsbt, meine Herren, aus den Präparaten, die ich Ihnen vorlegen werde, ersehen. Dasselbe ergiebt die klinische Betrachtung.

Es ist bekannt, dass zur Zeit viele Affectionen an den Halsorganen vorliegen, die wir zu neurotischen Erscheinungen, zu Parästhesien, Hyperästhesien, zu den pathologisch-anatomisch nicht qualificirbaren Leiden zählen. Ferner wissen wir, dass sehr viele Personen häufig, bei den geringsten Veranlassungen an catarrhalischen, endzündlichen und sogar phlegmonösen Processen des Rachens und der anliegenden Organe zu leiden haben, ohne dass eine befriedigende Erklärung zu geben möglich wäre.

Das räthselhafte und vielleicht die besondere Häufung solcher Fälle bei uns in St. Petersburg hat meine Aufmerksamkeit seit längerer Zeit auf die Tonsillenfrage gelenkt.

Es ergab sich nämlich, dass in solchen Fällen gewöhnlich in den Tonsillen irgend etwas nicht in Ordnung war, namentlich kleinere oder grössere Congremente in denselben enthalten waren. Es lag in der Natur der Sache, dass der nächste Schritt eine genauere microscopische Untersuchung dieser Gebilde sein musste.

Diese Untersuchung führte ich im Verein mit Dr. Ucke, einem Bacteriologen von Fach, der mit allen Finessen der microscopischen Technik vertraut ist, in seinem Laboratorium aus.

Untersucht wurden von uns 92 Fälle. Die rein bacteriologische Seite der Frage hat Dr. Ucke auf meine Bitte freundlich zu schildern übernommen. Er schreibt Folgendes :

Als ich, auf den Vorschlag von D\ Hellat eingehend, an die Untersuchung der Mandelpröpfe herantrat, so geschah es mit dem Gefühl, dass uns die Bakteriologie zunächst keine Anhaltspunkte für die Aetiologie dieser Gebilde bieten würde. Umsomehr war ich erstaunt, als ich von den ersten Untersuchungen an gewisse Anhaltspunkte gefunden zu haben glaubte.

Zunächst verzichtete ich vollständig auf die Cultur, da ich mir Nichts vorsprechen konnte von einem Material, das durch die reiche Flora des Mundes unweigerlich verunreinigt sein musste und beschränkte mich auf Constatirung mikroskopischer Befunde. Ich hatte Epithelzellen, Eiterkörperchen, Gewebsdetritus neben Kokken und Stäbchen zu sehen erwartet und fand von alledem so gut wie Nichts. Gewebsbestandttheile fanden sich nur spärlich, Kokken und Stäbchen im Verhältniss in nur geringer Menge. Auf Deckglas Trockenpräparaten, die mit Anilinfarben, am besten Carbolfuchsin gefärbt werden, wird der Beobachter ein Gewirr von Fäden gewahr, welches entschieden gegenüber den übrigen Bestandtteilen vorherrscht. Analysirt man das Bild genauer und dazu bedarf es einer guten Immersion (Apochromat-Zeiss), so sieht man dass diese Fäden von verschiedener Dicke sind : von den allerfeinsten, die eben wahrgenommen werden können, bis zu solchen von der Dicke der Schimmelpilzfäden sind meist alle Uebergänge zu constatiren.

Nachdem wir die Zusammensetzung der Pfröpfe aus besondern Gebilden festgestellt hatten, gingen wir daran die Constanz des Befundes in einer Reihe von Fällen zu prüfen.

Von 92 untersuchten Fällen waren 9 in Bezug auf die erwähnten Fäden negativ, doch waren dies gerade Controluntersuchung von Schleim, den Mandeln ohne Pfröpfe entnommen. In den übrigen 83 Untersuchungen, von denen einige an denselben Personen wiederholt wurden, die jedoch alle characteristische Pfröpfe aufwiesen, konnte stets der Befund der erwähnten Fäden in etwas schwankender Quantität erhoben werden.

Da von manchen Autoren die Pfröpfe auf Wucherung von Leptothrix oder richtiger Bac. buccalis maximus zurückgeführt werden so prüften wir jeden Fall mit Iod; in der That gelang es in 15 Fällen die characteristisch violett gefärbten recht groben Fäden zu finden, doch waren auch sie meist nur in geringer Menge neben den feineren Fäden nachweisbar. Diese standen der Dicke nach den Buccalisfäden bei meist nach. Sie waren geschlungen und gewunden, die feinsten und kürzesten sahen wie Spirillen aus, an den längeren war oft eine Verjüngung gegen ein Ende hin wahrnehmbar; einzelne durchzogen das ganze Gesichtsfeld, zuweilen schien es als ob auch echte Verzweigung wahrgenommen werden konnte, doch mochten wir dem keine volle Sicherheit abgewinnen, da das dichte Gewirr leicht zu Täuschungen führen konnte. Während die feinsten Gebilde als eben wahrnehmbare Fäden sich darstellten, liess sich an dickern Individuen ein doppelter Contour mit blasser gefärbter Innenzone constatiren, die eine Anzahl feinerer und gröberer Körner eingelagert enthielt. Zwischen die Fäden waren häufig Kokken und Stäbchen gestreut, in einzelnen Fällen jedoch fanden sich in grössern Mengen grössere ovale Gebilde mit feiner deutlich tingirten Membran, die den Eindruck von Sporen oder Gonidien machten.

In Anbetracht der Constanz des Befandes, glaubte ich die beschriebenen Fäden für die Bildung der Pfröpfe verantwortlich machen können und ging mein Streben danach ihre Natur zu ermitteln. Gelingen konnte dies natürlich nur erst durch reine Darstellung in Culturen und unternahm ich in dieser Richtung einige Versuche. Da ich jedoch dabei noch zu keinerlei befriedigenden Resultaten gekommen bin und muss ich hier darauf beschränken, meine Vermuthungen auszusprechen : die Länge und Feinheit der Fäden, die wahrscheinliche Verzweigung derselben, das voluminöse und gegenDruck ziemlich resistente Product derselben, endlich der aashafte Gestank, den die Pröpfe beim Erwärmen entwickeln, sprechen zu Gunsten der Ansicht, dass mir es hier mit Wucherung einer Streptothrixart zu thun haben.

Wenn nun auch Culturen und Thierversuche, keine positiven Resultate gegeben haben, so dürfte der microscopische Befund bereits genügend sein, um darzuthun, dass wir bei den Mandelpfröpfen nicht mit irgend welchen. Ausscheidungsproducten der Drüsen resp. Epithelabschütterungen zu thun haben, sondern dass es sich um reine Anhäufungen von ausschliesslich einer Pilzart, den Streptothricheen und ihren Zersetzungsproducten handelt.

Wir wissen aus einer ganzen Reihe von Untersuchungen, dass den Steptothricheen, im Allgemeinen keine exquisit pathogene Eigenschaften zuzuschreiben sind, im Gegentheil sie mit Ausnahme des Strahlenpilzes, für rechtgutartige Schmortzer angesehen werden können. Es liegt jedoch in der Natur der Sache, dass diese Pilze bereits durch ihre physikalichen Eigenschaften als Fremdkörper von wechselnder Grösse einen beständigen Reiz ausüben müssen. Dabei kann nicht geläugnet werden, dass auch ihre Ausscheidungsproducte nicht gleichgültig für den Körper sind; darauf weist bereits der penetrant aashafte Geruch hin, den sie um sich verbreiten. Den Bacteriologen ist denn auch wohl bekannt, dass die Streptothrix verschiedene aromatische Körper ausscheidet.

Es ist nun mehr als wahrscheinlich, dass diese Ausscheidungsproducte in das Tonsillargewebe auf irgend welche Weise (durch Resorption, Osmose oder Infiltrationen) eindringen können, zumal dasselbe in dieser Hinsicht besonders günstige Chancen bietet. Die Reichhaltigkeit der Lymphgefässe in dieser Gegend, die Lockerheit des Bindegewebes und endlich die beständige Bewegung derselben beim Kau- und Schluckakten können die Verbreitung genannter Körper nur begünstigen. Ausserdem scheint die in der Mandel vegetirende Streptothrix nach Analogie ihres Familiegliedes, der Actynomyces, doch auch im Stande zu sein, den eitrigen Zerfall des Gewebes unterhalten zu können. Es wird nämlich fast immeneben den Pilzklumpen etwas Eiter aus den Tonsillen entleert. Ob die Streptothrix ihren Sitz auf die Pharynxmandel beschränkt, ist fraglich. Es erscheint nicht unwahrscheinlich, dass sie auch in der buchtenreichen dritten Tonsille wachsen kann.

Dafür scheint neben dem Analogieschlusse die Bemerkung einer Patientin zu sprechen. Sie erzählte nämlich, dass sie von Zeit zu Zeit durch die Nase wie Grützkörner auswerfe. (In den Pharynxmandeln hatte sie eine reichliche Masse Streptothrix.)

Sie direct hier zu beobachten ist mir nicht gelungen, obgleich ich einige Male verdächtige Bilder wahrgenommen habe.

Die häufigen acuten Entzündungen in der Rachenmandel auf die uns Moure und Brindel aufmerksam gemacht haben, würden jedenfalls zu Gunsten dieser Annahme zu deuten sein.

Wir hätten also in den Streptothrixanhäufungen eine einfache Erklärung für die obenerwähnten 2 Categorien von Erscheinungen dieser Gegend : die Parästhesien und die Entzündungen, gefunden.

Die ersteren entstehen durch Verbreitung der Ausscheidungsproducte in den Nerven und Muskeln, die letzteren durch die beständige örtliche Irritation, die von den Pilzen selbst, plus ihrer Ausscheidungsproducte hervorgerufen werden. Diese Folgerung, an und für sich bereits plausibel, wird durch die Analogie mit den Darmparasiten, unserem Verständniss noch näher-gelegt.

Es dürfte also nicht zu gewagt erscheinen, wenn wir auf Grundlage dieses ätiologischen Momentes eine besondere Form der Tonsillitis als *tonsillitis strepthothricia* oder unter dem etwas breiteren Namen, *Streptomycosis pharyngis* hinstellen. (Letztere Bezeichnung könnte aber Veranlassung zur Verwecheselung mit Streptococcusaffectionen geben, daher wäre es vielleicht rathsamer die erste Bezeichnung zu behalten.)

Die Symptome dieses Leidens sind ja uns allen bekannt. Sie sind nur bisher nicht zusammenfassend betrachtet und vielfach anderen Ursachen zugeschrieben worden.

Sie lassen sich in örtliche und allgemeine und diese beiden in subjective und objective eintheilen.

Zu den örtlichen subjectiven Beschwerden gehören : leichter Schmerz beim Schlucken und beim Druck auf die Gegend hinter dem aufsteigenden Kieferast, zuweilen auch in der Zungenwurzel, sehr häufig aber genauer nicht qualificirbare Empfindungen in der Tonsillengegend, wie überhaupt im Rachen. Das Eigenthümliche der durch die Streptothrix verursachten Erscheinungen liegt im beständigen Wechsel derselben. Objectiv lässt sich fast immer eine gewisse Röthe, Succulenz und leichte Schwellung des Tonsillargewebes, namentlich ber Kapsel und des vorderen Gaumenbogens wahrnehmen. Doch möchte ich im Gegensatz zu Bloch ausdrücklich hervorheben, dass eine wirkliche Hypertrophie der Mandeln im allgemeinen selten mit der Pilzwucherung zusammenfällt, also auch unter diesen beiden Processen kein Causalnex stattfinden kann. Das hauptsächliche Symptom wird jedoch durch die Pfröpfe selbst gebildet. Sie befinden sich in allen Crypten der Tonsillen, namentlich aber in dem oberen

Recessus, welcher von Killian genauer beschrieben wurde, und
zwischen dem Tonsillargewebe und der vorderen Kapsel. Mitunter
erscheinen sie an der Oberfläche und gehen von selbst ab so dass
die Patienten nicht selten ihretwegen den Arzt consultiren. Leicht
können sie zum Vorschein gebracht werden vermittelst Spateldruck
auf die Tonsillen wobei die Patienten immer Schmerzempfindungen
haben und Hustenreiz verspüren. Es giebt jedoch Fälle, wo die
Pfröpfe so versteckt liegen, dass der einfache Druck nicht genügt.
Solche muss man herauslöffeln; dazu genügt ein stumpfwinklich
gebogener scharfer Löffel; Schliesslich giebt es auch so empfindliche
Personen, bei denen eine genauere Untersuchung der Tonsillen absolut
unmöglich ist.

Zu den auf die Nachbarorgane verbreiteten subjectiven Symptomen
gehören : verschiedene Sensationen an der Zungenwurzel, Gefühl von
Zug im Nasenrachen, Stiche in den Ohren, namentlich aber wechsel-
weises Auftreten von Stimmstörungen, denen besonders die Sänger
unterworfen sind. Jede Wetterveränderung, leichte Diätfehler (von
den meisten Menschen gewöhnlich auf eine Erkältung zurückgeführt), macht ihnen das Singen in gewissen Registern unmöglich,
beraubt sie einzelner Töne und ruft sogar vollständige Heiterkeit
hervor.

Bei objectiver Untersuchung lassen sich gewöhnlich leicht catarrhalische Erscheinungen in allen genannten Organen nachweisen. Wir
sind gewohnt von einer Descendenz der Catarrhe, die vom Nasenrachenraum ihren Ursprung nehmen zu sprechen. Ich muss hervorheben,
dass auch eine Ascendenz, in denselben und von hier natürlich weiter
zu constatiren ist.

Als Folgekrankheit dieser Pharynzmycose sind in erster Reihe die
folliculären Anginen, ferner acute Tonsillitiden phlegmonöser Art,
und Peritonsillitiden zu bezeichnen. Der Zusammenhang zwischen
diesen Affectionen lässt sich zweifach darthun. Erstens durch das fast
stete Vorhandensein von Streptothrix in den Tonsillen zur Zeit der
Erkrankung und zweitens durch die Befreiung der Patienten von ihrer
Diathese durch Vernichtung der Pilzwucherung. Es soll nun nicht
behauptet werden, dass die Streptothrix diese Processe hervorrufen
könnte.

Wir wissen aus den Untersuchungen von Fränkel, Goldscheier und
anderer zur Genüge, dass diese Entzündung, wie jede andere durch
Strepto- und Staphylococcen hervorgerufen werden. Die Strepto- und
Staphylococcen beginnen aber gewöhnlich dort ihre Thätigkeit, wo
die Vitalität des Gewebes irgend wie herabgesetzt ist. Dass nun durch

die beständig in Zersetzung begriffenen und ebenso beständig regenerirenden Streptothrixklumpen eine Vulnerabilität dauernd unterhalten wird, darauf habe ich schon vorne hingedeutet.

Endlich wird durch die Streptothrix die Salivatio psychica, über die
ich bereits Ihnen mitgetheilt habe, befördert. Die stinkenden Pfröpfe
werden ausgespieen, geben also leicht den Anstoss zum beständigen
Speien.

Was den Verlauf der Tonsillitis streptothricia anbelangt, so ist
er ohne Zweifel langwierig. Die Pfröpfe werden freilich von Zeit zu
Zeit ausgeworfen, aber doch nur das, was im Ueberfluss vorhanden
ist. Wie bei den grossen Darmparasiten, so haftet auch hier die Brut
hartnäckig an der Localität, an der sie sich einmal festgesetzt hat,
und der Wachsthum geht ungeachtet der periodischen Emissionen
ungestört vorwärts. — In einer bis zwei Wochen ist die Masse so gross
geworden, dass der Ueberschuss entleert werden kann. Der Turnus
beginnt von Neuem.

Die Diagnose wird häufig schon von den Patienten selbst gestellt,
indem sie auf den Abgang von Körnern von schlechtem Geschmack
und Geruch hinweisen.

Klagen über periodische Anginen deuten in der Mehrzahl der Fälle
auf den Streptothrix hin.

Schaut man solchen Patienten in den Mund, so sieht man häufig
Pfröpfe aus den Crypten hervorragen, was natürlich die Diagnose so
gut wie sicher stellt. Dasselbe erreichen wir, wenn der Pfropf sich
durch Spateldruck zum Vorschein bringen lässt.

Es giebt aber Fälle, wo der Pfropf nicht so leicht sichtbar wird,
wie z. B. unmittelbar nach Abgang derselben. In diesen Fällen giebt
die Vergrösserung der Tonsillen plus Röthung einen Anhaltspunkt
auf den Streptothrix zu fahnden. Wenn beim leichten Druck auf die
Tonsillen Schmerzäusserungen erfolgen, so ist gewöhnlich in der
Tiefe ein Pfropf oder mindestens eine Matrix von demselben vorhanden.

Differentialdiagnostisch könnten einfache Tonsillarhypertrophie
Angina follicularis und die Mycosis benigna leptothricia von Fränkel
oder Algosis faucium nach Jacobson in Betracht kommen.

Schwierigkeiten könnten nur die letztere bieten. Indessen dürften
auch diese Schwierigkeiten in vereinzelten Fällen ernsterer Art sein.
Bekanntlich befällt die Algosis faucium hauptsächlich den Zungengrund. Dazu haftet die Leptothrix so fest an der Unterlage dass sie nur
mit Gewalt entfernt werden kann, während die Streptothrix scheinbar
selbst darnach strebt ihren Aufenthaltsort möglichst schnell zu
verlassen.

Schliesslich wäre die Verwechselung doch nur höchst selten möglich, da die Leptothrix in der obengenannten Form eine ganz vereinzelte Beobachtung bleibt.

Was die Therapie anbelangt, so muss sie in der Zerstörung des Pilzes liegen. Dieses gelingt durch breite Eröffnung der Crypten resp. Abtragung der Mandeln. Die Pilze suchen die verstecktesten Localitäten auf, hauptsächlich am Boden der Crypten, in den Buchten und Falten. Wenn man ihnen die Bedeckung zerstört, so verschwinden sie von selbst. Zur Eröffnung bediene ich mich dieser Instrumente.

Die Aufgabe ist aber häufig durchaus nicht leicht. Ganz abgesehen von der fast unüberwindlichen Reizbarkeit vieler Personen, der Unbeholfenheit der Mundorgane, namentlich der Zunge, die nicht selten nur mit äusserster Gewaltanstrengung niedergehalten werden kann, wird der Erfolg der Mandelschlitzung, dadurch illusorisch, dass die Flächen wieder verkleben. Dann giebt es auch Fälle, wo die Pilze in den kleinsten Buchten und Taschen fortwuchern.

In solchen Fällen ist die vollständige Abtragung der Mandeln indicirt. Auch dieses stösst, auf verschiedene Hindernisse.

1. Sind die Mandeln nicht immer gross genug, um ihrer mit Messer oder Tonsillotom habhaft zu werden. Am besten gelingt es noch mit den kleinen Conchotomen von Hartmann, indem man natürlich stückweise die Abtragung durchführt.

2. Wissen wir, dass die tiefe Abtragung der Mandeln durchaus nicht gefahrlos ist. Kleinere Hämorrhagien kommen wiederholt zur Beobachtung, sie treten eigenthümlicherweise erst nach mehreren Stunden oder sogar am nächsten Tage auf. Ich beobachtete eine solche Hämorrhagie, die unangenehm zu werden drohte. Sie betraf einen jungen Mann zwischen 20 und 30 Jahren. Unmittelbar nach der Entfernung der Mandeln blutete es fast gar nicht. Am nächsten Tage stellte der Patient sich aber, ganz bleich im Gesicht, mit der Angabe vor, dass sich von Morgen an eine Blutung eingestellt habe, die nicht aufhören wolle. Bei der Untersuchung sickerte thatsächlich beständig Blut unter einem Coagulum hervor. Im Moment, als ich das letztere entfernte, um der Quelle der Blutung nachzugehen stürzte der Mann, aus der Nase und dem Munde blutend, in meinem Kabinet zu Boden.

Glücklicherweise war das nur ein Schreckschuss. Es handelte sich um einen Ohnmachtsanfall im Verein mit Bluterbrechen. Er hatte nämlich im Verlaufe des Tages soviel Blut geschluckt, dass es ihm übel wurde. Danach stand die Blutung dauernd von selbst.

In entlichen Fällen muss man, um das Ziel zu erreichen, den Galvanocauter zu Hilfe nehmen.

In der letzten Zeit habe ich medicamentös, namentlich ermittelst Jodtinctur die Pilze unschädlich zu machen gesucht. Ein endgiltiges Urtheil über den Werth dieser Versuche kann ich leider zur Zeit nicht geben. Es wäre nicht unmöglich, dass die Application von heisser Luft nach Lermoyez gegen die Pilze von Nutzen wäre.

Zum Schluss möchte ich mir noch einige epikritische Bemerkungen erlauben.

Sie wissen, meine Herren, dass eine grosse Zahl von Beobachtungen vorliegt, nach welcher höchst wahrscheinlich viele der virulentesten Processe, wie der acute Gelenkrheumatismus, die cryptogenetische Septicaemie mit allen ihr eigenen Complicationen und verwandten Krankheiten die Mandeln als Eingangspforte benutzen. Ferner wissen wir, dass eine der ernstesten Krankheiten unserer Zone — die Diphterie — in der grössten Mehrzahl der Fälle von den Mandeln den Anfang nimmt. Endlich können wir auch die Möglichkeit nicht von der Hand weisen, dass auch die Tuberculose in einer gewissen Anzahl von Fällen durch die Tonsillen ihren Einzug in den Körper hält. In ganz besonderer Weise verdienen unsere Beachtung die zwei zuletzt erwähnten Processe.

Nach Kruse kann eine Aehnlichkeit der Streptothrixfäden mit Diphterie und Tuberculosebacillen nicht von der Hand gewiesen werden.

Eine Aehnlichkeit besteht sowohl in morphologischer Hinsicht als auch in Bezug auf die Pathogenität. Ein genetischer Zusammenhang ist nicht sicher, sollte aber ein solcher bestehn, so wären die Tuberculose und Diphtiriebacillen als Abkömmlinge zu betrachten.

Es geht aus allem dem hervor, dass diese Processe in den Mandeln im Brennpunkt vieler verderbenbringender Strahlenbündel liegen.

Wieviel sie eventuell selbst zu ihnen beitragen, das aufzuklären muss die Aufgabe weiterer Untersuchungen bilden.

UBER DIE ARCHITECTUR DES OSSIFICIRTEN KEHLKOPFS

par le docteur Max SCHEIER

(de Berlin).

In einer Arbeit über die Ossification des Larynx, die vor 2 Jahren im *Archives internationales de Laryngologie* erschienen ist, hatte ich mich über den Beginn und das Fortschreiten der Ossification ausgelassen und auseinandergesetzt, dass die Verknöcherung im Alter von

18 bis 19 Jahren beginnt zu einer Zeit, wo die übrigen Skelettteile ihr Wachstum abschliessen, dass dieselbe ein ganz normaler physiologischer Process sei. An der Hand von Röntgenphotogrammen möchte ich Ihnen den Unterschied in der Art der Verknöcherung zwischen beiden Geschlechtern zeigen. Auch bei Thieren geht die Ossification in einer gewissen Regelmässigkeit vor sich. Seitdem habe ich mich weiter mit der Art der Verknöcherung beschäftigt und suchte zu erforschen, ob auch in der feineren Art der Ossification, in dem Bau der Spongiosa sich eine gewisse Regelmässigkeit und Gesetzmässigkeit erkennen lasse.

Hermann von Meyer war es geglückt die allgemeine Gesetzmässigkeit in dem Verlauf der feineren Plättchen des Fersenbeines zu erkennen und dem Mathematiker Culmann gelang es die Uebereinstimmung der Druck- und Zugcurven mit dem Verlauf der Knochenbälkchen nachzuweisen. Aus den Druck und Zugcurven können wir die Grösse und Richtung, überhaupt die ganze Art und Weise der Inanspruchsnahme eines jeden Elementes eines irgendwie belasteten Körpers herauslesen. Nun ist ja der Kehlkopf ein Organ, das in den ersten Lebensdecennien vollkommen knorpelig ist, und wo erst im hohen Alter der ganze Kehlkopf verknöchert. Daher musste der Nachweiss derartiger Druck und Zugcurven von grösster Wichtigkeit sein. Zu meinen Studien verwandte ich ganz gute, teilweise oder vollkommen ossificirte Kehlköpfe. Ich secirte den Larynx so, dass der Ring- mit dem Aryknorpel aus dem Schildknorpel vorsichtig herausgeschält wurde, und beim Schildknorpel die beiden Platten im Zusammhang blieben, ohne im Angulus zu brechen. Alsdann liess ich nach möglichster Entfernung der Weichteile die einzelnen Knochen ordentlich maceriren. Waren sie nun ganz trocken, so werden in einer Elfenbeinsägerei die cartilag Thyr, Crico., u. s. w., Zungenbein, mittelst einer Kreissäge in feine Knochenfournirblätter zerlegt und zwar in den verschiedensten Richtungen, horizontal, vertical, u. s. w. Die Arbeit sehr schwierig und mühsam. Das Mark wurde entfernt aus der Spongiosa durch kräftigen Wasserstrahl, durch ein Glasrohr, das in eine feine Oeffnung ausgezogen wurde und mittelst Gummischlauch an den Hahn der Wasserleitung befestigt wurde. Bei zu starkem Strahl gehen die feinen Trabecel entzwei. Am besten ist es, wenn man die einzelnen Fournirblätter in einem Brütschrank bei 20 bis 30° maceriren lässt. Durch Behandlung mit Aether beseitigt man das Fett. Man kann den Knochenschliff bei auffallendem Licht studiren, zuweilen besser bei durchfallendem. Gut ist Unterlage auf schwarzem Sammet. Bei einer einfachen photographischen Aufnahme ist nicht viel von dem genauen Verlauf der Trabeceln zu sehen. Daher wandte ich wieder die Strahlen an. Bei Betrachtung eines Fournirblattes, wagerecht aus dem unteren Teile des Schildknorpels, sieht man eine bestimmte Regelmässigkeit im Verlauf der feinen Bälkchen. Es sind zunächst zwei Bälkchensysteme, die rechtwinklig zu einander stehen, von denen die einen Bälkchen so verlaufen, dass sie von hinten aussen nach vorn innen gehen während die anderen von hinten innen nach aussen vorn. Die einen Bälkchen entspringen normal senkrecht von der äusseren Oberfläche und gehen tangential in die innere Oberfläche hienein. Die entgegengesetzten Linien stehen auf der so erhaltenen überall senkrecht. Letztere entspringen auch senkrecht an der inneren Oberfläche und gehen tangential der äusseren Oberfläche zu. Durch das Zusammendrängen dieser Linien in der Mitte der Innenseite kommt die Corticalishäufung zu Stande. Demonstration einer grossen Anzahl von Sciagrammen und der Originalschliffe selbst. Im Angulus der cartilag Thyr. verlaufen die Trabeceln an einzelnen Kehlköpfen ganz grade von innen nach aussen, genau wie es auch ein Brückeningenieur bei einer derartigen Biegungsbeanspruchung macht. Im hintersten Teil des Schildknorpels zeigt die Spongiosa eine andere Structur.

·Vortragender geht zum Schluss noch ein auf den Verlauf der Trabeceln in der cartilag Cricoid, und auf die Spongiosa des Zungenbeins, und auf die Wirkung der Muskeln.

PARALYSIE HYSTÉRIQUE DE LA CORDE VOCALE GAUCHE, AVEC PARÉSIE CONCOMITANTE DU STERNO-MASTOIDIEN ET DU TRAPÉZE DU MÉME CÔTÉ, ANESTHÉSIE ET PARÉSIE DU VOILE DU PALAIS, TROUBLES DE LA DÉGLUTITION ET HYPERSÉCRÉTION

par le docteur C. CHAUVEAU

(de Paris).

Malgré les nombreux travaux publiés sur les paralysies laryngées, bien des points restent encore en litige. Le rôle phonateur de l'accessoire, par exemple, n'est pas encore défini. Autrefois, à la suite de Bischoff, Longet, Morganti, Schiff, Heidenhain, Vulpian, Cl. Bernard et enfin Schech (1875). on considérait le spinal comme le nerf phonateur. D'autre part, Grabower, reprenant une opinion émise naguère par Volkmann. Van Kempen, et surtout Navratil. pense, comme on

sait, que le vague est le véritable nerf moteur du larynx, et cette opinion est actuellement partagée par des savants de grande valeur
comme Schwalbe, Disse, Grossmann, Walter-Spencer et Onodi. Grabower a basé son hypothèse sur l'expérimentation et des recherches
histologiques. Il a montré notamment que le noyau de l'accessoire
était bien distinct du noyau du pneumogastrique. La conviction dans
ce sens n'est cependant pas générale. Darkschwitz, Koch et Hintz ont
combattu cette théorie au point de vue expérimental. D'autre part,
comme le fait remarquer Semon, la clinique, elle aussi, peut fournir
des arguments contre elle. C'est ainsi qu'on a vu coïncider des paralysies de la corde vocale avec des paralysies du sterno-mastoïdien et
du trapèze du même côté (Erb. Seeligmüller, Franckel-Holtz, Remack,
Martius, Landgraff, Aronssohn, Adolphe Schmidt, Nothnagel, Schlott-
mann). D'autres fois la zone paralysée est encore plus étendue, ainsi :
Hughlings-Jackson, Morell-Mackensie, Bernhardt, Stephen Mackensie,
Barlow, Peel, Avellis (et récemment moi-même) ont signalé des cas de
paralysie intéressant la corde vocale, le sterno-mastoïdien, le trapèze,
le voile, et parfois la langue du même côté. Or, nous ferons remarquer à propos du voile, que depuis les recherches de Beevor et Hors-
ley sur le singe, on tend de plus en plus à regarder le spinal comme
le nerf moteur de cet organe. Dans une observation récente, Brindel
conclut dans le même sens.

Notre nouvelle observation peut être jointe à celle des auteurs précédents, et présente en outre de l'intérêt au point de vue de l'étiologie, de la symptomatologie et de la marche des accidents.

Femme mariée, 55 ans, de condition aisée. Pas de tare névropathique héréditaire. Ni alcoolisme, ni morphinisme. Simplement, un
peu d'impressionnabilité. Cependant, on relève dans les commémoratifs le détail intéressant suivant : A 18 ans, ses règles s'arrêtent subitement à la suite d'un bain, et il survient une parésie très accentuée
des deux membres inférieurs qui persista durant 6 mois. Santé générale assez bonne, sauf quelques migraines.

Les accidents que nous allons exposer sont survenus subitement, il
y a 5 mois, à son premier déjeuner. Elle eut soudain la sensation que
les aliments s'arrêtaient dans sa gorge; d'où une suffocation intense
avec larmoiement et congestion de la face. La malade, prise alors d'une
toux convulsive, rejeta les aliments et se sentit soulagée. Son mari,
présent à l'accident, constata de suite que la voix était devenue rauque,
désagréable et si faible que c'était plutôt du chuchotement, perceptible seulement de près. En même temps, sensation très accusée de
gêne au côté gauche du cou. La malade était très frappée de ne pou-

voir qu'avec grande difficulté fléchir la tête à gauche, et tourner sa face du côté opposé ou élever l'épaule gauche.

Mme A..., assure qu'elle remuait alors la langue moins aisément que d'habitude, mais nous n'avons pas noté de déviation. Lors de notre examen la voix est nasonnée; les aliments reviennent souvent par le nez; le voile est anesthésié; la corde vocale gauche est immobile dans l'abduction. Nous dûmes interrompre rapidement notre examen, sans pouvoir explorer la sensibilité laryngée, la malade se montrant très pusillanime. Nous nous y résignâmes d'autant plus aisément, que nous comptions bien compléter notre examen à une prochaine séance.

Mais notre étonnement fut grand, quand à la visite suivante, cinq jours après, nous vîmes que tous les phénomènes avaient disparu, sauf la parésie du côté gauche du cou, qui demanda quelques jours de plus pour disparaître.

Comme on le voit, le trapèze, le sterno-mastoïdien et le voile étaient notablement parésiés, et cette parésie coïncidait avec une abduction persistante de la corde vocale. Cette abduction devait être paralytique, car elle coïncidait avec d'autres paralysies. Tout cela semble bien en faveur du rôle phonateur du spinal.

Quelle pouvait être la cause des symptômes observés? Certes, la malade n'était pas franchement hystérique, mais les spécialistes rencontrent parfois des troubles laryngés ou pharyngés qui semblent être les premières manifestations apparentes de la névrose, ainsi que le fait remarquer Semon. En outre, d'autres raisons militent en faveur de cette idée. C'est d'abord la paraplégie survenue à l'âge de 18 ans dans les conditions déjà signalées et surtout la diminution de la sensibilité à la douleur, disséminée par îlots principalement à la région dorsale, au-dessous de l'omoplate droite notamment; à ce point nous avons pu piquer assez fortement la malade, sans qu'elle le remarquât.

D'autre part, nous relevons dans les antécédents de la malade, deux grippes survenues récemment à un an d'intervalle et qui l'avaient beaucoup affaiblie, l'une au début de 1899 et l'autre en janvier 1900.

Avec les idées actuelles sur les hystéries toxiques et infectieuses, on peut admettre que l'influenza a rendu plus accentuée une hystérie latente. Nous pensons ainsi d'autant plus volontiers, que depuis la dernière attaque d'influenza, les migraines complètement disparues depuis quatre ans reviennent de nouveau d'une façon périodique.

L'existence de l'hystérie fait bien comprendre pourquoi la violente émotion morale qu'elle a éprouvée en avalant de travers, a déterminé les troubles paralytiques énumérés plus haut et pourquoi ils ont disparu aussi vite.

Parmi les troubles nerveux observés, il faut encore signaler une sécrétion excessivement abondante de glaires visqueux dont la malade était très importunée. Ces phénomènes d'hypersécrétion ont été signalés dans diverses affections nerveuses.

UN CAS DE LEUCOCYTHÉMIE SYMPTOMATIQUE
D'UN LYMPHOSARCOME AMYGDALIEN AVEC ENVAHISSEMENT DES QUATRE AMYGDALES ET GÉNÉRALISATION AUX GANGLIONS

par le docteur C. CHAUVEAU

(de Paris).

Actuellement, on connaît, grâce aux recherches d'Isambert, de Mossler, de Birsch-Hirschfeld, de Demange, de Cartaz..., le début de la leucocythémie et de la pseudo-leucémie par les amygdales palatines : tantôt, comme disent Birsch-Hirschfeld et d'autres auteurs, les amygdales palatines sont seules envahies, tantôt les autres amygdales participent au processus. Nous rappellerons à ce propos qu'Isambert avait déjà reconnu dans un de ses cas l'envahissement des follicules clos de la base de la langue.

Les auteurs italiens récents, tels que Geronzi, développant et complétant une idée déjà émise par Butlin et Delbet, regardent comme on sait, la leucémie et la pseudo-leucémie comme une maladie générale infectieuse, et ont même décrit un germe pathogène spécial qu'ils appellent blastomycète. Les amygdales seraient, suivant eux, la porte d'entrée principale de cette affection.

Néanmoins, l'envahissement primitif net des amygdales, bien que parfaitement connu, n'est relaté que dans un nombre d'observations restreint. Aussi, croyons-nous, devoir rapporter l'histoire clinique suivante, qui présente d'ailleurs certaines particularités qui nous ont semblé intéressantes.

G. R..., 68 ans, employé de commerce. La maladie actuelle remonte à mars 1899. A ce moment les amygdales palatines commencent à gêner par leur volume la déglutition. Sensation de sécheresse à la gorge. Trois mois après, les mouvements du cou sont moins faciles par suite de la présence de ganglions situés surtout à la partie supérieure, à l'angle de la mâchoire. La santé générale reste bonne, le malade peut suffire aisément aux fatigues considérables de sa profession.

Le mal empirant, il vint me consulter en janvier 1900 : amygdales énormes, ne laissant entre elles qu'une fente étroite ; la tuméfaction était uniforme d'une teinte gris bleuâtre, d'un aspect vernissé, comme parcheminé et d'une consistance dure et élastique. Pas d'envahissement apparent des parties voisines. Hypertrophie notable de l'amygdale linguale et un peu moindre pour l'amygdale pharyngée. Les ganglions du cou sont énormes, principalement à droite et, en haut, à l'angle de la mâchoire, semblent fusionner en grosses masses peu nombreuses. Ils sont plus petits et nettement distincts dans le triangle sus-claviculaire. Au creux de l'aisselle, ganglions un peu hypertrophiés. A l'aine, quelques ganglions paraissent un peu gros. Rien d'apparent du côté des ganglions trachéo-bronchiques et iliaques. Examen du sang négatif. Un petit morceau de la tumeur examiné semble du lymphôme. L'état général s'est maintenu bon jusqu'à l'heure actuelle, appétit et forces conservés. Pas d'amaigrissement appréciable. La percussion du foie et de la rate ne décèle aucune augmentation de volume. Jamais de selles sanglantes ni même de diarrhée.

Actuellement (mois d'août), les amygdales palatines ont beaucoup diminué de volume, tout en restant très grosses. Celle de droite est plus considérable. Toute la loge amygdalienne de ce côté paraît envahie, notamment les piliers et les parties avoisinantes du voile. L'amygdale linguale a augmenté considérablement et du côté droit se continue par une infiltration de tissu avec la palatine du même côté. Au toucher digital — car le miroir ne peut être placé utilement — il semble que l'infiltration ne descend pas ici au delà des limites amygdaliennes. L'amygdale pharyngée présente actuellement la grosseur d'une demi-noisette ; l'infiltration s'étend un peu à droite vers la trompe qui, de temps à autre, s'obstrue. Pas de follicules clos isolés envahis. Muqueuse simplement un peu décolorée. Les ganglions du cou ont beaucoup diminué des deux côtés ; ceux de l'aisselle et de l'aine se sont au contraire hypertrophiés. De plus, l'examen des fosses iliaques montre que les ganglions de la région forment des masses volumineuses. Toujours rien apparemment aux ganglions trachéo-bronchiques (à la percussion et comme signe de compression).

L'examen du sang donne un globule blanc pour 30, et 1 par 80 une autre fois. Pas de diminution marquée du chiffre des hématies.

Un nouvel examen histologique démontre cette fois qu'il s'agit d'un lymphosarcome.

Ce qui est intéressant ici, c'est la persistance du bon état général pendant plus d'un an et demi. Le fait a déjà d'ailleurs été signalé, mais rarement avec cette persistance.

Il faut noter aussi l'amélioration du côté des amygdales palatines et des ganglions du cou, survenue sans cause bien appréciable, le traitement ayant été banal (arséniate de soude). Cette amélioration n'a du reste pas porté sur les ganglions de l'aisselle et de l'aine, actuellement très volumineux. Mais, chose remarquable et heureuse pour le malade, les ganglions trachéo-bronchiques semblent rester indemnes.

D'autre part, si l'amygdale linguale est assez souvent prise en même temps que les amygdales palatines, il n'en est pas tout à fait de même de l'amygdale pharyngée. Ici, cette glande, bien que moins atteinte que les autres, était manifestement hypertrophiée.

Enfin, l'affection a marché d'abord comme une véritable leucocythémie ; ce n'est que plus tard que l'envahissement de la fossette tonsillaire à droite et l'examen histologique ont pu démontrer qu'il s'agissait, non d'un lymphome, mais d'un lymphosarcome. Ce diagnostic ne pouvait se faire puisqu'il y avait leucocythémie marquée. Du reste, Kundrat et Von Winiwater ont montré combien ce terme de lymphosarcome était encore peu précis et fautif, l'allure différant de celle des tumeurs malignes, notamment par l'absence des métastases viscérales. D'autre part l'examen histologique est souvent si peu probant, que Cornil va jusqu'à dire qu'il est impossible de distinguer au microscope le lymphosarcome du lymphome et même de l'hypertrophie simple.

SUR UN NOUVEAU TONSILLOTOME

par le docteur d'AJUTOLO

(de Bologna).

Hier, j'eus l'honneur de vous parler d'un instrument très simple, toujours en main, qui peut être employé par tous très facilement et sûrement, et aisément stérilisé, et qui peut servir, non seulement pour nettoyer les fosses nasales et le naso-pharynx, et pour y porter des pommades, etc., mais aussi pour remplacer la sonde de *Belloc* — c'est-à-dire des plumes d'oiseau.

A présent, j'ai l'honneur de vous présenter un autre instrument, aussi très simple, pour enlever les tonsilles palatines — c'est-à-dire une paire de ciseaux coudés après l'articulation, qui ont les bords coupants dentelés et un peu arqués. Une des branches coupantes est plus longue que l'autre, et forme à son extrémité un angle presque droit. Sur leur plat les branches ont trois griffes, pour maintenir la partie sectionnée.

Ainsi bâti, l'instrument coupe les tonsilles en les écrasant.

L'instrument — qui, je crois, mérite d'être préféré au tonsillotome de Fahnestock — peut servir aussi comme ovulotome.

CONTRIBUTION AU TRAITEMENT DE L'HYPERTROPHIE TONSILLAIRE

par le docteur A. RUAULT

(de Paris).

J'ai fait connaître, en 1892, une nouvelle méthode de traitement chirurgical de l'hypertrophie des amygdales, consistant en leur ablation par morcellement, avec une pince spéciale. L'année suivante, un de mes élèves, le Dr L. Malley, en a fait le sujet de sa thèse inaugurale à la Faculté de médecine de Paris. Dans ce travail, le manuel opératoire du procédé, aussi bien que les principes de la méthode, sont longuement et clairement exposés, et l'une et les autres sont tellement simples, que la lecture seule du mémoire suffit à les faire connaître à tout médecin.

Si je reviens aujourd'hui sur ce sujet, alors que la très grande majorité de mes confrères français, et bon nombre de nos collègues étrangers, ont adopté ma méthode depuis plusieurs années déjà, et en ont en quelque sorte fait une méthode classique, c'est pour ne point la laisser dévier de ses origines, et pour mettre en garde mes confrères contre certaines modifications qui ne peuvent, selon moi, que la déconsidérer vis-à-vis du public médical.

L'ablation par morcellement, c'est-à-dire par morceaux et en plusieurs temps, de la glande hypertrophiée, n'est en effet qu'un des éléments caractéristiques de ma méthode. Non seulement les tissus hypertrophiés doivent être enlevés par morceaux, mais *on ne doit sectionner que des tissus écrasés*. Ma pince, telle que l'a construite, suivant mes indications et sur mes dessins, M. Raoul Mathieu, fabricant d'instruments de chirurgie à Paris, telle qu'elle figure dans la thèse du Dr Malley, permet d'écraser les tissus saisis, avant de les sectionner. parce que ses mors annulaires sont plats et non tranchants, et qu'ils ne réalisent la section qu'au moment où ils s'emboîtent l'un dans l'autre. La précision du fonctionnement est assurée par la construction de la pince, qui est contrepassée.

Depuis quelques années, quelques fabricants ont construit des pinces dont les mors sont tranchants, ressemblant à ceux de la double-curette laryngienne de Krause, et les vendent sous le nom de pinces à morcellement des amygdales. Ces instruments sont défectueux, et leur action est toute différente de celle des miens. Ils permettent bien d'enlever l'amygdale par morceaux, mais ils réalisent des sections simples, et ne mettent pas à l'abri des hémorragies, tant immédiates que secondaires. Or, un des grands avantages de ma méthode est précisément d'éviter l'écoulement du sang. J'ajouterai que l'écrasement des tissus, tel que le réalise ma pince à chaque prise, diminue d'une façon considérable le volume des fragments enlevés : chacun d'eux, avant d'être sectionné, est d'abord exprimé et vidé des liquides et des éléments cellulaires qui l'imprègnent. Il en résulte que l'ablation d'une grosse amygdale ne donne qu'une masse fragmentée d'un volume bien moindre que celui de la glande en place.

La compression simple, sans section consécutive, suffit même à faire disparaître presque complètement l'amygdale hypertrophiée, quand celle-ci, grâce à une forme nettement pédiculée, peut être saisie convenablement entre les mors d'une pince appropriée. J'ai fait construire par M. Mathieu une pince dont les mors sont plats et cannelés, pleins et non fenêtrés, sans emboîtement, et à l'aide de laquelle j'ai pu dans quelques cas favorables, appliquer ce procédé particulier de l'écrasement simple, qu'on pourrait dénommer *tonsillotripsie*. Lorsqu'on arrive à énucléer d'abord, en quelque sorte, l'amygdale, en la tirant en dedans avec un crochet, qu'on applique ensuite l'un des mors de la puissante pince en question sur son pôle supérieur, et l'autre en dessous, et qu'on rapproche lentement et fortement les deux mors l'un de l'autre le plus possible, la tonsille est en quelque sorte vidée par expression, non pas seulement des concrétions intra-cryptiques qui s'écoulent au dehors, lorsqu'il y en a, mais bien des liquides et des cellules libres qui l'imprègnent, et qui rentrent dans les voies sanguines et lymphatiques. Lorsqu'on lâche ensuite la glande, en écartant les mors de la pince, elle est réduite à presque rien ; son moignon seul, qui ne saigne pas d'ordinaire, occupe le fond de la loge. Chose remarquable, cette disparition de l'amygdale, sous l'influence de la compression forte, est définitive.

Mais, je le répète, ce n'est pas là une méthode générale de traitement ; elle est extrêmement élégante, mais elle ne m'a réussi que dans les cas favorables (grosses amygdales pédiculées et molles surtout). Si je le signale ici, c'est surtout pour faire ressortir l'importance de la compression et de l'écrasement qui précèdent l'excision de chaque fragment avec ma pince ordinaire.

J'ajouterai, en terminant, que depuis longtemps j'ai renoncé aux applications d'iode consécutives. J'ai reconnu qu'elles étaient inutiles, et susceptibles d'amener des réactions douloureuses qui font défaut, si l'on s'en passe. Je ne fais plus guère l'opération qu'en une seule séance, sauf dans quelques cas spéciaux. Chez les enfants indociles, on peut employer au besoin le bromure d'éthyle, mais seulement pour éviter que le sujet se défende, car l'opération elle-même n'est pas douloureuse.

SUR LA TONSILLOTOMIE ET LE TONSILLOTOME SERRE-NŒUD SPECIAL

par le professeur I. FICANO

(de Palerme).

En l'an 1896, j'ai fait à l'Académie royale des sciences médicales de Palerme une brève communication sur la tonsillotomie, présentant en même temps mon tonsillotome serre-nœud. Ne l'ayant que très peu expérimenté, j'avais promis d'en faire connaître les résultats après un certain nombre d'opérations; ne l'ayant pas encore fait, j'ai décidé de le faire pendant ce Congrès. Avant de vous montrer mon tonsillotome et de vous en indiquer les avantages, permettez-moi de vous dire quelques mots sur les périls de la tonsillotomie qui, comme vous le savez, ont impressionné depuis les temps les plus reculés, les chirurgiens les plus renommés, tellement, que pendant plusieurs siècles, cette opération ne fut plus pratiquée. Et à ceux qui disent que la tonsillotomie est une opération de rien et qu'il est ridicule de penser à des dangers possibles, je réponds en rappelant l'anecdote racontée par le Dr Saint-Germain, à ce propos. Il raconte qu'ayant rencontré par hasard le professeur Nélaton dans un quartier éloigné de Paris et lui ayant demandé ce qui le conduisait là : « Je vais, répondit-il, faire une opération qui me donne beaucoup à penser. » Et Saint-Germain ayant insisté pour savoir ce qui pouvait causer un si grand embarras à un si habile chirurgien, Nélaton répondit : « Je vais tenter d'enlever deux amygdales. » — « Depuis lors, dit Saint-Germain, j'ai réfléchi à l'opinion de Nélaton et je crois qu'il n'avait pas exagéré. »

Cette préoccupation est due certainement, non à l'acte de l'opération, mais aux inconvénients et aux dangers qu'offrent la tonsillotomie et dont le plus grand péril est l'hémorragie, qui est souvent difficile à arrêter et quelquefois mortelle. Nous connaissons tous le grand nombre de cas d'hémorragies graves et mortelles, publiées par les médecins les plus distingués. C'est précisément ce danger, qui a toujours été la cause de longues discussions entre les chirurgiens les plus renommés, pour le choix de la méthode à employer.

Il n'y a aucun doute que la méthode à préférer devrait être la plus rapide, pour la célérité avec laquelle on fait l'opération, mais en réfléchissant aux inconvénients et aux dangers auxquels peut donner lieu la tonsillotomie, on doit préférer la méthode lente. Avec l'application de l'électricité en médecine, le galvano-cautère commença à prendre la place de la tonsillotomie sanglante. Il y en a qui préfèrent l'extirpation rapide par l'anse galvanique, parce qu'on croit qu'elle réunit les avantages de l'amygdalatomie, sans en avoir les défauts; je crois, au contraire, qu'on doit préférer l'ignipuncture, par la raison que, pour extirper l'amygdale par l'anse galvanique, il faut une incandescence plutôt forte, avec laquelle il est très difficile de pouvoir localiser l'action de la chaleur, qui s'irradie facilement dans les tissus voisins, en produisant une lésion des piliers et une réaction tellement vive, qu'elle est quelquefois accompagnée d'œdème aigu. En outre, le péril de l'hémorragie n'est pas entièrement diminué, péril qu'on peut avoir aussi bien pendant la section de l'amygdale, qu'à la chute de l'escarre. Au contraire, avec l'ignipuncture, tout péril est éliminé et en peu de séances on peut détruire n'importe quelle amygdale, sans grandes douleurs pour les malades, surtout en employant la cocaïne.

C'est ce procédé que je préfère communément, parce que je le crois le meilleur, le plus facile et sans aucun inconvénient. Mais dans les cas où il est nécessaire de recourir à la tonsillotomie rapide, alors je préfère l'ablation par l'anse froide pour les raisons suivantes :

1° Pour la technique opératoire qui réussit facilement et sûrement, parce qu'on peut adapter l'anse à toutes les amygdales, sans péril de léser les piliers.

2° Parce qu'on a l'avantage que la tonsille peut être enlevée en entier, quand elle n'est pas adhérente aux piliers.

3° Parce qu'on évite plus facilement l'hémorragie en faisant l'étranglement lentement, d'où il suit que les vaisseaux ne sont pas coupés, mais étranglés, c'est-à-dire qu'ils ne restent pas ouverts, mais sont écrasés.

Quelqu'un a constaté plusieurs inconvénients par l'anse froide, comme la rupture du fil, la chute de l'amygdale dans la gorge, la difficile section de l'amygdale à cause de la grande résistance que présentent quelquefois les tissus, etc.

De tels inconvénients ne sont pas dus à l'opération, mais à l'instrument qu'on emploie; pour les éviter j'ai fait construire un tonsillotome spécial dont je me sers depuis 1895 avec des résultats splendides. Ce tonsillotome n'est pas autre chose que le serre-nœud nasal modifié, c'est-à-dire que le tube, au lieu de faire avec la tige un angle obtus, est en continuation; en outre, la tige est plus longue, de manière que, quand il est nécessaire de faire l'anse plus grande, le curseur peut arriver à son extrémité quand l'amygdale est déjà complètement sectionnée.

Le curseur est mû par une vis à pression, au moyen de laquelle l'étranglement se fait lentement et avec grande force. J'ai ajouté en outre, une lancette qui sert à prendre l'amygdale qui sort avec l'instrument.

L'opération technique est très simple : on prépare l'anse avec un fil en acier rigide et résistant, en lui donnant une ouverture telle, pour pouvoir circonscrire l'amygdale. Quand l'anse est serrée, on pousse la lancette dans la masse de la tumeur et on commence la section qui doit se faire lentement, par la vis à pression, pour éviter plus facilement l'hémorragie.

L'amygdale étant extirpée, on cautérise légèrement la superficie de section, pour éviter une hémorragie consécutive et on prescrit des gargarismes astringents. Depuis 1895 jusqu'à présent, j'ai opéré dans l'hôpital civil de Palerme, où je dirige le dispensaire pour les maladies des oreilles, du nez, du pharynx et du larynx, plus de 200 tonsillotomies, au moyen de mon tonsillotome à serre-nœud, et toujours avec des résultats splendides et sans aucun inconvénient; quelquefois le fil s'est cassé, mais j'y ai remédié, en le remplaçant par un autre et en continuant l'opération où j'en étais resté avec le premier fil.

La perte de sang a toujours été de quelques gouttes, mais elle a cessé bien vite au moyen de gargarismes d'eau boriquée, excepté dans un cas où le sang continua à suinter pendant un certain temps, ce qui m'obligea à recourir aux fortes cautérisations et à la compression digitale.

En conclusion, la méthode à laquelle je donne la préférence est la destruction lente de l'amygdale par le couteau galvanique, parce que c'est la plus facile et la plus sûre; et, dans le cas où il est nécessaire de recourir à la méthode rapide, l'exportation de l'amygdale par l'anse froide est une méthode très bonne et, selon moi, meilleure que les autres.

JEUDI 9 AOUT

Séance du matin.

Présidence de M. le docteur BOTEY (de Barcelone).

TRAITEMENT DE CERTAINES MALFORMATIONS DU NEZ

par le docteur J. BARATOUX

(de Paris).

Les déformations du nez sont dues généralement à un arrêt de développement de la crête du nez, habituellement donnant lieu au *nez ensellé* ou au *nez retroussé*, ou bien à un traumatisme ou à une destruction des parties cartilagineuses ou osseuses consécutives à la syphilis, la tuberculose, la fièvre typhoïde, la variole, etc., ou à des hypertrophies, ou à des tumeurs.

Les cas sont plus rares de déformations dues à un développement exagéré de la cloison, sans déviation de celle-ci.

Nous avons eu l'occasion de voir une jeune fille, âgée de vingt-deux ans, qui présentait un développement du nez en *bec de perroquet*, partant de la bosse nasale pour venir se terminer à la sous-cloison. Ce nez avait encore cette singularité qu'au dire de la malade il s'allongeait et que le bout du nez descendait pour former une boule se rapprochant de la lèvre supérieure, en dépassant de beaucoup le niveau de la sous-cloison.

Ce qui décida la jeune fille à venir nous demander la guérison de cette difformité, c'est que depuis l'*affaire Dreyfus* elle était constamment insultée dans la rue, à cause de son nez juif exagéré.

J'incisai tout d'abord la muqueuse au niveau de la sous-cloison, dans la narine gauche, en décollant le cartilage, de manière à conserver intacte la muqueuse de la fosse nasale droite, puis je réséquai un morceau triangulaire de la partie inférieure du cartilage de la cloison (sa base étant tournée vers le lobule.)

J'incisai ensuite la muqueuse des fosses nasales, depuis la partie médiane des os du nez jusqu'à un demi-centimètre de la pointe du nez ; je décollai la muqueuse de la cloison de la fosse nasale droite. Après section du cartilage au moyen de ciseaux et de la pince coupante de Asch, et après abrasion de la partie antérieure des os du nez trop saillants, je suturai en deux points la muqueuse à la partie interne de la paroi du dos du nez. Tamponnement des deux fosses nasales, en laissant deux tubes à la partie inférieure pour faciliter la respiration, puis application d'un moule composé de bandes agglutinées au collodion en relevant fortement la pointe du nez pour attirer la peau vers le front.

Huit jours après, enlèvement du pansement. Le nez a pris une forme régulière, qui met complètement la malade à l'abri des sarcasmes.

HYPERTROPHIE DES AMYGDALES ET VÉGÉTATIONS ADÉNOÏDES.
STATISTIQUE DES CAS TRAITÉS A LA CLINIQUE DES ENFANTS-MALADES

par le docteur Henri CUVILLIER,

Ancien interne des Hôpitaux, chargé de la consultation des maladies de la gorge et des oreilles
à la Clinique de l'hôpital des Enfants-Malades.

Depuis le mois de mars 1892 où M. le professeur Grancher nous a fait l'honneur de nous confier dans son service de clinique de l'hôpital des Enfants-Malades la direction d'une consultation annexe des maladies de la gorge et des oreilles jusqu'au 1er janvier 1900, date à laquelle nous avons arrêté le relevé de notre statistique, nous avons eu à soigner, pour de l'*hypertrophie des amygdales* ou des *végétations adénoïdes*, 2785 enfants.

Les cas se répartissent de la manière suivante :

Au point de vue du sexe,

1171 filles.
1614 garcons.

Au point de vue de la variété des affections,

569 hypertrophies simples.
1060 végétations adénoïdes simples.
1156 hypertrophies des amygdales et végétations adénoïdes associées.

Dans le développement des affections lymphoïdes du pharynx nasal, le sexe paraît donc jouer un certain rôle; et, sans cependant y attacher trop d'importance, nous ne pouvons pas ne pas constater le fait que nous avons eu à soigner un tiers de garçons de plus que de filles.

La statistique est plus intéressante à étudier quant aux différents modes d'association des lésions. Nous le voyons, l'hypertrophie des amygdales palatines coexiste fréquemment, mais non toujours avec l'hypertrophie de l'amygdale pharyngée. Bien au contraire, et nous devons insister sur ce point, qui justifie le rôle de plus en plus important accordé dans la pathologie infantile aux végétations adénoïdes, la prédominance des lésions de l'amygdale pharyngée est très accentuée. Si les lésions sont dissociées, l'amygdale pharyngée est atteinte deux fois plus souvent que les amygdales palatines.

C'est surtout pendant la seconde enfance, entre 7 et 15 ans, que les troubles provoqués par les végétations adénoïdes semblent plus manifestes. Mais, à mesure que l'affection a été mieux connue dans ses symptômes et dans son évolution, elle a été reconnue de meilleure heure; et la moyenne d'âge de notre statistique est entre 5 et 7 ans. Il est d'ailleurs pour l'enfant d'un intérêt primordial que la véritable cause des troubles dont il souffre soit décelée et traitée, dès leur début et quand ils sont encore légers, sans attendre que des lésions importantes, parfois irrémédiables, se soient produites.

Cette opinion trouve sa confirmation par l'étude de ce qui se passe chez les nourrissons. A cet âge, l'affection revêt une forme clinique spéciale, dans laquelle les troubles de la respiration et ceux de l'alimentation qui en sont la conséquence amènent *la cachexie*. Il est nécessaire de bien la connaître pour assigner à cette cachexie sa cause *adénoïdienne*. Les végétations adénoïdes sont loin d'être rares en effet chez les nourrissons.

En 1897, au Congrès de Moscou, nous en avons publié une description détaillée, basée sur 64 observations, recueillies chez des enfants de 1 à 12 mois; et les cas se multiplient à mesure que l'affection devient mieux connue.

Hypertrophie des amygdales. — L'hypertrophie des amygdales évolue sous trois formes anatomo-pathologiques et cliniques qui se confondent dans la description :

> *a.* Pédiculées;
>
> *b.* Enchatonnées;
>
> *c.* Lacunaires.

a. Les *amygdales pédiculées*, fixées au fond de la loge amygdalienne par une base étroite ou pédicule, viennent en quelque sorte faire hernie dans l'isthme du gosier et, dans certains cas, arrivent presque au contact sur la ligne médiane.

b. Les *amygdales sessiles* s'implantent par une large base à toute la surface de la loge amygdalienne. Elles ne font pas saillie dans l'isthme du gosier; mais elles distendent et rendent convexes les piliers en avant et en arrière.

c. Les *amygdales lacunaires* sont creusées de cryptes nombreuses, dilatées au moment des poussées d'inflammation par des sécrétions nombreuses ; revenant au contraire sur elles-mêmes et diminuant très sensiblement de volume, quand elles se sont vidées. D'où le nom d'*amygdalite lacunaire chronique pseudo-hypertrophique* qui a été aussi donné à cette forme.

Le contenu de ces cryptes est intéressant à étudier. Outre les éléments normaux (cellules épithéliales, leucocytes, acides gras, sels calcaires, etc.), on y trouve des éléments anormaux (leptothrix buccalis) et de nombreuses variétés de microbes (staphylocoques et streptocoques ; bactéries septiques ; bacille de Koch). Mais la virulence de ces microbes est latente, et ils ne sont là qu'à l'état neutre, en quelque sorte, si l'épithélium est sain et protège l'organisme contre leur pénétration. Si au contraire l'inflammation vient à rompre la barrière protectrice de l'épithélium, ils pénètrent dans le parenchyme glandulaire, puis dans le réseau lymphatique et, enfin, dans la circulation veineuse.

Le rôle que joue l'amygdale comme porte d'entrée des maladies viscérales est des plus nets. Il a été établi par les travaux de Bouchard, Landouzy, Dieulafoy, etc.

Les trois types d'amygdalite que nous venons de décrire s'associent souvent entre eux : enchatonnée à sa partie supérieure, l'amygdale sera pédiculée à la partie supérieure ; l'un ou l'autre segment peut être creusé de lacunes.

Mais il est nécessaire de nettement décrire ces trois types d'hypertrophie des amygdales ; car le traitement varie selon les formes que l'on a à traiter.

Traitement. — L'hypertrophie amygdalienne nettement constituée, le traitement médical n'a d'intérêt qu'au point de vue général, pour modifier le terrain strumeux ou arthritique sur lequel se développe l'affection. Le traitement local ne doit être que *chirurgical* et *varié selon les formes d'hypertrophie que l'on a à traiter*.

1° Dans les cas d'*hypertrophie pédiculée*, il faut faire l'*amygdalotomie* : *à froid avec l'amygdalotome* dans la première et la deuxième enfance ; en opérant, toute trace d'inflammation disparue, nous n'avons jamais eu le moindre accident ; *avec l'anse galvanique*, à partir de la puberté et surtout chez les filles. L'opération est alors absolument exsangue.

L'amygdalotomie doit être faite net au ras des piliers ; on ne doit laisser aucun lobe aberrant qui pourrait s'hypertrophier à son tour (fausse récidive).

Le patient est débarrassé en une seule séance. C'est la méthode de choix.

2° *Dans les cas d'hypertrophie enchatonnée*, si le tissu est *homogène*, on réduira peu à peu l'amygdale par des *pointes de feu* en surface ; les séances se feront à 5 ou 8 jours d'intervalle. Le temps du traitement est forcément variable selon la masse à réduire, sa consistance (molle ou scléreuse), la tolérance du sujet et la réaction qu'il présente pendant les quarante-huit heures suivant la cautérisation. Les pointes de feu doivent être faites disséminées sur toute la surface de l'amygdale, de manière à obtenir la rétraction parallèle du tissu et à éviter de creuser des cavités où pourrait se produire de la suppuration.

Pour être assuré d'obtenir avec les cautérisations de bons résultats et éviter toute récidive, il faut les continuer jusqu'au moment où la rétraction est complète et le moignon devenu fibreux.

Si l'amygdale enchatonnée est très volumineuse et que l'on prévoie un nombre de séances trop considérable, on fera *l'ablation par morcellement* avec des pinces appropriées. Cette méthode est rapide et excellente, à condition de bien vider la loge amygdalienne de tout le tissu qu'elle contient et d'en sculpter, pour ainsi dire, avec la pince, les parois :

3° Dans les cas *d'hypertrophie lacunaire à cryptes*, les pointes de feu en surface seraient insuffisantes.

Les cryptes sont très profondes ; si l'on ne traite que la surface, le fond reste infecté.

Il faut donc pénétrer profondément dans le tissu amygdalien et en faire la *discission*, soit *à froid* avec des crochets spéciaux, soit *à chaud* avec un cautère pointu recourbé en crochet qui déchire le tissu et cautérise en même temps. Ce dernier procédé est préférable ; il est moins douloureux et réunit en un seul les deux temps du traitement. Car pour obtenir un bon résultat avec la discission à froid, nous jugeons nécessaire, une fois le fond de la crypte mis à nu, de le cautériser pour détruire les germes qui y séjournent.

Les séances de discission se règlent comme pour les cautérisations simples.

Pour obtenir avec la discission la guérison radicale de l'infection amygdalienne, il est nécessaire que toutes les cryptes aient été successivement traitées. Pour bien s'en assurer, il faut soumettre le malade, le traitement paraissant terminé, à une surveillance de plusieurs mois ; et si quelque point devient malade à nouveau, le traiter immédiatement.

Dans l'amygdalite lacunaire comme dans l'amygdalite enchatonnée, on peut aussi employer *le morcellement*; la rapidité et la sûreté de ce procédé doivent le faire préférer, quand on peut l'employer, à la discission.

4° *Dans les formes mixtes*, les diverses méthodes seront associées. Nous insisterons sur les cas où l'amygdale, faisant dans l'isthme du gosier une saillie appréciable, est insérée dans le fond de la loge non par un pédicule étroit, mais par une large base enchatonnée entre les piliers. L'amygdalotome ne permettant d'enlever que le tissu qui dépasse les piliers, il est *nécessaire*, pour que l'opération soit complète, de traiter le moignon restant soit par un morcellement, soit par ignipuncture.

Toutes ces interventions doivent se faire après *cocaïnisation*.

L'habitude qu'en acquiert un opérateur exercé permet d'agir avec une rapidité telle, que l'anesthésie générale est inutile. La cocaïnisation (solution au 1/20°-1/10°) est d'ailleurs toujours très bien tolérée. Cependant, si l'on se trouve en présence d'enfants très émotifs et très difficiles à traiter, quelques bouffées *de bromure d'éthyle* donneront le temps d'insensibilité et d'immobilité nécessaires.

Après ces interventions, des soins particuliers seront pris pendant un nombre de jours variable selon l'importance du traumatisme : ils consisteront en repos au lit ou à la chambre de manière à éviter tout refroidissement et toute fatigue — gargarismes émollients et antiseptiques très fréquents ou lavages de gorge chez les enfants en bas âge, glace pilée, prise à l'intérieur, pour calmer la douleur et faire contracter les vaisseaux, si quelque suintement sanguin se produisait, alimentation appropriée.

L'hypertrophie amygdalienne, convenablement traitée, ne récidive pas.

Végétations adénoïdes. — La forme classique des végétations adénoïdes, selon le mode d'association des symptômes qui la constituent, évolue sous trois types cliniques :

a. Le type respiratoire.

b. Le type auriculaire.

c. Le type mixte.

Dans 2019 observations, soigneusement prises de notre statistique, nous relevons *le type respiratoire* seul 1214 fois ; *le type auriculaire* seul 75 fois ; *le type mixte* 730 fois.

Nous en conclurons donc que, dans les premières années, le type respiratoire prédomine en relation avec l'obstruction mécanique des choanes, si facilement réalisée à cet âge dans la cavité étroite du pharynx nasal. Puis, à mesure que la tumeur se développe, elle arrive à obstruer latéralement l'orifice tubaire, ou bien détermine, dans les poussées d'adénoïdite, des phénomènes d'irritation qui, par le canal de la trompe d'Eustache, se propagent à l'oreille moyenne. Ainsi s'établissent les troubles auriculaires; et c'est en effet pendant la deuxième enfance, pendant l'adolescence et à l'âge adulte, qu'ils s'observent le plus fréquemment.

D'où aussi l'indication thérapeutique nécessaire de soigner de bonne heure les enfants porteurs de végétations adénoïdes.

Le traitement des végétations adénoïdes est *prophylactique médical* ou *chirurgical*.

Le traitement prophylactique doit être *tonique général* et *antiseptique local*; chez les enfants prédisposés aux manifestations lymphatiques, il importe de pratiquer une antisepsie constante des cavités nasales et naso-pharyngiennes (irrigations nasales boriquées; instillations d'huile résorcinée et mentholée; pommade et poudre mentholées). Les soins devront être plus rigoureux encore au cours des infections générales, déterminations rhino-pharyngiennes secondaires (rougeole, scarlatine, grippe, diphtérie, etc.).

La maladie une fois développée, le traitement *médical*, analogue à celui que nous venons d'exposer et qui se complétera par des badigeonnages directs de la région malade avec la glycérine iodée (1/50e), ne peut donner de résultats que si l'hypertrophie de l'amygdale pharyngée se réduit à un épaississement léger et à des fongosités — encore faut-il qu'elles soient peu marquées — de la muqueuse.

Toutes les fois où il y a véritablement tumeur adénoïde, la lésion relève uniquement du traitement chirurgical.

Quand l'opération est décidée, il faut par un traitement préalable de quelques jours et *variable selon les cas* (irrigations nasales, huile résorcinée et mentholée, etc.) faire l'antisepsie du champ opératoire.

Au point de vue de la technique opératoire proprement dite, l'enfant est opéré assis devant nous, par un aide qui lui immobilise les jambes entre les siennes et maintient dans la position voulue la tête et le corps. Cette position est la plus commode pour la manœuvre des instruments; et, quand on a recours à l'anesthésie, est rendue possible par l'emploi du bromure d'éthyle.

Avec la pince classique, nous commençons par morceler la tumeur et enlevons du cavum pharyngé les masses qui l'obstruent. Dans la deuxième partie de l'opération, nous abrasons au ras de la muqueuse, avec la curette, les restes de végétations. La racine de la cloison et les angles sont les points les plus difficiles à bien atteindre et doivent être l'objet d'une attention minutieuse.

L'opération débarrasse ainsi l'enfant en une seule séance. Elle doit être menée rapidement et l'hémorragie s'arrête quelques minutes après qu'elle est terminée.

Le procédé mixte a pour nous l'avantage, tout en assurant l'ablation parfaite des végétations au ras de la muqueuse, de ramener les masses enlevées et de se rendre compte de leur importance.

L'opération devra être conduite avec les soins antiseptiques de règle dans toute intervention chirurgicale.

Chez les nourrissons, on opère uniquement avec la pince, en plusieurs séances et sans anesthésie.

L'anesthésie, sauf chez les très jeunes enfants, est nécessaire pour permettre de terminer l'opération radicalement et rapidement ; ce qui est, sinon impossible, du moins très difficile avec un enfant qui souffre et se débat violemment.

Nous conseillons comme anesthésique de choix le bromure d'éthyle, qui permet d'opérer dans la position assise et dont l'action sur le cerveau, pour ainsi dire instantanée, fait très rapidement perdre connaissance à l'enfant.

Il doit être donné à dose massive (6 à 10 grammes dans la deuxième enfance). Comme tout anesthésique, il doit être manié avec prudence.

L'opération terminée, l'enfant est maintenu au lit les premiers jours, à la chambre une semaine. Le laisser sortir plus tôt, c'est l'exposer à des refroidissements et à des complications dangereuses. Pendant ce temps, il faut par des soins antiseptiques répétés du nez et de la bouche empêcher l'infection de la région si facilement accessible aux germes pathogènes.

Les *complications opératoires* sont extrêmement rares : ce qui rend l'opération parfaitement bénigne. Les *hémorragies* immédiates n'ont jamais été observées par nous ; secondaires, elles sont, on peut le dire, exceptionnelles ; on en observe parfois à l'adolescence, le plus souvent chez les filles. Si les moyens simples (glace, injections chaudes, attouchement à l'antipyrine) ne réussissent pas à les arrêter, on s'en rendra toujours maître par le tamponnement de l'arrière-cavité des fosses nasales. Les complications du côté des oreilles (*otite moyenne subaiguë et aiguë*) ne surviennent qu'à la suite de refroidissement ou d'infection du rhino-pharynx, par non-observation des règles antiseptiques prescrites.

Y a-t-il des contre-indications à l'opération ?

En dehors de l'hémophilie nettement caractérisée, il n'en existe pas.

Il faut évidemment s'abstenir d'opérer au moment des règles, chez les fillettes déjà réglées — en période inflammatoire d'adénoïdite — s'il y a des complications respiratoires aiguës ou dans un milieu épidémique (coqueluche, rougeole, diphtérie, etc.).

Le mauvais état général, loin d'être une contre-indication, est bien au contraire une indication opératoire. Puisqu'il résulte du trouble apporté à la fonction normale de la respiration par la présence des végétations adénoïdes dans le pharynx nasal, il ne peut s'améliorer qu'une fois les végétations enlevées.

Reste enfin la question de l'âge. Faut-il pour opérer, attendre que l'enfant ait un certain âge, 6 ou 7 ans par exemple, comme on l'entend répéter si souvent? C'est là une erreur absolue. Dès que l'intensité des symptômes a fait poser nettement l'indication d'une opération, *il faut intervenir, quel que soit l'âge de l'enfant.*

En attendant et en tergiversant trop longtemps, on risque que des troubles irrémédiables résultent de l'affection : arrêt de la croissance, déchéance de l'état général prédisposant à toutes les infections ; emphysème pulmonaire et bronchites chroniques ; catarrhe naso-pharyngien, provoquant trop souvent la neurasthénie; surdité et otorrhée.

L'opération est très bien supportée, même chez les nourrissons ; et chez ces derniers, on peut vraiment dire que le coup de pince qui, désobstruant la cavité naso-pharyngienne, permet la respiration et l'alimentation normales, *sauve la vie de l'enfant.*

Pour que le bénéfice de l'opération soit complètement acquis à l'enfant, il faut, les végétations enlevées, traiter *les lésions secondaires possibles* des fosses nasales (rhinite hypertrophique, déviation et éperon de la cloison) ; des oreilles (catarrhe tubaire, otite moyenne sclérémateuse, otorrhée); du pharynx (catarrhe naso-pharyngien, granulations). On redressera les déviations dentaires, si elles existent; on tonifiera l'état général.

L'enfant devra être suivi pendant quelques semaines et réexaminé, pour s'assurer que la cicatrisation a laissé la voûte pharyngienne parfaitement lisse. On conseillera, pour éviter les inflammations catarrhales de la muqueuse naso-pharyngienne qui, ramenant les symptômes d'obstruction nasale, font penser à tort à une récidive de l'affection, de continuer pendant plusieurs mois l'antisepsie des fosses nasales et du pharynx.

S'il y a eu curettage imparfait du pharynx, l'hypertrophie consécutive de fragments volumineux qu'on aura laissés (racine de la cloison, angles latéraux) fera croire à une récidive de l'affection.

Les végétations adénoïdes complètement enlevées ne récidivent pas.

DISCUSSION

M. Castex (de Paris). — J'ai quelquefois remarqué que les bons résultats locaux, reconnus par les parents de l'enfant, après l'ablation des adénoïdes, semblent ne pas se maintenir longtemps dans leur intégralité.

Je crois qu'on peut l'expliquer par l'étroitesse congénitale et définitive des fosses nasales et du cavum qui font persister, pour leur part, la gêne de la respiration nasale. Quand les bons effets de l'antisepsie et de la saignée dus à l'intervention ont cessé, quelques troubles reparaissent. Bien que, dans ces cas, l'adénectomie n'ait qu'un résultat partiel, elle n'en est pas moins formellement indiquée.

M. Miot (de Paris). — Je ne suis pas tout à fait de l'avis de M. Cuvillier à propos de l'introduction des liquides dans l'oreille moyenne pendant les injections nasales. J'ai 60 observations de malades affectés d'otite moyenne aiguë pendant l'injection. Chez tous ces malades, les fosses nasales étaient libres. L'introduction a dû avoir lieu probablement pendant des mouvements de déglutition; il est donc important, pour les rendre plus difficiles, de conseiller aux malades de respirer largement par la bouche et de tenir les parties antérieures de la langue le plus possible en dehors de la bouche.

M. Sterne (de Nancy). — Je proteste contre le traitement indiqué par M. Cuvillier consistant à faire des lavages, dans les cas de végétations adénoïdes. Il y a certainement danger d'après moi à faire des lavages, même si le nez est perméable; on s'expose à des complications du côté de l'oreille. Il ne faut pas faire de lavages même après l'opération.

M. Lermoyez (de Paris). — Il considère la douche nasale comme une méthode qui n'est jamais exempte de dangers; même les précautions les plus grandes étant prises, une otite peut survenir. Il y a sept ans, à la suite d'une douche nasale qu'il s'était administrée pour montrer à un de ses malades à faire une injection, M. Lermoyez lui-même fut pris d'une otite moyenne aiguë sérieuse.

M. Suarez de Mendoza (de Paris). — M'étant beaucoup servi au commencement de ma carrière de la douche nasale, j'ai eu souvent à déplorer des accidents du côté de l'oreille moyenne et cela chez des malades qui avaient des fosses nasales libres. Pour éviter ces inconvénients, j'ai fait depuis longtemps les douches sans pression, me servant pour cela d'un petit instrument que j'ai présenté à la Société d'otologie, ressemblant à une pipe dont la hauteur serait égale à la hauteur du nez : le liquide est amené dans la cavité de la pipe par le siphon et de celle-ci il entre sans pression dans les fosses nasales.

M. Cuvillier (de Paris) — Les irrigations nasales ne doivent être employées qu'après examen préalable des fosses nasales et de la cavité naso-pharyngée. Il faut qu'il y ait un passage libre pour le retour de l'eau, injectée dans une narine, par une autre narine. Dans ces conditions, l'injection, faite selon les préceptes indiqués aux malades, ne doit causer aucun accident et reste la meilleure méthode pour désinfecter les fosses nasales et le cavum pharyngé.

PRÉSENTATION D'INSTRUMENT

par le docteur Georges MAHU
(de Paris).

L'orateur présente un *Spéculum dilatateur* pour *l'examen extemporané* de l'oreille dans les cas de sténoses accidentelles du conduit, que l'on observe communément dans diverses affections telles que l'otorrhée, la furonculose, l'eczéma et les inflammations diffuses de l'oreille externe.

Cet instrument est un *Speculum auris* d'un diamètre très faible qui, introduit dans le conduit sténosé, se dilate peu à peu, écartant les parois jusqu'à ce qu'il ait pu faire prendre au dit conduit un diamètre suffisant pour permettre l'examen. Il se compose de deux spéculums pouvant pénétrer l'un dans l'autre, à la façon d'une jumelle de théâtre, et dont les pavillons sont continués par des bagues cylindriques pouvant se visser l'une sur l'autre, afin de produire cette pénétration. Le tube du spéculum intérieur est plus court, mais d'un calibre supérieur à celui du tube extérieur long et mince. Ce dernier tube en acier trempé a été scié longitudinalement suivant deux plans diamétraux perpendiculaires entre eux et se trouve ainsi sectionné en quatre branches qui pourront s'écarter progressivement les unes des autres au fur et à mesure que le spéculum intérieur pénétrera plus avant dans le spéculum enveloppant. Afin d'empêcher la sortie de l'instrument du conduit au moment où l'on produit la dilatation, les extrémités pénétrantes des quatre branches ont été terminées par de petits renflements dont la juxtaposition forme une olive : lorsque la dilatation est commencée, chacune des quatre portions de cette olive s'enfonce légèrement dans la peau du conduit d'autant plus tôt et plus profondément que cette peau est plus tuméfiée.

L'INHALEUR MOURA

par le docteur MOURA

(de Paris).

Cet instrument se compose :

1° D'un embout buccal et nasal en porcelaine, sorte de petite cuvette triangulaire, appelée *Bocalrhine* :

2° D'un récipient en forme d'entonnoir, de cloche ou de *chapeau*, pourvu d'un court tuyau d'appel ;

3° D'un tube coudé qui met en communication le bocalrhine et le chapeau ;

4° D'un bol ou vase destiné à contenir soit l'infusion *bien bouillante* de plantes aromatiques, fortifiantes ou calmantes, soit une solution médicamenteuse à essences antiseptiques, microbicides ou hygiéniques, prescrite par le médecin.

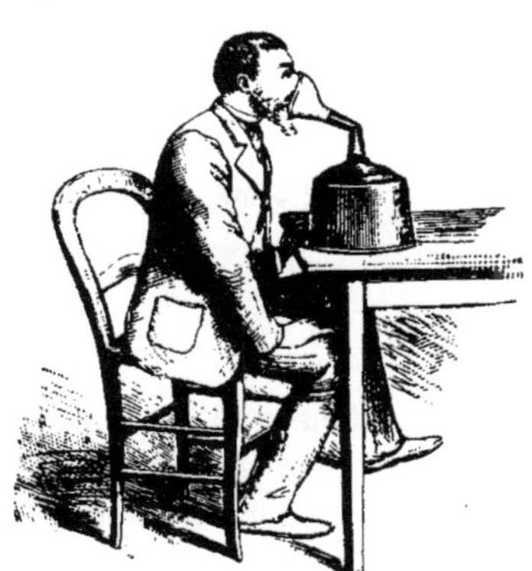

Inhaleur Moura.

Avec cet instrument d'une simplicité extrême et parfaite, les personnes les plus inexpertes peuvent faire, à volonté, des inhalations et des fumigations, sans être exposées aux dangers que font courir les nombreux appareils compliqués qui ne fonctionnent qu'au moyen de mécanismes à pression, de souffleries ou de lampes à alcool, à essences. Le chapeau porte à sa base soit des échancrures, soit des trous-évents qui permettent à l'air d'entrer et de former un courant ascendant qui entraîne la vapeur chargée d'aromes et d'essences ; cette vapeur sort par le bocalrhine d'elle-même et le malade peut la respirer par la bouche ou par le nez, ou bien par l'un et l'autre à la fois, c'est-à-dire à pleine poitrine.

L'inhaleur en porcelaine permet de faire respirer les substances susceptibles d'attaquer les instruments en métal.

L'action bienfaisante et curative des inhalations sur toutes les affections aiguës et chroniques des *bronches*, du *larynx*, de la *gorge* et du *nez* n'est plus à démontrer ; mais pour obtenir ces bons résultats, il faut que la température de la vapeur respirée soit comprise entre

40 et 65 ou 70 degrés ; l'appareil de la respiration supporte très bien cette forte chaleur et le malade n'en respire que mieux ensuite ; son haleine conserve pendant une ou deux heures l'arome ou l'essence respirée, ce qui démontre que le principe volatil a pénétré dans la circulation.

Cette température élevée arrête le *travail mycélien* des *bacilles*, *bactéries* et autres *microbes* qui encombrent les parties supérieures (bouche, gorge, amygdales, nez), à la façon de la chaleur solaire qui dessèche les plantes et suspend leur végétation. Quelques inhalations suffisent pour dissiper les maux de gorge, angines et amygdalites. La diphtérite elle-même est enrayée plus sûrement qu'avec toute autre médication. Les fausses membranes tombent en deliquium dès le premier jour ; les violentes douleurs disparaissent avec la rougeur inflammatoire et la muqueuse reprend la teinte de l'état normal. L'expulsion des sécrétions et produits morbides se fait sans difficulté.

"SIMPLEX" INHALATEUR DE POCHE (BREVETÉ)

par le docteur BAUER

(de Vienne).

Le médicament est versé à l'aide du *compte-gouttes* sur l'éponge qui se trouve dans la fiole aussi longtemps que celle-ci en absorbe (environ 2 tubes-goutteurs pleins) ; ensuite on introduit l'extrémité supérieure entre les lèvres fermées et on aspire lentement et profondément.

QUELQUES MOTS SUR MES NOUVELLES CANULES A TRACHÉOTOMIE

par le docteur Ricardo BOTEY,

(de Barcelone).

J'ai publié dans les *Annales des maladies de l'oreille, du larynx, etc.*, un article, au mois de février 1899, dans lequel je mis en relief les inconvénients des canules ordinaires de trachéotomie.

Ces inconvénients étant : leur brièveté et leur courbure totale toujours identiques, l'obstruction de la pointe par des mucosités épaissies et adhérentes, la blessure des parois de la trachée par le bec de la canule, les trop grandes dimensions du pavillon, le mécanisme de fixation de la canule interne, etc., etc. ; je proposai une foule de petites modifications à ces canules et en indiquai les avantages.

Depuis lors, j'ai encore perfectionné mes canules et je vais vous montrer le modèle de ma canule n° 5, la plus couramment utilisée dans la pratique.

En premier lieu j'ai fait dorer la canule externe et le pavillon. Ceci coûte une bagatelle et garantit le tube contre l'oxydation.

Le rayon de courbure de ma canule n° 5 est, comme les canules ordinaires, de 4 centimètres. L'épaisseur de son extrémité trachéale, de 11 milimètres ; celle de son extrémité externe, touchant le pavillon, de 12 millimètres. Mes canules, comme je l'ai déjà décrit, sont rectilignes dans leur segment inférieur ; là où se termine ordinairement la pointe de la canule, celle-ci est prolongée verticalement et par conséquent parallèlement aux parois de la trachée, dans une longueur de 13 millimètres pour le n° 5.

Le pavillon est réduit aux plus strictes dimensions (16 millimètres de hauteur pour 30 millimètres de longueur), et le tube se trouve inséré à son centre. Le pavillon de la canule n'a d'autre objet que de retenir la canule et d'empêcher que celle-ci ne tombe dans le tube trachéal ; par conséquent point n'est besoin qu'il possède de grandes dimensions. En outre, les pavillons ordinaires cachent une partie de la plaie du cou, qui ne peut être de ce fait être surveillée et pansée convenablement ; ils gênent dans les opérations sur le larynx (thyréotomie) une fois la canule en place. Chez les malades à cou proconsulaire et en général chez tous les patients qui doivent porter le tube pendant longtemps, un pavillon de canule de petites dimensions ne blesse pas la peau et ne gêne pas les mouvements du cou, le malade s'aperçoit à peine qu'il porte une canule.

J'ai en outre placé le petit crochet qui retient la canule interne sur le côté droit du pavillon. De cette façon il n'est pas sali par les mucosités et il est plus facile à voir, pour sortir la canule interne et pour la fixer après son introduction, que quand il était placé en dessous de l'ouverture externe.

Le rebord de la portion saillante à l'extérieur de la canule interne possède sur une des extrémités de l'échancrure par où s'insinue le crochet un point d'arrêt qui facilite le placement de la canule interne de telle manière que le malade lui-même peut, en pleine obscurité, sortir ou introduire sa canule interne. Ceci est un grand avantage, car de cette façon le patient n'a besoin de personne pour nettoyer sa canule, il peut le faire n'importe où, même dans son lit sans déranger personne, en ayant seulement sous la main un peu d'eau et un écouvillon.

Les dimensions de ma canule n° 3 sont les plus appropriées pour les adultes des deux sexes. Avec 11 millimètres d'épaisseur du bec de la canule, on obtient le maximum de prise d'air par le tube nécessaire au malade compatible avec le parfait fonctionnement.

Après une foule d'essais sur le cadavre et sur le vivant, je suis convaincu à présent, qu'en général il ne faut pas dépasser ces dimensions, car plus de 11 millimètres de grosseur de la canule à son extrémité interne et plus de 12 à la périphérie, gênent quelquefois la déglutition, car le tube pousse alors un peu trop en arrière la paroi postérieure de la trachée vers l'œsophage.

En outre, ces dimensions du tube sont suffisantes pour que l'air expiré puisse passer entre la canule et les parois de la trachée quand le malade veut parler en bouchant momentanément l'ouverture externe de la canule. Point n'est besoin, dans la plupart de ces cas, de perforer à son centre la partie convexe des canules interne et externe pour faciliter la locution du patient.

Je trouve uniquement à mes canules un inconvénient, que je crois presque impossible à vaincre. Cet inconvénient consiste dans la nécessité de rendre flexible l'extrémité trachéale de la canule interne, car on sait que pour que deux tubes inflexibles puissent s'emboîter l'un dans l'autre, il faut absolument qu'ils soient rectilignes ou qu'ils appartiennent à un segment régulier de circonférence.

Pour obtenir cette flexibilité de la pointe de la canule interne j'ai dû transformer celle-ci en trois tours de spirale de 3 à 4 millimètres de largeur, car l'articulation de ce tube interne était sujette à casser encore plus facilement et à retenir des mucosités difficiles à nettoyer. Cette spirale ôte à mes canules la solidité dans les cas où le constructeur ne s'est pas préoccupé de les fabriquer avec un argent très élastique et peu fragile, car si cette condition n'est pas remplie, un morceau de canule interne peut tomber dans la trachée.

PRÉSENTATION D'INSTRUMENTS

par le docteur A. COURTADE

(de Paris).

Spéculum d'oreilles. — Ce spéculum est constitué par un spéculum ordinaire dont une moitié est enlevée suivant son grand axe ; le demi-cylindre qui reste permet d'embrasser la saillie d'un furoncle et d'en faire l'incision sans crainte de blesser la paroi opposée.

Canule pour lavages de la caisse du tympan. — La canule que je présente est absolument rectiligne et fournit cependant un ou plusieurs jets verticaux. Si dans le cours du lavage le malade se retire brusquement, la sonde sort de la caisse sans accrocher le tympan comme cela a lieu avec les canules coudées (sonde d'Hartmann).

Grâce à son faible diamètre et à sa facile introduction, j'ai pu pratiquer, immédiatement après la paracentèse, un lavage de la caisse du tympan et en ai obtenu de bons résultats.

Spéculum du nez. — Les deux valves sont réunies à charnière et s'ouvrent comme un livre ; il porte deux branches, comme le spéculum vaginal, ce qui permet de l'ouvrir d'une seule main. Il donne beaucoup de jour et rend l'inspection de la cloison des plus faciles.

Fixateur des spéculums du nez et des oreilles. — Dans le cours des interventions du côté des fosses nasales, on est obligé d'enlever fréquemment le spéculum et de le replacer.

Le fixateur que je présente maintient en place le spéculum pendant toute la durée de l'opération.

Au ressort qui embrasse la tête d'avant en arrière, on peut fixer soit la pince du nez soit la pince qui fixe le spéculum d'oreille.

Abaisse-langue à contre-pression. — On éprouve parfois de grandes difficultés à maintenir abaissée la langue du malade avec les abaisse-langue ordinaires.

Outre la palette qui déprime la langue, mon instrument présente un croissant qui vient presser contre le maxillaire inférieur quand on appuie sur un levier avec le pouce, de sorte que la langue est solidement contenue et pressée contre le plancher de la bouche.

Les interventions dans le pharynx et les examens de cette région sont ainsi considérablement facilités.

Pinces à dilatation du larynx. — Les dilatateurs du larynx employés jusqu'ici dilatent la glotte suivant une forme circulaire, ce qui est illogique, tandis que l'extrémité des pinces que je présente s'ouvre angulairement comme un livre, c'est-à-dire suivant la forme de la glotte.

On peut ainsi obtenir avec un seul instrument tous les degrés de dilatation que l'on désire. Il y a plusieurs modèles de pinces qui ne diffèrent que par la forme des cuillers.

Manche de galvano-cautère à rhéostat. — Quand on serre l'anse galvano-caustique la résistance diminue, le métal s'échauffe davantage et finit par brûler.

Il fallait obtenir une constance dans la résistance; pour cela j'ai interposé un rhéostat que le courant est obligé de parcourir avant d'arriver au fil métallique; à mesure qu'on serre l'anse, la longueur de rhéostat interposée augmente, de sorte que le fil reste toujours à la température convenable sans se rompre par brûlure.

Le rhéostat constitué par un fil de maillechort d'un certain diamètre peut être facilement enlevé et remplacé par un autre rhéostat d'une résistance différente; ce rhéostat placé sur la face latérale gauche du manche, dans un encadrement, n'est maintenu que par deux vis.

Il ne faut pas oublier que, si on serre l'anse à vide, le fil brûlera malgré la présence du rhéostat, mais il n'en est plus de même si le fil est serré seulement, quand il embrasse une tumeur, ce qui augmente très notablement sa résistance.

TABLE DES MATIÈRES

TABLE DES AUTEURS

TABLE ANALYTIQUE DES MATIÈRES

SECTION D'OTOLOGIE

COMPTES RENDUS

publiés par A. CASTEX,

Secrétaire de la Section.

SECTION D'OTOLOGIE

COMITÉ D'ORGANISATION DE LA SECTION

Président : M. E. GELLÉ.

Secrétaire : M. A. CASTEX.

Secrétaires-adjoints : MM. MALHERBE, COLLINET, GROSSARD, O'LEARY, CUCALON, NOTO.

Membres du Comité : MM. DUPLAY, LADREIT DE LACHARRIÈRE, NIMIER, LANNOIS (Lyon), MIOT, BOUCHERON, LOEWENBERG, MÉNIÈRE, LUBET-BARBON.

Présidents d'honneur :

MM. BELAYEFF (Moscou) ; BENNI (Varsovie) ; professeur BEZOLD (Munich) ; BOTEY (Barcelone) ; BRIEGER (Breslau) ; COZZOLINO (Naples) ; DELAVAN (New-York) ; GRANT (Londres) ; professeur GRAZZI (Florence) ; professeur GUYE (Amsterdam) ; A. HARTMANN (Berlin) ; KNAPP (New-York) ; professeur LUCAE (Berlin) ; professeur POLITZER (Vienne) ; PRITCHARD (Londres) ; RANDALL (Philadelphie) ; ROOSA (New-York) ; professeur DE ROSSI (Rome) ; professeur SCHIFFERS (Liège) ; professeur SCHWARTZE (Halle) ; SCHWENDT (Bâle) ; SIEBENMANN (Bâle) ; VON STEIN (Moscou) ; SUNE Y MOLIST (Barcelone) ; URBANTSCHITSCH (Vienne) ; VERDOZ (Barcelone) ; professeur ZAUFAL (Prague).

VENDREDI 3 AOUT

Séance du matin.

Présidence de M. E. GELLÉ, président de la section.

Allocution du Président.

MESSIEURS ET CHERS CONFRÈRES,

Confrères réunis par les mêmes études spéciales, associés par les travaux de l'intelligence, et bien près de l'être par le cœur ; émus par les mêmes ambitions scientifiques ; glorieux des mêmes succès de la pratique, et toujours jaloux de l'estime des membres de notre spécialité ; chercheurs patients, novateurs fanatiques des idées de progrès et des espoirs thérapeutiques qui l'accompagnent, vous que les liens scientifiques et professionnels rassemblent ici ; à vous tous, qui êtes accourus avec tant d'empressement apporter votre puissant concours à notre Congrès médical de 1900, praticiens éminents, maîtres et disciples de toutes les nations, à vous tous, chers confrères, j'adresse le salut confraternel, et je souhaite la bienvenue, au nom de tous les otologistes français, heureux de vous recevoir, heureux de vous exprimer par une acclamation unanime, par un accueil chaleureux, tout le plaisir que cause votre présence, et tout l'honneur que nous en recevons.

Votre nombre a dépassé nos espérances, merci! Grâce à votre féconde participation, à l'émulation générale, les travaux de ce Congrès médical, tant par les idées remuées, que par les orientations nouvelles découvertes, sauront maintenir son niveau à la hauteur de ceux qui l'ont avec tant d'éclat précédé!

Et cette session marquera une étape glorieuse dans la marche en avant de la science otologique.

Je me félicite du grand honneur qui m'est échu de présider à l'organisation de vos travaux; mais surtout je ne saurais trop dire combien je suis particulièrement heureux d'être chargé de saluer et d'acclamer nos illustres maîtres otologistes, les glorieux fondateurs de notre science spéciale.

Certes, nous aurions voulu pouvoir les accueillir au milieu de nous avec des palmes et des fleurs, comme dans le triomphe antique!

C'est sous leur égide que la section d'otologie va tenir ses assises, et nous serons fiers de leur montrer la valeur des résultats acquis grâce aux précieuses cultures qu'ils ont ensemencées et fécondées.

ÉLOGE DU DOCTEUR CHARLES DELSTANCHE

par M. le professeur A. POLITZER,
de Vienne.

C'est s'acquitter d'un devoir sacré de reconnaissance que d'honorer la mémoire des hommes qui, par leur talent, leur travail et leur dévouement, ont enrichi la science et, en lui donnant une impulsion nouvelle, ont ainsi contribué au bien-être de l'humanité.

Ce devoir nous est imposé non seulement par les trésors que ces hommes ont légués à la science, mais aussi et surtout par cette idée que les honneurs qui leur sont rendus seront un exemple salutaire pour les générations futures.

Permettez-moi donc, messieurs, de vous parler d'un homme qui — pour me servir des mots de Dante — « nel mezzo del camin di nostra vita », a été ravi, il y a quelques mois à peine, à notre science spéciale : de Charles Delstanche.

La mémoire de ce noble confrère nous est une occasion de retracer à grands traits les mérites des hommes, qui, dans la seconde moitié du siècle qui vient de s'écouler, ont fondé la science otologique moderne.

S'il est une chose, en effet, sur laquelle nous tombions d'accord, c'est que, dans cette seconde moitié du xixe siècle, les succès remportés par l'otologie lui ont assuré un rang égal à celui qu'occupent toutes les autres sciences spéciales. Aussi cette époque portera-t-elle dans l'histoire de notre science le nom justement mérité de temps classique de l'otologie.

Quant à nous. nous sommes assez heureux pour voir encore au milieu de nous des hommes qui ont aidé dans une large mesure aux progrès de notre science spéciale. Mais nos rangs se sont éclaircis, et, frappés par la loi inexorable de la nature. beaucoup de ceux qui ont acquis une gloire immortelle sont aujourd'hui couchés dans la nuit du tombeau.

Chaque pays de l'Europe déplore pendant ces cinquante dernières années le décès de quelque savant émérite. Les États-Unis d'Amérique seuls, où l'otologie a pris naissance et s'est développée plus tard qu'en Europe, les États-Unis, seuls, ont le bonheur de voir encore tous les représentants de cette science témoigner dans la plénitude de leurs forces d'une remarquable activité. Puissent nos vaillants confrères transatlantiques goûter ce bonheur pendant de longues années encore !

Beaucoup de fondateurs de l'otologie moderne, aujourd'hui décédés, ne sont pour la jeune génération que des personnages historiques.

Quant à moi, une destinée heureuse a voulu m'accorder. durant les quarante années que j'ai consacrées à l'étude de notre science. la faveur de jouir de l'amitié des savants les plus éminents de cette époque et de recevoir leurs conseils et leur précieux encouragement, Menière, Bonnafont, Toynbee, Hinton. V. Troltsch, Wendt, Voltolini, Moos, Sapolini, etc., et avec tous j'eus le bonheur d'être uni par les liens d'une étroite amitié. Il me fut, en effet, permis non seulement de les connaitre en tant que représentants de notre science. mais encore de les approcher et d'apprécier en eux les qualités de leurs caractères excellents.

Les célèbres auristes que la France a perdus pendant la seconde moitié du siècle passé appartiennent encore, vu leurs travaux, à la première moitié du même siècle. Tous subissent encore l'influence de Kramer (Berlin), homme d'un certain mérite d'ailleurs, mais dont la doctrine a enravé les progrès de l'otologie dans la première moitié du xixe siècle par le dédain qu'il manifesta contre l'anatomie pathologique de l'oreille. Néanmoins, l'impulsion vigoureuse donnée à la médecine vers la moitié du siècle passé par les œuvres immortelles de Cruveilhier, Laennec, Andral, Corvisart, Skoda, Rokitansky ne pouvait rester sans effet sur la science otologique, et c'est ainsi que nous entrevoyons dans l'œuvre des auristes français d'alors l'aurore d'une époque nouvelle.

Auquel d'entre nous pourrait être inconnu le nom de Menière, qui, par la découverte du siège anatomique de la maladie qui porte son nom, s'est acquis un renom au delà des limites de notre science spéciale. En l'année 1861, je fis sa connaissance et j'eus le plaisir d'estimer en lui autant le médecin célèbre que l'homme doué des sentiments les plus nobles, les plus généreux et des plus belles qualités de l'esprit.

Bonnafont, contemporain de Menière, appartenant encore à l'ancienne école, pressent néanmoins déjà l'importance de l'anatomie pathologique de l'oreille. En expliquant une certaine forme de paracousie, il se rapporte aux résultats des dissections faites à deux Kabyles en Algérie, sur lesquels il avait trouvé l'étrier ankylosé dans la fenètre ovale.

Delau le jeune, autre contemporain de Menière, a droit à notre sincère reconnaissance, car il fut le premier qui reconnut l'importance des insufflations d'air dans la caisse au moyen du cathéter pour la thérapeutique des maladies de l'oreille.

Citons encore les noms de Triquet, de Joly, de René Calmettes, sur lequel on avait fondé de si brillantes espérances et qui mourut trop jeune pour les réaliser, et nous aurons fait mention des hommes de mérite, dont l'otologie en France regrette le décès.

Mais la palme dont nous honorons nos grands morts revient à Toynbee et à sir W. Wilde. De même que nous devons à l'Italie les immortelles découvertes anatomiques qui on servi de base à l'otologie scientifique, de même l'Angleterre se glorifie justement d'être la patrie de l'otologie moderne. L'histoire de l'otologie inscrira dans ses annales les noms de Toynbee et Wilde en caractères indélébiles. Le premier, pour être le fondateur de l'anatomie pathologique de l'oreille; le second, pour avoir donné l'idée d'une otiatrie clinique rigoureusement exacte.

A côté de ces héros de l'otiatrie, n'oublions pas Hinton et Patterson-Cassels dont les noms sont célèbres dans l'otiatrie anglaise.

L'Allemagne regrette une phalange de savants, qui ont pris une part des plus actives à la réformation de l'otologie pendant ces cinquante dernières années. En première ligne Troltsch, à Wurzburg, qui transplanta, pour ainsi dire, l'anatomie pathologique d'Angleterre

en Allemagne et par ses travaux donna à l'otologie un nouvel et durable essor. Sa mort, précédée d'une longue et douloureuse maladie, a
mis un terme prématuré à la réalisation de ses idées.

Il y a plusieurs années que moururent deux de nos grands contemporains, Voltolini et Moos. Voltolini était assez avancé en âge quand
il s'adonna à la laryngo-otologie. mais ses travaux n'en furent pas
moins importants dans le domaine de l'anatomie et de la science pratique. Moos, le savant consciencieux et infatigable, est à jamais célèbre dans l'otologie par ses travaux microscopiques et histopathologi-
ques. Quiconque, parmi nous. a connu cet homme spirituel et
aimable, ne pourra jamais oublier sa mémoire.

Faisons encore mention de Wendt, qui fut enlevé à la science en
pleine jeunesse et qui pourtant nous a laissé de précieux travaux et
honorons de même le souvenir des jeunes savants décédés, Schaller
et Lenkes.

L'Italie a perdu en Sapolini un représentant de l'otologie qui avait
su s'attirer la sympathie de tous les savants. Quoique trop avancé en
âge pour prendre une part active dans la réforme de l'otologie,
il nous a pourtant laissé des œuvres anatomiques précieuses, s'intéressant jusqu'à la fin de sa vie avec enthousiasme aux conquêtes de
l'otologie moderne. Ceux qui parmi nous ont assisté au Congrès de
Milan, il y a vingt ans, se souviendront avec plaisir de cet homme don
la franchise et l'amabilité gagnaient tous les cœurs et que la vieillesse
n'empêcha point de prendre part au Congrès de Bruxelles et de Bâle.

Bientôt Longhi et Masini, ses cadets, le suivirent dans la tombe.
L'otologie italienne subit une perte douloureuse par la mort du jeune
Corradi dont les beaux travaux restent une preuve de son grand talent
et de sa fécondité intellectuelle. Il nous fut enlevé à la fleur de l'âge,
emportant avec lui les plus belles espérances.

La Suisse a perdu un des personnages les plus sympathiques et les
plus versés dans la science otologique, par la mort prématurée du
professeur Burckhardt-Merian, de Bâle. C'était dans toute l'acception
du terme un savant de premier ordre, précis et consciencieux dans
ses investigations, enthousiaste et infatigable dans ses travaux, un
caractère noble et élevé : en un mot, un homme qui représentait le
modèle du savant accompli.

La Russie a perdu, il y a quelques années, dans la personne du
professeur Prussak un homme qui s'est assuré pour toujours une place
dans l'histoire de l'anatomie de l'oreille par son ouvrage sur le tympan. l'anatomie de l'attique et de l'espace entre la membrane de Shrap-
pnell et le col du marteau qui porte son nom.

L'Autriche déplore à juste titre la mort d'un savant dont la renommée a franchi les frontières de son pays natal et qui s'était couvert de gloire dans l'otiatrie scientifique. Il y a quelques mois à peine, les otologistes autrichiens ont suivi le convoi funèbre de Gruber, médecin et professeur pendant plus de trente ans et qui témoigna jusque dans l'extrême vieillesse d'une prodigieuse activité. Ses travaux sur l'anatomie de l'oreille, qu'il a enrichie de détails nouveaux, son zèle infatigable comme professeur, ses sentiments généreux d'humanité lui assurent un souvenir reconnaissant auprès de ses nombreux élèves.

Après avoir célébré le mérite des hommes qui, dans la seconde moitié du siècle dernier, ont acquis tant de renom dans notre science spéciale, veuillez me permettre d'honorer la mémoire de Charles Delstanche, dont la mort a plongé dans un deuil profond non seulement ses amis mais aussi ses confrères spécialistes. Il était originaire de Bruxelles et appartenait à une vénérable famille patricienne de cette ville. Son père, Félix Delstanche, fils d'un grand fermier du Brabant, après des études pratiques d'otologie à Paris, s'était établi à Bruxelles pour y exercer son art et fut le premier spécialiste des maladies de l'oreille en Belgique.

Son fils, Charles Delstanche, naquit à Bruxelles en 1840. Il étudia d'abord dans sa ville natale. En 1857, âgé de 17 ans à peine, il partit pour l'Italie et alla faire ses études au collège des Flamands, à Bologne. Il demeura en cette ville jusqu'en 1865, époque où il obtint le titre de docteur. C'est pendant ce séjour qu'eurent lieu les premiers combats pour l'indépendance de l'Italie. Plein d'enthousiasme, il se joint aux jeunes étudiants de Bologne qui ont pris les armes pour lutter contre l'armée autrichienne. C'est avec un sentiment de fierté non dissimulé qu'il aimait à montrer sa photographie, où revêtu d'un uniforme et armé d'un fusil, il était représenté sous les traits d'un défenseur de la liberté. Delstanche resta éternellement un des amis les plus enthousiastes de cette Italie qu'il aima comme sa seconde patrie et qu'il ne manquait jamais de revoir chaque fois que l'occasion lui en était donnée.

De retour en Belgique, il fut nommé en 1865 médecin des pauvres, poste où la terrible épidémie de choléra de 1866 lui fournit l'occasion de montrer le zèle le plus désintéressé. L'esprit de dévouement dont il fit preuve lui valut les félicitations et un diplôme de la ville de Bruxelles.

Malgré ses occupations nombreuses, Delstanche continuait à s'occuper de la littérature médicale moderne et particulièrement de l'otologie. La collection anatomo-pathologique de l'oreille du Dr Toynbee à Londres fut pendant quelque temps l'objet de ses études.

Comme toute science, l'otologie est le résultat du travail intellectuel d'un certain nombre de savants, science dont chacun, selon son talent, ses dispositions, a traité avec prédilection une branche spéciale.

C'est ainsi que nous voyons les uns s'occuper d'études anatomiques ou physiologiques, les autres porter leurs investigations sur la clinique et la pathologie.

Delstanche poursuivait en otologie le point de vue pratique, et la raison de ce penchant en fut peut-être dans ce caractère si délicat, si plein d'humanité qu'était le sien, et qui le porta toujours au soulagement des malades.

Dès le début de sa carrière scientifique, alors qu'il était encore sous l'influence de son père, partisan des théories de Kramer, il s'adonna, plein de zèle, à l'otologie moderne, qui a pour pour base l'anatomie pathologique dont il chercha à faire valoir les résultats pour l'otologie pratique.

De nombreux travaux relatifs aux maladies de l'oreille ont été publiés par Delstanche, tant dans les journaux médicaux de Belgique, qu'à l'étranger. Vouloir les énumérer en détail serait trop long ; qu'il nous suffise d'indiquer ici les lignes principales des œuvres où il appliqua son esprit scientifique et pratique. Sa thèse sur les « bourdonnements de l'oreille » est un travail remarquable sur l'étiologie et la symptomatologie de ces sensations subjectives qui lui valut la nomination à l'Université de Bruxelles par acclamation.

Mais ce qui a contribué surtout à donner au nom de Delstanche une réputation étendue dans le monde scientifique et pratique se résume dans ses divers procédés de traitement mécanique des maladies de l'oreille à travers le conduit auditif externe. Là il fut un maître hors pair quant à l'invention d'appareils vraiment ingénieux. Chacun de nous connaît l'utilité très grande de son « raréfacteur de l'air dans le conduit auditif externe » à propos de différentes affections de l'oreille et la grande valeur thérapeutique du « massage du tympan et des osselets » dans les affections adhésives de la caisse.

L'introduction du « massage dans la thérapeutique des maladies de l'oreille » lui assurerait, à elle seule, et à tout jamais un nom durable dans les fastes de la science otologique. Citons encore l'introduction « des injections de vaseline liquide » dans la pratique otologique, un procédé « d'extraction du marteau » qui simplifiait d'une manière notable cette opération délicate. Par tant de procédés, Delstanche mérite à bon droit le nom de père de l'école otologique belge.

La grandeur d'un savant ne réside pas seulement dans des travaux scientifiques, mais encore dans les qualités de son caractère. Delstanche fut à ce point de vue un modèle et le type de l'homme doué de toutes les qualités du cœur et de l'esprit. C'était un caractère ferme, un homme d'une affabilité sans bornes, consciencieux et qu'une aimable modestie rendait sympathique à tous. Il appartenait au nombre de ces heureux qui savent conquérir des amis et les conserver. Il entraînait par le charme de ses manières et de sa conversation tous ceux qui avaient le bonheur d'entrer en relations avec lui.

Cette rare bonté d'âme, il l'apporta aussi dans la pratique de son art et dans ses actions charitables, car ce fut pour lui une satisfaction constante de mettre son savoir entièrement à la disposition des pauvres malades. Dans ce but, il fonda en 1887 la première clinique gratuite en Belgique pour les maladies de l'oreille et du nez. Cette clinique fut bientôt tellement fréquentée que l'année suivante elle était transférée à l'hôpital Saint-Jean. Là, pendant vingt-cinq ans, Delstanche traita des milliers de malheureux avec une patience et un dévouement sans bornes, mettant tout son bonheur à aider, soulager et consoler les pauvres, ne ménageant à leur égard ni son temps, ni ses forces, ni sa santé. Aussi son souvenir restera-t-il à jamais gravé dans la mémoire de la population de Bruxelles.

Une des périodes les plus heureuses de la vie de Delstanche fut celle du Congrès des otologistes qui se tint à Bruxelles. On le nomma président. Nous tous qui assistions à cette réunion nous rappelons avec plaisir quelle dignité il mit à le diriger, quel accueil aimable il fit à chacun et combien il sut s'entourer de confrères zélés à nous recevoir. Tout son travail et toute son énergie étaient consacrés à l'éclat de cette réunion scientifique. Si elle brilla entre toutes, c'est à Delstanche qu'on le doit. Et c'est pourquoi nous tous qui fûmes à Bruxelles nous garderons un souvenir ineffaçable de ces beaux jours.

Les mérites de Delstanche sont connus partout, aussi bien par ses collègues spécialistes que dans les Sociétés savantes. Élevé à la dignité de membre de plusieurs d'entre elles, membre de la Société royale de Belgique, de celle de Madrid, de la Société médico-physique de Florence, de la Société des laryngologistes et otologistes italiens, etc., le roi des Belges l'honora de son ordre. Mais sa plus grande distinction lui fut conférée l'an dernier au Congrès international d'otologie, à Londres, qui lui dédia le prix Lenwal au milieu d'applaudissements unanimes. J'eus le bonheur de voir Delstanche une fois encore après le Congrès; il était fier et heureux de cette distinction qu'il regardait comme le plus grand honneur de son existence.

La vie intime de Delstanche était l'image de la vie heureuse et patriarcale de famille. En 1868, il avait épousé la fille du célèbre J.-B. Madon, dont il eut deux fils et deux filles. A la mort prématurée de son épouse chérie, il se voua tout entier à l'éducation et au bien-être de ses enfants. Au milieu de sa famille, à côté de ses vieux parents, de ses frères et de ses sœurs, dans la société de ses collaborateurs et de ses amis, Delstanche trouva ce bonheur si rare que la destinée n'accorde qu'aux favorisés d'entre les mortels.

Malheureusement ce bonheur ne pouvait rester immuable et les dernières années de Delstanche, troublées par les progrès incessants d'une maladie tabétique, rendirent triste et déprimée cette humeur jadis si sereine et si joviale. Aussi nous devons regarder l'affection infectieuse à laquelle il a succombé comme une dernière faveur de la Providence, qui, étendant sur lui les sombres ailes de la mort, l'a délivré de bonne heure du dépérissement et de l'agonie d'une longue et cruelle infirmité.

Le nom de Delstanche nous reste et il évoquera désormais en nous le modèle sublime du médecin noble et dévoué, du médecin chez lequel le zèle sincère pour les progrès scientifiques, joint au grand dévouement de sa vocation, s'unissait à une bienveillance et à une générosité sans bornes.

M. Schiffers. — Monsieur le Président, messieurs et très honorés confrères, permettez-moi d'ajouter quelques mots, non pas pour parfaire le discours véritablement magistral de M. le professeur Politzer, mais seulement pour lui adresser tous mes remerciements pour les paroles émues et si éloquentes qu'il vient de prononcer, ainsi qu'à vous, messieurs, qui avez bien voulu vous y associer unanimement. Je le fais au nom de mes compatriotes et particulièrement en celui de la Société belge d'otologie et de laryngologie, en l'absence de son président.

Nous, les amis de M. Delstanche, nous avions appris depuis longtemps à le connaître et à l'apprécier à sa juste valeur.

Aussi, avons-nous été les premiers à déplorer la grande perte causée dans notre famille médicale par sa disparition prématurée.

Si l'on dit en général que les morts vont vite, l'expression des sentiments qui vient de se faire jour en ce moment nous prouve qu'à toute règle il y a des exceptions et que le souvenir de Charles Delstanche restera longtemps encore gravé dans le cœur de ses nombreux amis.

COMPTE RENDU

du secrétaire de la Section, M. CASTEX

Messieurs et chers collègues,

Bien que j'aie beaucoup d'honneur et de plaisir à vous parler pour la première fois, je serai très bref, pour ne pas abuser de votre temps.

Vous avez trouvé déjà, dans le programme officiel général et dans le journal-programme qui vous sera distribué ici tous les matins, la plupart des renseignements qui vous sont utiles. Néanmoins je dois encore vous signaler quelques détails complémentaires.

Tout d'abord je rappellerai que nos séances sont publiques. Je le dis pour tous ceux qui pourraient s'intéresser à nos travaux, bien que n'étant pas inscrits à notre section.

Puis je vous présente nos huit sous-secrétaires, siégeant sur les premières banquettes, MM. les Drs Malherbe, Collinet, Grossard, Georges Gellé, Raoult, O. Léary, Cucalon, Noto. Les trois derniers s'emploieront comme interprètes pour les trois langues officielles du Congrès : l'anglais, l'allemand, l'italien. La langue espagnole leur est aussi familière. M. G. Gellé s'est spécialement chargé des rapports avec la Presse et M. Grossard de la distribution des imprimés. Une pancarte spéciale vous désigne leur place. Nous avons pu apprécier déjà leur zèle et c'est en toute confiance que nous vous offrons leurs bons offices.

Ici un sténographe avec sa machine à écrire, là un microscope. Les projections qui n'ont pu se faire ici auront lieu mardi soir, au sortir de notre séance, à la clinique de la Faculté que j'aurai le plaisir de vous faire visiter par la même occasion.

Je prie ceux de nos collègues qui ont l'intention d'employer les projections de vouloir bien me donner leur nom au plus vite et en tout cas avant la séance de demain soir.

Je vous demande de vouloir bien me remettre les communications ou discussions immédiatement après. Elles paraîtront dans la langue où elles auront été faites.

Il y a dans le couloir une table pour la Presse et pour vos conversations.

Enfin, messieurs, nous nous sommes promis, avec mon collègue M. Lermoyez, de nous faire mutuellement une politesse. Je le fais en vous disant que la section de Rhino-laryngologie siège tout à côté de la nôtre. Les deux sections vous apparaîtront ainsi se donnant la main, *quales decet esse sorores*.

LES NOTATIONS ACOUMÉTRIQUES. — PROJET D'UNIFICATION

RAPPORT

par M. Arthur HARTMANN,
de Berlin.

Die immer wieder von neuem auftretenden Bestrebungen eine einheitliche Darstellung der Ergebnisse der Hörprüfung zu erzielen dürfte darauf zurückzuführen sein, dass bezüglich der Diagnose der Erkrankungen des Hörorganes noch manche Unklarheiten bestehen und bisher bestanden haben.

Gerade den letzten Jahren verdanken wir eine Reihe von exakten Sektionen, welche gemacht wurden, nachdem eine genaue Hörprüfung am Lebenden staftgefunden hatte und eine grosse Anzahl von sorgfältigen Beobachtungen am Lebenden, welche uns beträchtliche Fortschritte bezüglich der Diagnosenstellung brachten.

Wir wissen, dass Erkrankungen des Schallleitungs-Apparates diagnosticirt werden können durch die Stimmgabel-Prüfung. Der Ausfall oder die Herabsetzung der Perception tiefer Stimmgabeltöne durch die Luft bei gleichzeitiger Verlängerung der Perception dieser Töne durch den Knochen zeigt uns, dass eine Erkrankung des Schallleitungs-Apparates vorliegt.

Eine Erkrankung des nervösen Apparates kann diagnosticirt werden durch die gleichmässige Herabsetzung der Knochenleitung und Luftleitung. Die Betheiligung der einzelnen Abschnitte des nervösen Apparates kann durch die Prüfung mit verschiedenen Tönen insbesondere mit der Bezold'schen Tonreihe festgestellt werden.

Das Instrument, mit welchem wir die Diagnose der Lokalisation eines Gehörleidens stellen können, ist allein die Stimmgabel und zwar müssen Stimmgabeln verschiedener Tonhöhe benutzt werden um die Diagnose zu ermöglichen. Wird für Stimmgabeln verschiedener Tonhöhe die Hörzeit durch Luftleitung und durch Knochenleitung bestimmt, so genügt diese Bestimmung nach dem Stande unseres jetzigen Wissens vollständig zur Diagnose des Sitzes und zur Bestimmung des Grades eines Gehörleidens.

Alle unsere andern Hörprüfungsmethoden und Hörprüfungs-Instrumente sind nicht im Stande uns ein so klares Bild der Funktionsfähigkeit des Hörorganes und der Lokalisation einer Erkrankung zu geben, als die Prüfung mit Stimmgabeln.

Wenn wir bei diesem Stand der Dinge Klarheit und Einheitlichkeit in unsere Hörprüfungen bringen wollen, so müssen wir darauf ausgehen alle diejenigen Methoden ausser Gebrauch zu setzen, welche unvollkommeneres leisten als die qualitative und quantitative Stimmgabel-Prüfung.

Herr Professor Bezold, dem wir bezüglich der Ausbildung der Hörprüfungsmethoden so ausserordentlich viel verdanken, war gleichfalls aufgefordert ein Referat über die Hörprüfung zu übernehmen. Er hat mich ermächtigt, Ihnen mitzutheilen, dass er meinem Ihnen vorgetragenen Standpunkte vollständig theile.

Bei allen Vorschlägen, welche für die einheitliche Darstellung der Hörprüfungs-Resultate gemacht wurden, spielt die Hauptrolle die Taschenuhr. Schon die von der American otological Society eingesetzte Commission machte im Jahre 1887 genaue Vorschläge. Die Notirung sollte erfolgen als Bruch bei welchem die beim Kranken gefundene Hörweite den Zähler, die Hörweite des normalen Ohrs, wie es bereits damals in Amerika gebräuchlich war, den Nenner bildet. H. c. sollte Uhr (Horologium) in Contakt mit dem Ohre, H. p. gegen das Ohr gepresst, Hm vom Warzenfortsatz, H. t. von der Schläfe, H. v. vom Scheitel, H. d. von den Zähnen, H. ub. von allen Theilen des Schädels bedeuten.

Im vorigen Jahre schlug Herr College Gradenigo beim Londoner Congress uns noch ein einheitliches Schema für die Notirung der Hörprüfungs-Resultate vor. Ebenso wie beim amerikanischen Vorschlage soll die Prüfung durch Luftleitung, h. m. vom Warzenfortsatz, h. t. von der Schläfe bedeuten.

In Deutschland hatte vor drei Jahren die Deutsche otologische Gesellschaft eine Commission eingesetzt, welche mit der Vorberathung über eine einheitliche Hörprüfungsmethode betraut wurde. Es besteht in Deutschland die Neigung der weiteren Entwicklung der Hörprüfungsmethoden freien Lauf zu lassen. Trotzdem haben die durch Panse veröffentlichten Vorberathungen der von der otologischen Gesellschaft eingesetzten Commission nach der negativen Seite bestimmte Anhaltspunkte gebracht. Es wurde allseitig die Prüfung mit Taschenuhr und besonderen Hörmessern als überflüssig bezeichnet.

Meine Herren, wenn Sie geprüft haben wie lange eine Stimmgabel vor dem Ohre und wie lange dieselbe Stimmgabel auf den Warzenfortsatz aufgesetzt gehört wird, so haben Sie eine vollkommene Prüfung. Der Rinne'sche Versuch und ebenso die anderen Versuche sind nicht im Stande uns ein so klares Bild von der Funktionsfähigkeit der einzelnen Theile des Hörorganes zu geben als die Bestimmung der Hörzeit für Luft- und für Knochen-Leitung mit der Stimmgabel.

Was nun die Notirungen der Resultate der Prüfung mit Stimmgabeln betrifft so bestehen bekanntlich noch die Verschiedenheiten der Bezeichnung der Tonhöhen und der Schwingungszahlen in den einzelnen Ländern. Da *ut* der französischen und italienischen Scala entspricht unserem deutschen *c* der Contraocktave, *ut* 2 dem deutschen *c* der kleinen Oktave.

Ebenso besteht abgesehen von der verschiedenen Stimmung eines Tones die Verschiedenheit bezüglich der Bezeichnung der Schwingungszahl der Töne das *ut* 2 oder das *c* hat nach französischer Bezeichnung 258, nach deutscher 128 Schwingungen,

Da jedem der sich mit Akustik befasst, insbesondere auch jedem Ohrenarzt diese Unterschiede der Bezeichnung bekannt sind, weiss auch jeder, dass wenn von *ut* 2 die Rede ist, der Ton *c* mit 128 Schwingungen (Doppelschwingungen) nach deutscher Bezeichnung gemeint ist, umgekehrt wenn von dem Tone *c* die Rede ist weiss man, dass *ut* 2 mit 256 Schwingungen nach französischer Bezeichnung (einfachen Schwingungen) gemeint ist. Es erscheint desshalb nicht als zwingende Nothwendigkeit, dass die Bezeichnungen unificirt werden.

Es wäre wünschenswerth, wenn wir Stimmgabeln besässen, welche bei gleichem Ton mit gleicher Intensität angeschlagen werden könnten und in gleicher Weise abklingen würden. Bis jetzt besitzen wir solche Stimmgabeln nicht, es hat sich desshalb als am zweckmässigsten bewährt für jede Stimmgabel bei bestimmtem Anschlag entweder durch Aufschlagen der Gabel auf Holz, durch Zusammendrücken der Zinken oder durch Aufschlagen mit einem Hammer zu bestimmen wie lange der Ton vom normalen Ohre gehört wird, wir bezeichnen dieses kurz als die Hörzeit für das normale Ohr. Die Zahl von Secunden während welcher die Gabel vom schwerhörigen Ohre gehört wird, wird als Hörzeit für die betreffende Stimmgabel des schwerhörigen Ohres betrachtet. Schon im Berichte des Comites der Amerikanischen otologischen Gesellschaft wird empfohlen das Hörvermögen des schwerhörigen Ohres ebenso wie für die Uhr durch einen Bruch auszudrücken dessen Zähler die Hörzeit des kranken Ohres dessen Nenner die normale Hörzeit bildet.

Wird Stimmgabel *c* oder *ut* 2 vom normalen Ohr 45″ vom schwerhörigen Ohr 30″ gehört so würde das Hörvermögen 30/45 bezeichnet. Da wir wissen dass die Intensität der Schwimmgabelschwingungen die Schwingungsamplituden nicht gleichmässig abnehmen, sondern zuerst rasch dann langsam, so ist dieser Bruch nicht als mathematischer Ausdruck für die Hörschärfe zu betrachten. Die Untersuchungen von Barth, Jacobsohn und Andern, die Berechnungen von Bezold und Edelmann, welche Baratoux seinem Schema zu Grunde gelegt hat, sodann die Berechnungen von Schmiegelow die er im vorigen Jahre beim Londoner Congress uns vorgetragen hat, sind bekannt.

Die Berechnungen von Bezold und Schmiegelow führten zu recht widersprechenden Resultaten, als Beispiel führt Schmiegelow selbst an:

Ein Patient, welcher die Stimmgabel $c2$ in 7 Secunden hört, sollte nach Bezold-Edelmann eine Reduction von $1/1000$ haben, während dieselbe nach Schmiegelow $1/4000000$ beträgt.

Auch wenn wir die physikalische Werthe der abnehmenden Sekwingungen mit mathematischer Genauigkeit feststellen könnten, ist noch nicht sicher gestellt, ob das Ohr verschieden starke Schalleinwirkungen in demselben Verhältnisse verschieden percipirt.

Nach den Untersuchungen von Vierordt scheint dies nicht der Fall zu sein.

Bei diesem Stande der Dinge erscheint die Notirung der Stimmgabelprüfung als Bruch am zweckmässigsten. Der Bruch sagt uns einfach wie lange die Schwingungen der Stimmgabel vom kranken Ohre und wie lange vom gesunden Ohre vernommen werden. Jeder ist danach im Stande sei es nach Bezold, sei es nach Baratoux oder Schmiegelow die mathematische Berechnung vorzunehmen. Wenn immer wieder zuletzt von Schmiegelow gesagt wird, dass diese Art der Aufzeichnung falsch sei, so ist dies einfach ein Irrthum. Die einfache Notirung der Hörzeit, mögen die Zahlen neben einander oder über einander gestellt werden, kann nicht falsch sein. Mann muss nur wissen was für eine Bedeutung für die Aufzeichnung festgesetzt ist. Nur wer diese Festsetzung nicht kennt, wird mit der Behauptung, dass die Darstellung eine falsche sei, kommen.

Wie Ihnen bekannt habe ich für die Prüfung mit Stimmgabeln verschiedener Tonhöhen, um eine übersichtliche vergleichende Zusammenstellung zu geben, vorgeschlagen das Procentverhältniss der normalen Hörzeit und der Hörzeit des kranken Ohres zu berechnen. Man erhält dadurch durch ein Diagramm ein recht anschauliches Bild des Charakters einer Schwerhörigkeit. Von Bezold wurde in ähnlicher Weise in Diagrammen die Schwerhörigkeit nach seinen physikalischen Berechnungen zur Anschauung gebracht, doch hat Bezold es neuerdings wieder vorgezogen die Aufzeichnungen nach dem von mir gemachten Vorschlage zu machen. Bei meinem Vorschlage habe ich übrigens stets betont, dass neben dem Procentverhältniss die Hörzeit des normalen und des kranken Ohres beigefügt werden soll.

Die einheitliche Darstellung der Hörprüfungsergebnisse muss darauf beruhen, dass bezeichnet wird mit welchen Stimmgabeln die Hörprüfung vorgenommen wurde und wie lange der Ton derselben vom gesunden und kranken Ohr durch die Luft und durch den Knochen gehört wird.

Wenn nun auch die Stimmgabelprüfung für die Zwecke der Diagnosenstellung vollständig genügend erscheint, so hat es sich doch für das practische Bedürfniss noch als erforderlich erwiesen, eine Prüfung mit der Sprache vorzunehmen. Unsere Kranken brauchen für den Verkehr in erster Linie das Verständniss der Sprache. Die Beurtheilung unseres ärztlichen Wirkens von Seite der Patienten hängt hauptsächlich von der Besserung des Verständnisses der Sprache ab, desshalb sind wir gezwungen auch die Prüfung des Sprachverständnisses vorzunehmen,

Diese Prüfung wird für Flüstersprache, nur bei starker Schwerhörigkeit für laute Sprache vorgenommen. Es genügt bei der Notirung die Hörweite und die gerauchten Worte nieder zu schreiben. Ein einheitliches Feststellen bezüglich der Notirung ist nicht erforderlich.

Ich schliesse mit der Hoffnung, dass es gelingen wird, durch die vorgeschlagene Vereinfachung eine grössere Gleichmässigkeit bezüglich der Anwendung der verschiedenen Hörprüfungsmethoden herbei zu führen.

DISCUSSION

M. BARATOUX. — Pour faciliter le projet d'unification de la mesure de l'ouïe, il serait avantageux d'avoir un diapason basé non sur la notation musicale, mais sur la notation décimale et de prendre comme unité le diapason de 100 vibrations, c'est-à-dire à peu près G ou sol¹, et l'on aurait ainsi des diapasons de 200, 400, 800, 1600, etc., vibrations allemandes correspondant à g ou sol², g' ou sol³, etc.

NOTATIONS ACOUMÉTRIQUES. — PROJET D'UNIFICATION

RAPPORT

par M. F. SCHIFFERS,

de Liège.

Question complexe dont la solution est ardue et liée à de très sérieuses difficultés, mises en évidence par les nombreuses tentatives et les essais multiples qui émanent de physiologistes et de cliniciens distingués.

C'est aussi qu'elle est d'une importance primordiale, et depuis le brillant essor qu'a pris la Science otiatrique, chacun a compris la nécessité d'avoir à sa disposition une méthode d'évaluation précise, sûre et simple de la fonction auditive, pouvant être facilement appréciée d'un auteur ou d'un praticien à l'autre et adoptée uniformément dans tous les pays.

La question d'un acoumètre uniforme a été discutée déjà dans différents congrès internationaux de médecine : à Bruxelles en 1875, à Amsterdam en 1879, sans qu'il ait été possible alors de lui donner une solution pratique.

Des travaux intéressants sur la matière ont été publiés également de différents côtés, en Allemagne, en Suisse, en Italie et en France notamment. Sans vouloir faire l'historique de la question qui vous est bien connue, qu'il nous soit cependant permis de citer sinon tous, au moins la plupart des noms de ces pionniers de la science : Bezold, Knapp, Habermann, Bloch, Barth, de Stein, Burckhardt-Mérian, Wolf, Schwartze, Hartmann, Magnus, Gradenigo, Baratoux, Gellé, Bonnier....

Si les divers systèmes de notation proposés, à part deux, comme nous le verrons plus loin, offrent des avantages, ils ont surtout des inconvénients de lecture dus principalement à leur complexité; ce qui les a empêchés d'être adoptés en pratique.

Il faut, en effet, qu'un procédé de notation acoumétrique, pour se généraliser, soit simple, aussi précis que possible, facile à lire et susceptible de donner une idée suffisamment nette de l'état fonctionnel de l'organe auditif.

Il s'agirait d'arriver aux résultats obtenus dans la mensuration de l'acuité visuelle, car sous ce rapport les ophtalmologistes sont mieux partagés que nous et ils peuvent apporter plus d'exactitude dans leurs différentes observations et dans le contrôle du traitement. Mais aussi combien leur rôle est-il rendu plus facile par la physiologie même de la vision, mieux connue que celle de l'audition et incontestablement moins compliquée dans son essence. Les ondes lumineuses arrivent par une seule voie à la rétine et n'ont pas besoin de l'analyse qui est nécessaire quand les ondes sonores de la parole arrivent à l'appareil de perception de l'oreille. Et incontestablement la fonction principale de celle-ci est de faire entendre la voix humaine.

Quoi qu'il en soit, il est de toute évidence que nous devrions avoir à notre disposition une véritable échelle acoumétrique qui serait à comparer aux échelles optométriques des tableaux de de Wecker ou de Snellen. Mais cette graduation qui est réalisée facilement en optique n'a jusque maintenant pu être obtenue en acoustique.

Le procédé pour obtenir une échelle optométrique est simple et connu: nous ne le répéterons pas ici. Pour graduer cette échelle, il suffit d'établir une simple question de proportion entre les dimensions des caractères et la distance où l'œil normal doit les reconnaître.

Actuellement il n'existe pas de procédé qui permette d'établir une graduation analogue dans les sons expérimentaux servant à explorer l'audition. A notre connaissance il n'y a pas d'instrument susceptible de donner à tous les observateurs un son d'intensité identique. Il n'est pas possible d'obtenir une série de sons que l'on puisse faire croître et décroître en leur donnant à volonté une intensité définie.

S'il existe des appareils permettant par différents dispositifs de varier l'intensité des sons (application du téléphone, du phonographe, graduation du son par le passage à travers des diaphragmes de différents diamètres). ce n'est pas dans des proportions déterminées et qu'il est possible de mesurer exactement. Ce ne sont pas là de véritables échelles graduées.

De plus, la pratique journalière nous prouve que les différentes fonctions du nerf acoustique ne sont point dans un constant rapport les unes avec les autres, c'est-à-dire que nous voyons des sujets qui, par exemple, entendent fort mal la voix, mais fort bien le tic-tac d'une montre ou inversement. En outre, à la suite du traitement, nous observons quelquefois une amélioration dans un sens et une aggravation dans l'autre.

Un acoumètre idéal devrait remplir plusieurs conditions :

1° Constater l'acuité auditive d'une manière assez exacte pour permettre aux otologistes des différents pays d'enregistrer d'une manière uniforme les résultats de leurs observations;

2° Permettre un contrôle de l'effet du traitement.

D'autres conditions seraient encore réalisées comme résultantes, si ces deux-ci, qui sont primordiales, pouvaient l'être.

Mais un tel instrument n'existe pas, malheureusement. Il ne sera, à notre sens, jamais possible d'obtenir un acoumètre qui embrasserait la sphère complète des sons musicaux et même trois octaves en plus.

C'est une utopie que de chercher un instrument susceptible de nous faire faire l'épreuve de l'audition. non seulement quant à la hauteur de chaque son, mais aussi quant à sa force et à ses divers timbres. La question pour pouvoir être résolue doit donc être simplifiée considérablement. Étant donné ce que nous avons dit plus haut, il faudra nécessairement. sinon dans tous les cas, du moins le plus souvent, comparer entre eux les résultats de l'examen de la perception auditive obtenus de différentes façons.

Sans partager l'opinion beaucoup trop absolue d'O. Wolf relativement à la valeur de la parole comme procédé d'acoumétrie, nous lui attribuons cependant une valeur qui est indéniable. O. Wolf écrivait, en effet, en 1870 :

« Le langage articulé est l'acoumètre le plus parfait qu'on puisse imaginer; il s'ensuit évidemment que tous les essais de mécanisme ingénieux et d'appareils artificiels pour mesurer le degré d'acuité auditive ont été vains et probablement le seront toujours; car on s'imagine difficilement qu'on parvienne à inventer un instrument susceptible d'imiter les plus délicates nuances de modulation du timbre et de l'intensité des sons, aussi bien que le fait l'instrument naturel du langage humain. »

Il n'est pas possible de souscrire à cette profession de foi trop radicale et de prétendre que la parole soit un acoumètre d'une valeur scientifique telle qu'elle doive exclure les autres procédés d'examen.

Quoiqu'il en soit, c'est chez l'enfant, surtout en dessous de sept ans, que les résultats de la perception auditive obtenus par la montre ou un autre acoumètre de cette espèce donnent lieu parfois à des erreurs considérables, si on les prend uniquement comme base d'appréciation du pronostic. Le langage articulé employé dans ces cas comme acoumètre est indispensable au point de vue de la nécessité de préciser les conséquences de lésions si fréquentes, et cependant si mal appréciées, en ce sens que les troubles fonctionnels ultérieurs sont le plus souvent perdus de vue.

Ce qui, jusque maintenant, a retardé la solution du problème, c'est le fait d'avoir cherché à faire de l'examen de la perception un moyen de diagnostic du siège de la lésion. La notation acoumétrique ne doit pas viser à cette prétention, or plusieurs des procédés mis en usage couramment ont même uniquement pour but de préciser ou de chercher à localiser la lésion ou le trouble fonctionnel dans tel ou tel appareil. C'est une voie qui doit être abandonnée d'une manière générale, c'est-à-dire que cette recherche ne doit venir qu'après que la notation acoumétrique a été obtenue d'une façon aussi précise que possible.

Cette recherche se fera consécutivement et sera jointe aux autres méthodes d'examen qui sont du reste nécessaires pour qu'elle affirme sa valeur.

Un examen fonctionnel doit certes être complet au point de vue du diagnostic, mais il n'est pas possible ni du reste nécessaire d'en exprimer le résultat par une simple formule.

En recherchant une notation acoumétrique uniforme, il faut faire abstraction du diagnostic du siège de la lésion et de la nature de celle-ci. Si même l'état fonctionnel de l'oreille a pu être chiffré très exactement, il faudra quand même procéder à l'exploration de l'organe par les autres moyens dont nous disposons (inspection, palpation, auscultation, etc.).

Étant donnée la voie suivie par les ondes sonores, l'acoumétrie embrasse nécessairement la mesure de la capacité auditive pour les sons transmis par l'air et pour les sons transmis par contact. En clinique, il est indispensable, par conséquent, de comparer les valeurs respectives de ces deux modes d'audition obtenues par des procédés semblables d'évaluation.

Si nous passons rapidement en revue les méthodes courantes mises en usage dans ce but, la plupart devraient être écartées à cause de leur manque de précision.

1° L'examen par la montre. Cela a été dit à satiété : les montres n'ont pas toutes la même sonorité, de plus, la graduation d'intensité appréciée par la distance ne peut servir pour mesurer l'audition au contact, la distance dans ce cas étant constante;

2° L'examen par les acoumètres sans graduation pour des motifs analogues;

3° L'examen par les sifflets et les instruments à sons aigus : ils ont en effet des intensités très variables et ne peuvent servir à la perception au contact. Très problématique aussi est leur utilité au point de vue du diagnostic de la nature et du siège de la lésion amenant le trouble fonctionnel.

Malgré ses défectuosités consistant dans les difficultés de graduation, l'intervention de l'articulation dans la puissance phonétique, dans la nécessité du discernement et de l'analyse, de l'appréciation des sonorités complexes dont la notation précise est impossible, l'examen par le langage articulé conserve sa valeur pour apprécier exactement certains cas et est même indispensable s'il s'agit d'enfants. Il faut dans son application tenir un compte sérieux des expériences de Wolf.

Il pourra suffire d'apprécier l'audition des voyelles et des consonnes avec la voix chuchotée, en excluant les sifflantes et en employant, pour obtenir autant que possible une émission uniforme, l'air résiduel de la poitrine après quelques inspirations profondes. Il faudra rechercher, s'il n'y a pas moyen de donner à la voix une tonalité uniforme, qui doterait le procédé de la précision qui lui manque encore actuellement.

La notation se fera en indiquant les lettres ou les mots employés avec la voix chuchotée et la distance à laquelle ils sont répétés.

Le diapason constitue le meilleur moyen de mensuration de l'ouïe.

La méthode optique a permis de réaliser un progrès très réel, susceptible probablement de perfectionnements ultérieurs. C'est, pensons-nous, actuellement le moyen le plus simple et le plus exact de faire une notation acoumétrique minima. Le procédé le plus pratique est celui qui évalue le degré d'audition sans tenir compte de la notion du temps.

Le diapason qui peut le mieux convenir est un diapason de 100 vibrations doubles, assez fort, pour être perçu du plus grand nombre de sourds.

Nous devons signaler que la méthode qui consiste à recourir au diapason en notant la durée de perception, compte des partisans convaincus. Il s'agit alors d'indiquer le diapason qui a été employé et celui qui est adopté dans le pays où l'observation est faite, c'est-à-dire le nombre de vibrations par minute.

Le résultat sera exprimé par une fraction dont le dénominateur représente le temps de perception de l'oreille normale et le numérateur celui de l'oreille en examen.

Ex : O d A ul_2 256 $v \dfrac{9}{24}$. formule qui signifie que l'oreille droite par la voix aérienne entend pendant 9 secondes au diapason vibrant 256 fois à la minute et entendu pendant 24″ par une oreille normale.

L'épreuve de Weber conserve toute la valeur qui lui a été attribuée jusque maintenant.

_ L'épreuve de Rinne sera modifiée dans son mode d'application, en ce sens que le pied du diapason doit être présenté au-devant du tube otoscopique, pour que la comparaison entre la valeur de la perception aérienne et de la perception solidienne soit exacte.

UNIFICATION ACOUMÉTRIQUE

par M. le docteur Pierre BONNIER,

de Paris.

Dans un but de simplification et d'unification internationale des données acoumétriques. j'ai l'honneur de soumettre au Congrès les propositions suivantes :

Aucun procédé acoumétrique ne pouvant par lui-même répondre

à la totalité des exigences cliniques, et le diapason étant de beaucoup l'instrument le plus utile et le plus pratique, nous devons adopter tout d'abord un diapason acoumétrique étalon.

J'ai déjà, à plusieurs reprises[1], proposé le diapason de 100 vibrations complètes à la seconde, qui, par sa gravité, convient aussi bien à l'analyse de l'audition par contact qu'à celle de l'audition par l'air. Ce diapason est en dehors de tout système musical et répond non à une tonalité esthétique, mais à une division décimale, de l'unité de temps. C'est d'ailleurs à ce titre qu'il est déjà internationalisé et universellement employé par la chronographie. J'ajouterai en passant que grâce au caractère de plus en plus internationaliste des données scientifiques et par l'expansion fatale du système métrique et décimal, on trouvera sans doute un jour plus d'avantages que d'inconvénients à adopter pour la musique elle-même un diapason international dans lequel l'ut sera un multiple ou un sous-multiple de 100.

Les épreuves cliniques ordinaires (Weber, Rinne, Schwabach, etc.) ne font qu'établir des rapports mal définis entre des grandeurs physiométriques mal mesurées[2]. Je propose qu'on les remplace par la mesure exacte des aptitudes sensorielles, que l'on pourra ensuite comparer entre elles et comparer de plus à elles-mêmes d'un jour à l'autre. Au lieu de se contenter d'observer que l'audition par contact mastoïdien est plus grande ou plus petite à droite qu'à gauche, plus grande ou plus petite que la normale ou que l'audition aérienne, qu'on mesure l'audition aérienne et la solidienne en les rapportant aux mêmes unités et on pourra ainsi les comparer.

C'est pourquoi, l'audition par contact ne pouvant être mesurée que par le son provenant du pied du diapason, il faut également mesurer l'audition aérienne en appliquant le pied de l'appareil sur le tube otoscopique. L'épreuve de Rinne telle qu'on la pratique couramment compare les deux auditions, l'aérienne et la solidienne, en les rapportant à des sonorités différentes, ce qui est incorrect.

J'ai proposé[3] la pointure acoumétrique, c'est-à-dire l'équation de l'audition aérienne, de la paracousie prochaine (mastoïde) et de la paracousie lointaine (genou) de l'un et de l'autre côté. Cette formule, naturellement incomplète, résume les données acoumétriques essentielles.

Le procédé de mensuration par la méthode optique est le suivant. Sur une des branches du diapason est fixée une petite tige qui fournit

1. Un procédé simple d'acoumétrie (Société de Biologie, 18 mars 1899).
2. Les épreuves de l'ouïe (Soc. franç. d'Otologie, 1ᵉʳ mai 1899).
3. Congrès international d'Otologie, Londres, août 1899.

à l'œil une striation très nette quand on déplace transversalement le diapason mis en vibration. Je laisse le diapason s'éteindre librement et je prends pour 0 acoumétrique le moment où l'œil cesse de percevoir la striation. Le 0 est ainsi établi sur un moment de la libre extinction du diapason, et tout à fait indépendant de la force avec laquelle on l'a frappé. Tel sujet cesse d'entendre le son du diapason (sur le tube, sur la mastoïde, sur le genou) N secondes avant ou après la disparition de l'image. Son audition est négative ou positive et vaut —N ou +N. et j'ai, par exemple,

Audition aérienne (bonne)	Paracousie mastoïdienne (normale)	Paracousie au genou (normale)
Or. dr. + 10	— 40	0
Or. g. — 50	— 5	— 25
diminuée	augmentée	augmentée

ce qui peut se simplifier ainsi :

+ 10	— 45	0
— 50	— 5	— 25

Cette formule, rapidement établie, renferme les signes de Weber, de Rinne, de Schwabach, avec leurs indications et de plus les valeurs absolues dont je pourrai suivre les variations au cours de l'observation. Il est évident que cette pointure ne me donne pas tout et qu'il faut la compléter suivant les cas. Mais elle est simple, pratique, et peut fournir des graphiques très lisibles.

Il est inutile que le diapason ait beaucoup de sonorité aérienne, il est même préférable qu'il n'en ait guère. En revanche, plus la sonorité a de pénétration par le pied de l'appareil, plus il sera propre à l'examen de la paracousie.

J'ai fait construire par M. Collin un diapason que je ne propose que comme une ébauche, mais qui répond d'une façon suffisante aux indications de la pratique. Les branches sont plus épaisses vers leur extrémité; elles ne donnent pas d'harmoniques, peu de son par l'air, et leur sonorité, d'une grande pénétration, s'éteint assez vite pour que la mensuration s'effectue rapidement.

Une Commission nommée par le Congrès pourrait facilement en arrêter le type définitif, l'étalon acoumétrique.

DISCUSSION

A la séance du vendredi matin, 4 août, on nomme une commission composée de MM. Politzer, Schiffers, Bonnier, à l'effet de décider s'il y a lieu d'adopter un diapason international de 100 vibrations.

VENDREDI 3 AOUT

Séance de l'après-midi.

Présidence de M. le professeur GUYE (d'Amsterdam).

—

MIKROPHÓNISCHE STUDIEN AM SCHALLLEITENDEN APPARAT DES MENSCHLICHEN GEHÖRORGANS

von docteur Ludwig MADER (München).

Meine Herren !

Wie Sie Alle wissen, entstammt unsere heutige Kenntnis der normalen Schallleitungsverhältnisse einestheils theoretischen Erwägungen und Berechnungen, wie sie z. B. Helmholtz in hervorragender Weise gegeben hat, anderntheils experimentellen Beobachtungen, welche mit folgenden drei Untersuchungsmethoden gewonnen wurden ; Zuerst war es Politzer, welcher vermittels aufgeklebter Fühlhebel die Schwingungen der Gehörknöchelchen auf eine rotierende Trommel aufzeichnete. Sodann versuchte Buck auf optischem Wege in die Geheimnisse der Gehörschwingungen einzudringen, indem er mit dem Mikroskope einen glänzend gemachten Punkt schwingender Gehörtheile beobachtete. Die dritte Methode verdanken wir Mach und Kessel welche durch ein stroboscopisches Verfahren die Vibrationen der Paukenhöhlenorgane so langsam dem Auge erscheinen lässt, dass man dieselben verfolgen und studieren kann.

Bei diesen Methoden ist es nöthig, um überhaupt ein Resultat zu bekommen, mit dem schallzuführenden Schlauch den Gehörgang zu verstopfen und überdies so ausserordentlich starke Schallquellen zu verwenden, wie sie im Leben kaum je vorkommen.

In Anbetracht dessen ist der Verdacht nicht unbegründet, dass die solcher Weise erhaltenen Resultate nicht der Norm entsprechen, da durch die erwähnten Uebelstände ohne Zweifel veränderte Verhältnisse geschaffen sein können.

Ich habe nun die Ehre, Sie mit einer neuen Untersuchungmethode bekannt zu machen, welche es erlaubt, die Intensität der einwirkenden Schallwellenzüge auf das Maass des gewöhnlichen Lebens zu reduzieren, ja sogar mit Schallquellen von ausserordentlicher Schwäche zu operieren, welche es erlaubt, diese Wellen dem unverchlossenen Gehörgang zuzuführen, welche es erlaubt, neben Tönen auch Geräusche, oder ein Gemisch von Beiden, in den Kreis der Untersuchung einzubeziehen, welche es ferner erlaubt, experimentell Verhältnisse zu prüfen, welche bisher nur theoretisch berechnet worden waren, nämlich die Kraftvermittelung und Kraftübertragung. Anschliessend daran werde ich mir gestatten, Ihnen in Kürze die bisher mit meiner Methode erhaltenen Resultate, sowie einige daraus sich ergebende Schlüsse und Folgerungen, mitzutheilen.

Das meinen Ausführungen zu Grunde liegende Material ist zum grossen Theil meiner Arbeit « Mikrophonische Studien am shall-leitenden Apparat des menschlichen Gehörorgans » entnommen, welche von Sigmund Exner, in dessen Institut und mit dessen liebenswürdiger Unterstützung ich dieselbe ausführte, der kaiserlichen Academie der Wissenschaften in Wien vorgelegt wurde und in deren Sitzungsberichten (Math.-naturw. classe, Bd CIX Abth., III, Februr 1900) erschienen ist.

Die Versuchsanordnung, der ich den Namen *Otomikrophon* beigelegt habe, kann ich Ihnen leider nur aus dieser Skizze erklären, da es wegen der nöthigen Räumlichkeiten, Leitungen, Instrumente, etc. nicht möglich ist, sie in natura zu demonstrieren. Sie sehen hier einen cylindrisch geformten Beutel. A u. B sind abschliessende Kohlenplatten. Der Beutel ist mit Kohlenstaub gefüllt. C ist ein feiner, in die Platte A eingeschraubter Hartgummistift, welcher dem zu untersuchende Punkte oder Organe des Präparates aufgesetzt wird und so dem Apparat die Schwingungen vermittelt. E_1 ist ein Hellescen- Trockenelement von Siemens und Halske, von welchem ein Strom ausgeht, welcher die Wippe W durchströmt und bei A in den Beutel ein und bei B ausstritt. Hiebei passiert er das « Kohlenklein » und findet in demselben einen umso geringeren galvanischen Wiederstand, je fester derselbe zusammen gedrückt ist, d. h. je grösser der Druck ist, der auf die Spitze des Stiftes E in seiner Längsrichtung einwirkt. Von B geht der Strom wieder zur Wippe, sodann zur primären Rolle einer passenden Inductionswickelung Y, zum Rheostaten R und zurück zum Element E_1. Der in der Inductionsrolle entstehende secundäre Strom wird in ein entferntes Zimmer geleitet und passirt dort ein Telefon, dessen Platte auf jede Aenderung des auf den Stift C ausgeübten Druckes reagirt. Bringt man z. B. den Stift C mit der Tischplatte in Berührung und setzt auf diese eine tönende Stimmgabel, so hört man natürlich den Ton derselben durch das Telefon.

Sie sehen hier noch ein Zweites, roth gezeichnetes, System, welches durch Umlegen der Wippe W mit dem Kohlenbeutel verbunden werden kann, während dabei die Leitung vom Kohlenbeutel zum Telefon ausgeschaltet ist. Dieses rothe System stellt eine Messvorrichtung für

den Wiederstand im « Kohlenklein » dar und ist für die wissenschaftlich Verwendbarkeit der Methode von der grössten Bedeutung. Es
stellte sich nämlich beim Experimentieren als nothwendig heraus,
erstens jede leiseste Berührung des Stiftes sofort erkennen zu können,
um die Schwingungen des untersuchten Organs nicht ernstlich zu al-
terieren, und zweitens den Druck möglichst gleichartig wieder her-
stellen oder controlieren zu können, mit welchen der Stift aufgesetzt
wurde, um Vergleiche der Vibrationen verschiedener Punkte oder der
Vibrationen eines Punktes vor und nach einem Eingriff zu ermöglichen.

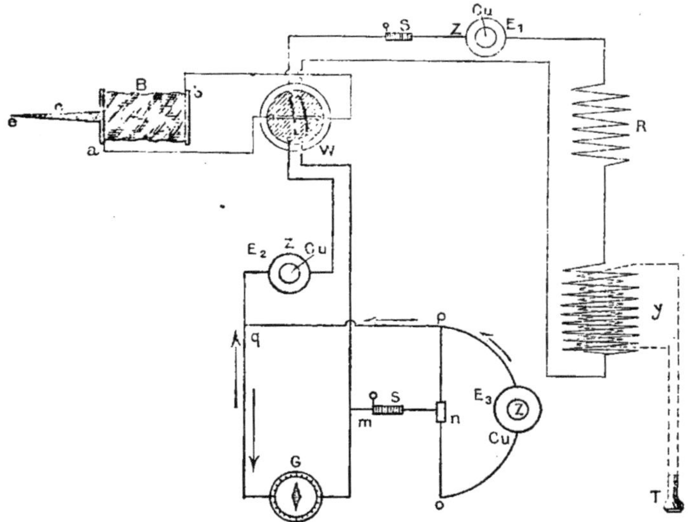

Diese Messvorrichtung ist folgender Maassen construirt: Hier sehen
Sie zwei annährend gleiche Elemente E 2 und E 3. Ich bitte aber darauf zu achten, dass bei dem einen das Kupfer innen, das Zink aussen
ist, bei dem andern das Zink innen, das Kupfer aussen: d. h. es gehen
von den beiden Elementen Ströme entgegen gesetzter Richtung aus.
Diese werden in eine sehr empfindliche Tangentenbussole G geleitet,
deren Magnetnadel sofort auf den geringsten Intensitätsunterschied
der auf einandertreffenden Ströme reagirt. Werden nun durch Ver-
schieben des Schiebers der Wheatstone'schen Brücke p o E 3 die
beiden Ströme so regeliert, dass die Magnetnadel auf Null steht und
es erfolgt ein Druck auf die Spitze C, so gibt die Magnetnadel einen
Ausschlag, dessen Grösse mit dem auf den Stift ausgeübten Druck zu-
nimmt. Die Vorrichtung ist so empfindlich, dass ein Papier bei der
leisesten Berührung schon einen Ausschlag verursacht.

Um nun eine Vorstellung darüber zu gehen, in welcher Weise der Druck auf den Stift C das Leitungsvermögen des Kohlenpulvers beeinflusst, führe ich folgenden Versuch an : Man setzt den Stift auf eine mikrometrisch verschiebbare Platte und öffnet und schliesst abwechselnd den Strom durch einen Du Bois Reymond'schen Schlüssel S. Die Stärke des hiedurch entstehenden Geräusches lässt sich prüfen, indem die Entfernung bestimmt wird, bis zu welcher das Abgabetelefon T vom Ohre gebracht werden muss, damit das Geräusch unter die Schwelle der Wahrnehmbarkeit sinke. Es stellt sich heraus, dass bei jeder nur einige Bruchtheile eines Millimeters betragenden Drehung der Mikrometerplatte, das Telefon um einige Centimeter entfernt werden kann. Mit andern Worten : die Bewegungsimpulse für die Platte des Abgabetelefons nehmen in ihrer Stärke zu mit der Geschwindigkeit der Verschiebung des Stiftes in seiner Längsrichtung.

Bei Untersuchungen mit dem Otomikrophon ist nicht zu erwarten, dass Elongation und Geschwindigkeit der Massentheilchen eines tönenden Körpers i. c. die Schallwellen derselben mit allen ihren Characteren — sich unverändert dem angelegten Stift mittheilen, denn besonders bei weichen Gebilden wird die aufgesetzte Spitze immerhin alterierend auf die Schallschwingungen des zu untersuchenden Objectes wirken können. Was man demnach bei abwechselndem Aufsetzen des Stiftes auf harte und nachgiebige schwingende Organe im Abgabetelefon hört, ist der Aussdruck der vom tönenden Körper auf den Stift übertragenen *Kräfte*, nicht ein Maass für die Amplitude der bei Einwirkung derselben Schallquelle, aber ohne Behinderung durch den aufgesetzten Stift, schwingenden Massentheilchen. Um dieses Verhalten zu illustrieren, theile ich folgenden Versuch mit : Ein Stimmgabelton wird mittels Schlauch einer Marey'schen Trommel zugeführt und der Stift einmal auf die Mitte der sonst vollkommen freien Gummimembran, das andere Mal auf die Mitte des Bodens der metallischen Kapsel aufgesetzt. Man findet, dass der Ton trotz der unzweifelhaft grösseren Elongationen, welche die berührte Stelle der Membran ohne Anlegung des Stiftes machen muss, von der Metallhülse aus stärker gehört wird, falls die Verhältnisse der Uebertragung im Uebrigen durch Anwendung des rothen Systems gleichartig gemacht sind. Die in der Trommel austretenden Verdichtungen und Verdümmungen der Luft werden zweifellos mit gleichen Kräften auf die metallene und membranöse Begrenzung des Höhlraumes wirken ; der Versuch zeigt aber, dass von der ersteren bei ihren geringen Elongationen bedeutendere Kräfte an den Stift abgegeben werden als von der letztern, trotz ihrer grösseren Amplituden. Daraus erhellt, dass ich mit meiner Methode

nur dann ein Urtheil über stärkere oder schwächere Vibrationen von
Theilen des Gehörorganes gewinnen kann, wenn ich der Stift an derselben Stelle aufsetze und unter Abänderung nur *einer* Bedingung
denselben Schall einwirken lasse. Wenn der Stift z. B. auf der Platte
des Steigbügels ruht, der Ton in normaler Weise dem Ohrpräparate
zugeleitet wird und ich höre telefonisch die abklingende Stimmgabel
länger vor als nach der Zerstörung des Trommelfells, so rührt das
sicher von einer Schwächung der Elongationen der Steigbügelplatte
in Folge des Eingriffes her. Weder über die Grösse der *Amplituden*
noch über die *Grösse* der Veränderung, nur über den *Sinn* der Veränderung gibt meine Methode aufschluss. Freilich wird es Umstände geben unter denen auch die mikrophonischen Effecte verschieden gebau-
tes Organmassen Schlüsse auf die Grösse der normalen d. h. unter
denselben Umständen, aber ohne Berührung von Seite des Stiftes,
auftretenden Elongationen gestatten. Wenn der unter gleichen Drucke
aufgesetzte Stift von der Steigbügelplatte aus die Stimmgabel länger
hören lässt, als von der der fenestra ovalis benachbarten Knochenmasse, so wird auf eine geringere Vibrationselongation der letzteren
zu schliessen sein, da die Bedingungen der Kraftübertragung von der
compacten Knochenmasse unzweifelhaft günstiger sind, als von dem
durch Bänder und Membrane nachgiebig befestigten Steigbügel.

Im Allgemeinen aber ist, wie schon gesagt der mikrophonische
Effect welchen ein schwingender Punkt hervorbringt massgebend für
die Beurtheilung von mehr oder weniger Kraftübertragung unabhängig
von der Amplitude.

Nach diesen dem Verständnis der Methode dienenden Ausführungen
habe ich noch einige praktisch wichtige Bemerkungen zu machen.
Zunächst ist zu erwähnen, dass bei der naturgemäss grossen Empfindlichkeit des Apparates, dessen feste Aufstellung von der grössten Bedeutung ist. Ich erreichte sie, indem einerseits die sämmtlichen Versuche nicht auf einem Tische, sondern auf einem gemauerten Herde
mit cementirter Platte ausgeführt wurden, so dass die Erschütterungen
des Fussbodens verhältnismässig unschädlich gemacht waren. Das
Stativ, welches den Kohlenbeutel trägt, war ferner auf einem 17 Kilo-
gramm schweren Bleifuss montirt. ebenso das zweite Stativ welches
das Präparat zu tragen hatte. Trotzdem hörte ich im Abgabetelephon
immer ein leises Sausen. ähnlich dem Sausen der gewöhnlichen Tele-
fone, sowie störende Geräusche, so bald jemand im Zimmer oder
Nebenzimmer gieng. Um diese beiden unangenehmen Factoren auf ein
Minimum zu reduzieren. habe ich die Versuche gegen Abend, ja zum
Theil Nachts ausgeführt. andererseits ist es möglich, durch Variiren

des Stromes mit dem Wiederstande R die Schädlichkeit dieser Geräusche sehr zu vermindern. Im Uebrigen gewöhnt sich das Ohr leicht an diese Verhältnisse und ist mit einiger Uebung im Stande, selbst ganz kurze und leise Geräusche mit Sicherheit zu verfolgen.

Als Schallquellen kann man sowohl solche, welche Töne, als solche, welche Geräusche erzeugen, verwenden. Ich benützte zum Hervorbringen der ersteren zwei nach der Schwingungszahl sehr verschiedene Stimmgabeln u. zwar wurden dieselben zur Vermeidung der Schallleitung durch den Boden und drgl. in einen Schraubstock gespannt, welcher in die Wand des Zimmers eingemauert war; der eingespannte Griff der Gabel trug eine Umkleidung von Holz. Nahe den Zinken war der zugehörige Resonator befestigt, und von diesem wurde der Ton durch einen etwa 2½ Meter langen Gummischlauch mit Glasansatz entweder *in* oder *bis vor* den Gehörgang des Präparates geleitet. Um ein möglichst gleichmässiges Anschlagen der Stimmgabeln zu ermöglichen, liess ich ein passend geformtes Stück Holz anfertigen, welches, zwischen den Zinken der Gabel durchgezogen, dieselben jedesmal in gleicher Weise auseinander drängt und so zum Tönen bringt. Dass die Stärke des Anschlags innerhalb der in Betracht kommenden Grenzen eine gleichmässige war, ersah ich aus der Dauer des Abklingens. Um Geräusche, und zwar ganz leise, zu erzeugen, liess ich eine abgewogene Schrotkugel aus bestimmter Höhe auf eine Marey'sche Trommel fallen. Die einem Trichter ähnliche Kapsel, aus welcher die Kugel durch Oeffnen eines Verschlusses fällt, ist an einem graduirten Stabe vertical verschiebbar. Von der Trommel wurde der Schall wie oben durch einen Gummischlauch zum Präparate geführt.

Bei der bereits erwähnten grossen Empfindlichkeit meines Apparates liegt die Vermuthung nahe, dass derselbe schon bei frei in die Luft ragendem Stifte, also ohne in Berührung mit einem Präparate zu sein, telefonische Effecte vermittelt. Es ist das in der That der Fall, aber in sehr beschränkter Weise : nur wenn man ganz nahe (etwa auf 10 Cm) am Kohlenbeutel spricht oder pfeift, hört man dies im Abgabetelefon, während für die von mir benützten Stimmgabelresonatortöne das freie Mikrophon ganz unempfindlich ist. Selbstverständlich habe ich durch Compression des schallleitenden Gummischlauches oder durch Abheben des Stiftes vom Präparate jederzeit controlliert, ob der acustische Effect nicht etwa durch die directe Wirkung der Schallquelle auf das Mikrophon bedingt ward. So bin ich in der Lage anzugeben, dass bei keiner meiner Versuchsreichen eine solche directe Wirkung auch nur spurweise vorhanden war.

Es dürfte nicht überflüssig sein, in Kürze anzugeben wie ich die

Versuche ausführe: Die Wippe W wird so gestellt, dass der Kohlenbeutel mit dem rothen Messsystem verbunden ist. Das Präparat kommt
auf das bereits erwähnte Stativ, wo es fest geschraubt, im Uebrigen
aber frei in der Luft gehalten wird. Diese mit Gegenmutter versehene
Befestigungsvorrichtung ist durch zwei Mikrometerschrauben in zwei
aufeinander senkrechten Richtungen verschiebbar und erlaubt ausserdem eine grobe Einstellung in der Höhe und um eine verticale Achse.
Es wird nun das Präparat in eine solche Lage gebracht, dass es bei
Drehung einer Mikrometerschraube dem Stifte in der Richtung seiner
Achse bis zur Berührung genähert und in derselben weiter geschoben
werden kann. Die Berührung ist sofort an der Bussole erkenntlich.
Jetzt dreht man so lange, bis die Bussole einen Ausschlag von z. B
2 Theilstrichen ergiebt, dann wird die Wippe umgelegt und ich begebe
mich in das Zimmer, wo das Abgabetelefon sich befindet. Auf ein elec-
trisches Glockenzeichen hin lässt der Gehilfe die Stimmgabel ertönen
und ich zähle mit einer sogenannten Rennuhr die Secunden bis zum
Verklingen des im Telefon hörbaren Tones. Bei Geräuschen wird die
Fallhöhe notirt, welche die Schwelle der Wahrnehmbarkeit darstellt.
Natürlich sind die Zahlen an den verschiedenen untersuchten Punkten
oder Organen, oder vor und nach einem Eingriff verschieden und so
ist es möglich, durch Vergleiche einen Einblick in die betreffenden
Verhältnisse zu gewinnen.

Bei der Einstellung des Stiftes ist zu beachten das derselbe immer
möglichst senkrecht auf die zu untersuchende Fläche trifft, da die tele-
fonischen Effecte hievon im hohen Grade abhängen. Eine besondere
Versuchsreiche überzeugte mich übrigens, dass geringe Abweichungen
von Richtung und auch Druck des Stiftes auf die Resultate von unbe-
deutendem Einfluss sind, grössere hingegen nicht mehr vernachlässigt
werden dürfen.

Ich komme jetzt zum zweiten Theil meines Vortrages, zu den mit
dieser Methode gewonnenen Resultaten. Diesen liegen 52 grosse Versuchsreihen mit 757 Einzelnversuchen zu Grunde.

Ein grösserer Theil hievon betrifft die Bewegungen des *Trommelfels*.
Ich habe den Stift des Otomikrophons nach einander auf die Mitte der
4 Quadranten aufgesetzt und gefunden. dass bei Tönen sowohl als
Geräuschen die mikrophonische Wirksamkeit des hintern untern Trom-
melfellquadranten am grössten, die des vordern obern am kleinsten
ist. Die zwei übrigen Quadranten verhalten sich gegen Töne anders als
gegen Geräusche, indem für letztere der vordere untere, für erstere
der hintere obere wirksamer ist. *Es ist das ein Beweis dafür, dass,
obwohl das Trommelfell — wie wir wissen — in toto schwingt, dessen*

einzelne Theile sich nicht in gleicher Weise, sondern verschieden bei diesen Massenschingungen betheiligen.

Es dürfte das mit ein Grund sein, die bekannte klinische Erscheinung dass der Sitz einer Perforation auf das Hörvermögen von Einfluss ist, erklären zu helfen.

Eine andere Aufgabe fand ich darin, die mikrophonische Wirksamkeit des Trommelfells an einem Radius desselben zu studieren, indem ich den Stift auf inneres mittleres und äusseres Drittel eines solchen aufsetzte. Wie Sie wissen, ist Helmholtz auf Grund seiner mechanischen Berechnungen zur Anschauung gelangt, dass die gewölbte Form des Tromelfells ihre Bedeutung in der besonders günstigen Kraftübertragung auf den Hammergriff findet. Ich bin Angesichts meiner Tabellen in der Lage, den *experimentellen Beweis* für diese Theorie zu erbringen, da, wie eingangs bereits erwähnt, der mikrophonische Effect eine Function der Kraftübertragung ist und meine Versuche regelmässig im innern Drittel, also nahe am Hammergriff, sowohl bei Tönen als Geräuschen die grösste Wirkung ergaben. Gestatten Sie mir, Ihnen hier zwei Experimente Politzer's in's Gedächtniss zurückzurufen, welcher gefunden hat, erstens « dass Töne hoch und tief gestimmte Stimmgabeln, welche bei flachen Membranen nur schwach gehört wurden, sofort stärker wahrnehmbar varen, wenn die Membran durch einen Zug am Hammer eine gewölbte Form erhielt », — und zweitens, « dass es für die Verstärkung der Resonanz (i. e., wie aus dem Zusammenhang herforgeht, die erweiterte Fähigkeit der Membran zum Mitschwingen) gleichgiltig sei, ob sie gegen den auffallenden Schall convex oder concav gekrümmt ist ».

Wenn Sie alle Ergebnisse zusammenhalten, so werden Sie mit mir übereinstimmen, wenn ich betone, dass die Krümmung der Radiafasern *nur* den Zweck haben kann, die Kraftübertragung zu begünstigen, und nicht etwa mit der Resonanzfähigkeit der Membran etwas zu thun hat, welche schon durch die Dämpfung bedingt ist. Dem wiederspricht auch das bekannte Helmholtz'sche Experiment nicht, mit welchem er die acustische Wirkung gekrümmter Membranen untersuchte, wenn man beachtet, dass diese gekrümmte Membran durch den fest aufgesetzten Stift auch gedämpft und dadurch für die Bewegungsübertragung einer grossen Zahl von Tönen geeignet ist. Dass dieses Mittschwingen bei solchen Membranen ein sehr lautes und mächtiges war, dass, wie Helmholtz sagt, die starke, d. h. mächtige Resonanz, sich über einen grossen Theil der Scala erstreckte, ist eben der Effect des in der Krümmung der Radialfasern vorhandenen Hebelsystems. Kurz ausgedrückt komme ich zu dem Schlusse: *in der Wölbung des Trommel-*

*fells ist eine Einrichtung geschaffen um den Energieverlust, welchen
die Schallwellen durch die Dämpfung der Membran erleiden müssen,
bezüglich ihrer Fortpflanzung zu paralysieren.*

In klinischer, Beziehung möchte ich darauf aufmerksam machen,
dass bei Retractionen diese Krümmung der Radialfasern mehr und
mehr ausgeglichen wird. Es lässt sich dies deutlich erkennen, wenn
man an dem freigelegten Tensor tympani eines Präparates zieht oder
auch, wenn man den Hammerkopf kräftig nach aussen drängt. Es
liegt mir ferne, diesen Umstand allein für die bei Retractionen übliche
Hörverschlechterung verantwortlich zu machen, immerhin glaube ich,
dass diese Verflachung des Trommelfells ein wesentlicher Factor neben
andern Ursachen (wie Vermehrung der Wiederstände u. s. w.), ist.

In Verbindung mit der Form des Trommelfells wird die Aufgabe des
Pauckenhöhlenapparates, eine Bewegung von grosser Amplitude und
geringer Kraft, in eine solche von geringer Amplitude und grosser
Kraft zu verwandeln — entsprechend der grösseren Dichtigkeit und
Schwere des Labyrinthwassers und den desshalb erforderlichen grösseren Druckkräften — nach der Helmholtz'schen Theorie noch weiter
durch eine andere Hebelwirkung erreicht, bei der die Spitze des Ham-
mergriffes Angriffspunkt der Kraft, die Spitze des langen Ambosschenkels Angriffspunkt der Last und der kurze Ambosfortsatz das Hypo-
móchlion darstellt. Meine diesbezüglichen Untersuchungen haben
auch dafür den *experimentellen Beweis* erbracht, wenigstens so weit
es sich um *Hammer und Amhos* handelt, indem die Zunahme des mikrophonischen Effectes sehr schön zu verfolgen war, je weiter im Verlaufe der beiden Knöchelchen der Stift aufgesetzt wurde. Der *Steigbügel*
aber bereitete mir insofern eine Ueberraschung, als ich an demselben
die grösste Kraftwirkung erwartet hatte, statt dessen jedoch beinahe
das Gegentheil erhielt: nur bei den hohen Tönen und auch hier nur
in wenig deutlicher Weise vermeinte ich der Voraussetzung annährend
entsprechende Zahlen erhalten zu haben, indem dieselben an Hammer,
Ambos und Steigbügel ungefähr gleich waren.

In meiner Eingangs erwähnten Arbeit habe ich die Ansicht ausgesprochen, dass diese Versuche wohl zu wünschen übrig lassen dürften,
da wahrscheinlich beim Stapes eine stärkere Behinderung durch den
aufgesetzten Stift wegen seiner membranösen Verbindungen anzunehmen wäre. Ich habe diese Ansicht inzwischen geändert und bin
heute der Meinung, dass das erhaltene Resultat, *wonach also am Stapes
eine geringere Kraftwirkung vorhanden ist, als am Ende des langen
Ambosschenkels*, im grossen und ganzen richtig ist und ich mit Unrecht
dort die grösste Kraftwirkung erwartete. Denn der Stapes gehört nicht

mehr zur Hebelvorrichtung, sondern stellt schon einen Theil der Last dar. Es muss also ein ziemlicher Theil der ihm mitgetheilten lebendigen Kraft bereits zu seiner eigenen Bewegung verbraucht werden so dass bei der Kraftabgabe an den Stift nicht mehr alles übrig sein kann. Und was die mögliche Behinderung durch den Stift betrifft, muss man beachten, dass die andern Knöchelchen auch nachgiebig befestigt sind und der Stapes ja auch in Wirklichkeit an seiner Platte immer stark belastet ist, nämlich von der Labyrinth-Flüssigkeit, womit ich natürlich nicht in Abrede stellen will, dass der Stift immerhin eine etwas grössere Behinderung ausüben wird. Durch diese Belastung des Steigbügels — sei es durch den Stift oder das Labyrinthwasser — lässt es sich verstehen, warum bei den hohen Tönen der Effect etwas anders sein wird, als bei den tiefen : bei den kleinen Elongationen der ersteren wird die Belastung eben weniger zur Geltung kommen, als bei den grossen der letzteren und stimmt dies mit der klinischen Erfahrung überein, dass bei Schallleitungshindernissen hohe Töne viel geringer als tiefe alterirt werden.

Bekanntlich soll der Stapes neben seiner labyrintheinwärts gerichteten Massenbewegung auch eine klappende Bewegung um eine nahe seinem untern Rande verlaufende Achse vollführen, wobei der vordere Trittpol tiefer in den Vorhof tritt, wie das besonders Mach und Kessel genau beschrieben haben. Ich habe meinen Stift sowohl auf die Mitte als auf den obern und untern Rand und vordern Pol des Stapes gesetzt und erhielt *weitaus die grösste Kraftwirkung in der Mitte*, was mit der Aufgabe desselben, das Labyrinthwasser in Massenschwingungen zu versetzen leicht in Einklang zu bringen ist. Von den andern Stellen der Stapesplatte erzielte ich einen bedeutend geringeren mikrophonischen Effect, am meisten noch am obern Rande, etwas weniger am vordern Pol, den geringsten am untern Rande. Es geht also ein Theil der Energie durch das Anspannen der membranösen Theile bei der Schiefstellung verloren. Und wenn auch der Umstand, dass die mikrophonische Wirkung oben und vorne grösser ist, als unten, in Uebereinstimmung mit der Art der Bewegung der Platte, nämlich der Schiefstellung zu sein scheint, so bin ich doch der Ueberzeugung, dass eine solche *Schiefstellung bei den normalen Schalleinwirkungen in Wirklichkeit nicht vorkommt* wegen des damit verbundenen, vorhin erwiesenen Energieverlustes.

Von der Ansicht ausgehend, dass es Interesse hätte die mikrophonische Wirkung der Pankenhöhlenorgane mit derjenigen Schallquelle zu untersuchen, welche weitaus die Wichtigste beim Hören ist, nämlich *der menschlichen Sprache*, habe ich durch einen Gehilfen im gewöhnlichen Conversationstone gegen die Ohrmuschel eines Präparates aus bestimmter Entfernung sprechen lassen. Natürlich wurde vorher festgestellt, dass man von dieser Entfernung aus die Sprache nicht durch das Otomikrophon allein, also ohne dass der Stift angelegt war, hörte. Eine mögliche Fehlerquelle liegt darin, dass der Gehilfe nicht immer mit derselben Stärke der Stimme sprechen könnte, doch ist es leicht, hierin grobe Differenzen zu vermeiden, besonders da ich mich darauf beschränkte, zu erfahren ob überhaupt mit dieser Schallquelle ein Resultat zu erhalten war und wenn, ob deutliche Unterschiede von den einzelnen Knöchelchen aus im Telefon mit Sicherheit festzustellen wären. Es war in der That beides der Fall. Man verstand nicht nur einzelne Worte, sondern auch gesprochene Sätze, sowohl von den Gehörknöchelchen als vom Trommelfell aus. Aus naheliegenden Gründen gab das Trommelfell die umgünstigsten, d. h. am wenigsten klaren und deutlichen Resultate. Der Hammerkopf dagegen übertrug die Sprachlaute ziemlich deutlich, doch wie aus der Ferne klingend und leicht schnarrend, der Stapes ebenso, jedoch rein und ohne den schnarrenden Beiklang. Weitaus am klarsten, deutlichsten und scheinbar dem Ohre am nächsten vernahm ich die Sprache vom Ende des langen Ambosfortsatzes aus. Es stehen also diese Versuche mit den vorhergehenden ganz im Einklang, d. h. *auch für die Vermischung von Tönen und Geräuschem gelten die oben gewonnenen Gesetze.*

Nach dem bisher Mitgetheilten werden sie es als selbstverständlich anseln, dass das Otomikrophon sich zur Untersuchung der Schallwirkung am *Knochen* besonders eignet. Es lassen sich mit dem Apparate eine ganze Reihe interessanter Versuche über die Knochenleitung selbst sowohl als ihre Beziehungen zu den Organen der Pankenhöhle anstellen. Ich will Ihnen hierüber noch kurz das hauptsächlichste kurz mittheilen :

Vor Allem schien es mir, dass die Fortpflanzung der Schallwellen durch die Schädelknochen nicht so unbedeutend sei, als häufig angenommen wird. Man findet z. B. in manchen physiologischen Lehrbüchern die Ansicht ausgesprochen, « dass die Schallwellen der Luft so gut wie gar nicht auf die Kopfknochen übertragen werden ». Ich führe dem gegenüber folgenden Versuch an : Leitet man den Ton einer Stimmgabel von 240 Schwingungen in der eingangs besprochenen Weise in den Gehörgang der einen Seite, eines vollen frischen Kopfes und setzt den Stift am blosgelegten Warzenfortsatz der andern Seite an, so ist der Ton im Abgabetelefon circa zwei Secunden zu hören. Mit diesem und ähnlichen Experimenten ist der *experimentelle Beweis* zu liefern, erstens *dass die Schädelknochen von relativ schwachen Schallwellen der Luft in ziemlich erhebliche Schwingungen versetzt werden können* und zweitens *dass die Knochen dieselben mit ziemlicher Kraft wieder abzugeben im Stande sind.* Insbesonders ergiebt sich daraus folgender Satz : *Auch für sehr leise per Luft dem Gehörgang zugeleitete Töne findet eine intracranielle Leitung von Ohr zu Ohr statt.* Zu einem ähnlichen Resultat kam auch Schäfer auf anderm Wege als er über den bekannten Dove'schen Versuch Untersuchungen anstellte. — Wie Sie sich erinnern war in den letzten Jahren eine lebhafte Discussion darüber entbrannt, wie dieses Dove'sche Experiment zu erklären wäre, demzufolge man Schwebungen wahrnimmt, wenn man von zwei nahezu gleich gestimmten Stimmgabeln die eine vor das rechte, die andre vor das linke Ohr hält. Bedingung ist ein so schwaches Tönen der Gabeln, dass man sie nicht durch die Luft von einem Ohr zu dem andern hinüber hört. Während Scripture, Wundt und besonders Ewald für die Annahme einer centralen Entstehung der Schwebungen eintraten, wurde letztere von Schäfer bestritten, indem er, gestützt auf seine vorhin erwähnten Versuche, zur Erklärung die Knochenleitung in Anspruch nahm. Ich hatte gehofft, mit meiner Methode diese Streitfrage entscheiden zu können durch den eventuellen Nachweis des Entstehens der Schwebungen im Knochen vermittels des angesetzten Stiftes, es gelang mir aber bis jetzt nicht, das Experiment einwandsfrei zu gestalten. Wenn es mir demnach auch nicht möglich ist einen directen Beweis zu erbringen, so muss ich doch für *wahrscheinlich* erklären; erstens, dass die Schwebungen im Knochen entstehn und zweitens dass die bisher als tadellos anzusehenden Versuche Ewald's nicht völlig einwandsfrei sind Den ersten Punkt stütze ich durch den bereits mitgetheilten Nachweis, dass auch bei sehr geringen Schallstärken vom Gehörgang aus Tonwellen in die Schädelknochen eindringen. Ist das der Fall so müssen unter den geeigneten Bediegungen Schwebungen auftreten. Bezüglich der zweiten Folgerung erlaube ich mir darauf aufmerksam zu machen, dass sich in dem Ewald'schen Experimente Momente finden die mit meinen Erfahrungen im Wiederspruch stehn. Ewald glaubte den Ausschluss einer eventuellen Knochenleitung dadurch bewiesen zu haben, dass er die verschlossene oder unverschlossene Olive, die das Ende des schallleitenden Schlauches bildete, zwischen die Zähne nahm, an den Warzenfortsatz presste u. s. w., und doch nichts vom Tone hören könnte; ferner ist er der Ansicht dass auch vom äussern Gehörgang aus die Knochenleitung trotz des Einpressens des *offenen* Ohrstückes in denselben, — was nöthig ist um die Luftleitung abzuhalten, — ausgeschlossen sei, weil man beim Einführen desselben, *wenn es verschlossen ist*, den Ton nicht mehr höre; denn, sagt Ewald, « man sieht nicht ein, wie durch diesen Verschluss der Uebergang der Schallwellen auf die Kopfknochen verhindert werden soll und wenn schon das unmittelbar benachbarte Ohr den Ton nicht durch Knochenleitung hören kann, so ist dies für das entfernte Ohr natürlich um so weniger möglich ».

Bei meinen zahlreichen Versuchen über die Knochenleitung habe ich theils die Olive *in* den Gehörgang gesteckt, theils einige Millimeter *vor* demselben aufgestellt. Ich muss nun betonen, dass dadurch zwar die Verhältnisse der Versuchsreihen nicht geändert werden, ebenso aber auch, dass sich die Grösse der Zahlen, welche die Zeit des Abklingens angeben, ganz bedeutend änderte. Sie wurden nämlich um ungefähr die Hälfte kleiner, sobald der Schlauch unter sonst gleichen Umständen vor dem Gehörgang endigte. Es will das besagen, dass die von einer gegebenen Schallwelle an die Kopfknochen übertragene lebendige Kraft hiedurch erheblich sinkt und umgekehrt bedeutend steigt, wenn die Olive in den Gehörgang eingepresst ist. Die Erklärung liegt natürlich darin, dass bei nicht eingeführtem Schlauche von der übertragenen Bewegung ein Theil durch das seitliche Ausweichen der Lufttheilchen zwischen Gehörgang und Schlauchende verloren geht. Demnach kann eine Leitung durch die Knochen vom Gehörgange aus, wenn derselbe verstopft wird, noch lange nicht ausgeschlossen werden, wenn man sonst vom Knochen aus nichts mehr hört. Weiters kann im Gegensatze zu Ewalds Ansicht durch Verschluss der Olive der Uebergang der Schallwellen auf die Knochen des Gehörgangs sehr wohl hinangehalten werden, was durch meine Experimente ebenfalls bewiesen und leicht verständlich ist; es sind eben die Verdünnungen und Verdichtungen der Luft im äussern Gehörgange oder in der Paukenhöhle welche die Schallwellen in den umgebenden Knochenmassen hervorrufen.

Es besteht also wohlbegründeter Verdacht, dass der leise Ton, den Ewald durch Herausziehen der Olive aus dem Gehörgang zum Verschwinden bringen konnte, durch das Einpressen derselben soweit verstärkt wurde, um den Knochen wirksam zu erschüttern und so auf intracraniellem Wege zum andern Ohr geleitet zu werden, — womit selbstredend die Beweiskraft des Ewald'schen Versuches für die centrale Entstehung der Schwebungen in Frage gestellt sein dürfte.

Ich komme zu einem andern, sehr lehrreichen Versuch : Es wird der Stift zuerst auf die freigelegte knöcherne Umgebung des ovalen Fensters aufgesetzt und hier die mikrophonische Wirkung der Knochenleitung bestimmt. Dann setzt man den Stift auf die Stapesplatte und prüft auch hier. Nun wird mit einer Paracentesennadel das Trommelfell vorsichtig, um ja keine Aenderung zu veranlassen, umschnitten respective zerstört und sofort an beiden Stellen wiedergeprüft. Es zeigt sich dabei am Stapes eine Herabsetzung, am Knochen dagegen eine Erhöhung der mikrophonischen Wirksamkeit. Daraus geht zweierlei hervor : erstens dass die lebendige Kraft des Schalles die Steigbügelplatte in bedeutend stärkere Schwingungen versetzt mit Hilfe des Trommelfells als ohne dasselbe, also wenn sie direct auf die Stapesplatte einwirkt. Es ist das ein *experimenteller Beweis für die Richtigkeit der gangbaren Anschauung über die physiologische Bedeutung des Trommelfells*, welche ich etwa folgendermassen zusammenfassen möchte : Eine ebene Schallwelle treffe von der Seite her den Kopf; ein grosser Theil der so übertragenen lebendigen Kräfte setzt sich als Schallwelle in die Weichtheile und Kopfknochen fort, durchdringt dieselben und bleibt für das Gehörorgan unter normalen Verhältnissen von untergeordneterer Bedeutung, als jener kleine Theil der Wellenoberfläche, der in den äussern Gehörgang eintritt. Er überträgt seine lebendige Kraft zum grössten Theil auf das Trommelfell, welches gemeinsam mit der Kette der Gehörknöchelchen dieselbe auf die kleine Steigbügelplatte concentrirt. — Zweitens zeigt uns der Versuch die höchst auffallende Erscheinung *der Steigerung der Knochleitung beim Fehlen des Trommelfelles*. Es lässt sich dies auf demselben Wege wie die Herabsetzung am Stapes erklären. Die lebendigen Kräfte nämlich, die früher vom Trommelfell aufgefangen und auf die Kette der Gehörknöchelchen übertragen worden sind, werden nach Ausschaltung desselben, wenigstens zum Theil den knöchernen Wänden der Pankenhöhle mitgetheilt, so dass die Felsenbeinmasse in lebhaftere Vibrationen gerathen muss. Es ist eben die Absorption und die Concentrierung der Bewegungsimpulse durch das Trommelfell weggefallen.

Wäre der Knochen ein homogenes und gleichmässig ausgebreitetes Medium, so würde sich die Bewegung des Schalles von einer Stelle aus, etwa dem äussern Gehörgange, nach allen Richtungen gleichmässig ausbreiten und es hinge die Wirkung, welche die Schallquelle auf einen beliebigen Punkt hervorbrächte, nur von dessen Entfernung vom Gehörgange ab. Der Knochen entspricht aber diesen Bedingungen nicht. Um also eine Vorstellung darüber zu gewinnen, welchen Einfluss die zugeleiteten Schallwellen auf gewisse Theile und Stellen des Schläfenbeins haben, bezeichnete ich mir an einem Präparate mehrer Punkte, auf welche der Stift des Otomikrophons aufzusetzen war, um deren Schwingungsintensität und Kraftabgabe zu ermitteln.

Während nun die tieferen Töne sehr kräftige und leicht zu beobachtende Schwingungen hervorbrachten, war es bei den hohen Tönen anders; sie konnten im Beobachtungstelephon nur sehr schwach und kurz gehört werden, von vielen Punkten aus gar nicht, so dass ich sie bei der Zusammenstellung ausser Acht lassen musste. Wollte man hieraus den Schluss ziehn, dass der Knochen tiefe Töne besser leitet als hohe, so wäre das nicht berechtigt. Denn es ist zu berücksichtigen, dass bei der geübten Art des Erregens der Stimmgabeln mittels der beschriebenen Hölzer sich wohl gleichmässig starke Töne bei ein und derselben Gabel erreichen lassen, aber bei den verschiedenen Stimmgabeln doch eine Verschiedenheit in der Intensität des erweckten Tones vorhanden sein wird. Im Gegentheile habe ich bei den Untersuchungen über den Dove'schen Versuch anfangs Orgelpfeifen verwendet und die Beobachtung gemacht, dass gerade *hohe Töne* wenn sie anscheinend die gleiche Intensität besitzen wie tiefe, *vom Knochen aus besser gehört werden*. Auch bei dem Versuch mit der Sprache wurden sehr hohe mit dem Munde gepfiffene Töne angewandt und vom Knochen aus auffallend gut geleitet. Es steht dies im Einklange mit klinischen Beobachtungen von Burkhard-Merian, Bezold u. s. w. So viel übrigens zu erkennen war, scheinen für die hohen Töne dieselben Leitungsverhältnisse zu gelten, wie für die tiefern.

An diesen Leitungsverhältnissen der Töne im Knochen nun fällt hauptsächlich der Umstand in die Augen, dass die Entfernung des untersuchten Punktes vom Gehörgang, zu dem der Schall (ohne ihn zu verstopfen) geleitet wurde, nicht allein massgebend ist. Denn diejenigen Regionen, welche die geringste Kraftwirkung ergaben, z. B. der Warzenfortsatz, sind dem Gehörgange am nächsten gelegen, während die grösste Kraftwirkung stets an den verschiedenen Punkten und Theilen des Felsenbeins zu beobachten war und auch die Corticalis der Schnittfläche der Schuppe, also ein sehr weit entfernter Punkt ein bedeutenderes Resultat als der Warzenfortsatz aufwies. Die Erklärung hiefür finde ich in der Bauart des Schläfenbeins.

Wie erinnerlich, ziehen in den platten Schädelknochen die Lamellen vorwiegend parallel der Fläche, am Schläfenbein also vorwiegend vertical, was beiläufig schon mit freiem Auge zu erkennen ist. Ferner schliesst das Schläfenbein eine schwammige Knochenpartie in sich, die Diploë, welche, wie ich gleich zeigen werde, in dieser Sache eine wichtige Rolle spielt. Das Felsenbein aber ist einer der compactesten Knochen im Menschen und stehen im Innern solcher Knochen die Haversischen Kanäle derart, dass von besondern Lamellengruppen keine Rede mehr ist und sich, — was als scheinbar der Oberfläche gleichlaufende Lamellen auf Queerschnitten hier sich zeigt, — als wagrecht verlaufenden Kanälen angehörig ergiebt. Andere Male erscheinen hier deutliche Zwischenmassen, echte interstitielle Lamellen, wie sie Kölliker nennt. Es brachten deshalb auch Versuche über einen Unterschied der mikrophonischen Wirksamkeit zwischen der Gegend des innern Gehörgangs und einer Pyramidenschnittfläche nur eine sehr geringe Differenz zum Vorschein. Der bedeutende Einfluss der schwammigen Substanz erhellt aus folgenden Experimenten : An einem frischen Röhrenknochen habe ich die eine Epiphyse durchschnitten und, nachdem er in der Mitte festgeschraubt war, den Stift an der Durchschnittsfläche abwechselnd auf Corticalis und Spongiosa in der Längsrichtung des Knochens aufgesetzt. Eine in den Knochen verschiedentlich, d. h. in oder schief oder senkrecht, zur Längsachse desselben eingeschraubte leichte Stimmgabel wurde durch eine aus bestimmter Höhe fallende Schrotkugel in Schwingung versetzt. Es ergiebt sich dass die Erregung des Knochens durch die Stimmgabel, d. h. die Art der Schallwellen in demselben, sein kann welche immer, so ist trotzdem die mikrophonische Wirkung der Corticalis durchaus am grössten.

Ich kann das Resultat aller dieser Untersuchungen in den Satz zusammenfassen : *die dem Knochen durch die Schallwellen mitgetheilten lebendigen Kräfte kommen an verschiedenen Punkten verschieden zur Geltung, so zwar, dass der massgebende Einfluss der Structur unverkennbar und die Kraftübertragung um so bedeutender, je compacter die Knochenmasse gebaut ist.*

Wie hat man sich nun unter diesen Gesichtspunkten und nach diesen Erfahrungen die Schwingungen des *ganzen knöchernen Schädels* vorzustellen? Nach dem Gesagten wäre da manche Complication zu berücksichtigen. Es werden sich die durch die Schallwellen bedingten Verschiebungen der Massentheilchen, je nach Conformation und Structur der Knochen, nach Richtung und Ausdehnung verschieden gestalten, sie werden mit einander interferieren können, sie werden in Bezug auf die in den Knochen eingeschlossenen Höhlen *Volumsveränderungen*, freilich minutiösester Art, hervorbringen können und *in diesen wird man den acustischen Effect der Schallbewegung im knöchernen Schädel zu suchen haben.* Insbesondere bei den Labyrinthhöhlen wird es in Betracht kommen *müssen*, als Theilen des für solche minutiöse Veränderungen eingerichteten Sinnesorganes, und zwar aus folgenden Gründen :

Man wird nicht umhin können, die Frage, ob die Anhäufung von Knochensubstanz jenes anatomischen Baues, bei dem im engsten

Raume am meisten Masse im physikalischen Sinne des Wortes zusammengedrängt ist, gerade in der Umgebung des Labyrinths nicht mit der Funktion desselben zusammenhängt, zu *bejahen*. Denn, wie ich gezeigt habe, sind die Bedingungen für die Kraftübertragung gerade dorthin besonders günstige und auch die kleinen Elongationen der compacten Knochenmasse werden meinen Experimenten zu Folge verhältnismässig viel Kraft dem angrenzenden Labyrinthwasser und dadurch der Gehörschnecke mittheilen müssen. Es wäre durch nichts gerechtfertigt die Wirkung derselben als beim Hören nicht in Betracht kommend unberücksichtigt zu lassen.

Da ferner im Verhältniss zu den linearen Dimensionen des Felsenbeins die Schallwellen im Knochen sehr lang sind und die Geschwindigkeit, mit welcher sich jeder Anstoss derselben durch die kleine feste Masse des Felsenbeins verbreitet, im Verhältnisse zur Dauer der Schallschwingungen in der Regel so gross ist, dass man die in eidem Momente vorhandene Einwirkung einer Schallwelle so gut wie durch die ganze Masse verbreitet annehmen muss, so haben wir uns den Effect jeder Schallwelle als eine aufeinander folgende *Verdichtung und Verdünnung der Masse* vorzustellen, somit auch als *Verkleinerung und Vergrösserung* der in das Felsenbein eingebetteten Hohlräume. *Jede solche Verkleinerung wird das Labyrinthwasser unter erhöhten Druck setzen. d. h. die Membran des runden Fensters ausbauchen, die Vererösserung umgekehrt, Dadurch aber sind die Bedingungen für die Erregung des Corti'schen Organs gegeben.*

Damit, meine Herren, ist für mich die Frage der Existenz der sogenannten « reinen » Knochenleitung in *positivem* Sinne entschieden und befinde ich mich hier in Uebereinstimmung mit der Mehrzahl der Autoren und besonders Kliniker, während andre Forscher dieselbe ganz in Abrede stellen. Ja, ich bin sogar während und auf Grund meiner Untersuchungen zu der Ueberzeugung gelangt, dass diese « reine » Knochenleitung nicht nur stattfinden muss, sonders etwas unterschätzt zu werden pflegt. Es würde mich zu weit führen, den bereits mitgetheilten diesbezüglichen, physiologischen Experimenten alle jene klinischen Thatsachen und Erfahrungen an die Seite stellen zu wollen, welche geeignet wären meine Ansicht zu stützen; ich will nur in Kürze an Einiges erinnern.

Es kommen bekanntlich hie und da Fälle vor, wo bei Fixation der Gehörknöchelchen in Folge trockenen Catarrhs oder bei Verlust derselben mit narbiger Verwachsung des Steigbügels nach langwierigen Eiterungen, etc., ein verhältnismässig gutes Hörvermögen noch vorhanden ist. Hier ist die Vermittelung des Schalles nur denkbar durch das runde Fenster oder durch die Kopfknochen. Setzt man als Grundbedingung für die Erregung der Hörnervenendigung die Möglichkeit des Ausweichens der incompressiblen Labyrinthflüssigkeit voraus — wie das ja allgemein angenommen ist, — so ist eine Leitung *per fenestram rotundam* undenkbar, da das ovale Fenster in solchen Fällen unnachgiebig geworden und nur noch als Theil der festen Labyrinthwand zu betrachten ist, worauf übrigens schon Politzer aufmerksam gemacht hat. Bleibt also als Erklärung nur übrig, die erwähnten Druckschwankungen des Labyrinthwassers in Folge von Knochenleitung gelten zu lassen, denn nur so kann die verlangte Vorwölbung der Membran des runden Fensters zu Stande kommen.

Auf gleiche Weise müssen jene Fälle von Missbildungen des Gehörorgans erklärt werden, wo trotz Fehlens wichtiger Theile, ja sogar des ganzen knöchernen Gehörganges und Mittelohrs, noch überraschende Hörfähigkeit beschrieben wurde.

Selbstverständlich ist, dass bei all' diesen Beispielen das Labyrinth und die Membran des runden Fensters möglichst intact sind und ist das gewöhnliche Fehlen dieser Bedingung natürlich der Grund warum trotz der Wirksamkeit der Knochenleitung so viele Patienten sehr schlecht hören.

Wenn es demnach auch gerechtfertigt erscheinen wird der Knochenleitung eine etwas grössere Bedeutung beizumessen, als es in der Regel geschieht, so ist doch die Ueberlegenheit der sogenannten Cranio- oder Osteotympanalen Leitung unter normalen oder nahezu normalen Verhältnissen wahrscheinlich, da eine grössere Impressionabilität des Hörnerven für die durch den Paukenapparat übermittelten Schallwellen nach den Ergebnissen des Rinne'schen Versuches vorhanden zu sein scheint[1].

Bekanntlich wurde die Existenz dieser osteo-tympanalen Leitung durch Politzer und Lucae erwiesen. In wieweit aber die einzelnen Organe der Paukenhöhle dabei mitwirken, darüber ist bis jetzt meines Wissens nichts bekannt geworden. Ich habe deshalb folgende Untersuchungen angestellt :

Es wird eine kleine Stimmgabel in ein Präparat eingeschraubt und durch Herabfallen einer Schrotkugel aus immer derselben Höhe erregt. Nach der Feststellung der mikrophonischen Wirkung am Stapes wurde zuerst mit der Paracentesennadel das Trommelfell zerstört und sofort wieder geprüft. Es liess sich kein Unterschied nachweisen. Sodann wurde mit einer feinen Scheere durch das offene Tegmen das

---

1. *Nachträgliche Anmerkung* : Ich bin eben im Begriffe, die hier geäusserten Ansichten in einer neuen Arbeit zu corrigieren.

Ambossteigbügelgelenk vorsichtig durchschnitten und nochmals die mikrophonische Wirkung ermittelt. Es ergab sich jetzt eine sehr kleine Differenz. Die Versuche habe ich auch so gemacht dass ohne Zerstörung des Trommelfells sogleich eine Trennung des Ambossteigbügelgelenks stattfand, ohne dass sich am Resultat etwas änderte.

Dass der acustische Effect von der Steigbügelplatte aus nach der Zerstörung des Trommelfells keine merkliche Aenderung erleidet, beweist erstens dass die Uebertragung der Schallwellen von den Knochen auf das Trommelfell keine nennenswerthe Bedeutung hat. Zweitens beweist diese Thatsache, dass auch die Luft des offenen äussern Gehörgangs nicht in Betracht kommt. Die Merklichkeit des Ausfalles welchen die Durchtrennung des Ambossteigbügelgelenks hervorruft zeigt, dass durch Hammer und Ambos eine Schallleitung stattfindet; vielleicht ist hiefür — wie Politzer und mit ihm Hensen hervorhebt — besonders der Processus folianus verantwortlich zu machen. Sie scheint aber auch keine grosse Rolle zu spielen. Wohl aber muss durch die membranösen Verbindungen der Steigbügelplatte im ovalen Fenster eine namhafte Schallleitung stattfinden, sonst wäre mein Resultat nicht verständlich : habe ich doch noch recht bedeutende acustische Effecte von der Steigbügelplatte aus erhalten, nachdem dieselbe nur mehr durch jene membranösen Verbindungen mit den schwingenden Kopfknochen in Zusammenhang war. *Wenn wir also von osteo-tympanaler Leitung sprechen so kommt hiebei fast nur der Stapes in Betracht.*

Und nun, meine Herren, erlauben Sie mir noch einige Schlussbemerkungen. — Ein Theil der angeführten Versuche ist bei eröffneter Paukenhöhle und alle bei eröffnetem Labyrinth (mit Ausnahme der über die Knochenleitung und Schwebungen) angestellt worden. Man könnte daran denken dass meine Resultate anders ausgefallen wären, wenn ich sie bei geschlossenen Höhlen hätte gewinnen können.

Was die Paukenhöhle betrifft, so legt der Weber'sche Versuch den Gedanke nahe, dass die eingeschlossene Luft derselben bei der craniotympanalen Leitung eine Rolle spielt und meine Darlegungen über Druckschwankungen, welche im Labyrinthwasser durch Schallwellen der Kopfknochen erzeugt werden müssen, lassen sich ja — könnte man sagen — auf die Luft der Paukenhöhle übertragen. Dies ist aber nur dann richtig, wenn wie beim Weber'schen Versuche ein Entweichen der Luft unmöglich gemacht ist. Denn wenn der äussere Gehörgang verschlossen ist, so wird die Luft vor und hinter dem Trommelfell sich in Bezug auf Druckschwankungen wie *eine* Luftmasse verhalten. Das nachgiebige Trommelfell kann die Ausgleichung von

Druckdifferenzen nicht hindern. Diese Auffassung steht im Einklang mit der von Mach gegebenen Erklärung des Weber'schen Versuches. Bei dieser Eigenschaft des Trommelfells aber muss dasselbe auch bei offenen äusseren Gehörgange nennenswerthe Druckschwankungen in der Paukenhöhle durch Nachgeben verhindern. Damit stimmt auch das angeführte Resultat der Durchtrennung des Trommelfells.

Was weiterhin die Eröffnung des Labyrinths betrifft, so werden die dadurch geänderten mechanischen Verhältnisse gewiss einen Einfluss auf die Schwingungen der Steigbügelplatte ausüben. Ich habe auch nie geglaubt, diese Schwingungen genau in Grösse und Form bestimmen zu können, sondern nur gesagt, dass die dem Steigbügel übertragenen lebendigen Kräfte unter den geschilderten Verhältnissen vermehrt oder vermindert sind. Dass aber bei Verminderung der der Steigbügelplatte des lebenden Menschen übertragenen Kräfte *ceteris paribus* schwächere Tonempfindungen auftreten werden, wird niemand bezweifeln.

RÉSUMÉ FRANÇAIS

Après un court résumé des méthodes de recherches existant jusqu'alors, le conférencier en expose une nouvelle pour des études expérimentales sur la transmission du son dans l'oreille. Cette méthode permet non seulement de remédier à différents désavantages des méthodes actuelles mais elle rend encore possibles de nouvelles recherches. L'appareil employé porte le nom d' « otomicrophone » et se compose en quelque sorte des parties suivantes. Un petit sac de soie élastique rempli de poudre de charbon est traversé par un courant électrique qui peut être régularisé, et d'un côté, sur l'une des plaques de charbon formant ses deux extrémités, se trouve une pointe de caoutchouc durci qu'on met en contact avec le corps vibrant à examiner. A l'intérieur de ce même courant se trouve l'enroulement primaire d'une bobine d'induction dont le courant produit par l'enroulement secondaire sert à faire fonctionner un téléphone se trouvant dans une chambre éloignée ; la plaque de ce téléphone obéit à toutes les variations de résistance dans le charbon du sac, même aux plus petites, de la même façon qu'elles sont produites par les vibrations du corps à examiner. Une deuxième partie de l'appareil consiste en un dispositif servant à mesurer cette résistance dans le charbon, dispositif qui sert aussi à reconnaitre aussitôt chaque contact de la pointe, à contrôler à chaque instant la pression exercée sur elle et à la rétablir.

De cette façon les vibrations ne sont pas sensiblement altérées et il est possible de comparer les résultats obtenus. Par suite d'expériences précises sur le fonctionnement de son appareil, l'auteur est conduit à dire qu'en général l'effet microphonique d'un point en vibration n'a de l'importance que pour juger d'une transmission de force plus ou moins grande, l'amplitude n'étant pas prise en considération.

Comme source de sons on peut employer iudistinctement soit des sons musicaux, soit des bruits, même ceux qui sont à peine perceptibles ou encore un mélange de sons et de bruits comme la voix humaine.

Maintenant l'orateur expose les résultats de ses 757 expériences, de même que les conséquences qui s'en déduisent au point de vue pathologique et clinique.

Pour ce qui regarde le tympan, il prouve que, bien que cette membrane vibre *in toto*, ses différentes parties se comportent différemment dans cette vibration totale; de plus, que dans la convexité du tympan il y a un arrangement permettant d'éviter la perte d'énergie causée par l'amortissement dans la propagation du son. La première phrase aide à expliquer les différentes influences de la place de la perforation sur l'ouïe; la deuxième, la transmission rendue difficile par la rétraction, car alors la convexité de la membrane tend à disparaître, comme le prouve une expérience, très simple.

Quant aux osselets, l'appareil sert à démontrer l'exactitude de la théorie de Helmholtz, qui y trouve un système de levier. L'orateur ne croit pas, ainsi qu'on le prétend généralement, que l'étrier se trouve dans une position oblique quand il est en mouvement, à cause de la perte d'énergie constatée qui est entraînée par cette position.

L' « otomicrophone » se prête tout particulièrement à l'examen expérimental des os crâniens. Il est facile de démontrer que ces os, sous l'influence de petites vibrations de l'air, peuvent, eux aussi, être mis en mouvement, qu'ils sont en état de transmettre avec assez de force; on remarque de plus qu'il y a une transmission intracrânienne d'une oreille à l'autre, même pour de très petits sons dirigés dans le tuyau de l'oreille.

Jusqu'à présent, l'orateur n'a pas encore pu, ainsi qu'il le croyait, mettre fin à la discussion sur la cause de la formation des battements perceptibles dont on parle dans l'expérience de Dove; malgré cela, il doit, en vertu de ses observations, déclarer comme vraisemblable : 1° que les battements se produisent dans les os; 2° que l'expérience d'Ewald à ce sujet, jusqu'alors considérée comme parfaite, n'est pas à l'abri de toute objection. A propos des recherches sur l'importance physiologique du tympan, qui confirment la façon de voir la plus généralement admise, à savoir, que la force vivante du son donne à l'étrier, avec l'aide du tympan, un mouvement vibratoire bien plus fort que si elle agit seule, l'orateur a pu constater le fait très étonnant, que la transmission par les os s'effectue beaucoup mieux quand cette membrane manque. Il faut attribuer ce fait à ce que, dans ce cas, l'absorption et la concentration des mouvements d'impulsion par le tympan disparaissent.

D'un intérêt tout particulier sont aussi les résultats de l'orateur au sujet de la propagation et de l'effet du son dans les os. Les forces vivantes, qui leur sont communiquées par les ondes sonores, agissent différemment en différents points et l'effet produit est tel que l'influence prédominante de la structure se montre d'une façon indéniable; la force de transmission est d'autant plus considérable que la masse osseuse est plus compacte. Considéré à ces points de vue, l'effet acoustique des ondes sonores dans un crâne osseux doit être cherché dans les variations de volume des espaces creux, sans doute dans de très petites, chose très importante pour les cavités du labyrinthe, qui est une partie de cet organe des sens destiné à subir ces très petites variations.

Pour le conférencier, la question de l'existence d'une transmission du son s'effectuant exclusivement par les os se trouve donc, de cette façon, résolue dans le sens positif; par ses expériences il a même acquis la certitude, que parfois, en comparaison de la transmission ostéotympanale, on donne trop peu d'importance à ce mode de transmission et il cherche à le montrer par des exemples cliniques.

L' « otomicrophone » permet de trouver le rôle que jouent les différents organes dans la transmission ostéotympanale. c'est ainsi qu'il permet de constater ce fait, que l'étrier, presque seul, entre en considération.

Digne de remarque est encore l'observation de l'expérimentateur: que les os conduisent mieux les sons aigus que les sons bas, bien entendu leur intensité étant la même.

DE LA FINE INNERVATION DE LA MEMBRANE DU TYMPAN

par M. le docteur JACQUES,

de Nancy.

Contrairement à ce qui s'est passé dans ces dernières années pour l'ensemble du système nerveux périphérique, dont l'étude a si largement bénéficié des récentes méthodes de coloration élective, nos connaissances sur la fine innervation de la membrane tympanique en sont restées, que je sache, au point où Kessel, dès 1870, les avait amenées grâce au chlorure d'or. La raison de ce retard réside, à mon avis, dans les difficultés spéciales de technique inhérentes à l'objet lui-même et non dans une inexplicable indifférence vis-à-vis de l'organe en question. Il était, en effet, facile *a priori* d'imaginer que le tympan, que ses affinités structurales et fonctionnelles rapprochent tant de la cornée, dût être, comme celle-ci, richement pourvu de nerfs et de terminaisons. Cette richesse d'innervation avait, du reste, été établie déjà par Kessel, dont les données peuvent se résoudre aux faits suivants :

1° Les nerfs arrivent au tympan par deux voies : par un tronc principal, sous-cutané, qui vient du conduit externe et aborde la membrane par son pôle supérieur ; — et par une série de troncules périphériques à direction radiaire, pénétrant la membrane à son insertion au cadre. Tous ces troncs accompagnent les vaisseaux artériels et sont formés de fibres à myéline.

2° De ces troncs principaux naissent trois plexus superposés :

a) Un plexus fondamental, sous-cutané ;

b) Un plexus sous-épithélial externe ;

c) Un plexus sous-épithélial interne.

3° Aux nœuds des travées de ces plexus on rencontre des cellules ganglionnaires étoilées ou bipolaires.

4° Les terminaisons ne sont pas décrites.

Les recherches que j'ai entreprises au moyen du bleu de méthylène m'ont amené à des conclusions un peu différentes de celles du savant allemand. Mais avant d'énoncer mes résultats, je dirai quelques mots du procédé auquel j'ai eu recours.

La constitution membraneuse du tympan et sa transparence semblaient en faire un objet tout particulièrement favorable à la coloration vitale par le bleu de méthylène ; aussi est-ce à elle que j'ai eu presque uniquement recours. Sans entrer dans des détails techniques connus de tous, je me bornerai à spécifier que, ni l'injection dans les vaisseaux de solutions concentrées du colorant, ni l'immersion de l'organe dans des solutions diluées ne fournissent des résultats tout à fait favorables et assurés ; cela en raison des difficultés d'imbibition déjà signalées par Kessel. L'expérience m'a montré qu'une température élevée était favorable.

Ne pouvant, en raison de l'indispensable fraîcheur du matériel, expérimenter sur l'homme, je me suis adressé à des mammifères voisins, le chat et le chien. La coloration obtenue était fixée soit par la méthode de Bethe, qui permet le montage au baume, soit par celle de Dogiel au picrate d'ammoniaque, qui oblige à monter dans la glycérine.

Cette manière de faire, très propre à mettre en évidence le système nerveux, a l'inconvénient de laisser incolorés les autres tissus; d'où difficulté parfois grande d'apprécier la topographie exacte des filets imprégnés. A ce titre mes recherches sont incomplètes encore et devront être complétées sous peu. Quoi qu'il en soit, voici, brièvement énoncés, les résultats auxquels je suis parvenu jusqu'alors :

1° La disposition générale des nerfs dans la membrane tympanique est bien telle que l'avait indiqué Kessel, à ceci près toutefois que le plexus muqueux m'a paru infiniment moins développé que le cutané.

2° La répartition des nerfs ne paraît pas absolument uniforme dans toute l'étendue du tympan. Le plexus est particulièrement serré dans le quadrant postéro-supérieur.

3° Les fibres qui constituent les plexus tympaniques appartiennent pour ainsi dire toutes au type amyélinique, ainsi que cela existe pour la cornée.

4° Conformément aussi à ce qu'on observe dans la cornée, et contrairement aux assertions de Kessel, il n'existe en aucun point de cellules ganglionnaires véritables. Les figures décrites par lui doivent être interprétées simplement comme des épaississements nodaux ou des cellules de la gaine.

5° Les terminaisons les plus différentes se rencontrent dans le derme cutané; elles se font sous forme d'arborisations riches et compliquées de fibrilles moniliformes, du type général des terminaisons sensitives périphériques. Certaines fibrilles terminales pénètrent vraisemblablement dans l'épiderme.

6° Au point de vue de son innervation, le tympan ne diffère donc de la cornée que par l'orientation particulière imprimée aux troncs nerveux principaux par la présence des vaisseaux.

Ces diverses particularités peuvent être appréciées sur les préparations ci-jointes.

SUR L'ANATOMIE DE LA TYMPANITE AIGUË

par M. le docteur Panzer,

de Vienne.

Les changements sont les suivants :

Dans l'antre mastoïdien, la muqueuse est richement munie de cellules rondes et par là enflée plusieurs fois au-dessus de la normale.

Dans les plus basses couches se trouve un réseau de vaisseaux sanguins et lymphatiques élargi et ramifié. Dans quelques places, il y a des granulations pénétrant librement dans l'antre. L'antre, lui-même, est en partie libre et en d'autres parties rempli d'exsudats. L'épithélium de la surface est par endroit très bien conservé, mais en quelques places il a disparu.

Dans la caisse du tympan se trouve une grande quantité d'exsudats et par là la membrane tympanique est remarquablement poussée en avant.

Dans la membrane tympanique il y a des vaisseaux sanguins et lymphatiques élargis.

L'épithélium du côté interne de la membrane est seulement dans la partie inférieure bien conservé, vers le centre il est en plus grande partie détruit. Du côté externe l'épiderme est soulevé et reste couché en lambeaux sur la surface de la membrane. Dans quelques places la substance de la membrane est aussi grossie par l'infiltration de cellules rondes, mais l'infiltration ne pénètre jamais dans la muqueuse et la substance propre reste toujours libre. La perforation est près du procès court, la membrane là est enflée par un très fort rassemblement d'exsudats qui pénètrent par la perforation. L'espace de Prussak est rempli d'exsudats et à cette place aussi la membrane tympanique montre une convexité en dehors.

Dans le libre espace de la caisse du tympan, on trouve partout des exsudats assemblés, mais en diverses parties, en de différentes masses ; ils se trouvent en plus grand nombre dans la partie postérieure et supérieure, ensuite dans la partie inférieure et dans le rayon de la pelvis ovalis.

L'exsudat consiste dans un amoncellement de leucocytes à un ou plusieurs noyaux.

La muqueuse de la caisse est partout pathologiquement changée. La muqueuse est plus épaisse, cet épaississement est produit par des cellules rondes qui s'y trouvent en grand nombre, de la surface jusqu'aux plus basses parties. En dehors des cellules paraissent les vaisseaux sanguins et lymphatiques qui forment des nœuds et des réseaux. La surface est seulement de part en part couverte de l'épithélium, la plus grande partie en est privée. La muqueuse forme partout des bourrelets plus ou moins grands.

Au centre de la membrane les bourrelets sont épais, dans la partie inférieure et particulièrement antérieure de la caisse, ils ont la forme d'un doigt de gant.

Dans l'attique se trouvent aussi des granulations qui remplissent les espaces entre les osselets et entre les parois externes de l'attique et les osselets, mais ici les granulations sont unies à la surface et couvrent les parois d'un duvet épais. L'autre espace est rempli d'exsudats. La muqueuse des osselets subit les mêmes changements que les autres parties de la muqueuse.

La substance osseuse même est intacte, sur la surface de l'enclume seulement on trouve une petite place montrant un changement pathologique.

On trouve une perte superficielle de la substance osseuse et on y voit à l'aide d'un fort agrandissement de grandes cellules. Il est possible qu'il y ait une lacune de Howship avec une accumulation d'ostéoblastes, mais comme il a été déjà dit on ne trouve ce changement qu'à une petite place. Sur l'étrier les granulations sont particulièrement remarquables, elles sont si fortes qu'elles débordent la circonférence de l'os. Entre les branches de l'étrier se trouve l'exsudat libre. Les autres formations qui passent par la caisse du tympan prennent aussi part à l'inflammation, en formant en leurs muqueuses la base des granulations.

On peut particulièrement remarquer ce fait sur les tendons du tensor tympani.

On voit des granulations qui s'étendent de la place où les tendons sortent de l'os jusqu'aux parois de la caisse. La corde du tympan montre les mêmes conditions. Quant au nerf facial, on voit le canal de Fallope ouvert et on peut remarquer à quelques places que l'exsudat vient jusqu'au périnèvre pénétrant même dans les nœuds du tissu fibreux. Ce procès est d'une grande importance pratique parce qu'il montre la facilité de la lésion du nerf facial pendant une affection inflammatoire de la caisse du tympan chez un enfant.

TRADUCTION ALLEMANDE

Dr. Panzer demonstrirt Präparate zur Histologie der acuten Tympanitis. Die pathologischen Veränderungen, welche die verschiedenen Abschnitte des Mittelohres darbieten, sind, wie die Präparate übereinstimmend zeigen, kurz folgende :

Die Paukenhöhle ist mit Exsudat erfüllt, welches an einzelnen Präparaten so mächtig erscheint, dass das Trommelfell dadurch stark nach aussen gedrängt wird. Das Exsudat ist verschieden stark in den verschiedenen Parthien angesammelt. Am reichlichsten ist es im hinteren oberen Abschnitt der Paukenhöhle zu finden, aber auch im unteren Antheil, sowie in der Region der pelvis ovalis.

Das Exsudat besteht aus ein — und mehrkernigen Leukocythen.

Der Schleimhaut-Ueberzug selbst ist überall pathologisch verändert: dies ist theils durch massenhafte Einlagerung von Rundzellen bedingt, theils durch ödematöse Schwellung der Schleimhaut und Auseinanderdrängen der fibrösen Fasern. Ausserdem findet man an einzelnen Präparaten ein reichlich entwickeltes Netz von Blut und Lymphgefässen. Das Epithel an der Oberfläche der Schleimhaut ist nur stellenweise erhalten, an vielen Stellen jedoch zu Grunde gegangen. Die Schleimhaut liegt nicht überall glatt an den Wänden, sondern ist vielfach zu verschieden gestalteten Wülsten ausgewachsen, die manchmal zu langen verzweigten Zotten sich ausbilden.

Dergleichen Gebilde werden auch bereits von Politzer bei chronischen Eiterungen beschrieben. Aehnliche Verhältnisse finden sich im Attic. Der Schleimhautüberzug der Gehörknöchelchen zeigt die gleichen Veränderungen wie diejenigen an den Paukenhöhlenwänden. Absorption am Knochen ist nicht mit Sicherheit nachweisbar, nur an einer kleinen Stelle des Amboss findet sich ein oberflächlicher Verlust, der ähnlich wie bei einer Howshp'sichen Lacune mit grossen Zellen erfüllt ist.

Die übrigen Gebilde, die die Paukenhöhle zu passiren haben, bilden ebenfalls Ansatzpunkte für Granulitionen, so die Sehne des Tensor und die Chorda tympany.

Wichtig ist das Verhalten des Nervus Facialis. An vielen Präparaten sieht man den Canalis Fallopiæ gegen die Paukenhöhle zu offen, das Exsudat geht bis an's Perineurium und es dringen die Rundzellen stellenweise auch in das letztere hinein; das erklärt leicht, wie schon Politzer hervorgehoben hat, wieso es bei Kindern im Verlauf einer acuten Tympanitis zu einer Läsion des facialis kommen kann.

Am Trommelfell sind die Veränderungen folgende : Am untern Theile besonders befinden sich erweiterte Blut- und Lymph-Gefässe. Der innere Epithelbesatz ist besonders gegen die Mitte des Trommelfelles verschwunden; das Trommelfell selbst ist stellenweise durch Rundzellen infiltrirt.

Das Antrum mast. ist grösstentheils von Exsudats erfüllt, die Schleimhaut ebenso wie in der Paukenhöhle durch Rundzellen-Einlagerung mächtig verdickt. Die Knochenzellen, welche das Antrum umgeben, sind ebenfalls mit Exsudat erfüllt.

A PROPOS DE 16 CAS DE MASTOIDITE DITE DE BEZOLD

par M. le docteur E. J. MOURE,

Chargé du cours d'otologie à l'Université de Bordeaux.

On a beaucoup écrit, dans ces dernières années, sur une forme particulière de mastoïdite évoluant du côté de la pointe de l'apophyse et ayant des tendances à propager l'infection vers le cou ou l'occiput. Bezold qui, l'un des premiers, a décrit cette forme de suppuration de l'apophyse a même attaché son nom à cette description. Cette mastoïdite que l'on a considérée pendant quelques années comme rare, ne semble pas cependant être tout à fait aussi exceptionnelle qu'on a bien voulu le dire, si du moins on ne considère pas comme étant seuls des infections de ce genre, les cas dans lesquels on trouve du pus sous le sterno-mastoïdien, ou les muscles de la nuque.

Les symptômes locaux varient en effet un peu suivant que l'on observe le malade au début de son affection ou lorsque la pointe de l'apophyse est perforée vers la rainure digastrique. Dans le premier cas, il n'existe qu'un simple gonflement dans la région du cou, sans qu'il y ait encore du pus dans la gaine des muscles, tandis que plus tard, la suppuration a fusé loin de son point de départ vers les parties déclives, mais il n'en est pas moins vrai que dans les deux cas il s'agit de la mastoïdite dite de Bezold, l'une prise au début de son évolution, l'autre à sa période que j'appellerai presque ultime.

Ces préliminaires étant posés, il me semble que l'on a un peu exagéré l'importance de cette mastoïdite de la pointe. Je crois même que les recherches se portant vers la partie la plus visible parce qu'elle est extérieure, on a peut-être trop négligé les altérations concomitantes qui m'ont toujours paru coexister avec cette sorte d'infection. En un mot, j'estime, d'après mes observations personnelles, que je vais brièvement rapporter du reste, que la perforation de la pointe de l'apophyse n'existe *a peu près jamais* seule et que très souvent même lorsqu'elle se produit, elle survient *après que d'autres* lésions ulcératives ou nécrosantes ont déjà apparu. Si l'opérateur qui se trouve en présence d'une mastoïdite de la pointe veut bien, après avoir trouvé le point de communication entre la cavité mastoïdienne et la rainure digastrique, chercher du côté des parois crâniennes de l'apophyse, il trouvera sûrement, dans la grande généralité des cas, d'autres perforations de la table interne bien autrement dangereuses, à mon sens, que celles qui se manifestent à l'extérieur par la présence du pus dans le cou ou la région de la nuque. Ici en effet, les symptômes sont palpables, ils sont tellement visibles et douloureux qu'ils attirent fatalement l'attention du malade et du médecin et l'on est en général appelé à intervenir encore d'assez bonne heure. Tandis qu'au contraire, les autres points de nécrose de la table interne sont insidieux, ne se manifestent ordinairement par aucun trouble extérieur; ce sont pour ainsi dire des trouvailles opératoires que seul le curettage peut mettre en lumière, montrant alors les dangers auxquels était exposé le malade, si l'intervention n'était venue arrêter à temps ce processus infectieux qui tendait non seulement à évoluer vers la partie externe (cou ou nuque), mais aussi du côté des méninges.

Le fait que j'avance n'est pas une vue théorique, car il est basé sur un nombre de faits assez considérable dont je me bornerai à résumer quelques-uns très brièvement, pour ne pas détailler ici des observations dont la lecture serait fatalement fastidieuse.

Sur les 76 dernières opérations de mastoïdite faites jusqu'en juillet 1899 dont 73 consécutives à des otites moyennes aiguës suppurées et 3 résultant d'otorrhées anciennes réchauffées, j'ai observé 16 fois une perforation de l'apophyse mastoïde à la pointe, avec phlegmon du cou, soit au début, soit à la période confirmée. Ces faits, dont voici le résumé, sont extrêmement intéressants parce qu'ils comportent à mon sens la démonstration bien typique de ce que j'ai avancé tout à l'heure, à savoir que les mastoïdites de Bezold n'existent pour ainsi dire jamais seules, étant accompagnées en général d'autres perforations de l'apophyse mastoïde siégeant habituellement vers la table interne.

Voici, sous la forme d'un tableau, le résumé des 16 faits auxquels je viens de faire allusion.

1. M. D..., 28 ans, pus à l'incision des téguments, perforation externe de l'apophyse mastoïde vers la partie interne du conduit et à la pointe, vers la rainure. Opération 3 janvier 1898. 26 février, nouvelle intervention; cure radicale. Guérison 10 avril; durée totale : 2 mois et demi.

2. M. B..., 50 ans, gonflement autour de la pointe, qui n'est pas encore perforée, cellules très minces sur le point de s'ouvrir extérieurement; cellules de la pointe également en voie de nécrose, remplies de fongosités et sur le point de se rompre. Le stylet fin pénètre déjà du côté de la rainure digastrique. Cette intervention a été faite 5 jours après le début de la mastoïdite. Opération 10 janvier 1898; guérison 8 février; durée : 29 jours.

3. Mme G..., 40 ans. Côté gauche, perforation au niveau de la pointe de l'apophyse en dedans, vers la rainure digastrique et à la face interne au niveau de l'antre. Opération 2 février 1898; guérison un mois après.

4. Côté droit, large perforation à la pointe, au niveau de la table interne, vers le sinus qui est largement à nu. Cette malade a fait ensuite, malgré les

interventions, un abcès dans la région sous-occipitale, un en avant du sterno et même un 5ᵉ au-devant du corps thyroïde. 1ʳᵉ Opération 11 février 1898; guérison fin août 1898; durée : 7 mois (cas très grave).

5. Mme M..., 42 ans. Perforation très large au niveau de la pointe (Bezold). Perforation de la table interne d'une largeur d'au moins 2 centimètres carrés; à la partie postérieure, le sinus baigne dans le pus et les fongosités. Opération 11 février 1898; guérison le 4 mars 1898; durée : 3 semaines.

6. Mlle P..., 16 mois. Nécrose extérieure de l'apophyse; nécrose de la paroi interne vers le conduit, nécrose de la paroi interne vers le sinus; perforation de la pointe de l'apophyse; abcès du cou. Opération 16 mars 1898; guérison 1ᵉʳ mai 1898; durée : 1 mois et demi.

7. Mme N..., 40 ans, perforation de la pointe, perforation au niveau du sinus qui est à nu sur une surface de 1 centimètre carré environ. Opération 4 avril 1898; guérison 30 avril 1898; durée : 26 jours.

8. Mme A..., 25 ans, perforation à la pointe, dans le conduit et à la paroi interne en arrière, au niveau du sinus. Ouverture de 2 centimètres carrés au moins; le sinus baigne dans le pus et au milieu des fongosités. Opération 25 juin; guérison 18 juillet 1898; durée : 23 jours.

9. M. V..., perforation de la pointe, fistule mastoïdienne externe au niveau de l'antre. Opération 17 décembre 1898; guérison 16 février 1899; durée : 2 mois.

10. Mme E..., 23 ans, perforation de la pointe, sinus à nu en arrière, sur une surface de 1 centimètre et demi à 2 centimètres. Pus et fongosités. Opération 25 janvier 1899; guérison 24 février même année; a duré 1 mois.

11. S..., perforation de la pointe, sinus largement à nu. Opération 8 mai 1899; guérison 1ᵉʳ novembre 1899. Il s'agissait ici d'une cure radicale compliquée. Durée : 6 mois.

12. B..., 44 ans, perforation de la pointe et de la paroi postérieure; le sinus et les méninges sont au milieu du pus. Opération 10 mai 1899; guérison 29 mai 1899; durée : 19 jours.

13. M. V..., 63 ans, perforation à la pointe, destruction de la paroi postérieure et du toit de l'antre. Opération 18 mai; guérison 14 juin 1899; durée : 27 jours.

14. Mlle L..., 14 ans, perforation de la pointe et de la table interne au niveau du sinus, petite perforation de 2 à 3 centimètres environ. Opération 16 juin; guérison 5 juillet 1899; durée : 19 jours.

15. M. T..., 55 ans, perforation à la pointe. Toute la table interne est détruite, le sinus, le toit de l'antre, la paroi interne et la paroi du conduit. Opération 26 juin; guérison 10 août 1899; durée : 45 jours.

16. Mme M..., 25 ans, perforation de la pointe, sinus à nu sur une surface de 2 centimètres. Opération 16 juillet 1899; guérison 6 août; durée : 21 jours.

Tous ces opérés, quoique assez gravement atteints, ont guéri grâce à l'intervention chirurgicale. On peut voir, d'après le résumé qui précède, que la guérison s'est faite en un laps de temps qui a varié de 4 à 6 semaines[1]. Il est donc facile de constater, d'après l'énumération des cas qui précèdent, que ces 16 cas de perforation de l'apophyse mastoïdienne constatés soit au début, soit à la période où existaient déjà des signes de mastoïdite de Bezold, cas des plus fréquents aujourd'hui, qu'il s'était rencontré en même temps que la lésion de l'extrémité de l'apophyse une autre altération osseuse située ou à l'extérieur (conduit, apophyse mastoïde, parois externes de ce conduit) ou à l'intérieur (cas le plus fréquent). Souvent même, j'ai trouvé la nécrose à une période de destruction beaucoup plus avancée vers le crâne, qu'elle ne l'était vers la pointe. Du reste, si l'on veut bien réfléchir à la structure anatomique des parois osseuses qui limitent les cellules mastoïdiennes, il sera aisé de comprendre comment le pus se créera une issue plus facile vers la paroi crânienne, qui est extrêmement mince, que vers la pointe, et encore par ordre de fréquence et suivant la structure de l'apophyse plus aisément vers la pointe, qui est pour ainsi dire un locus minoris resistantiæ, plutôt que vers l'extérieur ou vers le conduit où les parois sont assez épaisses et même la plupart du temps éburnées, chez l'adulte.

Il résulte de ces considérations qu'il me paraît difficile de conserver le nom de mastoïdite de Bezold à la perforation de la pointe de l'apophyse, étant donné que cette lésion n'existe pour ainsi dire jamais seule et qu'il n'y a pas de raison pour ne pas appeler également du nom d'un autre auteur une perforation se produisant en arrière, en haut, en avant, ou en dedans. Néanmoins, il faut savoir gré à cet auteur d'avoir appelé l'attention des auristes sur un point de pathologie auriculaire resté pendant beaucoup trop longtemps dans l'obscurité et d'avoir ainsi contribué à faire progresser la chirurgie auriculaire qui, depuis quelques années, est arrivée, grâce aux travaux publiés un peu de tous côtés, au point où elle en est aujourd'hui.

On remarquera dans les observations publiées ci-dessus, que je me suis arrêté au mois de juillet 1899 afin de bien établir que les malades que je disais guéris pouvaient en effet être considérés comme tels, car depuis cette époque j'ai eu l'occasion de les revoir tous et ils sont exactement dans la situation où je les avais laissés après la cessation du traitement.

1. Il faut excepter deux cas très graves qui ont duré plusieurs mois.

Les observations recueillies depuis cette époque sont venues confirmer ma manière de voir et de penser, tant au sujet de l'existence des lésions internes ou externes que de leur fréquence.

ÉVOLUTION DES MASTOÏDITES NON OPÉRÉES

par M. le docteur J. MOLINIÉ,

de Marseille.

Le traitement des mastoïdites a subi dans peu de temps une brusque transformation, passant presque sans transition du domaine de la médecine dans celui de la chirurgie.

Il est naturel de rechercher si un changement si subit est justifié par les événements, ou est l'expression de tendances chirurgicales outrancières.

Certes, les statistiques rapportées par les opérateurs font hautement valoir les bienfaits de l'intervention, mais d'autre part, des observateurs consciencieux, s'autorisant de leur longue expérience, déclarent formellement que les moyens médicaux ont une valeur curative aussi grande.

Pour éclairer le débat, il faut donc aux statistiques chirurgicales, juxtaposer les résultats fournis par l'abstention.

Cette manière de procéder sert de contre-épreuve aux faits positifs des opérateurs, et permet de dégager avec plus de justesse et de précision les indications opératoires. Elle fixe en outre l'attention sur les conséquences éloignées des mastoïdites non opérées, et recueille au moment de leur disparition des faits qui deviendront plus rares avec la généralisation des méthodes chirurgicales.

Il serait désirable, pour bien connaitre l'évolution des mastoïdites non opérées, de suivre la marche de l'affection depuis le moment de son apparition jusqu'à ses dernières périodes ; mais l'inconstance des malades rend cette observation irréalisable.

Heureusement pour l'éclaircissement de la question, ces conditions d'examen ne sont pas indispensables et il suffit parfois de noter l'état d'un malade à une période plus ou moins éloignée du début de l'affection pour reconstituer les diverses phases qu'elle a traversées. A cet égard, l'état des lésions joint aux déclarations du malade suffit à la reconstitution de son passé pathologique.

C'est ainsi que nous avons établi notre statistique, avec des sujets porteurs de lésions avancées, venant à des intervalles très éloignés de l'accident initial.

Nous avons réuni ainsi 75 cas. Un certain nombre ont été opérés, et il peut paraitre singulier de les voir figurer dans ce travail dont le titre seul semble les exclure. Mais les opérations ont eu lieu très tardivement, à un moment qui permettait de juger les effets de l'abstention.

Ces 75 cas se répartissent en deux groupes. Dans le premier les malades guéris, dans le second ceux qui ne le sont pas.

Les guéris sont au nombre de 48. Chez eux la terminaison de leur affection s'est effectuée par les processus suivants :

1° *Mastoïdites aiguës guéries sans trépanation.*

J'ai observé 14 cas de ce genre : 5 fois il s'agissait d'enfants de 2 à 9 ans, 7 fois d'adolescents de 9 à 17 ans et 2 fois d'adultes.

Le traitement a consisté en émissions sanguines (sangsues ou incision de Wilde), applications de compresses très chaudes, et, vers la fin, en moyens révulsifs destinés à hâter la résolution.

Je n'ai considéré ces malades comme guéris qu'après que leur otite moyenne a été tarie, leur tympan cicatrisé en même temps que les troubles objectifs et subjectifs disparaissaient définitivement au niveau de leur mastoïde.

2° *Mastoïdites guéries par trépanation spontanée.*

Il n'est pas rare de voir succéder aux signes inflammatoires rétro-auriculaires, la fluctuation puis l'évacuation d'une collection purulente. Cet événement est généralement considéré comme la phase terminale de la mastoïdite abandonnée à ses propres moyens. En réalité, d'après mes observations, la guérison survient rarement après l'ouverture spontanée de la mastoïde, et je n'ai constaté cette heureuse issue que chez un seul malade. Les autres après une sédation très marquée des phénomènes locaux et généraux ont conservé un écoulement et ont vu une fistule mastoïdienne succéder à leur affection aiguë.

3° *Mastoïdites guéries après migration du pus dans la région cervicale.*

Tout le monde connaît la mastoïdite de Bezold, caractérisée par le passage du pus dans la région cervicale après ouverture spontanée de la mastoïdite au niveau de la pointe. Les cas de ce genre sont considérés comme exceptionnellement graves, et sont justiciables de l'intervention hâtive.

J'ai néanmoins observé une fois la guérison spontanée de la mastoïdite de Bezold, survenue dans les conditions suivantes :

M. X..., 59 ans, se présente chez moi porteur d'un volumineux abcès rétro-auriculaire du volume d'un œuf de poule. A ressenti, il y a 7 mois, des troubles auriculaires (surdité, écoulement) consécutifs à un rhume de cerveau. Depuis 20 jours environ, douleur dans la région mastoïdienne et gonflement.

État général très bon, pas de fièvre, appétit et sommeil conservés. Le conduit est rempli de pus et de débris épidermiques, sa lumière réduite à une fente.

Incision de l'abcès mastoïdien donnant issue à une grande quantité de pus bien lié, sans odeur. Une intervention portant sur l'os est proposée, mais l'examen des urines ayant décelé la présence d'une grande quantité de sucre, le malade est soumis à un régime spécial préalable.

Le pus apparaît dans la région rétro-auriculaire, et ce sont pendant quinze jours des alternatives de fermeture et d'ouverture de l'incision. Au bout de ce temps apparaît une tuméfaction en arrière du maxillaire, accompagnée de douleur. Les tissus s'empâtent, la peau rougit, la région augmente de volume.

Je propose formellement l'intervention immédiate qui est retardée par des raisons personnelles. La collection se reforme derrière l'oreille et le malade en la pressant sent qu'elle se vide dans la gorge. (Le pharynx et le naso-pharynx n'offrent à l'inspection aucun signe anormal.)

La tumeur sous-maxillaire se développe de plus en plus, se ramollit, puis s'abcède spontanément donnant issue à une grande quantité de pus. J'agrandis l'incision et draine. Petit à petit tout rentre dans l'ordre, les ouvertures rétro-auriculaires et sous-maxillaires se ferment, la sécrétion se tarit. La guérison survient. Huit mois après elle elle ne s'est pas démentie.

4° *Guérison spontanée des fistules mastoïdiennes.*

J'en ai observé deux cas. Le premier est celui d'un homme de cinquante ans ayant derrière son pavillon un véritable canal absolument circulaire tapissé de peau, du diamètre d'une plume d'oie et de deux centimètres et demi de profondeur. J'apprends que ce malade a été pendant sept ans environ porteur d'un écoulement rétro-auriculaire qui a guéri à la longue sans intervention.

Un second malade a gardé une fistule mastoïdienne pendant deux ans, puis a guéri conservant une cicatrice très profonde et adhérente.

Tels sont, chez les malades que nous avons observés, les phénomènes qui se sont déroulés. L'affection abandonnée à elle-même a abouti à la guérison par les moyens que nous avons indiqués.

Les 55 cas non suivis de guérison ont entraîné les conséquences suivantes :

7 malades sont morts des suites de leur affection mastoïdienne.

Voici, en peu de mot, dans quelles circonstances sont survenus ces décès.

Enfant, 8 ans, a eu une mastoïdite à 7 ans, non opérée, fistulisée. Bourgeons par la fistule et polypes sortant du conduit. Phénomènes méningitiques. Mort.

Jeune homme, 15 ans. Mastoïdite aiguë, phlegmon de la fosse temporale opéré et drainé, mastoïde d'aspect sain laissée intacte. 8 jours après grand frisson, élévation et saut brusque de la température, agitation. La suppuration se tarit, la plaie prend une couleur feuille morte. Inconscience. Coma. Mort.

Jeune fille, 35 ans. Mastoïdite ayant disparu pour faire place à un écoulement auriculaire. Surviennent des céphalées tenaces, et de l'insomnie; on note une grande paresse intellectuelle et de la *paraphasie*. Le conduit est absolument comblé par des masses polypeuses. On débarrasse complètement le conduit jusqu'à la caisse, mais les phénomènes ne sont pas amendés. Mort trois semaines après.

Homme, 25 ans. Mastoïdite non opérée, paraissant guérie, douleurs de tête persistantes, conduit rempli de polypes. Troubles de l'équilibre et céphalées. Intervention limitée à la caisse (Stacke). Les céphalées cessent, le malade se trouve soulagé; en se promenant dans la salle, trois jours après, il tombe mort subitement (inondation ventriculaire probable).

Fillette, 9 ans. Mastoïdite ayant rétrocédé mais ayant laissé un écoulement auriculaire très fétide. Mort 5 mois après de phénomènes méningitiques.

Jeune homme de 17 ans, atteint de mastoïdite, voit les phénomènes régresser spontanément mais avec persistance de l'otorrhée. Surviennent brusquement les phénomènes suivants : céphalalgie, raideur de la nuque, subconscience, ralentissement du pouls.

La cure radicale montre l'antre et la caisse remplis de matières caséeuses, aussitôt après l'opération amélioration immédiate pendant deux jours, après ce délai reprise des phénomènes. Mort.

Jeune fille de 15 ans. Mastoïdite aiguë, fièvre, céphalées, rougeur mastoïdienne, pas d'opération, persistance de la fièvre et des phénomènes aigus, refus formel d'intervention. Malade non suivie. Mort après 37 jours sans opération.

Mastoïdites compliquées de cholestéatome. — Parmi les malades atteints de cholestéatome, j'en ai observé cinq qui avaient éprouvé des manifestations inflammatoires mastoïdiennes. Peut-on de cette coexistence attribuer à la mastoïdite un rôle causal dans la production du cholestéatome? Dans le cas suivant cette opinion est soutenable.

Mlle X..., 25 ans, se présente à moi avec une otorrhée droite extrêmement fétide. Derrière le pavillon existe une cicatrice déprimée très adhérente. En examinant l'oreille par le conduit, on aperçoit la caisse largement ouverte sans traces de tympan ni d'osselets. La paroi postérieure du conduit est presque totalement détruite, laissant une libre communication entre le conduit et la cavité antrale, très grande, remplie de matières caséeuses compactes et fétides.

L'interrogatoire apprend qu'à l'âge de 5 ans, après une otite aiguë, s'est formé un gonflement derrière l'oreille qui a été ouvert « d'un coup de poing ». La suppuration a persisté derrière l'oreille pendant assez longtemps, et par le conduit jusqu'à cette date.

On ne peut cependant affirmer que dans tous les cas le cholestéatome soit une conséquence de la mastoïdite, il est parfaitement possible que le cholestéatome ait préexisté aux manifestations inflammatoires de la mastoïdite et que sous une influence mal connue il leur ait donné naissance. Quoi qu'il en soit de cette question de causalité, dans aucun de ces cas l'abstention n'a amené la guérison de la suppuration et les malades restent toujours sous la menace de complications possibles.

Incidemment nous ferons remarquer que sur ces cinq malades trois avaient une destruction de la paroi postérieure du conduit et que l'antre et la caisse formaient chez eux une grande cavité unique.

Mastoïdites fistulisées. — La proportion de malades porteurs de suppuration rétro-auriculaire est assez élevé, ce qui démontre qu'il ne faut pas considérer l'ouverture spontanée comme un processus curatif, même lorsqu'elle se produit à l'état aigu.

Cette constatation n'est pas très surprenante à la réflexion, car la trépanation ne peut se faire qu'à la faveur d'un foyer d'ostéite qui ne guérit pas fatalement du fait de l'évacuation du pus antral. En outre, le siège et les dimensions de cette ouverture ne facilitent pas toujours l'évacuation complète de cette collection; quoique partielle, cette évacuation entraîne la disparition des troubles aigus, mais insuffisante pour amener la guérison. Généralement la fistule est entourée d'une collerette de bourgeons charnus qui s'affaissent pendant les intermittences de l'écoulement.

Mastoïdites passées à la chronicité. — Enfin, 52 malades, après avoir présenté des symptômes de mastoïdites disparus spontanément, ont conservé des phénomènes dénotant la persistance d'une lésion mastoïdienne. Bien qu'il soit difficile de synthétiser des cas toujours différents les uns des autres et de les classer en catégories déterminées, nous distinguerons, pour la facilité de la description, deux groupes de malades selon que la lésion est restée localisée à l'antre ou qu'elle a franchi ces limites et nous désignerons ces deux formes anatomo-cliniques sous les noms de : 1° *Antrite fongueuse chronique;* 2° *Mastoïdite diffuse, latente.*

1° *Antrite fongueuse chronique.* — Onze de nos malades ont vu cette affection succéder à leur inflammation mastoïdienne.

La plupart, après la disparition des phénomènes aigus (douleur, gonflement, rougeur) plus ou moins accusés, croient être guéris de leur mastoïdite, mais conservent de l'otorrhée.

L'écoulement est indolore et très fétide. Quelques malades souffrent parfois spontanément de leur mastoïde qui est généralement indolore à la pression. Certains s'accommodent assez bien de cette infirmité ; d'autres, désireux d'y mettre un terme, se soumettent au traitement.

Voici comment on peut diagnostiquer l'existence de cette antrite fongueuse.

Après avoir débarrassé la caisse de toutes les productions pathologiques, en cas de persistance de l'écoulement, on enlève les osselets, et on nettoie l'attique.

La caisse et l'attique étant bien lavées et asséchées, on examine dans ces conditions l'oreille avec le *speculum* de Siegle ; si l'aspiration amène du pus au niveau du segment supéro-postérieur de la caisse, on peut vraisemblablement admettre qu'il vient de l'antre par le canal de l'*aditus*.

Ayant sur ces indications trépané l'antre, dans 4 cas nous avons trouvé chez ces malades les lésions suivantes :

Éburnation de la mastoïde, rendant difficile la recherche d'un antre généralement petit. Les fongosités qu'il contient sont plus ou moins volumineuses, de couleur violacée, baignant dans un pus jaune crémeux (cet aspect est assez comparable, proportions réduites, à celui que l'on observe dans les sinusites chroniques).

Le curettage bien effectué, on se trouve en présence d'une cavité aux parois régulières et lisses.

Nous avons relevé, au moyen de l'examen indiqué plus haut, l'existence de l'antrite suppurée chez 7 autres malades et bien que n'ayant point fait d'intervention, ce diagnostic nous paraît établi sur des bases assez solides.

2° *Mastoïdite diffuse, latente*. — Nous réunissons sous cette dénomination un certain nombre de lésions qui sont passées à la chronicité, et où la lésion a franchi les limites de l'antre pour envahir dans divers sens le tissu spongieux de la mastoïde.

Nous avons observé 21 cas de ce genre et voici comment se caractérise cette affection :

Aux phénomènes aigus succède un calme relatif. La rougeur se dissipe, la peau blanchit, l'œdème disparaît et les douleurs cessent. Néanmoins, l'os conserve une certaine sensibilité à la pression, l'état général, quoique amélioré par la suppression de la fièvre, se relève assez lentement.

C'est, pendant un certain temps, l'existence de malaises mal définis que la crainte d'une intervention fait supporter avec résignation, ou rapporter à des causes diverses.

Parfois les douleurs reparaissent sous l'influence du froid, de la fatigue, du surmenage, et pendant un temps très long ces alternatives de bien-être et de douleur se renouvellent.

Dans la plupart des cas l'otite moyenne suppurée persiste.

Si les phénomènes s'aggravent et deviennent insupportables, on se décide à une intervention qui entraîne la guérison.

Mais si l'on n'opère pas, les lésions peuvent évoluer sourdement et avec lenteur *pendant des années* avec un calme relatif. L'état général peut ne subir le contre-coup de cet état que dans une faible mesure, probablement parce que le pus trouve un exutoire par le conduit. Mais la sensibilité de la mastoïde à la pression appelle l'attention de ce côté.

Voici un exemple de cette mastoïdite latente, diffuse.

G..., 15 ans. Mastoïdite bilatérale, à Paris, à l'âge de 9 ans. L'incision de Wilde pratiquée des deux côtés amène une régression de tous les phénomènes qui fait considérer le malade comme guéri. Trois ans après, la mastoïde se fistulise à droite, tandis que la gauche est toujours douloureuse. Je l'opère des deux côtés et je trouve des lésions très étendues.

En général, l'antre est confondu avec les cavités environnantes ; les cellules diploïques remplies par des fongosités s'agrandissent et les parois qui les séparent se résorbant partiellement, ces cavités communiquent, séparées seulement par de minces travées de tissu friable qui constituent les vestiges des séparations cellulaires. Les progrès de ces lésions peuvent ainsi mettre à découvert les gros vaisseaux ou les organes importants.

La peau d'aspect sain est quelquefois un peu épaissie, de couleur violacée et sa mobilité sur l'os paraît fortement diminuée. Dans bien des cas, l'insomnie, les céphalées et l'amaigrissement sont des signes dominants. Quand ces troubles sont assez marqués, ils suffisent pour établir l'existence d'une lésion mastoïdienne, et surtout si le malade est porteur d'une otorrhée.

Mais cette otorrhée elle-même peut faire défaut, et s'il est plus rare de voir les mastoïdites évoluer sans écoulement par le conduit, ces faits n'en existent pas moins, comme le prouvent les exemples suivants :

Mme B..., 45 ans, a eu en 1898 une mastoïdite aiguë avec fièvre, traitée par les sangsues, la glace, puis lorsque la rougeur a disparu, par les pointes de feu et la teinture d'iode.

Un peu de sensibilité persiste tandis que l'état général s'altère profondément. Quand je la vois, le tympan est cicatrisé mais ne présente aucun écoulement. J'ouvre la mastoïde et je rencontre des fongosités et du pus.

Dans un second cas, l'écoulement était très minime et considéré comme nul par le malade.

M. P..., 38 ans, a conservé après une mastoïdite aiguë des céphalées et de l'insomnie, la perte de l'appétit ; ces phénomènes durent depuis sept mois. Puis sont survenus des vertiges qui ont amené le malade chez moi. Je constate un petit polype dans le segment postéro-supérieur de la caisse, je l'enlève sans résultat. L'ouverture de l'antre pratiquée, malgré *l'intégrité absolue de la peau* et l'indolence de la mastoïde à la pression, montre sous une corticale peu épaisse des lésions allant à une très grande profondeur vers la pointe du rocher. Aussitôt après l'intervention, l'état général s'est rétabli.

Sous l'influence de maladies intercurrentes, ou de causes mal définies, ces lésions chroniques peuvent subir une recrudescence et ramener un état aigu.

Th..., 15 ans. Je vois ce malade avec tous les symptômes d'une mastoïdite aiguë. Rougeur, écartement du pavillon, fluctuation.

Est opéré le lendemain ; la mastoïdite ouverte montre une vaste cavité remplie de pus et de gros cordons fibro-muqueux organisés allant de la face profonde de la corticale vers la pointe.

J'apprends que quatre ans auparavant ce malade a eu une mastoïdite aiguë terminée par résolution. Mais la région est restée sensible pendant long-temps, parfois douloureuse sous l'influence du froid.

Je tiens à insister sur cette observation dans laquelle on a en quelque sorte pu saisir, sur le fait, les modifications qui se produisent pour entraîner la guérison spontanée de la mastoïdite chronique. Les travées osseuses détruites par les fongosités ont transformé l'apophyse en une vaste cavité et les fongosités elles-même étaient en train de s'organiser et de se transformer spontanément en tissu fibreux. Sans cette poussée infectieuse nouvelle, la guérison était probable.

La mastoïdite chronique peut ne pas toujours être bénigne, car des lésions très graves, susceptibles d'entraîner la mort, peuvent se produire sans la moindre manifestation du côté de l'apophyse. En voici deux exemples :

Enfant de 5 ans. Hôpital de la Conception. Atteint d'otite moyenne sup-purée droite et de paralysie faciale. Je pratique l'intervention en vue de guérir l'otorrhée. L'ouverture de la corticale permet de tomber dans une cavité contenant un volumineux séquestre dont l'extraction met à nu la dure-mère sur une étendue de plusieurs centimètres carrés.

Voici un autre cas, où sans réaction locale les lésions sont en train d'évoluer :

M. B..., 31 ans. A 10 ans a un écoulement d'oreille. A 11 ans, troubles méningitiques bientôt suivis d'otite moyenne suppurée gauche et de paralysie faciale. Guéri à 14 ans.

En 1895 mêmes phénomènes : troubles méningitiques cessant en même temps qu'apparait une otite moyenne suppurée bientôt suivie de paralysie faciale. Cette paralysie ne guérit pas. L'écoulement devient intermittent, donnant lieu à de petites débâcles, dans l'intervalle desquelles le malade ressent des maux de tête et une sensation de pesanteur dans la mastoïde.

Pendant ces périodes douloureuses existe de l'amnésie et de l'aboulie.

En même temps sensations de mauvaises odeurs dans le nez et la bouche, disparaissant en faisant des lavages de l'oreille. Quand je vois le malade, sa caisse est absolument cutanisée sans une goutte de pus.

Il n'est pas douteux qu'il se passe dans cette mastoïdite des phénomènes très graves sans aucun phénomène réactionnel du côté de la peau. De pareilles lésions sont une menace permanente pour l'existence.

Disons que parmi les malades que nous avons groupés sous le titre de mastoïdite diffuse latente cinq étaient atteints de paralysie faciale.

Comme on le voit par ce compte rendu, les moyens médicaux favorisés par la tendance curatrice de la nature sont susceptibles d'amener la guérison des mastoïdites à toutes les périodes de leur évolution.

A l'état aigu, la proportion de succès est assez élevée et à l'état chronique, quoique minime, elle dépasse encore les limites prévues.

L'étendue et la gravité des lésions ne sont pas un empêchement absolu de guérison. Les abcès s'évacuent vers l'extérieur, les mastoïdes se trépanent seules, les fongosités régressent spontanément et s'organisent, les fistules se tarissent après élimination naturelle des séquestres, les foyers de méningite se limitent par la formation de barrières fibreuses.

Mais ces résultats favorables ne doivent pas faire oublier les décès rapides, les mastoïdes réduites en bouillie, les infirmités permanentes, les paralysies incurables, et si la nature a des moyens de défense énergiques, sa résistance a aussi une limite qu'il ne faut pas mettre inutilement à l'épreuve.

La statistique que j'apporte prouve que les cas graves sont loin d'être exceptionnels, et si l'on se basait sur les chiffres présentés on conclurait qu'ils sont d'une fréquence effrayante — 18 guérisons sur 73 cas seraient un argument à trancher le débat et à condamner définitivement l'abstention.

Mais cette statistique ne répond pas à la réalité et la proportion de malades guéris est plus élevée que ne l'indique ce travail. En effet, l'abstention nous amène seulement ses victimes, tandis que ses favorisés ne se présentent pas à nous, et leur défaut a pour effet d'assombrir considérablement les statistiques. Néanmoins nous ferons remarquer que, pour notre part, le chiffre global des mastoïdites que nous avons rencontrées dans notre pratique est d'environ 220 (un grand nombre de ces malades ont été simplement vus au passage). Si l'on rapproche de ce chiffre le nombre d'échecs que nous avons observé, on voit que ceux-ci atteignent une proportion notable. Ce qui fera toujours l'infériorité de l'abstention et sera la tare de cette méthode, c'est l'inconstance de ses suites, laissant le médecin dans l'incertitude et le malade dans l'insécurité.

Car, après la régression des phénomènes aigus, il est bien difficile de donner des signes certains de guérison.

En règle générale, on déclare une mastoïdite guérie lorsque les phénomènes locaux réactionnels ont disparu.

Mais cette apréciation est erronée et si les abstentionnistes puisent là leur conviction, c'est là que réside une des grandes causes de la divergence d'idées entre eux et les interventionnistes. En effet, à la période aiguë succède souvent une période chronique, moins bruyante, mais non moins grave, l'absence de phénomènes locaux n'est pas une certitude de guérison, l'intégrité de la peau ne signifie pas intégrité de l'os.

A côté des lésions appréciables, nous avons vu que d'autres évoluent sourdement sans réaction apophysaire, et qu'elles doivent leur insidiosité à leur situation profonde, au voisinage du cerveau. Leur latence se trouve donc en raison directe de leur gravité.

Il faut être très réservé avant de porter le diagnostic de guérison mastoïdienne ; celle-ci ne doit être affirmée que lorsque l'otorrhée étant complètement tarie (ce que l'on ne peut affirmer qu'à l'examen otoscopique), il ne persiste plus aucun signe subjectif local ou général pendant les semaines qui suivent la résolution des phénomènes inflammatoires.

Si quelques symptômes font présumer l'existence d'un foyer d'ostéite intra-pétreux, il faut ouvrir l'antre sans hésitation ni retard, la prudence commande d'intervenir sur de simples signes de présomption, sans attendre des signes de certitude qui font presque défaut lorsque la phase aiguë a été franchie.

DISCUSSION

M. Castex (Paris). — J'ai vu, dans quelques cas exceptionnels, des mastoïdites guérir sans trépanation, par des moyens simples tels que l'onguent mercuriel. Une fois même bien qu'il y eût un peu de fluctuation. Il se fait sans doute une stérilisation sur place. Mais, en thèse générale, il y a lieu d'opérer.

M. Heiman. — J'ai remarqué la guérison spontanée complète de la mastoïde, plusieurs fois chez les enfants, même quand la fluctuation était exquise ; chez les adultes cela devient extrêmement rare. J'ai reçu de très bons résultats de l'usage de la liqueur de Burow à 50 pour 100 comme compresses échauffantes.

M. Moure (Bordeaux). — Tous nous avons vu les mastoïdites aiguës guérir spontanément par le traitement médical, mais nous avons vu également les sujets succomber faute d'intervention. Or j'estime que, lorsque les symptômes sont nets, il ne faut pas hésiter à ouvrir, puisque l'existence d'un malade peut dépendre d'un retard trop longtemps prolongé.

M. Noquet (Lille). — J'ai vu plusieurs fois, surtout chez des enfants, guérir des mastoïdites aiguës sans opération. Ces faits viennent à l'appui de ce qu'ont dit M. Castex et M. Molinié. L'antisepsie vigoureuse de la caisse et l'application d'onguent mercuriel sur l'apophyse mastoïde peuvent donner d'excellents résultats. Il y a, en somme, des cas où en surveillant de près les malades il est permis de temporiser.

M. Guye (Amsterdam) est aussi d'avis qu'il y a des cas où on croit devoir opérer et où, cependant, quand on s'est abstenu, on arrive à une guérison complète, moyennant des soins et une observation attentive, qu'on ne peut donner qu'aux malades de la classe aisée. Il cite un cas de mastoïdite dans un cas de grippe, où il était bien persuadé qu'il faudrait faire une trépanation. En la remettant d'un jour à l'autre après une paracentèse, une application de teinture d'iode, le repos au lit, etc., on arrive à une résolution complète. C'est pourquoi, moyennant une observation quotidienne, et des soins intelligents, il est partisan du traitement non opératif dans certains cas aigus, en se tenant prêt à opérer tous les jours, lorsque l'indication se dessine nettement.

M. Madeuf (Paris). — Je n'ai rien à ajouter à propos de Vacher le tueur de bergers dont j'avais confié la tête à mon maitre, M. Gellé. Je dois dire que j'ai vu des mastoïdites guérir fréquemment. Je fais prendre au malade la position couchée sur le ventre et je fais des lavages presque continus dans le fond de l'oreille et de l'arrière-nez.

M. Gellé, père (Paris). — Rappelle à ce propos la vigueur de l'effort de réparation du tissu osseux lésé et cite en exemple les lésions trouvées à l'autopsie de Vacher. Cet assassin, on le sait, s'était tiré un coup de revolver dans l'oreille : la balle était restée, causant la destruction du facial, l'éclatement du tegument tympani, l'écrasement et la disparition du labyrinthe, et de l'appareil conducteur, l'oblitération de l'aditus et des cellules ; la balle était encastrée et entourée presque par du tissu osseux récent, de l'épaisseur d'un demi-centimètre, très dense, différent du tissu ancien ; il fallut la gouge et le maillet pour l'en sortir ; la blessure et l'otorrhée dataient de plus de dix ans.

NOMBRE DE VIBRATIONS ET LONGUEURS D'ONDES
DES SONS LES PLUS AIGUS

par M. le docteur SCHWENDT,

de Bâle.

Mes expériences ont démontré que le nombre de vibrations de la série des diapasons de *Kœnig*, *ut* 7 à *fa* 9, déterminé au moyen des figures de *Kundt* par une température de 15° centigrades, était presque identique à celui que M. *Kœnig* avait trouvé en déterminant le nombre de battements que produisent deux de ses diapasons. M. Kœnig a fait ses expériences par une température de 20° centigrades, en tenant compte de la différence de température, nos résultats sont *absolument identiques*[1].

J'eus alors l'idée d'examiner, au moyen de la même méthode, d'autres instruments employés par les otologistes pour déterminer la limite extrême de la perception des sons aigus, entre autres les *cylindres d'acier de Kœnig*, les sifflets *de Galton*, construits par *Kœnig*, et ceux que le professeur *Edelmann* de Munich a fait récemment adopter aux otologistes d'Allemagne.

J'ai démontré mes expériences à la Société des sciences naturelles de Bâle[2], en février 1899, et à la Conférence des médecins et naturalistes allemands à Munich, en septembre de la même année[3].

Le nombre de vibrations des cylindres d'acier, que j'ai déterminé par la *méthode de Kundt*, correspond à celui qui est indiqué sur les cylindres, mais seulement jusqu'au cylindre *mi* 9 exclusivement.

Le nombre de vibrations produit par le cylindre *mi* 9 était, en réalité, inférieur à *mi* 9 et correspondait plutôt au son *ré* 9.

M. le D^r Kœnig explique, dans une de ses plus récentes publications[4], que le nombre de vibrations de ces cylindres les plus aigus n'avait pas été déterminé par lui au moyen des battements, mais calculé d'après la formule $L : L' = \sqrt{N'} : \sqrt{N}$ [5].

Le cylindre *mi* 9 est particulièrement intéressant parce que, d'après plusieurs auteurs, Zwaardemaker, Siebenmann, ce cylindre correspond à la limite extrême de la perception auditive des sons aigus.

Mes observations concernant les sons produits par les sifflets de *Galton-Kœnig* peuvent se résumer ainsi : Les sons les plus aigus *perceptibles par* l'oreille et produits par le sifflet *Galton-Kœnig* sont *fa* 9 ou *sol* 9 suivant les exemplaires de sifflet qu'on emploie.

Il est possible, au moyen des figures de *Kundt*, de déterminer le son correspondant à toutes les longueurs de sifflet; néanmoins, le son varie dans une certaine mesure, selon l'intensité du vent employé pour faire résonner le sifflet.

1. J'ai exposé dans mes publications la priorité qui revient à M. Rudolph Kœnig pour l'emploi de cette méthode, appliquée à la détermination du nombre des vibrations de ses diapasons.
2. Cf. *Verhandlungen der Naturforschenden Gesellschaft*. Basel, Band VII, Heft 2.
3. *Verhandlungen der Versammlung deutscher Naturfoscher und Arzt*. München, 1899.
4. *Annalen der Physick und Chemie*, neue Folge, Bd 69, 1899.
5. $L = $ longueur, $N = $ nombre de vibrations.

Quant aux *sifflets d'Edelmann*, leur construction a maintenant déterminé le nombre de vibrations correspondant aux différentes longueurs en se servant de ma méthode, c'est-à-dire en employant les figures de *Kundt*.

Grâce à un petit appareil régulateur du vent, le son, qui correspond à telle ou telle longueur de sifflet, est, lorsqu'on presse modérément le ballon, absolument constant.

Au moyen des figures de *Kundt* on peut déterminer, d'une manière absolument sûre, le rapport qui existe entre la longueur'de n'importe quel sifflet donnant des sons aigus, son diamètre et le son que le sifflet produit; dans une certaine mesure on détermine aussi les harmoniques supérieures produites par ces sifflets.

On peut ainsi graduer tous les sifflets à longueur variable d'une manière exacte. Le *sifflet de Galton*, dont feu *Burckhardt-Merian* a le premier recommandé l'usage aux otologistes, après avoir été perfectionné par M. Edelmann, devient, au moyen de cette méthode, un *instrument de précision* qui nous permet de déterminer exactement la limite extrême de la perception auditive des sons aigus.

DISCUSSION

M. Gellé demande à M. le Dr Schwendt s'il prévoit qu'il soit possible de tirer de ces belles expériences, si démonstratives, des applications pratiques aux recherches de l'otologiste.

M. Schwendt répond qu'il a constaté que la limite extrême de la perception des sons aigus est située entre *fa*^{10} et *sol*^{10}, lorsqu'on la recherche avec le sifflet d'Edelmann perfectionné, tandis qu'elle se trouve entre *fa*^{9} et *sol*^{9} pour les diapasons de Kœnig.

Un de mes sourds-muets avait une lacune pour les sons *fa*^{7}, *mi*^{7} et *sol*^{7} étant entendus. J'espère que les recherches faites avec des instruments dont le nombre de vibrations est bien déterminé seront plus exactes que les précédentes.

SAMEDI 4 AOUT

Séance du matin.

Présidence de M. HARTMANN, de Berlin.

M. Schwendt (de Bâle). — Messieurs, notre éminent confrère, M. Rohrer de Zurich, étant, à notre grand regret, empêché de prendre part à nos séances, vous m'avez fait l'honneur, Monsieur le Président, de me demander mon avis sur les exercices acoustiques employés à l'éducation des sourds-muets.

Mais, il y a quinze jours, M. Urbantschitsch nous écrivait que sa santé ne lui permettait pas de venir non plus; il m'a chargé de l'excuser auprès des membres du Congrès, et de leur exprimer tous ses regrets, en me priant de communiquer son rapport.

SUR LES EXERCICES ACOUSTIQUES

RAPPORT

de M. V. URBANTSCHITSCH

RÉSUMÉ FRANÇAIS

1. — Exercices acoustiques.

L'impressionnabilité de nos sens dépend de l'exercice qu'on leur donne. L'audition est en quelque sorte un art. De l'intelligence dépend en grande partie, l'audition étant égale, la faculté d'utiliser les impressions auditives. Une oreille dont l'audition est diminuée étant moins sensible aux impressions auditives qu'une oreille normale, son audition finit par être progressivement affaiblie par inactivité. Le résultat peut être une léthargie complète.

Le but est donc de donner à l'oreille, par des exercices acoustiques méthodiques, autant d'excitation que possible pour en améliorer le fonctionnement. Il faut réveiller l'attention et exciter la faculté de distinguer les impressions auditives. Il ne suffit pas d'entendre l'*a*, l'*e*, l'*o*, il faut aussi pouvoir les distinguer. Les exercices acoustiques peuvent servir à tous les degrés de surdité, même à la surdi-mutité. Nous ne parlerons que de cette dernière.

J'ai créé une méthode qui permet d'employer systématiquement les exercices acoustiques. Cette méthode est encore perfectible, mais les bons résultats obtenus pendant douze ans m'encouragent à la recommander. Il faut avoir une patience et une persévérance infatigables.

Les exercices ont souvent l'air plus faciles qu'ils ne sont. Ceux qui, découragés, les auront abandonnés, obtiendront souvent de meilleurs résultats en se remettant à la tâche. L'audition de plus d'un sourd-muet, qu'on ne croyait pas susceptible d'amélioration, a été améliorée lorsque les exercices ont été dirigés par une personne compétente.

2. — Exercices systématiques employés à l'éducation des sourds-muets.

L'idée de développer l'audition des sourds-muets par des exercices est très ancienne. Je vous citerai les expériences du Français Ernaud, en 1761 ; de Pereire, en 1768 ; et particulièrement d'Itard, en 1805. Malgré les succès de ces auteurs, les expériences furent abandonnées jusqu'à nos jours.

Mes premiers succès datent de 1888. Avec la coopération de deux hommes de mérite, sûrs, des directeurs MM. Lehfeld et Dr Brunner, j'ai prouvé, en 1893, que les exercices acoustiques pouvaient rendre service dans des cas classiques de surdi-mutité et depuis ce temps le nombre des écoles où l'on a introduit ces exercices augmente de jour en jour.

MÉTHODE :

a. *Exercices appliqués à des enfants sourds pendant les premières années.* — Pour les enfants très sourds et âgés de quelques années seulement, il faut se servir de la musique, jouer de l'harmonium plusieurs fois par jour. Lorsque les sons de l'harmonium paraissent provoquer des sensations désagréables, on les affaiblira. On peut se servir avantageusement d'autres instruments à vent ou à cordes ainsi que de jouets, boîtes à musique, etc.

A partir de la troisième année, on commence les exercices acoustiques oraux. Jusqu'à l'âge de 4 ans, on montre des objets et des images en les nommant à l'oreille ; on fait naître ainsi des images acoustiques. Le deuxième exercice consiste à dire à l'oreille le nom d'un objet présent et à se le faire montrer par l'élève ; plus tard on passe à de petites phrases.

De 5 à 6 ans, on commence l'éducation ortho-phonétique et ortho-acoustique et l'éducation systématique au moyen de mots et de phrases.

b. *Exercices acoustiques appliqués à des sourds-muets qui ont déjà appris à parler et à lire* et qui ont une audition plus ou moins restreinte.

α *Exercices pour auditions plus ou moins restreintes.* — Les exercices de musique ainsi que les exercices oraux démontrent souvent l'existence d'une audition considérable là où on ne s'y attendait pas. Des sourds-muets qui n'entendaient rien de la parole sont souvent très sensibles aux impressions des sons musicaux. Ils éprouvent même quelquefois, en entendant les sons, de la douleur ou de la frayeur. Chaque instituteur a fait des expériences analogues. Des sourds-muets entendent à une certaine distance les voyelles ou les syllabes, mais ne comprennent pas ce qu'ils entendent. Ils ne sont pas aphasiques sensoriels, pas plus qu'une personne qui entend une langue étrangère sans la comprendre.

Beaucoup de sourds-muets appartenant à ce groupe éprouvent bien une impression auditive, lorsqu'on leur dit *a* à l'oreille, mais ne se rendent pas compte que c'est un *a*. Lorsqu'ils arrivent à reconnaître l'*a*, on passe à une autre voyelle. On prononce ensuite lentement et distinctement deux voyelles. Progressivement le sourd-muet finira quelquefois par distinguer des consonnes. Ces expériences sont très pénibles et souvent les enfants y montrent peu d'enthousiasme ; il faut alors tâcher de les rendre plus amusantes. Cela se fait en employant des mots faciles : *papa, maman, nez, œil,* etc. La première fois le sourd-muet, même celui qui entend toutes les voyelles et toutes les consonnes, ne comprendra pas le mot ; il faut d'abord le lui expliquer. En répétant ce mot, l'impression acoustique fait naître une image auditive correspondante qui rend dorénavant le sourd-muet capable de le reconnaître ; on arrive ainsi à faire distinguer un nombre de mots toujours plus considérable et même de courtes phrases, comme on procède en enseignant une langue étrangère. Il faut exercer la faculté de distinguer les éléments de la parole, alternativement avec celle de distinguer les mots et les phrases.

Intensité du son. — L'intensité de la perception auditive ne dépend pas seulement de l'intensité du son lui-même, mais aussi de la durée de l'influence sonore. On peut ne pas distinguer une voyelle prononcée fortement et la distinguer lorsqu'on la prononce plus faiblement, mais en traînant. (Il faut donc distinguer l'intensité et la durée du son.) On ne doit pas employer une intensité plus considérable que celle qui est nécessaire pour produire une impression auditive sur la personne qui écoute. Il faut également éviter les sons trop forts sur l'harmonium.

Pour obtenir la perception auditive d'un son aigu, une intensité plus forte est souvent nécessaire, plutôt que pour la perception d'un son grave.

En continuant les exercices, on se sert de la voix haute et démi-haute, quelquefois aussi de la voix chuchotée, ainsi que de la parole prononcée, autant que possible, à une distance toujours plus grande.

Rapidité avec laquelle il faut parler. — Le sourd-muet ne comprend au début que les éléments de la parole prononcés en les traînant. Avant de faire entendre un mot, il faut dire au sourd-muet, à voix très haute, chaque voyelle et consonne dont le mot se compose. Peu à peu on arrive à parler comme tout le monde. Les exercices doivent être faits par des personnes différentes, afin d'accoutumer l'élève aux divers organes.

β. *Exercices pour surdité très prononcée, apparemment complète.* — Pour savoir si la perception d'un son fera complètement défaut ou si elle peut être éveillée au moyen d'exercices plus ou moins prolongés, il est parfois nécessaire de faire plusieurs essais. Tel sourd-muet, qui n'entend pas un son provenant d'un diapason, entendra le même son provenant de l'harmonium, ou bien il entendra ce son un autre jour. J'ai fait la même observation pour l'audition des éléments de la parole.

On fait avantageusement un porte-voix de sa main ; le timbre n'est pas altéré comme lorsqu'on se sert du cornet acoustique. Si l'expérience est sans résultat, on reproduira *pendant plusieurs minutes* le même son de l'harmonium. De cette façon, on ménagera la voix de l'instructeur. Ces exercices-là sont surtout très pénibles, et exigent beaucoup de dévouement et de patience. Ne nous décourageons pas trop tôt ; chaque indice d'audition peut être susceptible de développement. J'ai obtenu de beaux résultats même en instruisant des élèves qui passaient pour complètement sourds et MM. les Directeurs Lehfeld et Dr Brunner ont fait des observations analogues. Les sourds-muets de cette catégorie doivent bénéficier d'une heure d'exercice par jour. Vu la fatigue, il n'est donc guère possible de s'occuper d'eux dans les écoles ; par contre, il ne faut pas de suite les refuser lorsqu'ils peuvent bénéficier de l'instruction privée.

Auto-éducation. — Je recommande l'emploi de la musique, du piano, des instruments à cordes et à vent et de mon harmonium pour ceux qui sont presque complètement sourds. On doit exercer particulièrement la perception des sons faibles. Lorsque l'élève perçoit un son. il doit s'appliquer à l'entendre quand il est plus faible et provient d'une plus grande distance. Le cornet acoustique n'est recommandable que jusqu'à ce que le sujet entende sa propre voix.

Variation de l'audition des sourds-muets. — Plus l'audition est faible, plus la moindre différence se remarque. Il ne faut donc pas s'étonner de trouver chez des sourds-muets une audition journalière. Cela ne doit pas nous empêcher de continuer et même de recommencer les exercices.

Influences nerveuses. — Elles sont nombreuses : inquiétude, irritabilité, insomnies, céphalalgie, distractions, fatigue acoustique allant jusqu'à la surdité complète. On doit alors faire les séances très courtes ou même les interrompre pendant quelque temps.

Impressions tactiles. — Les sourds-muets qui ne connaissent aucune impression auditive ne peuvent distinguer ces dernières des sensations tactiles. On peut obtenir cette distinction au moyen d'exercices, lorsqu'il y a un reste auditif quelconque ou lorsqu'on peut faire surgir un reste auditif latent. Le sourd-muet apprend d'abord à se rendre compte que la sensation acoustique est *autre chose* que la sensation tactile.

Influence des exercices méthodiques sur le sens auditif. — Cette influence provoque une excitation et un développement consécutif des impressions auditives : elle développe la faculté de comprendre ce qu'on entend en faisant distinguer les différents sons, y compris ceux dont se composent les éléments de la parole. On a prétendu que les exercices n'améliorent que la compréhension des mots et non l'audition proprement dite. mais l'expérience démontre le contraire. On peut prouver directement que l'audition augmente au cours de l'impression auditive. J'ai pu me convaincre qu'en répétant un son musical. la sensibilité de l'oreille pour ce son est augmentée ; on perçoit mieux le son, même s'il devient plus faible. En améliorant l'audition pour la parole, on améliore en même temps l'audition pour les sons des diapasons et des instruments de musique. sans avoir recours à des exercices spéciaux ; il en va de même pour l'audition des bruits.

Dans quels cas faut-il faire des exercices acoustiques ? — On ne le sait d'avance, il faut essayer. On ne peut savoir à quel degré les nerfs et les centres acoustiques du sourd-muet sont malades. La destruction de l'appareil percepteur peut n'être que partielle et on peut toujours, au moyen d'exercices, améliorer le fonctionnement de la partie restée intègre lorsque les voies conductrices sont en bon état. On peut avoir affaire, parfois, non à une destruction, mais à des troubles fonctionnels susceptibles d'amélioration par la gymnastique auditive. L'expérience seule peut décider cette question.

J'ai obtenu des succès dans des cas de méningite cérébro-spinale, de scarlatine, de typhoïde, de traumatisme et de surdité suite de frayeur. J'insiste beaucoup sur la méningite, vu le pronostic notoirement mauvais et la fréquence de cette maladie.

Par contre, les exercices sont inutiles lorsque les nerfs acoustiques ou les centres sont complètement détruits. Par contre, la durée n'est pas un obstacle; j'ai encore obtenu des succès chez des personnes de 20 à 50 ans, sourdes depuis leur plus tendre enfance.

Bezold exclut des exercices ceux qui n'entendent pas l'octave *la³-la⁴*; il a tort, à mon avis; les sons des diapasons sont beaucoup trop faibles et, lorsqu'on ne les entend pas, il ne faut pas en conclure qu'il y ait, pour ces sons, une surdité complète; il peut fort bien n'y avoir qu'une faiblesse de perception. Les lacunes auditives ne sont le plus souvent qu'apparentes et le sujet entend les sons dont elles se composent, lorsqu'on les fait résonner plus fort. Les expériences que j'ai faites avec la série de Bezold et avec mon harmonium le démontrent.

Ce fait explique que souvent un sourd-muet qui n'entend aucun diapason peut bénéficier avec succès des exercices pour la parole. Bezold choisit les mieux entendants; c'est bon pour les écoles, mais je conteste la théorie qu'il faut exclure systématiquement des exercices tous ceux qui n'entendent pas les sons de l'octave *la³-la⁴*.

Pendant combien de temps faut-il continuer les exercices? — Jusqu'à ce que les impressions acoustiques usuelles, particulièrement la voix parlée, soient suffisamment perçues. Pour développer la compréhension des mots il faut procéder comme pour l'enseignement d'une langue étrangère. En enrichissant son vocabulaire, l'élève finira par comprendre les phrases composées des mots connus. Naturellement, les progrès ne dépendent pas seulement de l'audition, mais encore de l'intelligence.

3. — Résultats des exercices acoustiques.

Ils dépendront de la méthode, du temps employé et des qualités de l'élève, de son audition préexistante et de la faculté de développement du sens acoustique. Quelquefois, chez des personnes paraissant complètement sourdes, on peut découvrir, au moins d'un côté, un reste perfectible. Ce reste peut être développé jusqu'à l'audition des mots et même des phrases.

L'influence de l'intelligence est considérable, de même que celle de l'éducation manquant souvent aux familles pauvres. Certains sourds-muets ont du plaisir aux exercices, mais d'autres éprouvent le contraire; il faut alors rendre les exercices plus amusants et surtout individualiser.

4. — Valeur pratique des exercices.

Elle consiste surtout à améliorer la prononciation, ensuite à prévenir les dangers de la circulation. D'après M. Lehfeld, on peut obtenir deux tons de prononciation, l'un plus aigu, pour le langage accentué, l'autre plus grave, pour la conversation ordinaire. Les exercices ont encore l'avantage de faciliter l'assimilation des dialectes.

RAPPORT IN EXTENSO

Horübungen.

Die Erregungsfähigkeit und Werlässlichkeit unserer Sinnesempfindungen hängt zum grossen Theile von der auf sie verwendeten Uebung ab. Die tägliche Erfahrung lehrt deutlich, wie sich ein Sinnesvermögen nach verschiedenen Richtungen hin ausbilden lässt, als wie bewundernswert bildungsfähig es sich erweist. Und so ist in gewisser Beziehung unser Hören als eine Fertigkeit zu betrachten, die sich verschieden verhält, je nach der Pflege, die wir ihm angedeihen lassen und die nur durch eine stete Uebung und Aufmerksamkeit auf ihre erreichbare Stufe gehoben und auf dieser weiter erhalten werden kann. Eine wichtige Rolle fällt dabei auch dem jedesmaligen intellectuellen Verhalten in der Verwertung des erhaltenen Höreindruckes zu, demzufolge eine solche Verwertung, bei gleicher Hörfähigkeit, je nach dem Auffassungsvermögen grosse Unterschiede ergibt.

Während das Ohr unter normalen Verhältnissen die zur Ausbildung seiner Hörfähigkeit nöthigen Eindrücke durch die verschiedenen Schalleinwirkungen, die das tägliche Leben bietet, reichlich erhält, erleidet ein Ohr mit geschwächter Hörfähigkeit einen von dem Grade seiner Hörschwäche abhängigen verschieden grossen Entfall von Anregungen, der wieder seinerseits eine weitere Schwächung des Hörvermögens, infolge der allmälig abnehmenden Hörthätigkeit herbeiführt. Eine Hörschwäche beruht demnach nicht immer auf einer mangel-

haften acustischen Erregbarkeit allein, sondern auch auf dem Nicht-
gebrauch des Gehörorganes, auf der Nichtbeachtung der diesem noch
innewohnenden Leistungsfähigkeit, wodurch sich im vorgeschrittenen
Erkrankungszustande schliesslich eine Inactivitäts-Lethargie entwickeln kann.

Von diesem Gesichtspuncte aus ist das Ziel der methodischen Hörübungen klar vorgezeichnet. Durch die methodischen Hörübungen soll
dem Ohre möglichst viel Anregung zur Besserung seiner darniederliegenden Thätigkeit geboten werden, die mangelhafte oder fehlende
Aufmerksamkeit ist zu beleben und rege zu erhalten und ferner dem
unterschiedlichen Hören eine besondere Beachtung zuzuwenden.

Unter der Bezeichnung « unterschiedliches Hören » ist hier die
genaue Beachtung des der einzelnen Schalleinwirkung eigentümlichen acustischen Eindruckes gemeint, der es ermöglicht, aus der Art
der Hörempfindung eine bestimmte Schalleinwirkung zu erkennen. So
ist es in Bezug auf Sprechlaute nicht genügend, die einzelnen Buchstaben und Silben zu hören, sondern das Ohr muss auch imstande
sein, den jedem einzelnen Buchstaben zukommenden Höreindruck
aufzufassen, um z. B. ein a von einem e, i, o zu unterscheiden.

Wie sich aus diesen hier angestellten Betrachtungen ersehen lässt,
eignen sich die methodischen Hörübungen für jeden Grad und jede
Art der Schwerhörigkeit, sowie auch zur versuchsweisen Gehörerweck-
ung bei einem tief darniederliegenden Hörvermögen, bei Taubheit oder
Taubstummheit.

Ich bespreche im Nachfolgenden meine methodischen Hörübungen
für Taubstumme. Wenn ich diese besonders ausführlich schildere, so
geschieht dies vor allem deshalb, weil ich den Mangel einer practischen
Methode für die Vornahme der Hörübungen im Anfang meiner Versuche selbst empfunden habe; wenigstens fand ich keine näheren
Angaben über eine solche vor, sondern war nur auf kurze Bemerkungen über Hörversuche an Taubstummen angewiesen.

Ich var daher vor allem bestrebt, eine für die verschiedenen Fälle
geeignete Methode der Hörübungen aufzustellen, die ich hier mittheile;
dieser dürften noch verschiedene Mängel anhaften, und eine grössere
Erfahrung, sowie eine eingehendere Individualisirung werden wohl
manche Aenderungen und Ergänzungen nöthig erscheinen lassen. Immerhin glaube ich für diese Methode eintreten zu können, da ich damit
im Verlaufe der letzten 12 Jahre viele schöne Erfolge erzielt habe.
Allerdings erfordern die Hörübungen, besonders bei Taubstummheit
und vorgeschrittener Schwerhörigkeit eine unermüdliche Geduld und
Ausdauer, sowie eine strenge Individualisirung. Zu erfolgreichen Hör-

übungen ist in schwierigen Fällen eine reichliche Erfahrung uner-
lässlich und eine richtige Vornahme der Uebungen erscheint nicht
selten viel leichter als es der Fall ist. Ich bin überzeugt, dass so Manche, die anfänglich Hörübungen ohne Erfolg vorgenommen und diese
deshalb aufgegeben haben, nach einem eingehenden Studium der
Hörübungen, nach entsprechend durchgeführten mühevollen Versuchen, bei einer erneuerten Aufnahme der Uebungen günstigere Ergebnisse erzielen werden. Ich habe zu wiederholtenmalen Taubstumme
oder hochgradig Schwerhörige angetroffen, die auf Grundlage erfolg-
loser Hörversuche (als acustisch nicht behandlungsfähig betrachtet
wurden, jedoch durch eine in der Vornahme der Hörübungen erfahrene
Person in ihrem Hörvermögen bedeutend gefördert werden konnten.

Ich gehe nunmehr zur Besprechung der methodischen Hörübungen
über, u. zw. dem aufgestellten Programme gemäss auf die Hörübungen für Taubstumme.

Methodische Horübungen für Taubstumm.

Der Gedanke, durch Hörübungen auf den Hörsinn Taubstummer
einzuwirken, ist sehr alt, doch wurden erts in der 2. Hälfte des vorigen und anfangs dieses Jahrhunderts durch französische Forscher,
und zwar durch Ernaud (1761), Péreire (1768) und Itard (1805) grund-
legende Versuche über die Beeinflussbarkeit der Taubheit durch Hörübungen angestellt. Trotz der von den genannten Forschern dabei
erzielten sehr beachtenswerthen Erfolge und trotz der später von
vielen Taubstummen-Lehrern angestellten erfolgreichen Einzelversuche
gelangten die methodischen Hörübungen bis auf unsere Zeit nicht zur
allgemeinen Anwendung, ja selbst bei nachweislich beträchtlichen
Hörresten bei Taubstummen, blieben die Hörübungen ganz vernachlässigt und die verschiedenen Berichte über Taubstummen-Schulen,
auch aus der jüngsten Zeit, geben ein trauriges Bild über die geradezu
unbegreiflich erscheinende Vernachlässigung des Hörorganes der
Taubstummen.

Anlässlich einiger schönen Hörerfolge, die ich vom Jahre 1888 an,
an mehreren Taubstummen mit tief darniederliegendem Hörvermögen
erzielt hatte, versuchte ich die Hörübungen in Taubstummenchulen
einzuführen. Mit Unterstützung verdienstvoller Directoren von zwei
Wiener Taubstummen-Anstalten, der Herren Directoren *Lehfeld* und
*D*ʳ *Brunner* gelang es seit dem Jahre 1893 den Nachweis zu liefern,
dass die methodischen Hörübungen auch in Schulfällen mit grossem
Erfolge angewendet werden können. Gegenwärtig wird den metho-

dischen Hörübungen für Taubstumme eine immer grössere Beachtung
zu Theil und die Anzahl der Anstalten, wo diese Uebungen eingeführt
sind, ist in einem erfreulichen Steigen begriffen.

Schilderung der Methode.

A. *Horübungen bei tauben Kindern innerhalb der ersten Lebensjahre.*

Bei anscheinend gehörlosen oder sehr schwerhörigen Kindern der
ersten Lebensjahre dienen zur versuchsweisen Erregung des Hörsinnes
vor allem musicalische Töne, besonders die der Harmonica, welche den
Ohren öfters des Tages zuzuführen sind, wobei jedoch im Falle einer
unangenehm [starken Gehörsreaction eine entsprechende Abschwächung der Toneinwirkung strenge zu beachten ist; verwendbar sind
ferner die verschiedenen Blas- und Streichinstrumente, die als Spiel-
zeug gebräuchlichen Spieldosen, die Drehspielwerke, Glocken, sowie
alle zu einer deutlichen Schallerregung dienenden Vorrichtungen. Bei
Kindern vom 3. oder 4. Lebensjahre an empfehle ich ausserdem zu
wiederholtenmalen des Tages acustische Sprechübungen vorzunehmen,
anfänglich in der Weise, dass man dem Kinde einen Gegenstand, z. B.
in einem Bilderbuche zeigt und dabei gleichzeitig das betreffende Wort
ins Ohr ruft. Es werden dadurch Hörbilder geschaffen, deren Bedeutung ich besonders hervorheben muss. Zur weiteren Einprägung solcher
Hörbilder empfiehlt es sich, dem Kinde die Bezeichnung eines Gegen-
standes in das Ohr zu rufen und sich diesen vom Kinde bezeichnen zu
lassen.

Später können auf diese Weise zuweilen auch kleine Sätze zum
acustischen Verständnis gebracht werden. Von dem 5. bis 6. Lebensjahr
an beginnt der orthophonetische und orthoacustische Unterricht und
ein eingehender Hörunterricht mit Worten und Sätzen.

B) *Horübungen bei taubstummen Personen. die im Sprechen und Lesen unterrichtet sind.*

*a) Horübungen bei mehr oder minder stark herabgesetztem Gehör-
vermögen.* — Prüfungen mit musicalischen Tönen lassen an Taubstummen in vielen Fällen ein Gehör nachweisen, das nicht selten
überraschend gut ist; auch im Verlaufe der Hörübungen findet sich
bei so manchen Taubstummen ein viel besseres Gehör vor, als ursprünglich angenommen wurde.

Es war mir gleich bei meinen ersten Prüfungen aufgefallen, dass
anscheinend sprachtaube Taubstumme zuweilen eine ganz besondere

Empfindlichkeit gegen Schalleinwirkungen zeigten, ja, bei Zuleitung eines stärkeren Schalles sogar eine schmerzhafte Empfindung oder ein Erschrecken äusserten. Jeder Taubstummenlehrer wird Fälle kennen, wo das taubstumme Kind ihm bekannte Buchstaben oder einzelne Worte selbst aus einiger Entfernung richtig hört, sonst aber als sprachtaub erscheint. Wie gross ist die Zahl der Taubstummen, welche durch die verschiedenen Vocale oder vorgesprochenen Silben stets einen Höreindruck erhalten, aber diesen nicht verstehen !

Es ist ja klar, dass derartige rasche Höreffecte nicht auf einer so schnell ansteigenden Entwicklung des Hörsinns beruhen können, sondern auf einer richtigen Deutung und Sonderung der erhaltenen Gehöreindrücke, wobei also nicht das Hörvermögen als solches, sondern das zunehmende Verständnis für das unterschiedliche Hören in Betracht zu ziehen ist. Wie häufig aber wird der Mangel eines Sprachverständnisses für Sprachtaubheit angesehen, obwohl die betreffende Person ebensowenig sprachtaub ist, wie Jemand, der eine ihm nicht bekannte Sprache hört, aber nicht versteht.

Die meisten Taubstummen der hier besprochenen Gruppe erhalten bei dem gedehnten Hineinrufen eines Vocales in das Ohr einen Höreindruck, ohne dass jedoch, bei sogenannter Vocaltaubheit der betreffende Vocal z. B. *a* bereits als *a* erkannt wird. Sobald der eine Vocal einen bestimmten Höreindruck erregt, gehe man zur Einübung eines anderen Vocales über z. B. *o*. Löst auch dieser einen Höreindruck aus, so beginnen die Uebungen im unterschiedlichen Hören. Zu diesem Zwecke werden nunmehr beide Vocale, anfangs in einer vorher bezeichneten Reihenfolge, dem Taubstummen langsam und deutlich ins Ohr gesprochen. So lernt dieser allmälig den Hörunterschied kennen, der sich beim vergleichsweisen Hören ergibt und ist im Verlaufe der Uebungen immer mehr imstande, die einzelnen Vocale und bei den weiteren Uebungen mit Consonanten auch solche acustisch zu erkennen.

Wie sich schon aus dem bisher Angeführten ersehen lässt, bedarf die Heranbildung des unterschiedlichen Hörens der einzelnen Buchstaben häufig einer sehr mühevollen und langwierigen Uebung, weshalb auch die Gefahr sehr nahe liegt, dass besonders Kinder diesen Uebungen ein immer geringeres Interesse entgegenbringen und sich diesen schliesslich nur widerwillig unterziehen. Es ist daher sehr wichtig, die Hörübungen baldmöglichst anregender zu gestalten. Dies wird gewöhnlich dadurch erreicht, dass man zu den Uebungen leichtfassliche Wörter verwendet, wie Mama, Papa, Auge, Nase, Lippe, u. s. w. Das vorgesagte Wort wird der tauben Person vorher mitgetheilt, da ein zum ersten-

mal ins Ohr gerufene Wort, auch wenn die einzelnen Buchstaben
dieses Wortes gehört werden, gewöhnlich unverständlich bleibt. Die
weitere Einübung verschiedener Wörter findet in gleicher Weise statt,
wie die der verschiedenen Buchstaben. Der durch wiederholtes Vorsagen eines bestimmten Wortes erzeugte Höreindruck schafft für dieses
Wort ein Hörbild, das die taube Person unter vielen ihr noch unbe-
kannten Höreindrücken wieder zu erkennen vermag. Es lässt sich auf
diese Weise eine immer reichlichere Anzahl von Wörtern einüben,
ähnlich wie bei dem Erlernen einer fremden Sprache, und zum unterschiedlichen Hören bringen, selbst zu einer Zeit, wo die Hörfähigkeit
im übrigen noch sehr gering ist. Auch kurze Sätze lassen sich derart
einüben und werden nach häufiger Wiederholung immer leichter wie-
dererkannt. Diese Uebungen sind abwechselnd vorzunehmen, in der
Weise, dass ein Theil der Uebungszeit auf das unterschiedliche Hören
einzelner Buchstaben und Silben, ein Theil auf das acustische Erlernen von Wörtern und kurzen Sätzen verwendet wird.

Schallstärke. — Die Stärke einer Hörempfindung hängt nicht nur
von der Stärke selbst, sondern auch von der Dauer der betreffenden
Höreinwirkung ab, und so kann bei gleicher Schallintensität eine
Gehörerregung einmal stattfinden, ein andermal fehlen, je nachdem
die Schalleinwirkung eine kurze oder eine länger anhaltende war. Ein
ins Ohr laut hineingerufener Buchstab wird daher bei seiner einma-
ligen kurzen Einwirkung oft keinen Gehöreindruck erregen, während
derselbe Buchstab weniger kräftig, aber gedehnt ausgesprochen eine
deutliche Gehörempfindung zu erregen vermag. Es sind daher bei den
Hörübungen die eigentliche Stärke der Schalleinwirkung und deren
Dauer wohl zu beachten.

Die Schallstärke darf das zur Auslösung einer Gehörerregung unbedingt nöthige Mass nicht überschreiten.

Um die Hörthätigkeit günstig zu beeinflussen, soll die Schalleinwir-
kung nur eine solche Stärke besitzen, dass zum Hören eine gewisse
Aufmerksamkeit erforderlich ist. Wie anregend derart vorgenommene
Hörübungen auf die Hörfähigkeit einwirken, ist am deutlichsten in
deren zuweilen ganz bedeutenden Steigerung während einer solchen
Uebung ersichtlich.

In gleicher Weise wie bei den Sprachübungen hat man sich auch
bei Uebungen mit musicalischen Tönen, so beispielsweise bei Harmonicatönen vor einer allzustarken Einwirkung zu hüten. Man ermittle also
auch dabei zuerst die zur Auslösung einer Gehörerregung unbedingt
nöthige Schalleinwirkung in jedem Falle besonders und achte dabei
auch auf die von der Tonhöhe abhängige oft ganz verschiedene Schall-

empfindlichkeit; die für einen hohen Ton erforderliche Tonstärke
wird z. B. in vielen Fällen eine ganz andere, häufig eine viel bedeutendere sein müssen, als für einen tieferen Ton.

Im Verlaufe der weiteren Uebungen kommen die laute und die halb-
laute, zuweilen auch die Flüsterstimme in Verwendung, ferner das
Sprechen aus wechselnder Entfernung von dem Ohr, wobei anfänglich
dieselben Wörter in der verschiedenen Stimmstärke und immer weiter
vom Ohr geübt werden; erst im Verlauf der weiteren Uebungen gehe ich
zu vorher nicht mitgetheilten Buchstaben oder Wörtern über.

Schnelligkeit des Sprechens. — Nächst der Schallstärke erfordert
die Schnelligkeit des Sprechens die grösste Beachtung. Der Taubstumme vermag anfänglich nur gedehnt ausgesprochene Buchstaben
zu verstehen, wobei beim Vorsagen eines Wortes jeder einzelne Buchstab gedehnt ins Ohr gerufen werden soll.

Ein bei gedehnter Aussprache deutlich verstandenes Wort wird
nunmehr weniger gedehnt wiederholt, und das Ohr auf diese Weise
nach und nach an das Verstehen bei gewöhnlicher Sprechweise
eingeübt.

Die Angewöhnung an ein Stimmorgan zeigt sich bei Taubstummen
noch auffälliger als bei Schwerhörigen, weshalb verschiedene Personen die Hörübungen vornehmen sollten, sobald eine gewisse Hörstufe
erreicht ist.

*b) Hörübungen bei tief darniederliegendem Hörvermögen und bei
anscheinend vollständiger Taubheit.* — Bei anscheinend vollständiger
Taubheit lässt sich aus dem anfänglichen Nichthören eines Tones oder
Sprachlautes nicht gleich der Schluss ziehen, dass in diesem Falle die
betreffende Hörempfindung überhaupt nicht auslösbar sei, sondern
dies vermögen erst wiederholt angestellte Versuche zu entscheiden.
Ein Stimmgabelton, der innerhalb der ersten Secunden nicht gehört
wird, kann vielleicht bei fortdauernder Einwirkung nach 1/2 bis 1 Minute zur Perception gelangen; und was mit einem Stimmgabelton nicht
gelingt, ist vielleicht mit einem viel stärkeren Harmonicaton zu erreichen, ja derselbe Ton der an dem einen Tage nicht imstand ist eine
Hörempfindung zu erregen, vermag dies möglicher Weise an einem
anderen Tage. Dasselbe gilt für Sprechlaute : Im Falle ein mit starker
Stimme vorgesagter Vocal nicht gleich gehört wird, hat man diesen
wiederholt sehr laut und gedehnt ins Ohr zu rufen. Bleiben auch diese
Versuche ohne Resultat, so wiederhole ich sie bei verstärkter Schallwirkung, zu welchem Zwecke ich mit beiden Hohlhänden einen trichter bilde, durch welchen zum Ohre gesprochen wird. Ein Hörrohr
wende ich hierzu fast niemals an, da dieses die Klangfarbe der Stimme

wesentlich beeinflusst, was bei einem durch die Hände gebildeten, weich wandigen Schalltrichter nicht der Fall ist. Es ergibt sich häufig, dass bei so verstärkter Schalleinwirkung die erste Hörspur auftritt; gibt sich jedoch eine solche auch dann nicht zu erkennen, so lasse ich einen dem gewählten Uebungsvocale entsprechenden Harmonicaton durch längere Zeit, gewöhnlich durch einige Minuten, auf das Ohr einwirken. Die Vortheile der Benützung von Harmonicatönen liegen einerseits in deren stärkeren 'Einwirkung gegenüber der menschlichen Stimme, andererseits in der Schonung der Person, welche die Uebungen vorzunehmen hat und die bei länger anzustellenden Hörübungen einer Entlastung 'dringend bedarf.

Es ergibt sich aus all dem, dass die Versuche, an einem anscheinend ganz tauben Individuum die ersten Hörspuren zu erwecken, zu dem mühevollsten Unternehmen gehören und eine volle Hingabe zu der Sache, vor allem eine unerschöpfliche Geduld erfordern. Je grösser aber die dazu verwendete Mühe ist, desto grösser ist auch die Genugthuung bei einem endlich eintretenden Erfolge. Wenn man sich stets vor Augen hält, dass mit der Anfachung der ersten Hörspur eine weitere Entwicklung des Hörsinnes möglich ist, so wird man nach Thunlichkeit bestrebt sein, die methodischen Hörübungen nicht allzufrüh aufzugeben. Ich habe ganz besonders hervorzuheben, dass die Möglichkeit eines Erfolges, auch bei den als vollständig taub angesehenen Taubstummen besteht, die bisher von jedem Hörversuche ausgeschlossen wurden, da jedes derartige Bestreben für aussichtslos erachtet wurde. Thatsächlich habe ich auch in solchen Fällen einige schöne Hörerfolge zu verzeichnen und ganz gleiche Erfahrungen liegen von den Taubstummen-Directoren Herren Lehfeld und Dr Brunner vor.

Allerdings eignen sich 'gegenwärtig Taubstumme mit tief darniederligendem Hörvermögen in Schulen gewöhnlich nicht für Hörübungen, da sie eine tägliche Uebungszeit von mindestens 1 Stunde beanspruchen, was nur auf Kosten vieler anderer Fälle erfolgen könnte. Dagegen empfehle ich dringendst in Fällen, wo separate Hörübungen vorgenommen werden können, auch in den anscheinend hoffnungslosen Fällen, damit einen Versuch anzustellen und dabei jede vorhandene oder auftretende Hörspur zu beachten.

Selbstübung. — Den Taubstummen sind selbstständige Hörübungen mit musicalischen Tönen sehr zu empfehlen. Dazu eignen sich bei tiefer darniederliegendem Hörvermögen die kräftigen Harmonicatöne, sonst auch Claviertöne sowie Blas- oder Streichinstrumente, etc. Schwach gehörte Töne sind besonders einzuüben; gut hörbare Töne sollen allmälig schwächer oder aber von einer grösseren Entfernung aus auf das Ohr einwirken. Ein Hörrohr, das ich sonst nur selten verwende kann in manchen Fällen zur Selbstübung von Sprechlauten gute Dienste leisten. Vermag der Taubstumme einmal seine eigene Stimme ohne Hörrohr zu vernehmen, so haben die Uebungen mit diesem zu entfallen.

Gehörschwankungen treten bei Taubstummen, sowie überhaupt bei Personen mit tief darniederliegender Gehörerregbarkeit viel auffälliger hervor, als bei minder Schwerhörigen; Veränderungen in der Stärke einer Empfindung werden ja zumeist um so deutlicher erkannt, je schwächer die Empfindung ist.

Ich erachte es für sehr empfehlenswert, auf solche Schwankungen gleich im vorhinein aufmerksam zu machen, und bei dem Eintritt einer solchen Periode die Uebungen unbeirrt fortzusetzen, ja, im Erfordernisfalle mit diesen von vorne zu beginnen.

Acustische Ermüdung und nervöse Erscheinungen. — Das Auftreten von acustischer Ermüdung und anderen nervösen Erscheinungen erfordern bei der Vornahme der Hörübungen unsere grösste Beachtung.

Die nervösen Erscheinungen äussern sich in einer Unruhe, Reizbarkeit, Schlaflosigkeit, besonders häufig in Eingenommenheit des Kopfes, die sich zu einem Kopfschmerze steigern kann. Ein andermal wieder vermag die taube Person den Hörübungen nur auf eine kurze Zeit die volle Aufmerksamkeit zuzuwenden, und erscheint bald zerstreut oder übermüdet. Gleichzeitig damit, zuweilen jedoch als alleiniges Symptom, gibt sich eine acustische Ermüdung zu erkennen, die in einem zunehmenden Verfalle des vorhandenen Gehöres bis zum Eintritte der vollständigen Taubheit vorschreiten kann, also ein der nervösen Asthenopie ähnlicher Zustand.

Häufig genügt eine kleine Pause von einer bis einigen Minuten zur vollständigen Erholung, zuweilen sind längere Pausen nöthig. Besonders stark auftretende Erscheinungen von acustischer Ermüdung oder verschiedenartiger Nervosität lassen es rathsam erscheinen, die Hörübungen nur durch kurze Zeit, etwa durch 5 bis 10 Minuten, und nicht oftmals des Tages vorzunehmen, eventuell für einige Tage ganz auszusetzen.

Tactile Empfindung. — Bei Taubstummen ist eine Unterscheidung der tactilen Empfindung von der acustischen bei directem Hineinrufen ins Ohr schon deshalb anfangs unmöglich, da den Taubstummen häufig ein acustischer Eindruck überhaupt unbekannt ist, und etwaige Höreindrücke häufig als tactile Empfindungen von ihm erachtet werden. Trotzdem gelingt es bei vorhandenen Hörspuren oder deren Erweckung zumeist sehr die bald Unterscheidung einer tactilen von einer acustichen Empfindung zu einer immer deutlicheren Erkenntnis zu bringen. Dabei wird die acustische Empfindung nicht gleich als solche erkannt, tritt aber doch als eine eigenartige, von der tactilen Empfindung unterscheidbare hervor.

Die Art des Einflusses der methodischen Hörübungen auf den Hörsinn besteht einerseits in einer Erregung und weiteren Entwicklung der Hörempfindungen, andererseits in der Anbahnung eines Verständnisses für die erhaltenen Höreindrücke durch allmälige Sonderung der verschiedenen Schalleinwirkungen und das Erlernen der Bedeutung der vorgesagten Sprechlaute.

Der von mancher Seite aufgestellten Annahme, dass der Einfluss der Hörübungen nur das Hörverständnis betreffe und dabei nicht auch eine thatsächliche Steigerung der Hörfähigkeit erfolge, widerspricht die tägliche Erfahrung.

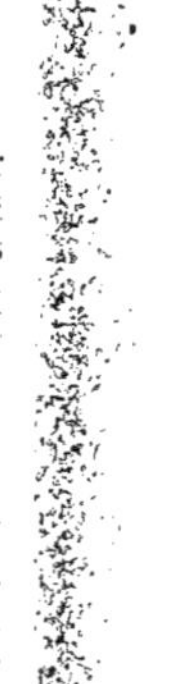

Es lässt sich eine Steigerung des Hörvermögens während einer acustichen Einwirkung oder unmittelbar danach direct nachweisen. Ich habe mich ferner an vielen Fällen überzeugen können, dass durch eine wiederholte Zuleitung eines musicalischen Tones allmälig eine gesteigerte Empfindlichkeit des Ohres für diesen Ton erfolgt, so dass ein ursprünglich nur schwach vernommener Ton später immer deutlicher gehört wird und zur Auslösung der betreffenden Hörempfindung eine immer geringere Schallstärke erforderlich ist. Damit erklärt sich auch die von mir angestellte Beobachtung, dass ein ursprünglich nicht gehörter Stimmgabelton, nach Uebung mit dem hörbaren stärkeren Harmonicaton schliesslich zur Perception gebracht werden kann.

Ferner ist eine durch methodische Hörübungen stattfindende Entwicklung des Hörsinnes häufig nicht auf die Schallquelle beschränkt, mit der die Hörübungen angestellt wurden, sondern erstreckt sich auf das ganze Hörgebiet. So bessert sich das Gehör bei ausschliesslich vorgenommenen Sprechübungen nicht für die Sprache allein, sondern es tritt gleichzeitig damit eine allmälige Perceptionszunahme für verschiedene früher nicht percipirte Schallquellen ein, wie für Stimmgabeln, Glocken, verschiedene musicalische Töne, ohne dass, wie erwähnt, eine besondere Einübung mit diesen stattgefunden hätte. Ein anderesmal sind es wieder Geräusche auf der Strasse, in den Maschinenhallen u. s. w., welche durch ausschliessliche Sprechübungen allmälig immer deutlicher zur Perception gelangen.

Ich gehe nunmehr zur Erörterung einiger betreffs der methodischen Hörübungen practisch sehr wichtigen Fragen über, die sich auf die Eignung, die Anwendungsdauer, das Ergebnis und den Wert der Hörübungen beziehen.

1. Welche Fälle eignen sich für die methodischen Hörübungen? —
Wie schon erwähnt, ist der Erfolg methodischer Hörübungen anfänglich ein ganz unberechenbarer und muss von Fall zu Fall erst erprobt
werden. Auch ein anfänglich hoffnungslos erscheinender Fall kann
durch Geduld und Ausdauer bei Vornahme methodischer Hörübungen
eine Hörentwicklung aufweisen, die zuweilen überraschend ansteigt.
Wir können ja in dem einzelnen Falle von angeborener oder erworbener Taubheit nicht bestimmen, in welcher Art und Ausdehnung der
Hörnerv und die Hörcentren erkrankt sind, und selbst bei einem des-
tructiven Vorgange der schallpercipirenden Organe ist es häufig nicht
bestimmbar, ob es sich um eine Zerstörung nur eines Theiles oder
vielleicht des gesammten schallpercipirenden Apparates handelt.
Sobald aber auch nur ein Theil des schallempfindenden Organes mit
seinen Leitungsbahnen erhalten geblieben ist, besteht auch die Möglichkeit, durch methodische Uebung des noch erhaltenen Theiles die
acustische Thätigkeit in einem im voraus allerdings ganz unbestimm-
baren Grade anzuregen. Es ist ferner die Möglichkeit vorhanden, dass
verschiedene, den Acusticus und die acustischen Centren betreffenden
Vorgäge nicht eine Zerstörung derselben herbeiführen, sondern nur
deren Functionsfähigkeit beeinträchtigen oder selbst aufheben, und dass
diese durch hörgymnastische Uebungen wieder angeregt werden kann.

Es ergibt sich somit, dass über die Beeinflussbarkeit des Hörsinnes
durch methodische Hörübungen nur die Erfahrung in jedem eizelnen
Falle entscheiden kann, und von diesem Standpuncte aus sind diese
Uebungen versuchweise in jedem Falle von angeborener oder erwor-
bener Taubstummheit angezeigt. Unter den Fällen von erworbener
Taubheit habe ich Erfolge nach Meningitis cerebro-spinalis, nach
Scarlatina, Typhus, Trauma und Schrecktaubheit beobachtet.

Besonders bemerkenswert erscheinen mir die Erfolge bei der durch
Meningitis cerebro-spinalis eingetretenen Ertaubung, da diese Erkrankung ein zahlreiches Contingent ertaubter Kinder den Taubstum-
menanstalten überliefert, und der bisherigen Annahme gemäss diesen
Fällen eine ungünstige Prognose zu stellen ist, besonders wenn sich
die Taubheit noch monatelang nach der überstandenen Meningitis als
bleibend erweist. Gewiss werden sich die acustischen Uebungen unter
den durch Meningitis cerebro-spinalis ertaubten Individuen in all den
Fällen nutzlos zeigen müssen, in denen eine vollständige Zerstörung
des Acusticus oder der acustischen Centren stattgefunden hat, deren
thatsächliches Vorkommen durch Sectionsbefunde erwiesen ist. Ein
grosser Theil der Fälle scheint jedoch meiner bisherigen Erfahrung
gemäss einer acustischen Behandlung mehr oder minder zugänglich

zu sein, ja, einige meiner bisher schönsten Hörerfolge an Taubstummen erzielte ich in mehreren solcher Fälle, unter denen sich auch einige befanden, bei denen die Taubheit durch viele Jahre unverändert angehalten hatte.

Methodische Hörübungen können eine Hörbesserung auch in solchen Fällen ergeben, in denen die Taubheit seit vielen Jahren besteht. So habe ich bei mehreren zwischen dem 20. und 50. Lebensjahre stehenden Personen mit angeborener oder in frühesten Kindesalter erworbener Taubheit durch methodische Hörübungen acustische Erfolge erzielt.

Der Annahme Bezolds zufolge sind alle jene Taubstummen vom Hörunterrichte auszuschliessen, welche die Stimmgabeltöne $a^1 — b^2$ nicht zu hören vermögen. Ich habe demgegenüber zu bemerken, dass man sich bei Benützung nicht besonders intensiver Schallquellen sehr hüten muss, aus dem Nichthören des einzelnen Tones oder einer Tongruppe auf einen Functions aus fall für die betreffenden Töne zu schliessen, da es sich dabei meiner Erfahrung nach oftmals nicht um eine vollständige Taubheit für diese Töne sondern nur um eine schwere acustische Erregbarkeit handelt. Dem zufolge können in solchen Fällen bei Untersuchung mit wenig intensiven Schallquellen eine mehr oder minder ausgedehnte Tontaubheit oder eine Anzahl von Tonlücken vorgefunden werden, wo dagegen eine Untersuchung mit stärker tönenden Schallquellen möglicherweise eine Hörfähigkeit, sogar für die ganze Tonreihe nachweist. Ich habe mich davon unter anderen durch Controlversuche überzeugen können, indem ich mehrere Taubstumme sowohl mit der Bezoldischen Tonreihe als auch mit meinen kräftigen Harmonicatonen untersuchte. Ein Vergleich der beiden Prüfungsergebnisse bot beträchtliche Verschiedenheiten dar, indem in denselben Fällen, wo die Prüfung mit der Bezoldischen Tonreiche verschiedene Tonlücken und einen Ausfall ganzer Tongruppen, besonders gegen die obere Tongrenze ergab, sämmtliche Harmonicatöne deutlich, wenngleich in verschiedener Stärke percipirt wurden. Damit erklären sich auch die paradox erscheinenden Beobachtungen, dass so mancher Taubstumme für musicalische Töne, besonders für solche von geringer Intensität, u. a. häufig für die verschiedenen Stimmgabeltöne taub ist, und dennoch bei den acustischen Uebungen mit Sprachtönen einen Hörerfolg erfährt, als Beweis, dass in diesem Falle für die betreffenden Töne keine Taubheit, sondern nur eine besonders träge Erregbarkeit bestand, die sich anfänglich nur starken Schallreizen zugänglich erwies und durch fortgesetzte Anregungen allmälig leichter auslösbar wurde.

Wenn Bezold in der Münchener Taubstummen-Schule nur jene Taubstummen zu den Hörübungen heranzieht, die die Stimmgabeltöne $a^1 — b^2$ hören, so trifft er damit eine Auslese unter den besser hörenden Fällen, ein Standpunct, der für Schulen ganz berechtigt ist. Ich empfehle ja ebenfalls in Schulen nur die Besthörenden zu üben, wobei entweder gleich das erste Ergebnis der Hörprüfung als massgebend angenommen wird. oder aber es werden noch zweckmässiger in der ersten Zeit die Hörübungen mit allen Kindern angestellt und nach 4 bis 6 Wochen nunmehr die besthörenden weitergeübt. Zur Auswahl kann man sich also von dem Ergebnisse einer Stimmgabelprüfung ganz wohl bestimmen lassen. wie es Bezold empfiehlt. Ich wende mich nur gegen die Behauptung Bezolds, dass jeder Taubstumme, der die Stimmgabeltöne $a^1 — b^2$ nicht hört, vom Hörunterricht überhaupt auszuschliessen sei.

2. *Wie lange sind die methodischen Hörübungen forzusetzen?* — Die Nothwendigkeit besonderer Hörübungen ergibt sich aus der schweren Erregbarkeit der Hörempfindungen; so lange die gewöhnlichen äusseren Schalleinwirkungen die Hörempfindung nicht über die Empfindungsschwelle zu heben vermögen, müssen zur Gehörerregung besondere acustische Mittel herangezogen werden bis endlich in dem einzelnen Falle der Hörsinn eine solche Entwicklung erfahren hat, dass nunmehr die gewöhnlichen Schallquellen zur Wahrnehmung gelangen.

In Betreff der Anbahnung des Hörverständnisses durch die Hörübungen verhält es sich ähnlich, wie beim Erlernen einer fremden Sprache : Der Schüler hat das Gehörte nachzusagen, die einzelnen Wörter acustisch zu erfassen, einem immer grösseren Wortschatz zu erwerben und wird allmälig befähigt Sätze, die aus ihm bekannten Worten gebildet sind, acustisch zu erkennen. Schliesslich beginnt das Verständnis für die vorgesagten, aber vorher nicht mitgetheilten Wörter und Sätze, wobei sich grosse individuelle Verschiedenheiten vorfinden, die nicht nur vom Hörzustande sondern auch vom intellectuellen Verhalten und gewissen persönlichen Eigenschaften der geübten Personen abhängen.

3. *Das Ergebnis der Hörübungen.* — Der Erfolg der methodischen Hörübungen hängt ausser der Art und Weise, in der die Uebungen angestellt werden, und der täglichen Übungszeit, von dem Zustande des Hörsinnes und dem verschiedenen persönlichen Verhalten der zu übenden Person ab. In erster Linie kommt das am Beginne der Uebungen vorhandene Gehörvermögen und die Entwicklungsfähigkeit des Hörsinnes in dem einzelnen Falle in Betracht. Wie schon früher angedeutet, ist auch bei anscheinend ganz fehlendem Hörvermögen zuweilen,

wenn auch nur auf einem Ohre, bei Geduld und Ausdauer eine Hörspur zu erwecken, die einer weiteren Entwicklung zugänglich sein
kann. Vorhandene Hörspuren können sich zu einem Tongehör, ein
Tongehör zu einem Vocalgehör, dieses wieder zu einem Wortgehör
steigern lassen. Das bestehende Wortgehör kann einer weiteren Hörbesserung zugeführt werden, so dass im Verlaufe der Hörübungen
ganze Sätze, anfänglich ins Ohr gesprochen, später von einer allmälig
grösseren Entfernung aus deutlich verstanden werden können. Ich
möchte jedoch hierbei besonders hervorheben dass die Entwicklungsfähigkeit in dem einzelnen Falle unberechenbar erscheint, ja sogar
bei ursprünglich gleichem functionellen Verhalten des rechten und
des linken Ohres, an den beiden Ohren sich sehr verschieden zeigen
kann.

Auf die Entwicklungsfähigkeit des Hörsinnes kann unter anderem
auch der geistige Zustand des Taubstummen von grossen Einflusse
sein. Es kommt ferner noch der Umstand in Betracht, dass ein taub-
stummes Kind, besonders das armer Eltern, bevor es dem Taubstummenlehrer übergeben wird, sehr häufig eine mangelhafte oder gar
keine Erziehung genossen hat und geistig verwahrlost die Taubstum-
menschule betritt. Mit einem acustischen Unterricht soll in solchen
Fällen gewöhnlich erst dann begonnen werden, wenn es gelungen ist,
das geistige Niveau zu heben.

Von Wichtigkeit ist ferner das Verhalten der Taubstummen den
Hörübungen gegenüber. In der Mehrzahl der Fälle unterziehen sich die
Taubstummen mit Freude und Eifer den Uebungen, doch kommt
ausnahmsweise eine Theilnahmslosigkeit oder selbst eine Abneigung
gegen diese vor, die eine weitere Vornahme der Hörübungen aussichtslos machen, wenn es dem Lehrer nicht gelingt, derartige Hindernisse zu überwinden. Zur Vermeidung solcher Uebelstände sind die
Hörübungen möglichst anregend und in einer dem einzelnen Schüler
angepassten Weise vorzunehmen.

4. *Der practische Wert der Hörübungen* betrifft die Besserung der
Aussprache des Taubstummen, sowie gewisse, von dem Grade des
Gehörs abhängige Erleichterungen im Verkehre.

Bekanntlich übt das Gehör auf die Aussprache einen sehr bedeutenden Einfluss aus, der am deutlichsten an einer schon seit frühester
Kindheit tauben Person zu erkennen ist, und zwar erscheint deren
Aussprache meistens sehr hart, ohne jede Modulation, zuweilen geradezu abstossend und dabei nicht immer leich verständlich. Schon das
vocalhörige Kind gebietet über eine bedeutend weichere Aussprache,
so dass diese allein auf ein bestehendes Hörvermögen schliessen lässt.

Das Hören der eigenen Stimme wirkt auf die Modulation und Deutlichkeit der Aussprache besonders günstig ein.

Wie Lehfeld hervorhebt, lassen sich bei zunehmender Stärke der Gehörwahrnehmungen allmälig zwei verschiedene Sprechtöne entwickeln, ein höherer für die Betonung und ein tieferer als gewöhnlicher Sprechton; ferner ermöglicht es eine Hörbesserung, dass sich der Taubstumme an die Dialectsprache gewöhnt, ein für den Verkehr mit der ländlichen Bevölkerung wichtiger Umstand.

Die Bedeutung des Gehörs für das practische Leben bedarf keiner besonderen Ausführung. Es ist ja klar, dass jede noch so geringe Besserung des Hörvermögens im gewöhnlichen Verkehre von grossem Werte ist; ja, wenn der Taubstumme nur in den Stand gesetzt wird, stärkere Geräusche und Töne in seiner Umgebung zu hören, so wird schon diese geringe Hörerschliessung manche Gefahren verhüten, die der körperlichen Sicherheit im öffentlichen Leben drohen.

Taubstumme, bei denen es glingt das Gehör noch erheblicher zu bessern, werden selbstverständlich um so leichter eine Beschäftigung oder Anstellung erhalten. Es breitet sich also vor uns ein weites, reiches Feld unserer. Thätigkeit aus, und wenn auch das Bebauen dieses Feldes nur mit aufopfernder Mühe möglich ist, so bieten dafür die Früchte derselben die schönste Freude und Genugthuung.

LES EXERCICES ACOUSTIQUES
APPLIQUÉS A L'ÉDUCATION DES SOURDS-MUETS

RAPPORT

par M. le docteur A. SCHWENDT,

de Bâle.

Messieurs,

Étant appelé à remplacer notre estimé et savant confrère, M. Rohrer, de Zurich, que la convalescence d'une grave maladie empêche de prendre part à nos séances, je vous exposerai mes opinions sur la valeur des exercices acoustiques appliqués à l'éducation des sourds-muets.

Je ne veux point faire ici l'historique des tentatives qui ont été faites depuis l'antiquité jusqu'à nos jours, avec plus ou moins de succès, pour utiliser le reste auditif que certains sourds-muets possèdent.

Nous rendons tous hommage à la mémoire d'Itard et de son successeur Blanchet ; leurs expériences furent critiquées et discutées par tous les grands hommes qui ont, vers le milieu de ce siècle, illustré les facultés de médecine de France, Deleau, Ménière, Bonnafont, Guéneau de Mussy, Piorry, Beaudelocque, Guérin, Malgaigne. Malgré l'intérêt que leur portait le monde savant d'alors, ces expériences furent bientôt abandonnées, car, il faut le dire, le maigre succès ne récompensait que faiblement le dur et laborieux travail ; aussi, c'est avec la plus profonde déférence que nous reconnaissons vos mérites, très illustre maître Urbantschitsch, c'est vous qui avez ressuscité la méthode d'Itard et c'est grâce à votre énergie et à votre admirable patience que vous avez pu donner l'impulsion aux nouvelles recherches qui nous préoccupent aujourd'hui, et que vous avez obtenu, au moyen de votre méthode, des résultats très remarquables.

Avant de juger de la valeur des exercices acoustiques, il faut nous rendre compte du reste auditif que possèdent certains sourds-muets ; je ne citerai que les recherches modernes faites avec des instruments de précision et complétées par l'examen de l'audition pour la parole. Ces recherches nous démontrent clairement que, non seulement la plupart des sourds-muets entendent quelque chose, mais elles nous permettent de déterminer exactement tous les sons qu'ils entendent ainsi que le degré de l'audition pour tous les sons.

Cet examen, qui fait la base de tout examen fonctionnel des sourds-muets, se pratique au moyen d'une série d'instruments qui produisent tous les sons que l'oreille humaine est capable d'entendre, depuis le plus grave jusqu'au plus aigu, de 16 à 22 000 vibrations doubles. Nous pourrions nous servir d'instruments tout à fait homogènes, d'une série de diapasons de Kœnig, par exemple, car nous savons tous que ce célèbre acousticien ne produit que des instruments d'une précision absolue ; mais il faudrait, si nous voulions faire usage uniquement des instruments de M. Kœnig, un bien grand nombre de diapasons. La série d'instruments nécessaires aux praticiens, M. Bezold nous l'a procurée, grâce au concours désintéressé et prévenant de M. le professeur Edelmann, l'éminent physicien de Munich. Au moyen des diapasons, nous déterminons la durée de perception et, en traduisant cette durée en 0 0 de la normale, nous obtenons le champ auditif, ainsi nommé par Hartmann, de Berlin, adopté par Bezold et son école, ainsi que par Baratoux ; au moyen des sifflets nous déterminons la distance à laquelle le sourd-muet peut les entendre. En produisant les figures de Kundt, on peut, ainsi que je l'ai démontré, déterminer exactement le son correspondant à chaque longueur de sifflet. Les nouveaux sifflets perfectionnés d'Edelmann produisent des sons encore plus aigus que les diapasons les plus aigus de Kœnig, et l'on perçoit, ainsi que mes expériences l'ont démontré, encore un son lorsque la longueur du sifflet correspond à la figure de Kundt du son sol[10], qui se trouve une octave plus haut que la limite extrême obtenue au moyen des cylindres d'acier et des diapasons de Kœnig.

Quelque complet que soit l'examen du reste auditif par la série continue des sons, il est tout à fait important, pour le médecin comme pour l'instituteur, de se rendre compte de l'audition que possède le sourd-muet pour les éléments de la parole avant qu'on ait essayé d'utiliser son reste auditif. Les travaux tout à fait fondamentaux de M. Oscar Wolf, de Francfort-sur-le-Mein, ont permis d'analyser les sons dont se composent les voyelles et les consonnes; M. Oscar Wolf se servit, à cet effet, du tonomètre d'Appunn, avec lequel on peut analyser les sons et décomposer les bruits; ses résultats confirment ceux d'Helmholtz qui se servit d'une autre méthode.

M. Bezold remarqua le premier que les sourds-muets dont le champ auditif offre certaines lacunes n'entendent pas certaine voyelle ou certaine consonne; il en conclut que les éléments de la parole, non perçus par ces sourds-muets, se composent précisément des sons qui leur font défaut. L'étude de la surdité nous procure donc une méthode pour analyser les sons dont se composent les voyelles et les consonnes, et, chose admirable, les résultats de M. Bezold confirment ceux de M. Oscar Wolf. J'ai eu l'occasion de confirmer quelques-unes de ces expériences : mes sourds-muets qui n'entendent pas les S ont une lacune dans la 5e et la 6e octave, ceux qui entendent l'R lingual entendent aussi les sons des octaves — 2 et — 1.

Je connais un sourd-muet qui n'entend que l'R lingual, et possède une bonne durée de perception pour les sons les plus graves, mais son champ auditif s'arrête bien au-dessous de la[5], il n'entend aucune voyelle et aucune consonne autre que l'R.

Tout récemment, M. Marage a observé les flammes sensibles de Kœnig qui se produisent lorsqu'on prononce des voyelles en se servant de résonnateurs correspondants, et il a photographié les images de ces flammes que l'on aperçoit sur le miroir tournant. Il a obtenu ainsi la synthèse des voyelles. Les résultats de Marage confirment également ceux d'Helmholtz et de M. Oscar Wolf, excepté pourtant en ce qui concerne les sons de l'I. Mais la détermination des sons dont se compose la voyelle I paraît présenter des difficultés toutes particulières, c'est aussi cette même voyelle que les autres expérimentateurs ont pu déterminer avec le moins de précision.

Voici des tableaux synoptiques[1] où se trouvent notés les résultats des expériences faites par des auteurs appartenant à différentes nationalités :

Tableau synoptique n° 1.

VOYELLES

WILLIS	DONDERS	HELMHOLTZ	
i dans sec sol 7	fa 5	ré 6 et fa 2	
e » { pet ut 7 / pay ré 6	ut ♯ 5	si ♭ 5 et fa 3	
a » { paa fa 5 / part ré ♭ 3	si ♭ 3	si ♭ 4	
o » no ut 4	ré 3	si ♭ 3	
u (allemand) —	fa 3	fa 2	
ou —	—	—	
eu —	—	—	
ü ue —	la 4	sol 5 — la ♭ 5	
ö œ —	sol 3	ut ♯ 5	
ä æ —	—	—	
ao dans { nought mi ♭ 4 / paw sol 4	—	—	

HERMANN	BEZOLD	MARAGE	
		BARYTON	SOPRANO
i mi 6 — fa 6	de mi 5 à sol 5	ut 3	la 4
e { ré 4 — mi 4 / et / la ♯ 5 — si 5	de si ♭ 3 à sol 4	ut 4	ut 4
a mi 4 — sol ♯ 4	de si ♭ 3 à si ♭ 4	la 4	si 4
o ut 4 — ré ♯ 4	de sol 3 à ut 5	si 3	si 3
u { ut 3 — fa 3 / sol 4 — mi 5	de sol 3 à ut 5	—	
ou —	—	mi 3	si 3
eu —	—	si 3	si 3
ü ue la 5 — si 5	—	—	
o œ fa 5 — sol 3	—	—	
a æ fa ♯ 5 — la ♯ 5	—	—	
ao mi 4 — fa 4	—	—	

1. M. Löwemberg et Zwardemaker ont déterminé les sons des résonnantes.

Tableau synoptique n° 2.

CONSONNES

BEZOLD		OSKAR WOLF
m	ré ♯ 2 — ut 5	Au-dessous de fa 2
n	ré ♯ 2 — sol ♯ 2	—
l	mi 1 — sol ♯ 3	—
f	sol 4 — ut 5	la 4 — la 5
k	fa 4 — ut 5	ré 5 — ré 5
sch	ut ♯ 4 — sol 5	la 5 —, ré 6, — fa ♯ 6
s	si ♭ 3 — ut 6	ut 6 — ut 7
t d	—	fa ♯ 4 — fa ♯ 5
b	—	mi 3
r ling	—	ut — 2, ut — 2, ut 1, ut 2
w	—	fa 2 — ut 3 à ut 4
r guttur. } ch guttur. }	—	variable.

Il est évident que les sons dont se composent les voyelles de la langue d'un pays ne sont pas absolument identiques à ceux des voyelles d'une autre langue, ni même de la même langue telle qu'on la prononce dans différentes parties du même pays. L'A de Munich, par exemple, n'est pas le même que celui du Hanovre; on n'a pas même pu s'entendre, en Allemagne, pour la prononciation modèle; les acteurs des théâtres classiques du Nord prononcent autrement que ceux du Sud. En France, où les idiomes sont cependant plus différents qu'en Allemagne, la prononciation classique du Théâtre-Français offre plus rarement matière à discussion. C'est la *phonétique expérimentale,* science créée par l'abbé Rousselot, du Collège de France, qui est, à mon avis, appelée à nous donner les renseignements les plus exacts sur les différentes manières de prononcer les voyelles et les consonnes.

Il est important de constater :

1° Qu'un examen bien fait de l'audition pour la parole, tel que M. Oscar Wolf le préconise, nous permet de dire d'avance si la personne examinée possède un reste auditif considérable pour certains sons;

2° Vice versa, après avoir examiné le reste auditif pour la série continue des sons d'après la méthode de Bezold, nous sommes à même de dire d'avance quelles voyelles et quelles consonnes entendra le sourd-muet. Les deux espèces d'examens sont nécessaires, ils se contrôlent mutuellement, se complètent et nous donnent ensemble les résultats les plus précis.

Quels sont les résultats obtenus par les différents expérimentateurs, au moyen de la série continue des sons?

M. Bezold, de Munich, a examiné, en 1893, 79 sourds-muets et 59 en 1898 ; les restes auditifs de tous ces sourds-muets peuvent former 6 groupes, suivant la localisation du reste auditif dans la gamme. Le groupement de Bezold est une classification des oreilles, non pas une classification des individus ; voici les 6 groupes :

I. Ilots, champs auditifs ne dépassant pas 2 octaves et demie.

II. Lacunes.

III. Champs auditifs réduits aux octaves graves et moyennes, fortement tronqués par le haut.

IV. Champs auditifs tronqués faiblement par le haut (le plus souvent aussi par le bas).

V. Champs auditifs fortement tronqués par le bas (il manque plus de 4 octaves.)

VI. Champs auditifs faiblement tronqués par le bas.

La découverte des lacunes est due à notre regretté maître, feu Burckhardt-Merian ; dans le compte rendu du 5e Congrès d'otologie de Bâle (1885) vous trouverez ces mots :

« Le sifflet de Galton est l'instrument indispensable à la découverte de lacunes dans la perception des sons. »

Le sifflet de Galton fut présenté aux otologistes réunis à Bâle par notre physicien très illustre, M. le professeur Hagenbach-Bischoff. Il démontra que le sifflet de Galton ainsi que les cylindres de Kœnig donnent des sons que l'oreille humaine ne peut plus entendre.

Voici les résultats obtenus par Bezold et par d'autres auteurs :

1re série de Bezold (158 oreilles).

Complètement sourdes.	45 oreilles	28,5 0/0
Groupe I	—	29	—	18,4 —
— II	—	20	—	12,7 —
— III	—	1	—	0,6 —
— IV	—	9	—	5,7 —
— V	—	18	—	11,4 —
— VI	—	36	—	22,8 —

2e série de Bezold (118 oreilles).

Complètement sourdes.	34 oreilles	28 0/0
Groupe I	—	18	—	15,3 —
— II	—	7	—	5,9 —
— III	—	5	—	4,2 —

—	IV	—	. . . .	7	—	5,9	—
—	V	—	. . . .	10	—	8,5	—
—	VI	—	. . . .	57	—	31,4	—

Les auteurs dont nous allons citer les résultats ont examiné des sourds-muets, en suivant exactement la méthode de Bezold :

MM. Denker, de Hagen en Westphalie, établissement de sourds-muets de Soest (126 oreilles).

Complètement sourdes.	62 oreilles	49,2 0/0
Groupe I	—	31	—	24,6	—
— II	—	7	—	5,5	—
— III	—	4	—	5,2	—
— IV	—	4	—	5,2	—
— V	—	3	—	2,4	—
— VI	—	15	—	11,9	—

M. Luscher et Lindt de Berne, établissement de sourds-muets de Wabern (26 oreilles).

Complètement sourdes.	2 oreilles	7,7 0/0
Groupe I	—	4	—	15,4	—
— II	—	1	—	5,8	—
— III	—	0	—	0,0	—
— IV	—	6	—	23,0	—
— V	—	1	—	5,8	—
— VI	—	11	—	43,0	—

M. Beleites, de Halle (68 oreilles).

Complètement sourdes.	2 oreilles	17,6 0/0
Groupe I	—	8	—	11,7	—
— II	—	19	—	27,9	—
— III	—	0	—	0,0	—
— IV	—	6	—	8,8	—
— V	—	7	—	10,5	—
— VI	—	16	—	23,5	—

M. Barth, médecin-major, établissement de Köslin en Poméranie (156 oreilles).

Complètement sourdes.	98 oreilles	62,8 0/0
Groupe I	—	9	—	5,1	—
— II	—	17	—	10,9	—
— III	—	2	—	1,3	—
— IV	—	6	—	3,8	—
— V	—	4	—	2,6	—
— VI	—	20	—	12,8	—

M. Kickhefel, de Dantzig (58 oreilles).

Complètement sourdes. . . . . 10 oreilles 17,2 0/0
    Groupe I   —   5   —   5,1 —
      —   II   — 13   —   0,0 —
      —   III   —   0   —   22,4 —
      —   IV   — 12   —   20,7 —
      —   V   —   2   —   5,4 —
      —   VI   — 18   —   51,0 —

Je n'ai pas encore pu me procurer la statistique détaillée du professeur Passow, mais voici ce que je trouve dans le compte rendu de l'Assemblée des otologistes et instituteurs de sourds-muets allemands de Munich.

Établissement de Meersburg, près Constance (70 élèves).

Complètement sourds. . . . . 15 élèves 21,4 0/0
Reste auditif peu considérable. 14   —   20   —
    —   suffisant 41   —   58,0 —

Établissement de Gerlachsheim (78 élèves).

Complètement sourds. . . . . 25 élèves 52   0/0
Reste auditif peu considérable. 24   —   30,9 —
    —   suffisant 29   —   57,1 —

M. le docteur Pluder, de Hambourg, a examiné les sourds-muets de cette ville ; je n'ai pas encore pu me procurer le résultat de ses observations.

Récemment, le gouvernement du royaume de Wurtemberg a chargé MM. Wagenhauser et Kobel d'examiner les quatre écoles de sourds-muets du royaume, en suivant la méthode de Bezold.

Peu de temps avant l'apparition de l'ouvrage de Bezold, j'avais commencé moi-même à examiner les sourds-muets de Riehen, avec le concours du docteur Wagner, mon assistant ; les instruments dont je me suis servi ne sont pas tous les mêmes que ceux de Bezold, et nos expériences ont été faites, en grande partie, indépendamment de lui : cependant nos résultats sont les mêmes, nous avons retrouvé les six groupes sans les avoir le moins du monde cherchés.

Voici notre statistique :

Schwendt et Wagner (120 oreilles).

Complètement sourdes. . . . . 28 oreilles 23,3 0/0
    Groupe I   — 28   —   23,3 —
      —   II   — 14   —   11,6 —
      —   III   —   1   —   0,85 —
      —   IV   —   2   —   1,66 —
      — • V   —   7   —   5,8 —
      —   VI   — 40   —   53,3 —

Outre l'audition des diapasons et des sifflets, nous avons examiné les restes auditifs avec l'harmonium-accordéon d'Urbantschitsch, les résultats diffèrent absolument de ceux qu'on obtient au moyen d'instruments dépourvus d'harmoniques supérieures ; cela n'est pas étonnant, M. Kickhefel de Dantzig s'est servi comme moi de l'harmonium-accordéon, et M. le médecin-major Barth du piano ; les résultats de ces expérimentateurs confirment les miens ; avec les instruments de musique, la plupart des lacunes nous échappent, le sourd-muet entendant souvent les harmoniques supérieures.

Ces statistiques prouvent que dans tous les pays où ces recherches sur l'audition des sourds-muets ont été faites au moyen de la série continue des sons, le nombre des *demi-sourds* ainsi que les ont nommés les anciens maîtres français est relativement considérable. Ce sont les sourds-muets des 6ᵉ, 4ᵉ et 3ᵉ groupes et plus rarement ceux des 5ᵉ et 2ᵉ groupes, qui correspondent aux demi-sourds. Il se trouve souvent parmi eux quelques cas d'aphasie, mais ces aphasies sont compliquées de surdité partielle, ainsi que nous l'indique l'examen de la série continue des sons.

Le grand nombre de 0/0 que nous trouvons parfois, indiquant la durée de perception, ne doit pas nous induire en erreur et nous faire croire que ces aphasiques possèdent une audition à peu près normale. L'acuité auditive ne peut se déterminer qu'en tenant compte de la progression géométrique par laquelle décroît, de seconde en seconde, l'amplitude de vibration des diapasons. Si nous réduisons, d'après la méthode de Bezold et de Baratoux, les 0/0 de la durée de perception en 0/0 de l'acuité auditive, nous sommes à même de constater que les aphasiques et les demi-sourds, qui ont une durée de perception relativement grande, ont encore une acuité auditive très peu considérable.

. . . .

Mais passons aux exercices acoustiques, quelle est leur juste valeur et quels ont été, jusqu'à présent, leurs résultats ?

M. Urbantschitsch vient de nous faire ses communications relatives à ce sujet ; j'ai eu moi-même, grâce à son obligeance, l'occasion de visiter les écoles de sourds-muets de Vienne, et je me rappelle parfaitement que, dans chaque classe d'une dizaine d'élèves, il y en avait trois ou quatre qui répétaient des notes et de petites phrases prononcées à proximité de leur oreille, sans qu'ils aient pu voir le mouvement des lèvres de leur interlocuteur. Les résultats étaient à peu près les mêmes à l'institut des sourds-muets de la Basse-Autriche et à l'institut israélite. A Zurich on a eu, paraît-il, des résultats analogues.

A l'institut israélite de Vienne, M. le directeur Dʳ Brunner m'a invité à lire une page choisie au hasard, et le sourd-muet répéta tout ce que je lisais, sans me voir; il y avait pourtant dans ce livre, — c'était de la [minéralogie, — des mots assez difficiles. L'opinion des directeurs des deux établissements de Vienne, M. Lehfeld et M. Brunner, se résume ainsi :

« Nos résultats sont excellents, surtout ceux que nous obtenons en instruisant les élèves qui entendaient déjà quelque chose auparavant. »

J'ajouterai, Messieurs, que là où, de prime abord, il n'y a aucun reste auditif, il est impossible d'en faire surgir au moyen de n'importe quel exercice; c'est aussi l'opinion de M. Bezold et de toute son école.

Je me suis appliqué, à Riehen, à faire surgir une audition chez des sujets qu'un examen minutieux, fait au moyen de la série continue des sons et de la parole, avait démontré être complètement sourds ; je leur ai joué de l'harmonium d'Urbantschitsch qui donne des sons excessivement forts, et je me suis époumonné, alternativement avec M. Wagner, à leur chanter à l'oreille les voyelles, en renforçant le son et en faisant traîner la voyelle autant que possible, jusqu'à ce que la voix nous eût fait complètement défaut à tous les deux.

Souvent, nous croyions avoir atteint quelque succès, mais en contrôlant nos propres expériences, nous finissions toujours par nous apercevoir que nous nous étions trompés; le sourd-muet confondait de nouveau toutes les voyelles et ce qu'il semblait avoir entendu de l'harmonium n'était autre chose que des perceptions tactiles qu'il éprouvait par le tympan, par la figure, par les pieds et même par l'intermédiaire de la chaise sur laquelle il se trouvait assis, les pieds ballants. M. Bezold me dit qu'il fit absolument les mêmes expériences; *là où il n'y a pas d'audition on ne peut pas en faire surgir.*

Reste à savoir ce qu'on obtient au moyen des exercices acoustiques chez les sourds-muets qui entendent déjà quelque chose; les résultats dépendront : 1° du degré d'audition du sourd-muet; 2° de son degré d'intelligence; 3° de la méthode employée par l'instructeur.

Avant de parler des résultats de la méthode, il faut savoir si le sourd-muet peut arriver à se servir de son reste auditif, sans avoir été instruit par l'oreille au moyen d'un procédé d'éducation spécial. J'ai fait, à Riehen, une observation très intéressante qui pourra contribuer à résoudre cette question : Une jeune fille devenue unilatéralement tout à fait sourde par suite de méningite et dont l'oreille gauche appartient au 3e groupe de Bezold, ne put apprendre à parler qu'à l'école des sourds-muets de Riehen, et les instituteurs de cette école qui sont très conservateurs ont absolument négligé de s'adresser spécialement à l'oreille de cette élève. Voici son champ auditif du côté gauche :

ut 7.	0	0/0
ut 6.	0	—
ut 5.	0	— } limite supérieure entre la⁴, si♭⁴, si⁴.
ut 4.	50	—
ut 3.	95	—
ut 2.	65	—
ut 1.	60	—
ut — 1	60	— } limite inférieure ré — 2.
ut — 2	0	—

Actuellement, cette demoiselle entend la conversation à environ un mètre de l'oreille, elle joue certaines sonates de Beethoven ainsi que l'orgue dans une église, avec un certain succès. Cela paraît fantaisiste, mais il ne faut pas oublier que cette jeune personne entend tous les sons dont se composent les morceaux de musique excepté ceux de la 5ᵉ et de la 6ᵉ octave assez rarement employés et que sa durée de perception pour tous les sons plus graves que ut⁵ est très considérable. Lorsqu'elle eut quitté l'école des sourds-muets de Riehen, ses parents qui sont très instruits s'occupèrent d'elle et lui parlèrent beaucoup à l'oreille. Elle apprit ainsi à se servir de son reste auditif, bien que n'ayant pas été instruite à l'école au moyen d'exercices spéciaux.

J'ai cité ce cas parce qu'aux yeux de certains instituteurs, il démontrerait l'inutilité de l'éducation par l'oreille ; cette jeune fille n'a pas appris à se servir de son reste auditif d'elle-même, ce sont ses parents qui ont, dans une certaine mesure, complété le travail de l'instituteur.

D'après les expériences de M. Bezold il faut, pour être à même de comprendre la parole, avoir un champ auditif qui s'étend au moins de la³ à la⁴, et de plus, avoir une certaine durée de perception pour cette octave ; c'est donc, pour nous, l'octave la plus importante. Tous mes sourds-muets de Riehen qui comprennent des mots possèdent, pour l'octave la³, la⁴, une durée de perception d'environ 50 pour 100 de la normale ; c'est l'audition de la plupart des demi-sourds. Les recherches de M. Wanner de Munich prouvent que des malades non sourds-muets doivent avoir, au moins, 20 pour 100 de la durée de perception normale pour l'octave la³, la⁴, afin d'être à même de comprendre la parole.

Il est donc démontré que bon nombre de sourds-muets possèdent un champ auditif supérieur à celui de certains malades qui n'ont pas perdu l'habitude de se servir de leur oreille, et qui ont appris à par-

ler sans recevoir d'éducation spéciale ; j'ai moi-même fait des observations analogues en comparant les champs auditifs de mes demi-sourds à ceux que possèdent des enfants auxquels j'avais été obligé d'enlever bilatéralement le marteau et l'enclume, en faisant l'opération radicale du cholestéatome, et à celui d'une jeune personne atteinte bilatéralement de microtie et d'atrésie osseuse du conduit auditif.

Ces faits ne nous démontrent-ils pas le parti qu'on doit pouvoir tirer du reste auditif des demi-sourds?

Mais il s'agit de savoir, non seulement ce qu'on peut espérer, mais aussi ce qu'on a déjà obtenu. *Y a-t-il des sourds-muets instruits par l'oreille qui ont pu, au bout d'un certain nombre d'années, être rendus aux écoles primaires ou secondaires?*

M. l'inspecteur Koller, de Munich, me fit à ce sujet cette communication : « Bon nombre de mes élèves pourraient être rendus à l'école primaire si les instituteurs de ces écoles connaissaient la manière d'enseigner des établissements de sourds-muets, et s'ils pouvaient venir en aide à ces élèves lorsque, de temps en temps, la méthode ordinaire fait défaut. Je n'ai donc pas encore essayé de rendre aux écoles communales aucun de mes élèves, pas même ceux avec lesquels j'ai obtenu le plus grand succès. »

Sous ce rapport, on peut donc considérer le résultat de l'éducation complémentaire comme négatif; le demi-sourd, tant qu'on est obligé de l'instruire, ne peut s'émanciper de la maison d'éducation spéciale.

Les exercices acoustiques font-ils mieux entendre le sourd-muet?

Les expériences de Bezold, ainsi que les miennes, démontrent que non. Après avoir examiné le reste auditif pour la série continue des sons, j'ai toujours contrôlé l'audition pour la parole; en répétant plusieurs fois cet examen, j'ai pu constater que l'audition pour la gamme restait la même, excepté certaines fluctuations dues à la disposition journalière de la personne qu'on examine; par contre, en répétant l'examen pour la parole, je m'apercevais que mes demi-sourds entendaient chaque fois un peu mieux les mots, et les entendaient à une distance plus grande.

Cependant, ce progrès a ses limites, l'audition pour la parole ne se rapprochait jamais de la normale: j'ai obtenu ces résultats sans exercices acoustiques proprement dits.

. Quelle conclusion pouvons-nous tirer de cette observation? Il est évident que l'audition physique reste la même; le sourd-muet perçoit les mêmes sons de la gamme et les mêmes éléments de la parole: mais il n'en est pas ainsi pour l'audition des mots. Afin de se rendre compte du mot qu'on entend, la simple perception acoustique ne suffit pas, il faut encore l'audition intellectuelle; celle-ci, évidemment, est susceptible de développement, car les demi-sourds n'ont pas été, jusqu'à présent, habitués à diriger leur attention vers les impressions auditives; il faut donc, avant tout, leur apprendre à écouter.

N'observons-nous pas chez des malades non sourds-muets, mais qui entendent très mal, la désespérance auditive? Le malade éprouve plus de fatigue et d'ennui à écouter sans bien entendre, que de satisfaction à percevoir le peu qu'il entend, et il finit par renoncer complètement à se servir de son oreille, ne se fiant plus qu'à ses yeux.

Donc, si nous nous adressons à un demi-sourd intelligent et qui entend la plupart des éléments de la parole, il complètera en devinant la partie du mot qui lui échappe, et sa faculté de comprendre les mots fera ainsi de véritables progrès.

Pour obtenir ce résultat, il n'est pas nécessaire de recourir à des exercices fatigants pour l'instructeur, il n'est pas nécessaire de crier, il faut parler comme nous parlons habituellement. La jeune personne qui joue de l'orgue et qui entend la conversation, dont je vous parlais tout à l'heure, me disait un jour : « Ne me parlez pas trop fort, cela me fait mal et m'empêche de vous bien comprendre. »

Je ne pense pas que les instruments, *cornets acoustiques*, *micro-phonographes*, *phonendoscopes* et autres soient appelés à jouer un grand rôle dans l'éducation des sourds-muets; là où le reste auditif est suffisant, l'instrument n'est pas nécessaire, et là où le reste auditif est très faible, les services pratiques que peuvent rendre ces instruments seront probablement toujours restreints.

Il ne faut pas conclure de ce que je viens de dire que tout exercice spécial, ayant pour but d'enseigner aux demi-sourds à se servir de leur reste auditif, est inutile, ainsi que le prétendent certains instituteurs; les expériences, par lesquelles nous cherchions à différentes reprises à déterminer l'audition de nos demi-sourds pour la parole, *étaient en somme pour eux de véritables exercices*. Si nous avions eu le temps de continuer à nous adresser systématiquement et régulièrement à leur oreille, leur faculté de comprendre les mots se serait assurément développée davantage. Ils entendaient mieux les mots après notre examen qu'avant, et ceci est la meilleure preuve que *le demi-sourd ne se sert pas seulement de lui-même de son reste auditif, et que parler haut en instruisant ne suffit pas; il faut s'adresser spécialement à son oreille plus qu'on ne l'a fait jusqu'à présent.*

M. Bezold ne préconise pas le terme d'*exercices acoustiques*, mais celui d'*éducation complémentaire du demi-sourd avec l'aide du reste auditif préexistant*. M. Urbantschitsch nous a démontré son procédé

si ingénieux; permettez-moi de vous dire deux mots du procédé
employé à Munich, d'après la méthode de Bezold, par M. le directeur
Koller.

Ce procédé se distingue principalement de celui de M. Urbantschitsch
par le fait qu'on n'admet à bénéficier de l'éducation complémentaire
que les demi-sourds, c'est-à-dire ceux qui possèdent une audition
suffisante pour la³ la⁴. C'est par les voyelles que l'on commence : on
fait, par exemple, distinguer l'a de l'o, et l'i de l'ou; ensuite on passe
à des mots monosyllabiques contenant les voyelles que l'on vient
d'exercer — das Brod, — die Uhr, — ensuite on passe à des mots
plus compliqués et en dernier lieu à de petites phrases; lorsque
l'élève ne comprend pas bien, on lui fait lire sur les lèvres, et pour
compléter la démonstration on se sert du tableau noir en écrivant le
mot. On se sert en même temps du miroir, le procédé consiste à
s'adresser aux yeux et aux oreilles simultanément. .   .   .   .

      .   .   .   .

      .   .   .   .

Puisque les exercices acoustiques ne peuvent servir à augmenter
l'audition physique et que l'éducation complémentaire des demi-
sourds a uniquement pour but de leur apprendre à se servir du reste
auditif préexistant, le point culminant de la question est de savoir *si,
en utilisant ce reste, on peut leur apprendre à mieux parler.* De
prime abord, il semble tout à fait incontestable qu'une personne qui
entend sa propre voix, et à plus forte raison celle des autres, arrive à
parler plus distinctement et surtout plus harmonieusement que celle
qui n'entend rien ou possède un reste auditif sans être habituée à s'en
servir.

Pourtant, un grand nombre d'instituteurs de sourds-muets conteste
cette supériorité du demi-sourd qui a bénéficié de l'instruction complémentaire; voici ce qu'ils disent :

1° Nos sourds-muets instruits uniquement d'après la méthode de
Heinicke, que nous connaissons aussi sous le nom de méthode allemande, prononcent tout aussi distinctement que ceux qui ont été
instruits au moyen de l'éducation complémentaire; quelquefois,
même, des élèves tout à fait sourds prononcent mieux que d'autres
qui entendent quelque chose, et ne savent se servir de leur reste
auditif.

2° En reconnaissant que beaucoup de demi-sourds prononcent
mieux que les vrais sourds, cela n'est nullement le résultat d'un
exercice spécial; ils se servent tout simplement eux-mêmes du reste
auditif qu'ils possèdent. A l'école des sourds-muets de Francfort, les

résultats sont particulièrement satisfaisants, ils sont dus en partie à la voix vibrante et infatigable du directeur, M. Vatter.

Mais à Richen. aussi, où les instituteurs ménagent beaucoup plus leur voix qu'à Francfort. les résultats sont également très beaux. Je suis obligé d'avouer que je n'ai pas trouvé la prononciation des sourds-muets de Vienne et de Munich supérieure à celle de Richen. Il ne faut cependant pas oublier que, dans chaque école, il y a des éléments très dissemblables et que, par exemple, les sourds-muets des pays montagneux sont souvent différents de ceux des plaines. Il faut savoir d'abord comment prononçait le sourd-muet avant d'avoir bénéficié de l'éducation complémentaire par l'oreille; et surtout, pour comparer les résultats des deux méthodes, ne prendre que des sujets tout à fait semblables quant à l'intelligence et le reste auditif préexistant. Ces comparaisons sont extrêmement difficiles à faire, et si vous considérez que les partisans, aussi bien que les contradicteurs de l'éducation complémentaire, arrivent peu à peu à se passionner. nous courons grand risque de ne jamais nous entendre; chacun prétendra que ses sourds-muets parlent mieux. Il en est des impressions auditives comme des goûts et des couleurs. Il est donc absolument nécessaire, pour juger de la prononciation qui résulte de l'éducation complémentaire. d'avoir recours à une méthode objective. et cette méthode nous la possédons: c'est la *phonétique expérimentale* qui a passé. jusqu'à présent. inaperçue auprès des otologistes.

M. Bezold fait remarquer avec raison que les demi-sourds, qui se trouvent en contact journalier avec ceux qui n'entendent rien, adoptent la prononciation défectueuse de ces derniers; cela m'oblige à vous parler de la prononciation du sourd-muet complètement sourd.

Les résultats que les instituteurs obtiennent en instruisant ceux qui ne possèdent aucun reste auditif sont tout particulièrement dignes d'admiration; les difficultés qu'ils doivent surmonter sont incomparables et le succès merveilleux. Il est juste que nous, les médecins, avant de vouloir donner des conseils aux instituteurs, nous rendions hommage à leurs laborieux travaux, et que nous leur exprimions notre admiration et notre reconnaissance.

Mais, quelque beau que soit le résultat obtenu par l'instituteur, la prononciation qui n'est pas guidée par l'oreille ne sera jamais une prononciation normale. Les voyelles du sourd dépourvu de reste auditif ne ressemblent pas aux voyelles prononcées par celui qui entend sa propre voix. car il est impossible de faire saisir les nuances de la phonation et de l'euphonie du langage à celui qui n'entend absolument rien; voici pourquoi les voyelles du vrai sourd ont un timbre particulier et sont pour ainsi dire des voyelles de convention.

Le langage du sourd-muet complètement sourd a toujours une certaine rudesse et une certaine monotonie qui le distingue de celui de l'entendant. Or, l'enfant est toujours très enclin à imiter l'intonation et la prononciation des personnes qui l'environnent, ce qui explique pourquoi le langage de beaucoup de demi-sourds ressemble plus ou moins à celui de ceux qui n'entendent rien.

Si nous nous approchons d'une école de sourds-muets pendant la récréation, nous entendons un murmure qui rappelle le bourdonnement d'une ruche d'abeilles et ce bruit ne ressemble nullement aux éclats de voix sonores et vibrants que nous entendons en nous approchant d'une cour où nos élèves des écoles primaires prennent leurs ébats. Vous éprouvez ici la somme de toutes les impressions auditives que l'organe du sourd-muet peut nous procurer: ce sont leurs voyelles indécises et monotones et leurs consonnes prononcées avec exagération qui occasionnent ce murmure particulier. Ainsi que j'ai eu l'occasion de l'observer, les instituteurs eux-mêmes finissent par s'habituer à ces impressions auditives et ne ressentent plus ce qu'elles ont de défectueux. Il n'est donc pas étonnant que le langage monotone et rude du véritable sourd puisse avoir une influence fâcheuse sur la prononciation du demi-sourd; c'est un motif que je fais valoir en faveur de la proposition de M. Bezold qui demande la séparation complète de ces deux espèces de sourds-muets, et c'est la proposition que les instituteurs refusent jusqu'à présent d'accepter.

Les contradicteurs de l'éducation complémentaire ont objecté que le demi-sourd instruit par l'oreille apprendra moins bien à lire sur les lèvres que celui qui ne fait de son reste auditif aucun usage. Non sans raison, ils ajoutent que beaucoup de demi-sourds sont exposés à perdre tout à fait leur reste auditif; il suffit pour cela d'une maladie intercurrente telle que scarlatine, méningite, ou même les effets d'une surdité chronique et progressive; alors ces infortunés se trouvent dans la position la plus fâcheuse, n'ayant pas appris à lire sur les lèvres, ayant perdu les restes de leur audition, toutes les communications entre leur intelligence et le monde extérieur sont interrompues, et l'éducation serait à recommencer; — mais il est alors souvent trop tard.

La démonstration de M. Koller, de Munich, a prouvé que ses élèves qui ont bénéficié de l'instruction complémentaire lisent tout aussi bien sur les lèvres que les autres. Les appréhensions que les instituteurs éprouvent au sujet des demi-sourds instruits par l'oreille sont donc dénuées de fondements. Tout en utilisant le reste auditif préexistant, il ne faut pas négliger d'enseigner aux demi-sourds à lire sur les lèvres ; sur ce point nous sommes tous d'accord.

Pour introduire l'éducation complémentaire dans les écoles de sourds-muets, une augmentation du personnel est nécessaire, car les instituteurs sont partout surchargés de besogne, mais malheureusement les moyens pécuniers sont restreints !

Nous ne voulons pas d'instituteurs qui abandonnent la méthode orale d'Heinicke, si salutaire sous tous les rapports, nous en voulons qui tiennent compte du reste auditif préexistant *plus qu'on ne l'a fait jusqu'à présent*.

L'instituteur qui possède le mieux l'art d'enseigner à lire sur les lèvres et de faire bien articuler son élève, sera toujours le meilleur, mais il devra s'adresser autant que possible à l'oreille, les deux manières d'instruire devant se compléter et s'entr'aider mutuellement. Ce procédé mixte est tout à fait naturel, ne recevons-nous pas tous nos impressions autant par l'oreille que par l'œil ? *Il est contre nature de ne se servir que d'un organe lorsque nous en avons plusieurs qui peuvent coopérer à notre éducation.*

D'après la méthode préconisée par Bezold, il ne s'agit plus du surmenage de la voix de l'instituteur ; presque tous ont refusé les exercices d'Urbantschitsch ; par contre, lorsqu'ils n'ont à instruire que des élèves ayant un reste auditif considérable pour l'octave la^3 la^4, l'éducation par l'oreille se réduit à une conversation qui n'exige aucun effort considérable et n'offre aucun danger pour le larynx de l'instituteur.

Nos instituteurs de sourds-muets n'aiment pas changer les procédés qu'ils ont employés jusqu'à présent, et qui leur ont procuré d'excellents succès ; la plupart pensent judicieusement que leur tâche est admirablement remplie et que les résultats de la nouvelle méthode sont très incertains. Gardons-nous bien de chercher à leur imposer la moindre contrainte, mais *persuadons-les de l'efficacité de l'instruction complémentaire*.

Pour prouver que le demi-sourd, instruit par l'oreille, parle mieux, toutes choses égales d'ailleurs, que celui auquel on n'a pas systématiquement enseigné l'usage de son reste auditif, il faudrait pouvoir essayer en comparant des élèves instruits d'après les deux méthodes et se trouvant dans des conditions identiques quant à l'intelligence et à l'audition. A Munich, les résultats ont déjà été très satisfaisants, et M. le professeur Passow, d'Heidelberg, a obtenu du gouvernement badois la promesse qu'on fonderait dans cette ville une école spéciale destinée exclusivement aux demi-sourds et dirigée selon les principes de Bezold.

Il serait désirable que cet exemple fût suivi et que des essais comparatifs aient lieu dans plusieurs autres villes.

Tout ce qui attire l'attention du demi-sourd vers les impressions auditives doit être utilisé, aussi lorsque son champ auditif comprend un certain nombre d'octaves, on peut avantageusement se servir de la musique pour compléter l'éducation par la parole.

C'est un auteur français M. Hamon du Fougeray, du Mans, qui eut le premier l'idée d'introduire les exercices systématiques de musique; il faut, bien entendu, choisir ses sujets. M. Bezold, à l'instar de M. Hamon du Fougeray, mais indépendamment de lui, fait chanter, à une certaine classe de sourds-muets, des airs choisis et appropriés à leur champ auditif. Lors de notre dernière entrevue à Heidelberg, au mois de juin dernier, M. Bezold m'a assuré que ce chant n'est pas moins harmonieux que celui que l'on entend dans la plupart de nos écoles primaires, et que les élèves éprouvent un grand plaisir à ce genre d'exercices.

Nous voici arrivé à un point où M. Urbantschitsch et M. Bezold se rencontrent; M. Urbantschitsch distribuant des accordéons à ses sourds-muets et leur permettant d'en jouer autant que cela leur fait plaisir, et M. Bezold organisant des leçons de chant pour les demi-sourds! Puisque les éléments de la parole se composent d'une grande quantité de sons, il est évident que tout exercice contribuant à développer le sens musical dirige aussi l'attention du demi-sourd vers les impressions auditives que nous éprouvons en écoutant les éléments de la parole.

Dans les établissements de sourds-muets on n'admet que des sujets âgés d'au moins 6 ans; l'expérience a démontré qu'on ne peut appliquer avec succès la méthode allemande à des sujets plus jeunes. Il n'est guère possible d'examiner ces enfants au moyen de la série continue des sons, mais on peut, lorsqu'on se trouve en contact journalier avec eux, découvrir s'ils sont complètement sourds ou non. M. le professeur Passow nous fait remarquer qu'on pourrait fort bien chercher à attirer l'attention de ceux qui entendent quelque chose vers les impressions auditives, soit en cherchant à leur faire distinguer les voyelles, soit en attirant leur attention vers la musique.

Les jeunes sourds-muets de 4 à 6 ans, surtout lorsqu'ils appartiennent à des familles pauvres, ne peuvent recevoir, pour ainsi dire, aucune éducation; en s'adressant systématiquement à l'oreille de ceux qui entendent quelque chose, on pourrait avancer le développement de leur intelligence; il s'agirait de fonder des salles d'asile spéciales dans lesquelles des institutrices, ayant reçu une instruction particulière, auraient à remplir une tâche aussi noble que méritoire.

Il me reste, Messieurs, à vous dire deux mots de certains élèves des établissements de sourds-muets qui devraient, selon l'avis de beaucoup d'otologistes, ne pas être internés dans ces établissements, mais recevoir une éducation particulière; je ne parlerai pas des idiots mais des « endémiques », tels que nous les voyons en Suisse; on les retrouve, sans aucun doute, dans d'autres pays montagneux, mais ils n'ont été décrits, jusqu'à présent, que par des auteurs suisses, particulièrement par M. le colonel Bircher, d'Aarau. Ces sourds-muets, sans être idiots, offrent tous de légers symptômes de crétinisme et sont plus ou moins goitreux; presque toujours leur audition est relativement bonne, elle correspond généralement au 6e groupe de Bezold et leur durée de perception pour l'octave la^3-la^4, dépasse souvent 50 p. 100 de la normale. Malheureusement, leur intelligence est fort défectueuse, de sorte que l'éducation complémentaire par l'oreille ne leur fera probablement pas faire de grands progrès.

Nous rencontrons encore dans ces écoles un certain nombre d'aphasiques, les uns sont aphasiques sensoriels, ceux-ci entendent et ne comprennent pas; par contre, ils comprennent parfaitement les signes visibles; leur éducation doit donc se faire plutôt par les yeux que par l'oreille. D'autres aphasiques semblent appartenir à la variété décrite par Raphaël Cohen de Vienne, sous le nom de « Hoerstummheit »; ceux-ci entendent, comprennent mais ne parlent pas; leur éducation doit donc se faire par l'oreille; il n'est généralement pas nécessaire de leur apprendre à lire sur les lèvres, mais tous les efforts des instituteurs doivent tendre à les faire parler. Il m'est impossible de m'étendre davantage sur ce sujet, qui nécessite une étude tout à fait particulière.

Voici, Messieurs, pour résumer en peu de mots mon opinion sur la valeur des exercices acoustiques appliqués à l'éducation des sourds-muets :

1° *Il faut toujours chercher à se servir du reste auditif lorsqu'il est considérable.* Le reste auditif est suffisant lorsqu'il permet de distinguer les voyelles et un certain nombre de consonnes, ce qui correspond toujours à une audition suffisante de la^3-la^4.

2° *L'éducation complémentaire par l'oreille ne doit pas être faite au détriment de la faculté de lire sur les lèvres.*

3° Pour bien juger des résultats de la méthode, *il est désirable que les demi-sourds aptes à bénéficier de l'instruction complémentaire soient, du moins à titre d'essai, complètement séparés des autres sourds-muets*, ainsi que l'a demandé M. Bezold.

DISCUSSION

M. Lœwenberg rappelle qu'il a le premier fait ressortir dans son livre sur *Les tumeurs adénoïdes*, Paris, 1878, les différences acoustiques entre les voyelles nasales (an, on, un, etc.), telles qu'on les prononce en français, et celles, propres aux autres langues européennes (ang, ong, ung, etc.). En 1889, il a de plus déterminé, d'après la méthode de Helmholtz, les notes musicales propres à chacune de ces voyelles nasales. Il faudrait donc ajouter ces sons et leurs notes propres aux tableaux des sons des voyelles et des consonnes dressés par M. Schwendt et autres.

Quant à l'affirmation qu'à l'aide du micro-phonographe on pourrait faire percevoir certains sons à tous les sourds-muets, il y a là évidemment une erreur. La surdi-mutité étant souvent due à l'absence congénitale du labyrinthe, du nerf acoustique, etc., il tombe sous le sens que la perception dans ces cas ne saurait être que tactile.

Si, enfin, les sourds-muets perçoivent moins bien les sons, émis directement ou reproduits par le phonographe, de la flûte que ceux du hautbois par exemple, cela s'explique aisément par le fait que le son de la flûte manque pour ainsi dire d'harmoniques supérieures, tandis que celui du hautbois contient des harmoniques au-dessus du 6e, par conséquent extrêmement aigus et propres à exciter un nerf acoustique torpide.

M. Gellé répond que la lésion n'est reconnue que par l'impossibilité d'éveiller l'ouïe par toutes les excitations quelconques, mais non *a priori*.

L'ENSEIGNEMENT AURICULAIRE DANS LES ÉCOLES DE SOURDS-MUETS

par MM. MARICHELLE et DUFO de GERMANE,

Professeurs à l'Institution nationale des sourds-muets de Paris.

MESSIEURS,

La vieille école de l'Abbé de l'Épée fut, comme vous le savez, le berceau de l'enseignement spécial qui a pour objet de restituer en partie l'audition de la parole aux sourds incomplets : voilà près d'un siècle que le docteur Itard, médecin en chef de l'Institution des sourds-muets de Paris, entra résolument dans cette voie que venaient d'entr'ouvrir deux instituteurs français, Ernaud et Pereire. C'est surtout à cette circonstance particulière que nous devons l'honneur de prendre part pour quelques instants à vos savantes délibérations.

Le travail que nous vous présentons se divise en trois parties : la première est consacrée à l'historique de l'enseignement auriculaire à l'Institution de Paris; — la seconde aborde le grave problème de la mesure de l'audition ; — la troisième envisage la marche à suivre dans les exercices acoustiques, et nous terminons en vous donnant les conclusions que cette rapide étude nous paraît comporter.

I. — Les exercices acoustiques à l'Institution de Paris.

Les expériences d'Itard et celles de ses successeurs immédiats, le docteur Deleau et le docteur Blanchet (vers 1852), ont été trop souvent décrites pour que nous ayons à les exposer ici avec quelque détail. Une simple mention suffira donc. Rappelons pourtant que Deleau n'utilisait que la voix, aussi bien pour le classement des élèves que pour l'enseignement proprement dit.

Une autre particularité digne de remarque et qui prouve bien qu'il n'y a rien d'entièrement nouveau sous le soleil, c'est que Blanchet accordait une grande importance à l'audition des sons musicaux ; comme Urbantschitsch, il exerçait ses élèves au moyen d'un harmonium, et, comme Bezold, il faisait parcourir à l'échelle en expérience une étendue assez considérable de l'échelle musicale, sur des sons autant que possible *dépourvus d'harmoniques.*

« L'harmonium, dit-il, produit des ondes très graves et très aiguës. Les sons qu'il donne... sont à peu près exempts d'harmoniques » ; et (contradiction fort compréhensible à cette époque où l'étude du timbre était encore bien plus obscure qu'elle ne l'est aujourd'hui) le docteur Blanchet ajoute que « cet appareil engendre des sons variés sous le rapport du timbre, ce qui est très important, car tel sourd-muet entendra mieux des sons métalliques que des sons flûtés, tel autre les sons criards de la clarinette ».

Quoi qu'il en soit, après ces premières tentatives qui, pourtant, avaient abouti à quelques résultats encourageants, les exercices furent partout abandonnés, et ce fut pendant de longues années une éclipse presque totale du nouvel enseignement.

Une fois de plus, c'est de l'Ouest que nous revint la lumière. Ainsi que nous le dit très bien M. Dupont [1], « le grain qui avait été semé sur notre sol n'y devait pas germer. Comme ces semences que les flots de l'Océan portent d'un continent à l'autre, les théories du docteur Itard ont porté des fruits en Amérique ».

Vers 1884, sous l'impulsion de MM. Alexander Graham Bell, Gordon, Clarke, Gallaudet et Currier, un mouvement inattendu se produisit

1. Rapports sur l'enseignement auriculaire, Institution nationale des sourds-muets, Paris, 1889. Consulter aussi le beau discours de M. Raymond (Palmarès de l'Institut des sourds-muets de Paris, août 1886).

dans des écoles d'Amérique en faveur des exercices auriculaires. Un journal spécial fut créé, des cornets acoustiques inventés, et cette agitation, ce bruit salutaire ne tardèrent pas à parvenir jusqu'aux oreilles des professeurs français, leur rappelant qu'ils avaient dans cette voie une grande mémoire à honorer et une tradition glorieuse à faire revivre.

Dès l'année 1885, le corps enseignant de l'Institution se mettait à l'œuvre. D'une statistique dressée à cette époque par les soins de M. le docteur Ladreit de Lacharrière, assisté des professeurs de l'école, il résulte que sur une population totale de 250 élèves, 18 enfants, soit 7 pour 100, distinguaient à voix presque normale toutes les voyelles, un certain nombre de consonnes, des mots et des phrases. Il fut décidé qu'une section spéciale, dans laquelle on donnerait l'enseignement autant que possible pour l'oreille, serait formée avec 5 de ces élèves qui venaient d'achever la première année du cours d'études ; quant aux 13 autres, leurs professeurs respectifs étaient invités à utiliser avec eux, dans la plus large mesure, l'audition restante.

Ce que furent les résultats, le professeur chargé de la classe spéciale d'enseignement auriculaire, M. Vivien, nous l'apprend dans la thèse très documentée qu'il soutint en 1891[1] : « Les progrès que ces élèves ont faits depuis trois ans sont indéniables.... Les phrases qu'on leur dit à l'oreille, ils les comprennent sans hésiter, à condition, bien entendu, qu'elles ne renferment que des mots qu'ils connaissent, c'est-à-dire qu'ils aient déjà entendus et lus sur les lèvres. Il n'est pas même nécessaire de leur parler à l'oreille. Deux d'entre eux ayant les yeux bandés et étant assis sur une chaise *devant nous*, entendent tout ce que nous leur disons. On peut dans cette position tenir une conversation suivie sans élever aucunement la voix.

Ainsi donc, l'expérience était concluante. Un certain nombre de nos élèves était appelé à bénéficier de la méthode d'enseignement inaugurée par Itard.

Notre école n'avait renouvelé ces essais qu'avec un sentiment de prudence bien compréhensible si l'on songe à la tâche écrasante du professeur de sourds-muets, et à la responsabilité qui lui incombe quand il s'expose à compromettre en des tentatives téméraires un temps précieux déjà trop mesuré. Néanmoins il faut bien reconnaitre que dans la voie du progrès, jamais un pas en avant ne fut accompli sans la collaboration nécessaire de l'esprit d'entreprise et de libre examen.

1. De l'enseignement auriculaire. — Institut national de Paris, 1891.

C'est probablement sous l'empire d'un sentiment de ce genre qu'un professeur de l'Institution de Paris se détermina en janvier 1892 (remarquez, Messieurs, que la première communication d'Urbantschitsch est du mois de juillet 1893[1]) se détermina, dis-je, à publier l'article un peu hardi dont nous allons vous lire tout à l'heure quelques extraits.

Les premiers essais d'enseignement auriculaire, tentés depuis l'introduction de la méthode orale à Paris, ne s'étaient adressés qu'à une proportion très restreinte de nos élèves, à peu près 7 pour 100. On avait regardé comme une condition nécessaire pour admettre un élève dans la classe spéciale qu'il distinguât au moins toutes les voyelles.

N'était-il pas possible d'aller plus loin ? A cette question l'auteur de l'article ci-dessus mentionné répondait par les deux propositions suivantes :

« 1° Tous les sourds-muets entendent sans le secours d'aucun cornet (disons en passant que l'on menait alors grand bruit autour de l'audigène Verrier).

« 2° Tous peuvent percevoir un *certain nombre* de mots et même de phrases, et cette seconde affirmation est la conséquence de la première.

« .... Quelques-uns de nos élèves commencent à reconnaître les sons déjà enseignés; quand cette connaissance sera plus assurée, quand l'attention sera plus soutenue et surtout quand le langage aura été appris par les procédés ordinaires, alors nous pourrons espérer que les mieux doués suppléeront par l'intelligence à l'insuffisance de l'oreille et arriveront ainsi à utiliser réellement leur audition. » Et voyez comme il sera facile de nous entendre avec M. le docteur Urbantschitsch (moyennant cependant quelques restrictions importantes), les conclusions — vieilles de cent ans, puisqu'elles sont presque textuellement de Pereire — étaient celles-ci : « Tous les sourds-muets suffisamment intelligents, au moyen d'une instruction convenable, peuvent parvenir à distinguer, même sans le secours de la vue, un nombre plus ou moins considérable de mots et il y en a parmi eux qui pourront être mis en état d'étendre cette connaissance à tous les mots en général[2]. »

C'étaient là plus que des vues théoriques. De très nombreuses expériences démontraient clairement que la très grande majorité — sinon

<hr>

1. URBANTSCHITSCH. *Des exercices acoustiques dans la surdi-mutité...*, page 2. Traduction de M. Léon Egger: Maloine, éditeur. Paris, 1897.

2. *Revue internationale de l'enseignement des sourds-muets*, janvier 1892. G. Carré, éditeur.

la totalité — des sourds-muets avait conservé un reste d'ouïe appréciable. Mais quel parti pouvait-on tirer de ces vestiges d'audition, très inégaux d'un élève à l'autre? Sur le chemin de largeur décroissante qui part de l'ouïe normale pour aboutir à la surdité presque complète — ou même tout à fait complète — où fallait-il planter la borne fatale au delà de laquelle un certain nombre de malheureux serait condamné à rester sourds à jamais pour la parole articulée? Telle est la redoutable question qui se pose aujourd'hui encore au seuil du domaine peu connu de l'enseignement auriculaire.

Il nous faut bien avouer que chez nous, comme au dehors, il a été impossible jusqu'ici de reconnaître les frontières de ces régions mal déterminées. A peine quelques timides explorations nous permettent-elles d'affirmer sûrement qu'en dehors de la zone acquise des demi-sourds (ceux qui distinguent la plupart des voyelles après le premier enseignement de l'articulation), il existe un terrain peut-être plus étendu qu'on ne le croit généralement que des efforts intelligents pourraient rendre propre à la culture de l'ouïe. C'est du moins ce qui semble résulter de l'observation suivante, faite à l'Institution nationale de Paris quelque temps avant les premières publications d'Urbantschitsch.

« En octobre 1892, au début des exercices d'audition, le jeune J. (12 ans et demi) commence sa cinquième années d'études. Il est donc en possession du langage élémentaire et il parle correctement. Examiné, avant son entrée à l'Institution par un médecin spécialiste, il avait été déclaré incapable d'entendre jamais un seul mot. On n'observe pas chez lui, dans l'émission de la voix, cette facilité, ce naturel qui caractérise l'enfant relativement bien doué du côté de l'oreille.

« Deux élèves de la même classe qui, dès leur arrivée à l'école, distinguaient un certain nombre de voyelles, reconnaissent aujourd'hui à l'oreille, sans qu'une éducation spéciale ait été nécessaire, les mots et les phrases qui leur ont été enseignés par les procédés ordinaires, c'est-à-dire en utilisant la vue et le toucher. Ils ont appris à entendre en apprenant à parler. Au point de vue de la sensibilité auditive, le jeune J. se sépare nettement de ces enfants, des demi-sourds. Avant toute culture de l'oreille (octobre 1892) *il perçoit facilement la voix*, mais il ne reconnaît aucune voyelle, aucune consonne à part la vibrante *r*.

« En janvier 1893, après trois mois d'exercices (dix minutes par jour environ), la plupart des voyelles pures sont distinguées; cependant les erreurs sont fréquentes : les fermées (*ou, i, u*), d'une part, les ouvertes (*a, o, é, e*), d'autre part, sont souvent confondues entre elles.

Pour ce qui est des consonnes, le bagage en est mince : *r*, *ch* ou *j*, *f* ou *v*, *p* ou *b*, *l*, et c'est tout. Entre les consonnes similaires *p*, *t*, *c* ou *f*, *s*, *ch*, etc., l'oreille ne fait encore aucune différenciation. L'enfant reconnaît à grand'peine les seuls mots *Jacques* et *Richard* présentés, au milieu de beaucoup d'autres jugés faciles à entendre.

« J'arrive aux résultats acquis au bout de huit mois d'expérimentation. — Toutes les voyelles prononcées à voix normale et *près de l'oreille* sont distinguées sans hésitation. Entre les voyelles nasales, présentées toutefois sans rapprochement avec les pures correspondantes, l'enfant ne fait que de très rares confusions.... En ce qui concerne la perception de la parole, J., élève de 5ᵉ *année*, est aujourd'hui capable d'entendre tout ce que peut comprendre par la lecture sur les lèvres un bon élève de 4ᵉ *année*.

« Ce n'est pas sans dessein que nous faisons un tel rapprochement : en effet, il nous semble évident que les exercices synthétiques d'audition doivent porter uniquement sur des mots et des phrases familiers à l'enfant au point de vue du sens et de l'articulation[1]. »

A n'en pas douter, cette observation se distingue entièrement des précédentes. D'une part, nous trouvons dans la classe spéciale de demi-sourds dont il a été question plus haut (page 4) des élèves qui, avant de commencer les exercices, *différenciaient déjà toutes les voyelles*. Ces enfants sont arrivés peu à peu à entendre ce que leur dit le professeur à *deux mètres* de distance et sans le voir. D'autre part, l'élève J.. à la fin de sa 4ᵉ année d'école ne faisait *aucune distinction* entre les éléments de la parole et percevait simplement la voix. Il est parvenu cependant, grâce à l'enseignement auriculaire, à comprendre, lui aussi, tout ce que dit son professeur ; mais la parole doit être émise très près de son oreille, ce qui dénote bien une capacité auditive beaucoup plus faible.

Après une expérience aussi concluante, il nous serait difficile de partager l'opinion du distingué professeur italien Ferreri : « Je soutiens, a-t-il dit en substance, que le résultat des exercices acoustiques est dû exclusivement à la pratique de la méthode orale[2].... Pour atteindre ce résultat *il n'est pas besoin d'exercices spéciaux*; l'enseignement de la parole suffit tel qu'on l'applique dans les meilleures écoles[3]. »

---

1. *Revue internationale de l'enseignement des sourds-muets*, juin 1895.

2. C'est-à-dire la méthode qui a pour objet l'enseignement de la parole articulée par l'intermédiaire de la vue et du toucher.

3. Sur le système auriculaire du docteur Urbantschitsch, Communication faite au congrès de la Société italienne de laryngologie et d'otologie ; Inobernard, éditeur. Sienne, 1898.

L'observation qui précède nous offre, contrairement à ce qui vient d'être avancé, le cas d'un élève qui, après avoir été mis en possession de l'usage de la parole articulée et de la connaissance du langage usuel, n'en restait pas moins absolument incapable de distinguer les voyelles et d'entendre une phrase. Seuls les exercices acoustiques lui ont procuré un moyen de communication verbale supérieur, dans certaines circonstances, à la lecture sur les lèvres, qu'il pratique, du reste, avec autant de facilité que ses camarades. Ajoutons qu'à l'égard de cet élève comme de beaucoup d'autres, nous n'avons pas vu se réaliser certaines prévisions pessimistes tendant à laisser supposer que la faculté de percevoir la parole par l'oreille, si laborieusement acquise, disparaîtrait au bout de quelque temps.

Le jeune J., que nous présentons au Congrès, a quitté l'école il y a quatre ans, et son audition n'a certes pas rétrogradé.

II. — Mesure de l'ouïe.

Les résultats que nous signalions il y a huit ans ne sauraient évidemment être obtenus avec tous les sourds-muets. Et c'est ici que se pose le problème délicat de la mesure de l'ouïe, problème d'une importance capitale, dont la solution aurait pour conséquence d'épargner aux maîtres spéciaux certains essais qui doivent nécessairement rester infructueux par suite de l'insuffisance auditive des sujets.

Dès 1885, MM. Alexander Graham Bell, Gordon et Clarke s'exprimaient ainsi sur ce sujet : « Peut-être pourrons-nous plus tard trouver pour mesurer l'ouïe un instrument qui nous permettra de dire : « Tous ceux qui entendent jusqu'à tel degré peuvent être instruits au moyen de l'oreille. Quant aux autres, on perdrait son temps et sa peine à vouloir les instruire par ce moyen [1]. »

C'est dans le même sens que le professeur Ferreri terminait en 1897 une communication faite au Congrès de la Société italienne de laryngologie et d'otologie : « Si les résultats du système Urbantschitsch, concluait Ferreri, sont dus à une amélioration effective de l'ouïe, quels sont les cas de surdité qui autorisent l'espoir d'un heureux succès ? »

Au mois d'octobre dernier, MM. les docteurs Menière, Castex et Grossard, chirurgiens du service otologique à l'Institution Nationale des Sourds-Muets de Paris, après avoir examiné les élèves nouvellement admis à l'école, arrivaient à la conclusion suivante :

« Cinq fois seulement sur 29 cas la surdité était complète.... Cette

____

1. *Annales américaines*, janvier 1885.

constatation légitime l'espoir fondé sur les exercices acoustiques[1]. » Et le docteur Castex, dans un savant article sur « l'examen fonctionnel de l'oreille », précise comme il suit un des points les plus importants de la question : « L'idéal serait d'arriver à l'uniformisation des examens de l'ouïe pour que les auristes[2] des divers pays pussent s'entendre et comprendre mutuellement l'exposé de leurs recherches acoumétriques[3]. »

Déterminer d'une manière aussi rigoureuse que possible l'acuité auditive du sourd partiel, ce serait le seul moyen de couper court à certaines erreurs d'appréciation qui, en éveillant des espérances démesurées, font un tort considérable à cette question toujours renaissante de la culture de l'audition chez les sourds-muets.

Nous relevons, par exemple, dans un ouvrage d'ailleurs fort intéressant, émanant d'un homme connu par ses travaux sur la matière[4], le cas d'un enfant *complètement sourd* qui parvient à différencier avec une sûreté parfaite, après deux mois et demi d'exercices à la voix nue, à raison de 10 minutes par jour, les voyelles *a, é, i, o, ou,* ainsi que les consonnes *p, b, m, f, v, t, d, s*[5].

Voici, un peu plus loin, une autre observation (p. 164) relative à une sourde-muette (sourde *complète* et sourde de naissance) qui, à peu près dans le même laps de temps, est devenue capable, grâce à des exercices continués chaque jour pendant 20 minutes, de soutenir des conversations faciles par l'intermédiaire de l'oreille.

Des sujets atteints de *surdité totale* qu'on amène au point d'entendre la parole ! A dire vrai, le cas semble miraculeux... ou insuffisamment observé.

Nous lisons encore à la page 150 du même livre d'Urbantschitsch qu'à l'époque où les cent élèves de l'Institution de Döbling-Vienne (Autriche) furent examinés, avant tout exercice, aucun d'eux n'était capable d'entendre des phrases. Or, il suffit d'avoir vécu quelque temps parmi les sourds-muets pour savoir que, même dans les écoles de méthode orale où l'on ne pratique pas l'enseignement auriculaire,

---

1. *Bulletin de laryngologie, otologie et rhinologie*, 30 décembre 1899, page 250. G. Carré, éditeur.

2. Nous sera-t-il permis de compléter [ainsi : les auristes et les professeurs de sourds-muets?

3. *Bulletin de laryngologie...*, 30 décembre 1899, page 262.

4. *Des exercices acoustiques...*, par V. Urbantschitsch, page 165. Paris, 1897.

5. La distinction des consonnes fortes et des douces correspondantes (*p* et *b*, *t* et *d*, *f* et *v*, etc.) offre *nécessairement* une difficulté considérable, à tel point que la plupart des demi-sourds les plus favorisés n'arrivent jamais à différencier ces éléments d'une manière parfaite.

il existe toujours un certain nombre d'enfants en cours d'études qui entendent et comprennent des mots et des phrases ; la proportion de ces demi-sourds n'est certainement pas inférieure à 5 pour 100.

Les maîtres qui s'occupent de la culture de l'ouïe dans les différentes écoles spéciales ne sont donc pas bien d'accord sur la signification des termes relatifs à cet enseignement. Et cela explique certains succès retentissants, comme aussi les longs silences qui suivent invariablement de semblables coups d'éclat.

En réalité, nous manquons d'un instrument de mesure qui nous permette d'apprécier à son exacte valeur le degré d'audition des sujets mis en expérience. Cet appareil devrait nous fournir, soit des sons *d'intensité mesurée*, soit des sons d'*intensité fixe* propres à nous servir de termes de comparaison.

Le professeur Bezold, reprenant et développant le système de Blanchet nous propose d'examiner l'oreille du sourd-muet au moyen de la série complète des sons perceptibles de l'échelle musicale. « D'après les résultats obtenus, déclare-t-il, je puis dès aujourd'hui considérer l'examen par l'échelle tonale comme la base la plus sûre et la seule qui soit exacte quand on veut choisir les sourds-muets susceptibles d'être instruits par l'oreille[1]. »

Nous accepterons bien volontiers cette conclusion lorsqu'un plus grand nombre d'observations en aura démontré la valeur scientifique et pratique. En attendant, la méthode employée nous paraît devoir soulever quelques objections.

Et tout d'abord, elle nous semble accorder à l'une des trois qualités du son, la plus facilement « mesurable !», *la hauteur musicale*, une importance quelque peu exagérée. Nous ne croyons pas hasarder une affirmation téméraire en disant qu'une appréciation tant soit peu précise de *l'intensité* sonore ferait bien mieux notre affaire. Qu'est-ce donc qu'un son dont on ne nous fait connaître que la tonalité ? Si nous osions nous permettre une comparaison vulgaire, nous observerions qu'on ignore totalement la capacité d'une boîte quand on n'en a mesuré que la profondeur[2].

1. « Capacité d'audition chez les sourds-muets... », par F. Bezold, *in Organ Taubstummen-Anstalten in Deutschland*, octobre 1899. Bindernagel, éditeur. Friedberg.

2. La méthode des diapasons fournit une vague appréciation de l'*intensité* par la comparaison qu'elle établit avec l'audition normale. Il resterait à définir ce que peut être l'audition normale. « C'est à peine, disait un otologiste allemand, si sur 100 personnes prises au hasard, il s'en trouve 20 qui possèdent une bonne audition. » Combien de degrés ne pourrait-on pas établir encore parmi ces privilégiés, et à plus forte raison parmi les autres ! Lorsqu'on utilise le diapason ou

Pour montrer jusqu'à quel point nos appréhensions sont fondées, il nous suffira d'ouvrir à une autre page le rapport de Bezold : « Grâce à l'emploi de mon échelle tonale *dont les sons manquaient de force par endroits* (retenez, Messieurs, ce passage caractéristique), j'ai trouvé un total plus restreint de surdités complètes des deux côtés que tous mes devanciers, c'est-à-dire 19 pour 100 au lieu de 20 à 72 pour 100[1]. Dans l'expérience suivante, que je fis quatre ans plus tard avec les élèves d'alors qui étaient encore à l'école, en me servant de l'échelle tonale d'Edelmann, *plus puissante et plus perfectionnée*, je ne trouvai plus que 18 pour 100 de sourds complets. »

Ne nous est-il pas permis d'affirmer après cela qu'avec une échelle tonale donnant des sons *encore plus intenses* on arriverait à une proportion toujours plus faible ?

« La capacité pour la parole, dit encore Bezold, se trouve seulement là où existait une audition relativement bonne pour une étendue tout à fait déterminée de l'échelle tonale. Ce champ auditif s'étend de sib_3 à sol$_4$.

A titre de simple renseignement, nous remarquerons que les sons *élevés* compris dans l'intervalle signalé par Bezold sont précisément parmi ceux qui se lisent le plus facilement sur la cire du phonographe, ce qui implique une *grande intensité* des notes en question[2]. Il n'est donc pas bien étonnant que ces mêmes sons soient perçus par le plus grand nombre des sourds incomplets.

Examen de l'ouïe au moyen de la voix. — Après avoir réservé notre appréciation sur quelques-uns des procédés qui sont employés pour mesurer l'ouïe de nos élèves[3] le moment est venu d'exposer les moyens auxquels nous avons recours quand nous désirons obtenir des renseignements sur ce point.

Des nombreuses observations que nous avons été à même de recueillir,

acoumétrie, on n'obtient donc, quant à la mesure de l'intensité, qu'une approximation fort éloignée d'une détermination rigoureusement scientifique.

Nous obtenons des résultats d'une valeur égale en utilisant simplement la voix (p. 18) : la *hauteur* est alors évaluée très facilement ; nous mesurons l'*intensité* par la distance comparative à laquelle est entendue le son ; quant au *timbre*, nous trouvons un réel avantage à faire porter l'expérience sur les sons mêmes que l'enfant devra différencier plus tard, à savoir les timbres vocaux. L'épreuve des autres formes ondulatoires ne nous procurerait une indication utile que si leur intensité avait pu être préalablement mesurée.

1. Observons en passant que jamais la voix simple ne nous aurait décelé cette dernière proportionnalité, et cela est si vrai que par le seul procédé vocal nous n'avons pu rencontrer encore un cas *bien avéré* de surdité absolue.

2. *La parole d'après le tracé du phonographe.* Delagrave, éditeur. Paris, 1897.

3. L'occasion ne s'est jamais présentée pour nous d'examiner nos élèves au moyen de l'échelle tonale, mais nous espérons pouvoir très prochainement expérimenter cette ingénieuse méthode.

il est ressorti nettement qu'à l'heure actuelle c'est encore l'épreuve faite au moyen de la voix qui fournit au professeur les indications les plus utiles.

Intensité. — Nous prononçons à l'oreille les différentes voyelles et nous notons pour chacune la plus grande distance à laquelle l'élève perçoit le son, ainsi que la distance moyenne à laquelle le même son est perçu par les oreilles dites normales. Il est évident qu'aucune différenciation n'est demandée ; l'enfant indique simplement par un signe de la main s'il a entendu ou non.

L'émission se fait autant que possible sur un ton de voix d'intensité moyenne, car des essais répétés nous ont appris qu'au-dessous de cette limite d'audition tous les efforts du maitre resteraient à peu près infructueux en ce qui concerne la compréhension de la parole par l'oreille.

Hauteur. — Les épreuves sont renouvelées un grand nombre de fois pendant les premiers mois, et nous faisons intervenir des personnes d'âge et de sexe différents, afin d'expérimenter ainsi tous les registres de la voix. Notre but est d'obtenir des moyennes indépendantes des variations individuelles ou des diverses circonstances accidentelles qui pourraient influencer les résultats.

Timbre, différenciation. — Cette première série d'expériences nous renseigne assez approximativement sur l'acuité auditive du sujet. Mais il est un autre élément d'information qui nous parait avoir été trop négligé jusqu'ici : nous voulons parler de ce que nous appellerions volontiers « le degré d'instruction de l'oreille ». L'élève est-il en possession d'un certain nombre « d'images auditives verbales » ? Reconnait-il déjà une partie des timbres ou combinaisons de timbres par lesquels se constitue la parole articulée ?

Sur ce point, nous sommes habitués à trouver dans les statistiques des indications de cette nature : tel élève entend *des* voyelles, quelques consonnes, *des* mots ou *des* phrases. Il importe de préciser davantage cette partie de l'examen, afin d'arriver à un classement rigoureux entre une foule de sujets d'ouïe inégale, confondus jusqu'à présent dans la même catégorie.

A cet effet, nous opposons la voyelle *a*, par exemple, à chacune des autres (*a-i, a-ou*, etc.) ; nous avons ainsi 12 différenciations binaires environ. Cet exercice est répété ensuite avec *o* (*o-i, o-u*, etc.) et successivement avec tous les sons vocaux. Le maitre opère de la même façon sur le tableau complet des 18 consonnes [1], ce qui forme un total de 219 différenciations de timbres à effectuer.

1. Soit isolément (P-R), soit en combinaison avec une voyelle (PA-RA).

On groupe ensuite les éléments trois par trois, puis quatre par quatre... pour arriver avec de très rares élèves à la présentation d'ensemble du tableau presque complet des voyelles et des consonnes.

Des groupements binaires aux groupements ternaires, et de ceux-ci aux suivants, il existe autant de degrés auditifs bien marqués.

Cet examen, quand il est fait avec soin, facilite beaucoup, comme nous l'avons dit, le premier classement des élèves soumis aux exercices ; renouvelé de temps à autre, il permet d'apprécier avec la plus grande sûreté les progrès accomplis.

Quant à l'essai sur l'audition des mots et des phrases, le renseignement n'a de valeur que *par comparaison avec le degré d'instruction de l'élève au point de vue de la connaissance de la langue*. Un demi-sourd qui entre à l'école entend parfois *des* mots et *des* phrases : il s'agit alors, la plupart du temps, d'une centaine d'expressions tout au plus. Quand il est arrivé en 4e ou 5e année, il entend encore des mots et des phrases : mais son vocabulaire auditif s'est considérablement accru (même sans l'intervention préalable des exercices acoustiques), d'où il faut bien se garder de conclure que l'audition physique s'est améliorée d'une manière sensible. Ce qu'il importe donc de connaître, c'est la proportion qui existe entre le bagage de mots et de phrases que l'enfant prononce et dont il saisit la signification et celui des mots et des phrases qu'il peut reconnaître à l'oreille.

A défaut de cette indication, un élève d'ouïe très faible, capable pourtant d'entendre *des* mots et *des* phrases, peut être confondu avec ses camarades bien mieux doués du côté de l'oreille. Cette omission, très fréquente dans les observations d'élèves publiées jusqu'ici, explique pourquoi le tableau statistique dans lequel sont résumés les résultats des intéressantes expériences d'Urbantschitsch [1] est resté pour les éducateurs de l'oreille à peu près lettre morte.

M. le docteur Bezold n'a pas hésité à émettre une opinion très défavorable sur la valeur de l'examen auditif au moyen de la parole. Il proclame hautement son infériorité absolue et sa complète insuffisance en s'appuyant sur les expériences comparatives faites à l'école de Munich au moyen de la voix nue et à l'aide de l'échelle tonale. Mais il est bon de remarquer que, dans les unes, on demandait aux élèves de *reproduire* ou de reconnaître les sons prononcés à l'oreille, tandis que, dans les autres, on se bornait à noter l'impression perçue sans exiger *aucune distinction* entre les hauteurs musicales.

A ce propos, nous croyons devoir rappeler qu'une seule catégorie de

1. *Des exercices acoustiques...*, p. 150.

sourds-muets est susceptible d'opérer *spontanément* certaines différenciations : ce sont les demi-sourds, qui s'écoutent parler et s'exercent
à entendre par *l'autoaudition*. A côté de ceux-là, il en est d'autres
chez lesquels le degré d'ouïe n'est pas suffisant pour qu'ils puissent
étudier sur eux-mêmes et apprendre seuls à différencier les éléments
de la parole. Mais par le simple intermédiaire de la voix et sans le
secours de l'échelle tonale, il est facile d'examiner s'ils perçoivent le
son à une certaine distance, — constatation qui nous permet de dire
s'ils pourront, à défaut de leur propre parole, distinguer celle du professeur émise tout près de l'oreille et obtenir ainsi par l'enseignement
auriculaire ce qu'ils n'auraient pu acquérir par l'autoaudition.

Nous terminerons donc ce chapitre en formulant le vœu qu'un grand
nombre de monographies conçues à peu près sur le même plan que
celle dont nous venons de fournir le cadre soient recueillies dans les
diverses écoles et livrées à la publicité, il n'est pas douteux qu'en opérant ainsi nous n'arrivions bientôt à des conclusions formelles sur les
catégories de sourds incomplets capables de recevoir avec fruit l'enseignement auriculaire.

III. — Méthodes employées dans l'enseignement auriculaire.

a) *Audition physique* ou *audition mentale*. — Les principes fondamentaux sur lesquels repose l'édifice très fragile encore de l'enseignement auriculaire ne sont pas restés jusqu'à ce jour à l'abri de
toute critique.

On a poussé le scepticisme jusqu'à nier complètement l'authenticité
ou tout au moins à contester l'interprétation ordinaire des résultats
obtenus. C'est tout dernièrement que le professeur Uchermann, de Christiania, se faisant le porte-parole d'une fraction très importante des professeurs de Sourds-Muets, édictait cette sentence que l'on jugera
sévère : « La théorie d'Itard et d'Urbantschitsch sur le développement
de l'ouïe par le moyen des sons est une pure illusion. »

Illusion féconde, pensons-nous, comme en témoignent les lignes
suivantes détachées de la belle et spirituelle préface qu'il faut lire,
sous la signature du docteur Lermoyez, en tête du livre d'*Urbantschitsch*[1]. « Tout ce que nous avons admis comme principes d'otiatrie
n'explique pas du tout comment telle malade russe, rééduquée en
allemand et très améliorée, était demeurée sourde vis-à-vis de sa
langue maternelle pour laquelle on avait négligé de réentraîner son
oreille; le microscope n'a pas encore, que je sache, décelé dans l'or-

---

1. *Exercices acoustiques*. Maloine, éditeur. Paris, 1897.

gane de Corti une carte d'Europe localisant la distribution des lésions scléreuses au seul territoire d'un idiome. Vraiment l'otologie n'est pas si ancienne qu'on soit autorisé à déjà clore la phase d'induction qui lui a permis d'établir ses lois sur l'observation des faits, et que désormais nous ayons à plier les faits nouveaux sous les déductions scolastiques de ces préceptes, peut-être un peu hâtivement établis! Observons donc encore : expliquons comme bon nous semblera les excellents résultats de la méthode *aurale* par des influences dynamogéniques ou *des excitations de suppléance* s'exerçant sur *des centres auditifs différenciés*, mais acceptons les faits tels quels, et surtout discutons moins, et guérissons davantage. »

Des excitations de suppléance s'exerçant sur des centres auditifs différenciés : voilà bien la traduction, dans un langage scientifique, de l'opinion que nous professons relativement à l'explication des faits complexes qui accompagnent le retour à l'audition de la parole de certains sourds-muets[1].

Souhaitons que ces quelques mots, tracés par une plume autorisée, possèdent la vertu magique qui dissipe les malentendus entre gens également sincères et bien intentionnés.

Des sourds qui ne comprenaient pas un mot quand on leur parlait à l'oreille parviennent, après certains exercices, à entendre tout ce qu'on leur dit. Voilà le fait brutal, indéniable. Quelle en est l'explication?

L'audition physique s'est-elle réellement accrue, ou bien le sourd incomplet a-t-il simplement appris, par l'exercice, à interpréter des sensations auditives naturelles dont jusque-là il n'avait pu tirer aucun parti?

A cette question, Urbantschitsch nous répond : « Au moyen des exercices acoustiques, le *développement de l'audition* et la *compréhension de l'audition* se perfectionnent simultanément, de telle sorte que le pouvoir auditif, s'accroissant peu à peu, intéresse aussi bien *l'audition physique* que *l'audition psychique*.... J'ai observé que même chez un sourd-muet, dont la surdité paraît complète, les exercices acoustiques peuvent améliorer l'ouïe *indéfiniment*[2]. »

1. Les « excitations de suppléance » du docteur Lermoyez, ce sont pour nous les sensations *toutes particulières* provoquées par l'émission des sons de la voix auxquels l'organe auditif du sourd partiel fait toujours subir une déformation de timbre plus ou moins grave. La perception des éléments de cet alphabet acoustique — *imparfait quant à la qualité et incomplet quant à la quantité* — provoque dans le sensorium un travail de reconstitution qui permet au sourd-PARLANT, *après* une éducation ou une rééducation spéciale, de saisir le sens des mots et des phrases prononcés à quelque distance de son oreille (voir p. 29).

2. *Exercices acoustiques*, par V. URBANTSCHITSCH.

Bezold explique les faits d'une toute autre manière : « Nous ne pouvons pas rendre le sourd-muet sensible à de nouveaux sons vocaux qui lui manquent ; nous pouvons seulement lui enseigner à combler ces lacunes dans la parole entendue, tantôt par une lecture sur les lèvres simultanée, tantôt par la combinaison psychique, précisément de la même façon que le font tous les adultes durs d'oreille[1]. »

C'est cette dernière explication que les faits nous ont toujours paru comporter, et, vraiment, si les lignes suivantes n'avaient pas été publiées avant que Bezold ne s'occupât de la question, nous serions en droit de déclarer que nous nous ralliions à l'opinion de ce savant expérimentateur :

« L'intelligence — écrivions-nous en 1892 — est nécessaire, en effet, à ce qu'on est convenu d'appeler le développement de l'ouïe. C'est grâce à elle qu'un demi-sourd entendant les voyelles, mais ne percevant pas toutes les consonnes, arrive à suivre très aisément une conversation dont toutes les phrases lui sont connues.... Notre sourd de la seconde catégorie se trouve dans des conditions analogues. Il est arrivé par une sorte de raisonnement à distinguer les voyelles les unes des autres. Il ne les entend pas comme nous. Il ne saisit pas toutes les nuances qui les séparent. Mais il en perçoit un nombre suffisant pour établir entre elles des différences qui lui permettent de ne pas les confondre. Peut-on dire qu'il entend plus qu'auparavant? Non, mais il entend mieux. C'est la faculté d'interprétation qui s'est développée chez lui, et non l'audition[2]. »

Depuis, nous disions encore : « Le secret de la réussite consiste presque uniquement dans l'utilisation d'une faculté qui jusqu'alors était restée inculte. Le professeur enseigne la parole à l'oreille en se plaçant dans le champ d'audition de l'élève ; c'est ainsi que l'on apprend la lecture à un enfant myope, sans améliorer notablement sa capacité visuelle, en rapprochant de l'organe percepteur, autant qu'il est nécessaire, les formes qui doivent être étudiées, analysées et interprétées.

« S'il est exact de dire que la fréquence et la continuité des excitations sonores, comme aussi l'effort soutenu de l'attention, provoquent un léger accroissement de la sensibilité auditive, il faut admettre également que ce premier progrès s'arrête bientôt, et ne tient, en définitive, que fort peu de place dans le résultat final[3]. »

1. Capacité d'audition.

2. *Revue internationale de l'enseignement des sourds-muets*, janvier 1892.

3. Rapport sur l'application du microphonographe à l'éducation, dans *La voix parlée et chantée*, juin et juillet 1899. Dr Chervin, directeur.

Nous ne saurions donc partager la grande confiance dont fait preuve Urbantschitsch quand il affirme que les exercices acoustiques doivent être essayés dans *tous* les cas de surdité congénitale ou acquise.

D'accord sur ce point avec Bezold, nous nous en tenons à cette conclusion déjà ancienne. « L'éducation peut être essayée, non seulement avec les *demi-sourds* (c'est-à-dire ceux qui apprennent en quelque sorte à entendre en apprenant à parler), mais encore avec les enfants qui, sans *distinguer* d'une manière absolue des voyelles ou des consonnes, sont cependant capables d'entendre facilement la voix. » (*Revue internationale de l'enseignement des sourds-muets*, juin 1895.)

b) L'enseignement de l'articulation au moyen de l'oreille est-il possible? — En cherchant à développer l'audition, Itard s'était proposé d'abord pour but de restituer l'usage de la parole à des enfants restés muets jusque-là. Cette tentative fut en partie[1] reprise à l'École de Paris, lors de la création d'une classe spéciale d'enseignement auriculaire en 1888. Aujourd'hui encore, Urbantschitsch préconise cette méthode, et il n'y a pas bien longtemps que deux savants français, le docteur Laborde et le docteur Gellé — à qui nous avons voué la plus sincère reconnaissance pour l'intérêt qu'ils ont bien voulu porter à la cause de nos élèves, — il n'y a pas bien longtemps, disions-nous, que ces deux médecins éminents nous proposaient, pour renouveler une pareille tentative, les services d'un auxiliaire infatigable, le microphonographe Dussaud[2]. Ces expériences, quoique fertiles en

---

1. Voir page 4.

2. « C'est, en un mot, l'apprentissage normal de la parole par le *mécanisme audible* qui y préside naturellement, rendu possible et facile par l'appareil nouveau.... Il reste à instituer la méthode rationnelle qui doit présider à cette éducation.... » (Dʳ Laborde, *Tribune médicale*, 26 janvier 1898.)

« L'excitation des nerfs auditifs et des foyers nerveux de l'ouïe par le microphonographe a une action supérieure à tout autre procédé d'éducation, parce qu'elle suit les voies naturelles du développement de la faculté du langage, et conduit directement à réveiller et à faire à la fois renaître *l'audition et la parole*. » (Dʳ Gellé, *Tribune médicale*, 27 octobre 1897.)

« M. le docteur Gellé, médecin auriste à la Salpêtrière, a indiqué les observations cliniques d'où ressort la possibilité d'introduire, au moyen du microphonographe, dans le cerveau des jeunes sourds-muets, la perception du son, et, comme conséquence, la *tendance motrice à la répéter sous forme articulée, c'est-à-dire à parler*. L'appareil Dussaud, duquel on attend *cette révolution*, ou mieux qui l'a déjà commencée....

« C'est à ces qualités que M. Gellé a attribué les résultats auxquels il est parvenu, en appliquant l'instrument au traitement de plusieurs enfants en bas âge qui étaient *complètement sourds* et, par conséquent, muets. » (*Revue générale des sciences pures et appliquées*, 30 décembre 1897.)

« On constate sous cette influence (celle des sons du microphonographe), l'éveil d'autres foyers connéxés de celui des sensations sonores, l'excitation secon-

observations fort intéressantes, n'ont pas jusqu'à ce jour, produit les résultats attendus. Il paraît bien difficile, en effet, que le sourd-muet puisse répéter ce que son oreille distingue à peine, ce qu'elle ne distinguera même jamais complètement. Les nuances significatives du timbre vocal lui échappent toujours en assez grand nombre, et l'enseignement auriculaire est impuissant à combler ces lacunes. Il est facile de s'en convaincre en essayant de faire entendre, dans un ordre non connu de l'élève, la série entière des voyelles et des consonnes. Les erreurs sont alors très fréquentes, et elles deviendraient plus nombreuses encore, si l'exercice portait sur des syllabes simples ou complexes dépourvues de signification.

En dépit des théories les plus optimistes, l'action des centres auditifs sur le centre de la mémoire motrice d'articulation ne saurait s'effectuer que dans la limite stricte des différenciations réellement faites par lesdits centres auditifs. Nos sourds incomplets entendent à peu près de la même manière qu'ils lisent sur les lèvres. Quelques points de repère leur suffisent pour reconnaître les mots et les phrases *déjà connus* au triple point de vue de l'articulation, de l'écriture et de la signification. On conçoit que ce mode d'audition « en bloc » qui est le seul dont disposent les sourds incomplets les mieux doués soit impropre à l'étude initiale de l'articulation.

Sans compter que l'éducation progressive et graduelle de l'organe vocal par l'intermédiaire de l'ouïe suppose l'existence d'une autre condition essentielle.... L'imitation vocale ne se réalise que par l'effet d'une comparaison continuelle que le jeune enfant normal établit entre ses propres émissions et celles qui du dehors viennent impressionner l'organe de l'ouïe. Il parvient ainsi, grâce à toute une série de tâtonnements très longs et très laborieux, à reproduire enfin avec beaucoup de fidélité les sons qui frappent son oreille.

Or, nos élèves (nous parlons toujours des mieux doués au point de vue de l'audition) s'entendent eux-mêmes encore plus imparfaitement qu'ils n'entendent les autres.

Cette inégalité de perception s'explique par le fait que le professeur parle le plus près possible de l'oreille du sourd, tout au moins au cours de la période d'initiation.

Deux portes nous sont ouvertes, par lesquelles la parole peut arriver jusqu'à l'entendement de nos élèves dénués de toute instruction : le

daire si précieuse du centre du langage, et l'apparition relativement prompte, chez l'enfant intelligent, de tentatives d'imitation des gestes de la bouche. » (Dr GELLÉ, *Tribune médicale*, 27 octobre 1897.)

toucher qui perçoit les vibrations sonores, la *vue* qui analyse les mouvements des organes phonateurs et qui tient sous sa dépendance ces deux puissants moyens d'instruction : l'écriture et la lecture.

Le langage, par ces procédés, ayant été enseigné à l'appareil vocal et à l'intelligence, l'oreille va l'apprendre à son tour. C'est la marche que nous suivons depuis longtemps. « L'oreille, écrivions-nous en 1893, doit être exercée à reconnaitre la parole *déjà enseignée* par les procédés ordinaires (articulation, lecture sur les lèvres, écriture, lecture); en d'autres termes, l'enseignement auriculaire, du moins, pendant les premières, *suivra* l'enseignement du langage. »

Nous constatons avec une bien vive satisfaction que le professeur Bezold, dont chacun reconnaît la très haute compétence, est arrivé aux mêmes conclusions.

c) Influence de l'audition sur la voix et l'intonation. — S'il est impossible d'enseigner l'articulation par l'unique intermédiaire de l'oreille, faut-il espérer que l'on obtiendra, par le fait des exercices acoustiques, une amélioration considérable de la parole du sourd? Nous croyons qu'il serait téméraire de répondre par l'affirmative. Ce qui est incontestable, « c'est que l'ouïe exerce une heureuse influence sur la voix de nos élèves, et qu'elle peut contribuer notamment à corriger le timbre guttural si désagréable de certains sourds-muets ».

En ce qui concerne l'intonation, nous nous montrerions peut-être plus réservés encore. Le succès dépend beaucoup du degré d'ouïe conservé, et il n'est pas douteux qu'on ne puisse obtenir des résultats sensibles dans les cas d'une éducation particulière, par exemple, quand le professeur est à même de prodiguer sans compter le temps et les efforts.

En dehors de l'intonation, il faut tenir compte également du rythme particulier de la phrase parlée. Sur ce terrain, l'ouïe est appelée à rendre des services indiscutables.

d) Importance de la gradation des exercices. Analyse et synthèse. — Un point essentiel à signaler dans cette question si touffue de l'enseignement auriculaire, c'est celui de l'importance que présente la gradation rationnelle des exercices. Certains maîtres, notamment Bezold, conseillent de ne présenter que des mots et des phrases; nous ne saurions partager cette manière de voir, surtout quand il s'agit d'élèves ayant conservé très peu d'audition.

Urbantschitsch dit très bien que le besoin d'une méthode graduée se fait d'autant plus vivement sentir que la surdité de l'enfant se rapproche davantage de la privation totale de l'ouïe. C'est la même idée qu'autrefois nous exprimions ainsi : « La nécessité d'exercices analytiques bien gradués, non évidente avec les demi-sourds, s'impose dans le cas d'enfants ne percevant au début que la voix. »

L'enseignement auditif par le mot laisse à l'élève le soin d'opérer lui-même l'analyse de la parole sonore et de se constituer sans l'aide du maître un alphabet phonétique.

Ce procédé n'est praticable que lorsqu'on a beaucoup de temps à perdre, et, nous le répétons, dans le cas où l'ouïe conservée est relativement bonne. S'il est démontré que les éléments de la parole sont inégalement difficiles à percevoir et à différencier (la preuve en est faite depuis longtemps), l'éducateur aurait grand tort de subordonner le choix des exercices analytiques au hasard des expressions rencontrées.

D'un autre côté, il est impossible de suivre pas à pas les exercices d'articulation. Vous venez, par exemple, de faire prononcer au petit sourd nouvellement entré à l'école les composés syllabiques suivants : pata, cata, fassa, vafa; rien de plus facile à articuler; n'essayez pas de faire entendre aussitôt ces mêmes syllabes; vous y perdriez un temps précieux, vous décourageriez l'enfant et risqueriez de vous décourager vous-même.

La nécessité d'un plan rigoureusement établi s'impose donc d'une manière absolue : ajoutons que, dès le début, nous faisons marcher de front les exercices analytiques (c'est-à-dire portant sur les éléments et sur les syllabes) et les exercices synthétiques (mots et phrases).

e) Emploi des instruments. — Après avoir si longuement parlé de l'enseignement auriculaire, nous nous apercevons que nous n'avons rien dit des tubes et cornets acoustiques. C'est que nous n'avons guère fait usage de ces instruments. Il nous a toujours semblé que, si la voix est *facilement* perçue avant tout exercice, ses modifications (les voyelles) finiront par être distinguées sans le secours d'aucun appareil. D'ailleurs, tous les cornets existants ont le grave défaut de dénaturer plus ou moins le timbre des sons vocaux.

Peut-être pourrait-on tirer parti, dans l'enseignement auriculaire (mais non pas dans l'enseignement de l'articulation), de l'appareil d'Édison, le phonographe, et nous nous proposons d'en faire sous peu l'expérience.

Ce « parleur automatique » épargnerait les forces du maître en reproduisant un grand nombre de fois les mots et les phrases *préalablement enseignés* au moyen de la voix seule: il préciserait et affermirait ainsi les images acoustiques.

Ajoutons que le phonographe donne la possibilité de s'adresser simultanément aux deux oreilles, et que, lorsqu'on sera parvenu à améliorer légèrement la qualité de ses répétitions, il offrira l'avantage de faire connaître à nos élèves les différences individuelles de timbre que comporte la voie humaine.

f) Utilité de l'enseignement auriculaire. — Arrivés au terme de cette étude, nous devons répondre à une objection que l'on a souvent opposée aux maîtres qui s'occupent d'enseignement auriculaire. Pourquoi s'imposer des efforts si longs, si laborieux et si fatigants dans le but de faire entendre des sourds-muets? Ces enfants ne possèdent-ils pas un moyen de communication verbale, dont on nous a beaucoup vanté la précision, à savoir la lecture sur les lèvres? Nous répondrons que deux moyens de communication valent mieux qu'un, surtout quand ils ne sont, ni l'un ni l'autre, absolument parfaits. En ce qui regarde la perception de la parole, la vue comme l'audition des sourds incomplets offre, il faut le reconnaître, d'assez graves lacunes. Lorsque les deux procédés agissent simultanément ou alternativement, ils se prêtent en bien des cas un mutuel secours.

En outre, il faut se rappeler que l'audition peut s'exercer dans certaines circonstances où la vue se montre tout à fait impuissante, par exemple dans l'obscurité ou même la pénombre.

Disons enfin que, par rapport à la lecture sur les lèvres, les communications par l'oreille exigent de la part des personnes qui s'entretiennent avec le sourd, comme de la part du sourd lui-même, un moindre effort d'attention et d'adaptation. La plupart de nos élèves sont presque toujours momentanément déroutés quand on leur adresse la parole pour la première fois : il est nécessaire alors que l'interlocuteur ouvre suffisamment la bouche, afin de laisser voir un peu les mouvements de la langue, tandis que pour se faire comprendre au moyen de l'ouïe il suffit de prononcer près de l'oreille du sourd, et d'articuler bien nettement.

L'utilité des exercices acoustiques ne nous paraissant pas niable, émettons le vœu en terminant qu'une sensible augmentation de l'effectif du personnel enseignant, dans les écoles spéciales, en permette une application toujours plus large et plus efficace.

Conclusions.

1. Dans les écoles de sourds-muets, un certain nombre d'élèves possèdent un degré d'ouïe qui leur permet de commencer eux-mêmes par « l'auto-audition » leur éducation auriculaire, c'est-à-dire d'apprendre à reconnaître au moyen de l'oreille une partie du langage qui

leur a été enseigné par les méthodes habituelles (articulation, lecture sur les lèvres, écriture). A ces élèves il convient de réserver l'épithète de *demi-sourds*.

II. L'expérience démontre qu'un enseignement auditif particulier peut assurer le même bienfait à des sourds-muets moins favorisés sous le rapport de l'ouïe et qui, *avant tout exercice*, entendaient simplement la voix sans faire aucune distinction entre les éléments de la parole.

III. Le nombre de ces élèves ne pourra être déterminé que le jour où l'on aura trouvé un moyen sûr de mesurer le degré d'audition

A défaut d'un instrument qui présente les garanties nécessaires d'exactitude, la voix nue peut nous fournir d'utiles indications, car elle nous permet d'apprécier la *distance de perception* au moyen de divers exercices portant sur les éléments du langage (avec ou sans différenciations) et pouvant être exécutés par des personnes d'âge et de sexe différents.

IV. En ce qui concerne la marche à suivre dans l'enseignement auriculaire :

— Un plan méthodique doit être adopté comprenant à la fois des exercices analytiques et synthétiques.

— La voix nue doit être préférée, mais le phonographe pourra être utilisé comme répétiteur.

— Les exercices d'audition doivent *suivre* d'assez loin l'étude de la langue par les procédés ordinaires de la classe.

Résumé de la discussion (samedi matin, 4 août).

M. le docteur Gellé, faisant allusion à certains passages du rapport dont il vient d'être donné lecture, dit que le microphonographe peut contribuer au développement de l'audition physique, mais que les observations recueillies jusqu'à ce jour ne permettent pas de préciser la question de savoir si cet appareil est propre au premier enseignement *de l'articulation*.

M. Marichelle, après avoir rendu pleinement hommage aux savants travaux du docteur Gellé dans le domaine de l'enseignement spécial des sourds-muets, déclare que les professeurs de l'Institution nationale de Paris sont heureux de voir définir sous cette forme nouvelle le rôle que doit jouer le microphonographe dans leurs écoles. Bien avant les expériences tentées au moyen de cet appareil, ils avaient reconnu l'utilité d'un parleur automatique susceptible de répéter sans fatigue pour le maître les exercices acoustiques exécutés au préalable par l'intermédiaire de la voie nue. Par contre, s'appuyant sur de très nombreuses observations, ils se sont toujours refusés à admettre cette théorie fort séduisante, mais malheureusement impraticable, en vertu de laquelle on se propose d'enseigner la parole au sourd-muet uniquement par l'oreille, même et surtout à l'aide d'un instrument amplificateur qui dénature le *timbre* des sons vocaux.

Après une nouvelle intervention du docteur Gellé et une courte réplique de M. Marichelle, celui-ci présente un de ses anciens élèves qui, n'ayant conservé que d'assez faibles vestiges d'*audition physique*, est néanmoins devenu capable, après une longue période d'exercices acoustiques, de comprendre, grâce à l'intervention de l'*audition psychique*, tout ce qu'on lui dit, quand on parle près de son oreille [1]. Ce jeune sourd répète presque sans hésitation le récit d'un « fait divers » choisi dans un journal par un membre du Congrès. Mais les mots inconnus du sujet ne seraient pas distingués par l'oreille. L'expérience est tentée sur le mot « dermatomycose » que le sourd parlant, après de longues hésitations, traduit seulement par une consonnance des plus lointaines. Cet insuccès, dit M. Marichelle, démontre que l'oreille du sourd partiel se borne à reconnaître, grâce à des signes acoustiques *imparfaits et incomplets* les mots et les phrases *préalablement acquis* par les procédés ordinaires basés sur l'utilisation de la vue et du toucher. Vouloir à tout prix donner le premier enseignement de l'articulation par l'intermédiaire d'un organe auditif si faible et si défectueux, ce serait courir à un échec inévitable.

DISCUSSION

M. Gellé étudie depuis deux ans l'éducation de l'ouïe des sourds-muets au moyen des exercices acoustiques, les sons étant obtenus et transmis aux oreilles par le moyen du micro-phonographe. C'est une œuvre de patience, très longue, surtout quand on s'adresse à des petits enfants (4, 5, 6 ans), auxquels cependant il est possible de donner des sensations auditives, et une sensibilité acoustique durable, graduellement croissante. Il faut nécessairement attendre l'âge de l'attention et compter sur l'intelligence et la mémoire, quand il s'agit d'obtenir la distinction et la reconnaissance des sons. Mais dès que le sujet est doué suffisamment, parle et lit sur les lèvres et sur le livre, on constate de rapides progrès dans l'audition, la reconnaissance des sons, voyelles, syllabes, etc., éducation toujours longue, mais les premières différenciations se font assez vite, et en 5 à 6 leçons, j'ai pu l'observer plusieurs fois. Quand le moment est venu, l'éducation d'articulation est nécessairement indispensable, et j'ai toujours vu que les excitations auditives

1. Ce cas spécial est décrit en détail dans le rapport précédent.

étaient encore à cette périodé un adjuvant excellent des leçons d'articulation.

Ma conviction entière est que par l'emploi du micro-phonographe, instrument parleur et vocal infatigable, on peut éviter la perte totale de l'ouïe, réveiller la fonction, la développer; et que c'est un excellent procédé d'examen des capacités acoustiques d'un sourd, plus pénétrant, plus actif, plus complet que tous les autres, parce que cet instrument fournit des sons variés à volonté, sous le rapport des timbres, des tonalités, des durées et des intensités, et nul ne peut lui être comparé à cet égard.

M. Gellé étudie la question de l'éducation des sourds-muets depuis longtemps, et sa conviction sur l'utilité de ces exercices est absolue, au point de vue du réveil de la sensibilité de l'ouïe; il est bien entendu que, dès que l'enfant est attentif et intelligent, l'éducation de l'articulation doit intervenir et marcher de pair avec les exercices qui font des sensations auditives un aide excellent de l'instruction du sourd-muet.

CAS DE PYOHÉMIE OTITIQUE AVEC GUÉRISON

par M. ZAALBERG,

d'Amsterdam.

M. G..., jeune homme âgé de 17 ans, grand pour son âge, avait souffert d'une otite moyenne gauche, à l'âge de 12 ans.

Après une attaque d'influenza (il y a cinq semaines), quelques jours après le commencement de la maladie il sentit des douleurs à l'oreille droite et le médecin constata une otite moyenne aiguë perforant et donnant issue à un écoulement abondant de pus. Il sent des douleurs derrière l'oreille, l'os mastoïde aussi est sensible à la pression du doigt.

Le 1er mai, quatre semaines après le début de la maladie, on vient me consulter et je suis à même de constater la sensibilité de l'os mastoïde. Il existe encore un écoulement abondant de pus. En nettoyant le conduit extérieur de l'oreille, je trouve la perforation de la membrane du tympan dans sa partie postérieure en bas. Cependant la membrane est bombée dans cette partie. Il existe aussi un gonflement à la partie supérieure du conduit.

L'ouïe a diminué pour la voix chuchotée jusqu'à 15 centimètres; après une douche d'air avec le ballon Politzer j'acquiers une amélioration de 2 mètres. La douche d'air chasse chaque fois un peu de pus du tympan dans le conduit, et il me semble que le pus fait sa marche de haut en bas.

Un empyème de l'antre mastoïdien est probable; la température est normale.

2 mai. La situation n'a pas changé, agrandissement de la perforation.

3 mai. Moins de douleur.

4 mai. Encore une fois agrandissement de la perforation.

5 mai. Étant convaincu de l'existence d'un empyème mastoïdien, je conseille d'ouvrir l'antre.

6 mai. Le malade est narcotisé. Opération de Schwartze. La paroi extérieure de l'os mastoïdien n'offre pas de changement; après quelques coups de gouge l'os devient un peu grisâtre, je passe quelques cellules et j'atteins l'antre, rempli de pus, les parois sont tout à fait infiltrées de pus d'une couleur grise et d'une consistance souple; il existe une carie mais pas très étendue. L'aditus de l'antre est aussi un peu dilaté jusqu'à ce que la caisse soit ouverte. Bandage. Température le soir, 56°,2. Durée de l'opération près d'une demi-heure. A la fin je perfore encore la membrane du tympan avec un galvano-cautère.

7 mai. Changement du bandage. La suppuration a diminué. Température normale.

8 mai. Tout marche bien jusqu'au 12 mai. J'aperçois la présence de granulations dans la perforation de la membrane du tympan.

14 mai. Température le soir, 38°,4. Douleurs dans l'oreille, otite externe.

15 mai. Il y a un peu d'œdème dans la partie postérieure de la plaie rétro-auriculaire.

Bandage le matin et le soir. Température à 4 heures, 58°,5. Température le soir, 57°,6. Je fais une incision dans le conduit gonflé.

16 mai. Temp. 58°,1. Difficulté d'avaler et mal de gorge. Angine tonsillaire. Je prescris un gargarisme et du sulfate de quinine.

17 mai. La température monte le soir jusqu'à 40°,3. J'avais réitiré l'incision dans le conduit, le matin, croyant que l'otite externe était l'unique cause de la fissure et ne pouvant trouver aucun symptôme indiquant une complication.

Le médecin interne constate une bronchite et déclare que la haute température dépend d'une cause interne, peut-être d'une pneumonie catarrhale, du moins on entend sur le dos quelques ronchus humides et des changements légers par la percussion. Il ordonne du salicylate de soude; pas d'albumine. Du 19 au 24 mai la température est intermittente, montant avec des frémissements de froid, le malade souffre de douleurs dans les bras.

Une consultation avec un oculiste prouve que les yeux sont normaux, pas un seul symptôme indiquant une complication cérébrale ou la présence d'une phlébite.

26 mai. On constate dans l'avant-bras gauche un point de fluctuation très sensible. La peau est un peu rouge.

Un abcès est rapidement ouvert; un drain de caoutchouc mis en place et bandage humide.

Maintenant l'état est clair et le médecin interne partage mon opinion, à savoir que nous nous trouvons devant un cas de pyohémie dont la porte d'entrée ne peut se trouver que dans les environs de l'oreille.

27 mai. Un nouvel abcès dans le bras droit est ouvert.

Avec la permission des parents qui commençaient à désespérer, je propose d'ouvrir l'oreille moyenne, voyant dans une opération radicale le seul moyen de trouver le foyer.

29 mai. Température du matin 38°. Le malade tousse un peu. Le pouls est de 110-120.

Après désinfection de l'oreille, le malade est narcotisé.

Je fais une incision dans la proximité de la fistule, laquelle est curettée. Le conduit auditif osseux postérieur est nivelé et j'ai la chance de découvrir au-dessous de l'antre dans l'os un foyer abondant de pus, qui s'étend jusqu'au conduit auditif et qui aura été aussi cause sans doute du gonflement du conduit auditif.

J'enlève l'os carié, le tympan est ouvert, les ossiculets sont extraits, ils n'offrent aucun changement, seulement quelques granulations apparaissent à la surface.

L'antre, le tympan et l'attique sont scrupuleusement curettés.

Pour m'assurer qu'il n'existe pas d'anomalies à la dure-mère et à la paroi du sinus latéral, j'enlève autant d'os qu'il faut pour les dénuder. Je trouve la dure-mère normale et le sinus latéral intact.

Après un nivelage rapide de l'entonnoir osseux, j'omets la formation d'une plastique; seulement le conduit auditif de peau est fendu du derrière au devant, jusque dans la conque, et la partie supérieure en est tamponnée contre la partie osseuse supérieure. En haut on pratique deux ligatures pour empêcher que la conque ne vienne à descendre par en bas. Je laisse l'abcès ouvert. Tamponnade de gaze iodoformée. Durée de l'opération : près de trois quarts d'heure.

Le soir la température est encore une fois montée jusqu'à 40°,2. Le malade est inquiet et passe une nuit mauvaise.

1er juin. Deux abcès autour des malléoles sont ouverts.

Chaque fois qu'un abcès est ouvert la température baisse, mais chaque fois les frémissements se répètent.

Le bandage de la plaie auriculaire est fait le matin et le soir. Il y a une suppuration modérée. L'aspect de la plaie est normal, cependant le 2 juin j'aperçois dans un endroit compris dans le centre de la plaie près du conduit auditif d'auparavant une décoloration de l'os et prenant une sonde je pénètre dans une fistule qui s'étend à 2 centimètres. Je persiste à éliminer aussi le pus de cet endroit et le malade est encore une fois narcotisé.

Avec une pince Luër l'os malade est éloigné et l'on sacrifie ce qui restait encore du processus mastoïdien, jusqu'à ce qu'on ait obtenu une surface unie et saine. En se réveillant après la narcose le patient se sent bien portant et passe le soir sans frémissements. Température le soir, 38°,5.

4 juin. État du malade un peu amélioré.

Temp. 38°,4. Point de frémissements.

6 juin. Frémissement. Temp. 38°,8.

7 juin. Temp. 38°,9. La plaie est bandagée tous les jours le matin et le soir.

Aussi les abcès dans le bras et les jambes sont-ils bandagés.

8 juin. Temp. 37°,4. Périchondrite du pavillon.

9 juin. Temp. 37°,8. Curettage de la plaie mastoïdienne, ensuite cocaïnisation.

10 juin. Frémissement. Temp. 38°,4. Ouverture d'un abcès dans la hanche gauche, se trouvant entre les glutei des fesses.

11 juin. Température normale. Incision sur un endroit douloureux aux environs du trochanter droit, sans trouver de pus.

16 juin. Température normale.

22 juin. Temp. 38°,2.

23 juin. Temp. 38°. Curettage de la plaie.
24 juin. Temp. 37°,8.
25 juin. Point de particularités.
18 juillet. Temp. 38°. Douleurs dans la jambe droite.
19 juillet. Temp. 37°,9.
20 juillet. Temp. 37°,6.
21 juillet. Temp. 37°.
22 juillet. Température normale.
25 juillet. Le malade quitte la clinique; la rigidité des jambes s'en va vite, lorsque le malade quitte son lit.

5 août. La température monte encore une fois jusqu'à 38°,5 et devient ensuite normale; elle reste normale.

La périchondrite guérit après une incision qui donne émission à un peu de pus. Le traitement de l'oreille jusqu'à sa guérison définitive prend encore quelque temps.

Au mois de février 1900 le malade prend congé, complètement guéri, seulement j'ai laissé une ouverture rétro-auriculaire, que je veux fermer après quelque temps. Tout est épidermisé, l'ouïe est parfaite, la voix chuchotée est entendue à 6 mètres.

Je vous ai donné ainsi une *historia morbi* qui est intéressante par les faits suivants : Une intervention mastoïde pour un empyème de l'antre est faite.

Sans qu'on puisse trouver une explication, la température monte, aucun symptôme n'indique une complication.

Une bronchite et une angine tonsillaire marquent la situation, masquant la vraie cause de la fièvre.

Une métastase nous place devant un cas de pyohémie et le foyer est trouvé dans l'os mastoïdien.

Cinq abcès périphériques musculaires sont ouverts.

Le foyer mastoïdien éloigné par une intervention radicale, nous sommes obligés d'opérer une troisième fois et après le danger est passé. Le malade est guéri en quelques mois avec un orifice rétro-auriculaire et une ouïe presque normale.

L'infection de l'os, une otite et périostite de l'os pétreux, ont laissé libre la dure-mère et le sinus transversal.

De l'autre côté les microbes sont entrés dans les veines de l'os, ont passé les poumons en causant une bronchite, ou métastase dans les poumons, causant des métastases musculaires. Il en est de même de la pyohémie causée par une ostéophlébite de l'os pétreux.

Comme le Prof. Körner nous en a appris les symptômes, il s'agissait d'une pyohémie sourde finie par une guérison complète; une pyohémie otitique sans une thrombose du sinus transversal.

EXAMEN CLINIQUE ET ACOUSTIQUE DE 60 SOURDS-MUETS

par M. le docteur SCHWENDT,

de Bâle.

Pendant les années 1896 à 1898, je procédai à l'examen clinique et acoustique de 60 sourds-muets de l'institut de *Riehen*, près Bâle, avec l'aide de mon collaborateur, le docteur F. Wagner[1].

Nous avons, à nous deux, examiné l'oreille, le nez, la gorge et l'état général des sourds-muets, et déterminé les restes auditifs qu'ils possèdent :

1° Pour tous les sons de la gamme en nous servant d'une série continue de diapasons et de sifflets ;

2° Pour les sons musicaux (sons riches en harmoniques supérieures) ;

3° Pour la parole (petites phrases, mots, voyelles, consonnes);

4° Pour un assez grand nombre de bruits.

Nous eûmes la grande satisfaction de constater que nos résultats coïncidaient avec ceux de *Bezold*. Nous avons retrouvé, sans que nous l'ayons cherché le moins du monde, ses six groupes.

Environ 28 pour 100 de nos sourds-muets étaient à même d'entendre les voyelles et un certain nombre de consonnes, ce qui fait qu'ils arrivaient aisément à entendre des mots prononcés à voix haute. Nous appelons ces sourds-muets des *demi-sourds*, ainsi que l'ont fait des auteurs plus anciens. Ces *demi-sourds* arrivaient, au bout de quelques exercices, à comprendre un plus grand nombre de mots et à les entendre à une distance un peu plus grande, lorsque nous les eûmes habitués à *écouter*.

Nous n'avons pu constater aucun progrès de l'audition physique chez les demi-sourds; le champ auditif restait toujours à peu près le même bien que nous ayons tenté à diverses reprises d'améliorer leur audition au moyen d'exercices acoustiques.

Les légers progrès qu'on pouvait constater au bout de quelque temps pour l'audition de la parole étaient par conséquent dus à un progrès de *l'intelligence* et de *l'attention*.

Nous avons cherché, d'après la méthode d'Urbantschitsch, à éveiller

1. Schwendt und Wagner, *Untersuchungen von Taubstummen*. Basel. Benno Schwabe, 1899.

les restes auditifs chez les sourds-muets que notre examen avait révélés complètement sourds, mais nous avons été à même de constater que *là où il n'y a pas d'audition préexistante, on ne peut pas en éveiller*.

Tous nos *demi-sourds* avaient pour les sons de l'octave la ⁵ — la ⁴ une durée de perception de 50 à 55 pour 100 de la normale.

Plusieurs de nos *demi-sourds* possèdent, par ce fait, une audition supérieure à celle de beaucoup de *malades non sourds-muets*, ce qui nous permet tout particulièrement d'espérer que leur reste auditif considérable pourra un jour leur être utile à quelque chose.

Quelques-uns de nos sourds-muets, dont le champ auditif est réduit aux sons graves, entendent l' « r » lingual, sans entendre les autres consonnes, ni les voyelles; ceux qui n'entendent pas les s, sh, sch, ch, ont une lacune dans la 5ᵉ et la 6ᵉ octave.

Les restes auditifs pour *l'harmonica d'Urbantschitsch* ne correspondent aucunement à ceux que les sourds-muets possèdent pour les diapasons et les sifflets. Avec l'harmonica nous n'avons *jamais pu constater des lacunes*, tout au plus des dépressions auditives (réduction de la distance à laquelle ces sons étaient perçus).

La limite inférieure du champ auditif se trouve toujours pour l'harmonica dans un milieu de sons plus graves que la limite que l'on trouve au moyen des diapasons.

Ces différences s'expliquent par la qualité différente des sons que ces instruments produisent.

Tous nos sourds-muets qui n'entendaient aucun son ne pouvaient percevoir aucun bruit.

LIMITES EXTRÉMES DE LA PERCEPTION DES SONS AIGUS

par M. le docteur SCHWENDT,

de Bâle.

En comparant la limite extrême de la perception des sons aigus que l'on obtient en se servant des diapasons de Kœnig (ut⁷ — fa⁹) et du sifflet d'Edelmann récemment perfectionné, j'ai constaté que *cette limite pour les sons du sifflet se trouve située environ une octave plus haut que celle qu'on obtient en se servant des sons du diapason*.

La limite extrême de personnes jeunes et bien portantes se trouve être, pour les diapasons, le son fa [9], pour le sifflet d'Edelmann le son fa [10].

Chez quelques individus, cette limite se rapproche même de sol[10] ([1]).

LONGUEURS D'ONDES ET NOMBRE DE VIBRATIONS
DES SONS LES PLUS AIGUS
DÉTERMINÉES AU MOYEN DES FIGURES DE KUNDT

par le docteur SCHWENDT,
de Bâle.

Le tube de Kundt est un tube à résonance ; lorsqu'on y fait entrer des ondes sonores, il s'y produit, par réflexion, des ondulations fixes, et lorsqu'on a préalablement introduit dans le tube de la poussière de lycopode, cette poussière prend la forme d'une ligne ondulée. Les parties proéminentes de cette ligne correspondent aux ventres, les parties qni sont en retrait aux nœuds; deux ventres ou deux nœuds limitent une demi-longueur d'onde.

Pour déterminer la longueur d'onde, on mesure toute la ligne formée dans le tube par les ondulations, et on divise par le nombre de ces ondulations.

Pour obtenir le nombre de vibrations, on divise le nombre qui indique la vitesse de propagation du son (par 15° C. 340 mètres par seconde) par la longueur d'onde, suivant la formule :

$$N = \frac{C}{\lambda}.$$

La vitesse de propagation du son C étant variable suivant la température, il faut, lorsqu'on veut procéder à des expériences exactes, faire une correction; la vitesse de propagation du son, pour n'importe quelle température, étant égale, C t se calcule d'après la formule :

$$Ct = 330,6. \sqrt{1 + 0,004.\, t},$$

330, 6 étant égal à la propagation de la vitesse du son par 0 degré,

1. Récemment, M. R. Kœnig a construit des diapasons qui donnent jusqu'à 90 000 V. d., et M. Edelmann a produit, au moyen de nouveaux sifflets, des sons imperceptibles, jusqu'à 170 000 V. d.

0,004 étant une constante et t étant égal à la température à laquelle on opère.

La propagation de la vitesse du son n'est pas la même dans des tubes de moins de 2 centimètres de diamètre et en plein air, et si on veut obtenir des résultats tout à fait exacts, il faut corriger cette influence d'après la formule :

$$c = C. \left(1 - \frac{\gamma}{2\,r.\sqrt{\pi\,N}} \right)$$

c étant égal à la vitesse de propagation du son dans les tubes, C à la vitesse de propagation du son en plein air, γ à une constante déterminée par M. le prof. Kaiser de Bonn $= 0{,}0235$, $2\,r$. étant le diamètre du tube, π étant la constante $3{,}1415926$ et N le nombre théorique de vibrations.

La différence est minime et lorsqu'on ne veut pas faire des expériences de physique, mais déterminer le nombre de vibrations d'un son produit par un instrument dont nous nous servons en otologie, on peut la négliger.

Voici le diapason fa^9 de Kœnig qui produit 21,865,5 V. d., il correspond à la limite extrême de la perception des sons aigus produits par des diapasons et la plupart d'entre nous ne peuvent l'entendre ; pourtant, en le faisant vibrer, j'ai obtenu les figures de Kundt que voici : la longueur d'onde est égale à $0^m 0155$. Je puis vous démontrer qu'en répétant l'expérience, la figure de Kundt est absolument égale à celle que vous venez de voir.

(Démonstration des figures.)

La priorité de cette méthode appartient au célèbre acousticien M. le docteur Rudolph Kœnig : voici comment je suis arrivé à faire ces expériences : Notre physicien de Bâle, M. Hagenbach-Bischoff que vous connaissez d'ancienne date, me dit un jour qu'il avait obtenu les figures de Kundt au moyen d'un diapason sol^4 de Kœnig ; cela me suggéra l'idée d'examiner, au moyen de la même méthode, la série des diapasons aigus de Kœnig, ut^7 à fa^9.

En m'adressant à M. Kœnig pour avoir les instruments nécessaires, il me dit qu'il avait déjà commencé ces expériences et qu'il était sur le point de les achever. Il me dit encore que pour obtenir facilement les figures de Kundt des sons les plus aigus, il fallait se servir de tubes de plus en plus petits ; c'était naturellement une communication très importante et qui me facilita beaucoup mes expériences.

J'ai alors déterminé le nombre de vibrations de toute la série ut^7

à *fa⁹* de Kœnig; voici un tableau [1] où les résultats de mes expériences se trouvent en regard de ceux de M. Kœnig qui avait préalablement déterminé les vibrations de ses diapasons au moyen de la méthode des battements.

(Démonstration du tableau.)

Les différences sont très minimes : pour le diapason *fa⁹*, elles ne comportent que 15 V. d. Dans une de ses plus récentes publications, M. Kœnig nous dit qu'il a opéré par 20° centigrades, tandis que mes expériences ont été faites par 15° centigrades; en tenant compte de la différence de température, la concordance devient parfaite.

M. Kœnig a encore construit, depuis, deux octaves de diapasons produisant des sons imperceptibles; il a, au moyen des figures de Kundt, démontré l'existence de sons de plus de 90,000 V. d. et qui se trouve entre *fa* " égale 87,580 V. d. et *sol* " égale 98,304 V. d.

Le succès de ces expériences m'encouragea à examiner, au moyen de la même méthode, les cylindres d'acier de Kœnig. A cet effet, je les ai suspendus dans un cadre par de très fortes cordes de violon. Voici la figure de Kundt du cylindre *ut*ˣ, et voici la manière de produire les figures :

(Démonstration des figures.)

Ce n'est pas très difficile pour ce cylindre-ci, mais il n'en est pas de même pour les cylindres qui donnent le nombre de vibrations les plus élevées. Pour obtenir les figures du cylindre *mi⁹*, par exemple, il faut souvent le percuter pendant une bonne demi-heure.

Le nombre des vibrations déterminé par cette méthode correspondait à celui qu'avait indiqué M. R. Kœnig, excepté pourtant celui des cylindres donnant les vibrations les plus élevées: les vibrations du cylindre *mi⁹*, par exemple, se rapprochaient plutôt de *ré⁹* que de *mi⁹*. Je croyais d'abord que ce cylindre avait été abimé, mais M. Kœnig explique, dans une de ses récentes publications, qu'il n'avait jusqu'à présent déterminé les vibrations de ses cylindres que jusqu'à *fa*ˣ exclusivement au moyen de la méthode des battements. Quant au cylindre produisant des sons plus aigus, il en avait calculé les vibrations au moyen de la formule qui indique que les longueurs des cylindres sont en raison inverse des racines carrées des vibrations.

$$L : L' = \sqrt{N} : \sqrt{N}$$

1. Cf. *Verhandlungen der Naturforschenden Gesellschaft in Basel*, Band XII, Heft 2, 1900.

La différence obtenue au moyen de l'expérience est d'autant plus sensible que le nombre de vibrations devient plus élevé et la formule n'est donc plus tout à fait juste pour ces cylindres-ci. M. Kœnig corrige maintenant ses cylindres en les raccourcissant un peu.

Presque par hasard, j'ai trouvé que la méthode était applicable aux sifflets.

Voici mes résultats concernant les sifflets de Galton-Kœnig :

Le son le plus aigu que j'aie obtenu avec une pression manométrique de 80 millimètres de mercure, avait une longueur d'onde de 14 millimètres ; c'est un son qui se trouve entre fa^9 et sol^9 et qui correspond assez exactement à la limite normale de la perception des sons que produit ce sifflet.

En employant une pression manométrique constante et qui varie entre 20 et 80 millimètres de mercure (1/58 à 1/9,5 atmosphère), on obtient le son fondamental.

Plus le son devient aigu, plus il faut augmenter la pression.

Le son fondamental, obtenu au moyen de la même longueur de sifflet, varie suivant la pression et la différence équivaut en moyenne à deux sons de la gamme : de sorte que, par exemple, on obtient en employant la même longueur de sifflet et avec une faible pression le son *ut* ; en employant une pression plus forte, le son *ré* et même le son *mi*.

En employant une pression manométrique constante et qui doit augmenter avec le nombre de vibrations, on constate que la longueur d'onde est égale à 4 fois la longueur du sifflet, augmentée d'une fraction constante du diamètre.

Le diamètre du sifflet que j'ai examiné est de 3,4 millimètres et la fraction constante du diamètre est 1,5 pour toutes les longueurs du sifflet.

Voici un exemple :

La longueur du sifflet étant de 2 millimètres, la longueur d'onde est de 14 millimètres, c'est-à-dire 4 fois 3,5 millimètres ou bien 4 fois la longueur du sifflet, plus 1,5.

La longueur du sifflet étant de 10 millimètres, la longueur d'onde est de 46 millimètres, c'est-à-dire 4 fois 11,5 millimètres ou bien 4 fois la longueur du sifflet plus 1,5 et ainsi de suite pour toutes les longueurs du sifflet.

En employant les mêmes pressions, nous remarquons en outre que les longueurs d'ondes forment une série arithmétique dont la différence est 4, tandis que les longueurs de sifflets forment une série dont la différence est 1 ; par exemple, la longueur du sifflet étant de

2 millimètres, la longueur d'onde est de 14 millimètres; la longueur de sifflet étant de 5 millimètres, la longueur d'onde est de 18 millimètres, c'est-à-dire 14 + 4; la longueur de sifflet étant de 4 millimètres, la longueur d'onde est de 22 millimètres, c'est-à-dire 18 + 4, et ainsi de suite pour toutes les longueurs de sifflets.

En augmentant la pression manométrique, les figures de Kundt commencent par disparaître; mais en employant une pression encore plus forte, de 40 à 200 millimètres de mercure, il apparaît une nouvelle figure, c'est une harmonique supérieure; la longueur d'onde est égale à 1,5 du son fondamental, le nombre de vibrations est donc le triple; c'est la quinte de l'octave qu'on nomme aussi la duodécime.

Le sifflet d'Edelmann est une espèce de sifflet de locomotive. M. Edelmann a récemment perfectionné ce sifflet en déterminant les sons correspondant aux différentes longueurs, ainsi que je l'ai indiqué au moyen des figures de Kundt, et, au moyen d'un petit appareil régulateur du vent, il en a fait un instrument de précision.

J'ai déterminé la pression manométrique correspondant à différentes positions de cet appareil régulateur, et j'ai pu constater qu'en employant de faibles pressions, il n'y a pas d'harmoniques supérieures et que la longueur d'onde du son fondamental est aussi égale à 4 fois la longueur du sifflet augmentée d'une fraction constante du diamètre.

En employant des pressions trop fortes, on obtient de nombreuses harmoniques supérieures dont les figures se produisent dans des tubes de différents diamètres; ce sont les harmoniques impaires dont le nombre de vibrations est à celui du son fondamental comme 3 : 1, 5 : 1, 7 : 1, etc.

J'ai examiné des sifflets d'Edelmann ayant un diamètre de 4, de 5 et de 2 millimètres; les résultats étaient les mêmes. Au moyen du sifflet de 2 millimètres de diamètre, M. Edelmann a obtenu des figures qui ont une longueur d'onde de près de 2 millimètres et qui correspondent au nombre de vibrations de 170,000 V. d., presque une octave plus haut que les diapasons de M. Kœnig. La hauteur de ce son se trouve située entre mi'' et fa'', mi'' ayant 163,840 et fa'' 174,760 V. d.

L'examen des 3e, 4e, 5e et 6e octaves de l'harmonium d'Urbantschitsch démontre qu'en employant une forte pression, les anches des 3e et 4e octaves donnent des figures qui sont exclusivement des harmoniques supérieures. Ce sont les harmoniques paires et les harmoniques impaires.

J'ai déterminé encore le nombre de vibrations de toutes sortes d'espèces de sifflets, par exemple des sifflets de signaux dont se servent les employés du chemin de fer badois; d'après le règlement de cette compagnie de chemin de fer, les employés doivent entendre ces sifflets à 400 mètres.

Voici une expérience qui vous démontre qu'avec la même longueur du sifflet d'Edelmann et en employant alternativement des pressions faibles et fortes, on obtient à volonté le son fondamental et une harmonique supérieure dont le nombre de vibrations est à celui du son fondamental comme 5 à 1. En prenant une longueur de sifflet de 22,45 millimètres et une faible pression, nous obtenons le son la^6, dont la longueur d'onde est de 99 millimètres ; en prenant une pression plus forte, nous obtenons un son dont la longueur d'onde est de 55 millimètres.

Voici un sifflet de locomotive qui produit, avec une pression de 5 atmosphères, un son qui se rapproche du son si^4 ; sa longueur d'onde est de 55,5 centimètres.

SAMEDI 4 AOUT

Séance de l'après-midi.

Présidence de M. PRITCHARD, de Londres.

DE LA TRICOPHYTIE DE L'OREILLE EXTERNE

par M. le docteur Louis BAR,
de Nice.

Le conduit auditif externe, muni d'un revêtement cutané, peut, comme chacun le sait, participer à un grand nombre d'affections de la peau.

La furonculose, l'eczéma, l'herpès atteignent très fréquemment les téguments de ce conduit à telle enseigne qu'il n'est point rare d'y rencontrer les marques d'affections spécifiques et générales telles qu'en produisent la tuberculose et la syphilis. Le chapitre des dermatoses parasitaires du méat auditif externe est à peine ébauché, bien que ces maladies soient une cause d'inflammations et de suppurations graves très souvent inconnues, rebelles aux moyens antiseptiques ordinaires, qu'un traitement rationnel guérirait avec les plus brillants résultats. Diverses otites externes parasitaires ont cependant été étudiées. Dans un travail sur l'otomycose[1], nous avons rappelé les études importantes Wreden, Politzer[2], Bezold, relatives aux inflammations spéciales que détermine un champignon du genre Aspergillus; et nous savons que Ladreit de la Charrière[3] a pu citer un cas de pityriasis alba en combinaison avec le pityriasis capitis.

L'observation[4] suivante, dont le diagnostic repose sur une analyse microscopique très consciencieuse du professeur Nepveu, a trait à une otite externe violente, occasionnée par la pénétration intra-dermique d'un champignon spécial connu sous le nom Tricophyton de Malmsten

---

1. Communication au XIIe Congrès international de médecine, à Moscou, 1896.
2. POLITZER, *Traité des maladies de l'oreille*, Otomycose, page 565 : trad. Joly, 1884.
3. LADREIT DE LA CHARRIÈRE (*Ann. des mal. de l'oreille*, 1875).
4. Ces analyses ont été faites par le docteur Nepveu, professeur d'anatomie pathologique à l'École de médecine de Marseille, dont la compétence est indiscutable. (Note de l'auteur.)

lequel, ainsi qu'on le sait, est la cause d'une maladie très répandue et appelée tricophytie.

M. R... (de Riga, Russie), 59 ans, arthritique, est venu prendre quelque repos à Nice pendant l'hiver de 1900. Il est atteint tout à coup de démangeaisons dans l'oreille droite, bientôt suivies d'une tuméfaction inflammatoire et très douloureuse du conduit, phénomènes qui ne tardent pas à se compliquer d'un écoulement séro-purulent jaunâtre. Bourdonnement, autophonie, surdité. — Il fallait tout d'abord penser à une furonculose du conduit que d'ailleurs ne confirma pas une analyse microscopique sommaire. Quelques petites papules vésiculeuses disséminées dans la barbe du malade ayant attiré notre attention, nous apprîmes que cette éruption, très discrète d'ailleurs, existait depuis le mois de février et paraissait avoir débuté par une simple excoriation faite à la peau de la face par le rasoir d'un barbier. Cette érosion s'était bientôt recouverte de croûtes qui tombaient et repoussaient continuellement. Tout autour, des fistules acuminées grosses comme un grain reposant sur une base érythémateuse étaient le siège, les unes de desquamation, les autres d'un suintement séro-purulent à peine perceptible. Dans la conque de l'oreille étaient aussi des vésico-pustules érythémateuses, squameuses ou suintantes. Quant au méat, il était, comme nous l'avons indiqué, envahi par une infiltration perifolliculaire, douloureuse et suintante. Le séro-pus qui en provenait, mélangé de détritus pultacés, dégageait une odeur désagréable de souris. Le tympan, grâce à la tuméfaction énorme du conduit, était invisible. Un seul ganglion du voisinage était pris, le ganglion prætragien. Symptômes généraux nuls.

L'analyse des matières recueillies avec les soins aseptiques rigoureux fournit les résultats suivants :

Analyse du docteur Nepveu, professeur d'anatomie pathologique à l'École de médecine de Marseille :

« Les deux préparations envoyées par le docteur L. Bar ont été examinées à la fuchsine phéniquée et au bleu de méthyle phéniqué (Kuhne). C'est à une lésion parasitaire de même nature que nous avons à faire.

« Les deux poils sont envahis par le parasite dans toute leur épaisseur, ainsi que leur canal médullaire.

« Les lambeaux épidermiques sont formés d'*épithéliums* nécrosés et dans leurs espaces intercellulaires surtout comme à l'orifice des glandes sudoripares ou parfois dans les dessous cellulaires même se trouvent des *parasites* en grands ou petits amas.

« Ces parasites étudiés à l'éclairage Abbé et à la lentille à immersions de Zeiss achromatique, oc. 8, obj. 1,10 sont des *tricophyton lonsurans*, ici *venculosus*, là *squamosus*, là encore *maculosus*, entourés parfois d'eczéma marginé. »

Munis de ces renseignements microscopiques et de quelques sages conseils thérapeutiques dont le professeur Nepveu les faisait suivre, nous entreprimes le traitement suivant :

1° Savonnage des régions malades, et lavage au sublimé à un millième.

2° Application sur les points malades de la pommade naphtolée à 10 pour 100 pendant le jour.

3° Cataplasmes au coton sublimé trempé dans une solution de sublimé à un millième, recouvert de taffetas gommé (pendant la nuit).

Il a pleinement réussi.

La maladie avait commencé fin février ; elle s'accroissait continuellement malgré tout traitement jusqu'au 26 mars, époque où nous avons examiné le malade pour la première fois ; elle a résisté à notre traitement (alcool boriqué, solution sublimé à un millième jusqu'au 4 avril, époque où l'analyse microscopique nous donne le vrai diagnostic. Dès lors, traitement conseillé par le professeur Nepveu et guérison absolue le 26 avril. Le malade est retourné à Riga et n'a pas eu depuis la moindre récidive malgré le froid et l'humidité de la région, cause éminemment favorable à la germination des microphytes.

Les investigations auxquelles nous nous sommes livré depuis que nous avons eu connaissance de cette analyse nous ont montré qu'une pareille localisation de tricophytie est à peu près inconnue. Aussi est-ce à peine si dans les cliniques d'otologie les plus réputées on a souvenance d'avoir observé des inflammations de cette nature. Lubet-Barbon en a vu des cas, même avec perforation tympanique ; Moure pense en avoir remarqué. Nous nous sommes adressé d'autre part aux dermatologistes et nous devons à l'obligeance de M. le professeur Dubreuilh, de Bordeaux, de connaître un cas de tricophytie suppurative du conduit auditif externe, rapporté par Majocchi[1], analogue au nôtre. Nous sommes également reconnaissant à M. le Dr Saboureau pour les précieuses indications et remarques qu'il nous a si obligeamment fournies ; celui-ci, quoique n'ayant point observé l'envahissement du conduit par les tricophytes.

---

1. Majocchi. *Tricophytia auricularis. Sycosis del condotto auditivo externo* (Bulletino della scorizo medich. Bologne, 895, N° 1679). — Cité par Dubreuilh, de Bordeaux (lettre personnelle).

a vu deux fois sa localisation sous forme superficielle à l'antitra-
gus et ne trouve aucune objection à faire à une localisation au
conduit auditif même. D'après Saboureau, lorsqu'il y a inflammation vive comme dans notre observation[1], il s'agit d'un tricophyton
pyogène d'origine animale d'avance certaine (chien, chat, cheval)
et dont la culture peut en 8 jours faire la preuve. — Ensemencement
direct du pus sur gélose sucrée à 4 pour 100, peptonisé à 1 pour 100.
Étuve, 35 degrés.

La cause la plus immédiate de cette inflammation de l'oreille externe
ne pouvait mieux être attribuée qu'à l'existence intra-dermique du
champignon tricophyton de Malmsten dont le microscope a montré
qu'il existait des colonies dans les follicules pileux des régions voisines de l'oreille et aussi dans les squames et le magma qui en provenaient. Ce champignon en effet se rencontre aussi bien dans les parties
glabres de la peau que dans les parties pilifères. Il est uniquement
formé de spores rondes et ovales, transparentes, incolores, à surface lisse, à couleur homogène, de 0 mm. 005 de diamètre[2]. Durant
les premiers jours de son développement les spores demeurent isolées[3],
mais dès la 2e et la 3e semaine elles se multiplient sous forme d'une
masse arrondie et disposée en filaments articulés moniliformes qui
rampent soit dans l'épaisseur de la substance pilifère dont ils détruisent la cohésion et rendant ainsi les cheveux ramollis et fragiles,
soit dans l'épaisseur de la peau des régions glabres, telles par
exemple que l'est en général l'oreille externe (pavillon et conduit) où
les filaments rampent à travers les couches les plus supérieures
de l'épiderme à cellules nucléées, sous les couches de cellules
conées. Partout ces végétaux déterminent une irritation locale légère,
visible, ayant l'aspect de macules rouges, discrètes, desquamatives ; ou
bien une irritation intense qui provoque un exsudat. Dans ce dernier
cas l'inflammation est vive et se trouve provoquée[4] par un tricophyton pyogène d'origine animale certaine (chien, chat, cheval). L'exsudat
provoque le soulèvement des couches épidermiques (formation de
vésicules et de croûtes). Il est nécessaire à l'expulsion du tricophyte.
Un tel travail de désorganisation se traduit par une sensation subjective, modérée de cuisson et de prurit. Mais lorsqu'il siège dans une
région comme le conduit auditif externe, où les téguments sont très
adhérents au périoste, il occasionne, au même titre que le furoncle,

1. Saboureau. (Note particulière adressée à l'auteur.)
2. Cauvet, *Histoire naturelle médicale*, t. I, p. 589.
3. Kaposi, *Leçons sur les maladies de la peau*. Trad. Besnier, t. II, p. 431.
4. Saboureau.

des douleurs continues et d'une violence extrême, ainsi qu'on pouvait le remarquer chez notre malade.

Les conditions générales pour le développement des dermatomycoses sont essentiellement favorables à la végétation des champignons de moisissure. Aussi le processus se manifeste-t-il plus fréquemment dans les saisons humides; nous avons essayé autrefois[1] de démontrer que les conditions favorables au développement des végétaux mucédinés se trouvaient parfaitement établies dans le conduit auditif externe de l'homme où la température constante de 37 degrés et l'humidité continuelle qui s'y trouve constituent le meilleur milieu de culture pour la génération et le développement de ces microphytes. La contagiosité est la cause occasionnelle la plus commune, et, de l'avis de tous les auteurs, la tricophytie est de toutes les dermatomycoses la plus facilement transmissible; transmissible par l'intermédiaire de l'homme et des animaux (chien, chat, cheval), chez lesquels la maladie existe avec les mêmes caractères (Alibert, Bazin, Hebra, etc.).

Ainsi que dans toute région glabre de la peau, le champignon tricophyte peut être rapidement expulsé de l'oreille externe par l'exsudation irritative que sa présence provoque. Les couches épidermiques sont en effet soulevées par l'exsudat sous forme de vésicules et l'expulsion est d'autant plus rapide que l'irritation locale a été plus intense. En conséquence, la tricophytie de l'oreille externe revêt d'ordinaire une marche aiguë et peut même disparaître spontanément sous l'influence de l'inflammation très violente que les microphytes ont créée (forme vésiculeuse). Une marche plus lente peut exister quelquefois et alors sous forme uniquement érythémateuse et squameuse, car au début de l'affection il n'y a, comme nous le savons, que de rares spores isolées dans toute l'étendue du derme occasionnant une irritation incomplète, insuffisante aussi à expulser les tricophytes. Cette irritation est souvent insuffisante à réagir contre eux et dans sa marche incessante et subaiguë ne produit que de l'érythème et des squames (forme érythémateuse et squameuse). Enfin un danger très grand pour l'oreille externe est celui du voisinage des régions pileuses (cuir chevelu, barbe, tragus), régions originellement causales de la tricophytie de l'oreille, favorable comme nous l'avons déja vu, au développement des tricophytes et dans laquelle le champignon peut persister d'une manière durable parce qu'il peut se régénérer à l'intérieur des cavités folliculaires, en s'implantant toujours dans de nouveaux follicules pileux.

1. Étude générale et essai expérimental sur l'otomycose, XII° Congrès de médecine, Moscou 1891. (*Annales des maladies de l'oreille*, p. 517, 1897.)

Symptômes. — Le début de la tricophytie de l'oreille est indiqué
par une sensation subjective de prurit ou de démangeaison qui attire
l'attention sur le pavillon de l'oreille et dans son conduit auditif
externe. On trouve alors sur la peau qui recouvre ces parties de petites taches rouges ou rosées, macules semblables à celles de la roséole
syphilitique; des plaques érythémateuses, quelques squames semblables à celles du psoriasis. Ou bien, l'attention n'ayant pas été promptement éveillée, on trouve une humidité puante dans la conque, quelques vésicules en formation ou exulcérées et mettant à nu un derme-
rouge, dépouillé de sa couche superficielle. Enfin, à un degré plus
avancé. le tissu cutané est fortement épaissi par l'inflammation, le
méat sténosé par la tuméfaction inflammatoire laisse sourdre un exsudat séro-purulent et provoque de violentes douleurs et la surdité. Donc
symptomatologie variable, semblable à celle de toute dermite intense
que provoque un agent irritatif intra-dermique. Les parties avoisinantes et pileuses, généralement atteintes par l'herpes tonsurans, complètent cette symptomatologie.

L'évolution d'une otite externe semblable est variable de quelques
semaines à de longs mois et sa durée est proportionnelle aux formes
(vésiculeuses, squameuses, etc.) sous lesquelles la maladie se présente.
Dans les cas les plus favorables, l'éruption vésiculeuse se fait très
vite, avec des souffrances horribles durant la formation des vésico-pustules; celles-ci éclatent et se dessèchent bientôt après, ou bien laissent
écouler un exsudat abondant, causal d'une otorrhée fade, séro-purulente, parfois identique à celui d'une furonculose à répétition ou d'une
mastoïdite. Avec l'arrêt de la suppuration, il y a toujours formation
de croûtes et au-dessous d'elles une couche d'épiderme qui, à la chute
de ces mêmes croûtes, reprend bientôt son aspect normal.

L'issue de la maladie est la guérison sans reliquat, lorsqu'elle a
suivi une marche aiguë; car, en pareille occurrence, la chute des
croûtes est la guérison ; la désorganisation produite par les tricophy-
tons est superficielle et insuffisante à produire une altération indélébile du revêtement membraneux de l'organe, même dans sa partie la
plus délicate, le tympan. Au pis aller pourrait-on redouter une propagation inflammatoire à l'oreille moyenne avec ses conséquences.
Parfois cependant la tricophytie guérit en quelques places du pavillon
et du conduit, tandis qu'en d'autres surviennent de nombreuses
éruptions. Ceci ressort des considérations précédemment établies sur
l'évolution du champignon dans les régions glabres et dans les régions
pileuses où se fait la persistance causale. Alors peut se faire la
transformation de la forme aiguë en forme *subaiguë* ou *chronique*

d'aspect *érythémateux* et *squameux* avec les altérations organiques qui
suivent. Par suite en effet d'irritation persistante, il se forme une
hyperplasie du tissu conjonctif sous-cutané par place ou totalité du
revêtement de l'oreille externe, sténose du conduit, épaississement du
tympan et diminution de l'ouïe, autant de lésions souvent irréparables. A cause de ces raisons une surveillance constante au début de
l'affection, de plus en plus rare dans la suite, est la condition inévitable de la guérison parfaite.

Pronostic. — Le pronostic ne peut être favorable que dans les cas
les plus bénins, c'est-à-dire ceux où l'inflammation ayant été soudaine et
vive a disparu sans retour après l'explosion des phénomènes d'une
réaction inflammatoire violente. De l'étude de la tricophytie il semble
toutefois possible d'admettre que certaines otites de cette nature
peuvent être subaiguës ou chroniques par répétition des inflammations causales et ce sont ces otites dont la marche est insidieuse, et,
croyons-nous, souvent inaperçue, qui sont les plus dangereuses pour
l'audition. Semblablement à ce qui arrive dans l'eczéma chronique, la
couche dermoïde du conduit auditif externe et en particulier celle
du tympan s'épaissit; or, s'il est vrai que bien souvent les malades
n'éprouvent d'un épaississement tympanique aucune gêne, dans la
majorité des cas d'hypertrophie de la membrane dermoïde, il résulte
une surdité facile à constater, soit que la tuméfaction ait été assez
forte pour provoquer une tension exagérée et définitive de la membrane du tympan; soit encore qu'elle ait occasionné un épaississement définitif de la muqueuse tympanique et avec elle des sensations
subjectives désagréables dans l'oreille et dans la tête,

Diagnostic. — Lorsque la maladie évolue sous forme d'une inflammation violente, elle affecte une si grande ressemblance avec l'otite
furonculeuse qu'il n'y a guère que l'observation microscopique qui
puisse la différencier. Ce sont alors les mêmes douleurs térébrantes ou
pulsatiles, auxquelles s'ajoutent parfois de la fièvre, de la lourdeur de
tête et des bourdonnements d'oreille avec altération de l'ouïe. C'est la
même sténose du conduit dont la lumière se trouve fermée par une
énorme tuméfaction inflammatoire de la membrane qui le revêt;
c'est un écoulement otorrhéique intermittent, de peu d'abondance,
mêlé à des détritus squameux dont le magma rappelle celui d'un bourbillon. Comme enfin la vésicule peut être acuminée, la ressemblance
devient parfaite et le microscope seul en décide. De même avec
l'otomycose.

Si la maladie affecte une forme érythémateuse ou squameuse avec réaction lente, c'est avec l'eczéma, l'érythème vésiculo-papuleux, l'eczéma impétigineux, la roséole syphilitique, certaines variétés d'acné qu'il faudra la différencier. Or toutes ces diverses éruptions polymorphes ont des caractères si peu pathognomoniques qu'on ne pourra les classer qu'en évoquant l'histoire des maladies et en fixant par l'examen microscopique le diagnostic vrai. Ceci est avec d'autant plus de raison encore que beaucoup de ces dermatoses sont symptomatiquement caractérisées par les signes généraux d'une véritable dermite.

Enfin les syphilides (formes squameuses, vésiculeuses, érythémateuses), que nous savons si difficiles à diagnostiquer d'avec bon nombre d'éruptions cutanées, peuvent ressembler vivement à la tricophytie et s'en différencient par les engorgements ganglionnaires qui toujours l'accompagnent, par les résultats du traitement spécifique, toutes choses simplifiées parfois par les données de l'examen microscopique.

Aussi pouvons-nous résumer en disant que le diagnostic d'une tricophytie du conduit auditif externe se fait par l'examen microscopique et se trouve parfois prévu par la tricophytie de voisinage.

Traitement. — Pour traiter une otite externe parasitaire, il faudra envisager les diverses phases de l'inflammation qui affecte l'oreille, et tenir compte de la nature du champignon qui a occasionné et entretient la maladie. Or, il est de règle générale que toute dermatomycose soit traitée par des substances parasiticides et l'emploi de celles-ci exige toujours au préalable l'application de moyens accessoires, tels que lavages, ramollissement des croûtes, épilation, etc., destinés à mettre les parties malades en état de subir l'action des substances médicamenteuses spécifiques. Il n'existe contre la tricophytie aucun médicament vraiment spécifique et ceux employés pour expulser le tricophyte ne sont que des substances irritantes du derme, propres à favoriser une dermite[1] exsudative vésiculeuse, une exfoliation avec exsudation modérée[2] qui rejette au dehors les spores cachées sous le derme. On emploie à cet effet le goudron, le savon mou, la cautérisation avec une solution de potasse (1 sur 2 d'eau distillée), la teinture d'iode, la glycérine iodée (iode pur, hydriodate de potasse àà 5 grammes, glycérine 10 grammes), les pommades à la chrysaro-

1. KAPOSI, *Leçons sur les maladies de la peau* (II, 439). Trad. Besnier.
2. BESNIER. (Notes.)

bine et à l'acide pyrogallique à 1/10, etc., médicaments qu'on peut utiliser sans danger sur toute la surface du pavillon de l'oreille, mais dont l'action serait peut-être dangereuse sur une membrane aussi délicate qu'est la membrane du tympan. Aussi vaudrait-il mieux mettre dans le conduit auditif des substances moins énergiques, moins irritantes; la pommade au naphtol ou vaseline naphtolée à 1/10 que nous a indiquée le professeur Nepveu paraît répondre au désidératum. On a proposé[1] encore l'usage des solutions alcooliques et éthérées d'acide phénique, d'acide salicylique, la teinture de fragon, le lait de soufre. Lavages des parties malades à la solution de sublimé à 1/1000.

Reste *la direction du traitement* : elle doit se conformer aux phases diverses de la maladie et aux complications intercurrentes en tenant compte, ainsi que nous venons de le voir, des causes étiologiques.

Lorsqu'en effet la tricophytie suit la marche aiguë ou vésiculeuse, elle peut disparaître spontanément et d'autant plus vite qu'une irritation locale plus intense a présidé à la formation des vésicules. En conséquence loin d'avoir à provoquer ou faciliter une irritation nouvelle par les médicaments spéciaux dont nous avons parlé, il faudra user de moyens propres à écarter toute cause d'irritation, mettant ainsi obstacle à la formation du nouvel épiderme. De simples lotions au sublimé au 1000e suivies de l'emploi de vaseline pure, de coldcream, qu'on appliquera dans le conduit et sur toutes les régions malades avec un pinceau, peuvent suffire. Les parties trop humides ou qui seront le siège d'une trop vive inflammation guériront en peu de temps si on les saupoudre de poudre d'amidon. Il faut toutefois rester en garde contre l'obstruction rapide du canal auriculaire par les poudres ou onguents indiqués; aussi est-il nécessaire de procéder à un nettoyage fréquent du méat et de placer à son intérieur une mèche de gaze enduite du corps gras prescrit et dont le but est d'empêcher le rapprochement des parois du conduit.

Lorsque la maladie est à la période de formation des croûtes, il faut d'abord enlever celles-ci pour rendre possible l'action des médicaments sur la peau malade. Trop de douceur ne saurait être conseillée. Le mieux est de les ramollir avec des lotions d'eau chaude, des douches de vapeur d'eau et d'attendre un jour ou deux l'action émolliente de ces topiques. Un moyen excellent que Politzer emploie pour enlever les croûtes de l'eczéma et qui dans les cas présent peut être utilisé avec avantage consiste à porter sur les croûtes une assez grande quantité d'huile ou de baume du Pérou. Les croûtes peuvent

---

1. KAPOSI, *loc. cit.*

dès les jours suivants être enlevées sans arrachement ni déchirures.

Généralement après la chute des croûtes l'épiderme nouvellement formé, tendre et peu résistant, demeure longtemps encore hyperémique. Il convient de le préserver contre toute irritation nouvelle, directe ou indirecte, telle que frottement de la peau, apport de poussières; et principalement veiller à ce qu'aucune contagion nouvelle provoquée par la présence de tricophyton dans les régions voisines (cheveux, barbe) ne vienne ensemencer à nouveau ce terrain à peine déblayé et facilement inoculable. Dans ce but on évitera les lavages fréquents et, jusqu'à disparition de toute hyperémie, on se bornera à étendre sur les régions qui le nécessitent, légèrement avec un pinceau, une mince couche de pommade au précipité blanc à 1/10 avec ou sans addition d'une égale quantité de soufre.

Si, au contraire, à la chute des croûtes, les parties de la peau restent dépouillées, il faudra les enduire de vaseline boriquée, ou plombique, ou bien avec l'onguent diachylum d'Hebra. Isoler toujours les parois du conduit auditif en plaçant entre elles de petits bourdonnets enduits d'une de ces pommades.

Quelquefois l'exsudation irritative persiste et dès que les croûtes sont enlevées elles se reforment. Le mieux est alors de les laisser se reformer et tomber d'elles-mêmes.

Dans les formes squameuses ou érythémateuses, c'est-à-dire les formes à évolution lente, conviennent de préférence les moyens irritatifs propres à provoquer ou aider une réaction opportune. Les lavages au savon de goudron ou de potasse, les pommades au goudron, au naphtol, au turbith minéral, la teinture d'iode, etc., rendront alors de grands services.

La dissolution alcoolique de savon noir aidera particulièrement à enlever l'épiderme calleux et dès lors quand la peau sera plus souple et lisse on badigeonnera avec les pommades ci-indiquées. Nous nous sommes bien trouvé de l'application d'une solution de nitrate d'argent au 1/20 en période terminale.

Après la guérison de la tricophytie de l'oreille, les altérations de l'ouïe et les bruits subjectifs disparaissent fréquemment. Quelquefois cependant la forme de la maladie et sa durée laissent des altérations diverses, indurations cutanées, sténoses du conduit, épaississement tympanique, surdité, bruits subjectifs contre lesquels on entreprendra les traitements d'usage.

HÉMORRAGIES AURICULAIRES DOUBLES A RÉPÉTITION, CHEZ UNE FEMME DE 63 ANS

par M. le docteur A. GROSSARD,
de Paris.

Les observations de menstruation par l'oreille bien que peu nombreuses sont suffisamment connues, grâce aux publications de Harder. Schenk, Jouilleton, de Barnes, Alibert, Magnus Huss, Ferreri, Field, Stepanoff. Petiteau, Triquet, parmi les anciens auteurs; Ertelberg. Gradenigo, Gellé, Castex et Lermoyez pour citer les contemporains. Baratoux, en 1880, dans une première étude sur les *affections auriculaires et leur rapport avec celles de l'utérus* et une communication faite à la Société française d'otologie et de laryngologie, séance du 27 mai 1890; Ménière dans un travail paru dans les Annales de Gouguenhein et Lermoyez, en 1886, ayant pour titre *De l'influence de la ménopause sur les maladies de l'oreille*, enfin, tout récemment, Paul Bourlon dans sa thèse de Paris 1899, à laquelle nous avons emprunté une partie de l'historique ci-dessus, ont mis au point cette question des hémorragies menstruelles de l'oreille; aussi n'est-ce pas une nouvelle observation de cette nature que nous voulons ajouter à la statistique.

Le cas que nous communiquons nous a paru digne d'intérêt, en ce qu'il s'est produit chez une vieille femme de 63 ans, qui, depuis plus de dix années, a cessé d'être réglée. Nous n'avons pas trouvé dans la littérature médicale un seul cas rapporté, analogue à celui-ci.

Il s'agit d'une malade venue nous consulter le mois dernier pour des hémorragies des deux oreilles.

Le premier écoulement sanguin, estimé par Mme I... à deux cuillerées à soupe environ, eut lieu au mois d'août 1899, à la suite d'une vive contrariété.

L'hémorragie se déclara pendant la nuit et porta sur les deux oreilles; elle dura près de quatre heures.

Depuis cette époque, l'oreille droite seule continue à saigner à intervalles irréguliers, variant de dix jours à un mois, donnant, chaque fois, à peu près la valeur d'une cuillerée à café de liquide.

Les otorragies sont précédées de violents maux de tête qui diminuent ou disparaissent même généralement après.

On dirait des coups de couteau dans la région occipitale ou temporale; elles ont, à l'heure actuelle, une durée qui varie entre une heure et demie et trois heures.

L'audition ne serait pas modifiée et il n'existerait aucun bourdonnement, même pendant l'écoulement du sang. Cependant, depuis le début des accidents, Mme I... est sujette à de légers vertiges.

Au moment où nous pratiquons l'examen de l'ouïe et du tympan, nous ne constatons aucune faiblesse du sens auditif, aucune lésion de l'oreille moyenne ou du conduit.

Pas trace de caillot sanguin ou d'ecchymose sur la membrane tympanique ou les parois de l'oreille externe.

La malade, intelligente, alliée à une famille médicale fort distinguée, a voulu rechercher elle-même, avant sa visite, la cause de ses hémorragies ; elle va au-devant de nos questions en déclarant qu'elle n'a jamais présenté, dans sa jeunesse ou l'âge adulte, de symptômes nerveux; n'a jamais eu non plus d'épistaxis ou d'hémorroïdes. Ses règles ont toujours été normales jusqu'à l'âge de cinquante-deux ans, époque à laquelle elles ont disparu totalement.

Poursuivant notre enquête, et nous rappelant l'observation publiée par Leudet, relative à un malade porteur d'une cirrhose hypertrophique, chez lequel notre confrère avait constaté une hémorragie auriculaire double, nous avons examiné avec soin le foie de notre patiente; l'examen a été négatif; nous avons recherché également l'athérome, que nous n'avons pu constater d'une manière affirmative.

Le mode de début de l'affection et ce que nous avions lu dans les traités sur le sujet qui nous occupe à l'heure actuelle nous engagea à prescrire un traitement antinerveux sévère.

Mme I... n'est pas revenue depuis quelques mois, mais nous avons appris, ces jours-ci, par sa fille, de plus en plus tourmentée, que les hémorragies persistent malgré notre médication régulièrement suivie.

La malade se plaint, en outre, depuis quelques jours, de crampes et de fourmillements très douloureux dans les jambes et les pieds; les maux de tête sont devenus plus violents et l'amaigrissement rapide. L'insomnie et la perte de l'appétit complètent l'infortune de la patiente.

Quelle peut être la cause de ces hémorragies? Il ne peut être question, chez notre observée, de cause locale, l'oreille est absolument normale; d'ailleurs, nous ne pensons pas qu'on puisse, comme certains auteurs l'ont écrit, donner le nom d'hémorragies menstruelles aux otorragies qui se produisent spontanément, au moment des règles, dans l'otorrhée fongueuse ou polypeuse.

Nous devons donc incriminer l'état général. Or, sans aller jusqu'à l'hystérie latente, chez une femme de soixante-trois ans, il est permis de supposer, étant donnés le mode de début de l'affection et la façon dont se manifestent les écoulements sanguins, l'existence d'un trouble nerveux mal défini ou insuffisamment étudié, qu'un examen approfondi aurait peut-être mis en lumière.

Gradenigo prétend qu'on ne peut mettre en doute les rapports qui existent entre l'otorragie et la menstruation; cette proposition, à notre avis, ne doit pas être absolue.

Nous préférons nous ranger plutôt, à l'occasion de cette observation, du côté des auteurs qui, comme Parrot, attribuent ces hémorragies à des troubles névropathiques.

NÉVROME DU PAVILLON DE L'OREILLE

par M. le docteur LANNOIS,

Agrégé, médecin des Hôpitaux de Lyon.

R. Benoit, âgé de 17 ans, verrier, vient à la consultation en avril 1900.

Le père, également verrier, est bien portant, mais alcoolique du fait de son métier. Mère bien portante, a depuis peu des coliques hépatiques. Rien autre à signaler chez les ascendants ni chez les collatéraux.

Le malade est un peu maigre, mais n'a jamais eu de maladie et est bien conformé. Sa mère l'amène à la consultation pour une grosseur qu'il a derrière l'oreille gauche et qui ramène fortement le pavillon en avant; elle

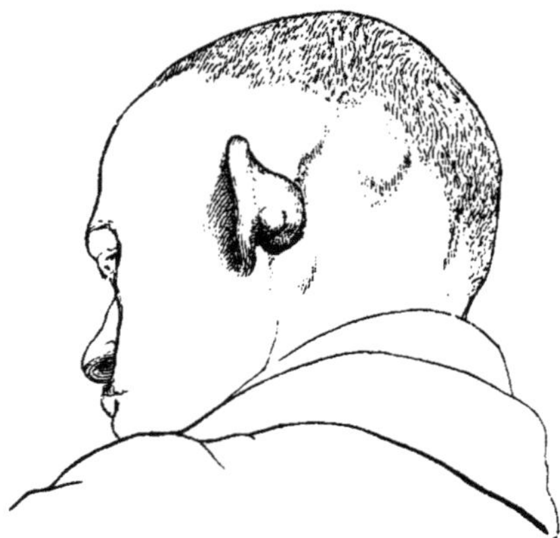

trouve cela très laid, et, bien que le malade ne s'en plaigne pas, elle voudrait l'en faire débarrasser.

D'après la mère, cette tumeur aurait apparu il y a environ deux ans et demi derrière le cartilage, aurait progressé rapidement pendant un an et demi, mais serait stationnaire depuis comme volume. Le malade et son entourage ne paraissent pas avoir attaché d'importance aux prolongements divers de la tumeur, dont l'apparition est sans doute plus récente.

A l'examen, le pavillon gauche forme un angle droit avec la tête, et la conque est effacée, comme repoussée en avant. En arrière existe une tumeur, plus grosse qu'une noix, bilobée, siégeant au tiers inférieur du cartilage; ses limites sont d'ailleurs diffuses et il y a au-dessus d'elle une sorte d'empâtement qui se continue en arrière. Sa consistance est un peu pâteuse, mais sans fluctuation; ses bords et sa partie postérieure sont durs et donnent l'impression d'un cartilage. La pression n'est pas douloureuse.

Outre cette tumeur, la première en date et la plus importante, il y a deux prolongements. Le premier part directement de la partie postérieure de la tumeur, dans la rainure rétro-auriculaire, et se dirige en haut et en arrière, accolé au crâne auquel il adhère, jusqu'à la région occipitale. A ce niveau, la tumeur est très dure.

Le second prolongement se dirige verticalement le long du sterno-mastoïdien; il est constitué par une série de petites tumeurs, dont les plus volumineuses ne sont pas plus grosses qu'un haricot et qui forment trois îlots principaux derrière l'oreille, vers le tiers supérieur du cou et presque au niveau de la clavicule.

Enfin, une petite tumeur qui paraît isolée (mais qui, en réalité, était rattachée à l'îlot moyen du cou) se voit sur le maxillaire inférieur, à l'union du tiers antérieur avec les deux tiers postérieurs ; elle est mobile sur l'os, du volume du petit doigt, longue de trois à quatre centimètres, et se perdant par ses extrémités dans la joue et dans le tissu cellulaire du cou.

En aucun point, la tumeur n'a altéré la peau ; elle n'a jamais causé de douleur, et le malade ne se plaint que du tiraillement qu'elle exerce sur l'oreille par son poids. Il a de la surdité et parfois même un peu de bourdonnement, le refoulement de la conque obstruant le conduit à son entrée. Rien aux tympans.

Le malade fut opéré quelques jours après par le docteur Albertin, chirurgien de l'Antiquaille, qui enleva toutes les tumeurs accessibles, y compris celle de la joue. Celles-ci se montrèrent partout constituées par des sortes de boyaux pleins, de la grosseur du petit doigt, fortement contournées sur elles-mêmes, tirebouchonnées, d'un blanc grisâtre à la coupe, rappelant absolument ces tubercules japonais qu'on a récemment introduits dans l'alimentation sous le nom de *crosnes*. Ces boyaux étaient noyés dans une gangue conjonctive épaisse d'où il était facile de les extirper, et on voyait alors qu'ils se continuaient par une sorte de filament pointu ayant souvent plus d'un centimètre de long.

L'opération se fit sans difficulté ; il faut noter toutefois qu'au niveau du crâne il y avait une vascularisation très abondante, et que la tumeur était très fortement adhérente à l'os, de sorte qu'on fut obligé de la ruginer ; il en résulta une hémorragie assez abondante, d'origine osseuse, qui fut d'ailleurs facilement arrêtée par un peu de compression. — Guérison par première intention.

L'examen histologique, pratiqué au laboratoire d'anatomie pathologique de la Faculté de médecine, montra que la tumeur était un *névrome*.

Voici, du reste, la note qui m'a été remise par mon ami, le professeur agrégé Paviot :

« Le diagnostic n'est pas imposé immédiatement par l'examen des coupes de la tumeur du pavillon, mais elles sont intéressantes à un autre point de vue ; nous y reviendrons.

« Mais, sur les coupes du fragment étiqueté *chaîne de petites tumeurs le long du cou*, le diagnostic ne laisse aucun doute ; à travers un tissu cellulo-adipeux, mais toujours accolées à des petits faisceaux musculaires striés, on voit des coupes en travers ou obliques de filets nerveux qui paraissent gigantesques. Leur hypertrophie apparaît comme due à des cellules fusiformes qui les infiltrent ; ces cellules ont un protoplasma granuleux, un peu plus trouble, de teinte briquetée par le carmin ; leur noyau est plein, pas vésiculeux, quelquefois en nacelle ou en virgule, suivant la gêne de leur développement. Plus le filet nerveux paraît volumineux, plus les cellules fusiformes deviennent petites ; au contraire, dans les moins volumineux, les corps cellulaires, surtout quand la coupe les prend en travers, sont de grande dimension. Dans les coupes de ce fragment, on est frappé de la grande abondance des hémorragies interstitielles qui se voient autour des filets nerveux atteints par le névrome.

« Dans les coupes de la tumeur du pavillon, on voit l'altération du nerf à son degré le plus avancé, c'est-à-dire que le nerf est tout entier transformé en fines cellules dont le contour ne se voit plus, mais qui doivent s'être allongées beaucoup, car les noyaux sont de véritables bâtonnets fins, souvent orientés en volutes.

« L'intérêt de ces dernières coupes, c'est que là on voit apparaitre dans le nerf névromateux de gros capillaires néoformés et gorgés de sang; ce dernier fait permet de regarder les hémorragies montrées sur les coupes du fragment précédent comme relevant sans doute de l'abrasion de la tumeur, mais prouvant du moins sa grande vascularisation.

« Les coupes des autres fragments n'ont pu fournir aucun résultat. Sur aucune coupe on ne voit apparaitre cette atmosphère de tissu myxoïde, comme dans le névrome plexiforme de Verneuil et Depaul. C'est partout une multiplication de cellules fusiformes, dans laquelle les cylindres-axes et leur gaine de myéline ne sont plus visibles, du moins quand on ne les soumet à aucun réactif propre de la myéline.

« Cette grande vascularisation, jointe au fait que l'on signale le début comme remontant à deux ans et demi (si du moins il était bien prouvé que la tumeur n'est pas congénitale), doit faire faire toute réserve touchant la malignité de ce névrome. »

Cette observation se passe de longs commentaires. Il y a lieu seulement de faire remarquer la rareté de tumeurs de cet ordre au niveau du pavillon de l'oreille : je n'en ai trouvé aucun exemple ni dans les traités les plus récents ni dans les journaux spéciaux de ces huit ou dix dernières années. En pensant qu'il y a deux ans j'ai déjà publié un cas qui m'a paru fort rare d'adéno-épithéliome d'origine sébacée du pavillon, je suis disposé à croire qu'il y aurait lieu de soumettre plus souvent à l'examen histologique les tumeurs de cette région pour arriver à une classification rationnelle et un peu moins simpliste.

Et ceci d'autant plus que l'examen macroscopique avant l'opération faisait plutôt songer à un chondrome et, après l'opération, à un myxome. C'est l'examen microscopique qui seul a permis de déterminer la nature de la tumeur et a donné en même temps un élément sérieux d'appréciation pour le pronostic. Celui-ci doit en effet rester très réservé, car la propagation de la tumeur loin de son point de départ, ses caractères macroscopiques et microscopiques doivent faire craindre une généralisation plus ou moins tardive.

SUR LA TOPOGRAPHIE DES LÉSIONS OSSEUSES DANS LA MASTOÏDITE AIGUË DE L'ADULTE

par M. le docteur E. LOMBARD,

de Paris.

La topographie des lésions osseuses dans la mastoïdite aiguë de l'adulte semble, dans la plupart des cas, dans un étroit rapport avec la répartition des cellules dans l'apophyse. On pourrait être tenté d'établir une classification anatomo-pathologique calquée sur les données anatomiques.

On sait en effet, depuis les patientes recherches de Zukerkandl, que, dans 43 pour 100 des cas, l'apophyse représente une masse osseuse creusée en avant et en haut des cellules et présentant en arrière une épaisse couche diploétique. Dans 36 pour 100 des cas, on trouve, répartis dans toute l'apophyse, des espaces celluleux grands et petits. Dans 20 pour 100 des cas la pyramide est constituée uniquement par du tissu diploétique et du tissu scléreux. Entre ces trois types, dont le premier est le plus fréquent, et représente la combinaison des deux autres, prennent place une variété infinie de types intermédiaires.

Les déductions pathologiques que l'on peut tirer de ces notions anatomiques sont vraies d'une façon générale.

Toutefois les infections mastoïdiennes parties de l'antre pétreux ne suivent pas toujours pour envahir les cellules des voies qui paraissent tracées d'avance. Les systèmes vasculaires et lymphatiques jouent à coup sûr un rôle des plus importants dans la propagation des lésions.

Dans l'espace de dix-huit mois nous avons eu l'occasion d'opérer nous-même, et avec le concours de M. Caboche, 119 mastoïdites, chez des malades dont l'affection auriculaire remontait à six semaines, deux mois au plus. Que l'antre fût peu ou très malade, nous avons méthodiquement et de parti pris dénudé toute l'apophyse de la pointe à la base, et nous croyons pouvoir dégager de l'ensemble de nos observations quelques considérations sur les formes anatomo-cliniques des ostéites mastoïdiennes aiguës.

Au cours de nos interventions nous avons toujours trouvé l'antre plus ou moins atteint, souvent rempli de pus et de fongosités, quelquefois aussi simplement tapissé d'une muqueuse épaissie avec très peu de liquide purulent. Pour expliquer ces deux aspects différents des lésions antrales on sait que l'on peut faire intervenir le degré d'ancienneté de l'infection, son intensité et la nature de l'agent patho-

gène. Parfois l'antre est entouré d'une ceinture osseuse macrosco-
piquement intacte. Cette zone osseuse périantrale n'est d'ailleurs saine
qu'en apparence, car on peut découvrir immédiatement en dehors
d'elle un foyer collecté isolé. Millet et tout dernièrement Malherbe ont
insisté sur ces faits et en trouvent l'explication dans la théorie de la
cavité close. L'occlusion en effet ne se ferait pas toujours au niveau de
l'aditus mais aussi au niveau de l'abouchement des cellules dans
l'antre.

En ce qui concerne les lésions cellulaires elles sont très variables
dans leur répartition. Dans son remarquable travail, Mignon a exposé
une classification des abcès osseux mastoïdiens et décrit successivement des abcès centraux, de la pointe, de la face antérieure, des
abcès supéro-antérieurs et postéro-supérieurs. A vrai dire, toute
classification restera forcément un peu artificielle. Aussi n'est-ce pas
une classification que nous proposons mais l'exposé d'un certain
nombre de formes anatomo-pathologiques qui nous paraissent correspondre à une grande majorité des faits.

Nous décrirons deux formes de cellulites mastoïdiennes, la forme
sans abcès circonscrits et la forme à abcès collectés et isolés.

La forme sans abcès collecté ou isolé comprend deux variétés :
dans la première que nous dénommerons *cellulite diffuse* et qui est
peu commune, toutes les cellules sont atteintes d'emblée. L'os offre
une coloration rouge vif; la muqueuse plus visible au niveau des
grandes cellules est tuméfiée. Il n'y a de pus nulle part; à peine un
peu de sérosité louche dans les alvéoles. Que l'apophyse soit du type
pneumatique, diploétique ou mixte, on chercherait en vain à découvrir une collection purulente dont la présence dans un groupe
d'alvéoles expliquerait l'apparition de signes généraux souvent très
graves, ou des douleurs violentes accusées par le malade.

La deuxième variété est en quelque sorte un degré plus avancé de
la précédente; elle en est l'aboutissant; c'est la *fonte purulente* totale
et rapide de tout le système alvéolaire compris entre les deux lames
compactes qui limitent l'apophyse. Cette variété peut résulter aussi de
la formation précoce d'abcès circonscrits et de leur confluent. Il y a
des fistules ou bien la corticale amincie cède au premier coup de
gouge; parfois, nous l'avons noté dans trois cas très nettement, on
voit sourdre le pus à l'orifice des canaux vésiculaires dès la rugination
de l'os. L'apophyse parait suinter du pus. A l'ouverture on peut quelquefois encore reconnaître quelques vestiges des travées osseuses, quelques indices de l'ordination anatomique des alvéoles. Le plus souvent
on tombe dans des amas de fongosités que la curette ramène sans effort

et l'on arrive bien vite sur la paroi sinusienne. Deux fois nous avons retiré avec la curette des séquestres mobiles. Il serait un peu excessif de vouloir donner à cette forme le nom d'abcès central, car c'est tout le système mastoïdien qui subit la fonte purulente, et de l'apophyse il ne reste qu'une coque de tissu compact. Bien plus dans un de nos cas le processus paraissait véritablement gangreneux, le pus était fétide, les parois noirâtres. Et cependant notre malade n'était ni diabétique ni albuminurique. Doit-on faire intervenir exclusivement dans la pathogénie de cette forme grave la disposition pneumatique de l'os? Nous pensons, avec d'autres, que la virulence exaltée de l'agent infectieux est au moins aussi souvent en cause.

La *deuxième forme, forme à abcès localisés et limités*, est communément observée. Nous distinguerons : les *abcès du groupe antérieur*. Ces abcès se développent au-dessous de l'autre, immédiatement en arrière du bord antérieur mastoïdien. Ils confinent au bord postérieur du conduit, occupant aussi en cet endroit la place des cellules dites limitrophes. En bas ils restent éloignés de l'extrème pointe. Un pont de tissu sain de 7 à 10 millimètres les en sépare. En arrière ils débordent assez fréquemment jusque vers le centre apophysaire. Ils peuvent coexister avec des lésions de la pointe et affectent alors une forme plus allongée. En avant ils sont parfaitement bien limités par une barrière de tissu compact, le massif osseux du facial qu'ils n'arrivent guère à éroder que tout à fait à la partie supérieure au niveau du conduit. Ils creusent profondément l'apophyse; la curette qui fouille leur cavité rencontre en avant une résistance extrême, tandis qu'elle arrive rapidement en profondeur sur la paroi sinusienne.

Ce coup de gouge horizontal et inférieur destiné à ouvrir l'antre met souvent à nu une partie de leur cavité. Ces abcès paraissent correspondre à cette disposition anatomique de l'apophyse dans laquelle un noyau diploétique occupe la pointe et la partie postérieure et inférieure, tandis qu'en avant et en haut sont creusées les cavités alvéolaires. C'est en somme la disposition anatomique la plus fréquente et aussi la forme anatomo-pathologique de beaucoup la plus commune dans nos observations.

Après les abcès du groupe antérieur viennent les abcès dits de la pointe.

Chez l'adulte la constance d'une ou de plusieurs grandes cellules à la pointe donne de cette localisation une explication suffisante. Ces abcès ne sont pas toujours isolés. Ils coexistent souvent avec les abcès antérieurs, et les deux collections évacuées laissent dans l'apophyse une vaste tranchée verticale qui unit l'antre à la pointe.

Ils sont en général bien circonscrits en bas et séparés des plans profonds sous-apophysaires par une corticale résistante. On sait en effet qu'il n'est pas d'observation courante de voir celle-ci céder rapidement et présenter une épaisseur assez faible pour permettre la migration facile des agents infectieux et du pus vers la région sous-sterno-mastoïdienne et rétro-maxillaire. La maladie de Bezold ne figure pas pour un pourcentage élevé dans nos statistiques (5 cas). Et d'ailleurs Bezold lui-même sur 400 crânes n'a trouvé que 22 fois la disposition favorable à l'éclosion de la forme décrite dans son mémoire. Du côté de la corticale externe l'enveloppe doublée en cet endroit des fibres d'insertion du sterno-mastoïdien résiste énergiquement à la gouge ou à la pince coupante. Mais comme les dimensions de la cavité suppurante peuvent être très réduites; comme cette cavité même peut être isolée des lésions voisines, il y a un grand intérêt à découvrir toujours et complètement la pointe pour s'assurer de son intégrité.

Les *abcès postérieurs* forment la troisième variété de cellulite circonscrite. Il faut les chercher dans toute l'étendue verticale du bord postérieur mastoïdien. Ici, rarement de vastes cavités purulentes : une série de petits abcès aréolaires. Peu d'extension en profondeur sauf en haut; c'est une nappe de collections sous-corticales et la gouge qui les poursuit arrive jusque vers l'occipital. Beaucoup plus commun dans les mastoïdites chroniques, cet aspect ne laisse pas de se rencontrer dans les cellulites aiguës.

La quatrième variété enfin peu habituelle, mais non moins importante à connaitre, est constituée par les abcès du *groupe supérieur*. C'est l'écaille temporale qui est en cause. Les lésions sont au-dessus de l'antre s'étendant en avant vers la racine de l'arc zygomatique. Ces abcès passent facilement inaperçus, ne sont pas ouverts ou sont évacués en partie par la gouge pendant l'antrotomie. Mais il faut leur accorder une attention toute particulière en raison de leur siège. Cette variété est parfaitement décrite dans le livre de Mignon qui les dénomme justement antéro-supérieurs.

Ces formes peuvent, bien entendu, coexister et se combiner et nous n'avons pas la prétention d'établir entre elles des démarcations absolument nettes qui ne correspondraient pas d'ailleurs à la réalité des faits.

De ces considérations anatomo-pathologiques nous croyons pouvoir déduire une petite règle thérapeutique dont nous ne nous sommes jamais départi : vérifier tout le système cellulaire au cours de la trépanation la plus banale en apparence. Les classiques donnent l'excellent conseil de poursuivre les lésions cellulaires après l'ouverture de l'antre. On ne saurait trop y insister et rechercher ces lésions avec méthode.

Certes les signes cliniques sont précieux pour établir un diagnostic anatomique fort probable. Le siège de la douleur, l'œdème localisé doivent être pris en sérieuse considération. Toutefois il y a de nombreuses causes d'erreur. Tantôt la douleur est diffuse et ne donne aucune indication; tantôt elle est à son maximum au niveau de l'antre et on trouve aussi de grosses lésions à la pointe. Toutes ces modalités ont été notées par d'autres et par nous-même.

Le risque de laisser échapper un foyer purulent existe surtout quand on tombe sur un antre plein de pus. Si en effet les lésions antrales paraissent minimes, on ira plus volontiers à la découverte, en avant, en bas, en arrière, en haut. Dans le premier cas au contraire, l'opérateur, non habitué à la chirurgie auriculaire, curette l'antre, l'agrandit, cherche au stylet les lésions qui peuvent l'accompagner; et si celles-ci sont éloignées à la pointe, ou isolées à l'antre, il les ignore. L'intervention est considérée comme terminée. Bon nombre de nos radicalisés sont d'anciens trépanés pour des accidents aigus.

Dans les infections mastoïdiennes aiguës aussi bien que dans les infections chroniques l'antrotomie constitue le premier temps de l'intervention, le plus immédiatement utile. Mais il n'en constitue que le premier temps. Il est important de découvrir de parti pris et aussi méthodiquement que possible tout le système cellulaire, de le vérifier dans son ensemble en enlevant la corticale de la pointe à la base. Si les cellules sont intactes, la guérison n'en sera guère retardée, car il ne faut pas exagérer la crainte d'infecter secondairement des parties saines. Par contre, on aura plus d'une fois la satisfaction de mettre au jour un foyer purulent que ni les signes cliniques, ni l'exploration minutieuse de la région périantrale ne nous avaient fait soupçonner.

DE L'OTHÉMATOME EN GÉNÉRAL. — CAS D'HÉMATOME SPONTANÉ DU PAVILLON AVEC GUÉRISON RADICALE

par M. le docteur JONCHERAY,

d'Angers.

Historique. — Ce petit chapitre de pathologie spéciale est encore peu connu ; il manque dans presque tous les manuels. Bird, en 1883, l'aborda le premier. Mais il fut ébauché par Hippocrate, dont d'ailleurs l'otologie fut assez étendue, comme vient de le signaler Korner. Dans son curieux chapitre sur les plaies de tête et dans celui des fractures, Hippocrate décrit avec détails les plaies et bosses de la tempe et du pavillon, si fréquentes chez les athlètes de son temps; si honorables et décoratives même, que les statues d'Hercule, de Castor et Pollux, ainsi que le pugiliste de Canova, les reproduisent. Plus récemment, l'othématome fut étudié par Politzer, Virchow, Gellé, Hartmann, Schwartze, Jacobson, Kuhne, Claverie, Gudden, Wilde, M. Conachie, Oliver, Picqué et, enfin, de Clérambault (Th., Paris, 1899).

Notions d'anatomie et de physiologie. — Le pavillon de l'oreille présente cette bizarrerie anatomique d'avoir : d'un côté, un cartilage et des ligaments très solides qui le fixent si bien au crâne qu'on peut lui faire porter le poids du corps; et, d'un autre côté, des vaisseaux si délicats en apparence qu'ils participent vivement aux émotions et à la mimique faciale. « On rougit jusqu'aux oreilles. » Donc, l'irrigation sanguine s'y fait bien. Sa vitalité d'ailleurs est prouvée par le fait extraordinaire de Hyrtl : un membre indompté du Parlement anglais eut pour un pamphlet politique deux fois les oreilles coupées : une première fois on les lui sutura et elles guérirent; la deuxième fois le bourreau les confisqua. Quatre troncs artériels et veineux, émanés de l'auriculaire postérieure et de la temporale superficielle, perforent le cartilage. Mais l'un d'eux sort juste au centre de la fosse naviculaire, lieu d'élection de l'othématome ; et, d'un autre côté, la structure du fibro-cartilage est peu homogène. Tataroff, Politzer, ont signalé des nodules où manquent les fibres élastiques, et qui peuvent être le point de départ de l'othématome qu'on rencontre chez le vieillard. Le fibro-cartilage est plus épais à la conque qu'à l'anthélix et la peau y est plus adhérente, aussi résiste-t-elle davantage, n'y voit-on guère l'othématome, et il y est acuminé, irrégulier. Au pavillon, les filets du grand sympathique abondent; aussi la section de ce nerf ou l'arrachement du ganglion cervical supérieur y provoquent l'hyperémie avec hyperthermie, comme l'a démontré Claude Bernard. Brown-Séquard, Mathias Duval et Schiff, après section des corps restiformes chez des cobayes ; Gellé, après lésions du 4e ventricule chez des chiens, ont eu des hémorragies du pavillon, de la caisse, et du labyrinthe. Aussi l'othématome par altérations des centres nerveux est-il le plus fréquent.

Définition. — A proprement parler, l'othématome est une extravasation sanguine de toute l'oreille, c'est-à-dire du pavillon, du conduit, de la caisse et même du labyrinthe. Mais, ainsi compris, il n'est guère que théorique, ou plutôt constaté seulement au laboratoire, comme dans les expériences de Gellé. Les tumeurs sanguines du conduit sont peu fréquentes (cas d'Arslan) ; il est peu exposé aux chocs et peu riche en vaisseaux. Les phlyctènes hémorragiques de la grippe ou d'autres inflammations se rompent vite et cicatrisent. On ne les voit pas ; il faut les chercher ; elles ont une durée éphémère.

Communément, othématome est synonyme d'hématome du pavillon, d'hématocèle du pavillon. C'est la seule affection même qui lui soit propre. C'est une extravasation sanguine tantôt entre le cartilage et la peau, tantôt entre le cartilage et le périchondre.

« C'est une tumeur fluctuante de l'oreille externe, à début soudain, qui se produit presque exclusivement chez des aliénés, très rarement chez des sujets sains. L'affection offre tous les signes d'une inflammation : le pavillon se gonfle, devient rouge, chaud, il est vraisemblablement toujours douloureux au début (Ilasse). » C'est ce qu'on appelle les « araignées » chez les chiens à oreilles pendantes.

Siège. — Ordinairement, il occupe seulement la face externe ou antérieure ; parfois cependant il fait aussi saillie à la face interne et semble dédoubler le pavillon. Son lieu d'élection est la fossette de l'anthélix, dite encore scaphoïde ou naviculaire. De là, il envahit parfois la conque et peut obstruer le méat.

Fréquence. — L'othématome est assez rare en dehors des asiles d'aliénés. Il est plus fréquent chez l'homme que chez la femme. Kuhn cite 52 hommes contre 10 femmes. On ne le voit guère qu'entre 30 et 60 ans. On l'a vu cependant chez des enfants victimes d'une discipline brutale. On le trouve bien plus à l'oreille gauche, surtout chez les aliénés : c'est le côté des gifles. Il peut exister à droite. Mais il est rarement « bilatéral » (Hun).

Étiologie. — Les causes ont donné lieu à bien des controverses. Il est assurément plus fréquent chez les aliénés, les dégénérés, les nerveux. Mais certains auteurs accusent le poing des infirmiers. Le pavillon accolé au crâne ne peut fuir les coups, et rien n'amortit le choc. Poirier croit que beaucoup d'othématomes sont attribuables au décubitus latéral qui anémie et fronce le pavillon. Pourtant certains traumatismes violents ou prolongés, comme la coiffure de beaucoup d'ordres religieux féminins, n'amènent pas d'hématome. Tandis qu'une cause banale, comme le contact d'une vitre froide (Brunner), le produira. Aussi, la plupart des auteurs admettent que « l'action trophique a plus de gravité que l'action traumatique » (Gellé). « Quelle que soit la cause directe, il faut toujours supposer un trouble profond dans la nutrition des vaisseaux et des tissus, troubles dépendant des centres situés au niveau des corps restiformes. C'est une suite naturelle de l'athérome des vaisseaux du pavillon (P. Bonnier). »

Aussi, faut-il rechercher dans les antécédents personnels du malade : l'aliénation, les maladies nerveuses (goitre, méningite, tabes, etc.), l'alcoolisme, l'albuminurie, le diabète, l'athérome, la tuberculose, la leucocytémie, l'anémie, la syphilis, l'hémophilie, le scorbut, les fièvres éruptives ou intermittentes, l'érysipèle ou la périchondrite guérie du pavillon. Il faudra aussi rechercher les causes de congestion répétées (coltineurs, chauffeurs), et le récit du traumatisme, s'il y en eut.

Variétés. — La notion des causes entraine celle des variétés. On peut décrire l'othématome spontané, le traumatique et le mixte.

a) Spontané. — C'est celui des aliénés, surtout celui des déments paralytiques. On ne sait guère pourquoi cette fréquence, d'autant qu'il n'indique pas toujours une lésion des centres étudiés par Gellé, et n'impliquerait pas forcément un pronostic sévère pour l'état cérébral. C'est aussi celui des vieillards non aliénés parce que, vers 50 ans, le cartilage subit des troubles trophiques : friabilité, calcification, tophi. C'est aussi, comme chez mon malade, l'othématome spontané de l'adulte, entre 20 et 30 ans, sans tare nerveuse, ni dégénérescence aucune. Jarjavay, Wendt l'ont rencontré chez des gens où rien ne l'expliquait. Schwartze également; il dit même avoir vu plusieurs fois se développer chez des individus sans tare physiologique un othématone spontané non traumatique et sans anomalie constitutionnelle, qui débutait par un petit gonflement ponctiforme dans la conque; il augmentait rapidement au milieu de douleurs pongitives et occupait bientôt toute la conque. Quelques semaines plus tard le même processus attaquait l'autre oreille.

b) Traumatique. — C'est celui des athlètes antiques, des boxeurs actuels, des joueurs de foot-ball, du lutteur japonais surtout qui heurte son adversaire avec la face latérale de la tête. Un mémoire paru récemment à Tokio dit que, sur 79 lutteurs réunis pour un assaut, 29 étaient atteints d'othématome traumatique. Les lutteurs japonais n'en font aucun cas, mais ils ont remarqué, paraît-il, qu'il ne se produisait jamais chez ceux dont l'oreille est élastique. Même dans les cas de traumatismes, il faut donc un état spécial des tissus pour que l'hématome se produise.

c) Mixte. — Ce serait l'hématome produit par la réunion des deux causes : prédispositions et traumatismes légers ou violents; c'est-à-dire le seul, le véritable hématome de quelques-uns. L'hématome des aliénés en est le type le plus fréquent. Je crois qu'il faut admettre ces trois variétés : spontané, traumatique et mixte. Et alors les statistiques changeront. On ne dira plus que l'othématome spontané est le plus fréquent, ce sera le plus rare, moins rare sera le traumatique, et commun l'othématome mixte.

La statistique de Chimani pourra servir de modèle. Sur 27 cas observés par le major italien, 21 étaient traumatiques dont 19 à gauche, et 6 étaient spontanés dont 4 à gauche. De ces 6 cas spontanés, 5 étaient complètement sains, 1 avait des fièvres intermittentes.

Symptômes. — *a*) Subjectifs. Ils manquent ou sont peu accentués. La douleur, au début, n'est pas constante, surtout dans le spontané, excepté s'il s'enflamme. Elle est plus fréquente et plus accentuée dans le traumatique, et, de plus, il y a sensation de chaleur et de tension. Il y a des bruits subjectifs et altération de l'ouïe seulement dans l'othématome traumatique assez volumineux pour obstruer le conduit.

b) Objectifs. Le pavillon a d'abord eu l'air atteint d'érysipèle. Une tumeur arrondie, hémisphérique ou ovale, est apparue dans la fosse naviculaire qu'elle comble, où elle fait saillie, soulevant le revêtement cutané. Sessile, elle n'a pas changé la couleur de la peau si elle est épanchée dans les lamelles du cartilage (Gellé), mais ordinairement elle varie du rouge foncé au bleu ardoise, quand elle siège entre la peau et le périchondre. Elle a le volume d'une noisette ou d'une noix, plus petite dans l'o. spontané, plus grosse et plus irrégulière dans l'o. traumatique. Fluctuante au début comme un kyste, elle devient vite plus résistante, rénitente quand la coagulation s'est produite et sa poche épaissie. On perçoit tout au plus la crépitation sanguine au pourtour de sa base. Le contenant est formé : d'après Feltz et Mabille, par la peau en dehors et le périchondre en dedans ; d'après Foville, par le périchondre en dehors et le cartilage en dedans ; d'après Virchow, même contenant mais après altération préalable du cartilage ; d'après Robertson, le contenant est le cartilage seul qui a creusé une cavité dans son épaisseur. Le contenu c'est du sang qui se sépare en sérum et en caillots. Aussi peut-on déceler la transparence de la tumeur comme dans toute hématocèle périphérique.

Diagnostic. — Il est facile dans l'o. traumatique à cause des commémoratifs. L'o. spontané se reconnaît encore par sa rapidité de production. Il faut cependant distinguer avec :

a) Un *kyste* qu'on voit à l'âge moyen plutôt que dans l'âge avancé ; qui atteint des sujets jeunes, vigoureux, et non cachectiques ou aliénés ; qui apparaît sans cause connue et non après un coup ; qui se développe lentement, graduellement, sans douleur ni rougeur, contient un sérum clair, et non du sang et des caillots ; qui n'altère pas la couleur de la peau, guérit sans déformation ni récidive.

b) *Périchondrite* qui est lente, très douloureuse et inflammatoire, siège plutôt à la conque, renferme du pus ou un liquide visqueux.

c) l'*Angiome*, irrégulier, lentement venu, lobulé, compressible, moins sessile que l'othématome, et que la ponction ne vide pas.

d) Un *néoplasme* qui est venu lentement, est irrégulier, accompagné de ganglions, de douleurs, finit par s'ulcérer. On peut citer comme néoplasmes rares l'adéno-épithéliome, d'origine sébacée, signalé par Lannois au Congrès d'otologie de 1898, et le cylindrome de Haug.

Pronostic. — Tumeur bénigne en soi, et cependant gênante par son aspect, évoquant une déchéance nerveuse ou bien des prouesses de barrière, elle réclame la guérison. On la cherchera le plus tôt possible après l'apparition, car les difformités sont à redouter. On n'évitera pas facilement l'oreille recroquevillée, ratatinée, calcifiée même (Schwartze) et parfois la suppuration (Hessler, Koll, Leflaive).

Des examens histologiques font croire à Macé (cité par Gatian de Clérambault) que les déformations de la cicatrice proviennent de ce que le pavillon atteint donne naissance par un processus régressif à du cartilage hyalin et aussi à de vraies traînées osseuses avec système de Havers et cellules ostéoclastes.

Traitement. — Certains conseillent l'abstention, l'othématomie se résorbant parfois spontanément. Mais les cicatrices sont plus difformes dans les cas non traités.

Applications. — On a mis de l'iode, des emplâtres, des cataplasmes, des compresses résolutives ou froides (Webster) qui seraient bonnes dans les cas traumatiques, menaçant de s'enflammer.

Massage. — Meyer, de Copenhague, eut la patience de l'employer 4 fois par jour pendant 10 semaines. Pourtant les lymphatiques manquent dans le cartilage, et sont bien peu abondants dans le périchondre, aussi l'absorption semble-t-elle difficile.

Compression. — Employée par Politzer, Webster, Bihl, ne peut être que l'adjuvant d'un traitement évacuateur.

Injections médicamenteuses. — On injecta sans succès du vin aromatique et des solutions d'iode.

Ligature. — Hun lia l'auriculaire postérieure; c'est inutile, puisque consécutif à l'épanchement.

Ponction. — Porter, Gruber, Conant font l'aspiration avec une aiguille, mais si le liquide revient séreux, ils ouvrent au bistouri ou à la lancette. C'est l'avis général. Il faut ouvrir. Mais la plupart font une trop petite ouverture, vident incomplètement et leur pansement compressif n'empêche pas la récidive. D'autres incisent, vident, lavent à l'eau chloralée à 1 pour 1000, mettent un drain (Picqué) ou un séton (Duplay). Dench draine à la gaze iodoformée en faisant une contreouverture postérieure. Chimani fend la tumeur dans toute sa longueur, évacue le contenu, laisse dans l'ouverture un coton phéniqué ou salicylique, puis un bandage compressif.

Je crois qu'on peut tenter plutôt le mode de traitement suivant :

a) En cas d'hématome tout récent, au bout de quelques heures, avant la coagulation, faire l'aspiration complète, puis appliquer un bandage soigneusement compressif de tous les replis du pavillon.

b) Dans les cas les plus fréquents, c'est-à-dire au bout de quelques jours, avec ou sans anesthésie, le malade ayant la tête sur une table, inciser toute la paroi externe dans son grand axe, évacuer soigneusement, mais prudemment, sans blesser le cartilage, fouiller la cavité avec un porte-coton imbibé d'eau oxygénée, puis de solution de Lugol ; assécher vite et bien la cavité, la refermer en rapprochant les parois et les lèvres ; les maintenir avec un coton imbibé de collodion, de stérésol ou de vernis Senée. Appliquer lentement par petits tampons un pansement compressif, modelant la face externe et la face interne du pavillon. Garnir d'ouate toute la région ; appliquer une bande Velpeau qui immobilisera le pansement, laisser en place, huit à dix jours. C'est ce que je fis chez le malade cité plus loin.

Observation (qui fut mon premier et seul othématome).

. (Résumé). — M. B.., 27 ans, venu le 21 juin 1899, valet de chambre. Aucun antécédent nerveux héréditaire ou personnel. Scarlatine dans l'enfance, pleurésie à 20 ans, étant soldat. Vient pour un « coup de sang » survenu il y a quinze jours, le soir, subitement, sans cause. Vit deux jours après son médecin qui ponctionna à la lancette ; il sortit du sang. Pansement compressif enlevé au bout de quarante-huit heures, qui laissa voir une récidive.

A l'examen, aucune tare, pas même le lobule adhérent, réflexes normaux. Intelligent ; ni gros, ni coloré, mais vigoureux et musclé, bon cycliste et bon cavalier.

Longuement questionné, confirme n'avoir reçu aucun coup, pas même fait grand effort le soir de l'apparition de son othématome.

En haut du pavillon gauche, tumeur ovale, qui comble la fosse naviculaire et proémine de près d'un centimètre. Sessile, bleu ardoise, se détachant très nettement sur le reste du pavillon ; régulièrement arrondie, longue d'un centimètre et demi dans son grand axe ; indolore ; rénitente, ne fait pas saillie du côté temporal. Conduit auditif libre. Audition normale. On ne voit plus traces de la ponction faite treize jours auparavant. Après nettoyage à l'alcool sublimé, sans insensibiliser, la tête posée sur une table, j'incise d'un bout à l'autre d'un seul coup, au bistouri. Il sort un liquide jaune verdâtre, séreux, mêlé de sang noirâtre, puis vient un peu de sang rouge. Je prends une curette courte, bien en main, comme celle à lupus, puis prudemment, je fouille la poche, je ramène tous les caillots déjà un peu adhérents, un peu de sang rouge suinte en nappe, je badigeonne avec un porte-coton à l'eau oxygénée, je balaie la mousse sanguine, puis je passe vite et partout un tampon imbibé de solution de Lugol. Je sèche bien la poche qui ne saigne plus, j'en rapproche soigneusement les parois et j'affronte les lèvres sans sutures ; puis l'index gauche appuyant toujours sur la poche affaissée, j'étends sur mon incision et j'enduis toute la poche et la moitié supérieure du pavillon avec des couches alternées de stérésol et de coton en plaques minces. J'attends la dessiccation, elle se fait graduellement ; je matelasse avec du coton les faces externe et interne du pavillon. Après avoir bourré comme pour prendre l'empreinte de l'oreille, je finis mon pansement compressif et j'applique une bande de crêpe Velpeau que le malade enlèvera seulement au bout de dix jours. Si, à ce moment, la tumeur est reproduite, il reviendra aussitôt me trouver.

Or, je ne le revis que le 25 décembre 1899, six mois après. Il était si bien guéri que je me trompai d'oreille. Aucune déformation apparente ; la gouttière de l'hélix est très nette ; pas de rétraction ; pas de rétrécissement. Au toucher le pavillon légèrement plus épais est très souple, l'incision est à peine visible.

SUR UN CAS DE SURDITÉ HYSTÉRIQUE AVEC HÉMIANESTHÉSIE DU COTÉ MALADE TRAITÉ PAR LA SUGGESTION A L'ÉTAT DE VEILLE ET LA FARADISATION

par M. le docteur ELEUTHÉRIADÈS,

de Constantinople.

Le cas que nous rapportons concerne une femme qui présentait des troubles caractéristiques de l'hystérie avec des stigmates bien nets.

Cette observation présente un intérêt clinique au point de vue de l'entrée, la marche et la guérison. La rareté et la netteté de ce cas nous invitent à le faire connaître au Congrès.

TROUBLES PSYCHIQUES DANS LES AFFECTIONS DU CONDUIT AUDITIF EXTERNE ET EN PARTICULIER DES BOUCHONS DE CÉRUMEN

par M. le docteur ELEUTHÉRIADÈS,

de Constantinople.

Nous avons eu l'occasion d'observer quelques cas bien curieux au point de vue du diagnostic différentiel de certains états neurasthéniques, cas dus à l'existence des bouchons.

LUNDI 6 AOUT

Séance du matin.

Présidence de M. le professeur POLITZER (de Vienne).

———

TRAITEMENT CHIRURGICAL DE LA SCLÉROSE OTIQUE

RAPPORT

par. F. SIEBENMANN,

de Bâle.

MEINE HERRN!

Der Name Sklerose diente bis in die neueste Zeit zur Bezeichnung einer Krankheitsgruppe, deren hauptsächlichstes Merkmal progressive Schwerhörigheit bei normalem Trommelfellbefund ist.

Der Ausdruck stammt von *Tröltsch,* der als weitblickender nüchterner Forscher offen bekennt, dass er diese Krankheitsform aufgestellt habe, bloss um einem dringenden, aus klinischer Beobachtung hervorgegangenem Bedürfniss zu genügen, dass aber sehr wahrscheinlich eine auf anatomische Untersuchung solcher Fälle gegründete Erweiterung unserer Kenntnisse dieser Gruppe von Krankheiten eine völlig selbstständige Stellung in der Reihe der Ohrenkrankeiten verschaffen würde. (Lehrbuch, 7 Auflage, pag. 282.) Den primären Sitz der Sklerose verlegt er — auf die Resultate einer allerdings noch primitiven functionellen Prüfung sich berufend — in's Mittelohr. Zu der Sklerose rechnet er die progressive Stapesankylose mit Exostosenbildung im ovalen Fenster, wie er sie an mehreren Fällen eigener Beobachtung, hauptsächlich aber an den zahlreichen Präparaten von *Toynbee* studirt hatte. Er kennt, ebenfalls bloss auf klinische Erfahrung sich stützend, das secundäre Ergriffenwerden des innern Ohres und bestätigt die von *Schwartze* bei Stapesankylose zuerst beschriebene Röthung der Labyrinthwand, welche in auffälliger Weise durch das normale Trommelfell durchzuschimmern pflegt. Vielfach giebt auch heute noch zu Missverständnissen der Ausspruch *Tröltsch's* Veranlassung, wonach es sich bei der Sklerose wahrcheinlich um einen Verdichtungsprozess der ganzen Mittelohrschleimhaut handle.

Ueber die eigentliche pathologisch-anatomische Natur der Tröltsch'schen Sklerose sind wir erst in neuester Zeit und zwar durch die mikroscopischen Untersuchungen des Knochens aufgeklärt worden. Die Arbeiten von *Katz*, *Bezold*, *Scheibe*, *Habermann*, *Politzer* und *Siebenmann* (sowie dessen Schüler Hartmann) ergeben nämlich, dass in allen von ihnen beschriebenen Fällen es sich nicht um eine Erkrankung verschiedener Gelenke der Mittelohr-Knöchelchen, sondern bloss um eine Ankylose des Steigbügel-Vorhof-Gelenkes handelt und ferner, *dass diese Ankylose nicht eine Primäraffection bildet, sondern dass sie die Folge einer eigentümlichen Knochenerkrankung ist.* Diese Knochenveränderung findet sich vorzüglich (dass heisst durchgängig in allen bisher untersuchten Fällen) am vordern Umfang des ovalen Fensterrahmens. Sie kann aber auch an anderen und zwar gleichzeitig an mehreren Stellen der Labyrinthkapsel einsetzen und fast die ganze Schneckenkapsel sammt der Spindel verändern. Das Befallenwerden der Bogengänge wurde erst einmal und zwar doppelseitig (vom *Vortragenden*) nachgewiesen.

Wie namentlich die Beobachtung ganz früher Stadien ergeben hat, besteht der Prozess darin, dass an der Grenze der elfenbeinartig gebauten eigentlichen Labyrinthkapsel einerseits und des vom Periost des Felsenbeins sekundär aufgelagerten Bindegewebknochens anderseits sich die Haversischen Canäle erweitern. Unter Mitwirkung einer sehr wechselnden Menge von Riesenzellen, häufig auch ohne dass dieselben nachweisbar vorhanden sind, schreitet dieser Resorptionsprocess allseitig weiter und gleichzeitig apponirt sich stellenweise wieder neuer Knochen mit entsprechendem tinctoriellem und histologischem Verhalten (grosser Verwandtschaft zu Hämotoxylin und Carmin, Auftreten von ungeordneten grossen plumpen Knochenkörperchen). Die Haversischen Canäle wandeln sich dabei in eigentliche Markräume um, deren Inhalt zunächst zellreich ist, dann aber im weitern Verlauf mehr den Charakter von Faser- und sogar von Fettmark annimmt. Gleichzeitig ändert sich auch der neuapponirte Knochen, indem er allmälig lamellären Bau annimmt, in welchem die Knochenkörperchen sich abplatten, verengern und parallel concentrisch sich ordnen. Immer aber bleiben die neugebildeten Markräume, sowie-falls der Prozess bis an das Periost, resp. bis an die Mittelohrschleimhaut reicht auch letztere abnorm blutreich. Ueberall wo der Process spielt, wird natürlich auch das *Knorpelgewebe* resorbirt und zwar sowohl in den Interglobularräumen als auch in dem Labyrinth-Fensterrahmen, ohne dass es sich später wieder bildet in dem neuen metaplastischen Gewebe. Letzteres hat durchaus den Charakter von

Spongiosa, sodass wir den Process wohl am richtigsten bezeichnen unter dem Namen einer *progressiven Spongiosirung*. Die Progressivität dieser Spongiosirung zeigt sich sehr deutlich auch darin, dass selbst in ganz alten Fällen neben fertiggebildeter Spongiosa mit ausgesprochenem gelben Mark gleichzeitig sich an andern Stellen Resorption des alten und Apposition von ganz jungem Knochen finden kann. Wenn der Prozess bis an die Mucosa der Paukenhöhle sich erstrekt, so bilden sich daselbst häufig spongiöse Knochenauftreibungen der Labyrinthwand. So kommt der Knochenwall auf der Labyrinthseite des ovalen Fensterrahmens und das Ausfüllen der ovalen Fensternische durch Exostosen zu Stande : Veränderungen *welche schon an und für sich zu einer Fixation und Dislocation der Steigbügelplatte führen können*. Iene für unsere Frage so wichtigen festen Verbindungen zwischen Steigbügel und Fensterrahmen entstehen auf ähnliche Weise, indem in das Ligamentum annulare vom veränderten Fensterrande aus zunächst osteoïde, später in spongiösen Knochen sich umwandelnde Spangen von korallenähnlicher oder einfach brückenartiger Form hineinwachsen, worauf wie durch eine Infection auch der Knorpel des Steigbügelrandes sich entsprechend zu verändern beginnt. Indessen scheint der Stapes auch primär erkranken zu können; seine Platte verliert dann im weitern Verlauf ihren Knorpelbelag auf der vestibularen Fläche und nimmt an Dicke immer mehr zu; die Spongiosirung erstreckt sich schliesslich nicht selten auch auf die Steigbügelschenkel, wobei leztere in hochgradigen Fällen mit den Hyperostosen der Nischenwand knöchern verwachsen : Umstände, welche zur Genüge erklären, warum bei dieser Form der Erkrankung die Extraction des Steigbügels so häufig misslingt. Exostosenbildung in das Schneckenlumen hinein wurden bis jetzt bloss im untersten Teil der Basalwindung beobachtet; auch die Verengerung der Nervencanäle in der Spindel gehört eher zu den Seltenheiten. Eine Atrophie oder Entzündung des Nervenstammes habe ich dagegen auch in Fällen von bedeutender Herabsetzung des Hörvermögens mit Sicherheit nie nachweisen können; dasselbe gilt vom Cortischen Organ. Eher scheint das *Undichtwerden der knöchernen Schneckenkapsel*, wenn es infolge dieses Spongiosirungsprozesses in grösserer Ausdehnung auftritt (vielleicht durch Aenderung der physikalischen und chemischen Verhältnisse der Endo- und Perilymphe), für das Hinzutreten nervöser Schwerhörigkeit mitverantwortlich zu sein. Ueber die Presbyacusis, welche natürlich die späteren Stadien der Spongiosirung zu begleiten pflegt, vergl. unten.

Die Schleimhaut der Paukenhöhle ist häufig etwas *verdickt* und meistens *blutreicher* als gewöhnlich. Dieser Umstand, der oben schon

erwähnt wurde, bietet eine Erklärung für die Thatsache, dass die Labyrinthwand hie und da bei der Untersuchung des Lebenden auffallend
glänzend rötlich durchscheint und das Phaenomen des von mir erwähnten sog. Promontorial-Reflexes zeigt; er ist wohl auch die Ursache
davon, dass ab und zu solche Fälle an leichter Behinderung der Tuben-
passage leiden (« Otitis media simplex chronica mit Einsenkungs-
erscheinungen » der *Bezold*'schen Eintheilung.)

Auf die letzte Ursache des Prozesses einzugehen ist hier nicht der
Ort. Für die Annahme einer Trophonenrose fehlt uns aber jeder
Anhalt, da die Nerven, von welchen aus die betreffenden Knochen
versorgt werden, in solchen Fällen nicht erkrankt sind. Möglicherweise
handelt es sich lediglich um einen physiologischen Vorgang, um die
schliessliche Verknöcherung des im sklerotischen Knochen des jugendlichen Skelettes hie und da eingesprengten, in der Labyrinthcapsel
aber ganz auffällig reichlich vorhandenen knorpligen Interglobularräume; mit dieser Erklärung würde stimmen, das der beschriebene
Process gewöhnlich im juvenilen Alter und symetrisch auftritt und
dass seine Prädilections- und Ausgangsstellen sich da befinden, wo
auch die Interglobularräume am dichtesten gedrängt vorkommen.

Das, meine Herrn, ist das anatomische Bild der sogen. Sklerose. Sie
sehen, dass bloss, soweit es sich um die Labyrinthfenster handelt,
dieser Name zu Recht besteht; dass aber soweit dies den Knochen
betrifft, es sich nicht um eine Verdichtung, sondern eher um eine
Lockerung seiner Struktur handelt. Die Unzweckmässigkeit dieser
Benennung ergiebt sich aber besonders für jene Ausnahme-Fälle, wo
die Knochenerkrankung hauptsächlich oder ausschliesslich die Spitze
der Schnecke lädirt und wo die Labyrintherkrankung entweder absolut
oder doch relativ im Vordergrunde steht. Aus diesem Grunde wäre es
wohl besser, den Namen der Sklerose, wie dies *Bezold* anfänglich
gethan hat, ganz fallen zu lassen und ihn zu ersetzen durch denjenigen des pathol. anatomischen Prozesses und in Zukunft zu sprechen
von progressiver Spongiosirung der Labyrinthcapsel mit

a) Stapes ankylose, oder

b) mit nervöse Schwerhörigkeit, oder

c) mit Dysacusis. (Combination von *a* und *b*.)

Bei der zuerst von *Bezold* in klinischer und anatomischer Richtung
genau beschriebenen Form mit Stapesankylose findet sich die
Bezold'sche Trias (Hinaufrücken der untern Tongrenze, Verlängerung der Knochenleitung, Verkürzung oder Negativwerden des
E. Rinne); bei der viel selteneren Form *b* mit nervöser Schwerhörigkeit ergiebt, falls dieselbe nicht sehr hochgradig entwickelt ist, die

functionelle Prüfung keine wesentliche Verschiebung der untern Tongrenze, keine Verkürzung des E. Rinne, dagegen Abschwächung der Kopfknochenleitung.

Ausser der functionellen Prüfung ist natürlich die *Anamnese* (Heredität, anfänglich fast unbemerktes doppelseitiges Auftreten in juvenilem Alter oder noch etwas früher und schleichender Verlauf mit progressivem Charakter) von höchster Wichtigkeit zur Feststellung der Diagnose und zur Ausschliessung anderer Formen von progressiver Schwerhörigkeit. Von letztern erwähne ich diejenigen Formen von Gehörabnahme, die als Störung der Acusticus-Function sich äussert in Folge von professionnellen Schädigungen, von constitutionnellen Anomalien (Leukämie, hereditäre Lues), von Intoxicationen, im Anschluss an acute und chronische Infectionskrankheiten, als Begleiterscheinung von Tabes, Acusticus- und Hirntumoren, etc.

Auszuschliessen ist auch die *Presbyacusis* : Die Altersschwerhörigkeit ist keine progressive Spongiosirung. Wie Dr *Sporleder*, Assistent unserer Klinik, auf der letzten Naturforschersammlung in München mitgeteilt hat, wurden seit einigen Iahren die alten Insassen unseres Versorgungshauses bezüglich ihres Gehöres functionell geprüft. Sechs davon, welche allmälig sehr schwerhörig geworden waren und deren Knochenleitung sich als hochgradig herabgesetzt erwiesen hatte, kamen zur Section und ihre Gehörorgane wurden von uns einer sorgfältigen mikroscopischen Untersuchung unterworfen; aber bei keinem derselben fand sich eine Veränderung des Mittelohres, des Labyrinthes, oder der Knochen, welche die Schwerhörigkeit hätte erklären können : es handelte sich offenbar durchgehends um mehr central gelegene Affectionen der Nervenbahn, wie sie dem höhern Alter eigen sind.

In einem nicht functionell geprüften Ohre eines Pfründners fanden wir ein Lipom der runden Fensternische. Ein weiterer Fall war interessant insofern, als sich bei dem alten Manne eine beginnende Einlagerung von osteoïder Substanz an einer Stelle des Ligamentum annulare fand und zwar ohne Knochenveränderung in Stapes oder Fensterrahmen. Es ist dies wohl ein Analogon zu dem Fall *Manasse* (Verhandlungen der Gesellschaft deutscher Naturforscher und Aerzte München 1900, pag. 564) und zeigt dass *ausnahmsweise* im hohen Alter eine Fixation des Steigbügels ohne Beteiligung des Knochens vorkommt.

Selbstverständlich ist es für den Vortragenden, dass Residuen abgelaufener catarrhalischer oder eitriger Mittelohrentzündungen, otitis med. cat. subacuta und Tubenprocesse nicht zur Sklerose zu rechnen sind, was namentlich gegenüber den Operations-Statistiken von *Garnault* und *Sexton* betont werden muss.

Das Bild, welches wir für die pathologische Anatomie und für die Enstehungsweise der « Sklerose » an Hand fremder und eigener Untersuchungen hier entworfen haben, ist sehr wichtig, wenn wir über die *Chirurgische Therapie* dieser Affection sprechen sollen. *Was* haben wir zu operiren? und *wie* sollen wir dabei vorgehen? das sind die beiden Fragen, die hier erörtert werden müssen.

Vor allem aus leuchtet es ein, dass alle die Operationen, welche sich auf Trommelfell, Hammer, Amboss oder gar auf den Processus mastoïdes beziehen, hier gar nicht in Frage kommen und nicht diskutirt werden können.

Ebenso ist eine Operation natürlich nicht indicirt in denjenigen Fällen (*b* und *c*), wo die Spongiosirung mit hochgradiger nervöser Schwerhörigkeit complicirt ist.

Ein chirurgischer Eingriff wäre dagegen gerechtfertigt, wenn er uns in Fällen von *Stapes-Fixation* ermöglichte, entweder die normale Beweglichkeit der Stapesplatte wieder herzustellen oder durch Wegnahme des Stapes eine bewegliche Narbenmembran an dessen Stelle zu erzielen.

Die klinische Erfahrung lehrt uns nun, dass alle *Mobilisationsversuche* bei der Sklerose nicht nur nutzlos sondern häufig entschieden schädlich sind; wir können uns diese Erscheinung auch unschwer erklären, wenn wir uns daran erinnern, dass die Stapes-Fixation bei der progressiven Spongiosirung auf periostaler Knochenwucherung beruht und dass im Allgemeinen periostale Knochenauftreibungen durch Reizungen des Periostes direct hervorgerufen und unterhalten werden.

Mit der *Wegnahme* des Stapes steht es nicht besser. Denn die pathologisch-anatomischen Verhältnisse sind auch in den Fällen, wo die Stapesgegend freiliegt oder durch die Zaufal-Stacke'sche Operation freigelegt worden ist, für die einfache Abreissung und Extraction möglichst ungünstig : die Stapesschenkel, an welchen dabei gefasst wird, sind nicht selten fixirt, zudem öfters spongiosirt und daher abnorm brüchig. Aber auch die Platte lässt sich, wenn sie von Spongiosirungsprozessen ergriffen ist, in toto nicht so leicht entfernen. Stellen wir uns dabei vor, dass nur vorgeschrittenere Fälle mit stärkerer Osteophytenbildung zur Operation gelangen, so können wir uns leicht erklären, warum bisher nur Misserfolge verzeichnet worden sind.

Aber auch in den Anfangstadien, wo die Stapedectomie sich noch ausführen liesse, wird sie voraussichtlich keinen Erfolg haben, da an Stelle der Stapesplatte im günstigsten Falle eine bindegewebige Membran tritt, von deren Rand im weiteren Verlaufe die Bildung von

osteoïder und wirklicher Knochensubstanz mindestens so ungehindert
sich wieder vollziehen und vorwärts schreiten wird, wie unter den
frühern Verhältnissen. Es ist sogar mehr als nur wahrscheinlich, dass
in der neuen Narbenmembran die Vorbedingungen zur Verkalkung
noch günstiger sein werden, als in einem unverletzten Ringbande. Bei
der relativ grossen Ausdehnung, welche die Knochenveränderung in der
Richtung nach oben und vorn schon frühzeitig einnimmt, wäre es aber
auch in den Anfangsstadien nicht leicht, zugleich den *Fensterrahmen
herauszumeisseln*, ohne dass dabei der Facialis sowie die Ansatzstelle
des Ligamentum spirale im untersten Teil der Basalwindung verletzt
würde. Gewöhnlich finden sich auch die Nervenästchen des Utriculus
sowie der obern und äussern Ampulle schon frühzeitig von erkranktem
Knochen umschlossen, sodass ohne Eröffnung und Zerstörung all dieser Gebilde eine Entfernung des erkrankten Fensterrandes nicht
möglich ist. Rechnen wir noch den Umstand hinzu, dass wir die Ausdehnung der Knochenveränderung zum Voraus nicht bestimmen können und dass durchaus nicht selten (in 50 0/0 meiner Fälle und zwar
doppelseitig) die Schnecke und oft auch andere Teile des Labyrinthes
gleichzeitig an verschiedenen Puncten die beschriebenen Veränderungen aufweisen, so müssten wir zum Voraus einen chirurgischen Eingriff der beschriebenen Art nicht nur als durchaus unsicher, sondern
als erfolglos bezeichnen. In Anbetracht des Umstandes aber, dass
solch' ausgedehntere Resection der knöchernen Labyrinthwand zu
Taubheit führt, *müssen wir die betreffende Operation direct verur-
teilen.*

Das Nämliche gilt von dem Anlegen einer separaten Oeffnung im
Promontorium (*Passow*), abgesehen davon, dass auch theoretisch ein
solches Vorgehen nicht gerechtfertigt erscheint, so lange als die runde
Fenstermembran noch functionirt.

Wie eine Umfrage von *Cheatle* ergeben hat, sind in der That, alle
bisherigen Erfolge der Stapedectomie bei progressiver Stapesankylose
bis dahin als klägliche zu bezeichnen. Ihr grösster Lobredner,
H. L. *Jack* sagt : The removal of the stapes is of little use in otitis
media insidiosa (i. e. sclerosis). Noch viel reservirter resp. ablehnen-
der verhalten sich *Knapp*, *Roosa* und *Blake*, und in Deutschland und
Oestreich ist die Discussion über diesen Gegenstand schon längere
Zeit verstummt. Was seither von anderen Autoren in hoffnungs-
vollerem Sinne publiciert worden ist, bezieht sich auf Fälle, welche
mit unserem Thema nichts Gemeinsames haben. So ist denn am
internationalen Congress in Rom 1894 die Hoffnung auf die Möglichkeit
einer operativen Behandlung der Sklerose regelrecht und feierlich

zu Grabe getragen worden, ohne dass heute an diesem Thatbestand etwas geändert und sie wieder zu frischem Leben erweckt werden könnte.

Dagegen möchte *Referent* zum Schlusse noch erwähnen, dass die von ihm (1898) aus theoretischen Gründen vorgeschlagene Phosphor-therapie (Emulsio Kassowitz phosph. 0,01 100.0 tgl. 2 Mal 1 Esslöf-fel voll), wenn sie jahrelang consequent fortgesetzt wird, sehr oft und gerade in rasch progredienten Fällen den Prozess zum Stillstand zu bringen, ab und zu sogar Besserung der Geräusche und der Schwer-hörigkeit herbeizuführen vermag und dass es sich nach den mehrjähr-igen und ausgedehnten Erfahrungen *Siebenmanns* verlohnen würde, wenn dieser Art der Therapie, welche längst über das Stadium des Versuchs hinaus ist, allgemeine Aufmerksamkeit geschenkt würde.

TRAITEMENT CHIRURGICAL DE LA SCLÉROSE OTIQUE

RAPPORT

par **M**. le docteur Ricardo **BOTEY**,

de Barcelone.

Je suis depuis très longtemps convaincu que la sclérose otique est une tropho-névrose. Les lésions en sont disséminées la plupart du temps d'une manière assez capricieuse et rarement celles-ci se trouvent uni-quement localisées dans l'oreille moyenne ; le plus souvent les dé-sordres de la caisse coïncident avec des processus semblables du laby-rinthe, des cellules de la mastoïde, de l'antre et quelquefois même aussi du squelette et de la muqueuse des fosses nasales et du naso-pharynx.

Ces lésions comitantes sont souvent très atténuées, mais le trouble nutritif est partout présent, l'atrophie des éléments épithéliaux, ner-veux et glandulaires est indéniable, malgré son apparence insigni-fiante et trompeuse ; malgré aussi que nos méthodes d'examens oto-scopique et fonctionnel ne puissent établir que cette tropho-névrose a dépassé les confins de la caisse pour envahir la capsule labyrinthique, que quand les altérations ont déjà sérieusement attaqué les terminai-sons neuro-épithéliales du nerf acoustique.

En d'autres ternes, je pense que l'otite sèche, l'otite hyperplasique, ou la sclérose de l'oreille sont une *panotite*, qui évolue différemment ou se cantonne de préférence dans certains points que dans d'autres de l'oreille moyenne et interne selon les hasards pathologiques, et que malgré qu'il existe très souvent depuis longtemps des altérations de la caisse et même de la capsule ces lésions n'étant pas précisément placées dans le trajet principal des ondes sonores (osselets, fenêtre ovale et ronde) ou dans les terminaisons du nerf acoustique, elles demeurent pour ainsi dire à l'état latent.

Ceci posé, il va sans dire que je ne vais pas me montrer ici très partisan du traitement chirurgical de la sclérose otique.

Néanmoins, j'ai essayé maintes fois de guérir ou d'améliorer la surdité par otite sèche, au moyen des diverses interventions chirurgicales exécutées dans ces derniers temps.

J'ai mis à contribution : A. La perforation du tympan. B. La mobilisation de l'étrier. C. L'extraction du marteau, de l'enclume et de la membrane. D. La mobilisation profonde de l'étrier, après la section des brides et adhérences de ses branches à la niche de la fenêtre ovale. E. Et finalement, l'extraction de l'étrier.

Il faut absolument pour intervenir avec quelque chance de succès que les divers moyens d'examen de l'acuité auditive démontrent que le labyrinthe est intact.

La montre au contact des parois du crâne doit être entendue sur la mastoïde, la région temporale et la région zygomatique. Le Weber latéralisé sur l'oreille la plus sourde et le Rinne négatif. La perforation du tympan doit améliorer, si peu que ce soit, l'audition.

Quand on possède ces quatres données on peut intervenir, surtout si l'audition est tombée à quelques centimètres pour la montre et la voix chuchotée.

A. *Perforation du tympan.* — Si cette petite opération est instituée dans un but diagnostique je l'exécute avec un petit cristal d'acide chromique fondu à la flamme de l'alcool, sur l'extrémité d'un stylet. Au bout de quelques minutes, la perforation est réalisée. Point n'est besoin d'anesthésie préalable à la cocaïne. Seulement, si après l'application de ce caustique sur le cadran postéro-inférieur du tympan le malade se plaint d'une cuisson très vive au fond de l'oreille, je place au contact de la membrane une boulette de coton imbibée d'une solution concentrée de cocaïne et la douleur disparaît presque aussitôt.

Au point de vue thérapeutique j'ai pratiqué 8 fois la perforation du tympan dans l'otite sèche. J'utilise la perforation du tympan quand le conduit est étroit et tortueux, l'extraction des osselets étant difficile.

Le procédé opératoire est à peu près celui de Miot, c'est-à-dire j'enlève complètement la membrane en coupant le manche du marteau en dessous de l'apophyse externe.

Malgré l'antisepsie la plus rigoureuse j'ai vu se produire fréquemment une inflammation suppurative des lèvres de la plaie tympanique et de la caisse qui a duré quelques semaines. La perforation a diminué d'étendue et des brides et ponts membraneux se sont formés après la cessation de l'écoulement.

A la longue, c'est-à-dire au bout de deux ans, la surdité est restée à peu près la même qu'avant l'opération. Dans deux cas elle fut même aggravée. Dans les six autres cas je n'obtins qu'une amélioration de quelques centimètres pour la montre et de quelques décimètres pour la voix chuchotée; mais, la première année écoulée les malades n'étaient pas satisfaits car ils entendaient à peu près comme avant l'opération.

B. *Mobilisation de l'étrier.* — J'ai exécuté cette opération 22 fois dans l'otite sèche et plus de 50 fois dans les cas de brides, rétractions, synéchies et ankyloses consécutives aux suppurations de la caisse. Dans ces derniers cas j'ai toujours ou presque toujours amélioré l'audition des malades. Dans 5 cas, l'amélioration fut, instantanément, considérable, il existait une perforation excessivement large et l'étrier était parfaitement visible par le conduit dans l'aire de cette perforation; je pus rompre, chemin faisant, des adhérences avec la niche et les malades entendirent de suite la voix chuchotée à 4 ou 5 mètres, et la montre à 50 ou 60 centimètres.

Mais malheureusement dans les cas d'otite sèche, l'amélioration a été, quand il y en eut, constamment insignifiante et passagère; même en réopérant plusieurs fois les malades, je n'ai pu obtenir que des résultats peu encourageants.

Il résulte donc, d'après mon expérience, que la mobilisation de l'étrier dans l'otite sèche est une mauvaise opération. Je ne l'utilise plus depuis longtemps quand il s'agit de sclérose auriculaire, car le *stimulus* traumatique occasionne la migration d'une certaine quantité d'éléments embryonnaires qui répandus dans les mailles du tissu conjonctif et entre les éléments épithéliaux s'organisent plus tard en tissu connectif adulte qui s'ajoutant à la sclérose déjà existante empirent plus tard la situation, le malade devenant en définitive, au bout d'un an et demi, plus sourd qu'avant l'opération.

Tout de même, je pratique encore assez souvent la mobilisation de l'étrier dans les cas de fixation de cet osselet après l'otite moyenne suppurative: surtout s'il persiste une perforation favorable à l'exécution de cette opération sans ouverture du tympan. Les résultats sont bien supérieurs à ceux obtenus dans l'otite sèche, bien plus persistants, mais quelquefois aussi il faut réopérer les malades et même dans quelques occasions on finit par perdre patience et le malade reste en dernière ressource presque aussi sourd qu'avant l'opération, car il n'est pas toujours possible de rompre toutes les adhérences de l'étrier et dans quelques cas la néoformation conjonctive inutilise chaque fois nos efforts.

C. *Extraction du marteau de l'enclume et de la membrane du tympan.* — Je ne trouve aucun avantage à exécuter, comme Garnault et Malherbe, l'opération de Stacke pour extraire le tympan et les osselets. En Espagne tous les malades refusent une opération d'une certaine importance dans le simple but d'essayer d'améliorer l'audition. Je n'ai donc aucune expérience sur l'extraction du marteau, de l'enclume et du tympan par voie externe, en perforant la mastoïde et en enlevant la paroi postéro-supérieure du conduit auditif avant de faire sauter le mur de la logette.

Quand le conduit est large et pas trop courbé, on peut toujours enlever le tympan et les deux premiers osselets sans ostéotomie préalable et on fait ainsi une opération bénigne. En outre, comme l'affirme le docteur E.-J. Moure dans son travail[1], « dans le mouvement qui consiste à faire sauter le marteau et l'enclume, il n'est pas douteux que l'on mobilise assez fortement l'étrier pour permettre d'améliorer l'ouïe du malade ».

Mais après cette mobilisation indirecte le ravivement de l'hyperplasie conjonctive empire plus tard la situation, comme dans les cas de simple mobilisation de l'étrier cités plus haut.

Point n'est besoin de faire sauter, par le conduit, une portion plus ou moins étendue de la paroi externe de l'attique pour l'extraction du marteau et de l'enclume et même pour mobiliser fortement l'étrier dans quelques cas.

Point n'est besoin non plus de donner le chloroforme pour ces petites opérations, même si l'on fait sauter le mur de la logette. Je me sers depuis quelques mois, pour l'anesthésie locale, de la formule suivante recommandée par le docteur Albert A. Gray, de Glasgow :

Alcool de 40° . . . . 10 grammes.
Huile d'aniline 10   —
Chlorhydrate de cocaïne. 2

On obtient avec cette solution une anesthésie complète du fond de

1. *Traitement chirurgical de l'otite moyenne chronique*, etc. (Congrès intern. de Moscou, 1897.)

l'oreille dans presque toutes les occasions, même dans les cas où le tympan est enflammé.

Je ne décrirai pas la technique suivie par moi; uniquement j'ajouterai que si l'antisepsie a été rigoureuse, au bout de 4 ou 5 semaines la cicatrisation est parfaite sans suppuration bourgeonnante. Malheureusement il advient assez souvent un suintement séro-purulent qui produit des épaississements, des bandes et rubans membraneux, circulaires, irréguliers quelquefois, et qui englobent à la partie postéro-supérieure de la caisse, c'est-à-dire dans les environs de la niche de la fenêtre ovale, les branches de l'étrier, l'étouffant et le cachant de telle manière qu'il est presque impossible de le trouver pour le mobiliser de nouveau. L'on est obligé de sectionner à l'aveuglette le tissu inodulaire qui recouvre cette région et l'on peut alors arracher l'étrier ou le casser par une de ses branches, si l'on n'agit pas avec une prudence extrême.

En outre, il se forme aussi aux alentours du cadre tympanal une nouvelle membrane, plus mince la plupart du temps, mais aussi plus adhérente au promontoire, qu'il faut enlever deux, trois et même quatre fois de suite dans l'intervalle de quelques mois. Les malades alors perdent assez souvent patience et finissent par ne vouloir plus subir de nouvelles opérations, car celles-ci à mesure qu'elles se répétent sont de plus en plus douloureuses.

Quant aux résultats obtenus par moi en voici un très court résumé. Sur 10 cas d'extraction du tympan, du marteau et de l'enclume je n'ai obtenu d'amélioration permanente de l'ouïe que chez un malade, mais cette amélioration n'a pas été considérable. Dans un autre cas (homme de 55 ans) où l'audition était tombée à 1 centimètre pour la montre et 8 centimètres pour la voix chuchotée, le malade devint complètement sourd après l'opération. Il faut croire que malheureusement il se produisit une hémorragie vestibulaire et même cochléaire qui détruisit les terminaisons neuro-épithéliales du nerf acoustique; cette hémorragie fut probablement provoquée par la luxation et peut-être l'enfoncement de la platine de l'étrier dans l'intérieur du vestibule, au cours des manœuvres d'extraction de l'enclume, l'articulation incudo-stapédale étant bien plus solide qu'à l'ordinaire.

Dans mes cas, au bout de 6 à 10 mois, l'amélioration de 5 à 7 centimètres pour la montre, et de 10 à 20 centimètres pour la voix chuchotée disparaissait. Les résultats obtenus par moi dans ces 8 cas restants sont bien médiocres à moins de croire que je suis tombé sur une mauvaise série.

D. *La mobilisation profonde de l'étrier après la section des brides et adhérences à la niche de la fenêtre ovale.* — Cette opération n'est généralement possible que si l'on fait au préalable la résection d'une portion de paroi externe de l'attique. Je fais toujours cette opération préliminaire par le conduit, me servant uniquement de l'anesthésie locale.

Naturellement il faut que le malade ne soit pas trop sensible et même un peu courageux, car l'opération, quand le conduit est large, avec l'instrument de Mounier produit une mauvaise impression et j'ai dû assez souvent, après avoir réparé 2 ou 3 lamelles d'os du mur de la logette, ajourner l'intervention pour la terminer plus tard, le malade étant même pris d'une syncope.

En outre, le sang gênant beaucoup les manœuvres sur les alentours des branches de l'étrier, j'exécute très souvent aussi pour cette cause l'opération en deux temps. Cette opération est assez pénible pour le malade et pour le médecin; malgré cela, j'ai pu une fois la mettre à exécution sans résection préalable du mur de la logette, en sectionnant le manche du marteau et le tympan enlevé, en introduisant mon petit miroir intra-tympanique présenté en 1890 au Congrès de Berlin.

Je pus alors voir la situation de l'étrier, et avec les petits couteaux coudés en baïonnette que je présentais aussi à ce Congrès je coupai circulairement les brides et tissus qui entouraient l'étrier jusqu'à sa base.

Les résultats obtenus dans ce dernier cas furent de 11 centimètres pour la montre et de 50 centimètres pour la voix chuchotée, le malade entendant la montre au contact et la voix à 2 centimètres de l'oreille avant l'opération. Mais malheureusement au bout de deux mois le malade était presque aussi sourd qu'avant l'opération.

Chez les quelques autres malades opérés avec résection du mur de la logette par le conduit, le résultat fut moins important, presque nul dans deux cas.

E. *Extraction de l'étrier et des autres osselets de l'oreille.* — J'ai longtemps hésité avant de me décider à mettre en pratique cette opération, les résultats étant de toutes parts assez médiocres. Enfin dernièrement j'entrepris cette opération chez un ancien scléreux à tympan calcaire et qui n'entendait la voix chuchotée que sur le méat, le Rinne étant négatif et percevant encore la montre sur la mastoïde. Le résultat fut absolument nul, malgré que je pus extraire l'étrier sans casser ses branches et sans séparer une portion de mur de la logette.

Je pense donc que Politzer a raison quand il assure que l'importance de l'extraction de l'étrier n'est pas grande, de même que sa mobilisation, parce que les lésions graves se trouvent dans le labyrinthe.

D'après le professeur viennois la fixation de l'étrier provient de la formation dans le labyrinthe membraneux (dans la capsule) du tissu osseux qui gagne la plaque de l'étrier, plaque dont l'enlèvement ne saurait empêcher l'oblitération de la fenêtre ovale.

Moi-même je conçus de grandes espérances sur cette opération lors de mes expériences sur les animaux en 1890, expériences qui firent l'objet d'une longue communication au Congrès de Berlin. Aujourd'hui, et malgré mes premiers optimismes, je pense qu'il ne faut conseiller cette opération qu'avec une extrême réserve et que dans les cas où la fixation de cet osselet est causée par des cicatrices ou des adhérences après les affections suppuratives de la caisse, on peut l'exécuter sans crainte car dans ces cas le labyrinthe et sa capsule sont intacts.

Donc, dans l'ankylose d'étrier consécutive à l'otite sèche les résultats sont disparates, et la plupart du temps nuls au bout de deux ans du traitement chirurgical, car l'on ne peut savoir du vivant du malade l'état de la fenêtre ronde et du labyrinthe, malgré les moyens d'investigation dont nous disposons.

Il ne me semble pas bien acquis que les seuls malades qui puissent profiter de l'ablation du tympan et des osselets soient ceux chez lesquels l'épreuve de Rinne est négative, ce qui indiquerait d'après Behrens que l'affection est strictement limitée à l'oreille moyenne. Ceci est peut-être vrai dans beaucoup de cas, mais on en trouve d'autres où l'audition est très diminuée et où la perforation du tympan ne procure aucune amélioration, et si l'on exécute l'ablation du tympan et des deux premiers osselets le résultat est à peu près nul ou insignifiant, ce qui prouve que la tropho-névrose a dépassé les confins de la caisse.

Ma statistique est absolument décourageante, car les résultats obtenus par moi sont, dans la sclérose de l'oreille moyenne, tout au plus médiocres, assez souvent insignifiants et à la longue presque toujours nuls. En outre, il peut arriver que l'opération aggrave considérablement la surdité. Peut-être plus tard, quand les indications seront plus précises, quand la technique aura été perfectionnée, j'obtiendrai moi-même de meilleurs résultats: mais quant à présent, il ne faut faire exception que pour les reliquats des otites moyennes purulentes.

Toutefois, attendu le pronostic inexorable de l'otite sèche abandonnée à elle-même, l'extraction du tympan et des osselets peut être essayée comme une tentative hasardeuse de pronostic assez difficile à soupçonner d'avance, car il peut exister des lésions plus profondes et l'opération, en outre, produit plus tard une néoformation inodulaire proliférative, comme je le démontrai en 1890 au Congrès de Berlin. En effet, je disais alors, en m'occupant de mes expériences sur les animaux, *que souvent, quand l'excitation du périoste du promontoire qui entoure la fenêtre ovale n'est pas accentuée, la fenêtre ovale ne fait que se rétrécir plus ou moins en laissant quelquefois une très petite ouverture par où passe juste la petite tige de l'étrier. Alors il arrive toujours que la platine de l'étrier située plus profondément, s'ossifie complètement augmente beaucoup d'épaisseur et se* SOUDE COMPLÈTEMENT AVEC LA VÉRITABLE FENÊTRE OVALE SITUÉE AU FOND. *Ceci expliquerait le mécanisme de certaines ankyloses de l'étrier chez l'homme sans invoquer une maladie spéciale, mais simplement par une propagation à distance de l'inflammation au périoste de la base de l'étrier et des contours de la fenêtre ovale dans les catarrhes interstitiels de la muqueuse.*

Finalement, les résultats *transcrits* par la plupart des auteurs sont presque tous pris quelques semaines ou quelques mois après l'opération. Comme le traumatisme produit une congestion avec transsudation séreuse et embryonnaire qui donne de la flexibilité aux tissus pendant quelque temps et assouplit par conséquent le mouvement des articulations des osselets, il faudrait ne prendre les résultats qu'au bout de deux ans. Je suis sûr qu'alors, la plupart des malades affectés d'otite sèche et soi-disant améliorés considérablement par l'opération se trouveraient entendre moins ou à peu près comme avant l'opération.

Au cours de mes travaux anatomiques sur l'extraction de l'étrier chez les animaux (1890), sur la ponction de la fenêtre ronde (1896 et 1897), et dernièrement sur l'absence de cloisonnement de la caisse (1899), j'ai souvent examiné des organes auditifs de cadavres de personnes âgées. dépassant la cinquantaine; les sujets jeunes étant réservés, par les garçons d'amphithéâtre, à la désarticulation des os du crâne pour l'étude de l'ostéologie. Comme les cadavres furent pris au hasard, je ne pouvais savoir si ayant trouvé des lésions franchement scléreuses et adhésives dans la caisse, l'individu porteur de ces altérations avait été plus ou moins sourd du côté de l'oreille examinée par moi dans mon laboratoire.

Comme en Espagne il n'existe pas une seule clinique otologique hospitalière où l'on puisse par conséquent faire des autopsies, l'étude anatomo-pathologique de la sclérose otique reste à peu près impossible comme contrôle des symptômes notés pendant la vie. Il faut donc prendre les cadavres tels qu'on les trouve. sans renseignements antérieurs ou en se contentant de renseignements très vagues dans quelques cas rares.

Tout de même. comme la sclérose otique est assez commune de quarante à soixante ans, et les lésions de l'oreille moyenne qu'elle produit, facilement reconnaissables, je pus, chemin faisant remarquer que toutes les fois que je trouvais des traces de phlegmasie chronique interstitielle de la muqueuse de la caisse avec ankylose de l'étrier et formation de brides et ponts membraneux dans l'oreille moyenne, le labyrinthe et principalement la paroi externe du vestibule se trouvaient toujours simultanément affectés des mêmes troubles trophiques. Dans un cas même, où les lésions de l'oreille moyenne étaient insignifiantes (sujet de 60 à 70 ans), je remarquai que le vestibule et la première portion du canal cochléaire étaient fortement hyperostosés, la base de l'étrier formant une saillie à l'intérieur du labyrinthe dans l'aire d'une forte saillie constituée par le ligament annulaire ossifié et le canal cochléaire étant réduit à son entrée presque à un pertuis filiforme.

Dans une autre pièce anatomique je trouvai la niche de la fenêtre ronde indiquée par un petit creux dont le fond était dur, la membrane de cette ouverture étant complètement absente. Il va sans dire que sur cette deuxième préparation il existait différentes traces de sclérose dans l'oreille moyenne.

Dans une troisième préparation où l'étrier était fortement ankylosé par infiltration calcaire du ligament annulaire et adhérence des branches de cet osselet aux alentours de la niche de la fenêtre ovale hyperostosée, l'intérieur du limaçon se trouvait en partie rétréci par la néoformation de tissu osseux spongieux distribué irrégulièrement.

Finalement, dans une quatrième préparation décalcifiée, les coupes horizontales, traversant la capsule du labyrinthe en entier, me donnèrent le résultat suivant : l'intérieur du vestibule est rétréci dans tous les sens par hyperostose de ses parois; les ampoules des canaux demi-circulaires sont aplaties irrégulièrement; le canal horizontal est engorgé à son extrémité périphérique et la portion du limaçon voisine du vestibule est remplie dans l'espace compris entre le canal cochléaire et le canal vestibulaire, de tissu conjonctif sous forme de minces filaments multiples, en partie calcifiés.

Comme je ne faisais pas une étude anatomique sérieuse de la question je ne vis que quelques autres cas où les lésions labyrinthiques furent trouvées bien moindres. Je me crus suffisamment instruit, malgré que je n'avais pu étudier que sommairement l'anatomie pathologique des lésions labyrinthiques de la sclérose de l'oreille. J'acquis la conviction que *l'otite sèche est une lésion inflammatoire interstitielle chronique. presque toujours panotitique, de nature tropho-neurotique et que quelquefois les lésions se trouvent bien plus étendues dans le labyrinthe que dans l'oreille moyenne.* Ces lésions ayant, comme l'a dit le professeur Politzer, leur principal foyer dans le vestibule, sur la face interne de la fenêtre ovale, et de là s'irradiant très lentement vers la caisse, vers le canal cochléaire et vers les canaux semi-circulaires d'une manière excessivement capricieuse et irrégulière, toute intervention sur la caisse devient presque inutile dans la plupart des cas.

Je terminerai ce travail par les conclusions suivantes :

1° Dans l'otite sèche pour avoir le droit d'essayer le traitement chirurgical, malgré son inefficacité presque constante, il faut que la perception crânienne de la montre soit conservée, que le Rinne soit négatif, le Weber latéralisé du côté malade et que la perforation du tympan améliore si peu que soit l'audition.

2° On peut, quand le conduit est étroit, exécuter la perforation permanente du tympan, mais malgré que l'on obtienne quelquefois une légère amélioration de l'ouïe, au bout de deux ans, et en supposant que les brides et diaphragmes ont été détruits, le malade redevient aussi sourd qu'avant l'opération.

3° La mobilisation de l'étrier dans l'otite sèche est une intervention complètement inutile, car l'amélioration obtenue est toujours (quand il y en a) transitoire. Cette opération est uniquement justifiée dans les conséquences de suppuration, et même dans ces cas l'amélioration obtenue, consécutive à la rupture des adhérences de l'étrier, n'est pas toujours très considérable et définitive.

4° L'extraction du marteau, de l'enclume et de la membrane, peut parfaitement être exécutée par le conduit, quand celui-ci est large. Les résultats obtenus sont médiocres ou insignifiants dans l'otite sèche. Les résultats éloignés sont à peu près nuls; ils peuvent même avoir pour conséquence une aggravation considérable de la surdité.

5° La mobilisation profonde de l'étrier peut être exécutée sans l'opération de Stacke. Il suffit d'enlever par le conduit une portion du mur de la logette. Dans l'otite sèche les résultats obtenus par cette opération sont le plus souvent minimes et rarement permanents.

6° L'extraction de l'étrier, malgré les grandes espérances conçues est une mauvaise opération. Les résultats sont, dans l'otite sèche, presque nuls.

7° Le traitement chirurgical de l'otite sèche est une fausse route par où s'est engagée l'otologie moderne, car comme il s'agit probablement d'une tropho-névrose et que les lésions sont la plupart du temps *panotitiques*, tous les moyens employés pour modifier les organes de transmision des ondes sonores vers le labyrinthe ne peuvent faire que celui-ci, presque constamment malade ou en train de le devenir, ne soit affecté de plus en plus.

8° Les expériences sur les animaux que j'ai entreprises, ne sont pas du tout applicables à l'homme, car chez les animaux le labyrinthe est intact, et chez nos semblables il est presque toujours plus ou moins affecté, malgré que nos moyens d'investigation, encore imparfaits, ne puissent toujours le démontrer.

9° Ces mêmes expériences entreprises par moi chez les animaux en 1890 et répétés en 1896 démontraient déjà presque d'avance l'inutilité du traitement chirurgical de la sclérose otique, puisque en excitant quelque peu que ce fût les alentours de la fenêtre ovale, la platine de l'étrier s'ossifiait complètement, se soudait à la fenêtre ovale et celle-ci se rétrécissait par épaississement et ossification de sa niche, consécutivement à la propagation à distance d'une inflammation interstitielle de la muqueuse.

10° Étant presque acquis que la sclérose otique est une tropho-névrose, avec formation de substance conjonctive et osseuse, principalement dans la capsule labyrinthique, aux alentours de la fenêtre ovale, dans le canal cochléaire et même dans les spires du limaçon, les terminaisons névro-épithéliales du nerf acoustique étant plus ou moins malades le traitement chirurgical de la sclérose de l'oreille est d'une utilité nulle ou tout au plus douteuse, dans presque tous les cas.

DISCUSSION

M. MIOT (de Paris). — De l'avis de M. Botey sur la plupart des points, je me sépare de lui lorsqu'il dit que dans certains cas on obtient par une opération une amélioration de l'audition, mais que cette amélioration disparaît au bout de quelque temps.

Il est certain que cette amélioration diminue au bout de quelques jours et ne redevient jamais égale à celle des premiers jours consécutifs à l'opération, mais l'acuité auditive reste en général toujours supérieure à celle qui existait avant l'opération.

Comme le dit fort bien le professeur Politzer, il est certain qu'on obtient souvent une augmentation de l'acuité auditive par la section des brides cicatricielles immobilisant l'étrier. Dans d'autres cas, au contraire, on voit du tissu cicatriciel plus abondant et plus dense, se former après les interventions et rendre l'étrier encore moins mobile qu'avant l'opération.

M. SUAREZ DE MENDOZA (de Paris). — J'ai essayé, messieurs, depuis vingt ans, toutes les opérations conseillées pour guérir ou soulager les bourdonnements et la surdité consécutifs à la sclérose de la caisse. Quoique la vérité ne soit pas très encourageante, je crois qu'on doit avoir le courage de la dire.

Paracentèse, myringodectomie, ténotomie de Weber-Liel, mobilisation de l'étrier, évidement pétro-mastoïdien de Malherbe; ces divers procédés peuvent donner de petites améliorations momentanées pouvant suggestionner le malade, mais pas une ne donne un résultat durable.

Je suis donc arrivé à cette conclusion : que s'il est humain de ne pas décourager le malade en lui faisant un pronostic fatal, s'il est charitable de lui donner un traitement anodin et lui confier une poire de Politzer, voire même un masseur; il est surtout consciencieux, du moins jusqu'à nouvel ordre, de ne pas intervenir chirurgicalement à moins de le faire dans la *Clinique* et avec *l'assentiment sciemment* donné par le malade qui, dans l'espèce deviendra le collaborateur de nos expériences à la recherche du mieux.

M. Miot. — M. Siebenmann vient de dire que le Rinne indique une ankylose de l'étrier. Ceci peut être vrai chez un certain nombre de malades, mais il y en a d'autres chez lesquels le Rinne est négatif et qui n'ont pas d'ankylose de l'articulation stapédo-vestibulaire, ainsi qu'on peut le constater par l'incision du tympan et l'attouchement de l'articulation incudo-stapédale avec un stylet.

M. Loewenberg. — Le traitement de la sclérose doit, pour être rationnel, avoir pour base la connaissance exacte de *la nature* de cette épouvantable maladie, cause habituelle des grandes surdités. Or, la description des traités d'otologie qui nous la dépeignent comme une atrophie générale du revêtement de la caisse, avec trompe largement béante, est absolument fausse. Selon mon expérience, chez une immense proportion des malades, il y a au contraire catarrhe de la caisse avec épaississement et hypersécrétion.

Étant donnés les mauvais résultats obtenus jusqu'ici dans le traitement de la sclérose, je conseille de se borner à soigner ce catarrhe, ce qui donnera souvent de bons résultats, attendu que ce dernier aggrave notablement la sclérose et cause les grandes oscillations de l'ouïe chez ces malades. C'est tout ce que je conseille de faire en attendant que la valeur du traitement chirurgical soit définitivement établie.

DES SUPPURATIONS BÉNIGNES DE L'ATTIQUE EXTERNE

par M. le docteur Ricardo BOTEY,

de Barcelone.

Voilà une question encore insuffisamment connue, malgré que récemment l'attention se soit éveillée sur cette variété de suppurations de l'oreille.

Depuis que le professeur Politzer, au Congrès international d'otologie et de laryngologie de Paris, en 1889, fit passer sous les yeux de l'assemblée une grande série de préparations à la loupe accompagnées de dessins explicatifs permettant d'établir les limites de l'attique externe, en citant plusieurs modifications pathologiques de cette cavité minuscule, la littérature de la spécialité ne s'est guère enrichie de nouvelles données sur cet article.

On a bien étudié les suppurations de l'attique en général, la carie des osselets, la perforation de la membrane de Shrapnell, la destruction du mur de la logette, etc., mais on a englobé ces diverses lésions avec les maladies de la cavité épitympanique, sans faire de distinction bien radicale entre ces suppurations de l'attique interne et celles de l'attique externe, malgré leurs différences cliniques et leur pronostic et traitement bien distincts.

Vous savez tous ce que c'est que l'attique externe, l'espace compris entre le marteau et l'enclume d'un côté et la paroi externe de la caisse de l'autre côté; cet espace est principalement situé derrière la membrane de Shrapnell, entre celle-ci, le col et tête du marteau, et le corps de l'enclume. L'attique externe constitue jusqu'à un certain point une entité anatomique et j'ai observé une série de cas où la suppuration était exclusivement limitée à cette partie externe de l'attique, avec intégrité de la caisse inférieure et de la cavité attico-mastoïdienne.

Je laisserais de côté les cas de suppuration de l'attique externe compliqués d'atticite, d'antrite, de mastoïdite ou d'infection intra-cranienne, la plupart de ces cas n'étant à la rigueur que des observations de suppuration attico-antrale vulgaire avec le cortège habituel des diverses propagations aux cavités voisines et participation de l'attique externe à ce processus morbide.

Je ne traiterais donc que des cas où la suppuration, ou même la carie, est strictement limitée à cette minuscule cavité.

Depuis mes recherches anatomiques pour vérifier la non-existence d'une membrane cloisonnante qui diviserait la caisse en deux compartiments : tubaire et attico-mastoïdien, j'ai étudié avec quelques détails cette partie externe de l'attique. Après l'ablation du toit de la caisse on voit de suite l'articulation de l'enclume avec le marteau, divisant la logette des osselets en deux portions inégales : l'externe (attique externe) un peu plus petite, constitué par la face externe du corps de l'enclume et du marteau et par la face interne du mur de la logette, en dehors. Ces deux parois de l'attique externe, distantes de deux ou trois millimètres l'une de l'autre, se rapprochent et se touchent au bas, limitées par le ligament externe du marteau et la paroi supérieure de la cavité de Prussack, en avant, et par le fond supérieur de la bourse postérieure de von Tröltsch en arrière.

La portion interne (attique interne) ordinairement appelée *attique*, forme une cavité bien plus profonde et large entre le marteau, l'enclume et la paroi interne de la caisse, dont je ne vais pas m'occuper ici.

L'attique externe est limité en haut par le ligament supérieur du marteau, par où il communique largement, en avant et en arrière de celui-ci, avec l'attique interne. Une grande partie de l'attique externe est constituée par la face interne du mur de la logette, où est à son point le plus déclive; le passage se trouve intercepté par un plancher fibro-membraneux très mince, très souvent discontinu, formé d'arrière en avant. par le repli externe de l'enclume, le ligament externe du marteau, le toit de la cavité de Prussack, et le ligament antérieur du marteau.

Entre le ligament externe et l'antérieur du marteau, le toit de la cavité de Prussack constitue un repli muqueux excessivement mince, situé plus bas, qui facilite l'extagnation du pus. Entre ce même ligament externe du marteau et le bord antérieur du repli externe de l'enclume, il existe souvent une fente, un vide par où peut se loger de la sécrétion qui peut alors depuis l'attique externe tomber dans la caisse en passant entre la portion postérieure du tympan et la face externe de l'enclume. Ce même vide situé quelquefois sous le repli externe de l'enclume, permet au pus de passer facilement en arrière vers l'antre en passant par l'angle inférieur de l'*aditus*.

Néanmoins généralement il s'établit presque toujours des adhérences entre l'apophyse horizontale de l'enclume et la paroi externe de l'attique et le pus, détruisant la frêle paroi supérieure de la cavité de Prussack, se localise entre la tête et le col du marteau et la membrane de Shrapnell, emprisonné alors par des parois rigides et dures telles que le mur de la logette en dehors et le marteau en dedans, le pus doit forcément perforer la membrane de Shrapnell située un peu plus bas.

Assez souvent cette perforation réalisée la carie se produit en plein mur de la logette, principalement sur son bord inférieur. Cette carie ne va pas toujours accompagnée de celle du col et de la tête du marteau, car j'ai observé deux malades de cette catégorie, avec une assez grande échancrure sur le cadran osseux surplombant la membrane de flacide, guérir parfaitement après un traitement minutieux, sans élimination de cet osselet de l'oreille.

Politzer a dit que l'attique externe constitue une entité anatomique; l'observation de quelques cas traités par moi semble prouver que cette minuscule cavité peut aussi, par la manière d'être de certaines de ces localisations morbides, constituer une entité pathologique complètement séparée des vulgaires cas de suppurations de l'attique.

En voici quelques exemples :

I. — Mme B..., femme d'un confrère de Barcelone, vient me consulter, avec son mari, pour une suppuration très douloureuse des deux oreilles. En procédant à son examen je note l'existence d'une rhinite hypertrophique; puis des fongosités sur les deux membranes de Shrapnell. Les tympans sont rouges, mais intacts.

Je réduis la muqueuse des cornets avec le galvano-cautère, et je détruis les granulations situées derrière le col du marteau, trouvant après une assez large destruction de la membrane flaccide, par où la pointe recourbée d'un stylet s'introduirait quelques millimètres en haut et en arrière.

La suppuration avait été très abondante, trois mois en arrière et avait diminué peu à peu. Aujourd'hui elle est presque nulle malgré les restes de fongosités sur la Shrapnell. Je craignais que je ne dusse extraire les osselets et peut-être exécuter l'opération de Stacke. Après un long traitement, fréquemment interrompu, de 8 ou 9 mois, la perforation de la membrane de Shrapnell se cicatrisa laissant de chaque côté, derrière le col du marteau, une dépression en forme de petite fossette.

II. — Mlle Pilar R..., vient me consulter pour une otite moyenne aiguë consécutive à la grippe. Tympan gauche perforé sous l'ombilic, par où sort une abondante sécrétion. Au bout de 20 jours la perforation est cicatrisée, et la croyant guérie je donne son congé à la malade. Elle revient au bout de 5 à 6 jours, se plaignant de nouveau de douleurs au fond de l'oreille. La membrane de Shrapnell est rouge et fortement bombée avec une petite perforation à son centre par où sort à peine une gouttelette de pus séreux. La glicérine cocaïno-phéniquée soulage tellement la malade que je ne la vois qu'au bout de 5 à 6 semaines.

Derrière le col du marteau il s'est formée une granulation assez volumineuse qui cache tout le cadran postéro-supérieur du tympan. Je l'enlève et cautérise son pédicule. J'agrandis quelque peu l'ouverture de la membrane flacide et cautérise l'intérieur de l'attique externe avec le chlorure de zinc pur. Tout marche à souhait et la perforation se cicatrise au bout de trois semaines. La suppuration avait été toujours insignifiante, et la pointe recourbée d'un fin stylet ne pénétrait, entre les deux premiers osselets et le mur de la logette, qu'à une profondeur de 2 ou 3 millimètres.

III. — José M.... (octobre 1898). Otite moyenne suppurée chronique datant de deux ans. Je trouve une production polypoïde pendante au fond du conduit sur la paroi postéro-supérieure. Après son extirpation je m'aperçois que cette granulation volumineuse provient de la paroi externe de l'attique perforée et rugueuse. J'agrandis l'ouverture cariée avec les petites curettes de l'oreille; je cautérise à l'acide chromique à 50 pour 100 la cavité de l'attique externe, et après un traitement de quelques semaines le malade guérit de sa suppuration. Le tympan intact présentait une ancienne cicatrice fermée depuis longtemps.

IV. — Maria D.... (9 octobre 1899). Tympan droit fibreux et fortement adhérent au promontoire, à conséquence de plusieurs otites moyennes suppurées. Perforation de la membrane de Shrapnell en pleine marge du tympan. La suppuration est minime. J'agrandis avec la curette l'ouverture et je trouve des petites granulations sur la paroi de l'attique et sur le col du marteau que je suppose carié. Les cautérisations et les lavages avec l'alcool boriqué finissent par guérir le malade dans l'espace de sept semaines, en laissant une forte dépression cicatricielle derrière le col du marteau et sur le fond du conduit, tout près de la Shrapnell.

V. — Alfonso Gar..., ingénieur, 57 ans (7 novembre 1899). Otite moyenne suppurée chronique gauche, datant de vingt ans, avec une énorme perforation de tout le cadran postéro-supérieur du tympan y compris la moitié postérieure de la membrane de Shrapnell.

C'est un neurasthénique excessivement impressionnable, presque un hypocondriaque qui promène son otorrhée depuis des années, chez tous les médecins et chez tous les spécialistes et pseudo-spécialistes de Barcelone. Il est craintif à l'excès et très inconstant pour se soigner. Il s'est en outre fourré dans l'oreille toutes sortes d'onguents, d'huiles et de liquides divers. Je réussis à l'alarmer un peu et il se soumet assez docilement à un traitement régulier.

La suppuration est minime, les douleurs presque nulles. Je ne vois pas de traces de marteau, que je suppose disparu dans une suppuration antérieure ; la margelle de la paroi externe de l'attique est corrodée sur une étendue de quelques millimètres. Malgré cela il n'existe pas de granulations et le stylet ne pénètre pas profondément en haut par l'attique externe.

Avec des lavages soigneux, des cautérisations au perchlorure de fer et le curettage, je guéris la suppuration dans l'espace de trois mois, et je reste étonné que l'antre et l'attique interne ne se trouvent pas malades.

VI. — Il s'agit d'un adolescent de 14 ans ayant souffert de suppurations de l'oreille à plusieurs reprises. Dernièrement je le vois à la consultation de la clinique. Destruction de toute la membrane de Shrapnell en arrière du collet du marteau. On voit celui-ci et une partie du corps de l'enclume à travers la perforation agrandie par la destruction d'une partie du mur de la logette. La sécrétion est assez modérée ; les deux premiers osselets ne semblent pas cariés au contact du stylet ; celui-ci ne dépasse pas les confins de l'attique externe et trouve de suite une forte résistance en haut. Le tympan est intact et l'antre ne semble pas infecté.

Je cautérise patiemment les granulations du fond de l'attique externe ; curettage du bord osseux du mur ; lavages alcooliques. Guérison au bout de cinq mois de traitement sans élimination d'osselet. Au lieu et place de la lésion il reste une mince membrane accolée intimement aux osselets et recouvrant un espace assez profond et anfractueux.

Ces six observations ne sont pas uniques, j'en possède quelques autres du même genre, dont je n'ai pris des notes suffisamment détaillées et que d'ailleurs je considère inutile de reproduire.

Ces six observations possèdent quelques caractères communs qui ont frappé de suite mon attention.

En premier lieu c'est la sécrétion excessivement peu abondante de pus que présentent tous ces malades de l'attique externe. La suppuration, en effet, mouille très peu le conduit et moins encore le coton du méat auditif. Les malades ne sentent pas mauvais ; ils peuvent passer

48 heures sans lavages des oreilles, car la sécrétion ne sort presque jamais à l'extérieur.

L'audition est très peu compromise; tous ces malades entendent assez bien la montre (de 10 à 50 cent.) et la voix chuchotée (de 1 à 4 mètres).

Le tympan est absolument intact, sans la moindre perforation, même dans les cas où il offre des cicatrices indéniables d'une suppuration antérieure de la caisse.

La perforation de la membrane de Shrapnell toujours derrière le collet du marteau, avec production de granulations, et destruction, assez fréquente, du bord inférieur du mur de la logette.

La rareté relative de la carie des deux premiers osselets malgré la mise à découvert d'une partie du corps du marteau et de l'enclume par la perforation.

Les douleurs minimes ou modérées que ressent le malade, accompagnées rarement de vertiges et de bourdonnements intenses.

La bénignité relative de la localisation de la suppuration à l'attique externe, quand il n'existe pas de carie des osselets, et quand l'attique interne, la caisse et l'antre ne se trouvent pas englobés par le processus morbide, ce qui fait que si l'on n'est prévenu on institue toujours, de prime abord, un pronostic bien plus fâcheux, et on est surpris, après guérison, des résultats presque merveilleux du traitement conservateur.

La suppuration de l'attique externe est presque toujours une maladie d'invasion. Presque toujours aussi les otites moyennes diffuses attaquant toutes les cavités de l'oreille moyenne, finissent par la localisation sur l'attique externe. Je ne puis donner une preuve anatomique de ce fait, mais l'observation clinique semble le démontrer.

D'ailleurs en reprenant l'étude anatomique de l'attique externe j'y ai trouvé les particularités suivantes qui expliquent cette prédilection dans certains cas.

Rarement, à l'état normal, le repli externe du marteau recouvre son ligament externe. Généralement le repli externe de l'enclume est incomplet et laisse un vide entre celui-ci et le ligament externe du marteau. Le pus peut alors pénétrer facilement sous le repli externe du marteau et de l'enclume, et se loger, au commencement, à l'étage supérieur de l'attique externe, car à mon avis, on pourrait à la rigueur subdiviser l'attique externe en deux portions. La supérieure limitée, en haut par la partie la plus externe du tegmen tympani et le ligament supérieur du marteau, en dehors par la paroi osseuse lisse de la logette, en dedans par la moitié externe de la tête du marteau et du corps de l'enclume, et en bas par un plancher en partie ligamenteux et en partie muqueux, fréquemment perforé, qui commence à la proximité du bord inférieur de la paroi de l'attique en dehors et finit immédiatement en dessous de la tête du marteau. En d'autres termes, le plancher de la portion supérieure de l'attique externe est constitué par le toit de la cavité de Prussack.

La portion inférieure de l'attique externe est constituée *in totum* par l'espace de Prussack. Mais dans la portion supérieure de l'attique externe, j'ai trouvé comme Politzer, entre les replis du marteau et de l'enclume en haut et le ligament externe du marteau en bas, des filaments et ponts muqueux inconstants qui retiennent facilement les sécrétions.

Sans décrire l'espace de Prussack, bien connu de vous tous, j'ajouterai seulement que le district antérieur communique quelquefois avec la portion supérieure de l'attique externe et son district postérieur par quelques petits orifices avec le fond de la bourse postérieure de von Tröltsch et par conséquent librement avec la caisse.

Mais ces petites ouvertures se bouchent plus souvent qu'elles ne s'agrandissent dans les processus phlogistiques de l'oreille. Dans toutes les pièces anatomiques que j'ai pu examiner dans ce but et sur lesquelles je trouvais des traces de suppuration, ces espaces minuscules se trouvaient remplis de tissu conjonctif plus ou moins purulent et plus ou moins condensé.

On aperçoit donc parfaitement, que, étant donnés les multiples adhérences et épaississements conjonctifs qui peuvent se former dans la portion supérieure de l'attique externe comme conséquence de l'inflammation, ces processus suppuratoires puissent se cantonner dans ces petits espaces cavitaires indépendamment de l'attique interne, de l'antre et de la caisse.

Nous avons dit que la localisation de la suppuration dans l'attique externe est toujours secondaire. En effet voici ce qui arrive dans la plupart des cas. Le pus, grâce à la perforation du tympan, sort au commencement par celle-ci, mais la suppuration se tarit peu à peu, et la perforation de la membrane se ferme, laissant encore des germes virulents, retenus entre les petits interstices de l'attique externe, qui pullulent, produisent du pus, détruisent les filaments conjonctifs, et finalement perforent la membrane de Shrapnell.

Mais heureusement dans la plupart des cas l'inflammation oblitère les petites ouvertures de la portion supérieure de l'attique externe et le processus morbide doit s'en tenir à l'attique interne et à la caisse.

Il existe des cas où la suppuration est à la fois cantonnée dans l'attique externe et répandue sur le restant de l'oreille moyenne. Je ne m'occuperais pas de ces cas, assez connus, car ils ne sont pas du tout bénins comme ceux qui sont l'objet de cette communication. Ces cas sont passibles de l'extraction des osselets ou de l'opération de Stacke.

Assez souvent c'est l'antre qui contamine l'attique externe. La tête du marteau, le corps et la courte apophyse de l'enclume ressortent en dedans de l'attique externe, qui forme ainsi une gouttière, et le pus arrivé à l'angle inférieur de l'aditus peut se diriger facilement sur l'attique externe, divisé en deux petits canaux par la pointe de l'apophyse horizontale de l'enclume. Cette progression du processus purulent vers l'attique externe est quelquefois favorisée par les brides et ponts membraneux inflammatoires qui obstruent l'attique interne, par l'inclinaison de la paroi externe de l'attique assez semblable à celle de l'antre, et, d'après mes préparations par les filaments et replis conjonctifs situés dans l'aditus et l'antre qui se prolongent vers l'attique externe. En outre, la dépression angulaire située en dehors du corps de l'enclume sur la paroi de l'attique et que Politzer désigne sous le nom de fente de l'attique favorise aussi cette progression du pus vers la portion inférieure de l'attique externe.

Assez souvent aussi, comme je l'ai vu dans quelques-unes de mes préparations anatomiques, l'attique externe est complètement oblitéré en haut à conséquence de l'épaississement des tissus, ils forment un diaphragme imperméable constitué par les plis externes du marteau et de l'enclume et par les ligaments externe et antérieur du marteau, les interstices normaux étant bouchés par ce tissu conjonctif compact qui double même l'épaisseur des replis et les fusionne en un tout opaque et jaunâtre. Dans ces cas la suppuration de l'attique externe est à peu près impossible.

Quant au traitement, les soins minutieux de propreté par les lavages avec la canule de Hartmann; le curettage des portions cariées du mur de la logette au moyen de petites curettes; la cautérisation des granulations avec le chlorure de zinc pur, l'acide chromique, etc., en viennent presque toujours à bout, sans extraction des osselets, et sans l'opération de Stacke, si seulement l'attique externe est intéressé. Voilà pourquoi je les ai qualifiées de bénignes pour les distinguer des suppurations de l'attique externe compliquées d'atticite, et d'antrite bien plus communes mais parfaitement différenciables dans la plupart des cas.

INDICATIONS DU TRAITEMENT CHIRURGICAL DES OTITES PURULENTES MOYENNES CHRONIQUES

par le docteur Théodore **HEIMAN**,

de Varsovie.

Il y a peu de temps encore on croyait communément parmi les médecins et les profanes à un préjugé, passé presque à l'état de dogme, d'après lequel il n'y avait pas lieu de combattre les suppurations dans l'oreille, suppurations qui servaient, croyait-on, à évacuer de l'organisme les matières putréfiées ; cette manière de voir, en l'état actuel de la science, voit de plus en plus disparaître le nombre de ses partisans. Par malheur ces derniers sont encore assez nombreux et plus d'un médecin, sans parler du commun des mortels, considère la suppuration comme une chose naturelle, salutaire pour l'organisme et qu'il faut éviter de traiter, car cette suppuration guérie peut avoir pour la vie du sujet des conséquences dangereuses et fatales. Une telle manière de voir a probablement son origine dans ce fait que, dans le temps, on ne savait pas où établir la différence qu'il y a entre la rétention de la suppuration et sa disparition spontanée ou à la suite du traitement de la maladie fondamentale, cause de la suppuration. L'expérience a démontré que la rétention subite du pus peut être fatale pour l'organisme ; la guérison de la suppuration doit être considérée comme un fait salutaire. On s'est également convaincu aussi avec le temps que, très souvent, pour guérir les otites purulentes moyennes chroniques, les moyens pharmaceutiques ne suffisaient pas, que la suppuration, dans la plupart des cas, était engendrée par des maladies dont la disparition n'était possible que par la voie chirurgicale.

Mais, de même que pour nombre de méthodes et de moyens thérapeutiques, de même aussi le traitement chirurgical des otites purulentes chroniques, non basé sur des indications précises, commença à être appliqué à tort et à travers et l'on tomba d'un extrême dans l'autre : après avoir fait peu de cas des otites purulentes, on leur attribua une importance trop grande et on commença à en chercher l'origine là où elle n'avait rien à voir et où elle ne pouvait être ; après ne leur avoir témoigné que de l'indifférence en les traitant par des moyens la plupart du temps inefficaces et même nuisibles, on se lança dans des opérations chirurgicales souvent très graves qui en réalité étaient parfois superflues.

Les contestations au sujet de la méthode thérapeutique dans les cas d'otites purulentes moyennes chroniques, n'ont pas encore pris fin et il y a lieu de croire que, vu la variété des affections de l'oreille moyenne engendrant la suppuration, la localisation de ces affections dans la cavité tympanique et les cavités avoisinantes, et les propriétés individuelles des divers individus et leur résistance aux affections purulentes dans l'appareil auditif, on peut croire que nous n'arriverons pas de si tôt à savoir quelle est la méthode thérapeutique à appliquer dans chaque cas isolé, s'il faudra choisir la méthode conservative, ou la voie chirurgicale et laquelle ?

Voyons comment et quand se pratique le traitement chirurgical des otites purulentes moyennes chroniques. Le chirurgien, le plus souvent, n'a connaissance de la maladie qu'au moment où il est appelé par le médecin des maladies internes ou un auriste, dont la seule action otiatrique consiste en injections dans l'oreille et à ordonner diverses gouttes.

Cela a lieu à une période où la maladie non localisée dans la cavité du tympan a déjà gagné dans les cavités avoisinantes où elle a déjà provoqué des symptômes inflammatoires et, avant tout, de la douleur et de la fièvre. Que fait alors le chirurgien ? Il attaque l'os derrière l'oreille, trouve le foyer purulent, lorsqu'il existe et s'arrête là, satisfait d'avoir atteint le but qu'il se proposait : il a évacué le pus, ce qui a fait tomber la fièvre et enrayé la douleur. Mais la suppuration de l'oreille disparaîtra-t-elle, l'opération une fois faite ? C'est une question secondaire pour le chirurgien. Bien entendu, on rencontre des chirurgiens éminents, qui ne se contentent pas de cette manière de procéder et de résultats pareils, et tâchent d'atteindre le foyer fondamental de l'affection dans l'appareil auditif ou dans l'os temporal, d'après les règles et les indications posées par les auristes.

Il est certain qu'il existe une série d'otites purulentes moyennes chroniques qui, laissées à l'abandon ou bien traitées par les remèdes pharmaceutiques, disparaissent spontanément après un certain temps ou bien à la suite du dit traitement. Il y a aussi des cas de suppurations chroniques ayant pour base anatomique des troubles dont l'élimination par voie conservatrice paraît être exclue et malgré cela des cas comme les cholesteatomas, carie des os, guérissent tout seuls ou sous l'influence du traitement.

L'expérience a démontré également la rareté des issues fatales des otites purulentes moyennes chroniques surtout dans les affections sous le contrôle des médecins et nous ne les rencontrons presque jamais lorsque la suppuration est causée par l'affection de la muqueuse de la caisse. Les gens atteints d'otite purulente moyenne chronique peuvent même arriver à une vieillesse avancée, comme l'indique Bergmann dans plusieurs cas.

D'autre part, les indications du traitement chirurgical ne sont pas encore fixées et par suite, et souvent à cause de la difficulté que l'on a à atteindre la maladie fondamentale, il arrive que plus d'un traitement par voie chirurgicale ne donne pas de résultat favorable. Quoique l'opération ait été faite avec le soin le plus rationnel, la suppuration ne disparaît pas ou ne cesse que temporairement. En outre, la période de traitement consécutive à l'opération est souvent prolongée et demande presque plus de temps qu'il n'en faudrait souvent pour guérir la maladie par les moyens médicaux.

En outre, l'opération, quoique ne présentant en soi aucun danger, peut cependant, dans certains cas impossibles à prévoir d'avance, devenir l'origine d'une infection générale ou de complications mortelles du côté de la cavité crânienne.

Il faut également tenir compte de cette circonstance que, rarement l'individu qui n'éprouve aucune douleur, et souffre uniquement d'un léger écoulement purulent dont il ne comprend pas l'importance, se soumet à une opération assez grave dans certains cas. Il est possible que dans d'autres pays les gens se soumettent plus formellement aux opérations ; à Varsovie, non seulement le malade ne se fait opérer que rarement, mais encore là où l'opération est indispensable sans toutefois menacer l'existence, le médecin éprouve une grande résistance avant de convaincre le malade ou son entourage de la nécessité de l'opération.

Les adversaires du procédé par voie opératoire vont même jusqu'à prétendre que non seulement le traitement par l'opération n'est pas nécessaire, mais encore ils soutiennent, qu'il n'est pas indispensable d'essayer de guérir les suppurations résistant au traitement conservateur, si l'on surveille le malade et si on le place dans les conditions voulues.

Toutefois ayant admis en principe que les otites purulentes moyennes qui peuvent avoir des suites impossibles à estimer d'avance doivent être guéries, il faut par cela même reconnaître aussi le bien fondé du traitement opératoire, car le fait que nombre d'otites purulentes ne disparaissent pas à la suite du traitement conservateur, ne peut échapper à l'attention de ceux qui envisagent le sujet objectivement. On ne peut pas toujours faire dépendre le traitement par l'opération de l'inefficacité de la méthode conservatrice. Quand nous avons des données sûres, basées sur le tableau clinique et sur des modifications anatomiques indiquant qu'il ne peut être question de guérison par la voie conservatrice, la méthode non sanglante appliquée pendant des mois et même des années, sera inefficace et elle ne peut être justifiée. Je ne parle pas ici des cas où les symptômes existants, exigent absolument l'intervention chirurgicale immédiate.

Lucae dit que le médecin au lieu de tirer gloire du nombre des opérations qu'il a pratiquées, devrait être fier du chiffre de ses malades guéris sans opération. Gradenigo et Eemann ne préconisent l'opération que dans les cas graves. F. Faulder White (Coventry) déplore l'opinion fréquente d'après laquelle l'opération seule serait en état d'amener la guérison, alors que bien des malades peuvent guérir sans elle. Brieger estime que l'opération n'est pas tout et que le traitement consécutif est tout aussi important.

Toutes ces circonstances m'ont amené, depuis longtemps à commencer le traitement des otites purulentes chroniques moyennes par l'application des remèdes pharmaceutiques, tant qu'il n'y a pas d'indications directes, évidents de la nécessité immédiate d'une intervention chirurgicale urgente. On peut se convaincre que je ne suis pas seul à partager cette opinion, en consultant les travaux de nombreux médecins auristes. Je puis [même assurer que cette manière de voir est presque générale chez les médecins auristes et en partie chez les chirurgiens.

Comme exemple, je citerai l'opinion de Bergmann, chirurgien par excellence qui, depuis longtemps, est à l'affût du progrès otiatrique en la matière et qui a fourni beaucoup d'indications précieuses dans le traitement des otites chroniques purulentes moyennes et de leurs complications. Il dit : « Il ne faut pas croire que toute suppuration auriculaire exige une opération; il n'y faut recourir que dans le cas où la suppuration positivement avance, disparaissant pour reparaître et ainsi de suite, amenant de la fièvre et de l'inflammation sur et audessus de l'apophyse mastoïde. » (Die chir. Beh. der Hirnkrankheiten. Edit. III, p. 552.)

Dans le cas où nous appliquons le traitement conservateur, il est impossible de préciser le moment où nous devons l'abandonner et celui où nous devons avoir recours au traitement opératoire. Les cas les plus difficiles sont ceux où l'on peut soupçonner plusieurs foyers purulents; on peut, en effet, ne pas les trouver tous pendant l'opération, et alors les chances de guérison sont incertaines. Le traitement conservateur ne doit pas durer trop longtemps si, malgré les soins les plus rationnels des médecins et la conduite voulue du malade, on n'obtient que des résultats nuls ou à peu près.

On rendra service au malade en le débarrassant par l'opération du foyer purulent ou bien en rendant accessible, pour le traitement consécutif, l'endroit malade. Dans ce cas, on peut recommander au malade l'opération comme moyen préventif des conséquences fatales à la suite des otites purulentes chroniques, sans toutefois pouvoir la considérer comme indiquée et inéluctable.

Le traitement par la méthode conservatrice n'embrasse pas que la cavité du tympan, mais il exerce encore son influence sur les cavités voisines et pour cette raison, lorsque ces dernières sont attaquées et vu leur peu d'accès pour le traitement, ce n'est pas une raison pour ne pas appliquer la méthode.

Or donc, puisqu'il existe tant de conditions militant en faveur du traitement conservatoire des otites purulentes chroniques moyennes, il faut se demander quand et dans quelles conditions il faut recourir à la méthode opératoire. Les adversaires même les plus acharnés de cette méthode, s'ils veulent se maintenir à la hauteur des opinions scientifiques actuelles et ne pas traiter à la légère les résultats acquis jusque-là, reconnaissent que le traitement conservateur n'est pas toujours suffisant, qu'il y a nombre de cas où l'opération négligée serait pour le praticien une faute grave chargeant sa conscience.

Avant d'aborder des indications détaillées du traitement par l'opération des otites, qui nous intéressent et au sujet desquelles l'avis n'est pas unanime parmi les auteurs, nous spécifierons qu'il ne saurait être ici question des opérations chirurgicales faites par le conduit auditif externe, telles qu'ablation des granulations et des polypes, élargissement des ouvertures trop étroites dans la membrane du tympan ou paracentèse, grattage de certains foyers cariés sur les parois de la cavité du tympan et même extraction des osselets ; nous visons principalement l'opération qui consiste à ouvrir l'apophyse mastoïde et surtout à indiquer les cas où il est nécessaire d'ouvrir toutes les cavités de l'oreille moyenne, c'est-à-dire l'opération radicale.

Les opérations chirurgicales entreprises par le conduit auditif à l'exclusion de l'extraction des osselets, sont décrites en détail dans tout manuel otiatrique ; aussi serait-il superflu de les répéter ici.

Quant à l'ablation des deux premiers osselets qui est, pour ainsi dire, la première étape lorsqu'il s'agit de traiter par l'opération les otites purulentes chroniques moyennes, on arrive parfois à éliminer non seulement le foyer ulcéreux soutenant la suppuration, mais par la mise à nu des espaces que la présence des osselets rend peu accessibles, nous facilitons et mettons à notre portée le traitement du côté de l'appareil auditif externe. Cette opération, au fur et à mesure que notre expérience s'enrichit, est de plus en plus bornée, attendu que nous nous convainquons chaque jour davantage que la carie isolée des osselets est rarement la cause unique des écoulements purulents de l'oreille ; d'ordinaire les parois osseuses environnantes ou voisines sont atteintes simultanément. Lorsque les parois osseuses se trouvent légèrement affectées, l'élimination des osselets peut parfois amener la guérison. De même que, dans bien des cas, il faut commencer le traitement des otites purulentes chroniques moyennes par la méthode conservatrice, de même aussi certains spécialistes conseillent avant d'en arriver à l'opération radicale, de tenter d'abord l'extraction des osselets.

Schwartze a posé les règles exactes de l'extraction des osselets et, d'après lui, on ne peut entreprendre cette opération que dans les cas de carie des os eux-mêmes ; quand il y a un cholesteatoma ou bien une carie dans la cavité mastoïdienne, l'opération est inutile. L'extraction des osselets par le conduit auditif externe a entre autres ce mauvais côté de nous empêcher de découvrir dans la cavité crânienne les foyers purulents latents.

. Le traitement chirurgical des otites purulentes moyennes chroniques par l'ouverture de l'apophyse mastoïde, est d'origine récente, car il ne remonte pas au delà de vingt-cinq ans. Il est vrai que Riolan l'aurait, paraît-il, pratiqué, et selon d'autres, J.-L. Petit, dans la première moitié du xviiie siècle, ouvrait l'apophyse mastoïde à la suite de carie ; toutefois, avec les connaissances anatomo-pathologiques d'alors, on ne possédait aucune indication exacte sur l'opération ; la plupart du temps, on tâtonnait et on obtenait des résultats thérapeutiques en rapport avec le manuel opératoire. Lorsque, en outre, on eut commencé à appliquer l'ouverture de l'apophyse mastoïde pour guérir la surdité et que l'on eut fait la triste expérience sur le médecin du roi de Danemark, Berger, qui paya de-sa vie l'opération, l'ouverture de l'apophyse mastoïde se trouva discréditée pendant plusieurs lustres. Des chirurgiens comme Dieffenbach, Langenbeck, Strohmeyer, etc. protestèrent contre l'opération par elle-même, la déclarant inutile et dangereuse. Malgré cela, Schwartze eut l'idée de réhabiliter l'opération, d'en montrer toute l'importance, en quoi, il réussit complètement.

Sans contester l'importance et l'effet salutaire de l'ouverture de l'apophyse mastoïde, on se convainquit avec le temps que cette opération, dans bien des cas, n'était pas suffisante, que tout en donnant accès à l'endroit malade. elle ne fait pas disparaître les causes de l'affection et que, du reste. la période du traitement post-opératoire exige beaucoup de temps.

Quoiqu'il soit indéniable que la cause fréquente du mauvais résultat des opérations provienne d'erreurs techniques dans le traitement consécutif, ainsi que du manque de patience de la part du médecin et du malade; il faut cependant reconnaître que des soins prolongés, durant parfois des années entières, mettent à une rude épreuve les malades, qui, chose naturelle, finissent par renoncer à se traiter.

On se mit donc à la recherche des moyens permettant de réduire le traitement après l'opération. Schwartze atteignit ce but dans bien des cas. en pratiquant simultanément l'ouverture de l'apophyse mastoïde et l'extraction des osselets. Cette manière de procéder jouirait et maintenant peut-être d'une grande vogue, si l'extraction des osselets par le conduit auditif externe n'était pas entravée par de nombreuses difficultés techniques.

Les choses en restèrent là jusqu'en 1879, lorsque Küster proposa de ne pas s'arrêter à l'ouverture de l'apophyse mastoïde, mais d'ouvrir largement l'os, en évacuer tout ce qui pourrait être morbide, et mettre ainsi complètement à nu le foyer purulent, de façon à empêcher la formation de collections. Pour arriver à ce but, il préconisait l'ablation fondamentale de la paroi postérieure du conduit auditif externe. Il est vrai qu'auparavant Küster, on avait enlevé cette paroi plus d'une fois, toutefois son idée d'ablation à priori de cette paroi était nouvelle.

L'idée de Küster fut favorablement accueillie par les médecins auristes.

Le mérite de la réalisation de la dénudation complète des cavités de l'oreille moyenne par l'ablation de la paroi postérieure du conduit auditif externe, l'ouverture large du recessus épitympanique, consistant à transformer en une cavité unique le conduit auditif externe, la caisse, l'antre mastoïdien et le recessus, ce mérite, dis-je, revient à Zaufal et à Stacke.

Toutefois, les voies choisies par ces auteurs, tout en menant au même but, étaient différentes. Il nous est cependant indifférent de savoir s'il faut faire l'opération de l'avant à l'arrière en commençant par l'ablation de la paroi postérieure du conduit auditif externe (Stacke), ou bien de l'arrière à l'avant en ouvrant tout d'abord l'apophyse mastoïde (Zaufal, Schwartze). Stacke a un autre mérite. c'est qu'en utilisant la peau du conduit auditif externe pour recouvrir la cavité osseuse ainsi obtenue, il a considérablement accru les chances de guérison de la blessure. Les modifications apportées plus tard à l'opération fondamentale par divers auteurs (Bezold, Kretschmann, Reinhardt, Wegener, Stacke, Jansen, Körner, Panse) ont pour but de la perfectionner ainsi que d'abréger la période de traitement consécutif.

A l'origine de la pratique de l'opération radicale, suivant le conseil de Küster, on éliminait entièrement la caisse y compris les osselets. Scheibe, Stacke et Grunert conseillent de les laisser. Siebenmann a démontré que même lorsque l'apophyse longue de l'enclume a été détruite, le reste de l'enclume se réunit à la tête de l'étrier, et peut remplacer la jonction naturelle sous le rapport fonctionnel. C'est donc une indication pour le maintien des osselets dans l'opération radicale. Leur existence ou leur extraction n'exerce le plus souvent aucune influence sur la suppuration.

De même que l'*ouverture* classique de l'apophyse mastoïde, préconisée par Schwartze, a servi à provoquer toute une série d'opérations, de même aussi les indications fournies par ce même auteur, au sujet de l'ouverture de l'apophyse mastoïde sont restées fondamentales, et n'ont été étendues et modifiées qu'à mesure que nos connaissances cliniques et anatomo-pathologiques progressaient. Malgré nombre d'ouvrages précieux, on ne peut jusqu'à présent englober dans une catégorie unique, les cas justiciables du traitement opératoire. L'idée maîtresse de toutes les indications est, qu'il faut guérir les affections purulentes qui après la méthode conservatoire restent chroniques; d'où il résulte que l'opération est indiquée là où les causes de la chronicité sont telles qu'elles ne peuvent être éliminées que par la voie opératoire. Stacke a tâché d'ériger un principe général préconisant l'opération radicale, et dit qu'elle est indiquée dans les cas de suppurations chroniques incurables de l'attique, de l'antre mastoïdien et de l'aditus, suppuration dépendante du cholesteatome de la nécrose, de la carie osseuse, de l'inflammation granuleuse des os, ou bien de la lésion des parois osseuses à divers degrés. Tout en reconnaissant le bien fondé de cette indication générale, elle ne suffit cependant pas pour chaque cas concret, attendu que le discernement seul de l'affection de toutes ces différentes parties osseuses est très difficile, et l'on ne sait pas souvent quand considérer la maladie comme incurable, point qui doit être laissé à l'expérience individuelle de chaque médecin. Or, cette expérience individuelle du médecin est devenue la cause que divers auteurs ont des opinions divergentes concernant les cas où le traitement opératoire se trouve indiqué. Nous en avons eu la preuve lors des discussions qui eurent lieu l'an dernier au Congrès d'otologie à Londres, où la question de l'ouverture de l'apophyse mastoïde dans les otites purulentes moyennes chroniques, rapportée par Politzer, Macewen, Luc et Knapp, fut discutée en détail par nombre de membres du Congrès.

Politzer divise les indications en objectifs et subjectifs. Dans la première catégorie il range la carie des parois de la caisse, les granulations et les polypes de la région de l'aditus récidivant après ablation, les fistules sur l'apophyse mastoïde engendrant les cholesteatomes ; les choleastomes, les hyperostoses du conduit auditif externe, l'infiltration douloureuse de l'apophyse mastoïde, les paralysies et parésies du nerf facial, la suppuration fétide, rebelle à tout traitement, surtout lorsque la région postéro-supérieure de la membrane du tympan est perforée, que ses débris adhèrent à la paroi osseuse, et que les masses épithéliales sont éliminées au moyen du spéculum de Siegle ; enfin la fièvre et les frissons indices d'inflammation et de la thrombose des sinus cérébraux, ainsi que les vomissements, les maux de tête, les altérations du fond de l'œil et les accidents cérébraux.

Les symptômes subjectifs sont : une douleur persistante dans l'oreille ou dans l'apophyse mastoïde, principalement dans la région occipitale ou pariétale augmentant pendant la percussion. les étourdissements continuels ou intermittents par suite d'arrosion du canal semicirculaire horizontal, ou bien la déviation de la maladie sur le labyrinthe. Politzer conclut que chaque cas présente une difficulté, lorsqu'il s'agit des indications exactes à l'opération. Bien des cas d'otites purulentes moyennes chroniques peuvent guérir par les moyens antiseptiques, l'excision des granulations, l'élimination des cholesteatomes, et l'ablation partielle de la paroi du recessus. Il ne faut pas pratiquer l'opération radicale uniquement pour faire disparaître les suppurations tenaces, comme le font certains chirurgiens ; cette opération qui est presque inoffensive pratiquée par un bon chirurgien, est grave en tout cas, car elle peut léser les organes voisins importants. et à cause du traitement prolongé après l'opération. elle rend souvent le malade pendant longtemps inapte à tout travail.

Luc distingue trois cas où l'ouverture de l'apophyse mastoïde est indiquée : 1° Rétention de l'écoulement: 2° lorsque la suppuration se montre incurable, après un traitement énergique et complet du côté du conduit auditif externe (extraction des osselets. élimination des cholesteatomes, grattage des granulations, remèdes antiseptiques) et enfin, 5° lorsqu'il y a menace de complications intracraniennes. L'opération a pour but de laisser une issue au pus retenu, et de prévenir les suites graves du côté de la cavité cranienne et l'infection généralisée, ainsi que d'amener la disparition de la suppuration réfractaire à toute thérapeutique conservatoire et opératoire à travers le conduit auditif externe. Lorsqu'il y a menace de complications intracraniennes, il faut perforer l'os jusqu'à la région suspecte sur la dure-mère, qu'il faut mettre à nu dès que les symptômes graves persistent.

D'après Knapp, qui sur ce point est d'acccord avec Luc, l'ouverture de l'apophyse mastoïde est indiquée lorsque le traitement par le conduit auditif externe reste sans résultat : on jugera des proportions à donner à l'opération au cours de l'intervention. Il faut pratiquer l'opération radicale lorsqu'il y a cholesteatome, carie du recessus et lorsque la destruction dépasse l'antre mastoïdien. Quand la maladie s'étend au delà de l'apophyse mastoïde, l'opération radicale doit être complétée, suivant le genre de l'affection par l'ouverture de la cavité cranienne des abcès rétropharyngiens, l'extraction des séquestres de l'os temporal, etc.

Macewen est d'avis que, même lorsqu'on peut guérir la maladie par le conduit auditif externe, il faut ouvrir l'apophyse mastoïde, sans parler déjà des cas, qui ne peuvent guérir par la voie du conduit auditif externe. Par l'ouverture de l'apophyse mastoïde, l'œil embrasse le foyer malade, ce qui permet d'éliminer toutes les parties lésées, assure ainsi l'asepsie exacte, et prévient l'invasion du cerveau et des sinus.

L'opération est indiquée dans les cholesteatomes et les affections tuberculeuses, les suppurations tenaces et les complications du côté de la cavité cranienne. L'abcès cérébral, cérébelleux, ou la thrombophlébite réclament tout d'abord l'ouverture de l'apophyse mastoïde. Macewen prétend que dans la plupart des cas l'os est attaqué, et qu'en faisant l'opération par le conduit auditif externe, il est difficile de détruire les bactéries gisant dans l'os carié et résistant à l'action des divers moyens antiseptiques. Il est vrai que les suppurations chroniques amènent rarement la mort; si toutefois nous connaissions l'historique de chaque malade, probablement les choses prendraient une autre tournure. On ne peut mesurer la virulence des écoulements purulents par la quantité de la sécrétion, sa fétidité, la bénignité des symptômes, et sa marche insidieuse, qui dès le premier moment peut être dangereuse et amener un dénouement fatal.

Si nous comparons les aperçus de ces divers auteurs au sujet des indications de l'intervention opératoire, nous voyons que tous ont les mêmes aperçus ou à peu près, et que tous, à l'exception de Macewen, conseillent de temporiser. Tous, à l'exception de ce dernier, fournissent des indications pour l'opération, sans toutefois fixer le moment quand l'opération est absolument indiquée et doit être exécutée, et quand les indications sont relatives. Il est hors de doute qu'en présence de complications du côté de la cavité cranienne ou d'une infection généralisée, et principalement là où les symptômes de ces complications se sont déjà fait jour, l'opération est absolument nécessaire, et sous ce rapport il ne peut y avoir d'avis différents.

Mais comment procéder lorsqu'il n'y a pas de péril imminent. Il est hors de doute que la chronicité des otites purulentes constitue le point principal, militant en faveur de l'opération, on doit cependant dans chaque cas considérer si les faits provoquant la chronicité de l'affection sont tels, qu'ils puissent être éliminés par l'opération. Parfois les limites indicatrices sont sous ce rapport reculées à l'extrème, et il y a des opérateurs qui comme Macewen, dans chaque forme d'otite purulente réfractaire au traitement, voient une indication pour pratiquer l'opération radicale. Je suis sûr que si le laps de temps nécessaire au traitement après l'opération était consacré au traitement rationnel conservatoire ou chirurgical par le conduit auditif externe, on obtiendrait plus souvent des résultats satisfaisants. Du moment que les faits causant la chronicité de l'affection purulente sont variés, et que leur diagnose est, comme nous le savons, souvent très difficile, il s'ensuit que l'indication de la nécessité de l'opération ne peut avoir de bases fixes. Étant donné que le traitement opératoire est indiqué quand on peut vaincre les causes de la chronicité de l'otite purulente, il faut admettre deux groupes de maladies dans lesquelles l'opération est indiquée et les indications qui la concernent occupent la première place après les indications absolues. Ces deux groupes de maladies sont les choleastomes et les affections des parois osseuses de la caisse et des cavités adjacentes, c'est-à-dire les parois du recessus et de l'antre mastoïdien.

Dans les cas de cholestéatome, il n'y a pour ainsi dire nul autre moyen d'obtenir la guérison ; on constate, il est vrai, des cas de cures spontanées ou bien obtenus par l'application de moyens pharmaceutiques, mais on ne peut pas les faire entrer en ligne de compte. Quant au cholestéatome, c'est, nous le savons, une affection qui à chaque instant peut amener un dénouement fatal. Il est vrai que souvent malgré l'opération la plus soignée et le contrôle ininterrompu, on assiste à l'accumulation de nouvelles masses épidermoïdales, mais ces masses, vu l'ampleur de la cavité produite par l'opération, n'ont aucun caractère menaçant. Lorsque, à côté du cholestéatome, l'os se trouve attaqué, l'opération n'en est que plus indiquée. Dans les cas de cholestéatome l'opération classique de Schwartze ne suffit pas, mais il faut à tout prix recourir à la radicale.

Dès que, dans l'inflammation purulente chronique moyenne sans signes extérieurs d'inflammation de l'apophyse mastoïde, nous voyons surgir des symptômes de rétention du pus et s'ils ne disparaissent pas rapidement à la suite du traitement par le conduit auditif externe, c'est une indication certaine qu'il faut ouvrir l'apophyse mastoïde. S'il y a des raisons de soupçonner une affection du recessus ou un cholestéatome, l'ouverture de l'apophyse mastoïde ne suffit pas, mais il y a lieu de procéder à l'opération radicale.

Nous avons les mêmes indications pour ouvrir l'apophyse mastoïde, c'est-à-dire pour pratiquer l'opération radicale, en cas de lésion du recessus, lorsque surgissent des infiltrations douloureuses de l'apophyse, répétées lorsqu'il existe sur l'apophyse mastoïde de profondes fistules, lorsque l'on se trouve en présence d'abcès congestionnaires dans la région latérale du cou et de la nuque, des abcès retropharyngiens ou du conduit auditif externe.

Dans les otites purulentes moyennes chroniques, lorsque nous n'avons pas tous les symptômes énoncés ou en cas de suppuration rebelle ou récidivante, l'ouverture de l'apophyse mastoïde n'est pas absolument indiquée. On peut la pratiquer comme opération préventive contre les complications graves possibles; toutefois, tant qu'il n'y a pas de symptômes suspects, tant qu'il n'y a ni cholesteatomes, ni indices certains de carie dans les parois des cavités voisines de la caisse, il n'y a pas lieu de se hâter de pratiquer l'opération et il faut se borner à prescrire au malade les précautions d'usage. Il y a, il est vrai, des cas où les complications graves et mortelles surgissent avec une telle rapidité et tant de violence, que tout secours arrive trop tard; mais, si les complications letales sont rares, il est encore plus rare que le péril soit spontané et ne puisse être conjuré par des meures prophylactiques.

Chez les enfants il faut, en général, s'abstenir de pratiquer les opérations étendues; l'expérience démontre que souvent chez eux il suffit simplement d'ouvrir l'apophyse mastoïde, car l'organisme infantile élimine de lui-même les parties malades.

Des tentatives, couronnées jusqu'à présent d'un certain succès, permettent dans les cas douteux de donner des indications préconisant la voie opératoire, au moyen de certains tableaux otoscopiques. Toutefois les données ne sont pas rigoureusement exactes; en effet il arrive souvent qu'au cours d'altérations souvent très insignifiantes, telle que la perforation sèche de la membrane du tympan, il existe un vaste procès cario-néorotique, et inversement une lésion importante de la membrane du tympan, des ulcérations de la muqueuse de la caisse, peuvent être la conséquence d'une suppuration prolongée ayant sa source uniquement dans la muqueuse, ou bien due à une légère lésion osseuse.

L'expérience acquise par la pratique de l'opération radicale démontre que, dans les cas d'otites purulentes moyennes chroniques, le labyrinthe est souvent atteint secondairement. Dans ces cas l'indication d'étendre l'opération à la paroi du labyrinthe n'apparaît le plus souvent qu'au cours de l'opération.

Comme argument contre l'opération radicale, on cite la fréquence des rechutes et par suite l'inefficacité de l'opération elle-même. Toutefois la gravité et la fréquence de ces rechutes dans les cas traités par la voie opératoire ne diminuent en rien la valeur de l'intervention.

Ces rechutes, d'après Brieger, se manifestent de telle sorte qu'après la cicatrisation complète de la plaie après l'opération, il se montre une sécrétion bien distincte cependant de la sécrétion que nous rencontrons dans les otites purulentes moyennes chroniques. Dans la couche épithéliale mince, séparée de l'os par du tissu cicatriciel surgissent facilement des troubles dans l'alimentation, amenant l'atrophie partielle de l'épithélium, qui peut disparaître sur une grande étendue, le tissu sous-jacent a un aspect granuleux; avec la sonde on a la sensation du contact avec un os dénudé, qui provoque même un faux diagnostic de récidive de la carie. Souvent on rencontre sur les endroits privés d'épithélium des dépôts muco-gélatineux pouvant également entraîner des conclusions erronées.

Il ne faut pas non plus perdre de vue que l'opération est le facteur principal, mais non pas unique, d'où dépende le résultat favorable du traitement de l'otite purulente moyenne chronique.

De tout ce qui précède, il résulte que : Tout cas d'otite purulente moyenne chronique doit d'abord être traité par les moyens pharmaceutiques, à moins de symptômes réclamant l'intervention chirurgicale d'urgence. Au cas où l'on constaterait dans la caisse la présence de facteurs empêchant la guérison; tels que granulations, foyers superficiels de carie limités, etc., ces obstacles doivent être éliminés à travers le conduit auditif externe.

Lorsque, malgré le traitement conservateur et actif par le conduit auditif externe, l'affection résiste et que cette affection n'est pas la suite de la maladie de la muqueuse de l'oreille moyenne, l'opération chirurgicale en dehors de l'oreille, c'est-à-dire l'ouverture de l'apophyse mastoïde, ou opération radicale, est indiquée comme moyen préventif. Dans ces cas, le plus souvent le malade peut éviter l'opération, en demeurant sous la surveillance d'un médecin et en prenant les précautions nécessaires. A la même catégorie appartient l'indication dans les cas de paralysie du nerf facial, provoquée par les otites purulentes moyennes chroniques.

Dès que la cause de la suppuration est dans les troubles que nous connaissons par expérience comme provoquant des complications graves qui ne cèdent qu'exceptionnellement d'elles-mêmes ou sous l'influence du traitement conservateur, il est indispensable de procéder à l'ouverture de l'apophyse mastoïde ou à l'opération radicale. Nous comprenons dans cette catégorie, en premier lieu, les cholestéatomes, la carie des parois de la caisse et surtout du recessus et des parois de l'antre mastoïdien, ainsi que la tuberculose de l'os temporal, l'état général du malade étant normal du reste.

Dans les symptômes de rétention du pus, lorsqu'ils ne cèdent pas rapidement, sous l'influence du traitement par le conduit auditif externe, dans les cas d'infiltrations douloureuses et fréquentes et de fistules sur l'apophyse mastoïde, et dans les abcès congestifs, il faut recourir à l'ouverture de l'apophyse mastoïde et à l'opération radicale lorsque le recessus est atteint.

Dans les cas de complications imminents ou déjà existants du côté de la cavité cranienne, ou d'infection généralisée, l'ouverture de l'apophyse mastoïde ou l'opération radicale se trouvent indiquées forcément. Dans les cas de symptômes déjà existants de complications craniennes, l'opération pratiquée sur l'oreille moyenne sert d'opération préparatoire pour pénétrer dans la cavité cranienne.

Lorsque la suppuration est limitée à la muqueuse de la caisse, l'ouverture de l'apophyse mastoïde et l'opération radicale sont contre-indiquées.

Il est souvent impossible d'assigner la durée du traitement conservateur dans les cas d'otites purulentes moyennes chroniques n'exigeant pas l'intervention chirurgicale immédiate : il faut laisser la solution de ce point à l'expérience du médecin, et dans la plupart des cas cela dépend du tableau otoscopique de l'oreille.

RÉSULTATS OBTENUS DANS 60 CAS D'OTITE MOYENNE CHRONIQUE SÈCHE PAR L'ÉVIDEMENT PÉTRO-MASTOÏDIEN

par M. le docteur Aristide MALHERBE,

de Paris.

MESSIEURS,

J'ai l'honneur de vous soumettre les résultats que j'ai obtenus dans les 60 premiers cas d'otite moyenne chronique sèche que j'ai traités depuis l'année 1896 par l'évidement pétro-mastoïdien.

Sur ces 60 cas, j'ai obtenu 43 fois des résultats tout à fait satisfaisants : 12 fois les améliorations, loin d'être à dédaigner, n'ont cependant pas été aussi complètes ; 5 fois enfin les résultats sont restés à peu près insignifiants, et m'ont amené à considérer l'intervention dans des circonstances analogues, non point comme nuisible, mais simplement comme inutile.

Dans ces 5 derniers cas où les résultats ont été négligeables, les malades présentaient des lésions labyrinthiques avancées ; la perception osseuse avait à peu près disparu aussi bien que la perception aérienne. Aussi avais-je signalé l'an dernier dans ma communication au Congrès de Londres, comme contre-indication à mon opération, non seulement une diminution notable de la perception osseuse, mais encore un abaissement trop considérable de la durée de la conductibilité cranienne.

Je n'ai pas l'intention de revenir sur ce point aujourd'hui. Je noterai seulement que ces malades, sans doute parce qu'ils n'ont rien à perdre au point de vue fonctionnel — leur ouïe étant totalement abolie — et parce qu'ils savent qu'aucun danger n'est à craindre d'une intervention qui non seulement ne compte aucun décès accidentel, mais est toujours restée complètement inoffensive, je noterai, dis-je, que ces malades paraissent fréquemment désireux de tenter une opération qu'ils considèrent comme une dernière chance de salut, et qu'il faut souvent avoir le courage de résister à leurs instances.

Le seul point qui rend parfois l'évidement utile à ces malades, c'est que leurs bourdonnements diminuent dans une certaine mesure après l'intervention.

Je laisse donc de côté ces cas, sur lesquels je n'ai rien de nouveau à dire cette année, et j'arrive aux 55 autres observations dans lesquelles le résultat a été 43 fois fort satisfaisant et douze fois moins complet.

Je me suis attaché à étudier quel était, dans ces différentes observations, l'ordre des lésions et la nature des affections antérieures ou primitives dont l'évolution avait abouti à l'otite sèche.

Il apparaît tout d'abord que dans les divers cas d'otites moyennes chroniques sèche les lésions sont surtout scléreuses. Cette constatation n'a rien qui puisse étonner, si on considère que les otites finissent toutes avec l'âge par devenir sèches et qu'au point de vue anatomique la sclérose est l'aboutissant général des lésions en voie de guérison. On peut dire, jusqu'à un certain point, que les lésions scléreuses correspondent anatomiquement au type clinique de l'otite sèche, ou, pour être encore plus précis, que sclérose de l'oreille et otite sèche sont deux appellations, non d'une même affection, mais d'un même état pathologique que caractérisent surtout au point de vue clinique la surdité et les bourdonnements en dehors de tout symptôme inflammatoire et de tout écoulement.

Ce qui diffère dans les divers cas d'otite moyenne chronique sèche, ce n'est donc pas à proprement parler l'état présent des lésions, qui sont surtout scléreuses, c'est l'origine de ces lésions, leur étiologie et leur pathogénie, leurs causes et le mode d'évolution qui a abouti au processus scléreux.

La sclérose tympanique est tantôt secondaire à des lésions catarrhales ou purulentes, tantôt primitive. Dans le premier cas, l'affection a débuté par le catarrhe tubo-tympanique et a eu, à ce moment, pour caractères distinctifs, l'hypertrophie de la muqueuse et une vascularisation exagérée de la couche interstitielle. Dans le second cas, la maladie, née dans la caisse et dans l'antre, s'est caractérisée dès le début par la sclérose, l'atrophie de la muqueuse et les autres lésions qui aboutissent à la diminution des cavités moyennes. Nous avons dès lors les deux grandes classes d'otites moyennes chroniques sèches, dont on résume les principaux caractères en les appelant : 1° *les tubo-tympanites interstitielles hypertrophiques*, et 2° les *antro-tympanites scléreuses atrophiques*.

Par rapport à cette première grande division, je dois dire que les résultats de l'évidement sont bien meilleurs dans les cas de tubo-tympanites interstitielles hypertrophiques que dans les cas d'antro-tympanites scléreuses atrophiques.

Dans les observations de tubo-tympanites, en effet, l'audition de la voix parlée, dont la distance était à peu près de 0 m. 50 à 1 mètre au moment où les malades venaient me trouver, s'est étendue généralement après l'opération à une distance de 5 à 6 mètres et même plus. J'ai aussi remarqué chez ces malades une tendance très marquée de l'audition à augmenter d'une façon progressive dans les premiers mois qui suivent l'opération, comme si le travail de réaction anatomique, suscité par le renouvellement complet de l'air, se poursuivait jusqu'à la cicatrisation des plaies opératoires. Il y aurait peut-être là un rapprochement intéressant à faire avec les bons effets de la laparotomie exploratrice.

Moins complète est l'amélioration obtenue dans les observations d'antro-tympanites scléreuses atrophiques, même lorsque la sclérose parait à peu près limitée à la caisse : à l'exception de 2 cas remarquables où l'audition de la voix parlée a atteint après l'évidement des distances de 6 mètres et plus, cette audition ne s'étend pas en général au delà de 2 à 3 mètres, et dans les cas moins favorables elle s'arrête à environ 1 mètre. Il semble de plus que le travail d'amélioration fonctionnelle qui continue après l'opération se poursuive ici moins longtemps que dans les cas de tubo-tympanites, peut-être parce que la cicatrisation scléreuse des plaies opératoires se fait plus rapidement.

Voilà donc, messieurs, un premier point acquis relativement à la grande division des otites moyennes chroniques sèches : dans les cas de scléroses secondaires à des tubo-tympanites interstitielles hypertrophiques l'évidement donne des résultats de tous points satisfaisants ; dans les cas de scléroses primitives, c'est-à-dire d'antro-tympanites scléreuses atrophiques, dues vraisemblablement à des causes d'ordre diathésiques et dystrophique, l'évidement donne des résultats moins favorables.

J'ai cherché à profiter des constatations que mes opérations me permettaient de faire, pour étudier plus à fond les lésions correspondant aux divers cas de tubo-tympanites comme aux divers cas de scléroses, et j'ai fait des remarques qui m'ont amené à pousser plus loin la différenciation des otites moyennes chroniques sèches.

Il m'a semblé que, dans les cas de *tubo-tympanites interstitielles hypertrophiques*, l'étiologie n'était pas toujours la même, que la cause première du catarrhe résidait tantôt, ce qui est le cas le plus fréquent. dans le pharynx, tantôt, et ceci est un point sur lequel je voudrais retenir un instant votre attention, dans le nez.

A côté des malades porteurs de végétations adénoïdes et sujets aux angines, qui parlent avec tant de complaisance de leurs maux de gorge, fréquents, il y en a qui affirment n'avoir jamais eu de maux de gorge, ni d'angines et qui déclarent en revanche être souvent enchifrenés et contracter très facilement des rhumes de cerveau. Quand on examine les fosses nasales de ces malades, on découvre souvent des déviations assez marquées de la cloison, parfois des polypes du nez ou l'existence d'une rhinite, tandis que l'examen du pharynx ne dénote rien d'anormal. Or, ces malades remarquent que leurs rhumes de cerveau s'accompagnent souvent de bourdonnements dans les oreilles et de surdité passagère. Force est donc d'admettre que chez eux la cause primitive du catarrhe tubo-tympanique réside dans le nez.

Ce sont ces cas très nets qui m'ont amené à diviser la grande classe des tubo-tympanites interstitielles hypertrophiques en deux catégories : les *pharyngo-salpingites* et les *rhino-salpingites*.

J'ai à peine besoin d'ajouter que souvent les deux causes sont réunies et que la tubo-tympanite puise son origine dans une égale prédisposition aux rhinites et aux pharyngites. Or, si on considère que plusieurs fièvres éruptives de l'enfance s'accompagnent de catarrhe des muqueuses rhino-pharyngiennes et par suite, d'otite, il n'y a pas lieu de s'étonner que certains malades, se présentant avec des maux d'oreille, déclarent être aussi facilement sujets aux rhumes de cerveau qu'aux maux de gorge. En un mot, les cas mixtes de pharyngo et de rhino-salpingite sont assez fréquents. J'en ai pour mon compte rencontré 11 sur 60 observations.

Voici maintenant, d'après les constatations faites au cours des opérations, les caractères anatomo-pathologiques qui me paraissent différencier ces deux variétés de tubo-tympanites.

Dans la *pharyngo-salpingite*, la muqueuse de la trompe comme celle de la caisse a été hyperémiée et hypertrophiée, et porte encore en quelques points la marque de ces lésions. Mais la couche profonde de la muqueuse, la couche périostique, paraît être, au début au moins, indemne de toute altération. Le canal tubaire est plus ou moins oblitéré par le gonflement de la muqueuse ou par des bouchons muqueux. Il y a, en outre, dans la caisse des traces d'une vascularisation anormale. Trop souvent c'est vers la paroi interne ou labyrinthique et sur la chaîne des osselets que se portent les altérations les plus sérieuses : on trouve les niches au fond desquelles sont situées les fenêtres ovale et ronde comblées en partie par l'épaississement de la muqueuse ; la membrane qui ferme la fenêtre ovale est épaissie, ainsi que la muqueuse qui revêt l'étrier, si bien que cet osselet peut être comme enseveli. Dans ces conditions, il se forme souvent une sorte d'ankylose des osselets, ankylose qui se développe et par l'immobilité prolongée de leurs articulations qui provoque la rigidité de la muqueuse environnante, et par l'inflammation même de cette muqueuse étendue aux ligaments et aux synoviales articulaires. Tel est le processus qui frappe le ligament suspenseur du marteau, le tendon du muscle tenseur du tympan et sa gaine, celui du muscle de l'étrier, d'où la rétraction et ensuite la dégénérescence graisseuse de leurs fibres musculaires. Les parties hypertrophiées ou granuleuses peuvent contracter des adhérences et produire des exsudations plastiques donnant naissance à des synéchies qui réunissent la membrane tympanique à la paroi interne de la caisse, les osselets entre eux ou ceux-ci au promontoire. Ces lésions atteignent en général les deux oreilles au même degré.

La *rhino-salpingite* au contraire, qui évolue plus lentement, frappe la muqueuse dans ses éléments profonds ; elle détermine des lésions plus graves, caractérisées anatomiquement par une hypertrophie des tissus mous de l'oreille moyenne. Il se produit une néoformation de tissu conjonctif et de vaisseaux. La muqueuse perd alors ses caractères et se transforme en une épaisse couche de tissu fibreux. Les osselets sont refoulés en dedans, leurs articulations deviennent rigides et l'épaississement des capsules restreint encore leurs mouvements. Semblablement agissent l'épaississement des ligaments des osselets et la rétraction des fausses membranes qui occupent souvent la caisse. L'accolement de ces masses conjonctives à la fenêtre ovale ou à la fenêtre ronde, les épaississements du ligament annulaire ou de la membrane ronde diminuent ou suppriment la mobilité de ces différentes parties et offrent par là même une grande gravité. Les lésions peuvent être localisées davantage à une oreille, l'autre étant presque indemne ou prise beaucoup plus tard. La rhino-salpingite a plus de tendance avec le temps à produire un travail de sclérose, parce qu'elle touche la couche profonde de la muqueuse qui se confond avec le périoste.

Au point de vue des résultats respectifs de l'évidement dans ces deux variétés de tubo-tympanites interstitielles hypertrophiques, on peut dire que l'amélioration est souvent un peu plus marquée dans les pharyngo-salpingites. Mais il est aussi très satisfaisant dans les rhino-salpingites. De plus, les cas mixtes, qui sont vraisemblablement très fréquents et donnent tous de bons résultats, indiquent qu'il ne faut pas trop tenir compte de cette différenciation au point de vue opératoire.

A côté des tubo-tympanites d'origine pharyngienne ou nasale, il y a lieu de placer les tympanites scléreuses nées à la suite de *suppurations* plus ou moins anciennes de l'oreille moyenne. Je veux parler ici de certaines otites aiguës, des tympanites ou atticites chroniques purulentes dont le processus naturel de guérison est la sclérose. On peut, pour ne pas subdiviser à l'infini, les considérer comme un trait d'union entre les scléroses secondaires aux tubo-tympanites catarrhales et les scléroses primitives. Car, si elles relèvent d'un côté par leur origine de la classe des tubo-tympanites, d'un autre côté leur évolution pathologique, s'effectuant au sein même des cavités de l'oreille moyenne, les rattache à la classe des tympanites scléreuse: primitives.

Chez 8 de mes malades qui présentaient des suppurations plus ou moins anciennes, j'ai pratiqué l'évidement pétro-mastoïdien et obtenu des résultats tout à fait satisfaisants. L'audition de la voix parlée s'est en effet élevée chez eux après l'opération, à des distances de 5 à 6 mètres et plus.

J'en arrive, messieurs, aux scléroses primitives de l'oreille moyenne. Ici la trompe n'est pour rien dans l'étiologie de l'affection auriculaire : non seulement elle n'a pas participé à la maladie, comme dans les tubo-tympanites interstitielles hypertrophiques ; mais encore elle n'a pas, comme dans les cas de suppuration, servi de voie de pénétration aux germes, dont le développement effectué au sein de l'oreille moyenne a produit tout d'abord une otite suppurée et secondairement la sclérose. Dans les scléroses primitives de l'oreille, la maladie est née dans la caisse et dans l'antre, où elle a évolué immédiatement vers le processus atrophique. C'est pour cette raison que j'ai donné à cette grande classe le nom d'*antro-tympanites scléreuses atrophiques*.

Après avoir ainsi précisé les caractères qui établissent cette classe des antro-tympanites, je désire vous exposer les différences que j'ai cru noter dans l'étiologie, la pathogénie et l'évolution de ces principales variétés. Ces différences m'ont amené, pour le dire dès maintenant, à partager cette classe des antro-tympanites scléreuses atrophiques en deux catégories, que j'appelle la *tympanite adhésive précoce* et la *tympanite sclérémateuse d'emblée*.

Je ne m'étendrai pas longuement sur la *tympanite sclérémateuse d'emblée*. C'est cette affection, décrite par tous les auteurs sous le nom de sclérose de l'oreille moyenne, qui se rencontre en général dans l'âge mûr et la vieillesse, où la surdité paraît s'établir d'une façon aussi tardive et lente que progressive et fatale, et dont l'étiologie en dehors de l'hérédité paraît résider surtout dans la diathèse arthritique ou goutteuse et dans des troubles d'ordres dystrophique ou neuro-vasculaire.

Les symptômes qui caractérisent cette affection surviennent en l'absence de toute lésion infectieuse. Les pères ou mères ou ascendants des malades qui en sont atteints offrent souvent des accidents semblables, et l'on trouve constamment dans leur famille des manifestations très nettes du neuro-arthritisme.

Les lésions frappent presque toujours d'une façon simultanée l'oreille tout entière (externe, moyenne et interne). Les auteurs anciens avaient déjà observé que dans cette maladie le pavillon était souvent très plat, très peu ourlé, comme parcheminé, anguleux et privé de lobule, que le conduit auditif externe était plus large, plus rectiligne et que les parois en étaient constamment sèches. Outre les lésions scléreuses de la caisse, trop connues pour que j'y insiste, la paroi labyrinthique est le siège des altérations les plus sérieuses. surtout au niveau de la fenêtre ovale et de la fenêtre ronde. Ces lésions envahissent toute l'oreille interne et sont de nature à expliquer la gravité spéciale de l'affection. C'est ici que l'on rencontre dans son expression la plus complète le type de la résorption osseuse.

Mais, messieurs, à côté de cette forme de sclérose primitive spéciale à l'âge adulte et à la vieillesse et à allure essentiellement lente, il est une autre forme de sclérose primitive, dont le caractère principal est d'être essentiellement précoce et rapide, et sur laquelle je désirerais vous dire quelques mots.

Au cours de mes évidements, je n'ai pas exclusivement rencontré des brides chez des malades ayant, dans leurs antécédents, des affections catarrhales de l'oreille, du pharynx ou du nez, ou des otites suppurées. J'en ai encore trouvé chez des personnes qui ne présentaient aucune trace de lésions salpingiennes, ni aucun commémoratif rhino-pharyngien, et qui offraient au contraire tous les caractères de l'antro-tympanite scléreuse atrophique. Il s'agissait en général de femmes jeunes, plutôt lymphatiques qu'arthritiques. Il m'a paru que ces brides devaient être considérées comme les résidus du bouchon muco-gélatineux, qui, après avoir rempli la caisse et l'antre pendant la vie fœtale, s'était après la naissance incomplètement résorbé. Le processus scléreux avait alors de très bonne heure envahi ces brides, immobilisant ainsi l'appareil de transmission ; il s'était étendu en même temps à la muqueuse de la caisse et de l'antre, prêt à pénétrer dans le labyrinthe à la faveur des connexions vasculaires qui unissent l'oreille moyenne à l'oreille interne. C'est pour ces raisons que j'ai

donné à cette variété de sclérose primitive de la caisse le nom de
tympanite adhésive précoce.

A l'inverse de la tympanite sclérémateuse d'emblée, qui, étant d'origine essentiellement vasculaire, envahit simultanément les différentes
parties de l'appareil auditif (oreille externe, moyenne et interne) et se
montre dans l'âge mûr et la vieillesse, chez les personnes à tempérament arthritique et à prédispositions générales artério-scléreuses, la
tympanite adhésive précoce naît dans la caisse et dans l'antre au
niveau des brides qu'a laissées le bouchon muco-gélatineux; elle
n'envahit que secondairement le labyrinthe, bien que cet envahissement se fasse avec une grande rapidité; l'oreille externe reste intacte,
et la membrane du tympan conserve sa transparence. Cette affection
est l'apanage de la jeunesse, et se montre en particulier chez les
femmes, se manifestant le plus souvent chez elles à l'occasion des
poussées congestives de la puberté, de la menstruation et de la
grossesse.

Il m'a même semblé que cette forme de sclérose juvénile était à peu
près spéciale à la femme et qu'elle atteignait surtout les jeunes filles à
tempérament lymphatique et nerveux qui présentent, au moment de
leur adolescence, des troubles de développement en relation apparente
avec des lésions organiques d'ordre congénital. Je serais presque tenté
de les rapprocher de ces cardiopathies (tel le rétrécissement mitral
pur de Durozier) d'origine congénitale, particulières à l'adolescence et
surtout fréquentes chez la femme, où les poussées congestives de la
puberté, de la menstruation et même de la grossesse paraissent jouer,
en les aggravant singulièrement, un rôle de premier ordre. Peut-être
aussi les scléroses utérines et certaines pseudo-métrites des jeunes
filles, attribuées tout récemment par M. Richelot aux états congestifs
de l'organe utérin, sont-elles à rapprocher de cette tympanite adhésive précoce.

Quoi qu'il en soit, il paraît exister chez certaines jeunes filles, dont
j'ai essayé d'esquisser les principaux caractères, un type spécial de
sclérose, qui diffère essentiellement, par sa marche comme par son
origine, de la sclérose ordinaire rencontrée dans l'âge adulte et la
vieillesse.

Au point de vue clinique, le diagnostic entre la tympanite adhésive
précoce et la tympanite sclérémateuse d'emblée se fera par l'âge jeune
du sujet, le sexe (féminin), le tempérament plutôt lymphatique, la
précocité et la rapidité de la surdité. La conservation de la perception
osseuse au début est un excellent signe : la malade entend mieux le
diapason placé sur les os du crâne ou même à distance sur le coude,

le genou, par exemple. Les trompes sont normales, la membrane du tympan et l'oreille externe ne présentent rien de particulier.

La surdité est généralement progressive, c'est-à-dire n'a pas de tendance à s'arrêter. Suivant les cas, elle marche plus ou moins vite : parfois elle évolue avec une rapidité vraiment étonnante : en l'espace de quelques années, les malades sont atteints d'une dysécée presque complète. La sclérose s'étend vers l'oreille interne, où elle atrophie la membrane basilaire, les vaisseaux artériels, le vaisseau spiral.

Cette terrible affection, abandonnée à elle-même, aboutit fatalement à l'otite labyrinthique dans l'espace de quelques années. Aussi est-il important dans ces cas d'intervenir de bonne heure, avant que les lésions aient définitivement gagné le labyrinthe. En faisant l'évidement pétro-mastoïdien et sectionnant les brides et adhérences, cause première de l'affection, il semble que non seulement on diminue la surdité en rendant à l'appareil de transmission une partie de sa mobilité, mais encore qu'on ait des chances d'enrayer dans une certaine mesure la marche rapide du processus sclérosant.

Parmi les points à signaler au sujet du pronostic opératoire, je dois citer l'âge jeune du malade : d'une façon générale et toute considération sur la nature de l'affection étant mise à part, plus une personne est jeune, plus les résultats fonctionnels ont des chances d'être satisfaisants.

On ne peut apprécier exactement le résultat opératoire qu'au bout de quelque temps, car l'amélioration fonctionnelle qui se montre aussitôt après l'évidement augmente toujours d'une façon nette pendant un temps d'ailleurs variable, et c'est alors seulement que le bénéfice réel de l'intervention est atteint. A partir de ce moment l'audition reste stationnaire, et je peux dire, autant qu'une expérience de cinq années permet de se prononcer, que les résultats obtenus alors restent acquis d'une façon définitive.

L'évidement exerce encore une influence des plus heureuses sur les bruits subjectifs qui résultent d'une lésion de l'appareil de transmission ou d'une augmentation de pression intra-tympanique. Les bourdonnements disparaissent le plus souvent d'une façon complète après l'opération ; quelquefois après avoir diminué d'intensité, ils ne tardent pas à disparaître progressivement ; parfois enfin, sans cesser entièrement, ils sont atténués et deviennent alors fort supportables.

Je ne reviendrai pas sur le rôle du tubage dans le traitement de l'otite moyenne chronique sèche, ayant particulièrement insisté à ce sujet dans ma communication de l'an dernier à Londres. Je dirai seulement que je le crois surtout indiqué dans les scléroses résultant de suppurations et dans les antro-tympanites, affections dans lesquelles les lésions d'ostéite raréfiante atteignent un degré particulièrement avancé. L'usage en paraît inutile dans les cas de scléroses secondaires à des tubo-tympanites.

On ne doit évider qu'une oreille à la fois, et c'est à moins de contre-indication celle qui entend le plus dur ou qui est atteinte de bourdonnements les plus violents que le chirurgien doit opérer de préférence. Mais on peut évider successivement les deux oreilles.

Cinq de mes malades, après avoir subi l'intervention d'un côté, sont venus un an ou un an et demi après demander le même traitement pour l'autre oreille. Les uns étaient atteints de tubo-tympanite interstitielle hypertrophique, les autres d'antro-tympanite scléreuse atrophique. Les résultats obtenus sur la seconde oreille ont été analogues à ceux obtenus pour la première : excellents dans les cas de tubo-tympanites, moins satisfaisants dans ceux d'antro-tympanites.

Ces faits prouvent, pour le dire en passant, que l'amélioration fonctionnelle acquise par l'évidement pétro-mastoïdien est parfois fort appréciée des malades, et ce point me paraît utile à signaler.

Quant à l'intervalle qu'il faut laisser écouler entre les deux opérations, je crois qu'il se réduit au temps nécessaire pour que le malade soit complètement rétabli de sa première intervention.

Si je résume, messieurs, la communication que j'ai eu l'honneur de vous soumettre, je conclurai par les considérations suivantes :

1° L'évidement pétro-mastoïdien donne d'excellents résultats dans les cas de tubo-tympanites interstitielles hypertrophiques accompagnées de lésions scléreuses secondaires. Cela est vrai quelle que soit la variété de tubo-tympanite, qu'il s'agisse de pharyngo-salpingite, de rhino-salpingite ou d'un cas mixte de pharyngo-rhino-salpingite.

2° Le résultat de l'évidement est tout aussi satisfaisant dans les cas d'otites sèches qui ont succédé à des otites suppurées.

3° L'amélioration fonctionnelle est moins marquée dans les antro-tympanites scléreuses atrophiques ; elle varie avec l'état des lésions labyrinthiques.

4° Les résultats sont tout à fait négligeables quand les lésions scléreuses ont envahi le labyrinthe, et l'opération est alors contre-indiquée.

5° L'âge jeune du malade est favorable à l'opération.

6° L'amélioration fonctionnelle post-opératoire augmente pendant un certain temps ; puis elle paraît se maintenir d'une façon à peu près stationnaire.

7° Les bourdonnements disparaissent en général après l'opération, soit immédiatement, soit d'une façon progressive.

8° On peut pratiquer l'évidement sur la seconde oreille dès que la première est rétablie.

Voici pour terminer, messieurs, le tableau des résultats obtenus en tenant compte de la nature primitive des affections :

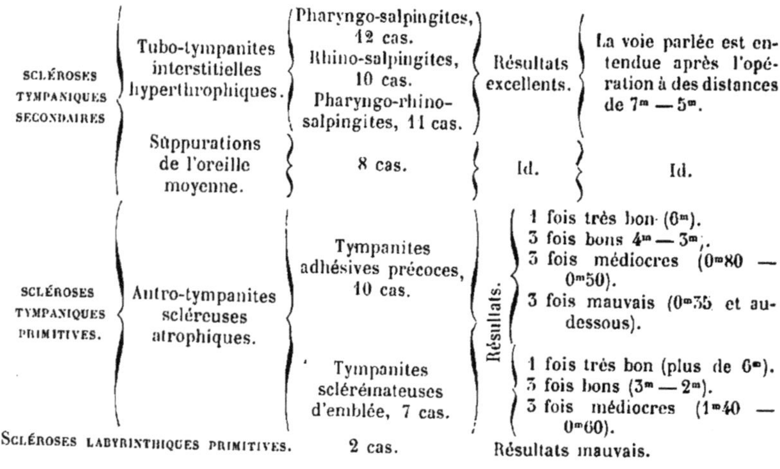

QUELQUES MOTS SEULEMENT AU SUJET DES RÉSULTATS QUE VIENT D'EXPOSER NOTRE COLLÈGUE, M. MALHERBE

par M. le docteur LAURENS.

de Paris.

Pour ma part, je n'ai jamais eu recours au traitement de l'otite sèche par l'évidement pétro-mastoïdien, pour cette raison que les quelques malades opérés par M. Malherbe, et que j'ai eu l'occasion d'observer, ne m'ont paru avoir retiré aucun bénéfice de l'intervention. On m'objectera que l'affirmation d'un malade non guéri peut être entachée de suspicion : c'est vrai; mais je ne crois pas que l'opinion de l'entourage puisse être passible de la même critique.

J'ai donc observé, dans ma clientèle, deux malades, jeunes, d'une trentaine d'années, neuro-arthritiques, bourdonnants et sourds, — la surdité remontait à une dizaine d'années, — et que l'intervention n'avait aucunement améliorés. Deux autres malades se sont présentés à l'hôpital Saint-Antoine, où ils ont été examinés par M. Lermoyez, qui a constaté que les symptômes de l'otite sèche persistaient malgré l'évidement pétro-mastoïdien. Une femme est venue me consulter, à l'hôpital Bichat, pour une otite scléreuse typique; ses bourdonnements et sa surdité n'avaient pas été soulagés.

Voilà donc cinq malades que j'ai vus, et qui n'ont retiré de l'opération aucun bénéfice. Des confrères m'ont rapporté trois semblables résultats, mais, en outre, chez un malade l'opération avait été suivie de vertige n'existant pas antérieurement; chez un autre, l'évidement avait provoqué une otorrhée.

En somme, cinq malades trépanés parce qu'ils étaient sourds, et non améliorés.

De là à faire une critique et un procès de tendance contre la méthode, il n'y aurait qu'un pas, mais nous savons tous que les statistiques n'ont de valeur que prises en bloc; elles se composent de séries; celle-là n'a pas été favorable, voilà tout.

Cependant, de l'observation des faits, il faut tirer une conclusion qui intéresse à la fois malades et otologistes. Or, le traitement de l'otite sèche a toujours été la pierre d'achoppement des auristes, la pierre philosophale qu'ils ont toujours cherchée et n'ont jamais trouvée. Quand il sera donc scientifiquement démontré que telle méthode médicale ou chirurgicale, et en particulier l'évidement pétro-mastoïdien, aura guéri un sourd, le problème sera résolu. Le jour où plusieurs malades atteints d'otite scléreuse, ayant été traités sans succès par les méthodes usuelles que nous possédons, auront été guéris ou même notablement améliorés par l'évidement, ce nouveau procédé chirurgical comptera beaucoup d'adeptes.

Il serait donc profitable, je crois, non seulement pour les spécialistes, pour les médecins, mais pour le grand public, toujours avide d'une nouvelle thérapeutique, d'être définitivement fixé sur la valeur de ce traitement, qui nous intéresse tous au plus haut point. Jusque-là, il sera peut-être prudent d'accueillir et de propager avec la plus grande réserve cette méthode. En cas de résultats favorables, elle sera un légitime succès remporté contre la surdité, tandis qu'au contraire, en cas d'insuccès, elle pourrait avec raison jeter sur notre spécialité un discrédit immérité.

DISCUSSION

M. Lubet-Barbon. — Beaucoup de chirurgiens se font illusion sur les résultats des procédés opératoires qu'ils proposent, et M. Malherbe n'échappe pas à la règle. Pour ma part, il m'a été impossible de constater la moindre amélioration sur aucun de mes malades opérés par lui ou par son procédé et je crois que la plupart des auristes parisiens sont dans mon cas.

M. Suarez de Mendoza (de Paris). — Je ne veux pas, messieurs, répéter mon appréciation défavorable sur le traitement chirurgical de la sclérose, ni répéter ce que j'ai déjà dit à Londres, du résultat négatif que j'ai obtenu sur 12 malades opérés par la méthode de M. Malherbe.

Je voudrais vous proposer, pour trancher cette question qui intéresse autant les malades que l'honneur de notre spécialité, de faire ce qui a été fait dans la Société d'ophtalmologie il y a quelques années, à propos du traitement de la myopie par l'iridectomie, c'est-à-dire de nous engager tous à opérer, pendant un an, les cas qui, ayant résisté à tout traitement, demandent à ce qu'on essaie l'intervention chirurgicale.

Au bout d'un an, il y aura un stock suffisant d'opérés pour pouvoir faire définitivement le procès de l'intervention préconisée par M. Malherbe.

CONSIDÉRATIONS SUR L'OTITE MOYENNE SÈCHE

par M. le docteur C. MIOT,

de Paris.

Pour la plupart des otologistes toute tentative opératoire dans les cas d'otite moyenne sèche à marche nettement progressive doit nécessairement donner de mauvais résultats (Stake, Congrès de Berlin, 1890).

Au Congrès qui nous réunit aujourd'hui, MM. Diebenmann et Botey, dans de remarquables rapports, ont radicalement condamné toute intervention.

Il est évident que si on entend par sclérose de la caisse les lésions énumérées par Siebenmann et intéressant surtout la paroi interne de la cavité tympanique, ainsi que des parties plus ou moins étendues du labyrinthe, il n'y a aucune intervention à essayer.

Par exemple, dans les panotites héréditaires ou autres et dans les panotites séniles.

Mais ces lésions n'existent pas en général : 1° dans les synéchies, fausses ankyloses, suites d'otites qui n'ont aucune connexité avec l'otite sèche progressive indiquée ci-dessus et peuvent être opérées avec le plus grand succès, ainsi que j'ai commencé à le constater dès 1877, etc. Pour opérer ces cas, au lieu de choisir le procédé de Malherbe, je me contente d'effondrer une partie de la paroi externe de l'attique et de la partie correspondante de la paroi postérieure du conduit, afin d'avoir un large champ opératoire permettant de distinguer toutes les parties supérieures de l'attique, ainsi que la région de l'étrier et de rompre les synéchies.

Pour diminuer la longueur du champ opératoire, je pratique l'incision rétro-auriculaire ou j'opère même par le méat auditif externe quand le conduit est large. 2° Dans cette catégorie, les malades présentent les caractères de l'otite moyenne sèche. Ils ont souvent des bourdonnements indépendants de la circulation, des bruissements dépendant de la circulation (battements).

La surdité est paradoxale.

La perception cranienne est excellente au diapason et à la montre.

Le rinne est négatif. Le diapason, ligne médiane est mieux perçu de la plus mauvaise oreille. La perception aérienne limitée, meilleure d'un côté que de l'autre, bien inférieure (surtout du côté de l'oreille la plus atteinte) à la perception osseuse, est inégale et intermittente.

Le malade perçoit bien le bruit de la montre à une distance donnée, mais il ne l'entend plus ou très mal au bout de quelques secondes. Après un repos il l'entend de nouveau, ce qui indique évidemment que les muscles d'accommodation manquent de tonicité musculaire et sont insuffisants.

La perception aérienne est plus mauvaise pendant la mastication; meilleure après un valsalva; mais seulement pendant que le tympan est distendu; elle disparaît avec ce degré anormal de tension au bout de quelques secondes.

La faradisation ou la galvanisation de la meilleure oreille améliore l'audition de cette oreille, mais ne produit pas d'effet bien sensible sur la plus mauvaise, qui entend très mal et seulement de près la voix moyenne.

Les trompes sont perméables souvent avec une pression faible, d'autres fois, suivant le degré d'insuffisance, avec une pression plus forte.

Les symptômes divers que je viens de décrire établissent, à mon avis, que les malades qui en sont atteints n'ont pas de lésions de la paroi interne de la caisse ou du labyrinthe et sont principalement affectés d'une insuffisance des muscles de la trompe d'Eustache et de la caisse appelée par Rumbold faiblesse musculaire.

Je base mon opinion sur les considérations suivantes :

1° L'articulation stapédo-vestibulaire est mobile et reste mobile.

2° Les malades ne présentent aucun symptôme de modifications labyrinthiques.

3° La perception cranienne est bonne.

4° Les malades opérés continuent à entendre mieux les sons élevés que les sons bas.

Faut-il intervenir?

Il faut opérer la plus mauvaise oreille pour augmenter à la fois son acuité auditive et celle de la meilleure que l'on soumet en même temps à la faradisation ou à la galvanisation, la première paraissant plus active que la seconde.

Choix du procédé. Toutes les fois que le conduit auditif est large, ce qui est fréquent, il vaut mieux opérer par le méat auditif externe et garder l'incision rétro-auriculaire pour certains conduits étroits.

Il est évident qu'en choisissant le méat auditif externe on a un champ opératoire moins large, plus court, où les instruments manœuvrent plus difficilement et aussi une vue moins étendue de la région de la fenêtre ovale que si la portion cartilagineuse est supprimée. Mais, en enlevant une portion suffisante de paroi postéro-supérieure de l'extrémité interne du conduit osseux, on dégage si bien la région de la fenêtre ovale qu'elle est entièrement visible, dès qu'on a suffisamment séparé le tympan de son cadre. On peut, à volonté, laisser la chaine et le tympan ou enlever ce dernier et les deux gros osselets, suivant qu'on le juge le plus convenable. Je juge préférable de faire une large entaille à la paroi externe osseuse de l'attique comme l'ont proposée, à titres divers, Gellé, Denck, Bonnier, Faraci, avec des instruments ingénieux mais trop volumineux et souvent impuissants. J'en excepte le porte-gouge de Bonnier, instrument commode, avec lequel on ne peut léser les parties profondes qu'avec une extrême maladresse; il a l'inconvénient de léser, par contre, les parties molles du conduit sur une certaine étendue, au moment où l'os étant coupé ou mieux fracturé, il est attiré forcément en dehors par suite de la traction exercée sur lui afin de l'empêcher de s'enfoncer dans la caisse pendant les coups de marteau. Avec cet instrument, qui a la puissance manquant souvent à certains autres, que j'ai désignés, il est difficile, pour ne pas dire impossible, d'opérer sur des conduits étroits.

Aussi ai-je fait construire l'instrument suivant pour remplacer les ostéoclastes.

Cet instrument est composé d'un manche dans lequel on fixe un burin ou une gouge qui peut prendre diverses obliquités.

En terminant, je dois dire que si je n'ai pas parlé d'opérer sur l'articulation stapédo-vestibulaire affectée d'ankylose sclérémateuse, c'est que je considère, comme Botey, toute intervention comme mauvaise et ne pouvant pas donner des résultats durables. J'en excepte, cependant, quelques cas particuliers; j'ai pratiqué parfois, en effet, la mobilisation de l'étrier avec massage consécutif régulier et mes malades en ont retiré de sérieux bénéfices.

Conclusions.

1° On ne doit jamais opérer des malades affectés de panotites.

2° Toutes les synéchies sont opérables quand il n'existe pas des modifications du labyrinthe.

3° Une oreille très sourde, affectée d'insuffisance musculaire, est opérable. Non seulement son acuité auditive augmentera, mais il en sera de même de l'oreille opposée, dont l'audition gagnera plus encore si on emploie en même temps les courants faradiques ou galvaniques.

DU TRAITEMENT MÉDICO-CHIRURGICAL DE L'OTORRHÉE

par M. le docteur C. MIOT,

de Paris.

L'auteur considère d'abord [les cas simples. c'est-à-dire ceux dans lesquels la muqueuse paraît peu modifiée et donne un produit à peu près muqueux ou muco-purulent. Il les soumet au traitement généralement prescrit :

1° Injections et instillations dans le conduit, l'attique si c'est possible, et la trompe d'Eustache, ou au traitement sec, mais il donne la préférence au traitement humide ;

2° Révulsifs à la région mastoïdienne ;

3° Traitement des cavités bucco-naso-pharyngiennes ;

4° Traitement général.

Il indique les liquides qu'il préfère pour les injections et les instillations.

Dans les cas de modifications plus profondes de la muqueuse et d'écoulement purulent odorant, il emploie d'emblée une solution de nitrate d'argent en y adjoignant le traitement ci-dessus.

Enfin l'écoulement étant rebelle, et renfermant surtout une mauvaise espèce microbienne, il enlève le tympan et les deux gros osselets. En cas d'insuffisance du résultat, il pratique l'antrotomie et indique les raisons qui lui font préférer le procédé de choix.

S'il survient des symptômes indiquant une complication ou la faisant soupçonner, il conseille, comme tous les otologistes, d'intervenir rapidement dans le sens de la complication.

L'auteur termine sa communication par les effets obtenus au point de vue de l'acuité auditive.

DÉMONSTRATION DE PRÉPARATIONS
PHOTOGRAPHIES STÉRÉOSCOPIQUES DES ORGANES
INTERNES DE L'OREILLE FAITES D'APRÈS LA MÉTHODE
DU DOCTEUR KATZ

RAPPORT

par M. le docteur Th. A. CHRISTEN de CINCINNATI, O. U. S. A.

1) Nerf du limaçon, canal semi-circulaire horizontal et coupe.

2) Labyrinthe osseux et nerveux, injections par l'acide osmique.

3) Canal semi-circulaire supérieur et horizontal, utriculus.

4) Membrane de la fenêtre ronde du côté interne.

5) Membrane de la fenêtre ronde vue du côté externe.

6) Membrane du tympan vue du côté interne, avec marteau et étrier tendon du tensor tympani.

TRAITEMENT DES BOURDONNEMENTS D'OREILLES

par MM. les docteurs H. CUVILLIER et VASSAL

I. — La plupart des affections de l'oreille sont accompagnées par des bruits subjectifs variés qui en constituent un des symptômes les plus pénibles. Leur traitement est souvent, pour le praticien, une source de difficultés considérables. Nous avons pensé qu'il serait utile de donner un aperçu général de ce traitement et de dire quelles étaient les médications qui nous avaient donné les meilleurs résultats dans les nombreux cas que nous avons eu à soigner soit dans notre clientèle privée, soit à la clinique de l'un de nous.

Nous n'avons en vue, dans cette étude, que les *bruits subjectifs* désignés communément sous le nom de *bourdonnements d'oreilles*.

Nous laissons de côté les bruits vasculaires ou les bruits entotiques qui prennent naissance dans l'oreille elle-même, qui sont produits par le claquement du tympan et des parois tubaires, par les mouvements de l'articulation temporo-maxillaire, etc., et qui peuvent être perçus par l'observateur.

II. — Les bourdonnements sont le résultat d'une *irritation du nerf auditif* dans ses ramifications labyrinthiques terminales, dans son trajet ou encore à son point d'origine central. On les observe dans la plupart des affections de l'oreille. Ils existent parfois, sans lésions de l'appareil auditif, dans la chloro-anémie — dans les états post-hémorragiques. chez les neurasthéniques après l'absorption de certains médicaments (salicylate de soude, sulfate de quinine, chloroforme, etc.) et d'excitants (café, alcool), à la suite de fatigues excessives (veilles, excès vénériens). — Ils se produisent aussi par action réflexe (affections naso-pharyngées, de l'estomac, de l'utérus, de l'œil, des dents). — On les a observés dans les états paludéens.

III. — La nature des bourdonnements est variable selon les malades. Les uns perçoivent un bruit de sifflet, un jet de vapeur, de mouche qui vole, de roulement de voiture, de tintement de cloche. Quelquefois plusieurs bruits se superposent avec la prédominance de l'un d'entre eux. en général le plus ancien. Ils sont souvent de tonalité haute et prennent rarement le timbre musical. Leur intensité est variable; tantôt très légers et à peine perceptibles par le malade, tantôt excessivement intenses au point de rendre l'existence insupportable aux patients. Sous l'influence d'une émotion vive, d'un effort, d'une course, pendant le travail digestif, sous l'action de la chaleur ou du froid, ils augmentent d'intensité pour redevenir ensuite tels qu'ils étaient avant. Ils n'entravent pas. en général, le sommeil, mais peuvent réapparaître dès le réveil. Ils sont continus ou intermittents. Souvent intermittents au début, ils deviennent continus à mesure que l'affection auriculaire progresse.

Nous avons dit qu'ils se manifestent parfois en dehors de toute surdité. Dans les cas où l'acuité auditive reste normale. ils constituent souvent un prodrome d'une maladie de l'oreille pouvant précéder de plusieurs années la manifestation des symptômes auditifs.

Les relations qui existent entre l'évolution de la surdité et les bourdonnements ne sont pas toujours constantes : les bruits subjectifs restent stationnaires, tandis que la surdité diminue, ou inversement les bourdonnements disparaissent tandis que la surdité persiste. La plupart du temps ils augmentent ou s'améliorent simultanément.

IV. — La valeur séméiologique des bourdonnements est variable. On admet généralement que le bruit subjectif est un signe d'affection auriculaire. Il fait cependant défaut chez certains sujets. On voit en effet des sourds qui n'ont jamais eu de bourdonnements. Mais cette absence même de bruits subjectifs n'est pas d'un pronostic favorable : elle indique souvent que le nerf auditif est dépouillé de toute sensibilité et n'est plus excitable.

V. — Le traitement des bourdonnements d'oreilles varie selon la pathogénie.

Les bourdonnements qui sont sous la dépendance d'un état général — d'une intoxication — de l'absorption de médicaments ou de nature réflexe seront justiciables du traitement même de la cause. Nous n'insisterons pas sur ce point.

Les bourdonnements, liés aux affections de l'oreille, s'observent dans les lésions 1° de l'oreille externe ; 2° de l'oreille moyenne ; 3° de l'oreille interne.

Les bourdonnements dont le *point de départ est le conduit*, s'observent si un corps étranger ou un bouchon cérumineux séjourne dans le conduit ou s'il y a otite externe (furoncle, abcès, circonscrit, eczéma, etc.).

L'extraction du corps étranger, l'ablation du bouchon cérumineux, le traitement de la lésion inflammatoire feront cesser le bourdonnement. Si ce dernier persiste, il faudra faire l'examen de l'oreille moyenne.

Quand le bourdonnement est lié à une *maladie aiguë* de l'oreille moyenne (caisse ou tympan), le traitement est celui de la cause, sans se préoccuper du symptôme, qui doit guérir avec elle. Cependant il faut savoir que les bourdonnements peuvent persister après la guérison d'une myringite ou d'une otite moyenne, par exemple, le traitement mécanique par les douches d'air dans l'oreille moyenne (méthode de Politzer ou cathétérisme) est ici la médication de choix ; *et la guérison est la règle*.

Nous arrivons maintenant à la partie la plus importante de cet exposé, au traitement des bourdonnements dans *l'otite moyenne sèche ou sclérémateuse*.

Les bruits subjectifs existent sinon dans la totalité, au moins dans la très grande majorité des cas. Et, si, dans une otite moyenne aiguë ou interne, le malade peut voir cesser les bourdonnements par la guérison de l'affection et sans le secours d'un traitement spécial, il n'en est plus de même ici où le symptôme présente parfois une résistance insurmontable aux traitements les plus prolongés. Ils révèlent dans quelques cas une intensité telle que le patient s'accommode d'une surdité même très gênante pourvu qu'on le débarrasse des bruits subjectifs.

Le traitement devra tendre à diminuer l'irritabilité des centres nerveux (*traitement interne*), d'une part. — à combattre la tendance à l'ankylose des osselets, empêcher l'adhérence de l'étrier à la fenêtre ovale et diminuer ainsi les chances de la pression labyrinthique, d'autre part (*traitement mécanique*).

Traitement interne. — Les différents médicaments employés sont fort nombreux. précisément à cause de l'incertitude d'action de la plupart d'entre eux.

Les badigeonnages sur la peau du conduit, l'introduction de tampons d'ouate imbibés de substances médicamenteuses, sont sans effet, et, dans certains cas, peuvent être dangereux en déterminant l'inflammation du conduit. Les bains d'oreilles avec des solutions calmantes (morphine, cocaïne, hyosciamine, teinture d'aconit) ne donnent pas grand résultat.

Parmi les divers médicaments internes préconisés, nous ne retiendrons que l'*iodure* et le *bromure de potassium*, le *valérianate d'ammoniaque* et le *sulfate de quinine*, dont l'efficacité nous parait démontrée par les résultats que nous avons obtenus.

Nous avions aussi, dans ces derniers temps, séduit par diverses publications, expérimenté le *cimicifuga* en teinture, extrait fluide et pilules. Nous l'avons prescrit dans une cinquantaine de cas environ, *sans succès appréciables*. Nous avons donc renoncé à son emploi.

Nous ordonnons de préférence le bromure de potassium, à la dose quotidienne de 1 à 4 grammes et nous nous sommes bien trouvé de lui associer l'iodure de potassium. Nous prescrivons la formule suivante :

        Iodure de potassium. . . . .   5 gr.
        Bromure de potassium. . . . .   20 —
        Eau distillée   . . . .   500 —
Une à quatre cuillerées à soupe par jour.

Chez les neurasthéniques, la dose du bromure peut être portée à 6 ou 10 grammes, à condition qu'il n'y ait pas d'intolérance gastrique. Le valérianate d'ammoniaque est un bon adjuvant du bromure dans les mêmes cas et peut être donné alternativement avec lui.

Dans l'otite sèche, quand il existe en même temps que les bourdonnements des vertiges, la quinine rendra de précieux services (0,40 à 0,60 centigrammes par jour en pilules de 10 centigrammes, données une par une, à intervalles autant que possible égaux).

La médication interne se complétera par la *révulsion sur l'apophyse mastoïde* : applications de teinture d'iode ou de petits vésicatoires volants. friction avec du baume de Fioravanti, et surtout applications de pointes de feu. Nous recommandons de préférence les *pointes de feu* qui, dans nombre de nos cas, ont amené des résultats favorables et qui ont l'avantage d'être renouvelées facilement.

Les *courants électriques*. d'une application précise difficile, ne pouvant être maniés qu'avec la plus extrême prudence à cause du voisinage du cerveau, n'ont pas donné de résultats encourageants.

Traitement mécanique. — Le traitement interne ne doit être considéré que comme un adjuvant du *traitement mécanique : douches d'air et massage du tympan.*

C'est la partie de beaucoup la plus importante du traitement. Il faut la continuer longtemps avec persévérance, alors même que les débuts n'ont pas donné toute l'amélioration désirée.

Nous procédons de la manière suivante :

Si le malade peut être régulièrement suivi et vu tous les deux jours, nous pratiquons le cathétérisme de la trompe d'Eustache avec la sonde d'Itard et nous faisons l'insufflation directe d'air dans la caisse. Le cathétérisme est combiné avec la mobilisation du tympan à l'aide du spéculum de Siègle. Le traitement est continué pendant six à huit semaines. On voit souvent pendant ou à la fin de cette période, les bourdonnements s'atténuer et la fonction auditive s'améliorer. Tous les cas traités ne sont certes pas des succès thérapeutiques, mais nous pouvons dire sans exagération que la cessation des bruits subjectifs s'obtient fréquemment, si on a la persévérance de continuer la médication.

Quand le malade ne peut venir régulièrement se faire traiter, nous conseillons les douches d'air par le procédé de Politzer. Cette dernière méthode est inférieure au cathétérisme par la sonde d'Itard, non peut-être en elle-même, mais du fait même de ceux qui la pratiquent. Les malades ne font qu'imparfaitement les manœuvres nécessaires pour assurer la pénétration de l'air dans l'oreille et le traitement est illusoire. Cependant, malgré ces imperfections, la douche d'air de Politzer doit être conseillée si le cathétérisme ne peut être pratiqué et rendre dans certains cas de très réels services. Son emploi doit être prolongé, l'affection n'ayant aucune tendance à la guérison spontanée.

Si le malade se soigne lui-même, au lieu du spéculum de Siègle, il emploiera, pour le massage du tympan, le masseur de Delstanche ou de Collin dont on lui aura appris à graduer la force. L'étude de la pathologie de l'oreille nous montre combien le pronostic de l'affection se trouve aggravé quand il y a soudure des osselets : le massage du tympan combattra les ankyloses osseuses et l'adhérence de l'étrier à la fenêtre ovale.

En pratiquant les insufflations d'air, on pourra les charger de vapeurs médicamenteuses (iode, éther, chloroforme, bromure d'éthyle). L'action en est rapide et fugace: cependant, dans les cas de bourdonnements très intenses, la sédation, même passagère, sera très appréciée du malade. Faites prudemment, elles ne nous ont jamais donné d'accidents.

Contre les bourdonnements dont le point de départ est *l'oreille interne* (vertige de Ménière), la médication à employer est la quinine préconisée par Charcot et dont les effets sont des plus appréciables. On prendra pendant une semaine 40 à 60 centigrammes de quinine (pilules de bromhydrate de quinine de 10 centigrammes chaque — une par une à intervalles autant que possible égaux). La semaine suivante, on prendra jusqu'à 1 gramme — puis, repos de 15 jours — et reprendre. On continuera ainsi de suite pendant des mois.

En résumé, en dehors des bourdonnements liés aux affections aiguës du conduit et de l'oreille moyenne, qui doivent être traités par les moyens propres à chacune d'elles, le traitement des bourdonnements d'oreille, avec ou sans altération de la fonction auditive, doit être institué de la façon suivante :

Médication interne. — Révulsion mastoïdienne. — Douches d'air et massage du tympan.

CAS DE FISTULE MASTOÏDIENNE OUVERTE DANS LE CONDUIT AUDITIF EXTERNE. — PROCÉDÉ POUR APPRÉCIER L'ÉTENDUE DE LA CARIE

par M. le docteur A. COURTADE,

de Paris.

Il arrive parfois dans les mastoïdites suppurées que la collection purulente s'ouvre dans le conduit auditif quand les malades laissent à la nature seule le soin de les guérir ou qu'ils refusent les interventions au moment opportun.

Il faut reconnaître que ces cas sont moins fréquents que ceux où l'abcès mastoïdien s'ouvre derrière l'oreille après usure de l'écaille du temporal.

Nous avons cependant observé plusieurs cas de ce genre dont nous allons indiquer en quelques mots la modalité clinique; dans l'un, il existait en avant du bord postérieur du cadre tympanique un polype assez volumineux dont l'extraction procura une amélioration sensible de l'audition; le tympan était intact et ne présentait qu'un épaississement généralisé qui était la conséquence d'une otite moyenne ancienne: dans un second cas, il s'agissait d'une jeune fille atteinte d'otite suppurée dès son enfance et qui présentait un polype assez volumineux vers l'isthme du conduit auditif et sur la paroi postérieure. Après l'ablation du polype on rencontrait un orifice qui permettait d'introduire un stylet coudé dans l'apophyse mastoïde à plus de 1 centimètre de profondeur.

Dans un 3ᵉ cas, il n'y avait point de polype, mais une sécrétion purulente extrêmement fétide qui incommodait fort le malade; chez ce malade le tympan était détruit dans son segment inférieur et la muqueuse de la caisse notablement épaissie. L'examen ne rendait pas compte de l'abondance et de la fétidité de la sécrétion, car le malade était fort soigneux de sa personne et faisait une ou plusieurs injections dans l'oreille. Mais une étude plus approfondie de l'oreille et l'intervention du stylet me permirent de constater qu'il existait une lacune profonde dans la portion osseuse du conduit auditif; c'est de là que provenaient les grumeaux fétides.

Chez un 4ᵉ malade dont l'otorrhée remontait à 10 ou 15 ans on trouvait aussi un tympan intact et une sécrétion des plus fétides qui avait agi sur l'état général d'une façon des plus fâcheuses.

Un examen rapide, comme on le pratique souvent quand on a quelque expérience de l'otologie ne me permet pas tout d'abord de savoir d'où provient le pus; scrutant alors la paroi postérieure du conduit, j'aperçois un orifice assez étendu qui conduit mon stylet dans une cavité assez profonde.

Comment connaître l'étendue de la perte de substance? Il est impossible avec le stylet rigide de fouiller toute la cavité qui est latérale au conduit comme les mèches qu'on voit dans les tunnels.

J'ai essayé d'introduire dans le conduit un miroir minuscule pour tâcher d'inspecter la fistule; le miroir était trop grand et je n'ai tiré aucun bénéfice de cette tentative.

J'ai alors eu l'idée de mesurer la capacité de la cavité en versant dans le conduit auditif, à l'aide d'un compte-gouttes qui fournissait XX gouttes par centimètre cube, de l'eau aseptique et de faire cette même expérience pour l'oreille opposée. Chez cette dernière malade XVI gouttes remplissaient le conduit auditif du côté normal et il en fallait exactement XXXII pour l'oreille malade.

La cavité pathologique avait donc une capacité de 16/20ᵉ ou 4/5ᵉ de centimètre cube.

Évidemment, ce procédé de mensuration ne fournit point de renseignements sur la forme, la direction de cette perte de substance; mais facile à employer et sans inconvénients pour le sujet il ne doit pas être négligé et peut avoir quelque utilité pour la thérapeutique à suivre.

Une remarque à faire : c'est que les sujets porteurs de cette lésion sont des timorés qui redoutent les interventions, exception faite bien entendu de ceux qui étaient dans l'impossibilité de se faire soigner quand la maladie est survenue.

Aussi chez les deux derniers malades ai-je essayé un traitement médical, leur laissant entrevoir qu'en cas d'insuccès il faudrait avoir recours à une opération; j'ai été heureux de constater que le traitement purement médical a eu pour effet de faire disparaître la fétidité d'abord, puis d'arrêter la sécrétion purulente qui existait depuis un grand nombre d'années.

EIN NEUER TREPAN ZUR EXCISION EINES TROMMELFELLSTUCKS MYRINGECTOMIE)

par herr J. HERZFELD,

de Berlin.

Wohl jeder Ohrenarzt hat gelegentlich einmal den Wunsch eine grössere Perforation im Trommel fell schnell anlegen zu können, sei es um den Versuch zu machen, das Gehör bei unwegsamer Tube oder verdickten, nicht schwingungsfahigen Trommelfell aufzubessern oder um lästige Ohrengeräusche dadurch zum Stillstand zu bringen. In neuerer Zeit, wo der mechanischen Behandlungs-Methode das Wort gesprochen wird, vielleicht auch, um die Erschütterungen des Massage-Apparates direkt mit Umgehung des Trommelfells auf das ovale Fenster einwirken zu lassen. Die hierzu angegebenen Methoden und Instrumente stammen bereits aus der vorwissenschaftlichen Zeit der Ohrenheilkunde. Schwartze hat im 5. Bande des Archivs für Ohrenheilkunde vor 51 Jahren in seinen « Studien und Beobachtungen über die künstliche Perforation des Trommelfells » einen historischen Veberblick über diese Operation bei Schwerhörigkeit gegeben. Aber die zu diesem Zweck angegebenen Instrumente wie das von Bonnafont modificierte Fabrizi'sche Perforatorium konnten ihn nicht befriedigen, da es ihm trotz wiederholter Versuche nicht gelang, mit diesem Instrument das scheibenförmige Tromelfellstück auszuschneiden. Auch Gruber[1] scheint mit den gebräuchlichen trepanartigen Instrumenten nicht reüssiert zu

1. Allgem. Wiener Medi. Zeitung, 1863, N° 59 u. 1864, N° 15.

haben, wenigstens führte er die Operation mit Pincette und Messer aus, wobei er aber selbst die Schwierigkeit dieser Operations-Methode anerkennt. Schwart ze giebt eine relativ einfache Methode an; er schneidet mit einem passenden Messer einen dreieckigen Lappen aus und versucht nun das flottierende freigemachte Stück mit einer Kniepincette zu entfernen. Ich übergehe die Litteratur mit den verschiedenen Operations-Methoden und Instrumenten und verweise ausser auf die erwähnten Schwartze'schen und Gruber'schen Aufsätze auf Linke, Handbuch der theoretischen und praktischen Ohrenheil kunde III. Band Bearbeitet von Philipp Heinrich Wolff Seite 330 und auf Bonnafont « Lehrbuch der Erkrankungen des Ohrs, pag. 368. » Im ganzen ist die Operation wohl überhaupt nicht oft gemacht worden, woran einmal das unvollständige Instrumentarium, dann die Schwierigkeit der Indicationsstellung und schliesslich die Tendenz der angelegten Oeffnung sich bald wieder zu schliessen Schuld haben. Das Streben den Verschluss zu verhindern, ist aber eine Cura posterior, wenn wir dem Patienten zunächst helfen. Können wir aber dies, indem es uns leicht gelingt eine grössere Oeffnung mit glattem Rand anzulegen, so wird auch vielleicht infolge der grösseren Erfahrung die Indications-Stellung eine bessere werden. Hier kommt es mir nur darauf an, meinen Trepan, wie er von Liebrich Nachfolger in Giessen angefertigt und von Windler-Berlin nach meine Angabe verändert worden ist, zu beschreiben. — Das Instrument, das sich an den Corneal-Trepan von Hippel anlehnt, besteht wie dieses aus einem Uhrwerk, das bei *a* untergebracht ist und nach Art einer Uhr mittelst eines Schüssels bei *b* aufgezogen wird. Durch leichten Druck auf das Knöpfchen *b*, wird das Werk in Bewegung gesetzt und werden die Bewegungen auf das Rädchen *c* übertragen, das seinerseits wieder die Bewegungen auf ein zu demselben im spitzen Winkel stehendes Rädchen *d* überträgt. Letzteres ist verbunden mit einen 9 Centimeter langen, hohlen Führungsstab *e*, auf dessen Ende bei *e*, das kreisförmige Messer *x*, ähnlich dem Heurteloup'schen, aufgeschraubt wird. Innerhalb dieses Führungsstabes befindet sich wieder ein Stäbchen, das nach vorn in eine Harpune *f* endet, aber in keiner Verbindung mit dem Uhrwerk steht; es ist seinerseits mittelst der kleinen Feder *O* am Schraubenkopf befestigt. Es dient mit seiner Harpune *f* nur dazu, das zu excidierende Stück zu fixieren, bewegt sich aber nicht mit. Die kreisförmige Messer sind in 3 Grössen angefertigt und zwar 2, 3 und 3 2/3 Millimeter Durchmesser.

Der Hauptunterschied von den älteren Instrumenten ist, dass mein Trepan, eine Canüle mit glattem schneidenden Rand hat. Canülen mit

scharfen, schief gestellten Zähnen wie sie Linke[1] und Wreden[2] angegeben haben, haben sich mir nicht bewährt. Durch solche Canülen
wird das Trommelfell zerfetzt, es bleiben enzelne Stücke hängen und
die Oeffnung wird nicht kreisrund. Ferner wird bei meinem Instrument die schneidende Canüle nicht durch eine Spiralfeder in garnicht
zu berechnender Weise und daher mit bald mehr oder weniger intensiver Kraft vorgeschnellt, sondern dreht sich ganz gleichmässig um
die Achse des die kleine Harpune tragenden Stäbchens. Die Operation
wird in der Weise ausgeführt, dass man die Harpune des Instruments
in das Trommelfell einsticht und nun durch Druck mit dem Daumen
auf dem Knopf b, eine Anzahl Rotierungen macht. Eine Vorübung
am Schädel ist sehr gut, aber nicht direkt nothwendig. Ich selbst habe
das Instrument bisher in 12 Fällen angewandt, von denen ich in
8 Fällen reüssierte. d. h. in 8 Fällen blieb das excidierte kreisförmige
Stück an der Harpune hängen. Da das Gelingen der Operation hauptsächlich von der absoluten Ruhe des Patienten abhängt, werde ich den
Eingriff in Zukunft nur noch in Narcose und zwar Brom Aether-Narcose
vornehmen und zweifle ich nicht daran, dass das Verhältniss dann
ein noch besseres werden wird. Von vornherein ungeeignet für die
Anwendung meines Instruments sind natürlich Trommelfelle, die mit
der Paukenhöhlen-Wand verwachsen sind, während ein verdicktes,
starres, nur nicht gerade verkalktes Trommelfell die Myringectomie
mit meinem Trepan meist ermöglichen wird. Die Auswahl der Stelle
ist gleichgiltig, man wähle den Platz, wo man am besten das Instrument aufsetzen kann. Von einer Verletzung der gegenüberliegenden
Labyrinthwand kann keine Rede sein, wenn auch der feine Widerha-
ken gelegentlich einmal in dieselbe eindringen kann, was aber ebenso
unschädlich sein wird, als wenn dieses der gröberen Paracentesen-
Nadel bei der Paracentese passiert. Nach Ausführung der kleinen
Operation verschliesse man das Ohr mit steriler Watte; in keinem der
12 Fälle habe ich einen Schaden von dem Eingriff gesehen. Eine
irgend wie nennenswerte Beeinflussung des Gehörs habe ich nicht
constatieren können, wohl aber in mehreren Fällen eine wesentliche
Besserung der subjectiven Gehör-Empfindungen, die mich auch meist
allein bestimmt hatten, die Myringectomie vorzunehmen.

1. *L. c.*
2. *Petersburger Medic. Zeitschrift*, V Bd, 1865, p. 290 und folgende.

PRÉSENTATION D'UN OBTURATEUR POUR L'OCCLUSION DE L'ORIFICE ALVÉOLAIRE DU SINUS MAXILLAIRE

par herr J. HERZFELD,
de Berlin.

Dr. Herzfeld demonstriert Gummi-Obturatoren, wie er sie zum Verschluss der Kieferhöhle seit Jahren anwendet. Dieselben haben verschiedenes Aussehen, je nachdem die Oeffnung von der Fossa canina oder von der Alveole aus gemacht worden ist. Dieselben bestehen vollständig aus bestem Patent-Gummi, sind aus einem Stück gearbeitet und werden in Grössen von 2 $^{2}/_{3}$ bis 7 $^{1}/_{3}$ millimeter fabrikmässig hergestellt; sie vertragen jede Art von Desinfection und können wegen ihrer Reizlosigkeit sofort nach der Operation angewandt werden. Sehr zweckmässig haben sich dieselben bei beabsichtigtem allmählichem Verschluss der Kieferhöhle erwiesen, indem immer kleinere Obturatoren allmählich eingelegt wurden. Ist doch der Zeitpunkt, wann man dieselbe gänzlich schliessen resp. zuwachsen lassen kann, oft sehr schwer zu bestimmen. Durch Hineinlegen der beschriebenen Tampons von immer kleinerem Durchmesser ist man imstande, die Oeffnung successive kleiner werden zu lassen, indem man sich nur noch gerade dis Möglichkeit des Ausspülens sichert. Lässt man auch den Obturator kleinsten Durchmessers bei dauernden Nachlass der Eiterung weg, so schliesst sich die Oeffnung in ganz kurzer Zeit völlig.

Besonders witchtig ist die Länge der Obturatoren. Herzfeld verwendet nur solche mit 4 ctm. hohem Conus, da die kürzeren bei hohem Alveolar-Canall oft garnicht in's Antrum hineinragen. Auch können sich, sofern er nur wenig über den Boden hervorragt, von der Peripherie des eröffneten Kieferhöhlen-Bodens neue Knochenmassen über den Obturator schieben, wodurch das Antrum gewissermassen in zwei Teile zerlegt wird, von denen der obere alsdann nicht mehr unserer Behandlung zugängig ist.

MARDI 7 AOUT

Séance du matin.

Présidence de M. DUNDAS GRANT (Londres).

QUELQUES POINTS PRATIQUES DU DIAGNOSTIC ET DU TRAITEMENT
DE LA PYÉMIE OTITIQUE
OSTÉITE CRANIENNE DIFFUSE AVEC THROMBO-PHLÉBITE DES VEINES
DU DIPLOÉ, D'ORIGINE OTIQUE

par M. le docteur Georges LAURENS,
de Paris.

Le diagnostic de la pyohémie otitique dépend de la présence
des symptômes de la pyohémie en général, accompagnée d'une maladie suppurative aiguë ou chronique de l'oreille moyenne ou de
l'os environnant. Quand, par conséquent, au cours d'une inflammation suppurative aiguë de l'oreille moyenne, le malade se trouve pris
de frissons et que la température subit des oscillations étendues, nous
pouvons en toute sûreté nous dire que nous avons affaire avec une
pyohémie otitique sous une de ses formes, et d'autant plus si des
métastases surviennent dans les articulations, les poumons, le tissu
sous-cutané, les muscles ou les autres organes. Moins fréquemment une
température continuellement élevée qui se maintient, bien qu'il y ait
toute liberté pour l'écoulement, et qui est accompagnée de rapide et
intense abaissement des forces vitales, nous indique-t-elle qu'un processus plutôt septicémique est en train de se former. Le rapport de
cause et effet avec la maladie de l'oreille est quelquefois loin d'être
manifeste, et il arrive que ce facteur échappe au médecin, par suite
d'un grand dérangement constitutionnel, surtout s'il n'est pas habitué
à examiner l'oreille.

La pyrexie et le dérangement constitutionnel peuvent être attribués
à d'autres maladies dont les principales sont la fièvre typhoïde, le
paludisme, le rhumatisme aigu, l'endocardite ulcéreuse, la tuberculose aiguë et la méningite. Voici les points principaux dans le diagnostic
de la pyohémie otitique des maladies mentionnées.

La fièvre typhoïde débute quelquefois par des frissons, mais ce n'est pas la règle ; la température s'élève en montant avec de petites rémissions pendant trois ou quatre jours. elle n'atteint jamais 104 degrés Fahrenheit (40 Centigrade) le premier jour et ne baisse jamais jusqu'à la normale aucun des soirs de la première semaine ; ordinairement son allure n'est pas subite quoiqu'elle puisse l'être parfois. Le sang peut montrer la réaction de Widal. Enfin l'éruption peut décider ce diagnostic au bout d'une semaine.

Dans le *paludisme* les frissons sont plus réguliers dans leur périodicité [1] et si les conditions se prêtent à l'examen du sang, il est possible que l'on puisse déceler le parasite caractéristique. Au contraire, dans la pyohémie l'examen du sang quoique généralement négatif démontre quelquefois la présence de streptocoques, soit dans une préparation sur lamelle, soit sur une plaque de Vétri.

Le rhumatisme aigu n'est que rarement accompagné de frissons ; la température élevée est plus continuelle et les articulations sont attaquées en plus grand nombre.

L'endocardite ulcéreuse maligne pourrait bien passer sous la dénomination de pyohémie endocarditique et ressemble sous beaucoup de points à la forme otitique. Les métastases se portent pour la plupart sur les poumons, les reins, la rate, le foie, la peau et le cerveau. Les embolies dans cet organe attaquent de préférence l'hémisphère gauche et produisent ainsi des paralysies du côté droit qui ne sont pourtant que passagères. Il va sans dire que l'absence de maladie de l'oreille est un facteur de la plus haute importance dans le diagnostic.

La tuberculose aiguë se caractérise quelquefois par l'apparition de frissons, mais il y a en général évidence de l'envahissement des poumons et on découvre le bacille tuberculeux dans les crachats. L'attaque est précédée en général par une perte graduelle de la santé et un amaigrissement prononcé.

Quand on a reconnu l'inflammation suppurative aiguë ou chronique de l'oreille moyenne, on se demande si le soudain dérangement fébrile est dû à cette maladie de l'oreille ou à quelque état morbide coïncidant ; il n'y a aucune raison pour que le malade qui souffre de l'otite chronique ne soit atteint de quelque autre maladie telle que la fièvre typhoïde, la tuberculose pulmonaire ou l'alcoolisme aigu. Les possibilités de ces cas ne doivent ni trop nous influencer ni nous arrêter. quand il y a du doute à faire l'exploration de laquelle peut dépendre le diagnostic définitif ou la vie du malade.

En admettant que le dérangement de la santé en général puisse

---

1. La fièvre cède au sulfate de quinine.

être attribué à une maladie aiguë ou chronique de l'oreille, il nous reste à considérer le diagnostic de la pyohémie otitique et les autres séquelles dangereuses et en outre à la reconnaître quand elle se trouve associée à une ou à plusieurs d'entre elles. De celles-ci les principales sont l'abcès extra-dural en méningite purulente ou séreuse, l'abcès cérébral ou cérébelleux.

L'*abcès extra-dural* a d'ordinaire une ouverture de sortie pour se verser dans les cavités de l'oreille moyenne soit par la paroi supérieure ou postérieure, ou bien par la paroi latérale du crâne, ou encore des deux côtés en même temps. Lorsque l'écoulement n'a pas libre cours, le malade souffre de maux de tête, il y a tendance au coma accompagné d'un mouvement fébrile ; tous ces symptômes subissent une diminution remarquable quand il arrive un écoulement de pus de l'oreille en quantité plus grande qu'on ne pourrait attribuer aux cavités contenues dans l'os temporal. Quand il y a une perforation à travers la paroi latérale du crâne, le pus s'accumule sous le péricrâne et fait gonfler le cuir chevelu au-dessus ou un peu en arrière de l'apophyse mastoïde. En pressant sur ce gonflement on arrive quelquefois à produire un vaste écoulement purulent des profondeurs de l'oreille moyenne.

La méningite se caractérise ordinairement par l'apparition précoce du délire, la céphalée intense, la fièvre continue, la rapidité du pouls, les vomissements et la constipation opiniâtre avec la tendance au strabisme, et la contracture de la nuque. Dans la pyohémie, au contraire, la température est d'ordinaire oscillatoire (quoique dans la forme purement septicémique elle puisse être continue) et la diarrhée n'est pas rare. Ces symptômes peuvent procéder d'une méningite soit séreuse, soit purulente, et le moyen le plus efficace à notre disposition pour distinguer entre les deux, est la paracentèse lombaire des membranes de la moelle épinière. Le liquide theca dans la méningite purulente peut contenir des cellules de pus, tandis que dans la forme séreuse il y a absence de trouble. Dans chaque cas le liquide se projette avec une force anormale.

En cas d'abcès cérébral ou cérébelleux, il y a tout au début une élévation de la température accompagnée quelquefois d'un frisson, mais elle s'abaisse bientôt 'et l'abcès entre dans une période latente. Après un intervalle quelconque il survient de la céphalée, de la torpeur cérébrale, du ralentissement de pouls et de la respiration ainsi qu'un abaissement sous-normal de la température. Les vomissements sont fréquents, la constipation opiniâtre et l'amaigrissement extrême. Avec abcès temporo-sphénoïdal il peut se trouver un strabisme divergent causé par la compression de la troisième paire et l'affaiblissement du bras et de la jambe du côté opposé. Avec abcès cérébelleux l'affaiblissement du bras et de la jambe du côté opposé. Avec l'abcès cérébelleux l'affaiblissement dans les membres du côté atteint et des muscles conjugués du même côté des bulbes oculaires. Dans les cas non compliqués, alors le diagnostic entre la pyohémie otitique et n'importe quelle de ces deux conditions se pose sans difficulté.

Lorsque la pyohémie otitique se trouve *en combinaison avec l'abcès cérébral*, la température est celle de la pyohémie, mais le pouls peut se ralentir en disproportion. *La combinaison de la pyohémie otitique avec la méningite* se caractérise par le désordre psychique qui est bien plus prononcé que dans la pyohémie simple et la ponction lombaire démontre la présence ou l'absence de la méningite purulente.

Les données dérivées de l'emploi de l'ophtalmoscope ne sont pas tout à fait concluantes, quant à la présence d'un abcès cérébral ou cérébelleux. Une dilatation des veines rétinales avec gonflement de la pupille donnent fortement à soupçonner qu'il y a thrombose sinusale et quand ces signes se bornent à un côté seulement, il y a lieu de supposer que le processus s'est étendu au sinus caverneux.

Comme nous l'avons déjà dit, les signes les plus concluants sont les métastases purulentes dans d'autres régions du corps. Nous avons, néanmoins, de l'appui dans la recherche des signes locaux de l'envahissement des canaux veineux, en premier lieu, sans opération, mais après au moyen d'opérations exploratrices. Un gonflement anormal de la veine jugulaire externe nous ferait supposer qu'il y a obstruction de la jugulaire interne du même côté; le gonflement au-dessus de l'orbite avec œdème et distension du contenu de cette cavité et dilatation des veines rétinales indiquerait une thrombose du sinus caverneux. La sensibilité ou la présence d'un gonflement allongé le long de la jugulaire interne indiquerait l'inflammation de ce vaisseau ou bien des ganglions lymphatiques subjacents. Il arrive de temps en temps que la veine enflammée et suppurante forme un gonflement fluctuant. La sensibilité en arrière de la région mastoïde ferait soupçonner de l'infiltration des veines condylaires ou vertébrales. Nous devons reconnaître que tous ces signes n'ont qu'une valeur diagnostique relative. Ayant ainsi établi le diagnostic d'une pyohémie otitique, nous sommes en face du diagnostic entre la forme thrombosique et la forme simple.

Lorsque l'affection arrive à la suite d'une suppuration chronique de l'oreille moyenne datant de plus d'une année et surtout s'il y a évidence de métastase dans les poumons ou la plèvre, il est presque certain qu'il existe une thrombo-phlébite d'un sinus quelconque.

Si au contraire la maladie est due à une inflammation aiguë et les métastases atteignent plutôt les articulations ou la grande circulation, il y a probabilité pour qu'elle n'ait pas été précédée par la thrombo-phlébite des grands sinus et qu'elle soit de la forme simple. On ne peut pas préciser le diagnostic sans l'emploi des opérations exploratrices qui constituent souvent le premier pas dans le traitement de la maladie.

Le diagnostic de *la toxémie* peut rester encore à faire, parce que le pus retenu sous pression peut donner lieu au désordre fébrile et constitutionnel déjà décrit, mais sans l'apparition d'abcès métastatiques. Donc, ce n'est qu'après l'ouverture large de l'oreille moyenne et des cavités y attenantes que nous pouvons juger si nous avons affaire avec la toxémie ou avec une infection du sang lui-même. Chez les enfants, l'évacuation d'une quantité minime de l'oreille moyenne effectuée au moyen de la paracentèse de la membrane peut suffire pour effacer le désordre fébrile, et chez l'adulte, le même résultat peut suivre l'opération mastoïdienne radicale dans les cas chroniques, la corticale ou centrale dans les cas aigus. Dans de telles circonstances nous avons eu affaire avec la toxémie ou l'intoxication septique produite par la rétention du pus.

Si cette évacuation n'amène pas la disparition des symptômes fébriles, nous sommes en face de la pyohémie. Tandis que dans les cas aigus il nous est permis de remettre l'exploration plus profonde en traitant les métastases à mesure qu'elles arrivent, dans les cas chroniques au contraire il nous est nettement indiqué de découvrir et d'explorer le sinus latéral.

Les détails de l'opération pour mettre à nu le sinus latéral varient chez les opérateurs divers et selon la nature des cas.

Lorsque pendant l'opération mastoïdienne il se présente une ouverture dans la gouttière sinusale, on doit élargir cette ouverture au moyen du ciseau et du maillet, ainsi que de pinces tranchantes ou emporte-pièce. Néanmoins, dans l'absence de tels indices et plus particulièrement lorsqu'on désire au même temps faire l'exploration de la fosse moyenne du crâne, une tréphine des trois quarts d'un pouce de diamètre, doit être placée avec sa pointe centrale à un demi-pouce du méat osseux externe, et à un demi-pouce au-dessus de son centre ; l'ouverture peut être agrandie en haut en bas au moyen des pinces tranchantes jusqu'à ce que le sinus soit exposé sur l'étendue voulue.

Si l'index d'une main est placé sur le sinus et l'autre index sur la veine jugulaire, et si l'on ne perçoit aucune fluctuation entre les deux, c'est qu'il existe une thrombose absolue en un point entre ces deux doigts. On peut se rendre compte du contenu du sinus par la fonction: la région est d'abord lavée soigneusement au bichlorure ou au biiodure de mercure, puis on se sert d'une seringue hypodermique qui a été aussi soigneusement stérilisée. L'issue de sang pur ne prouve pas positivement qu'il n'y a pas de thrombose pariétale; l'issue de pus indiquerait sans aucun doute que le sang s'est coagulé dans le sinus et que ce thrombus a subi la désagrégation purulente. L'absence de tout liquide indiquerait que l'aiguille est entrée dans un thrombus qui au point perforé n'a pas encore subi cette désagrégation. Si le sinus présente son aspect normal et si l'aiguille fait sortir du sang pur, l'absence de fluctuations décrites plus haut indiquerait qu'il reste presque indubitablement un thrombus dans le bulbe de la veine jugulaire. Ce thrombus peut avoir été infesté à travers la paroi inférieure du tympan ou par l'introduction d'embolie septique développée dans le sinus sygmoïde, et dans ce cas nous avons affaire à une thrombo-phlébite du bulbe de la veine jugulaire.

D'autre part, les polypes ou les masses de granulations ou aussi les masses d'épiderme desquamé dans les cavités tympaniques doivent aussi être enlevées; mais en présence de symptômes de pyémie on ne doit pas s'arrêter chez l'adulte à leur simple évacuation et il est indispensable d'ouvrir les cavités pétro-mastoïdiennes sans aucun retard.

Dans les cas aigus, il faut ouvrir largement les cellules mastoïdiennes ainsi que l'antre; toutes les portions osseuses malades ainsi que les bourgeons charnus doivent être curettés soigneusement et complètement, et il est de la plus grande importance que les cellules limitrophes soient mises entièrement à découvert, même jusqu'à la pointe extrême du processus mastoïdien; des pousssées de fièvre s'observent souvent, et elles sont dues à la persistance d'un foyer de pus dans une des cellules de la pointe, ce qui a échappé à notre observation dans la première opération. L'opération que nous indiquons peut avoir une terminaison satisfaisante comme dans le cas suivant :

Emily S..., âgée de 29 ans. Elle commença à souffrir subitement de l'oreille droite et le médecin de la famille pratiqua une incision de la membrane; la douleur s'étendit à la région mastoïdienne et la suppuration devint intermittente; la malade devint accablée et eut plusieurs attaques de vomissements et de vertige. On nous rapporta que dans son enfance elle eut un écoulement des deux oreilles, mais que celui-ci disparut complètement. Le 19, la malade eut un frisson violent; la température s'élevait à 40°, pour tomber le lendemain à 51°,7 puis s'éleva de nouveau le soir à 41°,1. Il y avait du gonflement au niveau de l'apophyse mastoïde droite et de la sensibilité le long des deux jugulaires. Les oscillations de température continuèrent, et la famille refusa de laisser pratiquer toute opération, sauf l'incision de la membrane jusqu'au 28. Lorsqu'on ouvrit l'antre mastoïdien, on enleva une petite masse de granulations et de matières caséeuses. La température s'abaissa et la malade eut un peu de mieux pendant 6 jours. A ce moment la fièvre s'éleva légèrement de nouveau, mais le 18 elle eut une attaque fébrile et des vomissements. L'ouverture fut de nouveau élargie au niveau de l'apophyse mastoïde que l'on mit à découvert dans toute sa hauteur jusqu'à la pointe et que l'on creusa à la gouge, de peur de laisser passer quelque foyer de suppuration. On ne trouva rien de ce genre et l'élévation de température fut expliquée par l'apparition d'un érysipèle cutané qui commença à la région parotidienne et s'étendit de proche en proche jusqu'à l'autre côté de la face. Cette complication s'améliora et la malade guérit rapidement sans autre opération.

TRAITEMENT DE LA PYÉMIE OTIQUE

RAPPORT

par M. DUNDAS GRANT.

Le traitement expectatif ne peut être mentionné que pour être condamné.

Le traitement médical peut consister dans l'administration de diurétiques ou de purgatifs afin de faciliter l'expulsion hors de l'organisme autant qu'il est possible des substances septiques; il est bon aussi de relever les forces du malade surtout dans les cas de septicémie pure avec fièvre continue rémittente au moyen de stimulants alcooliques de sulfate, de quinine, de l'ammoniaque et d'une alimentation préparative. Pour neutraliser les effets toxiques du streptocoque et de ses produits, il est bon de faire des injections de sérum antistreptococcique et dans les cas de septicémie continue il faut obtenir l'évacuation de toutes les causes de l'infection; c'est d'ailleurs notre seule ressource pratique dans la plupart des cas.

Le traitement chirurgical dans sa forme la plus simple consiste dans la paracentèse large de la membrane du tympan ; et quand celle-ci donne issue à du pus réel et spécialement chez les enfants, il est possible qu'il n'y ait plus aucune autre intervention à faire comme dans le cas suivant.

Léonard R..., âgé de 7 ans, nous fut amené le 1er juin 1900 à cause d'une douleur de l'oreille gauche, avec gonflement de la paupière gauche simulant du ptosis et troubles fébriles durant depuis 6 jours. L'affection a commencé par des symptômes ressemblant à ceux de l'influenza. La température a oscillé pendant les trois jours qui ont précédé l'admission entre 37°,5 et 40°,2. Un examem soigneux des organes internes nous montre ceux-ci normaux, il en est de même pour le fond de l'œil ; il n'y avait pas de gonflement de la rate et le seul symptôme pouvant faire croire à une obstruction consistait en une distension légère de la veine jugulaire externe du côté gauche par comparaison avec celle de l'autre côté. Il existait une légère voussure au niveau de la partie postérieure de la membrane du tympan gauche. A l'entrée, la température était de 39°,4. La paracentèse donne issue à une grosse goutte de pus véritable. Le lendemain matin la température était de 37°,1 ; l'après-midi elle s'élevait à 38°,5, et depuis ce moment elle a baissé graduellement et était devenue normale au bout de deux jours. Aucun autre symptôme à mentionner, le malade rentra chez lui complètement guéri.

En plus du traitement opératoire le malade doit être laissé au lit et on doit lui admininistrer des diurétiques. du sulfate de quinine et des aliments liquides. Si la température ne, descend pas rapidement à la normale, il faut faire des injections de sérum antistreptococcique, et ouvrir les abcès métastatiques s'ils se développent.

Dans quelques cas aigus où les symptômes persistent en dépit du traitement, ils peuvent être dus à la formation d'une thrombose pariétale dans le sinus ou dans le bulbe jugulaire. Dans ce cas, il faut avoir recours à l'exploration et au traitement indiqué plus loin pour les cas chroniques, comme la ligature de la veine jugulaire, l'incision avec curettage et tamponnement du sinus sygmoïde.

Pendant l'opération de la mastoïde, dans les cas aigus, il faut avoir grand soin de ne pas blesser le sinus sygmoïde. Cet accident n'est pas aussi insignifiant que l'ont dit certains auteurs. A ce propos je puis citer un cas dans lequel un confrère blessa ce vaisseau durant une opération radicale sur le mastoïde; il arrêta de suite l'hémorragie au moyen d'un tamponnemont serré qu'il laissa en place pendant 5 jours. Il survint des frissons et des oscillations de température qui ne s'étaient pas montrés jusque-là ; le 4e jour, on explora le sinus, il fut trouvé atteint de thrombose. On l'ouvrit en haut et en bas et on découvrit un thrombus qui fut entièrement retiré et l'on fit un nouveau tamponnement au gaz iodoformé dans le bout supérieur. Dans le bout inférieur on n'enleva pas complètement le caillot parce qu'il paraissait complètement sain. La malade mourut et l'on trouva un thrombus en voie de désagrégation dans la partie supérieure de la veine jugulaire. Trois cas semblables ont été décrits par Grunert et Zeroni daus les *Archiv für Ohrenheilkunde* de juin 1900 (pages 109, 117, 118). Ces auteurs furent obligés de lier la veine jugulaire et de pratiquer l'opération ordinaire sur le sinus.

Dans les cas chroniques, s'il y a des signes certains de thrombophlébite de la veine jugulaire au niveau du cou, on peut la mettre à découvert et la lier, puis en évacuer le contenu, s'il y a lieu, avant de pratiquer l'opération radicale. En l'absence de signes extérieurs de thrombose jugulaire, nous pratiquons d'emblée l'opération radicale et ensuite nous mettons à nu le sinus sygmoïde en continuant l'ouverture de l'os en arrière comme il a été dit précédemment, Si ce sinus est thrombosé et qu'il y ait des signes de désagrégation purulente dans la partie supérieure du sinus, on peut faire une incision large et enlever complètement ces débris à la curette. Si l'on arrive à trouver un caillot résistant et sain, on peut se contenter de laver la cavité avec une solution de sublimé; puis, on fait une insufflation abondante d'iodoforme pur ou mélangé à de l'acide borique, puis on pratique un tamponnement léger avec de la gaze iodoformée. Les lèvres de l'incision du sinus peuvent être enfoncées dans la cavité afin d'aider à son oblitération.

Dans un cas rapporté par l'auteur à la Société otologique du Royaume-Uni, ce traitement fut suffisant.

La malade était une jeune fille âgée de 19 ans qui fut amenée à l'hôpital central pour les maladies de la gorge et du larynx, le 7 juin 1898; elle était atteinte d'un ancien écoulement venant de l'oreille moyenne avec mal de tête, vomissements et frissons fréquents; les pupilles étaient largement dilatées et la malade pouvait à peine se tenir debout. Température : 40 degrés. En cette occurrence nous entreprimes l'opération radicale sans attendre l'examen clinique plus complet.

A l'ouverture de l'antre mastoïdien il s'écoula un jet de pus d'une telle quantité qu'on ne pouvait se figurer que l'antre en contînt autant; il provenait soit de la fosse moyenne, ou du sillon du sinus latéral. A un examen plus attentif, on trouva une fistule osseuse conduisant dans ce sillon. Nous l'ouvrîmes largement et trouvâmes du pus et des débris sortant d'une ouverture siégeant dans le sinus lui-même. L'ouverture fut élargie et le sinus fut suffisamment mis à découvert pour que l'on puisse s'assurer qu'il y avait une thrombose complète dans les deux directions. La pression sur la veine jugulaire interne ne communiquait aucune poussée de liquide. Les portions desagrégées du thrombus furent curettées et les portions ramollies du caillot furent enlevées en haut et en bas jusqu'à ce que l'on trouvât un caillot solide et organisé. Nous considérâmes alors que ce caillot agirait probablement comme un thrombus et qu'il pourrait échapper à l'infection, étant donné que le foyer primitif avait été complètement extirpé. La cavité fut désinfectée au moyen de sublimé, insufflation d'iodoforme et tamponnement à la gaze iodoformée. La malade s'améliora rapidement elle n'eut plus de frissons et elle entra bientôt en convalescence.

Dans la même séance, M. Arthur Cheatle présenta un cas semblable de thrombose du sinus dans lequel la guérison suivit une opération limitée au sinus sans ligature de la veine jugulaire. Warnecke publie dans les *Archiv fur Ohrenheilkunde* du 15 mars 1900 (pages 197, 198) deux cas de thrombose sinusale avec oblitération du sinus sygmoïde par prolifération conjonctive, cas provenant de la clinique du professeur Lucas de Berlin. L'histoire clinique de ces deux cas est identique à celle que j'ai relatée. Les résultats les plus frappants de cette méthode de traitement sont ceux obtenus par le professeur Macewen et publiés dans son ouvrage sur les maladies pyogéniques du cerveau et de la moelle (Glascow 1893, page 531). Sur 28 cas de thrombose infectieuse du sinus sygmoïde traités sans ligature de la veine jugulaire il n'a eu que 8 morts.

Si le caillot occlusif sain et solide n'a pas été atteint ou si après l'opération les frissons surviennent encore, il est nécessaire de mettre à nu le sinus, le plus possible dans les deux directions, et d'extirper le caillot jusqu'à ce que l'on trouve un flot de sang abondant; on oblitère alors la cavité au moyen de gaze iodoformée. Avant d'entreprendre cette opération il faut lier la veine jugulaire après l'avoir mise à nu. Si la thrombose parait s'étendre dans le bout inférieur, on doit placer une ligature dans la région cervicale le plus bas possible ; la portion supérieure de la veine devra être incisée et on devra la faire sortir par l'angle supérieur de la plaie opératoire, son contenu étant enlevé au moyen de la curette, ou d'une irrigation très doucement poussée. Si elle n'est pas thrombosée, la ligature devra être placée le plus haut possible, sans que l'on sectionne la veine ; le sinus sygmoïde devra être nettoyé complètement, la plaie irriguée avec une solution de sublimé saupoudré avec de l'iodoforme et tamponnée doucement avec de la gaze iodoformée; un pansement antiseptique est placé par-dessus le tout.

Le docteur Nicoll a publié dans les Annales de l'hôpital de Glascow de 1889, un cas dans lequel il a poursuivi le sinus latéral en arrière jusqu'au pressoir d'Hérophyle. On peut aussi le mettre à nu en bas du côté du bulbe de la jugulaire, et Chipault montre comment la portion osseuse qui fait saillie dans la cavité sinusale peut être enlevée.

A propos de ces différents points, je puis citer le cas suivant :

Dans ce cas existaient des symptômes de pyémie grave au cours d'une suppuration chronique de l'oreille moyenne. L'opération radicale de la mastoïde fut pratiquée, le sinus fut ouvert et les portions dégénérées du caillot furent curettées.

Une légère amélioration s'ensuivit mais les symptômes réapparurent au bout de quelques jours ; la veine jugulaire fut alors mise à découvert au niveau du cou, elle fut trouvée pleine de sang ; on la lia à la partie supérieure ; le sinus sygmoïde fut alors nettoyé jusqu'à ce que le sang s'écoulât librement. On introduisit une mèche de gaze et le malade fut relativement mieux pendant trois jours. Lorsque la température vint à s'élever, on soupçonna que le tamponnement iodoformé du sinus latéral pouvait produire de la rétention ; on l'enleva, dès lors il n'y avait pas de fétidité et la température redevint normale ; à partir de ce moment la guérison s'établit progressivement.

Entre autres remarques pratiques, ce cas montre la nécessité d'enlever le tampon de gaze le plus rapidement possible. Ballance dit qu'on ne doit pas le laisser en place plus de 24 heures, et on peut alors le renouveler s'il y a lieu.

Dans la thrombose du sinus caverneux, les meilleures chances de guérison se présentent à la suite d'incisions larges du sinus latéral avec ligature de la veine jugulaire; on espère ainsi que le caillot pourra sortir de la cavité et se donner issue à travers l'ouverture du sinus latéral. Ce phénomène est survenu dans un cas de Brieger.

Si la température reste continuellement élevée et si les forces du malade s'affaiblissent rapidement, on doit pratiquer une injection de sérum antistreptococcique ou de sérum sanguin ; pour relever les forces du malade il est bon de prescrire de la quinine et des stimulants alcooliques.

S'il survient des complications dues à un abcès cérébral ou cérébelleux, il faut ouvrir cet abcès en faisant une trépanation de l'os aussi loin que possible du sinus sygmoïde.

S'il survient comme complication une méningite, on peut pratiquer la ponction lombaire: et s'il existe des cellules, du pus ou des cocci dans le liquide, on doit s'abstenir de toute opération. Si le liquide est aseptique la méningite est probablement une méningite séreuse et elle disparaîtra probablement après l'opération du sinus.

Les abcès métastatiques peuvent être ouverts au fur et à mesure qu'ils se forment.

DISCUSSION

M. Heiman (de Varsovie). — La pyohémie pure du commencement de l'infection générale est bien rare, ordinairement nous avons le début avec les symptômes septiques.

La pyohémie avec ou sans thrombose existe sans doute, quoique quelques-uns la nient. La pyohémie sans thrombose finit presque toujours par la guérison. Elle est le début de la pyohémie avec thrombose et si on ouvre la cavité crânienne assez tôt, c'est-à-dire si on dégage le sinus sigmoïde du foyer purulent, on peut souvent éviter la formation d'un thrombus. A ce point de vue, à chaque cas suspect il faut ouvrir la cavité crânienne dans la région du sinus sigmoïde et ponctionner le sinus; si on reçoit du sang liquide, on peut avec probabilité exclure un thrombus; si le résultat est négatif, il faut largement ouvrir le sinus et en éloigner tous les produits morbides. La ponction du sinus est sans danger pour le malade, comme je m'en suis persuadé dans plusieurs cas. Ordinairement, après l'ouverture du sinus, la température monte à 40-41° et cet état passe après quelques jours. Mais cela revient seulement si nous opérons sur un sinus infecté par phlébite. Ces derniers mois j'ai opéré deux cas d'otites moyennes purulentes chroniques avec sclérose de l'apophyse mastoïde, et j'ai ouvert la cavité crânienne parce qu'on a soupçonné un abcès cérébral, et qui se sont démontré *hystérie*, le sinus sigmoïde était blessé et cela n'a pas provoqué un symptôme dangereux.

M. Moure (de Bordeaux). — J'ai déjà, à l'occasion de communications faites à un autre Congrès, attiré l'attention sur ce fait que le sinus malade, le sinus phlébitique sans thrombose, est animé de battements très ostensibles, j'en avais observé deux cas, j'en ai recueilli un troisième depuis. Je crois donc que quand au cours d'une intervention sur la mastoïde on trouve le sinus animé de battements, on ne doit pas tenter de l'ouvrir, il est malade.

Quand on a le pronostic de la phlébite du sinus, je pense, pour ma part, qu'il est extrêmement sérieux. Tout récemment, j'ai eu l'occasion d'intervenir chez une jeune fille qui présentait tous les signes d'une phlébite. Au cours de l'opération je constatai que le sinus était soulevé de mouvements désordonnés, il était de couleur noirâtre, je n'hésitai pas à l'ouvrir, il contenait du pus. Je le curettai mais ne crus pas devoir faire la ligature de la jugulaire. La malade continua à faire de l'infection, par la veine mastoïdienne, abcès de la nuque, etc., et malgré un traitement énergique, injection de sérum de Marmoreck, de sérum artificiel, etc., la malade s'éteignit à la longue.

OSTÉITE CRANIENNE DIFFUSE AVEC TROMBO-PHLÉBITE
DES VEINES DU DIPLOÉ, D'ORIGINE OTIQUE

par M. le docteur Georges LAURENS,

de Paris.

Il y a quelques mois, au cours d'une intervention sur une apophyse mastoïde, j'eus une surprise opératoire, grave pour la malade, mais fort intéressante pour le chirurgien à cause de son extrême rareté, et qui de ce fait m'a engagé à rapporter la relation de ce cas.

Je disséquais l'apophyse d'une vieille femme de 66 ans atteinte d'une mastoïdite en apparence banale. (En effet, otite datant de 2 mois, et qui malgré des paracentèses successives avait déterminé l'explosion d'un abcès mastoïdien se traduisant par : 1° un gonflement apophysaire, surtout marqué en arrière; 2° une céphalée hémicrânienne du côté correspondant.)

Donc l'antre avait été largement ouvert, le pus et les fongosités remplissant toutes les cellules avaient été évacuées, la corticale externe complètement réséquée. L'opération semblait donc terminée.

A drainer, à tamponner et à refermer la plaie, je m'appliquais, lorsqu'une flaque de pus se mit à sourdre des cellules postérieures de la mastoïde, cellules sus-jacentes au sinus, et cet incident me mit sur la voie d'une complication que j'étais sur le point de méconnaître.

Je repris donc la pince-gouge, le ciseau et le maillet et ouvris un groupe de cellules débordant le bord postérieur de la mastoïde, franchissant la suture pétro-occipitale, et s'étalant comme un lac, entre les deux tables de l'os. Pus et fongosités les remplissaient. Jusqu'ici rien d'anormal ; nous savons tous que dans certains cas, des cellules mastoïdiennes s'étendent souvent fort loin dans l'occipital.

Mais, après avoir détergé le foyer purulent, je constatai deux faits :

1° La veine mastoïdienne était à nu dans le foyer, y baignait en quelque sorte, elle était anormalement développée et son volume atteignait presque la moitié du petit doigt. Paroi bleue, dépressible, donc apparemment elle n'était pas thrombosée.

2° Malgré le curettage soigneux des fongosités, le pus continuait à sourdre en haut. Un stylet pénétrant dans un canal osseux, de bas en haut dans la direction de l'écaille, je fis sauter le pont à la pince-gouge, et bientôt, de proche en proche, l'instrument aidant, je fus amené à enlever en quelque sorte la voûte d'un tunnel osseux, se dirigeant en haut vers le vertex, parcourant l'écaille, franchissant la suture temporale et cheminant sur une partie de l'os pariétal pour s'arrêter à 2 centimètres environ de la ligne médiane du crâne. En présence de cette complication atypique et craignant d'autres surprises, j'avais, pour me donner du jour, pratiqué des incisions de la peau en H renversé et j'avais disséqué, ruginé et relevé un large volet occupant une grande partie de la moitié latérale gauche du cuir chevelu.

Fort intrigué au début par la présence de ce canal osseux renfermant du pus, je ne fus mis sur la piste du diagnostic qu'au moment où je disséquais sa partie supérieure.

Là, je vis nettement, couchée dans ce canal, se moulant exactement sur lui, une veine remplissant son calibre, et que j'incisai. Son contenu était formé d'un caillot, purulent par endroits. Nul doute que j'avais *affaire à une veine diploétique thrombosée*. Du reste la suite de l'intervention devait confirmer ce diagnostic.

En effet, dans ce canal osseux d'une part, à la base de la mastoïde de l'autre, venaient s'aboucher une série d'orifices fistuleux siégeant entre les deux tables du crâne, laissant échapper du pus sous pression. En suivant ces trajets avec une fine pince-gouge je disséquais de véritables diverticules osseux, s'étendant dans toutes les directions.

Bref, au bout d'une dissection minutieuse, fort longue, j'avais été conduit à enlever une grande partie de la table externe de l'hémicrâne. Il avait fallu mettre à nu et sculpter un grand nombre de canaux diploétiques. Tous formaient un enchevêtrement inextricable, implexus irrégulier, constituant une série de ramifications et véritable jeu de patience pour l'opérateur.

Les parois de ces canaux formées par les deux tables, interne et externe, du crâne étaient frappées plus ou moins d'ostéite, et s'effritaient à la curette. Leur contenu était pour la plupart une veine irrégulière et tortueuse comme le conduit qui la logeait, se terminant en cul-de-sac ou s'anastomosant avec d'autres. L'incision de ces veinules laissait échapper soit un caillot, soit du pus.

En somme on avait nettement sous les yeux la réalisation clinique et anatomo-pathologique des belles planches qui, dans les traités d'anatomie représentent les canaux veineux du diploé.

L'étendue des lésions était telle que je dus disséquer depuis le front jusqu'à l'occipital et du vertex à la base du crâne. La plupart des grandes sutures crâniennes avaient été franchies par la suppuration : suture fronto-pariétale, temporale, lambdoïde, pétro-occipitale. La poursuite de ces canaux me conduisit :

1° En avant : au-dessus et en haut de l'arcade zygomatique dans la direction de l'os frontal.

2° Tout à fait en haut, le curettage d'une veine diploétique amena une hémorragie abondante, la curette me montra que j'étais dans un lac sanguin assez vaste égal à 1 centimètre 1/2, 2 centimètres environ de la suture sagittale, c'est-à-dire près du sinus longitudinal supérieur. Peut-être s'agissait-il là d'un lac sanguin de la dure-mère parasinusal.

3° En arrière, l'infection avait gagné une partie de la zone antérieure de l'os occipital.

4° En bas, l'écaille de ce même os était partiellement envahie.

L'opération terminée, on se trouvait en présence d'une vaste ostéite crânienne diffuse. L'os était presque partout rongé, grignoté en quelque sorte par la suppuration. J'avais dû supprimer les ponts de substance osseuse intermédiaire entre les canaux diploétiques, une grande partie de la table externe du crâne avait dû de la sorte être réséquée, si bien qu'à la fin de l'intervention, la table interne seule était conservée et apparaissait sous forme d'une surface irrégulière, rugueuse marquée d'irrégularités, d'aspérités et de dépressions, la sillonnant en tous sens.

Je terminai l'acte opératoire en recouvrant la plaie osseuse avec les deux lambeaux cutanéo-périostiques et je fis un pansement à plat et légèrement compressif pour les accoler par leur face profonde à l'os sous-jacent.

Comme incidents opératoires, je notai : 1° une température oscillant entre 37 degrés et 38 degrés pendant les 8 premiers jours.

2° Vers le sixième jour, du délire, des phénomènes d'excitation cérébrale, des vomissements, une sécheresse extrême de la langue, de la diarrhée, un peu d'albumine. accidents qu'en l'absence de suppuration de la plaie et de phénomènes cérébraux je rattachai à une intoxication iodoformée, due à l'emploi d'une gaze saturée d'iodoforme. Le pansement fait avec la gaze stérilisée simple fut suivi dès le lendemain de la cessation de tous ces accidents.

3° Dans le courant du premier mois, la malade présenta deux petits abcès, l'un supérieur au niveau du lac sanguin dont j'ai parlé précédemment, l'autre en bas au niveau de l'écaille occipitale. L'incision fit tout rentrer dans l'ordre.

4° Pendant les premiers temps, il se fit une suppuration assez abondante entre l'os et les lambeaux, suppuration qui m'obligea à décoller maintes fois le cuir chevelu. Ces incidents amenèrent une rétraction en sens inverse de chaque lambeau, si bien que dans l'intervalle persista une surface osseuse qui mit près de 2 mois à bourgeonner et à se cicatriser.

Vers la fin du troisième mois, la mastoïde était guérie, une surface bourgeonnante de quelques centimètres carrés restait à s'épidermiser, lorsque la malade fut prise d'entérite grave et fut emmenée de l'hôpital par sa famille, chez laquelle elle mourut quelques jours après de sa gastro-entérite.

L'autopsie crânienne, que j'avais un instant convoitée, pour étudier le mode de réparation de la plaie, m'avait échappé.

Plusieurs points intéressants découlent de cette observation de thrombo-phlébite unilatérale des veines du diploé, observation que je crois unique et dont je n'ai pas trouvé d'exemple dans mes recherches.

1° Cette vaste ostéite de la plus grande partie de la voûte crânienne avait été indiagnosticable et elle doit l'être, je crois, à cause de son extrême rareté d'abord, à l'absence de symptômes spéciaux. Cliniquement, elle ne se traduisait que par une céphalée hémicrânienne d'une intensité extrême. Mais je ne crois pas que le fait de l'unilatéralité et de l'intensité puisse faire considérer ce symptôme comme pathognomonique.

2° J'insisterai en second lieu sur la présence de ces cellules mastoïdiennes qui débordaient l'apophyse en arrière et s'étendaient dans l'os occipital. C'est une disposition assez peu fréquente que j'ai constatée chez deux malades seulement. Cette conformation anatomique explique les fistules et abcès sous-périostés à distance dans le cours des mastoïdites, ainsi que je l'ai observé une fois.

3° C'est par l'intermédiaire de ces cellules postérieures dans lesquelles s'abouchaient des canaux diploétiques que s'est faite l'infection du réseau vasculaire crânien.

Et à ce propos j'ouvre une parenthèse pour rappeler brièvement que la disposition pathologique que je venais de constater chez mon opérée confirmait les données fournies par l'anatomie descriptive. Les anatomistes nous apprennent que les veines du diploé dans le jeune âge restent localisées à chacun des os, et que plus tard traversant les sutures ossifiées, elles s'anastomosent entre elles et finissent par constituer chez les vieillards un vaste réseau qui couvre toute la voûte.

4° Je terminerai enfin par la remarque que malgré cette thrombophlébite de tout le réseau veineux du diploé, malgré ses connexions avec la veine mastoïdienne en bas, avec un lac sanguin de la dure-mère en haut, la malade n'a présenté à aucun moment donné, un seul symptôme de septicémie et de pyémie.

Le Dr Luc rappelle, comparativement à la communication du Dr Laurens, un fait, déjà publié par lui, d'ostéite diffuse purulente fronto-pariétale consécutive à un empyème frontal qui se manifesta par une succession d'abcès sous-périostiques dans le cuir chevelu et finit par aboutir à un abcès sous-dural au voisinage du lobule paracentral, puis à une infection lepto-méningitique mortelle.

MASTOÏDITE CHEZ LES DIABÉTIQUES

par M. le docteur M. LANNOIS,

Agrégé, médecin des Hôpitaux de Lyon.

S'il n'existe pas d'*otite diabétique* au sens où l'entendait Maurice Raynaud qui, en 1881, attira plus spécialement l'attention sur cette complication du diabète, il n'en est pas moins vrai que les inflammations aiguës de l'oreille prennent fréquemment chez les diabétiques une intensité particulière. La brusquerie de l'invasion, l'intensité des douleurs, le caractère assez souvent hémorragique de l'écoulement au début, la propagation facile et précoce à l'apophyse, sont bien connus des otologistes depuis les travaux de Kirchner, Schwabach, Wolf, Kuhn, Körner, Eulenstein, Friedreich, etc. Un de mes élèves, le docteur Schnœbelé, a récemment fait une bonne thèse sur ce sujet des affections de l'oreille chez les diabétiques et j'ai moi-même publié peu après un court article dans le *Lyon médical*.

C'est la propagation à l'apophyse mastoïde qui est le point le plus important pour les praticiens; elle n'est certes pas fatale et il me serait facile de citer plusieurs cas personnels d'otite moyenne catarrhale ou purulente qui ont évolué normalement : on les trouvera pour la plupart dans la thèse de Schnœbelé[1]. La mastoïdite aiguë survenant 6, 8 ou 15 jours après le début de l'otite, n'en a pas moins chez le diabétique une intensité remarquable et s'accompagne de nécrose rapide et étendue que Wolf avait voulu caractériser par le terme de *otitis media diabetica seu necroticans*. Cette destruction rapide des tissus explique pourquoi l'otite des diabétiques se complique facilement de lésions cérébrales: il n'est pas rare de constater la présence du diabète chez les malades atteints d'abcès du cerveau d'origine otique et c'était le cas notamment chez l'un des deux malades si intéressants dont M. Moure a rapporté l'histoire au dernier Congrès international de Londres.

1. Schnœbelé. Thèse de Lyon, déc. 1899.

Cette intensité et cette précocité de la mastoïdite sont dues à diverses causes : à la débilité générale et à la moindre résistance des tissus favorisée peut-être par l'artério-sclérose qu'Israël a signalée chez les diabétiques même jeunes; à l'intensité de l'infection dans certains cas: au fait bien connu depuis les expériences de Bujwid, Karlinski, Ferrero, Ernst, Nicolas, que les milieux sucrés et le diabète fournissent d'excellents milieux de cultures aux microbes les plus divers et surtout à ceux de la suppuration. Aussi a-t-on pu soutenir (Moos, Wolf, Walb, Haug) qu'il existait une mastoïdite diabétique primitive, manière de voir combattue par Davidsohn, Brieger, Eulenstein et qu'il me paraît à moi-même assez difficile de soutenir actuellement.

Mais laissant de côté ces points théoriques, c'est surtout à la question de l'intervention dans les mastoïdites des diabétiques que je voudrais restreindre cette courte note. Il est des cas où il n'y a pas d'hésitation : le diabétique est relativement jeune, le sucre en quantité modérée, l'acidité des tissus, l'acidose des Allemands, peu accentuée, l'urine donne peu ou pas de réaction avec le perchlorure de fer, la mastoïdite a évolué avec une certaine lenteur, on opère et le malade guérit : c'est le cas d'un de mes malades (obs. XXXVII de la thèse de Schnœbelé). Un autre a une mastoïdite très aiguë, son urine donne une coloration rouge intense avec le perchlorure de fer, tout l'appartement qu'il occupe est imprégné d'une odeur d'acétone, il a de l'insomnie complète, de la rapidité du pouls, de la fréquence respiratoire; tandis qu'on discute l'opportunité de l'intervention et qu'on la repousse, le malade prend du coma et succombe en vingt-quatre heures (obs. XXXVIII de Schnœbelé). Il est bien probable qu'une intervention n'eût fait que précipiter le dénouement fatal. Il me semble que dans ces cas il vaut mieux s'abstenir que de fournir à la statistique des faits malheureux qui peuvent impressionner défavorablement pour des interventions ultérieures dans des circonstances relativement plus favorable. Kirchner pour un cas de ce genre, mort cinq jours après l'opération, repousse la trépanation mastoïdienne chez les diabétiques.

Mais voici un malade que j'ai observé plus récemment : il a 69 ans, il urine 5 litres par jour avec 98 grammes de sucre par litre; il est un peu alcoolique et malgré son apparence robuste il est fort débilité par une mastoïdite à évolution assez rapide et très douloureuse. C'est l'examen approfondi de l'urine qui va permettre l'intervention. Mais donnons d'abord l'observation.

M. L..., âgé de 69 ans, m'est adressé, le 19 février 1900, par le Dr Arnaud, de Cluny, qui me prévient dans sa lettre que son client est diabétique et même légèrement albuminurique : la dernière analyse a donné 98 grammes de sucre par litre avec 2 litres et demi d'urine environ. Le malade se sait diabétique depuis 8 ans au moins. Malgré cela il est d'apparence robuste ; vigneron, il boit une forte proportion de vin.

Il est sourd de l'oreille droite depuis plus de vingt ans à la suite d'un écoulement ayant duré quelques mois.

Il y a environ un mois, il eut une forte attaque de grippe. Vers le 5e ou le 6e jour il devint brusquement sourd de l'oreille gauche avec un bourdonnement intense et des douleurs très violentes dans toute la moitié gauche de la face. Dès le lendemain il avait un écoulement très abondant, d'abord hémorragique, puis purulent, qui persiste actuellement.

Malgré l'écoulement, il n'y eut pas d'apaisement de la douleur : celle-ci revient par accès, fait pousser des gémissements au malade, l'empêche de dormir, etc. La douleur siège au fond de l'oreille et s'irradie en arrière et vers le sommet de la tête.

Le malade est très sourd et n'entend guère que de l'oreille droite, soit avec le cornet, soit en criant très fort : il perçoit cependant un peu de l'oreille gauche. Pas de Weber. La conduction osseuse est courte et l'expérience de Rinne négative.

A droite, le tympan a été complètement détruit et la caisse est complètement sèche. A gauche le conduit est rempli par un écoulement purulent, mal lié et on trouve au-dessous une petite perforation circulaire dans le quadrant postéro-supérieur.

Il n'y a pas de gonflement mastoïdien bien marqué, pas d'œdème cutané, mais on détermine une douleur si vive en appuyant sur l'apophyse depuis la région centrale jusqu'à la pointe que l'existence d'une mastoïdite aiguë ne me parait pas douteuse. Le lavage de l'oreille donne un accès de douleur très violente.

Malgré cette conviction, j'hésitais à opérer en raison de l'âge du malade et de l'intensité de son diabète et, avant de prendre une détermination sur ce point je demandai une analyse spéciale de l'urine. Celle-ci fut faite par mon préparateur, M. Ferran, qui est un chimiste habile, et donna les résultats suivants :

Quantité.	2 litres 700.
Sucre	83 gr. 5 par litre.
Urée.	15 gr. 5 —
Ammoniaque.	0 gr. 51 —
Acétone	Traces.
Albumine	Pas.

Dès le premier jour, j'avais largement agrandi l'ouverture du tympan, prescrit les grands lavages, le phénosalyl, le bromidia, etc., sans résultat appréciable. L'analyse de l'urine m'ayant montré qu'elle ne renfermait que peu ou pas d'acétone et seulement 1 gr. 40 d'ammoniaque, je me décidai à pratiquer la trépanation qui fut faite le 28 février. J'avais eu soin de prescrire dès le début une limonade contenant 10 grammes de citrate de soude et de l'eau de Vichy.

L'opération montra l'existence d'une mastoïdite beaucoup plus étendue que n'aurait pu le faire supposer l'examen extérieur. L'opération ne présenta d'ailleurs rien de particulier : l'apophyse fut largement évidée, la communication avec la caisse bien ouverte.

Les jours suivants le malade fut très soulagé, la douleur disparut et il put dormir toute la nuit. Pas de fièvre, pouls à 72. L'écoulement cessa par le conduit auditif dès le deuxième pansement et il s'écoula par la plaie une très grande quantité de pus muqueux.

Vers le 15e jour, le malade fit une absence de trois jours pour ses affaires et à son retour se plaignit d'être fatigué par le voyage, peut-être aussi par le changement de régime. L'état local était beaucoup moins satisfaisant : il y avait un fort empâtement rétro-maxillaire et dans l'angle inférieur de la plaie on trouvait une sorte de bourbillon constitué par du tissu conjonctif nécrosé semblant venir des insertions du sterno-mastoïdien. La température était à 38°,2, le pouls à 84. Le malade se plaignait d'avoir du vertige. Le perchlorure donne une légère coloration rose à l'urine.

Le 22 mars, cet état ne se modifiant pas, je fis une incision sur la partie sphacélée et en profitai pour faire sauter toute la partie inférieure de l'apophyse qui existait encore. Le malade supporta très bien cette deuxième intervention, sans apparition plus considérable d'acétone dans l'urine et une analyse faite à ce moment montra qu'il n'y avait plus que 44 grammes de sucre par litre.

Mais les jours suivants la production des filaments escharifiés continua et même dans les premiers jours d'avril, il se fit un point de gangrène cutanée à l'angle inférieur de la plaie, point qu'il était facile d'enlever avec la pince, mais qui se reproduisait très facilement dès le lendemain. Mon collègue et ami le Dr Jaboulay consulté le 12 avril conseilla de faire deux à trois fois par jour de grands lavages à l'eau bouillie et dès ce moment la guérison fit de rapides progrès. La plaie, qui s'était comblée à sa partie supérieure devint rose et de bon aspect, de sorte qu'à la fin du mois d'avril il avait été décidé que le malade, qui allait et venait, avait bon appétit, ne se plaignait que de n'être pas solide sur ses jambes par le fait d'un état vertigineux léger, pourrait rentrer chez lui à la date du 30. Une analyse d'urine faite à la date du 25 avril par M. Ferran avait donné :

```
Densité. . . . . . . . . . . . . . .    1030.
Sucre. . . . . . . . . . . . . . . .    27 gr. 70 par litre.
Urée . . . . . . . . . . . . . . . .     9 gr. 71  .  —
Albumine. . . . . . . . . . . . . . ⎫
Acide diacétique. . . . . . . . . . ⎬ Néant.
Acétone. . . . . . . . . . . . . . . ⎭
```

Le 27 au soir, il se plaignit d'être plus vertigineux, mais dormit tranquillement. Le 28, au moment du repas de midi, il se mit tout d'un coup à trembler, puis à agiter les bras, se laissa tomber à terre et entra dans un état de coma sans grande dyspnée, sans accélération du pouls, sans fièvre, qui onze heures après le début se terminait par la mort.

N'ayant pu faire l'autopsie de ce malade, je laisserai un peu indécise la cause de sa mort. Je ne crois pas toutefois devant l'absence de douleurs vives du côté du crâne, de frissons, de tout symptôme de localisation, qu'il se soit agi d'un abcès cérébral ayant évolué insidieusement et s'étant brusquement rupturé dans les ventricules. J'aurais plutôt de la tendance à considérer ce fait comme un cas de coma diabétique, assez anormal il est vrai, puisque l'analyse faite deux jours avant la mort, alors que le malade paraissait complètement guéri, n'avait révélé ni acétone, ni acide diacétique. Mais il faut bien avouer que la cause prochaine de ces morts brusques chez les diabétiques nous échappe encore assez fréquemment.

Le point sur lequel je désire d'ailleurs appeler surtout l'attention, c'est que mon malade, lorsqu'il est mort, était guéri de sa mastoïdite et que par conséquent j'avais eu raison d'intervenir chez lui. Or, j'ai déjà dit que j'avais beaucoup hésité à le faire en raison de son âge, de sa faiblesse générale, de l'ancienneté et de la gravité de son diabète. Ce qui m'a décidé à opérer *c'est la faible teneur de son urine en ammoniaque* : la quantité éliminée en vingt-quatre heures n'était en effet que de 1 gr. 40 environ[1].

Il semble, en effet, que la production de l'ammoniaque dans l'organisme, qui combat l'acidité des humeurs et des tissus, donne bien la mesure de cette intoxication acide, ainsi que l'ont montré Naunyn et ses élèves. M. Eulenstein l'a récemment rappelé avec raison. Pour Naunyn, une élimination quotidienne de 5 grammes d'ammoniaque doit être considérée comme une menace d'intoxication acide : au-dessus de 4 grammes le malade est fatalement voué, tôt ou tard, au coma diabétique. Il importe d'autant plus de tenir compte de cette donnée que la narcose opératoire, par l'éther ou le chloroforme, en provoquant une destruction assez nette de globules rouges, n'est pas sans augmenter la diathèse acide.

Il semble donc que cette recherche de l'ammoniaque aurait un grand intérêt pour cette question toujours controversée de l'interven-

---

1. Le dosage de l'ammoniaque urinaire ne peut naturellement se faire qu'au laboratoire. Voici la note qui m'a été remise à ce sujet par M. Ferran.

« Sur une plaque de verre on met un cristallisoir contenant 25 centimètres cubes d'une solution titrée N/10 d'acide sulfurique, et on suspend au-dessus, sur un triangle de verre, un deuxième cristallisoir contenant 25 centimètres cubes de l'urine à examiner. On recouvre le tout d'une cloche suifée dont la douille laisse passer un entonnoir effleurant presque la surface de l'urine, et sur laquelle on a placé un petit morceau de papier de phtaline humide.

« Par l'entonnoir on introduit une solution concentrée de soude caustique. Lorsque le dégagement d'ammoniaque est totalement effectué, ce qui se voit à la décoloration du papier de phtaline devenu blanc, il ne reste plus qu'à doser l'excès d'acide sulfurique non saturé par l'ammoniaque avec la solution titrée N/10 de soude. »

tion chirurgicale chez les diabétiques[1]; ce serait un élément de pronostic très important, qu'il serait bon de rechercher toutes les fois que ce serait possible et qu'on en aurait le temps. Il est à souhaiter qu'elle se fasse plus souvent, puisqu'elle nous permettrait de séparer les cas où il ne faut pas intervenir, de ceux plus nombreux où l'intervention actuelle, avec ses procédés antiseptiques, permet d'espérer un résultat favorable.

Il va de soi qu'il faut instituer chez ces malades, aussitôt que possible, un régime alimentaire approprié et un traitement prophylactique par le bicarbonate de soude, auquel j'ajoute habituellement le citrate de soude ou de potasse, ce dernier ayant été préconisé en Angleterre comme le médicament du coma diabétique.

En résumé, s'il est légitime d'intervenir dans la plupart des cas de mastoïdite diabétique, il ne faut pas oublier que l'opération peut devenir très grave chez certains diabétiques, et il est permis de penser que la réaction de Gerhardt et la recherche de l'ammoniaque urinaire fourniraient un élément important pour le pronostic.

DISCUSSION

M. LUBET-BARBON. — Lorsqu'une mastoïdite survient chez un diabétique et que l'opération s'impose, il n'y a pas lieu d'hésiter à opérer, parce que les accidents septiques ou de voisinage sont aussi à craindre que l'intervention. Les conditions pronostiques sont évidemment beaucoup plus graves, mais moins graves que le fait d'avoir du pus dans cette région si importante.

M. FURET (de Paris). — J'eus l'occasion de voir au mois d'avril dernier un homme de 50 ans, qui présentait à la suite d'une otite grippale un gonflement et une douleur très considérables de la mastoïde droite. Le malade dont l'état général était mauvais, se plaignait en outre d'une soif vive qui me fit penser à la possibilité du diabète. L'examen des urines montra qu'il y avait 50 grammes de sucre. J'opérai néanmoins sans retard. Je trouvai une apophyse remplie de fongosités et de granulations. Le sinus latéral était dénudé sur une large étendue. Du côté de l'aditus et de la caisse, les lésions étaient des plus graves. Le toit était en grande partie détruit et s'effondra sous la curette. Malgré ces mauvaises conditions, les suites opératoires furent des plus simples et aujourd'hui, c'est-à-dire quatre mois après l'opération, le malade est entièrement rétabli. Ce fait vient donc à l'appui de l'opinion précédemment exprimée qu'il faut opérer en se basant seulement sur les symptômes mastoïdiens, sans penser à la possibilité de complications diabétiques.

M. LANNOIS. — Je suis de l'avis de M. Lubet-Barbon qu'il faut opérer les mastoïdites diabétiques en principe, surtout en ayant soin de leur donner auparavant le régime antidiabétique, le bicarbonate et le citrate de soude.

1. Voir à ce sujet la récente discussion soulevée par M. Lépine à la Société de médecine de Lyon en mai 1900 (MM. Lépine t Poncet).

Mais il ne faut pas oublier que dans les cas graves l'intervention et même l'anesthésie seule peuvent donner le coma diabétique. Il est donc intéressant au point de vue du pronostic d'avoir un élément d'appréciation aussi précis que celui de l'élimination de l'ammoniaque.

M. Vacher. — J'insiste pour attirer l'attention non seulement sur la gravité des interventions dans l'oreille chez les diabétiques, mais même sur les examens des otorrhées. Je fus demandé en consultation pour un diabétique gras qui n'avait pas 50 grammes de sucre, Je fus obligé de faire une très légère injection pour débarrasser la caisse de produits caséeux ; presque immédiatement le malade tomba dans le coma qui dura 4 ou 5 jours.

Plusieurs mois après, sur demande instante du malade, je fis un nouvel examen avec nettoyage de l'oreille sans injection. Le soir, le malade retombait de nouveau dans le coma dont il ne devait plus sortir. Vous voyez donc combien il faut être circonspect, toujours prévenir la famille de la gravité d'un simple pansement de la caisse chez certains diabétiques.

M. Noquet (de Lille). — J'ai vu, il y a dix ans, après la première épidémie de grippe, un cas intéressant au point de vue du diabète. J'ai, du reste, signalé ce cas à la Société française d'otologie, à propos d'une discussion sur les mastoïdites grippales. Il s'agissait d'un malade, âgé de 50 ans environ et d'aspect vigoureux, qui était atteint, depuis trois mois, d'une otite moyenne purulente grippale. Il existait, au niveau de l'apophyse mastoïde, un gonflement très prononcé et dur, non douloureux à la pression. La peau n'était pas rouge et il n'y avait pas de douleurs spontanées ; la fièvre était absente.

L'affection présentant une marche torpide un peu anormale, j'eus l'idée de faire examiner l'urine, et bien m'en prit, car elle contenait une grande quantité de sucre. Le malade fut soumis au régime et au traitement anti-diabétiques. Bien entendu, un traitement local antiseptique fut appliqué en même temps. La quantité de sucre, contenue dans l'urine, diminua rapidement, et, en quelques jours, les lésions de l'oreille et de l'apophyse disparurent. Il fallait, évidemment, attribuer ce résultat au traitement du diabète, car les lésions. avaient, jusque-là, résisté à divers traitements locaux bien dirigés.

M. Lœwenberg (de Paris). — M. Lœwenberg se demande si la mort arrivée trois heures après l'agrandissement d'une perforation dans le cas de M. Miot peut être attribuée à une opération aussi insignifiante et n'est pas plutôt due à l'état général du sujet.

Quant à l'effet désastreux d'une injection dans l'oreille, ce fait rentre certainement dans la catégorie de ceux où l'introduction de l'eau provoque des troubles sérieux, troubles dus, selon M. Lœwenberg à la reviviscence de microbes renfermés dans des accumulations de cérumen ou de pus desséché, reviviscence suivie de pullulation et de sécrétions de toxines.

DES FISTULES PARATYMPANALES ET DE L'ÉVIDEMENT
PÉTRO-MASTOIDIEN SPONTANÉ DANS LES OTITES MOYENNES SUPPURÉES

par le docteur Aimar RAOULT,
de Nancy,
Ancien interne des Hôpitaux de Paris.

Il nous semble que dans un grand nombre d'ouvrages traitant des affections de l'oreille, on ne se soit pas occupé des fistules paratympanales. Dans Politzer, ainsi que dans Urbantschitsch, je n'ai trouvé aucune mention de cette complication des suppurations des cavités de l'oreille moyenne. Dans leur livre sur les *Suppurations de l'apophyse mastoïde*, Lubet-Barbon et Broca[1] en citent trois cas, dont un aigu et deux chroniques. Luc[2] en mentionne aussi deux observations; et dans ses leçons récentes[3], il s'étend assez longuement sur ce sujet, au point de vue de la rétention prolongée du pus dans la mastoïde: ce qui existe derrière ses fistules.

Lombard dans sa thèse[4] relate deux cas très intéressants sur ce sujet et Andérodias[5] rapporte dans sa thèse un des cas de Luc.

L'an dernier, Weissmann[6] dans sa communication sur les mastoïdes aiguës s'ouvrant dans le conduit distingue avec soin une des formes de ces fistules et en expose complètement les caractères et le traitement.

Enfin Mignon[7] cite un cas de fistule communiquant avec une large cavité suppurante de la mastoïde.

Il nous a semblé en compulsant ces différentes observations et en étudiant les cas que nous avons pu voir nous-même, qu'il y avait lieu de distinguer deux formes de fistules d'après leur situation. Les unes s'ouvrent sur la paroi postérieure (et souvent à sa partie inférieure) du conduit et donnent issue au pus provenant des cellules

<hr>

1. Lubet-Barbon et Broca, *Les suppurations de l'apophyse mastoïde et leur traitement*, 1895.

2. Luc, *Archives internationales de laryngologie*, 1894, p. 119, et 1895, p. 1.

3. Luc, *Leçons sur les suppurations de l'oreille moyenne*, 1900.

4. Lombard, *Essai sur les indications de l'ouverture de l'apophyse mastoïde*, etc. Thèse de Paris, 1899.

5. Andérodias, *Traitement chirurgical des otites suppurées rebelles*. Thèse de Paris, 1895.

6. Weissmann, *Des mastoïdites aiguës s'ouvrant dans le conduit*. Communication la Société française d'otologie, mai 1899.

7. Mignon, *Complications septiques des otites moyennes suppurées*, 1898.

mastoïdiennes, dites limitrophes. Les autres, et ce sont celles-ci qui nous intéressent plus particulièrement, ont leur ouverture en haut et en arrière, juste près de la membrane du tympan, et conduisent dans l'antre et dans l'attique.

I. *Fistules postérieures et postéro-inférieures.* — Au moment de la poussée aiguë de mastoïdite, les symptômes généraux sont les même que dans les autres formes : fièvre modérée, douleur plus ou moins vive spontanée ou à la pression de la région apophysaire, douleurs irradiées ou à distance. L'aspect objectif comme l'a si bien montré Weissmann, n'est pas le même avant et après la rupture.

« Avant, la chute de la paroi postéro-supérieure est la règle; mais, ce qui est pathognomonique, c'est en bas et en dehors de la paroi postérieure du conduit une petite élevure ressemblant beaucoup à un gros furoncle, mais en différant par l'indolence du toucher, la consistance plus molle, l'aspect plus humide et plus brillant. » Cependant dans un des cas que je mentionne plus loin, le gonflemen s'était fait en masse, du haut en bas de la paroi postérieure du conduit, sans présenter l'élevure ordinairement observée.

Lorsque la rupture s'est faite, la paroi postéro-supérieure est moins tuméfiée. A la partie postéro-inférieure existe une fistule au centre de l'élevure; ou bien cette fistule est plus ou moins marquée par de petites granulations irrégulières. Le stylet pénétrant par cet orifice sent un point osseux dénudé et pénètre dans une cavité plus ou moins large située en arrière du conduit.

Cette lésion peut évoluer en même temps que la perforation de la M. T. ou bien parfois la suppuration tympanique a cessé et les lésions mastoïdiennes ont subsisté. C'est dans ces cas où la confusion avec le furoncle du conduit sera facile, surtout s'il existe du gonflement au bord même du pavillon, et de la douleur provoquée par le tiraillement de celui-ci, ainsi que de l'adénite de voisinage. Il en est de même de la possibilité de faire une erreur de diagnostic avec les abcès sous-périostés du conduit. Cette différenciation a été très clairement exposée par Weissmann dans son travail.

Consécutivement cette fistule persiste, et a peu de tendance à la guérison. La suppuration mastoïdienne passe à l'état chronique et se complique souvent de cholestéatome. Ces cas de fistules chroniques de la paroi postéro-inférieure du conduit ne sont pas rares, et bien souvent les malades n'y apportent que peu d'attention. En effet, après les premiers jours pendant lesquels ils ont souffert, l'écoulement s'établit, les douleurs cessent, et ils ne prennent que quelques soins de propreté. C'est l'histoire de la plupart des otites moyennes chroniques que nous voyons si fréquemment, et pour lesquelles le malade est entretenu dans une fausse sécurité par sa frayeur de toute intervention, par son entourage et, il faut le dire aussi, bien souvent par son médecin. S'il s'agit d'un individu jeune surtout, le pronostic adopté dans ces conditions se résume bien souvent et malheureusement dans le « ça se passera avec l'âge ». Les malades plus soigneux incommodés par la mauvaise odeur de l'écoulement et fatigués par celui-ci, ou sous le coup d'une poussée aiguë viennent alors nous consulter.

Dans ces cas chroniques, la fistule se trouve sur la paroi postérieure du conduit, à sa partie inférieure. Elle est distante de la membrane du tympan, soit qu'elle siège vers le milieu de la portion osseuse du conduit, soit, comme l'a observé Weissmann, qu'elle existe tout à fait en dehors à l'union des conduits cartilagineux et osseux. Dans ce dernier cas, « ce ne sont pas toujours les cellules limitrophes qui seraient en cause; on pourrait avoir affaire à un abcès sous-périosté de la face externe de l'apophyse ».

Une fois existante, la fistule passe à l'état chronique et a très peu de tendance à se cicatriser. A l'examen on la trouve libre ou obstruée par des bourgeons charnus. Elle siège le plus souvent à la partie postéro-inférieure du conduit, parfois un peu plus haut (Lubet-Barbon). mais toujours à distance de la membrane du tympan, dont elle est séparée par une certaine étendue du conduit osseux. Le stylet que l'on y introduit pénètre en haut, en arrière, parfois jusqu'à une profondeur de 2 cent'mètres dans la direction de l'apophyse mastoïde et donne la sensation de l'os dénudé. Quand il existe des bourgeons charnus, les malades présentent des signes de rétention, douleurs de tête, amaigrissement, etc., et il existe un suintement incessant de pus dans le conduit. Lorsqu'on a enlevé ces polypes, souvent volumineux, le pus s'écoule plus facilement, et le lavage au moyen de la canule de Hartmann fait sortir du pus grumeleux, souvent fétide, des masses caséeuses, des débris de cholestéatome. On a, en effet, au moyen du stylet, la sensation de pénétrer souvent dans une cavité large; ce qui arrive dans le cas où les cellules limitrophes inférieures communiquent avec l'antre, ou bien lorsqu'il existe des cellules limitrophes supérieures. Ou bien la suppuration s'est cantonnée aux cellules limitrophes inférieures, l'antre s'est vidé et s'est cicatrisé pour son propre compte, et on ne trouve qu'une cavité très restreinte.

Comme nous l'avons dit plus haut, ces cas ne sont pas rares. Malheureusement les malades, s'ils ne souffrent pas, restent ainsi dans une fausse sécurité, et lorsqu'on leur propose une intervention on ne les revoit plus, jusqu'au jour où éclatent des accidents graves, et où il est la plupart du temps trop tard.

J'ai observé deux cas de fistules inférieures chroniques, obstruées par des bourgeons charnus, que j'ai curettées. J'ai pu ainsi me rendre compte de l'existence de suppuration des cellules limitrophes inférieures. Dans ces cas la cavité était très petite. L'écoulement était peu abondant, les malades ne souffraient pas. Je leur ai proposé la cure radicale de leur suppuration, je ne les ai plus revus.

Deux fois j'ai eu affaire à des suppurations aiguës de ces cavités; dans ces cas je suis intervenu, et ai fait le curettage des cellules limitrophes en même temps que l'ouverture de l'antre. Voici ces observations résumées :

Obs. I. — M. S..., 50 ans, ancien marchand de vins, alcoolique et cirrhotique, est atteint d'écoulement de l'oreille droite depuis cinq semaines (à la suite de la grippe), lorsque je suis appelé en consultation le 17 février 1899 par son médecin, le Dr Guillemin. L'écoulement est d'une abondance moyenne, mais il se reproduit sans cesse pendant l'examen de l'oreille. La région du conduit osseux est tuméfiée à sa partie postérieure, mais à peu près également dans toute la hauteur. Il n'existe pas de tuméfaction au niveau de la mastoïde, qui est cependant sensible à la pression. Au début on ne peut voir si le pus s'écoule de la paroi postérieure du conduit. Le malade refuse toute intervention pendant les premiers temps. Il n'y consent que vers la fin de mars.

Dans cet intervalle de temps les douleurs ont notablement augmenté, le sillon rétro-auriculaire a présenté un gonflement douloureux. Le malade s'est affaibli et amaigri d'une façon notable. A l'examen du conduit je peux me rendre compte, quoique difficilement car le gonflement de la peau a persisté, qu'il existe une fistule osseuse obstruée par des fongosités et située en bas et en arrière du conduit.

Le 30 mars, après incision dans le repli rétro-auriculaire, je décolle le pavillon. Je me mets en mesure de pratiquer l'ouverture de l'antre suivant la méthode classique; je trouve une apophyse éburnée et une toute petite cavité qui paraît saine. Au contraire, en arrière du conduit je rencontre l'os dénudé et carié, qui se laisse facilement enlever à la curette. Je pénètre dans une cavité peu profonde et peu élevée, d'où j'extrais des débris osseux. Je fais en même temps le curettage de la caisse du tympan après excision des parties molles du conduit. J'incise ensuite le conduit en haut et en arrière, longitudinalement, et je rabats les deux lambeaux sur la plaie osseuse, sans les suturer, étant donné le mauvais état du périoste au pourtour de la perte de substance osseuse. Nettoyage de la cavité osseuse avec une solution de chlorure de zinc. Je laisse la plaie rétro-auriculaire largement ouverte. Les premiers jours il y eut de la fièvre; les maux de tête diminuèrent puis reprirent à divers intervalles. Je m'aperçus entre temps qu'en dehors des douleurs auriculaires le malade présentait des troubles du côté du sinus frontal dont il ne s'était pas plaint antérieurement.

La suppuration resta abondante pendant longtemps, la plaie présentait un aspect blafard, sans tendance à la réunion. Je pense que cette cicatrisation défectueuse était due au mauvais état général (alcoolisme chronique, cirrhose du foie) du malade.

Peu à peu l'écoulement diminua et la guérison était complète le 19 mai 1899.

Obs. II. — M. V..., âgé de 18 ans, vient me consulter dans mon cabinet le 19 juillet 1899, envoyé par son médecin, le Dr Martin, de Neufchâteau. Depuis 6 semaines il est atteint d'écoulement de l'oreille gauche, survenu à la suite de la grippe. Depuis 8 jours est apparu un gonflement de la région mastoïdienne, celle-ci est rouge, œdématiée. Le malade souffre beaucoup de la tête. L'ouverture de la mastoïde est décidée sur-le-champ.

Je n'ai pas pu voir grand'chose à l'examen du conduit, qui était obstrué par des masses de pus concrété. Le malade dit qu'avant l'apparition du gonflement mastoïdien il aurait eu une tuméfaction de la région située en bas et en arrière du pavillon. Mais sur le moment je ne pense qu'à la possibilité de lymphangite rétro-auriculaire due à l'infection du conduit.

Le 20 juillet, ouverture de l'antre, d'où s'écoule une notable quantité de pus; il existait une fistule communiquant avec un petit clapier sous le périoste. Curettage de la mastoïde. En explorant le conduit osseux, je trouve une surface dénudée à sa partie postérieure, et j'ouvre à la curette une cavité peu large, dont je nettoie les parois. Je laissai la plaie rétro-auriculaire béante afin de pouvoir bien surveiller la région suppurante.

La cicatrisation se fit très bien en arrière, mais l'écoulement persista longtemps par un orifice situé sur la paroi postérieure du conduit et en bas et communiquant avec les cellules limitrophes que j'avais curettées. J'avais eu le tort de ne pas faire l'incision du conduit, et de ne pas réunir l'ouverture de l'antre avec celle de ces dernières cellules. Je fus obligé de m'absenter le 14 août. Il restait encore un peu d'écoulement par la fistule paratympanale. Malgré le désir que je lui en avais exprimé, le malade ne revint pas.

Dans tous les cas, il semble donc que la fistule correspondant aux cellules limitrophes siège sous la paroi postérieure du conduit et à une certaine distance de la M. T. Le plus souvent, elle répond aux cellules limitrophes postérieures et son orifice est à la partie inférieure de cette paroi postérieure du conduit. Son trajet se dirige en haut et en arrière. Parfois (Obs. VIII de Lombard), elle siège plus haut dans le cas de suppuration des cellules limitrophes supérieures. Dans un cas de Lubet-Barbon, la fistule conduisait à la fois dans l'antre et dans les cellules.

II. *Fistules postéro-supérieures.* — On pourrait même leur donner seulement le nom de supérieures. Car dans un cas de Luc la fistule siégeait à la partie supérieure du conduit juste au-dessus de la membrane de Shrapnell; elle communiquait avec l'attique et l'aditus.

Je n'ai rencontré dans la littérature qu'un petit nombre de cas se rapportant à ce type, et je n'ai pas vu qu'on l'ait observé dans les cas aigus. Aussi je pense, sans pouvoir toutefois l'affirmer, que le plus souvent la lésion ne prend ses caractères qu'après qu'une portion de la paroi postérieure du conduit répondant aux cellules limitrophes s'est nécrosée jusqu'au niveau de la partie supérieure du conduit. Il s'est fait une élimination de ces débris osseux, puis une cutanisation de la dépression répondant à la partie profonde des cellules, et en fin de compte il est resté une fistule large, qui correspond à l'antre. (Je fais toutefois une réserve pour le cas de Luc cité plus haut où la fistule répondait à l'attique.)

En effet, dans les 2 cas que j'ai observés, et qui duraient depuis fort longtemps, on pouvait se rendre compte qu'il existait une dépression notable dans toute la hauteur de la paroi postérieure du conduit. De cette paroi partait en haut une arcade membraneuse rejoignant le bord postérieur de la M. T. et venant se confondre avec elle. Sous cette arcade le stylet pénétrait dans l'antre et dans l'attique. Dans un des cas, la dépression postéro-inférieure était très profonde : chez ce malade il existait une paralysie faciale.

Il semble qu'il y ait là le premier stade de l'évidement pétro-mastoïdien spontané avec tendance à la cicatrisation que j'ai pu observer chez 2 autres malades, dont je relaterai plus loin l'histoire.

Voici les 2 cas de fistule supérieure que j'ai observés :

Obs. III. — Mme S..., âgée de 45 ans, vient me consulter à ma Clinique libre où elle est inscrite sous le n° 997, le 8 octobre 1896. Elle se plaint d'un écoulement de l'oreille gauche qui dure depuis 7 ans. Elle est sourde de cette oreille, dans laquelle elle éprouve des bourdonnements, mais elle n'a jamais ressenti de douleurs de ce côté.

En l'interrogeant avec soin, elle nous raconte que pendant son enfance, jusqu'à 18 ans, elle aurait été atteinte de lésions nasales et qu'elle aurait mouché des croûtes fétides. Vers l'âge de 7 ans, elle aurait eu des douleurs d'oreille qui n'auraient pas été compliquées d'écoulement de pus. Il y a 7 ans, elle fut prise de douleurs névralgiques et de bourdonnements dans l'oreille droite. Elle alla consulter notre excellent confrère, le Dr Sadler, qui trouva dans le fond du conduit un gros polype qu'il enleva. C'est depuis cette époque, dit la malade, que l'otorrhée droite s'est établie, et qu'elle persiste. Elle n'a jamais rien éprouvé du côté de l'oreille gauche. Voilà tous les renseignements que j'ai pu obtenir; il faut dire que la malade est très timide et peu intelligente.

A l'examen de l'acuité auditive, on trouve que le bruit de la montre n'est perçu qu'au contact de l'oreille droite, et les bruits solidiens du diapason sont entendus plus à droite qu'à gauche.

Du côté de l'oreille, je trouve la m. t. droite blanche, rétractée, adhérente au promontoire, mais ne présentant aucune perforation. Au-dessus et en arrière d'elle existe une fistule masquée en partie en avant et en dehors par une sorte d'arcade membraneuse. Celle-ci se continue en haut et en arrière avec la peau du conduit, en avant elle s'insère sur le bord postérieur de la

m. t. En ce dernier point, le stylet ne rencontre qu'une résistance très faible, et il me semble que le cadre osseux fait défaut. Cette absence de l'anneau tympanique se continue quelques millimètres encore au-dessous de ce pilier antérieur de l'arcade, et là la peau de la m. t. vient se continuer avec celle de la paroi postérieure du conduit. En ce point existe une dépression (c'est-à-dire au-dessous de l'arcade fistulaire), et la paroi postérieure du conduit est excavée dans sa partie la plus reculée. Il y a donc eu là une perte de substance. La peau dans tous ces points est blanche, nacrée, à peine rouge cependant auprès de la m. t.

Le stylet passant sous l'arcade membraneuse et en dehors de la dépression pénètre de bas en haut de 1 centimètre environ, puis on peut le diriger en avant et en arrière dans deux cavités différentes. Il pénètre donc dans l'attique et dans l'antre réunis en une seule cavité. Par la fistule s'écoule une très faible quantité de pus épais et des débris d'épiderme. La malade fait des injections de sublimé au 1/4000 et des bains d'oreille de glycérine au sublimé. De temps en temps elle revient à la Clinique, je pratique un lavage de la fistule et de la cavité au moyen de la canule de Hartmann, il s'écoule 2 ou 3 flocons de pus. Ne souffrant pas, elle n'a jamais voulu consentir à une opération radicale.

Le 16 mai 1899, elle vient à la Clinique se plaignant de surdité et de douleurs dans l'oreille gauche, dont elle n'avait jamais souffert. Elle n'a pas remarqué d'écoulement de pus, elle dit seulement que son oreille sent mauvais depuis quelques jours. Je l'interroge de nouveau, et elle m'avoue cependant qu'elle avait remarqué que l'oreille gauche sentait mauvais, mais que ça se passait.

A l'examen de l'oreille gauche je trouve une masse d'apparence cérumineuse, que j'enlève au moyen d'un lavage. Derrière sont des débris épidermiques collés aux parois du conduit. Après leur extraction à la pince, j'aperçois la m. t. rouge, et en arrière de celle-ci juste contre ses limites une perforation à peu près identique à celle observée au niveau de l'oreille droite. Son ouverture est située un peu plus haut et un peu plus en arrière ; l'arcade membraneuse qui la cache descend moins bas ; la dépression située au-dessous est moins marquée ; le cadre osseux tympanique semble conservé en arrière ; le stylet pénètre facilement d'avant en arrière, mais plus difficilement d'arrière en avant vers l'attique. Les bords de l'orifice sont rouges, granuleux. Il s'écoule du pus épais fétide de la fistule. J'ai ordonné à la malade le même traitement que pour l'oreille droite. Je n'ai pu encore obtenir qu'elle se laisse opérer.

Je dois ajouter que le lavage avec la canule de Hartmann ramène souvent avec le pus des débris de cholestéatome et des petites masses noires, qui semblent dus à des moisissures.

Ce cas nous a paru intéressant : 1° à cause de la bilatéralité de la lésion ; 2° en raison du début ignoré qui s'est donc fait sans poussée aiguë ; 3° à cause de la destruction du cadre tympanal, et de la partie la plus profonde de la paroi postérieure du conduit, au niveau des cellules limitrophes.

Dans l'observation suivante nous trouverons encore une destruction osseuse plus étendue. Je n'ai vu malheureusement le malade qu'une seule fois et n'ai pas pu le suivre.

Obs. IV. — M., charron, âgé de 28 ans, vient à notre Clinique le 28 novembre 1896; il est inscrit sous le n° 1050. Ce malade est atteint d'un écoulement de l'oreille gauche qui date de la petite enfance; le pus provenant de son oreille est fétide et contient souvent des masses épidermiques. Depuis deux mois il présente une paralysie faciale complète du côté gauche.

Disons en passant que le voile du palais est atteint, mais pas la langue. A l'examen de l'oreille, je trouve une absence totale de m. t. Autant que j'ai pu en juger, le cadre osseux tympanique est intact en arrière et sépare l'ouverture tympanale d'une seconde perforation qui porte sur la partie postérieure du conduit osseux, et qui a les mêmes dimensions en hauteur que le cadre tympanique.

Elle a une forme allongée, arrondie en haut; sa pointe vient se terminer en mourant au niveau du bord inférieur de l'ouverture tympanique. Le fond est couvert de masses épidermiques, que je n'ai pu enlever complètement. Le stylet pénètre en haut, en avant vers l'attique et en arrière vers la cavité antrale; la face profonde de la cavité s'ouvrant par ce large orifice est excavée, mais je n'ai pu l'examiner à fond à cause des débris épidermiques.

Je prescrivis au malade des bains d'oreille et des injections destinées à nettoyer toutes ces masses, mais je ne l'ai pas revu.

Dans ce cas, il est probable qu'il n'y a pas eu de tendance à la réparation au niveau des cellules limitrophes, qui ont continué à suppurer en même temps que l'antre.

Je rappellerai, comme rentrant dans cette catégorie des perforations postérieures et supérieures, les cas de Luc, de Lubet-Barbon et Broca et de Lombard.

III. *Evidement spontané pétro-mastoïdien.* — Cette étude semble devoir m'amener à parler de 2 cas observés par moi. La destruction osseuse avait porté non seulement sur la partie postérieure du conduit au niveau des cellules limitrophes et au niveau de l'antre, mais encore plus ou moins sur le mur de la logette. Dans ces 2 cas, la cicatrisation s'est faite, les parois de l'évidement se sont cutanisées, comme à la suite d'une opération de Stacke.

Obs. V. — M. T..., âgé de 24 ans, employé de l'enregistrement, vient me consulter dans mon cabinet le 10 mai 1894. A l'âge de 5 ans, il a eu la scarlatine, à la suite de laquelle s'est déclarée une otorrhée du côté droit.

En 1891, il alla consulter mon cher maître, le Dr Châtellier; à la suite du traitement institué par ce dernier, la suppuration diminua, puis cessa complètement. En 1892, il a fait son service militaire, sans souffrir de son oreille. Il y a six mois, la suppuration de l'oreille droite a reparu, avec des poussées douloureuses de temps en temps.

A l'examen on trouve une perforation extrêmement large, mais plus étendue que ne comporte le cadre tympanique, qui semble détruit en arrière.

La paroi postérieure du conduit est excavée. En haut le mur de la logette n'existe presque plus; il n'y a qu'un léger ressaut entre le conduit et la cavité du tympan. Le stylet se meut librement en haut, en arrière, dans une large cavité unique, dans laquelle rien ne l'arrête; cette cavité est formée par l'antre et par l'attique communiquant largement ensemble, et en bas par les cellules limitrophes dont la paroi antérieure est détruite. Toute cette cavité est remplie de masses épidermiques adhérentes aux parois. Après enlèvement de ces débris au moyen de la pince, j'aperçois le fond de la caisse rouge, granuleux. L'air envoyé dans la trompe au moyen de la poire de Politzer et par le cathétérisme ne passe pas dans la caisse. Il existe donc une obturation de l'orifice tympanal de la trompe, ce qu'avait déjà constaté M. le Dr Châtellier. Ce phénomène a été la cause d'une erreur de diagnostic faite au moment où M. T... a passé la revision pour le service militaire. Se basant uniquement sur ce signe des perforations de la membrane du tympan, le médecin n'entendant pas le bruit de perforation, nia l'existence de cette dernière.

La surdité de l'oreille droite est très marquée; la montre n'est pas entendue appliquée sur le pavillon; la voix chuchotée est entendue à 20 centimètres; le diapason appliqué sur le vertex est entendu plus à gauche qu'à droite. Il semble donc que l'oreille interne soit atteinte du côté droit.

Je prescris au malade des injections de sublimé au 1/4000 et des insufflations de poudre de talc au sublimé.

Au bout de trois semaines, il n'existe plus de rougeur de la paroi interne de la caisse, toutes les parois de la grande cavité sont en bonne voie de cutanisation.

J'ai revu depuis le malade, cette année (18 juillet 1900). De temps en temps, il fait des injections dans l'oreille, afin d'enlever les débris épidermiques qui pourraient rester adhérents aux parois, et sous lesquels pourrait se faire de l'infection.

L'observation suivante est encore plus typique, car il n'existe même plus de légère saillie marquant la place de la logette; toutes les saillies osseuses ont été enlevées aussi bien qu'aurait pu le faire la gouge et toutes les cavités, antre, attique, cellules mastoïdiennes, forment une large excavation, dont on peut examiner toutes les parois.

Obs. VI. — M. B.... âgé de 65 ans, vieillard hospitalisé à l'hospice Saint-Julien, est envoyé à notre Clinique pour y être soigné, par M. le Dr Pierre Parisot, le 26 novembre 1896. Depuis longtemps (il ne sait pas depuis combien d'années), il a une otorrhée du côté gauche. Depuis un an environ, il se plaint de vertiges, et depuis quelques mois il présente une paralysie faciale complète. M. le Dr Guilloz a trouvé la réaction de dégénérescence du nerf facial. A l'examen je trouve une masse énorme remplissant le conduit et se prolongeant dans la caisse du tympan, formée de cérumen, de cholestéatome et de grands lambeaux d'épiderme. Après l'extraction de ceux-ci, on aperçoit un bourgeonnement de toutes les parois de la caisse, avec du pus concrété, des débris d'épiderme; dans tout cela on ne peut rien distinguer de précis.

Je fais pratiquer des lavages au sublimé au 1/4000 et des bains d'oreille à la glycérine au sublimé. Le malade semble s'être laissé plus ou moins bien soigner à l'hospice, la suppuration ne tarit pas, et le bourgeonnement se reproduit après les cautérisations. Le malade vient aussi très irrégulièrement, et il est difficile de le suivre.

Au mois d'octobre 1897, il consent à venir régulièrement et à se soigner comme il faut. Je fais un curettage de la caisse et je peux alors me rendre un compte exact de la topographie de la région. Je dois dire que j'eus une certaine peine à réprimer un bourgeonnement qui se reproduisait facilement à la partie supérieure et postérieure de la cavité.

La cicatrisation est complète le 16 décembre 1897. La vaste cavité est bien cutanisée et depuis cette époque il ne s'est produit aucune suppuration. Le cadre tympanique semble disparu complètement et la paroi postérieure du conduit est excavée, le relief du facial est bien diminué. Le mur de la logette des osselets n'existe plus. Il y a seulement un léger rétrécissement à la partie supérieure de ce qui fut le cadre du tympan, à l'endroit où commence l'attique. En fin de compte toutes les cavités (caisse, attique, antre) sont complètement réunies sans qu'il existe un point de passage bien net de l'une à l'autre. En inclinant la tête du malade dans diverses positions on peut inspecter complètement toutes les parois de cette vaste cavité unique.

La paralysie faciale s'est un peu améliorée, le nerf facial aurait donc repris quelques fonctions et n'était pas absolument détruit.

En résumé, je crois pouvoir admettre, en comparant les diverses observations qui précèdent et celles que j'ai citées, que lorsqu'il se produit une fistule dans le conduit osseux, elle commence en général au niveau des cellules limitrophes. La paroi mince de celles-ci se nécrose et livre passage au pus (fistule postéro-inférieure). Si la lésion est laissée à elle-même, les parois de l'antre malade cèdent à leur tour et l'on a une fistule postéro-supérieure située au-dessus d'une dépression laissée par la chute des cellules limitrophes. Enfin continuant son travail, la nécrose envahit le mur de la logette. A ce moment, toutes les cavités étant largement ouvertes, le pus ne pouvant plus subir de rétention, les osselets étant détruits, etc., — il peut se faire un travail de réparation et la guérison par évidement spontané.

Mais ce travail lent laisse des lésions graves, lésions de l'oreille interne, paralysie du facial. Il est intéressant cependant de voir comment la nature peut arriver à produire ce que nous cherchons à obtenir par les opérations sur les cavités mastoïdiennes. Bien loin de nous la pensée d'attendre cette évolution, car souvent elle s'arrête en route laissant des suppurations interminables et dangereuses. Notre intervention est au contraire indiquée le plus tôt qu'il est possible.

DISCUSSION

M. GELLÉ père (Paris) regrette que le présentateur n'ait pas signalé, à propos de ces fistules, le travail sur le massif du facial et la paralysie faciale d'origine otitique communiqué par lui aux Congrès de Berlin (1890) et de Paris (1899) où cela est décrit et figuré.

M. Loewenberg (Paris) se demande si dans les cas bilatéraux cités par les orateurs précédents il ne s'agirait pas plutôt d'une malformation congénitale (arrêt de développement) sur laquelle se serait greffée plus tard une otite aiguë suppurée bilatérale.

M. Raoult. — Je regrette vivement de n'avoir pas lu le travail de M. Gellé. J'insiste surtout sur ce que j'ai rencontré les fistules de la partie supérieure et les destructions plus complètes dans les cas chroniques, tandis que, dans les cas aigus, je n'ai vu et trouvé mentionnées que des fistules inférieures. J'ajoute que de l'ensemble de ces différents aspects de fistules et de destructions osseuses il semble (je n'affirme rien cependant, c'est une simple hypothèse) que la nécrose de la paroi du conduit commence au niveau de la partie postéro-inférieure du conduit, comme on le voit dans les cas aigus. Plus tard, le processus destructif de l'os continuant à se produire envahit la paroi antéro-inférieure de l'antre, puis le mur de la logette, etc., pour arriver dans certains cas à un véritable évidement. Je ne sais si les fistules supérieures sont d'origine congénitale comme dans un de mes cas, où il y avait bilatéralité de la lésion. Mais, dans un des cas à peu près semblable, la lésion semble nettement acquise.

M. Joncheray (Angers). — A propos de la réflexion de M. Loewenberg, j'ai assisté à la formation d'une perforation du conduit à la partie postérieure et médiane. Mon malade avait depuis deux mois une otite moyenne suppurée. Un jour l'écoulement s'arrêta : deux jours après la fistule se forma ; je l'incisai. Quinze jours après, le malade se décidant enfin à la trépanation, je trépanai ou plutôt je curettai l'apophyse transformée en une bouillie fongueuse. Je curettai aussi la fistule. Tout se cicatrisa en six semaines.

SUR QUELQUES FORMES D'INFECTION A POINT DE DÉPART AURICULAIRE

par MM. STANCULÉANU et BAUP,

de Paris.

Les lésions suppuratives de l'oreille moyenne entrainent fréquemment à leur suite un grand nombre de complications tant locales que générales. Les premières ont actuellement, en pathologie auriculaire, une grande importance : l'intensité et la violence de leurs symptômes permettent de les reconnaître facilement et leur origine auriculaire est presque toujours établie. Il n'en est pas toujours de même des complications générales qui, souvent insidieuses, sont quelquefois difficilement rattachables à une lésion auriculaire primitive, d'autant plus que cette lésion de l'oreille peut avoir elle-même passé inaperçue, du fait que l'écoulement ou la douleur étaient insignifiants.

Nous avons eu l'occasion d'observer quelques-uns de ces cas; nous allons les résumer brièvement en notant les quelques particularités intéressantes qu'ils présentaient.

Nous avons divisé nos observations en infections se faisant par l'intermédiaire du sinus et infections sans thrombo-sinusite.

A) *Infections par l'intermédiaire du sinus latéral.* — Dans cette catégorie nous ne décrirons que deux observations qui nous ont paru renfermer quelques points nouveaux.

1° Le premier cas concerne un malade âgé de 19 ans atteint d'une suppuration de l'oreille droite depuis l'âge de 6 ans, qui présentait, au moment où nous le vîmes pour la première fois, tous les symptômes caractéristiques d'une mastoïdite compliquée de thrombo-phlébite du sinus latéral et d'infection purulente. Malgré l'intervention pratiquée par nous : évidement, incision du sinus, ligature de la jugulaire, le malade ne tarde pas à succomber.

L'évolution clinique avait présenté ceci de particulier :

A) La chute brusque de la température qui s'est maintenue jusqu'à la mort aux environs de 36 degrés.

B) L'état de stupeur profonde et d'asthénie plus marquée que dans les formes, même typhoïdes, de la septicémie.

C) Un état gastrique très mauvais avec diarrhée intermittente et profuse.

A l'autopsie, outre les lésions auriculaires, on trouve : des lésions hémorragiques de la rate, de la dégénérescence graisseuse du foie et la tuméfaction de l'épithélium rénal.

L'examen bactériologique nous donna la clef de l'évolution un peu particulière de cette septicémie auriculaire.

Du pus prélevé dans la mastoïde et le sinus au moment de l'opération, du sang prélevé à l'autopsie dans le foie, reins, rate, par ponction capillaire, nous ont donné les résultats suivants :

Nous avons pu isoler deux variétés microbiennes : la première était un petit bacille de 2 à 3 μ que nous avons identifié au coli-bacille dont il présentait tous les caractères; la deuxième était un gros et long bâton à extrémités carrées, fortement coloré, gardant le Gram et strictement anaérobie. Nous l'avons identifié au bacillus perfringens, décrit pour la première fois par Veillon et Zuber. Injectés isolément à des cobayes et des lapins, ces microbes n'ont produit chez ces animaux que des lésions locales peu intenses; injectés ensemble ils ont reproduit tous les symptômes d'une septicémie suraiguë. Dans le sang des animaux on a trouvé les deux microbes caractéristiques. Ici la découverte du bacterium coli explique les particularités cliniques dans l'évolution de notre septicémie; les recherches sur le coli, expérimentales et cliniques, de Gilbert et Dominici, Boix, Vautrin et Spilmann, confirment notre manière de voir et expliquent l'hypothermie, la diarrhée et l'asthénie.

2° Mon second cas d'infection thrombo-phlébitique d'origine auriculaire concerne un malade âgé de 51 ans qui, à la suite d'une otite subaiguë à pneumocoque, présenta brusquement les symptômes d'une méningite cérébro-spinale : fièvre très élevée, raideur de la nuque, vomissements, signe de Kernig. La ponction lombaire donna un liquide trouble, floconneux, contenant du pneumocoque en chaînettes. Le malade est mort cinq jours après le début de sa méningite, et à l'autopsie : l'espace arachnoïdien crânio-médullaire était rempli de nappes purulentes épaisses, la caisse et surtout la mastoïde contenaient du pus, tandis que la corticale externe était très épaisse, ce qui expliquait l'absence des phénomènes extérieurs du côté de la mastoïde, la paroi interne de la mastoïde était cariée au niveau du sinus; le sinus lui-même était thrombosé et purulent contenant du pneumocoque virulent,

En résumé : il s'agit dans ce cas d'une méningite cérébro-spinale par propagation d'une lésion suppurative de l'oreille au sinus latéral et aux méninges, et dont l'origine auriculaire a été mise hors de doute par l'examen bactériologique concordant de l'oreille, du sinus et des méninges.

En général, on a de la tendance à considérer la méningite cérébro-spinale concomitante avec une lésion auriculaire, comme étant indépendante de l'affection auriculaire. Notre cas vient à l'encontre de cette façon de voir; ce qu'il y a encore de remarquable, c'est la thrombo-sinusite qui a servi d'intermédiaire à la suppuration de la mastoïde et aux lésions des méninges.

B) *Infections sans thrombo-phlébite.* — A côté des infections se faisant par l'intermédiaire du sinus, — voie habituelle, — on a étudié, surtout en Allemagne, des cas d'infections à point de départ auriculaire, sans thrombo-phlébite. Ces cas étudiés par Hessler, par Körner, par Brisger présentent les mêmes symptômes que les thrombo-phlébites vraies : grandes oscillations thermiques, etc. Lentert admet que lorsqu'on ne trouve pas de phlébite du sinus, il y a toujours phlébite ignorée de la jugulaire ou phlébite pariétale.

5° Nous avons eu l'occasion d'observer plusieurs de ces cas, notamment deux septicémies très graves dont nous avons publié l'histoire clinique dans le *Progrès Médical* (août 1899). Les symptômes les plus marquants ont été, dans ces deux cas, la fièvre à grandes oscillations thermiques, un ictère peu prononcé, le développement considérable du foie et de la rate qui étaient douloureux à la pression, des vomissements, de la diarrhée et un état somnolent très marqué.

Bien que la ligature de la jugulaire et l'incision du sinus aient été pratiquées, la mort est survenue et à l'autopsie on a reconnu ce dont on se doutait pendant l'opération pratiquée sur le sinus, qu'il n'existait dans tout le système sinusien, pas plus que dans la jugulaire, aucun caillot, ni aucune lésion de la paroi interne. Par contre, tous les organes étaient farcis du streptocoque pur virulent et en grande quantité. Il nous semble que ces cas, comme les autres analogues que l'on a publiés, peuvent s'expliquer par l'hypothèse de Heyman (Varsovie) : passage direct des microbes à travers les parois soit des veinules, soit des sinus, microbes qui se répandent dans le torrent circulatoire sans causer de thrombose.

4° Mais il s'en faut que tous les cas d'infection à point de départ auriculaire sans thrombo-phlébite soient aussi graves. Nous en avons observé d'autres bien plus bénins. Un cas particulier se rapportant à un pseudo-rhumatisme, que nous avons pu rattacher nettement à une légère suppuration de l'oreille survenue quelque temps auparavant. Certes, on a signalé plusieurs fois des complications articulaires dans la septicémie auriculaire (Brieger, Luc, etc.), mais, pour la plupart de ces auteurs, les manifestations articulaires succèdent presque toujours à une lésion mastoïdienne ou tout au moins à une lésion auriculaire grave. Dans notre cas, au contraire, la bénignité de l'otite moyenne aurait pu nous échapper si notre attention n'avait pas été attirée sur ce point et si, d'autre part, l'examen du pus de l'oreille et l'examen du liquide épanché dans l'articulation ne nous avaient permis de trouver le même microbe, le streptocoque, prouvant ainsi la corrélation entre l'otite et le rhumatisme.

Vincent L..., âgé de 27 ans, présente depuis quelques jours une otite moyenne droite sans grandes douleurs. Une fois le tympan incisé, l'écoulement se produit normalement et les douleurs cessent, mais, à quelques jours de là, le malade, en se réveillant, sentit une douleur vive au niveau de son genou. L'articulation était gonflée et douloureuse et le malade ne pouvait marcher. L'examen local du genou nous montra un gonflement œdémateux, surtout péri-articulaire, avec une petite quantité de liquide épanché dans la synoviale. La ponction du genou faite par notre collègue Castaigne, interne lauréat, ramena un peu de liquide louche dans lequel il trouva du streptocoque pur. Ceci rapproché du fait que le pus de l'oreille examiné au moment de la paracentèse contenait également du streptocoque, nous porta à penser que le rhumatisme était secondaire à la lésion auriculaire. Tandis que la lésion auriculaire évolua normalement et guérit facilement, malgré tous nos soins le genou resta raide et encore un peu gonflé. Il est probable que bien d'autres manifestations articulaires dont on n'a pas pu déterminer la cause ont pu être secondaires à une infection peu accentuée de l'oreille, qui passait inaperçue parce qu'on ne la recherchait pas.

5° Enfin nous rapportons encore un dernier cas curieux où nous vîmes se développer, à la suite d'une affection auriculaire, une véritable psychose toxi-infectieuse, qui a diminué et disparu en même temps que la lésion auriculaire disparaissait elle-même. Il s'agit d'un cas de confusion mentale observé sur un garçon boucher de l'hôpital Saint-Antoine qui, à la suite d'une scarlatine, fit une otite moyenne suppurée. Au cours de cette otite le malade fut pris de confusion mentale avec passivité très grande. Lorsqu'on l'interroge, il fait de vains efforts pour chercher ses mots, et ses réponses ne correspondent pas aux questions qu'on lui adresse. Il ne reconnait personne, de temps en temps il a des impulsions incohérentes, mais sans violence. En examinant son tympan on voit une perforation insuffisante derrière laquelle il y avait rétention du pus. On agrandit immédiatement la perforation et, au bout de quelques jours de traitement, le malade sort de sa torpeur et répond d'une façon moins confuse aux questions. A mesure que la lésion auriculaire guérit, son état mental s'améliore aussi et il guérit complètement au bout de quelques semaines.

Cette façon de voir confirme les théories de MM. Ballet et Faure, qui, dans des articles récents, se sont occupés particulièrement du délire et de certaines psychoses transitoires dans les maladies aiguës.

Nous avons réuni sous un même lien un peu factice des complications très diverses de l'infection auriculaire, en montrant ainsi combien est grande la variabilité d'accidents infectieux dont l'oreille peut être la porte d'entrée.

SUR LES BONS EFFETS DU MASSAGE TYMPANIQUE MANOMÉTRIQUEMENT CONSTATÉ PAR LE MALADE, DANS LE TRAITEMENT DE LA SURDITÉ ET DES BOURDONNEMENTS CONSÉCUTIFS A LA SCLÉROSE DE L'OREILLE MOYENNE

par M. SUAREZ de MENDOZA,

de Paris.

La raréfaction et la condensation de l'air du conduit auditif externe ont été employées depuis longtemps par presque tous les auristes, d'abord comme moyen diagnostique pour évaluer la mobilité du tympan et de la chaine des osselets ; ensuite, comme moyen thérapeutique pour en rétablir le libre fonctionnement.

En France, MM. Gellé et Miot ont publié d'intéressants travaux sur les pressions centripètes et centrifuges. Mais personne, que je sache, n'avait eu, avant le professeur Ch. Delstanche, de Bruxelles, l'idée de mettre à contribution d'une manière pratique, quoique trop peu précise, la puissante action thérapeutique contenue dans l'excellent moyen diagnostique conseillé par Seigle.

Dès le Congrès otologique de Bâle, en septembre 1884, le savant auriste avait déjà attiré l'attention de ses confrères sur les résultats encourageants que lui aurait donnés l'emploi méthodique de la raréfaction de l'air du conduit auditif externe, dans les traitements des divers processus adhésifs de la caisse. « Depuis quatre ans, disait-il, que j'y ai recours pour ainsi dire quotidiennement, tant à mon service de l'hôpital que dans ma pratique privée, j'ai réuni des matériaux plus que suffisants pour me permettre d'en soutenir hautement l'efficacité, si tant est que celle-ci ait encore besoin d'être démontrée[1]. »

Plus tard, au Congrès de Bruxelles, il nous présentait la pompe foulante et aspirante dont il se servait et qui est connue dans le commerce sous le nom de masseur et de raréfacteur de Delstanche.

Comme beaucoup de mes confrères, je fis l'acquisition de l'instrument, et, à mon retour en France, je commençai aussitôt à employer la méthode de l'aimable organisateur du Congrès. Quoique je fusse plein de confiance dans ses assertions, je dois dire que mes premiers

---

1. Ch. Delstanche, *Sur la thérapeutique du catarrhe sec de l'oreille moyenne.* (Congrès international d'otologie. Bâle, 1884; *Annales des maladies de l'oreille,* 1884, N° 6, p. 555.)

essais furent faits avec une grande prudence, car la façon puissante et aveugle dont agissait l'instrument me semblait, malgré tout, fort dangereuse, et je tenais absolument à ne pas m'écarter du principe que j'ai adopté dès le commencement de ma carrière : « *Primo non nocere* ».

Je choisis, pour commencer mes expériences, cinq cas de sclérose de la caisse avec forte rétraction tympanique. Les sujets avaient déjà subi divers traitements ; mais, bien que la perméabilité de la trompe fût rétablie d'une manière complète par la dilatation, l'acuité auditive restait assez faible. Après vingt-deux séances de raréfaction, dont quinze journalières et sept espacées d'un, de deux ou trois jours, trois de mes cinq malades avaient obtenu un mieux réel et fort sensible. Des deux derniers sujets, l'un n'accusait aucun changement et l'autre après avoir subi dix-sept séances sans la moindre complication, eut à la dix-huitième, quelques ecchymoses du tympan et pendant trois semaines, se plaignit de douleurs sourdes dans les deux oreilles.

Il devint aussitôt évident pour moi que la raréfaction avait été presque nulle chez le premier de mes deux sujets et trop forte chez l'autre, sans que je susse exactement pourquoi.

Un examen attentif des deux malades me donna plus tard la raison de cette différence d'action, que j'avais obtenue dans deux cas semblables et en procédant de la même façon. Chez le premier de mes malades, le conduit était ovale et présentait à la partie supérieure une sorte de diverticulum angulaire ; chez le second, le conduit était circulaire et régulier. Chez l'un, le bouchon de caoutchouc du masseur ne fermait qu'incomplètement le conduit auditif et l'aspiration se faisait ainsi aux dépens de l'air extérieur ; tandis que chez l'autre, la fermeture était hermétique, et l'instrument opérait avec toute sa force d'action.

Mes deux mois d'expériences m'avaient profité. J'avais constaté la grande puissance de l'instrument. Je prévoyais tout ce que son action mobilisatrice, employée d'une manière vraiment méthodique, évaluée au manomètre, pouvait donner dans le traitement des divers processus de la caisse qui se terminent par la rétraction du tympan et l'ankylose de la chaine des osselets.

J'étais donc, en somme, fort content de la nouvelle méthode. Cependant j'en trouvais le procédé encore fort incomplet, puisque l'instrument ne permettait pas d'agir avec mesure et précision. A côté de grandes qualités, la méthode de l'éminent auriste belge présentait les imperfections suivantes :

1° L'action de l'instrument était absolument aveugle et pouvait devenir dangereuse, puisque vu la force du ressort, la main de l'opérateur ne pouvait se rendre compte si le vide se faisait ou non dans le conduit et on risquait soit de pomper en vain, tout en croyant faire œuvre utile, soit d'agir trop activement sur la membrane tympanique et d'en déterminer la rupture.

2° L'appareil ne permettait pas de faire progressivement, avec précision et d'une manière méthodique, la raréfaction ou la condensation de l'air, l'instrument n'ayant rien qui pût en mesurer la tension.

Pour parer à ces sérieux inconvénients, j'ai eu le premier l'idée d'y adapter un manomètre à eau, extrêmement sensible et très simple, qui peut évaluer par centièmes et même par millièmes d'atmosphère la tension de l'air condensé ou raréfié. Plus tard, voyant que le tympan supportait bien des pressions de 10, 20 et 50 centièmes d'atmosphère, j'ai adopté le manomètre à mercure que j'ai l'honneur de vous présenter. Cet appareil est, me semble-t-il, à l'abri de tout reproche, et présente les avantages suivants :

1° Le manomètre indicateur fait connaître au médecin si l'aspiration est active ou si au contraire la raréfaction est nulle, l'aspiration se faisant alors aux dépens de l'air extérieur, par suite d'un défaut de fermeture du conduit auditif ;

2° L'appareil permet d'employer la raréfaction graduelle et progressive, et d'étudier chaque jour l'effet de la nouvelle force mise à contribution ;

5° Il permet, dans chaque cas particulier, de constater la mobilité obtenue avec telle pression donnée ;

4° Il permet de fixer, par les observations faites pendant les séances de traitement, le degré de raréfaction ou de condensation mesuré en centièmes d'atmosphère, que l'on peut conseiller au malade en lui confiant le masseur.

Depuis que j'ai ainsi complété l'instrument du professeur Delstanche, je n'ai qu'à me louer de son emploi. Pourvu qu'on limite de deux à dix centièmes d'atmosphère, tous les malades indistinctement peuvent être soumis à l'expérience, sans qu'il en résulte le moindre accident ; même lorsque la membrane tympanique est flaccide et présente des dilatations sacciformes, ces bombements se laissant tendre par une légère pression sans qu'il arrive rien de fâcheux. Puis, dans les séances consécutives, on peut, grâce à l'exquise sensibilité de mon manomètre, augmenter progressivement la pression, même par millièmes d'atmosphère ; noter, après chaque coup de piston, l'effet produit sur le tympan et arriver insensiblement à la pression nécessaire pour obtenir la mobilité désirée.

Dans le traitement de la sclérose de la caisse ou plutôt des divers processus adhésifs encore mal connus, qui sont englobés sous ce nom, l'indication de la raréfaction combinée avec la condensation est formelle, il ne faut pas craindre d'aller à quinze et même vingt centièmes d'atmosphère, toujours en partant de deux ou trois centièmes et en augmentant de deux toutes les deux minutes, dans des séances journalières d'un quart d'heure environ.

Les résultats que j'ai obtenus depuis treize ans par cette méthode sont extrêmement encourageants ; très souvent des bourdonnements rebelles ont disparu après quelques séances, avec une pression variant de douze à quinze, vingt, vingt-cinq et trente centièmes d'atmosphère.

Dans beaucoup de cas d'otite moyenne scléreuse avec rétraction tympanique, l'acuité auditive qui restait stationnaire devant divers traitements institués (sondages et dilatation de la trompe par les bougies, vapeurs médicamenteuses, électricité, etc., etc.), augmenta de deux, quatre, six et neuf centimètres pour la montre.

Pendant neuf ans, je pratiquais toujours le massage manométrique sous mon contrôle direct, en faisant de courtes séances de trois, cinq sept et dix minutes au plus. M'étant aperçu que les séances plus longues étaient plus profitables aux malades, j'ai fait installer dans ma clinique des masseurs manométriques et j'ai appris aux malades la manière de s'en servir.

Depuis, j'ai augmenté la durée des séances, en les faisant prolonger pendant dix, quinze et vingt minutes ; les résultats obtenus furent beaucoup meilleurs.

Par suite, j'ai dû commander au fabricant, qui a construit mon masseur manométrique, des appareils à l'usage des malades et j'ai constaté que lorsque ces derniers contrôlent eux-mêmes l'effet du masseur, ils mettent beaucoup plus de constance à suivre le traitement, condition indispensable pour obtenir un résultat.

Depuis que j'ai ainsi généralisé l'emploi du masseur manométrique, je me sers indistinctement, comme source de condensation ou de raréfaction, soit d'une pompe foulante et aspirante construite par Simal, soit d'une poire en caoutchouc à fortes parois.

En ce moment, suivant mes indications, MM. Aubry, Collin, Mathieu, Simal, fabricants d'instruments de chirurgie, font construire pour les malades des masseurs manométriques réduits, et partant moins encombrants (avec manomètre à mercure ou métallique), pouvant donner des pressions variant entre 10 et 50 centièmes d'atmosphère.

Si je me suis décidé, messieurs, à vous communiquer ces faits c'est parce que *je crois que les malheureux scléroseux tourmentés par les bourdonnements, plus encore que par la surdité, ont plus à gagner de l'emploi longtemps continué du masseur manométrique, - que des grandes interventions chirurgicales, desquelles après en avoir tâté une douzaine de fois, je suis complètement revenu.*

PRÉSENTATION D'INSTRUMENTS

par M. le docteur SUAREZ de MENDOZA,

de Paris.

Je désire, messieurs, soumettre à votre haute et aimable appréciation quelques-uns des instruments que j'ai créés et qui, quoique décrits dans diverses revues, ne sont pas cependant bien connus de tous.

En prenant pour guide l'ordre chronologique de leur création, ces instruments sont les suivants :

1° Ma série de bougies pour le traitement de l'obstruction de la trompe d'Eustache.

Bien que ces bougies aient été décrites à plusieurs reprises, il arrive souvent qu'on m'écrive pour me demander des renseignements sur leur forme, leur mode d'emploi, ma méthode de stérilisation et surtout le nom du fabricant qui peut les fournir. *Il arrive aussi (permettez-moi de relever le fait en passant) que quelques confrères s'intéressant à la question ont oublié, en publiant leurs recherches, que j'ai été le premier à créer des bougies régulièrement graduées suivant une filière et allant, par dixièmes de millimètres, du n° 6 au n° 15.*

Je me sers de deux sortes de bougies : les unes en baleine, les autres en crin de Florence.

Celles en baleine ont été faites depuis treize ans par M. Lasserre, boulevard Saint-Michel, à Paris.

Elles sont olivaires ou cylindriques. Elles peuvent suffire seules à remplir toutes les indications du *cathétérisme vrai*. Je dis *vrai*, parce que, quand nous faisons l'insufflation de la trompe à l'aide de la sonde d'Itard, on ne fait pas, à proprement parler, le cathétérisme ; on fait une insufflation *immédiate* de la trompe et de la caisse, insufflation qui fait le pendant à l'insufflation *médiate* pratiquée par la méthode de Politzer ou de Valsava. Lorsque nous introduisons une canule dans la partie antérieure de l'urètre ou dans l'entrée du conduit lacrymal pour faire une injection d'eau, nous n'appelons pas cela cathétérisme : de même, je crois, *que quand, comme nous venons de le dire*, nous introduisons le bout de la sonde d'Itard, à l'entrée de la trompe d'Eustache pour injecter de l'air, nous ne faisons pas le cathétérisme de la trompe. Il serait donc bon de désigner, à l'avenir, l'insufflation faite à travers la sonde ou par le procédé de Politzer, par les noms d'insufflation médiate ou immédiate et de conserver le nom de cathétérisme, au passage de la bougie ou de la sonde de Weber Liel dans la trompe. En adoptant cette terminologie, la précision scientifique y trouverait son compte et la littérature aussi, car de cette façon on supprimera de son vocabulaire le mot barbare, comme a dit M. Lermoyez, de bougirage.

Mes bougies en baleine sont employées par le professeur Politzer, (de Vienne) et par quelques spécialistes français encore rares. Si elles ne se sont pas généralisées davantage en France, c'est parce que ceux, qui les ont essayées, ont oublié *qu'il fallait les faire tremper dans l'eau vingt-quatre heures avant de s'en servir*, ainsi que je l'ai dit il y a dix ans, dans mes communications à l'Académie de Médecine et à la Société de Chirurgie. Vous pouvez constater dans les échantillons que je fais passer, que les bougies, à l'état naturel sont rigides et cassantes et partant dangereuses, et qu'après l'immersion elles deviennent d'une grande souplesse, tout en conservant leur élasticité, deux qualités, qui unies à celle de n'être pas friables, les font supérieures aux bougies en celluloïd.

Les bougies en crin de Florence me furent faites, il y a quinze ans, par M. Benas, boulevard Saint-Germain, cette maison a disparu depuis. Aujourd'hui, on peut se les procurer chez M. Simal, rue Monge, 5, qui peut déjà fournir une série de dix bougies, sinon mathématiquement calibrées, au moins suffisamment graduées pour les besoins de la pratique.

2° Pour faciliter la stérilisation des bougies et pour faire une économie de temps et d'instruments, j'ai adopté un dispositif spécial, que j'ai l'honneur de vous présenter et qui me permet de faire moi-même le nettoyage des bougies, évitant ainsi les accidents que, sur des instruments si délicats, peuvent occasionner des mains étrangères.

Pour désinfecter les bougies en baleine, j'emploie une solution de sublimé à 5 pour 100 et je les conserve après dans une solution d'acide borique à 36 pour 100 ou de phénosalyl à 10 pour 100. Pour les bougies en crin de Florence, je me sers du formol, suivant la méthode de Desmos.

Comme dispositif, j'employais depuis longtemps trois séries de tubes à analyses placés dans leur socle et fermés avec un bouchon de caoutchouc. Il y a deux ans, j'ai adopté, en les modifiant suivant les besoins, les flacons faits par M. Simal sous la direction de M. Lermoyez.

Mon appareil définitif se compose aujourd'hui d'un support contenant 17 flacons, dont 12 bouchés à l'émeri et 5 obturés par des bouchons-paniers pour recevoir le formol, construits suivant mes indications par Simal

Les 17 flacons sont rangés dans le support en trois séries. La série centrale composée de 5 flacons au formol.

Dans la série antérieure les 5 premiers flacons contiennent une solution antiseptique faible (acide borique 36 pour 100, phénosalyl 10 pour 100), et c'est dans ses solutions que les bougies séjournent toujours. Chaque flacon contient deux numérs : 6,7 — 8,9 — 10,11, 12,13 — 14,15 (fig. 1).

Dans la série postérieure, cinq flacons portant les mêmes numéros que les cinq antérieurs sont remplis d'une solution de sublimé à 5 pour 1000, et reçoivent les bougies qui viennent de servir, après que celles-ci ont été essuyées et trempées dans une solution de carbonate de soude, contenu dans le sixième flacon de la série antérieure et de nouveau essuyées.

Le sixième flacon de la série postérieure contient une solution de cocaïne à 10 pour 100, où on laisse séjourner la bougie lorsque besoin est

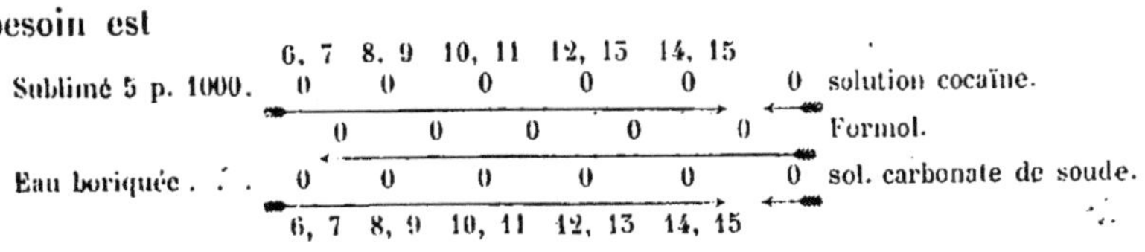

```
                     6, 7   8, 9   10, 11   12, 13   14, 15
Sublimé 5 p. 1000.    0      0       0        0        0        0  solution cocaïne.
          ———————————————————————————————————→  ←——
                         0      0       0       0       0     Formol.
                  ←———————————————————————————————————  ←——
Eau boriquée . . .    0      0       0        0        0        0  sol. carbonate de soude.
          ———————————————————————————————————→  ←——
                     6, 7   8, 9   10, 11   12, 13   14, 15
```

Fig. 1.

Avec ces dispositions, la désinfection et l'entretien des bougies est très facile. Voici comment on procède. Lorsque la bougie est retirée, on l'essuie à l'aide d'un bouchon d'ouate trempé dans la solution du phénosalyl qui est habituellement sur la table, on la trempe ensuite dans la solution de carbonate de soude, on l'essuie de nouveau et finalement on la met dans le flacon de sublimé correspondant à son numéro où elle reste jusqu'au soir. Après la consultation, on prend les diverses bougies suivant l'ordre des flacons, on les lave à l'eau bouillie et on les remet dans la solution boriquée.

On fait de même pour les bougies en crin, mais une fois essuyées, on les met dans le flacon de formol correspondant à leur numéro.

Pour le service de la clinique, l'appareil à 17 flacons (fig. 1) est le seul pratique, mais pour le cabinet, on peut s'arranger avec un appareil de 12 flacons (fig. 2).

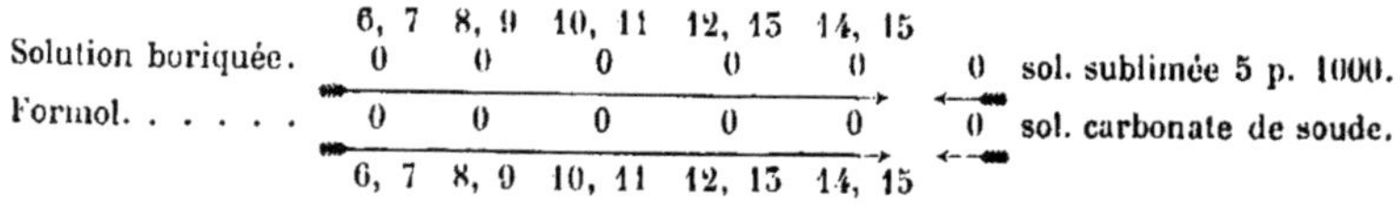

```
                       6, 7   8, 9   10, 11   12, 13   14, 15
Solution boriquée.      0       0      0        0        0        0   sol. sublimée 5 p. 1000.
                     ──────────────────────────────────────►  ◄── 
Formol. . . . . .       0       0      0        0        0        0   sol. carbonate de soude.
                     ──────────────────────────────────────►  ◄── 
                       6, 7   8, 9   10, 11   12, 13   14, 15
```

Fig. 2.

Dans ce cas, on affecte 5 flacons au formol pour les dix numéros de bougies en crin et 5 à l'eau boriquée pour les bougies en baleine, (10 cylindriques et 10 olivaires) et deux flacons externes, l'un est rempli de solution de carbonate de soude, l'autre de la solution de sublimé où on met ensemble les bougies qui ont servi et qu'on trie après la consultation à l'aide de la filière, pour les remettre à leur place.

3° Voici la sonde-gouttière à couvercle mobile que j'ai dû inventer pour les cas où la bougie dilatatrice doit rester plusieurs heures dans la trompe, évitant ainsi au malade la gêne qui résulte de la présence d'un cathéter dans le nez. Cette sonde qui a encore pour but de faciliter la mise en place de la bougie dans la trompe, présente dans toute sa longueur une fente assez large pour laisser sortir latéralement ladite bougie, lorsqu'on l'expulsera de sa cannelure.

Je vais entrer ici dans quelques détails, afin de bien faire saisir la simplicité extrême de mon procédé de mise en place et la facilité de la manœuvre. Tout d'abord, avant de glisser la bougie dans la sonde, je ferme préalablement la fente, au moyen du couvercle qui s'ajoute à frottement doux contre la paroi interne de l'instrument et s'y maintient par le seul fait que son arc de courbure, c'est-à-dire sa largeur, comprend un peu plus de la demi-circonférence intérieure de la sonde.

L'instrument armé de sa bougie, je l'introduis dans la cavité nasale

et engage son extrémité pharyngienne dans le pavillon de la trompe.
Alors, je pousse doucement la bougie dans ce canal. Quand elle a
atteint la hauteur voulue, je retire le couvercle; puis à l'aide d'une
tige cylindrique souple, d'un diamètre égal au calibre de la sonde
et que j'insinue entre sa paroi et la bougie, je déplace latéralement
cette dernière et la fais sortir de l'instrument par sa fente longitudinale.

Cela fait, je retire la sonde, coupe la bougie au niveau des narines,
la fixe à l'aide d'un fil et d'un morceau de taffetas collé au voisinage
du nez, puis la laisse à demeure le temps nécessaire, — variant
de deux à six heures — pour produire l'effet révulsif désiré. Les
malades peuvent pendant tout ce temps vaquer à leurs occupations
habituelles.

4° Voici maintenant le protecteur trépan que j'ai créé pour faciliter
la trépanation partielle ou totale de la mastoïde, suivant le procédé
que j'ai communiqué à l'Académie de Médecine dans la séance du
29 mai 1900.

Tous les opérateurs savent à quel point est délicat le temps opératoire, qui a pour but de mettre largement en communication l'antre
avec l'attique, en faisant sauter la paroi externe de l'aditus ad antrum.
La crainte de blesser le facial, d'ouvrir la fosse cérébrale, de faire
une échappée vers le labyrinthe, etc., etc., fait que l'opérateur procède par des coups craintifs, qui prolongent démesurement l'opération. La même chose arrive lorsqu'il s'agit de faire sauter la paroi
externe de l'attique.

En employant l'instrument que j'ai l'honneur de vous présenter et
que l'appellerai pour le moment protecteur-trépan, on fait avec sûreté
et célérité, l'ablation de la paroi externe de l'aditus ad antrum et de
l'attique. Et de même, le protecteur-trépan permet de supprimer avec
célérité et sûreté tous les culs-de-sac limités par la corticale externe
qui se produisent au cours de l'opération de l'évidement total de
l'apophyse mastoïdien, ainsi que d'agrandir la brèche crânienne
lorsque, à la recherche des complications extra ou intra durales, la
trépanation doit s'étendre sur le crâne.

Le protecteur-trépan résulte, comme vous le voyez, de la combinaison du protecteur de Stacke avec la scie tubulaire que j'ai déjà
décrite, dans ma communication sur la cure radicale de l'obstruction
nasale. La courbure du protecteur a été modifiée, de façon qu'à
l'extrémité protectrice fasse suite une partie verticale longue de
5 centimètres, sur laquelle glisse la scie maintenue par une bague
métallique suffisamment longue pour empêcher ses mouvements

latéraux, de telle façon que la direction, la profondeur et l'étendue du trait de scie soient infailliblement limitées d'avance [1].

Voici maintenant la façon dont je procède pour faire l'ouverture totale des cavités de l'oreille moyenne. Après avoir fait sauter à la gouge ou à la fraise, la corticale externe au lieu d'élection et après avoir agrandi suffisamment la cavité du côté de l'aditus, j'introduis dans sa direction le bout protecteur du trépan et je l'insinue autant que possible. En tenant solidement le protecteur par le manche, je fais agir la scie qui enlève en quelques secondes la rondelle osseuse ; je retire alors l'instrument et, après avoir débarrassé la scie de son contenu, j'introduis de nouveau le protecteur dans l'aditus pour recommencer un deuxième trait de scie et ainsi de suite.

En procédant de la sorte, on arrive à l'attique dont on fait sauter la paroi externe, ainsi que la paroi supérieure du conduit aussi largement que besoin est.

Lorsque pour une raison ou pour une autre, on aura commencé l'opération suivant le procédé de Stacke, le protecteur-trépan rendra les mêmes services en marchant dans le sens inverse.

Finalement, lorsque le chirurgien voudra seulement enlever la paroi externe de l'attique, l'emploi du protecteur-trépan lui permettra de faire l'opération d'une façon plus précise, plus rapide et plus propre qu'en faisant usage de la gouge et du maillet et même de la fraise, dont jusqu'à présent j'ai été un zélé partisan.

Il va de soi, que je ne prétends pas substituer systématiquement l'emploi de la scie à celui de la gouge et du maillet, loin de là. Ce que je tiens à faire constater, c'est qu'en associant dans la chirurgie de l'oreille, ainsi que dans celle du nez et des sinus, ces divers instruments, gouge, fraise et protecteur-trépan, on diminue de beaucoup la durée de l'opération, tout en la rendant plus facile, plus précise et plus sûre.

DISCUSSION

M. BARATOUX. — L'instrument présenté est le même que celui présenté par M. Reynier, au XIe Congrès français de chirurgie de 1897. Il consiste en protecteur de Stacke sur lequel une scie rotative vient tourner ne pouvant se déplacer, étant fixée par une armature à la tige de l'instrument. Il se monte sur un moteur électrique. Cet appareil qui est absolument analogue à celui que j'ai fait construire il y a plusieurs années, après celui du Dr Lowenberg ne donne pas de meilleurs résultats que celui du Dr Delstanche.

---

1. Le protecteur-trépan plus ou moins modifié rend aussi de grands services dans la chirurgie des fosses nasales et des sinus de la face.

M. MALHERBE. — Je ne vois pas la nécessité d'ajouter encore à l'arsenal chirurgical qui est déjà très complexe sans compter que la complication de cette instrumentation rend plus difficile l'asepsie rigoureuse de l'opération. Nous possédons actuellement des instruments suffisants pour ouvrir une mastoïde.

M. KŒNIG. — Je crois, comme M. Suarez de Mendoza, qu'il y a grand avantage à employer le manomètre pour se persuader que l'appareil de Delstanche agit. Dans quelques cas que j'ai soignés par cette méthode il y a eu doute dans mon esprit si je pompais à vide ou non.

M. SUAREZ DE MENDOZA. — Permettez-moi d'abord, messieurs, de remercier M. Kœnig de l'aimable appréciation qu'il vient de faire de mon travail. J'ai la ferme conviction que lorsqu'on aura essayé le modus faciendi que je préconise, chacun sera de l'avis de M. Kœnig et, partant, du mien.

Aux objections faites par MM. Baratoux et Malherbe je répondrai brièvement en rappelant :

1° Que le masseur manométrique a été créé par moi et présenté à la Société d'otologie en 1899 et que, à cette époque, mon idée fut jugée nouvelle et que, depuis, personne n'en a revendiqué la paternité ;

2° Qu'entre le trépan dont parle M. Baratoux et mon protecteur-trépan il n'y a rien de commun ; ledit instrument ne ressemble pas plus au mien que la seringue de Pravaz ne ressemble à l'aspirateur de Dieulafoy ;

3° Qu'un instrument comme le protecteur-trépan, qui permet de réduire d'une demi-heure l'acte opératoire sous le chloroforme, doit être pris en considération par tout chirurgien qui désire donner à son malade le maximum des chances de salut.

<hr>

SUR QUELQUES DÉTAILS ANATOMIQUES CONCERNANT L'ÉTIOLOGIE

DE LA MASTOIDITE DE BEZOLD

par M. le professeur A. A. G. GUYE,

d'Amsterdam.

Le but de ma communication est de vous présenter deux pièces anatomiques concernant l'étiologie de la mastoïdite de Bezold. Je ne vous ferai pas l'histoire de ce type intéressant de mastoïdite, dont depuis la description classique qu'en a donnée le professeur Bezold en 1881[1], plusieurs auteurs en différents pays ont publié des cas intéressants. Pour la bibliographie je me permets de renvoyer à la thèse du D' Louis Perrot, publiée sous les auspices du D' Lichtwitz à Bordeaux en 1897.

1. *Deutsche med. Wochenschr.*, 1881, N° 28.

Je vous rappellerai seulement en deux mots qu'on comprend sous ce nom les cas de mastoïdite, où le pus traverse spontanément la paroi inférieure et interne de l'apophyse mastoïdienne, se propage le long des gaines musculaires et vasculaires du cou et donne lieu à des abcès cervicaux et rétropharyngiens.

Comme explication de ce processus morbide on se contente généralement de constater que le pus s'est frayé un chemin soit à travers la paroi interne de l'apophyse, soit à travers la paroi externe de sa partie inférieure. Mais comment s'est-il frayé ce chemin? A-t-il provoqué une carie-locale de la paroi osseuse, qui a donné issue au pus, ou a-t-il profité d'un ou de plusieurs orifices préformés? Il est probable que ce dernier cas est la règle. Plusieurs auteurs se sont déjà occupés de cette question, et notamment quelques auteurs allemands. MM. Bezold[1], Kirchner[2] et Kiesselbach[3] ont fixé l'attention à ce point de vue sur la fissure pétro-squameuse, qui chez le nouveau-né est toujours ouverte, et dont on retrouve des restes ou des traces dans un certain nombre de crânes d'adultes.

Kirchner sur 500 crânes examinés trouva des restes de la fissure dans 23 pour 100 des cas; Kiesselbach sur 174 crânes examinés par lui à Vienne, ne trouva la fissure ouverte que dans 3,4 pour 100 des cas.

Mon collègue Louis Bolk, professeur d'anatomie à Amsterdam, a eu la bonté d'examiner pour moi 420 crânes du musée anatomique d'Amsterdam en vue de cette suture. Il a trouvé la suture ouverte sur trois quarts de sa longueur des deux côtés dans un seul crâne (crâne de crétin). Il a trouvé des restes évidents des deux côtés dans 7 cas, à droite seulement dans 2 cas, à gauche dans 3 cas. Enfin il a trouvé des traces de la suture, c'est-à-dire des orifices ou impressions qu'on pourrait aussi interpréter différemment, des deux côtés dans 10 cas, à droite dans 4, à gauche dans 5 cas. Il arriverait donc à un total de 7 pour cent.

La grande différence dans les chiffres, qui représentent la fréquence des restes de la suture pétro-squameuse, s'explique facilement par l'interprétation plus ou moins rigoureuse des irrégularités dans la surface osseuse comme restes de la suture.

Je dois encore à M. Bolk une pièce très intéressante, que j'ai l'avantage de vous présenter. C'est un temporal, où non seulement la fissure pétro-squameuse est persistante dans toute sa longueur. mais où

1. *Arch. f. Ohrenheilk.*, XIII, S. 26, 1887.
2. *Ibid.*, XIV, S. 190, 1878.
3. *Ibid.*, XV, S. 238, 1879.

la partie squameuse et la partie pétreuse se sont développées
séparément. On voit l'apophyse mastoïde partagée en deux parties, la partie squameuse et la partie pétreuse, contenant chacune
des cellules séparées par une double cloison. On voit aussi que la fissure se prolonge jusque dans la partie postérieure du conduit auditif
osseux, circonstance qui explique la fréquence de la perforation spontanée à cet endroit surtout dans les cas de mastoïdite de Bezold.

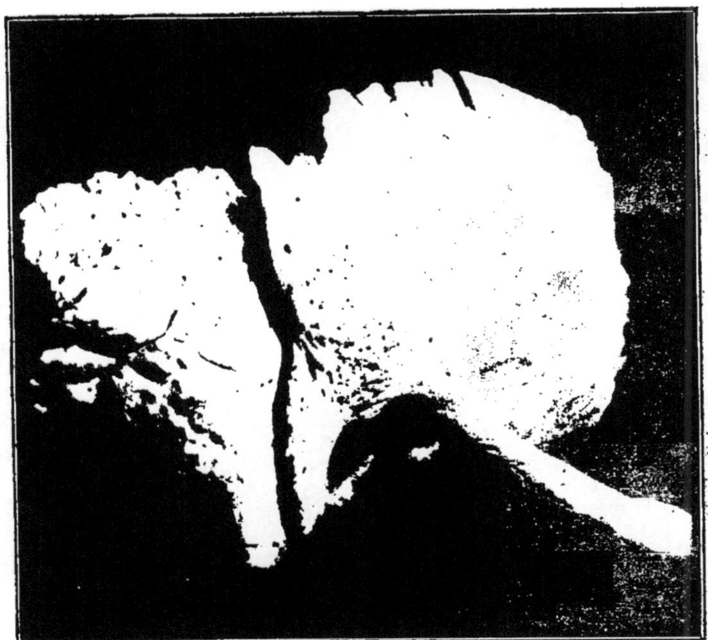

Fig. 1.

Messieurs, je vous présente cette pièce comme une pièce curieuse,
qui par une légère irrégularité de développement nous montre la fissure pétro-squameuse pour ainsi dire à son état de perfection.

Cette fissure, messieurs, mérite évidemment tout notre intérêt, et
cependant je ne suis pas sûr qu'elle joue un rôle étiologique dans la
plupart des cas de mastoïdite de Bezold. Elle n'en a certainement pas
joué dans un cas que j'ai opéré il y a quelques semaines, et dont j'ai
l'avantage de vous présenter la pièce anatomique. Le malade est guéri,
bien entendu. Voici en quelques mots son histoire :

M. M.. 48 ans. se présenta à ma policlinique le 26 mai dernier. Il avait un écoulement de l'oreille gauche depuis six semaines, et une mastoïdite depuis une semaine. Gonflement de l'apophyse et de la fosse rétromaxillaire. Je soupçonnai aussitôt une mastoïdite de Bézold, mais le gonflement rétromaxillaire pouvant aussi être produit par une lymphadénite, le diagnostic était incertain. Je l'opérai le lendemain; je mis à nu autant que possible la pointe de l'apophyse, et ne trouvant pas de pus, je pratiquai l'ouverture de l'antre à l'endroit ordinaire. J'évacuai beaucoup de pus et de granulations. Tout alla

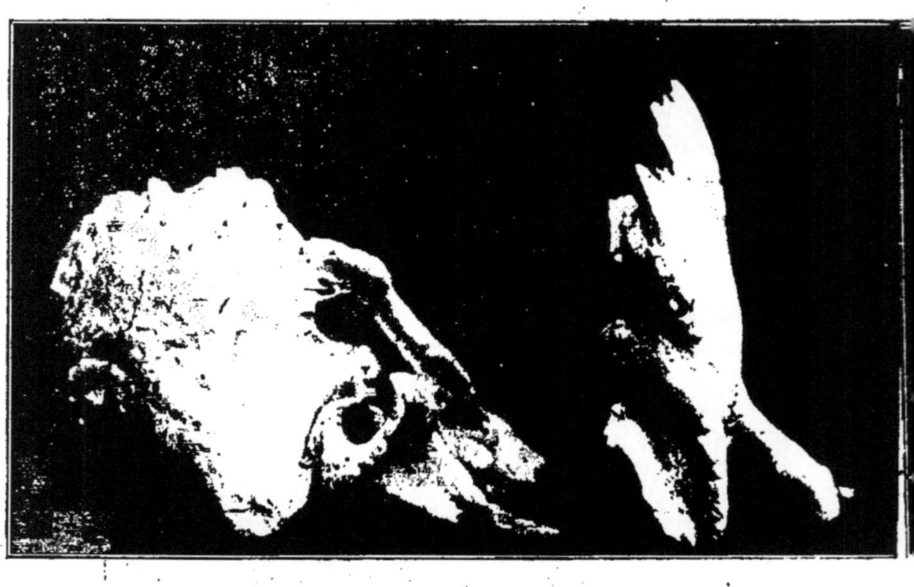

Fig. 2.

bien jusqu'au dixième jour. Ce jour-là de nouveau, gonflement dans la fosse rétromaxillaire. A la pression en cet endroit on voyait le pus apparaître dans l'antre, qui était vide et sans granulations. Le lendemain, seconde opération: J'enlevai au ciseau la partie externe de la pointe de l'apophyse, et fis sauter la partie interne, où je m'attendais à trouver une perforation assez large. Dans ce fragment, que je vous présente, on voit d'un côté une cellule ouverte, et à la face externe deux petits orifices vasculaires, qui laissent à peine passer un poil de brosse, et qui sont en communication avec la cellule ouverte. C'est donc évidemment par ces deux petits orifices que le pus s'était échappé pour former l'abcès dans la fosse rétromaxillaire, d'où il se serait propagé dans les gaines musculaires et vasculaires, si le pro-

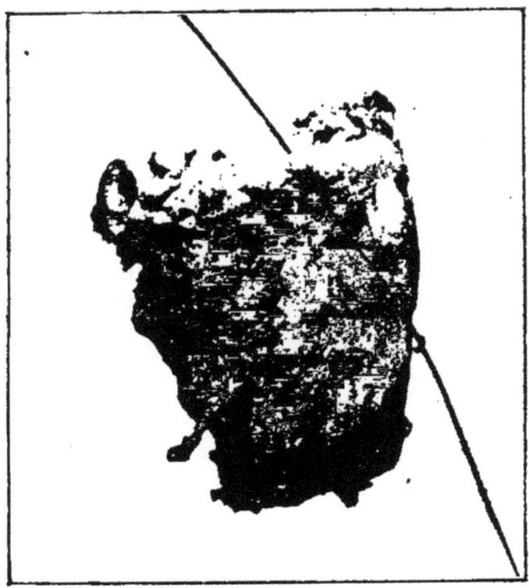

Fig. 3

cessus morbide n'avait été coupé au dernier moment. La plaie a guéri

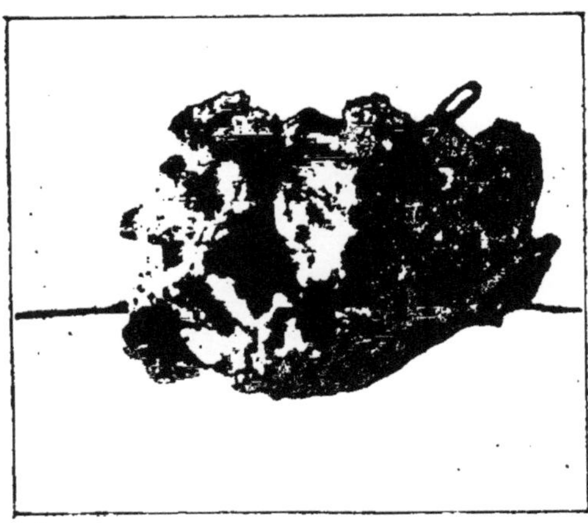

Fig. 4.

très facilement et le malade est parfaitement rétabli avec une ouïe
normale.

DISCUSSION

M. le professeur Politzer remarque que la préparation anatomique démontrée par le professeur Guye est très rare et très intéressante au point de vue du développement du temporal.

Quant à la mastoïdite de Bezold elle se produit plutôt dans les cas dans lesquels il y a une grande disproportion entre la corticale et la lame interne de l'apophyse mastoïde, celle-ci étant quelquefois mince comme du papier. L'issue de ces suppurations dépend aussi souvent de la différence de la profondeur de la rainure digastrique. Si celle-ci est peu développée, la suppuration peut s'étendre plus facilement vers le sinus latéral. Dans plusieurs cas dans lesquels il y avait un foyer de pus étendu derrière l'apophyse mastoïde, Politzer a enlevé toute la partie inférieure de l'apophyse avec un résultat favorable.

MARDI 7 AOUT

Séance de l'après-midi.

Présidence de M. Von STEIN (de Moscou).

DIAGNOSTIC ET TRAITEMENT DE L'ABCÈS MASTOIDIEN SOUS-PÉRIOSTÉ NON ACCOMPAGNÉ D'ABCÈS INTRA-MASTOIDIEN

par M. le docteur LUC

Il est généralement admis aujourd'hui par les chirurgiens auristes que la constatation d'une collection purulente sous-périostée, rétro-auriculaire, dans le cours ou à la suite d'une suppuration de l'oreille moyenne, réclame, comme traitement chirurgical, non seulement l'incision des parties molles, mais encore l'ouverture des cavités osseuses sous-jacentes. Cette opinion est défendue dans tous les traités classiques modernes de chirurgie et d'otologie. Elle figure notamment dans le traité de Duplay, dans l'ouvrage récent de Broca et Lubet-Barbon sur *Les suppurations mastoïdiennes*; et nous l'avons nous-même exprimée dans nos *Leçons sur les suppurations de l'oreille moyenne*, etc.

En préconisant ainsi l'ouverture systématique de l'os, en présence de tout abcès rétro-auriculaire, ce n'est pas que les auteurs en question aient méconnu l'existence possible d'une collection sous-périostée, indépendante de toute suppuration intra-osseuse; mais ils considéraient cette occurrence comme tout à fait exceptionnelle; et d'autre part, le diagnostic de cette variété de périostite isolée leur paraissait manquer d'éléments suffisamment solides pour que l'on pût baser sur lui les indications d'un traitement spécial.

Il est pourtant de toute évidence qu'il y aurait grand intérêt pour les malades à ce que nous fussions en mesure de reconnaître les cas dans lesquels une simple incision des parties molles peut leur donner la guérison et de leur épargner une opération intra-osseuse plus sérieuse et entraînant un traitement post-opératoire beaucoup plus long.

Au cours de l'épidémie d'influenza que nous venons de traverser et qui s'est signalée plus qu'aucune autre par la fréquence de ses complications auriculaires, les hasards de la pratique m'ont fourni l'occasion d'observer plusieurs cas qui m'ont paru propres à modifier nos vues sur ce sujet, notamment pour ce qui a trait à la différenciation clinique de la mastoïdite à proprement parler et de l'abcès sous-périosté simple.

Voici d'abord, à titre d'élément comparatif, un fait rentrant dans le domaine classique, dans lequel les signes d'abcès superficiel s'accompagnaient de signes très probants de mastoïdite concomitante, et dans lequel l'événement prouva que l'on avait eu parfaitement tort de borner l'intervention à la simple incision des parties molles.

OBSERVATION I. — Le jeune Ri..., âgé de 5 ans, fut pris, le 15 avril dernier (1900), de douleurs dans l'oreille gauche. Huit jours plus tard, otorrhée accompagnée de détente; mais, au bout de trois jours, nouvelles douleurs, cette fois derrière l'oreille et tellement intenses que, pendant près d'une semaine, l'enfant passe ses journées et ses nuits à crier. Peu à peu un gonflement se dessine derrière l'oreille, déterminant à la longue l'écartement du pavillon. Le 25 mai, le Dr X., consulté, se contente de donner issue à la collection sous-périostée par une petite incision des parties molles; après quoi il déclare que cela guérira tout seul, et que sa présence est désormais inutile.

Cependant l'incision pratiquée continuant à donner issue à un écoulement ininterrompu de pus, les parents s'alarment et l'enfant m'est amené, cinq jours plus tard. Je constate derrière l'oreille la présence de la petite incision dont les bords commencent à devenir fongueux. L'exploration du trajet, au moyen d'un stylet, révèle un décollement étendu des parties molles, et rencontre l'os dénudé, sans toutefois que je réussisse à l'engager dans une perforation de la corticale. La caisse continue, d'autre part, à suppurer par le conduit.

La persistance de la suppuration par la plaie devenue fistuleuse, son aspect fongueux et aussi la notion, dans les commémoratifs, des douleurs rétro-auriculaires très intenses qui ont accompagné l'apparition de la complication mastoïdienne, tout cela me fait admettre une participation des cavités osseuses à la suppuration; et, après deux jours d'observation, je propose l'ouverture de la mastoïde qui est acceptée et exécutée le jeudi 31 mai.

Opération. — Après chloroformisation, une longue incision passant par la plaie déjà faite est menée parallèlement à l'insertion du pavillon et à près d'un centimètre d'elle. Cette incision dépasse un peu inférieurement le niveau de la pointe de l'os; j'y adjoins, en outre, en arrière, une courte incision perpendiculaire à elle et partant de sa partie moyenne, afin de pouvoir mieux explorer la surface osseuse, après refoulement des bords de la plaie, au moyen de la rugine. Je note d'abord un état fongueux prononcé de la poche sous-périostée; quant à la surface osseuse, elle présente une petite perforation, à la partie moyenne de l'apophyse et à 2 centimètres de l'insertion du pavillon. En agrandissant un peu cette perforation, je vois du pus s'en échapper avec des mouvements de pulsation, ce qui me fait penser à la possibilité d'une dénudation du sinus. La corticale presque aussi

mince qu'une écaille d'œuf est facilement enlevée et je trouve la totalité d
l'apophyse convertie en une vaste caverne suppurante et fongueuse, mais pas
de dénudation de la dure-mère. Résection de la totalité de la corticale,
curettage minutieux, cautérisation au chlorure de zinc, tamponnement avec
de la gaze iodoformée, résection de la paroi postérieure du conduit membraneux, enfin plaie rétro-auriculaire laissée largement ouverte. Pas de
fièvre, les jours suivants.

Dans le fait suivant[1], au contraire, la faute inverse fut commise;
c'est-à-dire qu'en présence d'une collection sous-périostée, on fit
suivre systématiquement l'incision des parties molles de l'ouverture
des cavités osseuses qui ne renfermaient pas de pus.

OBSERVATION II. — Madeleine D..., 9 ans. Sujette antérieurement à des
catarrhes de l'oreille ; a été opérée l'an dernier, par un de mes collègues, de
végétations adénoïdes.

28 avril dernier, angine *a frigore*. Six jours plus tard, douleurs dans
l'oreille droite, douleurs modérées d'ailleurs, n'empêchant pas le sommeil.

Trois jours après, l'oreille n'ayant pas suppuré, sans recrudescence douloureuse, commencement de gonflement derrière l'oreille.

Appelé auprès de l'enfant, ce jour-là, je suis frappé de l'étendue et de la
saillie du gonflement rétro-auriculaire qui domine au-dessus du pavillon et
se complique même d'un léger œdème palpébral. Ce gonflement est douloureux à la pression, mais modérément.

L'insignifiance des lésions de la caisse fait contraste avec ces lésions péri-
auriculaires : en effet je ne constate, du côté malade, qu'un degré insignifiant de diminution de l'ouïe ; d'autre part, le tympan se montre simplement congestionné, à l'examen otoscopique ; enfin le Politzer donne un bruit
sec de pénétration aérienne dans la caisse. Néanmoins, par acquit de
conscience, je pratique, après insensibilisation locale, une paracentèse
exploratrice qui ne donne d'ailleurs pas de liquide. Après m'être bien assuré
qu'il ne s'agit pas d'une simple furuconculose du conduit, je décide de pratiquer le lendemain l'ouverture de la collection rétro-auriculaire, si le gonflement a augmenté.

8 mai. Le gonflement se montrant encore plus prononcé que la veille,
l'enfant est chloroformée, et une longue incision est pratiquée le long de
l'attache du pavillon jusqu'à l'os ; elle donne issue à du pus. Ensuite
systématiquement l'antre est ouvert ; le sinus est rencontré chemin faisant
mais non lésé. Pas plus l'antre que les cellules de la pointe ne contenaient
de pus.

Plaie suturée à sa partie supérieure seulement.

Pansement avec gaze au traumatol.

Légère fièvre (38° dans le rectum), le soir de l'opération, qui ne se
renouvelle pas les jours suivants.

---

1. Je recommande comparativement, et à l'appui de la thèse soutenue ici par
moi, la lecture d'une observation publiée par mon ami le docteur Laurens, en 1897,
dans les *Ann. des mal. de l'or.*, sous le titre : « Un cas de périostite mastoïdienne ».

10 mai. Premier changement de pansement. Pansements renouvelés de deux en deux jours.

1er juin. Guérison complète.

L'ouverture osseuse aurait-elle pu être évitée dans ce cas? Le fait suivant tendrait à nous le faire fortement supposer.

OBSERVATION III. — Joseph Baud…, valet de pied, 26 ans, homme très vigoureux, se présente à ma consultation, le 15 mai dernier, pour un gonflement de la région mastoïdienne gauche, prédominant au-dessus du pavillon et s'étendant même sous forme d'œdème, aux paupières de l'œil du même côté.

Le malade donne les commémoratifs suivants : il aurait été pris, 15 jours auparavant, de douleurs dans l'oreille droite, douleurs suivies d'un écoulement purulent très transitoire par le conduit. Deux jours plus tard, répétition des mêmes accidents à l'oreille gauche, et de ce côté aussi écoulement tout à fait éphémère (l'otorrhée n'aurait duré qu'un seul jour).

Quelques jours après, l'oreille ne coulant plus, le 11 mai, c'est-à-dire quatre jours avant la première visite du malade chez moi, le gonflement rétro-auriculaire aurait fait sa première apparition et n'aurait cessé de progresser depuis. Il est à remarquer que l'apparition de ce gonflement ne s'accompagna que de douleurs fort modérées qui, à aucun moment, ne troublèrent le sommeil du malade; et lorsque je le vis pour la première fois, je ne pus me défendre d'être frappé du contraste qui existait entre l'étendue du gonflement et la physionomie du malade qui n'accusait aucune souffrance.

Je tentai de pratiquer un examen otoscopique, mais je ne pus voir le tympan masqué par une chute complète de la paroi postérieure du conduit. En revanche, en pratiquant une insufflation d'air dans la caisse au moyen de la sonde, je perçus très nettement un bruit de râles indiquant que l'oreille moyenne renfermait encore un peu de liquide.

Hésitant entre une simple furonculose du conduit et une mastoïdite, j'insensibilisai la paroi postérieure du conduit au moyen d'une injection de quelques gouttes d'une solution de chlorhydrate de cocaïne à 1 pour 50, et j'incisai cette paroi aussi loin et aussi profondément que possible avec un bistouri long et mince. Cette incision donna issue, non à un bourbillon furonculeux, mais à une grande cuillerée de pus très fluide et mal lié, en même temps que s'affaissait, en grande partie, la tuméfaction péri-auriculaire. Une pression exercée sur les parties tuméfiées contribua d'ailleurs à la complète évacuation du pus. J'introduisis alors un stylet dans l'incision et rencontrai l'os dénudé.

Le résultat de cette petite intervention exploratrice démontrait qu'il s'agissait bien d'un abcès sous-périosté de la région mastoïdienne, en rapport étiologique avec l'otite moyenne éphémère, dont le malade ne présentait plus que des traces insignifiantes. Mais j'étais loin de soupçonner que la petite incision que je venais de pratiquer, à titre de simple exploration, dût être curatrice. J'annonçai, en effet, au malade la nécessité probable d'une opération plus complète, d'ici à quelques jours, convaincu comme je l'étais, que, sous l'abcès superficiel ouvert, en existait un autre, intra-osseux, dont l'ouverture serait indiquée sous peu. En attendant, je m'imposai quelques jours d'expectation et je donnai rendez-vous au malade pour le lendemain, après avoir introduit dans l'incision une petite mèche humide, en vue d'en empêcher la fermeture prématurée, et après avoir appliqué un pansement humide qui recouvrait l'oreille et la région péri-auriculaire.

Le lendemain, le gonflement n'avait pas sensiblement diminué ; mais je me rendis compte, en enlevant le pansement, que ce fait était dû à ce que la mèche de gaze introduite dans la plaie avait fait bouchon. Après l'avoir retirée, je pratiquai dans le foyer, à travers la plaie, au moyen d'une canule mince, une injection avec de l'eau oxygénée tiède. L'abcès avait été préalablement vidé par pression péri-auriculaire d'une certaine quantité de pus qui s'y était accumulé depuis la veille. Cette fois, pas de mèche dans la plaie, simple pansement humide.

17 mai. Dégonflement notable. La pression des régions péri-auriculaires n'amène que fort peu de pus.

Badigeonnage de l'intérieur du foyer avec une solution iodo-iodurée.

18 mai. Dégonflement presque complet. Pas de pus à la pression. Nouveau pansement humide.

19 mai. Dégonflement complet. Simple pansement sec. Fin de mai, guérison complète.

Réflexions. — Je répète que le résultat de la simple incision des parties molles dans ce dernier fait condamne nettement l'ouverture osseuse pratiquée dans le fait précédent, cliniquement identique.

Cherchons donc à nous rendre bien compte des particularités symptomatiques de ces deux cas et à nous représenter en quoi ils diffèrent des cas habituels de mastoïdite en général, et, en particulier, du premier de nos faits qui peut bien être pris ici comme type clinique de l'abcès mastoïdien intra-osseux compliqué d'abcès sous-périosté.

Une première particularité commune à nos deux derniers faits, c'est l'absence ou la cessation de toute otorrhée au moment de l'apparition du gonflement rétro-auriculaire, tandis que, chez notre premier malade, l'oreille suppurait encore abondamment, quand parurent les premières manifestations mastoïdiennes.

Je suis, d'autre part, frappé de ce fait, que, chez mes deux derniers malades, le gonflement rétro-auriculaire ne fut pas précédé de douleurs osseuses profondes, empêchant le sommeil, et qu'une fois apparu, il devint rapidement fluctuant, et non moins rapidement se diffusa loin de son point de départ, prédominant bientôt au-dessus du pavillon, c'est-à-dire au niveau de la région temporale, et s'accompagnant d'un œdème très net des paupières de l'œil du côté correspondant.

Il n'est guère besoin de montrer combien ces particularités s'expliquent aisément, le siège primitif et exclusif de l'abcès sous le périoste lui donnant toute facilité pour fuser dans toutes les directions et excluant les phénomènes d'étranglement douloureux inhérents au siège intra-osseux primitif de la suppuration.

A quelles conclusions pratiques peuvent nous conduire ces considérations? Tout simplement à une indication moins absolue de l'ouverture chirurgicale de l'apophyse, en présence de tout cas donné d'abcès sous-périosté rétro-auriculaire.

Sans vouloir en aucune façon ressusciter la pratique de l'incision de Wilde pratique très justement condamnée aujourd'hui (en tant que mode de traitement prémonitoire de toute mastoïdite), je crois devoir protester aussi contre la pratique trop systématique de l'ouverture osseuse et notamment contre son application à des cas qui peuvent parfaitement se passer d'elle.

Je crois donc pouvoir déduire de la considération de mes deux derniers cas, et proposer les règles chirurgicales suivantes :

Dans un cas donné de gonflement rétro-auriculaire accompagné de fluctuation, rapidement développé avec peu de douleurs, et présentant une tendance marquée à la diffusion, si surtout, à ce moment, la caisse ne présente pas ou ne présente plus traces de suppuration, adopter l'hypothèse d'une collection purulente limitée à la face profonde du périoste, et borner provisoirement l'intervention à la simple incision des parties molles, jusqu'à l'os.

Peut-être même, s'il m'est permis de généraliser une pratique employée dans un seul cas et d'ailleurs couronnée de succès, peut-être serait-il rationnel alors de se contenter d'une incision pratiquée au niveau de la paroi postérieure du conduit auditif, si celle-ci se montre nettement refoulée en avant par la collection sous-jacente, et si le gonflement prédominant plutôt au-dessus du pavillon que vers la pointe mastoïdienne, le conduit représente un des points les plus déclives du foyer. Cette incision devra évidemment aller jusqu'à l'os et être aussi longue que possible. Il y aurait même tout avantage à ce qu'elle fût cruciale. On viderait ainsi facilement par cette voie toute la collection par une pression exercée tout autour du pavillon; après quoi, une injection d'eau oxygénée pourrait être pratiquée dans le foyer au moyen d'une canule fine; puis un pansement humide serait appliqué dans le conduit et au-dessus de l'oreille.

Cela fait, il resterait à attendre le résultat de cette très simple intervention, dont le succès serait bientôt prouvé par le dégonflement péri-auriculaire et par la cessation rapide de la suppuration, au niveau de la plaie.

Dans le cas contraire, on en serait quitte, après quelques jours d'expectation établissant la persistance de la suppuration, on en serait quitte, dis-je, pour procéder, cette fois, sans arrière-pensée, à l'ouverture classique des cavités mastoïdiennes.

CONTRIBUTION A L'ÉTUDE ANATOMIQUE ET PATHOLOGIQUE
DE L'ORGANE DE L'OUIE
PROJECTIONS LUMINEUSES[1]

par M. le professeur A. POLITZER,
de Vienne.

Dans l'introduction de sa conférence, le professeur Politzer relève l'importance de l'anatomie pathologique pour la science otologique. Elle est en effet la base de tout diagnostic précis et de tout traitement efficace.

Mais il ne suffit pas que les spécialistes eux-mêmes s'adonnent à l'étude approfondie de l'anatomie pathologique de l'oreille : c'est encore le devoir des hommes chargés de l'enseignement de l'otologie, de répandre dans toute la mesure du possible, parmi les médecins praticiens, les changements pathologiques les plus importants qui se produisent dans l'oreille. Car il est de l'intérêt commun de donner dans le monde médical une base solide à l'otologie.

La méthode d'enseignement, qui, selon les expériences faites par le professeur Politzer à la Clinique otologique de Vienne, donne les meilleurs résultats est celle qui consiste à faire des démonstrations des coupes microscopiques de toutes les parties de l'oreille malade au moyen d'un appareil à projection, permettant à tout un auditoire de suivre tous les détails de la démonstration sur l'image agrandie.

Sur la demande de plusieurs confrères, le professeur Politzer fait passer sous les yeux de l'auditoire une série de préparations, de sa collection, représentant les différents changements survenus dans l'oreille moyenne et dans le labyrinthe.

Les démonstrations furent les suivantes :

1° Préparations représentant des sections à travers la caisse tympanique.

---

1. Ces projections lumineuses ont été faites, le mardi 7 août, à quatre heures, à la clinique oto-rhino-laryngologique de la Faculté de médecine.

2° Préparations montrant la situation de l'attique externe et de la cavité de Prussak.

3° Coupes pathologiques faisant voir la présence de l'exsudation dans l'attique externe et des adhérences entre la membrane de Shrapnell et le col du marteau.

4° Sections à travers la caisse tympanique dans les cas d'inflammation de la cavité tympanique.

5° Excroissances polypoïdes dans la caisse tympanique par suite de suppuration chronique, chez les enfants, après la scarlatine.

6° Préparations qui montrent les adhérences entre la membrane du tympan et la paroi interne de la caisse, après des suppurations chroniques de l'oreille moyenne.

7° Une suite de préparations très intéressantes représentant la base anatomique de l'affection connue sous le nom d'« otosclérose » consistant en une prolifération de l'os de nouvelle formation dans la capsule labyrinthique qui amène l'ankylose de l'étrier. Le professeur Politzer a été le premier qui ait donné une description exacte de cet état pathologique.

8° Changements pathologiques du labyrinthe à savoir : Prolifération du tissu connectif par suite d'otite interne, ossification du limaçon, exsudation provoquée par la compression des vaisseaux sanguins du conduit auditif externe par un néoplasme dans la cavité crânienne.

OTITE MOYENNE DROITE PURULENTE, CHRONIQUE, AVEC POLYPE, CONSÉCUTIVEMENT ABCES CÉRÉBRAL ET HÉMIPLÉGIE GAUCHE — TRÉPANATION DE LA MASTOIDE, HÉMICRANIECTOMIE TEMPORAIRE, ANTRECTOMIE — GUÉRISON

RAPPORT

par M. le docteur COSTINIU,

Médecin des hôpitaux de Bucarest.

Les cas d'abcès cérébraux d'origine otique, considérés au point de vue thérapeutique, sont des plus graves, parmi les complications intra-crâniennes. Grâce aux connaissances et à la pratique acquises dans cette spécialité, les idées erronées admises autrefois, que l'otorrhée peut être la conséquence d'un abcès cérébral qui coule par l'oreille, ont disparu.

Aujourd'hui nous devons nous féliciter, car ces complications sont reconnues immédiatement, et l'intervention survenant à temps et en connaissance de cause, le malade a plus de chance d'être sauvé. D'autre part, ces complications deviennent plus rares, parce qu'on les prévient.

Dans le cas très grave, que j'ai l'honneur de vous présenter, le malade a été guéri, grâce au diagnostic et aux secours empressés et immédiats.

Je ne rappellerai ni les théories, ni la question de pathogénie de ces complications endocrâniennes des otites — ces questions étant aujourd'hui assez connues — je veux relater seulement l'observation en tirant ensuite des conclusions.

L'observation. — Le 25 mars 1900 je fus appelé chez M. H. C... pour une otite qui le faisait souffrir depuis quelque temps. Cet homme, âgé de 56 ans, de profession boucher, me dit qu'il avait cette maladie depuis 12 ans.

Pas d'antécédents héréditaires, ses parents bien portants, encore en vie, le père âgé de 80 ans et la mère de 70 ans.

Parmi les collatéraux rien non plus à signaler.

Antécédents personnels. — Il a eu la fièvre palustre à 8 ans ; à 16 ans, des rhumatismes articulaires. Depuis 12 ans il souffre de l'oreille droite. Au commencement il a eu de grandes douleurs dans cette oreille, avec des maux de tête, vertiges et bourdonnements. Une fois que l'écoulement du pus commence, les douleurs de tête et les vertiges cessent.

A partir du moment où l'otorrhée s'est établie, il n'a plus entendu de cette oreille.

Depuis qu'il a commencé à se soigner, l'écoulement cessa pour un temps quelconque ; pendant cet intervalle, il souffrait de maux de tête très intenses.

Il y a deux ans, en revenant d'Afrique, il a eu une tuméfaction douloureuse autour de l'oreille droite et à la joue du même côté. Il ne se rappelle pas, à ce moment, s'il a eu un écoulement purulent du nez. Il n'a pas eu la syphilis.

L'hiver de 1899, il a eu l'influenza pendant un mois.

Après cette maladie, il observa, sans cependant y attacher une grande importance, qu'avec le pus de l'oreille il coulait en même temps du sang, et qu'il avait de temps en temps des douleurs dans la région temporo-frontale droite.

Les bourdonnements de l'oreille qui ne l'ont pas quitté depuis le commencement de sa maladie continuent, et même avec plus d'intensité.

L'examen du malade. — Le malade est d'une taille moyenne, bien conformé, le système pileux très développé. En examinant l'oreille droite, je constate du pus qui s'écoule en quantité, fétide et verdâtre. En nettoyant le conduit, je remarque qu'il est rempli d'un gros polype, sale, rouge violacé, qui saignait au moindre attouchement.

Il n'entend pas le tic tac d'une montre, même appliquée sur l'oreille ; il

entend le parler à haute voix à une distance de 2 mètres. Je n'observe rien
du côté de la mastoïde, et le malade non plus ne s'en plaint pas.

Rien dans le nez, ni dans le pharynx, seulement la muqueuse un peu plus
hyperémiée. L'odorat diminué.

Le malade se plaint de légers maux de tête et d'une faiblesse générale.

Rien aux poumons et au cœur. Le foie et la rate ne me semblent pas agrandis.

Pas de température, le patient vaquait à ses occupations.

Il devait venir chez moi, le lendemain 26 mars, pour se faire enlever le
polype; mais, ce même jour, je fus subitement appelé chez lui et je le trouvai couché, à peine prononçant quelques paroles, ne pouvant plus bouger,
la main et le pied gauches inertes. Ptosis à l'œil droit. Les membres gauches
inertes, flasques. Les mouvements réflexes sont abolis, cependant le réflexe
patellaire est conservé au pied gauche comme au pied droit. La bouche
déviée à gauche.

La respiration est normale, le pouls plein, 56 par minute. Température, 38°.
L'intelligence conservée.

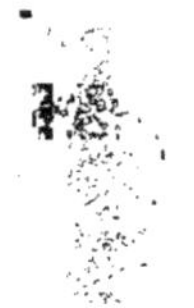

Le malade me montre la partie droite de la région fronto-temporale, où il
avait des douleurs atroces et des élancements. Les pressions sur cette région
lui augmentaient les douleurs.

Pas de douleurs ni autres symptômes dans la région mastoïdienne ou
ailleurs. Pas de vomissements, pas de raideur dans la nuque, pas de torticolis.

Devant ces phénomènes, le diagnostic *abcès cérébral et hémiplégie gauche
otitique* s'imposait.

Je l'envoie d'urgence à l'hôpital « Filantropia » dans le service chirurgical de M. le Dr G. Nano: là on l'examine encore une fois et cet examen donne
le même résultat. L'urine n'a pas d'albumine. La vessie distendue contient
500 grammes d'urine, qui est retirée à la sonde. Le sphincter anal n'est pas
relâché.

L'intervention chirurgicale. — Le 27 mars, quoique la région temporale
était indiquée pour être le champ opératoire, pour se conformer au principe
qui dit que dans de tels cas, il est bien d'intervenir d'abord à la mastoïde,
M. le Dr Nano fait la trépanation de la mastoïde à l'endroit indiqué. L'os
est dur, on ne trouve pas de pus.

En tombant sur le sinus latéral droit, on abandonne cette région. *Dans la
même séance on fait l'hémicrâniectomie temporaire*, on découvre les méninges, et l'on fait une ponction avec la seringue, vers la partie inférieure
de la scissure de Rolando ; n'y trouvant rien, on fait une deuxième ponction
dans la partie inférieure, au niveau du lobe temporal. Ici on a la sensation
que l'aiguille de la seringue a pénétré dans une cavité, et en effet, on retire
du pus, fétide, de couleur gris verdâtre, en quantité de 110 grammes.

On incise les méninges à ce niveau et on introduit dans la cavité un tube de
drainage, qui est mis ensuite dans un trou fait *ad hoc*, dans la portion inférieure de l'extrémité postérieure du lambeau osseux. On lave abondamment
la cavité avec du sublimé à 1 pour 1000, on ferme la plaie en suturant les
téguments sur toute l'étendue de l'incision courbe, on met de la mèche
stérilisée dans la cavité de la mastoïde. Les deux opérations ont duré une
heure. Une demi-heure après l'opération, le malade gagna les mouvements
réflexes des membres gauches, le lendemain il peut répondre très bien à
toutes les questions, la bouche n'est pas déviée, les mouvements volon-

taires des membres gauches sont complets. Le pouls 76, la température 37°.

On change le pansement tous les jours. Par le tube de drainage on injecte une solution d'acide phénique à 5 pour 100, des lavages abondants avec du sublimé 1 pour 1000, et l'on termine par le sérum artificiel.

Le 30 mars, on voit que par le tube de drainage, par le conduit auditif externe et même par la mastoïde opérée, il sort une grande quantité de pus verdâtre, sale et fétide.

En injectant une solution de pyoctanine par le tube de drainage, on constate que la cavité sous-méningienne communique avec l'oreille moyenne et l'incision de la mastoïde.

Le 5 avril, on enlève les points de suture, la cicatrice étant complète.

Le 18 avril, pendant qu'on faisait le pansement, le malade se plaint de maux de tête, il sent des fourmillements dans les membres supérieurs et inférieurs gauches, le pouls est faible et fréquent ; aussitôt après le malade perd connaissance pendant 24 heures. Température, 58°. Nous avons cru que cela tenait au fait que la pression avec laquelle on injectait le liquide par le tube a été trop grande ; et c'est pourquoi nous supprimons les injections.

Cependant, le 21 avril, le malade tombe dans le *coma* ; la température élevée, le pouls entre 51-60 par minute.

Cet état dure trois jours.

Enfin il se remet de nouveau. Le 26 avril, quand on lui enlève le pansement, on trouve une collection purulente entre les téguments et l'os, *a*) autour du tube de drainage sur une surface comme une pièce de 5 francs ; *b*) au niveau de la partie moyenne de l'incision courbe de l'hémicrâniectomie.

Ces collections ne communiquent pas entre elles. On ouvre la collection supérieure et on la draine.

La suppuration ne diminuant pas, et le polype étant toujours dans le même état, le 28 avril, M. le Dr Nano intervient pour la troisième fois. On reprend la trépanation de la mastoïde et l'on fait l'antrectomie. On enlève le polype. On excise aussi la partie osseuse, où a logé le tube de drainage. Ni dans cet endroit, ni dans la mastoïde on ne trouve une nouvelle collection purulente, mais seulement une grande quantité de fongosités qui couvraient les méninges et qui ont été raclées.

La portion moyenne de la cicatrice supérieure des téguments défaite, on y trouve, sur une étendue de 10 centimètres, l'os dénudé sur une largeur d'un centimètre. Le lambeau osseux pour hémicrâniectomie est séparé du reste de la boîte crânienne par des fongosités.

Toutes sont raclées, et on draine la plaie avec mèches stérilisées.

Après cette dernière intervention, on continue avec les pansements régulièrement, et désormais les suites sont des plus heureuses. Le malade reprend ses forces, il peut quitter le lit, mange d'un bon appétit, l'écoulement diminue, la cicatrice avance, les douleurs n'existent plus, et l'otorrhée disparaît presque complètement

Le 2 juin, on examine de nouveau le malade, on observe un très léger écoulement de l'oreille moyenne, pas de trace de polype. La membrane du tympan est perforée juste au milieu. Il entend le tictac de la montre à 2 centimètres de l'oreille, et quand on lui parle à haute voix ; il entend aussi à 5 mètres. L'anosmie est complète.

Le 14 juin, il sort de l'hôpital complètement guéri.

Le malade a été revu depuis, plusieurs fois; et pour la dernière fois le
20 juillet; il est bien portant, l'otorrhée complètement disparue. Il entend le
tic tac de la montre à 5 centimètres et la voix mi-haute à 6 mètres. Les
bourdonnements ont complètement disparu. L'examen du pus de l'abcès et
plus tard du pus qui s'écoulait par le conduit auditif a été fait par M. Robin,
chef du laboratoire de l'hôpital. Voici le résultat :

Le pus provenant de l'abcès cérébral, d'une odeur intense, fécaloïde, contenait en grande quantité un mélange de microbes : 1° un bacille fin prenant

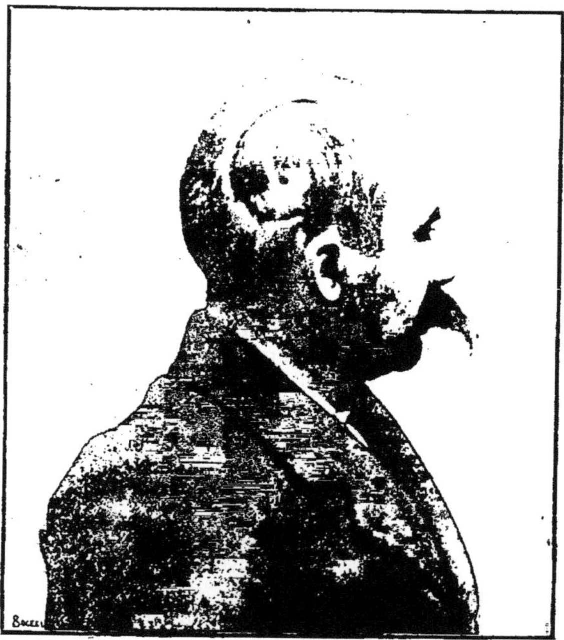

le gram ; 2° des bacilles plus gros, aux extrémités arrondies, se décolorant
par le procédé de Gram ; 3° des bactéries courtes ou des cocci oblongs se
décolorant par le procédé de Gram ; 4° des filaments fins, ondulés, ne prenant pas le gram.

Les ensemencements faits dans l'agar avec glucose, d'après le procédé de
Veillon et Zuber pour les anaérobies, nous ont donné : dans toutes les dilu-
tions faites dans une série de dix tubes d'agar-glucose, des nombreuses colonies remontant jusqu'à la surface de la colonne d'agar (10 centimètres de
hauteur), accompagnées d'abondante production de gaz qui avait produit le
brisement de l'agar, même après 24 heures d'étuve (37° C.), nous empêchant
de continuer l'observation et de pouvoir faire l'isolement des colonies.

Par les ensemencements à la surface de l'agar glycériné nous avons pu
cultiver et isoler deux bacilles.

Bacille n° 1. — Sur l'agar il produit des colonies ou un enduit presque transparent, assez mince, qui en quelques jours envahit toute la surface du milieu nutritif. Au microscope on voit un bacille de 0,6-0,7 de grosseur et de longueur variable, avec prédominance des formes courtes ; on trouve parfois des filaments assez longs et contournés. Bacille très mobile se décolorant par le procédé de Gram, il fermente la glucose, peu ou pas la lactose, coagule le lait, produit de l'indol en abondance, liquéfie la gélatine. Toutes les cultures de ce microbe dégagent une odeur forte, piquante, un peu fécaloïde.

Bacille n° 2. — Produit des colonies plus épaisses, blanchâtre, un peu translucides, ou un enduit du même aspect. Bacille plus gros, mobile, mais un peu moins que le bacille n° 1 : il ne prend pas le gram, fermente la glucose ainsi que la lactose, coagule le lait, ne liquéfie pas la gélatine, produit aussi de l'indol, trouble uniformément le bouillon.

L'odeur dégagée par les cultures est un peu différente et moins forte que celle produite par les cultures du bacille n° 1.

Conclusions. — Quoique nous croyions que le pus contenait des microbes anaérobies (le bacille fin prenant le gram?), nous n'avons pu cultiver que les deux bacilles décrits. Le bacille n° 1, d'après les caractères étudiés peut être identifié au *Bacillus proteus vulgaris* (Hauser). Le bacille n° 2 est un bacille du groupe *coli communis*.

Le 2 juin, nous avons fait des ensemencements de la sécrétion séro-purulente qui s'écoulait encore en petite quantité de son oreille malade et nous avons obtenu d'emblée en culture pure un bacille absolument identique au bacille n° 1, c'est-à-dire le *proteus vulgaris*.

De cette observation nous pouvons tirer les conclusions suivantes :

Les paroles de Wilde que « toute suppuration chronique de l'oreille peut devenir mortelle » doivent être présentes à notre esprit.

Nous croyons que l'abcès cérébral s'est formé petit à petit, et que les périodes de suppression de l'écoulement qui coïncidaient avec les maux de tête coïncidaient aussi avec la formation du pus.

L'influenza qu'il a eue, a été le coup de fouet.

Quant à la pathogénie, nous croyons que la propagation de l'abcès s'est produite de la caisse dans le lobe temporal par l'intermédiaire des petites veines et des vaisseaux lymphatiques en *s'enkystant*, et qu'une partie de la substance blanche du cerveau a été saine.

Le siège de l'abcès a été dans le lobe temporal et la paralysie survenue a été provoquée par la compression à distance.

Un autre fait intéressant c'est qu'on n'a pas trouvé les microbes de la suppuration, ni des streptocoques, ni des staphylocoques : mais des microbes anaérobies qui peuvent être : *le proteus vulgaris* et les bacilles du groupe de *coli communis*.

Le diagnostic de l'abcès cérébral a été fait sur les symptômes subjectifs et objectifs que présentait le malade. L'intervention chirurgicale a été des plus heureuses et faite d'après toutes les règles, en commençant avec la trépanation de la mastoïde, où on trouve quelquefois le mal, sans avoir aucun signe qu'elle est malade, et en terminant avec l'antrectomie, qui dans ce cas a été nécessaire pour faire nettoyer toutes les fongosités et extraire le polype.

L'hémicrâniectomie est le meilleur procédé, d'après nous, dans les cas d'abcès cérébraux, parce que le champ opératoire est plus large, et on peut travailler à son aise et au profit du malade.

SUR UN PROCÉDÉ DE CURETTAGE DE L'ATTIQUE
ET D'EXTRACTION DES OSSELETS

par M. le docteur Louis VACHER,

d'Orléans.

Pour curetter l'attique et faire l'ablation des osselets on emploie d'ordinaire la voie du conduit membraneux, lorsque sa largeur le permet, ou le décollement du conduit par une incision tracée juste dans le sillon rétro-auriculaire, comme dans l'opération de la trépanation de l'antre mastoïdien, ou celle de Stacke.

Bien que l'opération proprement dite de Stacke soit rarement suffisante, et qu'il faille souvent la poursuivre jusqu'à l'antre, il est des cas où les lésions ne dépassent pas l'attique mais dans lesquelles l'étroitesse du conduit nécessite, pour un bon curettage, l'incision rétro-auriculaire, le décollement du conduit membraneux, et sa remise en place, l'opération terminée, sans compter la suture du pavillon, ce qui est une intervention d'une réelle importance.

Je me sers d'un procédé qui me permet d'atteindre le même but, sans détacher le pavillon. Il m'a toujours donné de bons résultats, quand je voulais faire l'ablation des osselets, ou curetter l'attique après avoir fait sauter le mur de la logette par la méthode de Stacke.

Ce procédé consiste à détacher et à ramener au dehors la moitié supérieure, ou à peu près, du conduit membraneux. Je fais partir du fond du conduit, et je prolonge jusqu'à son extrémité externe deux incisions à peu près horizontales, l'une postérieure, l'autre antérieure; elles doivent intéresser toute l'épaisseur du conduit qui se trouve ainsi divisé complètement, depuis le tympan jusqu'au pavillon, en deux parties, l'une inférieure qu'il faut respecter, l'autre supérieure qu'on décolle complètement avec une petite spatule mousse en ayant soin de le déchirer le moins possible et de se servir d'un bon éclairage électrique frontal.

Cette moitié supérieure du conduit est ramenée au dehors avec une pince à griffe de manière à la replier en haut contre la face interne du pavillon. On la maintient en place au moyen d'un écarteur, ou d'un large spéculum d'oreille.

Il se produit une hémorragie variable suivant les cas. Il est facile de s'en rendre maître par un tamponnement serré de quelques minutes.

Avec une rugine mousse on écarte en haut et en dehors le périoste et l'on a devant les yeux plus de la moitié osseuse de l'entrée du conduit. Cette ouverture est suffisante pour l'ablation des osselets, le curettage de l'attique et même l'enlèvement de la paroi supéro-externe du conduit, avec la gouge courbe de Stacker, ce qui permet d'explorer plus facilement l'aditus, et de le curetter. Si l'on enlève cette paroi avec précaution, en plaçant convenablement le protecteur, on obtient une large cavité et les suites sont plus favorables que si l'on se borne à l'ablation des osselets et au curettage en respectant le mur de la logette.

L'opération terminée, la partie supérieure du conduit est remise en place et maintenue, fortement accolée à la paroi supérieure, par une mèche de gaze iodoformée. Il importe de bien appliquer cette portion membraneuse du conduit et de bien surveiller les pansements ultérieurs pour éviter l'atrésie du conduit. Dans les cas où le décollement a été difficile et le lambeau détérioré, il vaut mieux le réséquer et faire le pansement comme dans la trépanation de l'antre.

En résumé, le procédé que j'emploie consiste à ne pas décoller le pavillon, mais à décoller et à rabattre la moitié supérieure du conduit, lorsque l'intervention doit se borner à un curettage de la caisse et de l'attique, à l'opération de *Stacke pure*.

ACCÈS A L'OREILLE MOYENNE PAR L'ÉVIDEMENT LARGE
DE LA PAROI SUPÉRIEURE DU CONDUIT AUDITIF (ÉVASEMENT,

par M. CASTEX

Afin d'avoir une brèche suffisante pour accéder à l'oreille moyenne, tant à l'attique qu'à l'atrium, sans risquer d'atteindre le nerf facial, l'auteur propose de détacher le pavillon par une incision qui passe immédiatement au-dessus et en arrière de lui, puis de décoller le conduit membraneux pour l'inciser dans la profondeur, en haut et en arrière. La paroi supérieure du conduit osseux est ainsi mise à nu et c'est à ses dépens, dans son épaisseur, qu'on peut creuser depuis le méat jusqu'au mur de la logette inclus. Au-dessus de la lame compacte du conduit existe une couche osseuse spongieuse qui mesure 1 centimètre d'épaisseur *en moyenne*. Une curette petite mais puissante, hémisphérique, à manche carré, parvient à creuser dans cette épaisseur. Des tampons d'ouate sont, pendant ce temps opératoire, maintenus dans le fond de la brèche pour que les raclures osseuses ne s'y égarent pas. Par ce procédé on a bien sous les yeux la région des osselets, mais surtout *l'évasement* réalisé dans le conduit permet d'étancher le sang et d'intervenir sur les parois ou le contenu de la caisse sous le contrôle du regard. Le plus pénible est d'absorber le sang qui se répand dans la brèche opératoire. Le conduit membraneux et le pavillon peuvent à la fin être remis en place et maintenus par des sutures cutanées.

DISCUSSION

M. Heiman (de Varsovie). — Quel est le procédé de l'auteur si l'apophyse mastoïde est atteinte en même temps que l'attique, ce qui advient très souvent ?

M. Guye (d'Amsterdam). — M. Guye fait l'observation que, quand on décolle le pavillon de haut en bas, au lieu de le faire d'arrière en avant, on doit être préparé à voir après la cicatrisation l'oreille opérée descendue plus ou moins. Dans un cas où il avait opéré de cette manière une mastoïdite, qui d'ailleurs guérit parfaitement, la malade, une jeune demoiselle, se plaignit de cette asymétrie et réclama presque une seconde opération cosmétique, pour remettre l'oreille en place. L'opérateur refusa de faire cette opération, mais à son avis il est utile d'être prévenu.

M. Vacher. — A la suite de la communication de notre confrère Castex, j'insiste pour appeler l'attention sur le procédé que je viens de décrire. Si on récline fortement en haut la moitié du conduit membraneux luxé, on a toute la place nécessaire pour faire sauter un ou deux millimètres de toute la moitié supérieure du conduit osseux ; le mur de la logette est enlevé complètement, le lambeau remis en place, il ne reste pas trace de l'opération.

M. Castex. — Quand la mastoïde est atteinte, je décolle la lèvre postérieure de l'incision. Je n'ai pas eu l'abaissement du pavillon observé par M. Guye.

MERCREDI 8 AOUT

Séance du matin.

Présidence de M. le professeur SCHIFFERS (de Liège).

VERTIGO OF MÉNIÈRE

RAPPORT

by URBAN PRITCHARD

I feel that it is a great honour to be allowed to report on this interesting subject in the great city of Paris, which indeed is the very birthplace of our knowledge of auditory vertigo; for it was here that the late Dr. P. Ménière first threw light on this most difficult subject.

It was truly a grand discovery in medical science which has enabled us to differentiate the symptoms of that disease, now associated with the name of Ménière, from those far more serious ones which generally indicate disease of the brain. With proper care the physician is now able to diagnose this condition with precision and certainty in perhaps, 99 cases out of every hundred that are brought before him: and yet, through lack of a little special knowledge, many a medical man has mistaken this Ménière's Vertigo either for mere biliousness, on the one hand, or for grave brain trouble on the other. How often have some of us heard from patients suffering from Ménière's disease, « Oh ! but D^r, — told me that I must make my will and settle my affairs, as this will prove fatal sooner or later; and now you smile, and say that I cannot die from it. »

At the outset I wish to say that I intend to confine myself mainly in this paper to the results of my own experience rather than with the gathering together of that of others. And we have to confess that our knowledge of the subject has not advanced so very much since Dr Ménière introduced it to the profession now some forty years ago (1861).

Our actual knowledge of the causes of this condition is still very vague. We are satisfied that it is an affection of the semicircular canals, that it is probably due to congestion of, or extravasation of blood into, those canals, — but we want to go further. True, this explains readily enough the *reason* for the apoplectiform variety of the disease, where there is sudden severe vertigo, vomiting and tinnitus, accompanied with more or less complete loss of hearing; but it only partially explains the epileptiform condition. This variety seems to me to be a definite disease running a more or less regular course, with attacks recurring at intervals with increasing deafness; and gradually wearing itself out, if not arrested by treatment or by nature herself.

Classification of Ménière's vertigo.

As there is some confusion as to what is meant by Ménière's disease I prefer, when lecturing to my students, to drow a distinction between *Ménière's Symptoms* — or symptoms of irritation of the semicircular canals produced by some external influence, such as pressure, or extending inflammation; and *Ménière's disease proper*, which is due to a lesion in the posterior labyrinth itself (utricle et semicircular canals).

Ménière's Symptoms

May be produced by direct, by indirect, or by reflex irritation of the posterior labyrinth.

This irritation may have its seat in the *meatus*; thus, occasionally in syringing — though more especially when there is a perforation of the membrana tympani, — the patient will experience the vertigo, rotary sensations, and sometimes sickness. The same may result from the pressure of a ceruminous plug, or of a foreign body.

Again, the *middle ear may* be the source of trouble. Sometimes, in otitis media, by extension of the inflammation to the internal ear, Ménière's Symptoms will be produced. Also pressure arising in the course of chronic middle ear catarrh will now and then bring about a similar result.

Intercranial lesions, interfering with the equilibration nerve tracts or with nerve centres, sometimes give rise to Ménière's symptoms: and in these cases, errors in diagnosis may be easily made.

Before leaving this part of my subject I ought to refer to *sea-sickness* which, in my opinion is mainly an affection of the posterior labyrinth, due to irritation of its nerve terminations, from the swaying of the vessel producing an almost rhythmic movement in the fluid within the semicircular canals.

Ménière's disease proper

May be subdivided into :

1. The *apoplectiform*, when there occurs one severe seizure which at once practically destroys the function of the ear attacked : the lesion being so extensive as to involve the anterior labyrinth (cochlea et saccule) as well as the posterior one (utricle et semicircular canals). The lesion is probably a hemorrhage, or severe conjestion.

In the majority of cases the direct cause can rarely be traced, although an altered condition of the blood, — as in leucocythæmia, Kidney disease or the like, — undoubtedly acts as a marked predisposing cause. Sunstroke, and acute inflammation such as occasionally occurs in the course of mumps or in tertiary syphilis, sometimes produce this condition.   More rarely, the cause is traumatic; thus, I have seen it brought about by a smart blow behind the ear from a golf ball which, I need hardly explain, is a small, very hard ball driven with considerable force.

2. *Epileptiform*. — This is characterized by recurrent attacks, as in the case of fits of epilepsy; hence its name.   (And here it may be well to point out that both in the apoplectiform and the epileptiform varities the names must not be taken to imply that the disease has any connection either with cerebral apoplexy in the first case, or with epilepsy in the second.)

In my opinion the Epileptiform condition resembles a definite disease : for it tends to run a course of two or three years, gradually passing off, as I have already stated, as the functions of the ear become destroyed, unless arrested by treatment or by nature herself; whereas the apoplectic form may be regarded more or less as an accident.

Debility, especially when produced by some long tedious illness, is a common predisposing cause.   And I have often found that patients who have had an attack in the past from which they have recovered, are liable to have a recurrence some years afterwards if they have suffered from any long debilitating malady.

Gout and sunstroke are sometimes the exciting causes, but our knowledge on this point is very imperfect.   Occasionally, though not nearly as frequently as is commonly taught, this form of Ménière's vertigo is associated with middle ear catarrh.

Treatment

The ultimate object of the study of the science of medicine must be to obtain the victory over disease ; for science, as Oliver Wendall

Holmes so well says.   forges for every lock its mastering key". And
though, theoritically, a correct knowledge of the cause and pathology
of a disease must be the forerunner of a completely satisfactory treatment ; yet, in practice. we do sometimes find that our powers of ame-
lioration and treatment outstrip our knowledge of the why and the
wherefore.   And this, in my opinion, is true in the case of Ménière's
vertigo; in which, in spite of the frequent assertion by many physicians that little or nothing can be done, — I believe great help may
be derived from certain methods of treatment; though I am well aware
that there is a great deal still to be learnt; and I look forward with
eagerness to the time when our knowledge of the causation and the
pathology of the disease will enable us to improve our methods of
treatment yet more fully.

Ménière's Symptoms

The vertigo produced by syringing only requires rest for it to pass
off.   But when the syringing needs to be repeated frequently, and the
vertigo resulting therefrom is very distressing, some form of gentle
injection should be adopted ; such, for example, as that obtained by a
Clarke's douche, which gives a steady regular flow.

When it proceeds from the pressure of a plug of cerumen, or a
foreign body in the meatus, this should be removed in the ordinary
way ; and, if the vertigo still persists, bromide or hydrobromic acid
should be given for a day or two.

When produced by extension of inflammation from the middle ear,
rest in bed, the application of blisters or of leeches, and — in severe
cases — a Wilde's incision, wilt be found to be most effective; together with the usual treatment of the otitis media itself.   Occasionally
the sickness is very marked and prolonged; in these cases rest in bed
is the more imperative, and although the usual remedies for sickness
should be employed, yet it is mainly upon counter-irritation that we
must rely for alleviation.

When it occurs in the course of chronic middle ear catarrh the
treatment is that of the catarrh itself : and in some of these cases the
relief given by inflation, by means of the catheter or by Politzer's bag
is very marked.

In intercranial lesions the Ménière's Symptoms are only of secon-
dary importance as compared with the gravity of the lesion itself;
but bromides and hydrobromic acid will often afford great relief.

In the matter of treatment of sea-sickness, if I am not here conside-

red to be going outside my subject, I should like to point out that of
the many so called remedies which are so freely recommended, only
those which act as nerve sedatives are of any real value; and it
appears to me that of these, only such as are very decided in their
action are likely to prove of use. Thus, bromides are not so good as
chloral: this latter, in a 20 gr. dose, will frequently prevent sickness
for many hours, and it has the advantage of not leaving any disa-
greable effects behind.

Ménière's disease

The apoplectiform. — From the severe nature of the lesion that
produces this variety there can be little hope of any restoration by
treatment; but rest in bed is imperative as, in fact, the patient is
only comfortable in that position. Large doses of bromide or of hydrobromic acid may be tried in order to reduce the nerve irritation; and
sometimes free blistering will restore a little hearing. After the attack
has passed off, in a few favourable cases the pilocarpin treatment may
be used for the same purpose.

The epileptiform. — Although many physicians teach that very little
advantage is to be gained by treatment in this form of Ménière's disease
also, my experience by no means bears out that opinion; for I have
found that in a large majority of such cases the disease may be arrested, or muchim provement obtained by suitable means. The tinnitus,
it is true, will generally persist, but it slowly diminishes in intensity;
and though the hearing, as a rule, remains defective, in some rare
instances it also is considerable improved.

Quinine, in large doses, as first recommended by Charcot has been
rather extensively used and, apparently, sometimes with distinct bene-
ficil; but probably this benefit has been chiefly due to its tonic effect.
Salicine or salicylate of Soda will, in a small proportion of cases,
directly cut short the attack; I have found 10 gr. doses three times a
day sufficient for this purpose. But by far the most successful treatment is obtained by bromine in some of its combinations. Bromide of
potassium or ammonium, in 20 gr. doses three times a day; or, better still 40 to 60 minim doses of hydrobromic acid (acid. hydrobrom.
dil. B. P.) three times a day, taken well diluted, has proved in my
hands, more successful than any other treatment. I have reckoned
that 80 per cent of these cases have yielded more or less completely to
this method; but it is important to remember that the doses must be
large.

The general treatment should be of a tonic nature and not antiphlogistic, as recommended by some authorities. Thus, small doses of quinine, iron and strychnine are sometimes very useful, together with a generous diet.

In those somewhat rare cases which are associated with middle ear catarrh, the ordinary treatment for that condition is of much service; and it is in these cases that some improvement in the hearing power may be hoped for. But I deprecate the indiscriminate and forcible inflation, by means of the catheter or of Politizer's method, in most cases of Epileptiform; indeed, sometimes, where hyperœsthesia of the nerve exists, positive harm may result therefrom.

Except when associated with middle ear catarrh, very little improvement in the hearing power can be effected; but occasionaly something may be done in this direction by blistering. This may also lessen the tinnitus. In a few cases, where the patient is robust and circumstances are favourable, the pilocarpin treatment may be tried. Few of us would, I imagine, dare to recommend bicycling as a treatment for patients suffering from Ménière's vertigo, but I have a case of a lady who resorts to bicycling when the giddiness comes on, as she invariably finds it is arrested by this form of exercise. I shall be glad to know if others have met with a similar experience.

Hitherto we have entirely depended on medicine for the treatment of these conditions; but, within the last year, surgery has stepped into the field, and by one brilliant achievement, Mr Charles Ballance has opened un a vista of glorious possibilities.

By his kind permission I am able to give you the brief notes of this extraordinary case, a fuller account of which will be published in the forthcoming Transactions of the Otological Society of the United Kingdom.

History. — Left Otorrhœa since childhood.
Admitted to St-Thomas Hospital May 7 th. 1898 with large masto-squamous abcess, foul Otorrhœa and inability to walk without assistance, in consequence of vertigo. Operation was performed, but the bridge and outer wall of attic were not removed. Since this operation the vertigo has continued.

Present condition. — Scar over mastoid.
Foul left Otorrhœa.
Vertigo so bad that she cannot walk at all without assistance.
Loud and distressing tinnitus.
Left side quite deaf and tuning fork not heard.

Feb. 6 th. 1900. — Complete mastoid operation.

Behind the tuberosity a sinus was found leading into the petrous for 1/2 an inch, and from it pus was oozing. The petrous was removed till no further sign of pus was discoverable. In doing this the semicircular canals were, in part. destroyed, and the back of the vestibule opened. Clear fluid escaped. The cavity in the petrous, at the conclusion of the operation, was about 5/8 of an inch in depth, and in size would have taken half a Barcelona nut. It was repeatedly swabbed out with absolute phenol.

For several days the patient was very sick and giddy.

Feb. 17. Epithelial grafting operation :

On throwing the flap forwards clear fluid was seen flowing from the cavity in the petrous.

Feb. 19. No sicknesss and no vertigo since grafting operation.

Feb. 22. Plug removed. Patient at once said she could hear well.

March. 20. Healing has been complete for some days, and patient can run round the ward. There is no vertigo, and the tinnitus has ceased.
The hearing has returned in a marvellous way.
Three weeks after the operation my watch could be heard at 6 ft., and a whisper at, at least, 25 ft. distance.

- With such a case before us are we not justified in looking forward with sanguine expectation to the assistance which shall be rendered by surgery in the near future, whereby vertigo, tinnitus and deafness in many a labyrinthine case may be overcome?

Of a truth, gentlemen, we may indeed say that in recent years aural surgery has advanced by leaps and bounds. How much further will she bring us along the road which leads to victory? By what paths will she make her way?

These things we know not. Only imagination can foreshadow the answer, and only Time himself can prove the truth of her prophecy.

CAUSES ET TRAITEMENT DU VERTIGE DE MÉNIÈRE

RAPPORT

par M. URBAN PRITCHARD

Résumé

Le vertige de Ménière peut être divisé en :

(*a*). — Symptômes de Ménière causés par une lésion externe du labyrinthe postérieur (utricule et canaux semi-circulaires).

(*b*). — Maladie de Ménière causée par une lésion dans le labyrinthe postérieur lui-même.

Symptômes de Ménière

Les symptômes de Ménière peuvent être produits soit directement, indirectement ou par irritation réflexe du labyrinthe postérieur.

(*a*). — Par le conduit.

En seringuant.

La pressure d'un tampon cérumineux ou d'un corps étranger.

(*b*). — Par l'oreille moyenne.

L'extension et l'inflammation.

Changement de pressure dans le catarrhe chronique.

Ou dans l'intérieur du crâne.

Les lésions intercrâniennes, intervenant dans les nerfs d'équilibration ou leurs centres.

Maladie de Ménière proprement dite

La maladie de Ménière proprement dite peut être subdivisée en :

1° *Forme apoplectique.* — Cette maladie est produite quand il s'y trouve une attaque grave qui détruit de suite et entièrement les fonctions de l'oreille qui est atteinte ; la partie antérieure (acoustique) du labyrinthe étant aussi comprise. La lésion est probablement une hémorragie ou une sévère congestion. La cause peut être traumatique, un coup de soleil ou une condition du sang qui se trouve altéré comme dans leucocythæmie, maladie des reins et d'autres du même genre ; ou inflammation aiguë telle que celle qui arrive parfois dans le cours des oreillons ; mais dans la plus grande majorité des cas, aucune cause ne peut être fondée.

2° *Forme épileptique.* — Cette forme est produite quand il y a des attaques périodiques des symptômes et quand la maladie tend à suivre un cours de deux ou trois ans, passant graduellement à mesure que les fonctions de l'oreille sont détruites. Les causes sont pour la plupart du temps inconnues, mais une maladie épuisante est fréquemment une cause prédisposante ; la goutte, un coup de soleil sont quelquefois des motifs. Parfois, quoique pas aussi souvent qu'on l'enseigne, cette forme de vertige se rencontre avec le catarrhe de l'oreille moyenne.

Traitement des symptômes de Ménière.

Quand les symptômes de Ménière sont produits par le cérumen ou un corps étranger, ils doivent être retirés : si le vertige persiste on devra employer un bromure ou de l'acide bromhydrique. Quand les symptômes sont produits par l'extension de l'inflammation de l'oreille moyenne, les vésicatoires, les sangsues et parfois une incision de Wilde, sont tous d'une grande valeur, de même que le traitement habituel de l'otite médiane. Quand ils surviennent dans le cours du catarrhe chronique de l'oreille moyenne, le traitement est celui du catarrhe lui-même. Dans les lésions intercrâniennes, les symptômes de Ménière sont d'une importance secondaire comparée avec la gravité de la lésion elle-même : mais les bromures et l'acide bromhydrique peuvent être employés comme palliatifs.

Traitement de la maladie de Ménière proprement dite.

1° *Forme apoplectique.* — Rester au lit, vésicatoires, fortes doses de bromures ou d'acide bromhydrique. Dans quelques cas, l'emploi des vésicatoires rendra l'ouïe, et dans d'autres cas favorables on peut essayer le pilocarpine pour le même but quand l'attaque est passée : mais dans la plupart des cas il y a généralement peu de chose à faire.

2° *Forme épileptique.* — Quoique beaucoup de médecins disent qu'il y ait également peu de chose à faire dans ce cas, mon expérience est qu'un traitement est d'une grande utilité. Un grand nombre de cas seront arrêtés ou améliorés en administrant de fortes doses de bromure ou, mieux encore, des doses d'acide bromhydrique de 3 à 4 grammes de solution Britannique Pharmacopia.

Dans un plus petit nombre de cas les mêmes résultats peuvent être obtenus de doses de 0 gr. 7 de salicylate de soude.

Personnellement, je n'ai eu aucun bon résultat en donnant de fortes doses de quinine, mais de petites doses de quinine, de fer et de strychnine, prises comme toniques, sont souvent très bonnes. Dans les cas plus ou moins rares qui sont associés avec le catarrhe de l'oreille moyenne, le traitement de l'oreille moyenne est de la plus grande utilité. Mais je conseille de ne pas employer, sans bien juger le cas, l'enflure trop forcée, par la sonde ou par la méthode de Politzer, qui peut faire vraiment du mal dans quelques cas, quand l'hyperestésie du nerf existe.

Quant à la surdité, il s'en faut de beaucoup qu'on puisse faire autant de bien que pour les autres cas; mais de temps en temps, l'action d'un vésicatoire améliorera l'ouïe et diminuera le bourdonnement. Le traitement à la pilocarpine est rarement à conseiller.

Dernièrement, depuis le cas récent de M. Ch. Balance dans lequel il ouvrit le vestibule et le couvrit d'une peau greffée ayant pour résultat le rétablissement de l'ouïe et l'arrêt complet du vertige, nous avons lieu d'espérer que quelque procédé analogue et efficace deviendra sous peu une heureuse méthode de traitement.

CAUSES ET TRAITEMENT DE LA MALADIE DE MÉNIÈRE

RAPPORT

par A. C. H. MOLL,

(Arnhem).

A propos de certaines questions traitées dans les manuels et les diverses revues, bien des points demeurent controversés, les auteurs ne pouvant se mettre d'accord vu qu'ils se placent à des points de vue différents. Ce genre de thème est de la compétence des Congrès internationaux et le comité d'organisation a fait un bon choix en inscrivant à son ordre du jour la maladie de Ménière; je le remercie de m'avoir fait l'honneur de me confier un rapport sur ce sujet.

Avant tout, les otologistes doivent rendre hommage à Ménière à Paris où il a fait ses travaux et attiré l'attention sur la lésion qui porte son nom.

L'explication qu'il a fournie ne satisfait peut-être pas tout le monde, il est même douteux que le tableau de la maladie tel qu'il l'a tracé soit exact, mais il n'en reste pas moins établi que Ménière a provoqué l'examen de l'organe auditif et des parties centrales qui en dépendent, rompant ainsi avec la routine qui assignait toujours à ces lésions une origine cérébrale ou stomacale. Avec la perspicacité propre à la race française, Ménière observa minutieusement, tint compte des incidents physiologiques et ramena les symptômes à leur véritable cause.

Ce n'est pas la première fois que la maladie de Ménière est l'objet d'une discussion à un Congrès. Au VIe Congrès international de médecine, Guye défendit son idée suivant laquelle la maladie de Ménière est originaire de l'oreille moyenne, tandis qu'à Milan, en 1880, E. Ménière soutint la version opposée et déclara que la dénomination de maladie de Ménière ne s'appliquait qu'à la catégorie de cas primitivement décrite par son père et qu'on avait tort de s'en servir dans les cas d'affection de l'oreille moyenne.

Tel est le premier point sur lequel plusieurs auteurs ont discuté sans aboutir ; nous abordons par là le cœur de la question, attendu qu'il ne s'agit pas du nom, mais du siège de la maladie.

Jusqu'en 1861, date à laquelle Ménière communiqua ses premières observations à l'Académie de médecine, la lésion était considérée comme cérébrale et les médecins soignaient leurs malades pour des congestions cérébrales. Ceux-ci souffraient de vertiges accompagnés de vomissements et de nausées, signes qui n'avaient aucune relation avec l'estomac chez des individus jouissant d'une parfaite santé ; les accès de vertige duraient peu et les malades se rétablissaient promptement, sauf la perte plus ou moins accentuée de l'audition.

Ménière rechercha la corrélation auriculaire de ces accidents qu'il baptisa vertige *ab aura læsa* et en fixa le siège dans le labyrinthe, le vestibule, le canal semi-circulaire et le limaçon. Il fut amené à ces conclusions par diverses observations trop connues pour que je les réédite ici ; mais ce qui le frappa surtout, c'est que les crises vertigineuses étaient accompagnées ou précédées de bourdonnements d'oreille plus ou moins violents et sans que l'examen auditif pût fournir aucun indice à ce sujet, le malade présentait une surdité hémi ou bilatérale plus ou moins prononcée. De plus, le fait qu'à part les lésions auriculaires, les malades demeuraient bien portants pendant plusieurs années, démontrait que l'affection n'avait rien de commun avec la congestion cérébrale ou les lésions cérébrales organiques. A la suite de l'observation bien connue de la jeune fille présentant un exsudat sanguinolent dans les canaux semi-circulaires avec intégrité de la moelle épinière et du cerveau, jointe aux expériences antérieures de Flourens (1844), Ménière posa les conclusions suivantes.

1° Un appareil auditif, indemne jusque-là, peut devenir brusquement le siège de troubles fonctionnels, consistant en bruits de nature variable, continus ou intermittents et s'accompagnant rapidement d'un abaissement plus ou moins accentué de l'audition.

2° Ces lésions fonctionnelles siégeant dans l'oreille interne, peuvent entraîner des accidents réputés cérébraux, tels que vertiges, étourdissements, marche incertaine, tournoiement et chute, et de plus sont accompagnées de nausées, de vomissements et de syncopes.

3° Ces troubles intermittents ne tardent pas à être suivis d'une surdité progressive et même il arrive que l'ouïe soit subitement complètement abolie.

4° Tout porte à croire que la lésion matérielle qui engendre les symptômes fonctionnels, réside dans les canaux semi-circulaires.

Je ne m'attarderai pas à retracer l'historique des diverses expériences et opinions consécutives aux publications de Ménière, mais j'en citerai quelques-unes afin d'éclairer la confusion qui a régné à ce sujet.

La forme apoplectique est rare, bien que nombre de malades présentent des troubles offrant de l'analogie avec la maladie de Ménière sans présenter l'ensemble des symptômes. Ménière lui-même n'a pas toujours enregistré les mêmes phénomènes.

Chez un malade l'ouïe est perdue, tandis qu'elle est à peine altérée chez un autre ; il en est de même de plusieurs autres points sur lesquels je reviendrai ultérieurement et qui démontrent le rapprochement de faits absolument contraires. Tandis que Ménière assigne le labyrinthe pour siège de la lésion et suppose qu'elle présente un caractère anatomo-pathologique, on rencontre des cas qui ne sont pas purement labyrinthiques, et Ménière lui-même déclare que les troubles peuvent être engendrés par des modifications de la pression intra-labyrinthiques transmises par la chaîne des osselets à la suite d'altérations de l'oreille moyenne et même de l'oreille interne.

Étant donné que le siège peut aussi être en dehors du labyrinthe, la voie demeure ouverte à toutes les hypothèses, et il est impossible de parler d'une maladie de Ménière qui, considérée comme entité morbide, doit exclure un grand nombre de cas.

Aussi certains auteurs envisagent autrement la question et rangent dans la même catégorie tous les cas de vertige avec surdité, bourdonnements d'oreille, vomissements, nausées, démarche incertaine, en un mot l'ensemble des phénomènes labyrinthiques, tandis que d'autres limitent la désignation de maladie de Ménière aux cas à début subit avec hémorragie des canaux semi-circulaires. Il existe donc de la confusion à ce sujet.

Mon intention est de borner mon rapport aux points suivants :

Que faut-il entendre sous le nom de maladie de Ménière? Existe-t-il ou peut-on établir une entité morbide fondée sur une base nosologique?

Cette entité morbide repose-t-elle sur une base anatomo-pathologique ou physiologique?

Par quelle classification peut-on mettre un terme à la confusion?

Ménière. dans ses conclusions, a nettement exposé ses vues, mais il ne s'est pas renfermé dans un petit côté, et ayant aussi observé les symptômes de la maladie au cours d'otites moyennes suppurées, il établit des relations entre celles-ci et les troubles labyrinthiques, ainsi qu'il l'observa chez un otorrhéique dont l'histoire a été rapportée par Charcot. En outre, Ménière considère comme très rares les cas types dans lesquels une personne en parfaite santé est prise brusquement d'étourdissements, de bourdonnements d'oreille, de vomissements, et qui reste sourde après la crise.

En compulsant la littérature, Von Frankl Hochwart n'a pu réunir que 27 cas de véritable vertige de Ménière, ce qui prouve l'indigence de la matière, la gent. médicale n'étant pas avare de publications. A l'Hôpital général de Vienne qui renferme deux mille lits, on n'a pas découvert un seul cas pendant ces dernières années. En examinant soigneusement les observations on voit que quelques-unes offrent les caractères du véritable vertige que nous venons de décrire plus haut.

Knapp a soigné un enfant de 10 ans, chez lequel l'accès se renouvela au bout d'un an, et détermina la surdité totale, pourtant avec le temps le malade se rétablit. Gilles de la Tourette décrit un cas typique, concernant un homme de 59 ans, pris de vertige à l'improviste et qui fit une chute si violente, précédée de sifflements dans l'oreille, qu'il se cassa le nez. Il devint sourd ensuite, ce malade était affecté d'artério-sclérose.

Un malade de Bing présentait les signes caractéristiques, mais il guérit en quinze jours. Moos a relaté deux observations d'étiologie obscure et un cas d'origine rhumatismale. Il faut être extrêmement prudent, ainsi que le démontre une observation de Gottstein, où un rhumatisant, après avoir prêché, ressentit subitement de la surdité et des bourdonnements auriculaires; la démarche était incertaine, on reconnut qu'on avait affaire à un tabétique qui, ultérieurement, eut de l'aphasie et un affaiblissement de la mémoire. Diagnostic : tabes avec symptômes cérébraux.

Parmi les cas typiques, on peut ranger une observation de Knapp, ayant trait à un malade pris soudainement de céphalalgie, d'envie de vomir, de bourdonnements d'oreille et de surdité avec vertige et souffrant également de douleurs paroxystiques s'irradiant dans les jambes et d'atrophie des nerfs optiques, l'ensemble de ces signes décelant un tabes.

Chez un malade de Jackson, dont l'état de l'oreille était inconnu, il semble qu'on ait eu affaire à un hystérique qui ne pouvait plus parler après l'accès. Gellé rapporte un cas où la première atteinte fut brusque, mais les crises suivantes furent accompagnées de diarrhée et de sifflements. Au point de vue étiologique les observations les plus importantes sont celles de Gottstein, Lannois et Steinbrügge, ces dernières surtout, dans lesquelles on reconnut à l'amphithéâtre que les malades étaient leucémiques. Il est regrettable que Gottstein n'ait pu autopsier son malade d'autant que l'auteur, comme à propos de la méningite cérébro-spinale, est disposé à admettre l'existence d'une lésion du tronc de l'acoustique, supposition corroborée par l'observation de Alt concernant un homme de 70 ans, pris subitement de bourdonnements d'oreille et d'étourdissements, et moins de quinze jours après de surdité bilatérale. Le malade mourut au bout de trois mois et on constata à l'autopsie l'état normal des labyrinthes et de l'oreille moyenne, mais il existait une infiltration leucémique cellulaire de l'acoustique.

Pas plus que les syphilitiques, ces sujets ne pouvaient être considérés comme absolument sains et on peut les étiqueter sous la même rubrique.

Knapp soigna pour une iritis un malade probablement porteur d'une lésion de l'acoustique, percevant les sons moyens mais non ceux du haut et du bas.

Von Frankl Hochwart classe parmi les apoplectiformes un de ses malades spécifiques; dans ses deux observations, on eut affaire à des complications, paralysies faciales. L'un d'eux mourut subitement, probablement à la suite de la rupture d'une artère syphilitique dégénérée ou d'un petit anévrysme de la base du crâne. Bien que, d'après Charcot, la maladie ne soit pas forcément accompagnée de perte de connaissance, ce phénomène est encore assez fréquent, Schwartz observa un malade qui demeura quinze heures en syncope et chez qui on remarqua, par la suite, outre la surdité et le vertige, la suppression de la coordination; un malade de Gradenigo resta aussi douze heures sans connaissance. Il y a donc de grandes divergences dans ces cas qui revêtent la forme apoplectique sans qu'il paraisse y avoir de troubles de l'oreille moyenne, mais qui ont des origines variées, syphilis, tabes, artério-sclérose.

En quoi les cas de lésions de l'oreille moyenne se distinguent-ils des autres au point de vue clinique? A ce propos, je vais relater quelques observations.

Individu de 50 ans, bien portant, éprouve tout à coup le sentiment d'être attiré en bas du côté droit et s'affaisse lourdement à terre; il perd à peine connaissance puisqu'il se souvient parfaitement qu'on est accouru à son secours. On l'emporte chez lui, on le met au lit et on le soigne pour une apoplexie; on ne constate aucun symptôme cérébral, sauf les bourdonnements, la surdité et le vertige. Trois ans après, nouvelle attaque; le malade a remarqué que lorsqu'il est occupé dans sa chambre dont les fenêtres sont ouvertes, il a la sensation, même par un temps calme, que les arbres remuent et il éprouve des vertiges terminés par des vomissements. Il n'ose s'aventurer dans la rue de peur de choir, cependant il ne tombe pas, car sentant approcher la crise, il la conjure en s'étendant à terre. En l'interrogeant, on apprend que son oreille droite est dure depuis longtemps et qu'il a des bourdonnements. A droite il ne perçoit pas le chuchotement, mais il entend la voix contre l'oreille. Rinne négatif. C⁴ bien. C′ nul. Latéralisation vers l'oreille malade. On peut donc exclure une affection labyrinthique, et pourtant personne ne refusera d'admettre un cas type de maladie de Ménière.

Burckardt-Mérian a décrit un cas analogue se rapportant à un homme soigné pendant deux ans pour une otite moyenne catarrhale chronique et frappé d'une attaque qui fut soignée comme une vulgaire apoplexie. J'ai observé aussi une jeune fille de 20 ans, qui me raconta que dès l'âge de 8 ans, elle avait à peu près tous les mois des étourdissements qui la faisaient tomber par terre. Ces crises ont cessé transitoirement, puis elles ont reparu. La malade décrit ainsi les phénomènes qui la tourmentent : elle perçoit un violent sifflement, tout tourne autour d'elle, elle tombe et vomit. Quoiqu'elle soit continuellement sujette aux bourdonnements, elle distingue nettement le violent sifflement précurseur, et elle réussit parfois à prévenir la chute en se retenant à temps; c'est un vertige systématique, mais lorsqu'elle est étendue, elle a la sensation de s'enfoncer en arrière. Large perforation tympanique droite et otorrhée antérieure. La perception mastoïdienne droite est conservée ; diapason localisé à droite. Rinne. Les sons aigus sont entendus mais non les sons graves.

Ma troisième observation concerne un enfant de 15 ans que je soignai pour un catarrhe de l'oreille moyenne et de la trompe d'Eustache. L'ablation des végétations adénoïdes et les douches d'air amenèrent la guérison. Au bout de quatre mois, influenza, otalgie et otite moyenne catarrhale aiguë. Cessation des douleurs, la membrane tympanique n'est pas enflammée, mais on voit dans la caisse un exsudat épais et liquide qui résiste à la politzération. L'air pénètre malaisément, surtout au début. Au bout de quelques jours, l'enfant est pris brusquement la nuit d'étourdissements, de nausées et de vomissements. Pendant la journée il est plus ou moins étourdi, et quelquefois une ou deux fois par jour, il tombe du côté de l'oreille affectée tout en vomissant, après avoir tourné de droite à gauche. Bien qu'il ait des bourdonnements d'oreille continuels, le malade perçoit un violent sifflement. Sous l'influence du traitement rhino-pharyngien, tout rentre dans l'ordre et les accidents locaux disparaissent.

J'ai rapporté ici quelques observations qui, au point de vue clinique, offraient le type de la maladie de Ménière, mais cependant le premier cas concernait une sclérose de l'oreille moyenne, le second un catarrhe de l'oreille moyenne et le troisième une vieille otite moyenne suppurée tarie; j'y ajouterai encore un cas où la suppuration persista en même temps que les symptômes de Ménière et qui a une grande célébrité, puisque Charcot le décrit dans ses leçons, et qui peut être compté comme type, attendu que le malade fut soigné par Ménière. Enfin Gradenigo accorde une grande importance à un cas d'ankylose de la lame de l'étrier comme localisation de l'otite moyenne ; il s'agissait d'un boulanger de 48 ans qui fit une chute à la suite de laquelle il demeura deux à trois heures en syncope et vingt-quatre heures étourdi. Pendant quelque temps, il eut tous les huit jours un accès, jusqu'à cessation définitive. Acuité auditive gauche : 0. pour la voix basse; montre D. V. à droite; perception affaiblie pour les sons aigus et graves. L'observation d'Hillairet nous intéresse également, vu qu'elle démontre le rapport direct existant entre ces accidents et l'otite moyenne suppurée; elle avait trait à une suppuration de l'oreille droite avec formation de polype qui, entravant l'écoulement du pus, provoquait des douleurs, des bourdonnements et des vertiges, avec propension au sommeil, titubation, faiblesse des membres inférieurs et tendance à s'incliner et à tourner du côté opposé à celui de la lésion. Le malade fut soulagé par l'ablation du polype qui facilita l'écoulement du pus ; les phénomènes nerveux cessèrent. Guye attache beaucoup d'importance au refroidissement au point de vue étiologique et, à l'appui de son dire, il a communiqué au VIe Congrès International de médecine un cas où les vertiges, la surdité et les nausées dépendaient d'un catarrhe rhino-pharyngien avec végétations adénoïdes et complication du côté du facial.

Les manifestations apoplectiques ne prouvent donc rien, quant à la nature de l'affection qui éclate du côté de l'oreille moyenne malade; aussi ne faut-il pas attacher une importance excessive au fait que l'accès se produise brusquement ou progressivement en laissant au malade le temps de chercher un appui; dans les deux cas, l'équilibre est dérangé et il y a irritation des nerfs ampullaires se faisant jour sous forme d'hémorragie ou d'exsudat labyrinthique, ou par la pression intra-labyrinthique en cas d'otite moyenne ou d'ankylose de l'étrier. Quant à éclaircir le point de la crise spontanée avec oreille normale, je me demande comment on peut affirmer l'état normal de l'appareil auditif? N'arrive-t-il pas que nous constatons chez des malades une ancienne lésion qu'ils ne soupçonnaient aucunement? Que de scléreux ne viennent nous consulter qu'à une période avancée et qu'entend-on sous le nom de sclérose? Cette lésion est-elle limitée à l'oreille moyenne? Ne serait-ce pas plutôt un trouble trophique s'étendant jusqu'au labyrinthe? Le tableau clinique de l'ankylose de l'étrier avec acuité auditive réduite pour les sons élevés et absence de perception de la montre, ne prouve-t-il pas que le labyrinthe est affecté?

Quoique Lannois et Gellé n'aient pas vérifié de troubles anatomo-pathologiques, on ne peut dénier leur existence. mais on n'est pas encore fixé sur leur nature. En tout cas doit-on s'occuper de cette maladie dans laquelle on rencontre des symptômes de Ménière tels que méningite cérébro-spinale et labyrinthite primitive et à propos de laquelle Von Trœltsch, Voltolini et Moos ont tant discuté? Je ne le crois pas, car bien que dans la forme apoplectique on note la surdité avec bourdonnements d'oreille et vomissements, l'aspect clinique souligné par la fièvre diffère tellement de ce qu'on entend par maladie de Ménière que nous devons nous borner à nous occuper de cette lésion au point de vue de la nature du vertige et de l'origine des accidents. De même, je passerai sous silence les tumeurs cérébrales, car bien qu'une tumeur implantée au voisinage de l'organe de l'ouïe puisse engendrer au début des vertiges, des bourdonnements et une surdité ressemblant aux phénomènes de Ménière et que d'autres tumeurs provoquent des troubles auditifs par l'accroissement de la pression intra-crânienne, cette dernière déterminera promptement des maux de tête, un ralentissement du pouls et l'origine centrale se décélera ultérieurement par la paralysie d'autres nerfs cérébraux. Cliniquement, il est donc impossible de grouper tous les cas et la lumière est malaisément faite à propos de la maladie de Ménière.

, Abordons maintenant la seconde partie de notre sujet. L'affection repose-t-elle sur une base anatomo-pathologique ou peut-on l'expliquer physiologiquement par la quatrième conclusion de Ménière, disant : tout porte à croire que la lésion matérielle qui est cause de ces troubles fonctionnels réside dans les canaux semi-circulaires.

Si l'on peut prouver par des observations et des expériences que les symptômes sont dus exclusivement à des lésions matérielles des canaux semi-circulaires, on en déduit positivement que la maladie de Ménière ne mérite pas une étude approfondie; tandis que si l'on admet que les accidents peuvent être provoqués par une modification de la pression intra-labyrinthique, on ne peut ranger dans la même catégorie ces divers états pathologiques. Leur origine devra être recherchée dans l'anatomie pathologique, la vivisection et les expériences physiologiques.

L'anatomie ne nous sera pas d'un grand secours, la maladie de Ménière entraînant rarement la mort, on est donc fixé sur les cas, où au cours du traitement, le malade est emporté par une affection intercurrente ayant de l'analogie avec la maladie de Ménière. Des autopsies d'individus sujets à la maladie de Ménière nous ont révélé la présence d'hémorragie et d'exsudats.

Nous n'avons pas à nous occuper de l'observation fameuse de Ménière concernant une jeune fille devenue subitement sourde après un refroidissement et qui succomba le cinquième jour après avoir eu des étourdissements et des vomissements. Ce cas présente une grosse lacune, la cause de la mort est inconnue, et cependant la marche rapide de la lésion et la présence de l'exsudat dans les canaux sont des indices de maladie infectieuse. On observe des faits analogues dans la fièvre typhoïde, aussi le cas de Gruber n'est-il pas franc, vu que les modifications pathologiques des canaux attribuées à la spécificité peuvent aussi dépendre de la fièvre typhoïde dont le malade était atteint.

Habermann a vérifié, chez une femme affectée d'anémie pernicieuse et ayant souffert pendant sa vie de symptômes de Ménière, une hémorragie des canaux semi-circulaires envahissant le cerveau, les méninges et la rétine. Parmi les formes apoplectiques, la leucémie occupe une situation prépondérante. Lannois a trouvé dans le vestibule et les canaux des caillots en voie d'organisation puis des couches de tissu cellulaire dans les canaux semi-circulaires et le vestibule.

Steinbrügge avait fait à peu près les mêmes observations. Alt, le premier, s'est trouvé en présence d'un labyrinthe et d'une oreille moyenne normale à l'autopsie d'un malade ayant souffert de forme apoplectique de vertige de Ménière, mais il existait des infiltrations circonscrites dans le cours intra-médullaire des fibres d'origine acoustique et une infiltration énorme des cellules leucémiques, lymphoïdes et éosinophiles, puis de faibles atrophies des filaments de l'acoustique. Quant au vertige de Ménière d'origine traumatique, des cas en ont été observés par Voltolini (un) et Politzer (deux) ; ce dernier avec sa précision bien connue a examiné à fond, il y a quatre ans, un de ses malades aux points de vue microscopique et macroscopique ; il constata une fissure de la pyramide à travers le conduit auditif interne et le limaçon, une hémorragie, une infiltration cellulaire et un exsudat dans le limaçon, les ampoules et les canaux semi-circulaires et une prolifération de tissu cellulaire dans le conduit gauche ; toutes les parties de l'oreille interne portaient des destructions étendues. A côté de ces affections certainement labyrinthiques, il faut citer en premier

lieu les observations de Gellé, qui trois fois rencontra des altérations
de l'oreille moyenne sans troubles du labyrinthe; chez ces trois malades qui, pendant leur vie, avaient présenté des symptômes de
Ménière, G. vit l'étrier immobilisé et fixé (ce qui, d'après Gradenigo,
caractérise la maladie de Ménière) et en seconde ligne l'observation de
Lannois qui vit une otite moyenne grave avec intégrité du nerf et du
labyrinthe chez un leucémique. En opposition apparente avec la constatation de modifications du labyrinthe et de l'oreille moyenne au
cours du vertige de Ménière, on trouve l'opinion d'autres auteurs qui
signalent à l'autopsie l'existence de délabrements plus ou moins étendus du labyrinthe, tandis que les symptômes de Ménière ne s'étaient
pas révélés pendant la vie. Lucæ, Politzer et Steinbrügge ont vu des
cas de ce genre suivis de complications (le malade de Lucæ eut une
méningite tuberculeuse où l'élément méningitique jouait son rôle).
Le cas de Politzer concernait un enfant de 2 ans et demi qu'il ne soi-
gnait pas encore au début des accidents et chez lequel l'otite suppurée
eut un cortège de crises d'éclampsie qui évoluèrent sans entraîner la
titubation et cessèrent ultérieurement. En tout cas, vu l'incertitude
régnant au sujet de cette question, il se pourrait que les divergences
soient moins prononcées qu'elles ne le semblent de prime abord. Pour
les cas de séquestres ou d'élimination de portions labyrinthiques
nécrosées, il en est qui n'affectent pas la même forme que dans une
observation de Burkardt-Mérian, où, à l'exemple du cas relaté par
Moos en 1882, les étourdissements et les vomissements accompa-
gnèrent la formation de polypes et d'un séquestre chez un étudiant
souffrant depuis sa jeunesse d'une otorrhée post-scarlatineuse. Les
accidents cédèrent à la suite de l'élimination d'un séquestre qui parut
être un des canaux semi-circulaires, de sorte que les troubles dus à
l'irritation labyrinthique rétrocédèrent après la paralysie ou la destruction des nerfs ampullaires. On accordera aussi une réelle importance à l'examen anatomo-pathologique, les lésions des organes du
système nerveux central pouvant être exclues vu leur état normal.

Nous dirons aussi un mot à propos des autopsies de malades porteurs de tumeurs et ayant eu pendant leur vie du vertige de Ménière.
et chez lesquels parfois, comme dans le cas d'Oscar Wolff, celui-ci
était le symptôme initial et unique. A l'autopsie, on trouva une
tumeur (gomme de la tonsille cérébelleuse) qui, par son développement excessif, avait entraîné la paralysie du facial et d'autres nerfs
cervicaux.

Il résulte donc que les symptômes de Ménière s'associent non seulement aux troubles labyrinthiques mais aussi aux affections de

l'oreille moyenne, sans compter les complications cervicales aggravant la difficulté du diagnostic qui ne repose sur aucune base anatomo-pathologique. La transition entre l'anatomie pathologique et la physiologie est illustrée par l'observation de Moos sur la nécrose du labyrinthe, signalée ci-dessus, et le cas de Vulpian relatif à un coq qui, à la suite d'une blessure à la tête qu'il reçut dans un combat d'un autre gallinacé, offrit des désordres de l'équilibre. A l'autopsie, on trouva les méninges et le cerveau normaux, mais les canaux semi-circulaires et une grande partie de l'oreille interne et moyenne étaient ravagés par une nécrose étendue du temporal. Bien qu'imparfaite, cette expérience n'en démontre pas moins l'existence d'un trouble de l'équilibre avec intégrité du cerveau. Munk rencontra également à l'autopsie d'un pigeon le cerveau indemne tandis que les canaux semi-circulaires étaient détruits. Pendant la vie, ce pigeon penchait la tête d'une manière étrange et effectuait des mouvements circulaires à gauche. J'arrive enfin aux expériences de Flourens qui ont servi de point de départ à Ménière et constituent le fond de sa doctrine. Ayant été aidé pour mon rapport par notre confrère Von Stein, qui a examiné avec une exactitude scientifique rigoureuse tout ce qui a trait à la physiologie expérimentale du sujet, il me paraît superflu de m'étendre outre mesure sur les recherches de Flourens qui ont été déjà souvent développées, je me contenterai de citer les points inhérents à mon exposé.

En premier lieu, je rapporterai une conclusion de Flourens : la section de chaque canal détermine une série de mouvements dans le sens du canal. Il existe donc une relation constante entre la direction de chaque canal semi-circulaire et le mouvement produit par leur section. Flourens dit ensuite que ce n'est pas la lésion du conduit osseux, mais celle du conduit membraneux qu'il renferme qui entraîne les troubles d'équilibre. L'ouverture du canal osseux, sans lésion membraneuse, n'entraîne aucune titubation chez le pigeon. J'ai fait sur l'homme vivant une expérience qui confirme cette conclusion : au cours d'une opération radicale, en égalisant la paroi osseuse, je me suis servi d'une fraise électrique et ai percé un petit trou dans le canal semi-circulaire sans blesser le conduit membraneux. On n'a observé aucun trouble moteur ni pendant ni après l'intervention. Jansen a fait la même constatation ; il fit sauter, au cours d'une opération, un fragment de l'enveloppe osseuse du canal horizontal, sans qu'il s'ensuivît aucun trouble d'équilibre, ni de nystagmus, faits qu'il observa treize fois en cas d'ouverture traumatique.

La gravité du trouble moteur est en proportion directe de celle de la blessure, piqûre, broyage, destruction. La lésion unilatérale cause moins d'accidents que la lésion bilatérale. Plus l'irritation est marquée et plus le mouvement est énergique; ainsi Flourens n'observa pas de nystagmus, en cas de lésion hémilatérale des canaux. D'après Breuer et Borchardt, l'irritation n'a pas besoin d'être traumatique; la pression avec un morceau de papier détermine chez le pigeon une oscillation de la tête et chez le lapin un clignement d'yeux.

Jansen a confirmé ces conclusions chez l'homme; sur 15 cas de cholestéatome, ou de suppuration avec transparence des canaux, lorsque les conduits membraneux étaient normaux, il n'y avait pas d'accidents; aussitôt qu'on chatouillait l'endroit douteux, on voyait apparaître le vertige et le nystagmus.

Ces tentatives ont-elles été répétées et confirmées par des auteurs qui auraient expliqué autrement les troubles moteurs? Elles ont été violemment attaquées par Böttcher qui déclare que les troubles d'équilibre ne sont dus ni à la section des canaux membraneux semi-circulaires, ni à l'irritation des nerfs ampullaires, mais à l'irritation des centres cérébraux provenant d'une tension de l'acoustique au cours de l'intervention ou de la modification de la pression sanguine intra-cérébrale; en sectionnant avec prudence, on parerait à ces accidents.

Si cette opinion était fondée, on pourrait clore le débat et dire que le vertige de Ménière n'a rien de commun avec les canaux semi-circulaires, mais on a des preuves suffisantes contre les assertions de Böttcher. Tout d'abord je citerai les recherches récentes de Breuer, qui a démontré que la pression d'une feuille de papier suffit à faire remuer la tête et les oreilles; ensuite il est avéré que les affections du cervelet, répandues chez les pigeons, se manifestent seulement au bout de plusieurs jours, lorsque l'opération n'a pas été faite avec soin, tandis que les accidents décrits par Flourens sont toujours consécutifs à l'incision. Enfin, de Cyon dit que les troubles moteurs, imputables à la lésion des canaux semi-circulaires, varient suivant qu'on a ouvert l'un ou l'autre canal. Il est donc certain que, si les symptômes avaient une origine cérébelleuse, le choix du canal n'influerait nullement sur la nature des accidents. De plus, on a remarqué que la section unilatérale de deux canaux n'entraînerait pas les mêmes troubles que la section de deux canaux asymétriques, c'est-à-dire vertical d'une part et horizontal d'autre part. Une lésion secondaire pourrait survenir, à la suite d'un traumatisme léger mais non d'une intervention grave.

La véhémente diatribe de Böttcher a pourtant son bon côté, car on ne saurait opérer avec trop de précautions, même depuis que le perfectionnement de la technique et l'asepsie permettent d'isoler le champ opératoire et d'éviter les complications cérébrales ou méningitiques, et il ne faut pas oublier qu'au voisinage du labyrinthe se trouvent des organes dont la lésion peut donner lieu à des troubles d'équilibre. Parmi ces organes, nous citerons le thalamus opticus, le corps strié, les pédoncules cérébraux, la région sensible de l'écorce et l'infundibulum du troisième ventricule.

Dans des recherches anatomo-physiologiques publiées dans l'*Iconographie de la Salpêtrière*, Bonnier a démontré que le nerf labyrinthique se divise en nerf cochléaire et vestibulaire. Le premier se forme dans le calamus scriptorius et le bulbe et conduit au limaçon, il est donc surtout cérébral; le second est originaire de l'écorce du vermis et aboutit aux canaux semi-circulaires, il est plutôt cérébelleux. Si le nerf vestibulaire acoustique est lésé, le vertige apparait immédiatement, ainsi que le prouve l'observation prise par Alt sur un leucémique. Je mentionnerai encore le traumatisme du processus cerebelli Mésootisi Sklaresosky. Selon Hasse et Böttcher, ce processus ne renferme pas d'éléments nerveux, mais uniquement des vaisseaux duremériens et forme un conduit endo-lymphatique. La lésion expérimentale de cette cavité mésootique ne pourrait donc, en raison de la pression sur les centres cérébraux consécutive à l'hémorragie, être regardée comme nécessaire, ou bien l'écoulement du liquide cérébro-spinal expliquerait les troubles de l'équilibre attribués à la lésion des canaux. Cependant Breuer a prouvé que cette cavité peut être lésée sans hémorragie et que l'écoulement du liquide cérébro-spinal, de la péri-lymphe et de l'endo-lymphe, n'exercent aucune action sur la production des accidents cérébraux; le même fait a été énoncé par Longet.

L'expérience physiologique, très importante, effectuée involontairement sur le vivant par Schwartze et démontrant l'influence de l'ouverture des canaux semi-circulaires a été regardée à tort comme une confirmation de l'opinion qui vient d'être formulée.

Dans une carie de l'oreille moyenne avec sténose du conduit auditif, Schwartze pratiqua la trépanation mastoïdienne et ouvrit le canal horizontal en raison de la sclérose de la mastoïde. En dehors de la paralysie faciale engendrée par la lésion simultanée du canal de Fallope, le malade présenta à son réveil les phénomènes suivants qui durèrent plusieurs jours : vomissements, à chaque mouvement de la tête, surtout en la relevant et accidents giratoires. A l'autopsie, on reconnut qu'on avait seulement ouvert la paroi osseuse et non la membrane qui était colorée en gris, tandis qu'il existait encore une suppuration vestibulaire. Les assertions de Breuer ont suffisamment prouvé que dans ce cas l'écoulement péri-lymphatique ou endo-lymphatique aurait produit les mêmes phénomènes.

Les épreuves ont été vérifiées avec le plus grand soin et on a reconnu non seulement l'influence des canaux semi-circulaires sur les troubles moteurs mais encore on a obtenu la révélation de la fonction canaliculaire normale. Goltz, par son hypothèse hydrostatique de la pression de l'endo-lymphe et de la péri-lymphe sur les parois ampullaires, attribua aux canaux semi-circulaires le rôle d'un organe périphérique spécial pour la perception de l'équilibre de la tête et par là du corps tout entier : Mach, Breuer et Crum Brown, ont transformé cette hypothèse en hydro-dynamique expliquant seulement l'état de l'équilibre de la tête pendant le mouvement ; la perception au repos ne peut être expliquée par le mouvement de l'endo-lymphe.

Quant à l'irritation normale, ce fut Breuer qui, le premier, appela l'attention sur les otolithes, tandis que les organes percepteurs sont dans les deux cas les organes terminaux des nerfs vestibulaires, les crines acoustiques.

Les travaux d'anatomie comparée de Delage chez les mollusques et les arthropodes, d'Engelmann et Nerworn, chez les cœlenterates ont révélé nombre de faits intéressants et confirmé que le vestibule est un organe statique. Sans entrer dans les détails, il faut examiner les troubles statiques et en première ligne le vertige, symptôme prédominant de la lésion qui nous intéresse, fauteur de la modification de la pression labyrinthique dont il n'est pas uniquement la cause. Qu'est-ce que le vertige, et de quelle façon est-il produit? Le vertige est la perception d'un trouble corporel et de notre situation dans l'espace, la perception d'un mouvement apparent de l'organisme ou des objets qui l'entourent, c'est donc avant tout un phénomène psychique. Il est provoqué par les troubles organiques en rapport avec l'espace, lorsque par exemple la coordination entre l'organe visuel et les organes kinesthésique et statique est rompue. Le meilleur moyen de reconnaître le vertige consiste à galvaniser la tête et à lui imprimer des mouvements rotatifs. Si l'on applique des courants galvaniques assez forts sur les temporaux ou dans leur voisinage, il se produit chez les sujets des modifications de rapports avec les objets environnants de même que dans l'état des individus eux-mêmes. Le malade en fermant les yeux distingue nettement les mouvements du corps, tandis que le mouvement apparent des objets domine quand on a les yeux ouverts. On observe consécutivement des mouvements oculaires inconscients (nystagmus) qui sont associés et dépendent du lieu d'occlusion. Ces signes se montrent aussi chez les animaux, excepté chez ceux qui sont privés de labyrinthe. En cas d'excision hémilatérale du labyrinthe, la réaction diffère, selon qu'on place l'anode ou la cathode du côté du labyrinthe. Cette réaction différente des animaux exentérés de labyrinthe prouve que les accidents déterminés par la galvanisation de la tête ne sont pas sous la dépendance du système nerveux central mais du labyrinthe. Les expériences sur les sourds-muets aboutissent à la même conclusion; d'après Mygind, on rencontre dans 56 pour 100 des cas des altérations des canaux semi-circulaires et dans 40 pour 100 des affections du vestibule et du limaçon. Pollak déclare que 50 pour 100 ne réagissent pas à la rotation, tandis que 58 pour 100 ne bougent pas la tête en ouvrant ou en fermant le courant. On fit la même observation pour le vertige galvanique, lors des exercices rotatoires. Si l'on tourne sur un axe arbitraire du corps et qu'on enraye brusquement le mouvement, les symptômes de Ménière se manifestent systématiquement comme dans le vertige galvanique; dans les expériences de rotation, les mouvements apparents sont si violents qu'il semble que le sol se soulève d'un côté et s'abaisse de l'autre : conformément à cet état de choses, on voit se produire des mouvements corporels compensateurs; le même fait se vérifie chez les animaux.

Ewald dit que, chez les animaux privés de labyrinthe, les résultats diffèrent selon la date plus ou moins éloignée de l'excision du labyrinthe; au bout de quelques mois, la plupart des accidents ont disparu; les symptômes dits de défaut sont remplacés par les symptômes compensateurs. Les troubles des organes kinesthésiques sont compensés par l'organe visuel; le tonus du labyrinthe fait défaut; il n'existe pas de vertige mais seulement un réflexe lent ; les animaux sont mous et abattus, ils se relèvent avec peine; quand, ayant les yeux ouverts, on leur imprime des mouvements de rotation, ou si on les attache par les pattes, ils ont tendance à lever la tête en l'air : si on les aveugle et qu'on supprime le toucher, ils ne remuent pas la tête. Kreidl n'enregistra aucun trouble chez 50 pour 100 des sourds-muets effectuant des mouvements rotatoires autour de l'axe vertical. Les canaux semi-circulaires sont donc l'organe du sens statique. l'irritation adéquate consiste dans l'absence de réaction de certaines parties de l'appareil vestibulaire lors des mouvements causant des flexions des crines acoustiques, des extrémités des nerfs vestibulaires.

La fontion vestibulaire est anatomiquement étroitement liée au fonctionnement des autres organes aidant à l'orientation dans l'espace. Des troubles dans les fonctions habituelles des crines acoustiques, produits par un mouvement ou une pression anormale, causent des erreurs dans les rapports de l'espace, d'où la production du vertige; les irritations de l'extrémité des nerfs vestibulaires aboutissent au centre de l'équilibre, le cervelet. Étant donné qu'on a besoin de muscles pour exécuter les mouvements nécessaires pour rétablir un équilibre instable qui ne fonctionne normalement que lorsqu'un organe central, même sous-cortical, est en contact avec la musculature, il faut, outre l'impulsion musculaire, admettre une perception corticale. Le cerveau constitue pour ainsi dire une clôture supplémentaire, de sorte qu'il perçoit parfaitement le vertige et la rotation qui imprime un mouvement de compensation renforçant le réflexe. Il s'agit aussi de savoir si le vertige primitif peut prendre naissance dans le cerveau.

Lorsqu'il est avéré que l'organe du sens statique réside dans les canaux semi-circulaires, faisant partie de l'organe auditif, les otologistes sont tentés de rattacher tous les troubles de l'équilibre à ces canaux semi-circulaires et de n'en pas chercher ailleurs la cause. Cependant plusieurs altérations du centre de l'équilibre et du cerveau peuvent engendrer le vertige, nous faire errer à propos du diagnostic, et nous forcer à prêter attention à l'anamnèse relative aux affections auditives qui seules peuvent provoquer le vertige de Ménière.

Cette incursion sur le terrain neurologique était nécessaire à l'étude complète de la question et indispensable pour assigner à l'organe de l'équilibre sa valeur véritable. Point n'est besoin d'examiner de plus près les lésions centrales et cérébrales, il me suffira de nommer les affections organiques et fonctionnelles, et les troubles psychiques pouvant entraîner le vertige : c'est leur territoire, leur lieu d'élection, et enfin les formes de vertige neurasthénique. A ces vertiges de nature cérébrale, il faut joindre ceux qui ont une origine réflexe, qui occupent une situation privilégiée dans le cadre de la maladie de Ménière, savoir le vertige stomacal et la forme réflexe d'origine nasale. C'est à celui-ci et au vertige angio-neurotique que je consacrerai quelques lignes, surtout au point de vue diagnostique.

La physiologie expérimentale chez les animaux, fortifiée par les observations faites chez les sourds-muets, a démontré que l'organe statique réside dans les canaux semi-circulaires, c'est-à-dire dans les crêtes acoustiques des ampoules et les maculæ du vestibule et que le labyrinthe exerce une influence permanente, nommée par Ewal tonus labyrinthe, sur les nerfs moteurs.

Des altérations de cet organe peuvent entraîner des troubles de l'équilibre, du nystagmus, des vomissements et des bourdonnements d'oreille, soit l'ensemble des symptômes de Ménière. Cette maladie pouvant se borner à une modification de la pression intra-labyrinthique, sans hémorragie ni exsudation labyrinthique, je crois pouvoir conclure que les otites moyennes et externes sont susceptibles de provoquer les mêmes accidents. Cependant l'expérience nous enseigne que l'on ne rencontre pas toujours le vertige sous l'influence d'une pression modifiée. Il faut, comme pour les névroses réflexes, qu'il existe une hyperesthésie labyrinthique. Un éperon, même assez prononcé pour empiéter sur le cornet, ne gêne pas un sujet sain, non nerveux, tandis que chez un neurasthénique, une cause insignifiante, un contact, suffit à la production des réflexes. Donc, le labyrinthe est dans un état d'hyperesthésie avec hyperexcitabilité consécutive. Une légère irritation, la rétraction tympanique, l'exsudat de la caisse, la pression de l'air par la politzération, suffisent à entraîner le vertige et des troubles d'équilibre, tandis qu'il n'est pas de réaction sans hyperesthésie. Il en est de même pour le vertige réflexe qui constitue une source d'erreur pour les symptômes de Ménière. Certainement, il existe des vertiges réflexes causés par l'irritation périphérique d'un neurone sensible, transmise à un neurone moteur et pouvant s'effectuer par diverses voies. Nous savons également qu'en supprimant l'irritation nous enrayons la perturbation motrice, le *cessante causa, cessat effectus* prouve donc la réalité des réflexes qui peuvent naître des organes les plus variés. Les origines sont parfois des affections stomacales ou intestinales qui se propagent au pneumo-gastrique et au grand sympathique, et des lésions nasales se transmettant aux organes centraux par le trijumeau.

La chose n'est pourtant pas aussi simple qu'elle le paraît, et il subsiste de nombreuses causes d'erreur : les complications réflexes, la possibilité d'insertion du labyrinthe entre les nerfs acoustiques et les extrémités des nerfs vestibulaires, le fait que certains trajets aboutissent, sans contact avec le labyrinthe, au centre de l'équilibre, le cervelet; enfin les nerfs trijumeaux et pneumo-gastriques sont en rapport non seulement avec l'écorce cérébrale mais encore avec celle du cervelet.

Toutes ces considérations embrouillent singulièrement la question des vertiges réflexes, surtout si des maux d'oreille, indépendants du vertige provoquant le réflexe, augmentent la difficulté du diagnostic. Si par exemple un spina-septi ou polype nasal excite un vertige réflexe (ainsi que certains confrères, j'ai vu à plusieurs reprises le vertige disparaître après l'ablation d'un polype ou d'une hypertrophie du nez) le même phénomène peut être engendré en dehors du labyrinthe, par une irritation partant du trijumeau; mais simultanément

le polype peut occasionner un catarrhe de la trompe et entraîner par
l'obstruction la surdité et des bourdonnements d'oreille : dans ce cas,
il existe en effet des relations accessoires entre le vertige et les autres
symptômes. Afin d'apporter plus de clarté en la matière, je citerai
l'observation d'un de mes malades, affecté d'étourdissements, de
bourdonnements d'oreille et de surdité du côté gauche ; l'acuité auditive était sensiblement affaiblie, elle redevint normale sous l'influence
du cathétérisme, mais les étourdissements persistèrent. La cloison
nasale était fortement inclinée à droite, et dans la narine rétrécie on
rencontra deux polypes, l'un à la partie antérieure et l'autre sur la
face postérieure du cornet moyen, visibles seulement par la rhinoscopie postérieure. Le vertige subsista après l'abrasion de la portion
postérieure ; donc, le catarrhe de l'oreille gauche ne pouvait être incriminé et on se trouvait en présence d'un réflexe d'une hypertrophie du
cornet moyen droit que je rangerai avec des cas similaires dans la
catégorie du pseudo-vertige de Ménière. En cas de vertige stomacal,
surtout caractérisé par des vomissements et des nausées et une otalgie
unilatérale à laquelle on ne prête aucune attention, le diagnostic est
parfois impossible, et il arrive que, bien que la céphalée serve
d'indice, on méconnaisse la formation d'une tumeur cérébrale de
génération récente.

Von Frankl Hochwart désigne sous le nom de pseudo-vertige de
Ménière, et ceci à tort selon moi, le vertige paroxystique accompagné
de vomissements et de bourdonnements d'oreille avec intégrité de
l'audition. Vu le danger de la confusion, il faut s'en tenir strictement
à la définition suivante : pas de vertige de Ménière sans participation
auriculaire. Le terme *pseudo* ne serait de mise qu'en cas d'accidents
apparents non réels, analogues aux cas que je viens de rapporter où
il existait un vertige réflexe avec otalgie en coordination ou causale,
ou bien en cas de maux d'oreilles chez les hystériques ou les
neurasthésiques. Par l'examen, on reconnaîtra la lésion auriculaire et
si, chez un hystérique, on observe le vertige, les vomissements, les
bourdonnements, mais pas de surdité, la maladie occupera un rang
particulier qui sera indiqué par le diagnostic différentiel. La même
remarque s'applique à l'épilepsie, bien que, dans ce cas, il y ait une
divergence essentielle avec l'évanouissement régulier, les crampes et
l'évacuation involontaire des matières souvent d'origine héréditaire ;
quelquefois le diagnostic offre des difficultés insurmontables. Gilles de
la Tourette parle d'une femme de 70 ans, sujette dans sa jeunesse à
des crises hystériques, qui deux ans auparavant éprouva inopinément
un craquement dans la tête accompagné de vertige syncopal sans

troubles auditifs. Les jours suivants, les accès se répétèrent avec énurésie, morsure sur les joues, etc., de sorte que l'auteur diagnostiqua une épilepsie sénile. Brusquement la malade perçut un violent bruit d'oreille suivi de vertige. A l'examen, on reconnut un commencement de sclérose, et on s'aperçut qu'on avait affaire à des crises d'épilepsie avec symptômes de Ménière chez une hystérique.

J'ai cité l'observation d'Alt, démontrant que le vertige de Ménière peut avoir une origine leucémique; il peut aussi être provoqué par la névrose ou la paralysie angio-neurotique de l'acoustique ainsi que le prouvent les cas publiés par Brunner et Politzer. L'un des malades de Brunner est un jeune homme qui s'éveille un matin avec de violents bourdonnements d'oreille, des nausées et des envies de vomir; les attaques se répètent à 6 ou 8 semaines d'intervalle; le D. V. est latéralisé à la meilleure oreille (otite moyenne catarrhale ignorée d'un côté); surdité totale pendant l'accès. Les accidents cèdent toujours sous l'influence de la quinine, surtout si on l'administre au début. Brunner a suivi le malade pendant 13 ans.

Le malade de Politzer souffre d'un vertige tellement violent qu'il est obligé de chercher un point d'appui, il pâlit, éprouve des bourdonnements, devient absolument sourd, mais sans perdre connaissance. Le pouvoir auditif tomba de 3 mètres à 1 centimètre pour l'acoumètre; au bout de deux minutes, la pâleur et les bruits cessent et en cinq minutes l'ouïe redevient normale. Politzer n'ose affirmer qu'il faille rechercher l'étiologie des symptômes dans le labyrinthe ou dans les fibres centrales de l'acoustique. Quoique rares, ils méritent une place à part. Brunner a déclaré qu'il ne croyait pas à une hémorragie labyrinthique dans le cas de Schwartze, chez lequel la surdité subite rétrocéda totalement en 15 jours, bien que tous les accidents se soient montrés 10 fois en 2 ans et aient toujours disparu avec la même célérité. Dans ce cas on pourrait se demander si l'on n'a pas eu affaire à une névrose vaso-motrice des vaisseaux labyrinthiques.

Donc, si, me basant sur la physiologie et l'anatomie pathologique, j'ai conclu que l'ensemble des symptômes de Ménière peut être dû à une simple modification de pression intra-labyrinthique, la clinique assigne les causes les plus variables à ces altérations de pression dans lesquelles l'élément nerveux joue un rôle prépondérant; aussi est-il impossible d'appliquer exclusivement le nom de maladie de Ménière à l'hémorragie des canaux semi-circulaires et ce pour plusieurs raisons : 1° l'insuffisance des observations anatomo-pathologiques; 2° la diversité d'étiologie pouvant entraîner des confusions; 3° la grande différence existant, dès le principe, entre la forme apoplectique et les autres formes; 4° la minorité infime des cas d'apoplexie vis-à-vis de ceux où la lésion auriculaire était antérieure.

Pour ne pas accroître la confusion, il me semble préférable d'abandonner l'expression de la maladie de Ménière. Cependant, quoique les symptômes caractéristiques de cette lésion soient principalement labyrinthiques, je ne proposerai pas la substitution d'une autre dénomination, car au cours d'affections cérébrales, cérébelleuses et acoustiques, on observe des accidents labyrinthiques sans qu'on puisse prouver la participation du labyrinthe. Je trouve plus rationnel de me rallier à l'opinion de Brunner, v. Franckl Hochwart et d'autres auteurs, et de ne plus parler de maladie de Ménière, mais de l'ensemble des symptômes de Ménière, et d'établir une classification dont la subdivision repose sur le siège de la lésion.

Symptômes de Ménière dans :

a) les affections de l'oreille	externe		
b) — —	moyenne	{ 1° aiguës. { 2° chroniques.	
c) — —	interne	{ 1° hémorragiques. { 2° traumatiques. { 3° aiguës. { 4° chroniques. { 5° toniques.	
d) — —	l'acoustique	{ 1° tabes. { 2° néoplasmes. { 3° névrose (angio-névrose).	

Je n'ai consacré aucune subdivision aux maladies cérébrales, aux tumeurs et aux troubles fonctionnels. attendu qu'il n'existe pas de vertige auriculaire avec intégrité auditive, il ne nous regarde qu'en cas de participation du nerf acoustique; sans affection d'oreille, pas de symptôme de Ménière. Je crois superflu de m'occuper des crises survenant chez les hystériques, les épileptiques, etc., ce chapitre ayant sa place indiquée à propos du diagnostic différentiel.

Traitement. — Selon moi, les lésions auriculaires les plus diverses peuvent faire naître les symptômes de Ménière, et, comme l'anatomie pathologique ne suffit pas à expliquer l'éclosion des sensations vertigineuses, qui dépendent aussi d'anomalies nerveuses, il faut un traitement local de la partie affectée, et, au point de vue général, combattre l'état nerveux et les diathèses syphilitique, tabétique, artério-scléreuse. Les accidents ayant des origines variables, la thérapeutique devra être modifiée selon qu'il s'agit d'un catarrhe chronique de l'oreille moyenne ou de la trompe d'origine nasale ou rhino-pharyngienne. d'une affection labyrinthique de nature traumatique, spécifique ou artério-scléreuse, quand la crise éclate brusquement ou évolue lentement. En général, à la période aiguë des lésions labyrinthiques, on conseillera le repos, la suppression de toute excitation, de toute émotion psychique et des bruits violents. Le traitement général sera dirigé contre tout ce qui provoque la congestion, d'où un régime sévère et surtout l'abstinence totale de toute boisson alcoolique: les drastiques, surtout le calomel, peuvent rendre service. Je parlerai plus loin du traitement résolutoire et médicamenteux. Au cas où une otite moyenne engendre une pression intra-labyrinthique exagérée, l'intervention est indiquée et il faut mettre en œuvre toutes les ressources de la chirurgie auriculaire pour dégager indirectement le labyrinthe de façon à rétablir la tension normale. Dans les cas les plus simples, on enlèvera le bouchon cérumineux, et on aidera à la résorption de l'exsudat dans la cavité tympanique en facilitant l'écoulement par la paracentèse, le cathétérisme ou la politzération.

Je ne suis pas partisan de réduire immédiatement la pression en mobilisant la platine de l'étrier ou en excisant cet osselet, ou en ponctionnant la fenêtre ronde selon les procédés préconisés par Botey et Cozzolino, vu qu'au moment où le labyrinthe est dans une période d'hyperexcitabilité, il me paraît contre-indiqué de pratiquer une opération dont on ne peut évaluer les conséquences. Au contraire, on doit recommander le repos et chercher à atténuer la pression externe par la décharge de la chaîne des osselets. Dans ces cas, on aura recours aux calmants, bromures, etc., pour calmer l'hyperesthésie labyrinthique ; mais le médicament de choix demeure toujours la quinine.

Nous savons que c'est Charcot qui a intronisé son emploi contre le vertige de Ménière, guidé dans son choix par l'observation que les bourdonnements et le vertige s'atténuent parallèlement à la diminution de l'audition, que le vertige ab aura læsa, même invétéré, s'enraye souvent de lui-même quand le malade est devenu irréparablement sourd et que parfois le sifflement cesse simultanément. Ayant remarqué que le sulfate de quinine exerçait une action indéniable sur le nerf auditif, Charcot déduisit que, à la longue, ce médicament aurait une influence permanente sur le labyrinthe. Avec le temps, Charcot reconnut que la quinine avait de l'effet sur l'audition, mais non délétère comme elle devrait l'être. Si on avait reconnu la justesse de cette idée, Lucæ et Moos ne se seraient permis de soumettre leurs malades à la cure par la quinine qu'après avoir démontré les dangers qu'elle entraine. Moos a reconnu l'influence modificatrice antiphlogistique de la quinine sur l'acoustique, tandis que Nothnagel et Rossbach admettent une influence sur les extrémités de l'acoustique.

L'expérience nous enseigne que l'atténuation apportée aux bourdonnements et aux vertiges n'est pas la même que pour l'audition. Roosa et Kirchner ont constaté, après l'absorption de doses massives de quinine, non seulement l'hypérémie et l'hémorragie du labyrinthe mais même une inflammation et un exsudat de la caisse. Roosa décrit l'emploi de la quinine en Amérique. Les doses élevées n'entrent pas en ligne de compte pour le traitement des symptômes de Ménière. Gilles de la Tourette a raison quand il conseille d'essayer jusqu'à ce qu'on ait trouvé la dose appropriée. D'ordinaire c'est 0 gr. 5 par jour en trois fois pendant trois à quatre semaines. Au cas où aucune amélioration ne survient, on aura recours aux bromures, tandis qu'on administrera aux idiosyncrasiques 2 à 4 grammes de salicylate de soude.

La quinine agit moins efficacement dans les cas d'hémorragie ou d'exsudat labyrinthique, ce qui n'est pas surprenant, la quinine provoquant plutôt de l'hyperesthésie. Le seigle ergoté serait peut-être plus indiqué : pourtant Lucæ, qui l'a appliqué le premier, l'a prescrit plusieurs fois sans aucun résultat sous forme d'injections hypodermiques ou en pilules. C'est surtout dans ces cas-là qu'il faut rechercher la diathèse et très souvent il y aura lieu de préconiser l'iodure soit comme spécifique, soit pour activer la résolution de l'épanchement. On pourra également utiliser les injections hypodermiques de pilocarpine recommandées par Politzer et Lucæ.

Quant à l'application du courant galvanique, elle ne m'a fourni aucun résultat; pourtant l'autorité de Politzer m'encourage à de nouvelles tentatives. Il a galvanisé avec succès le grand sympathique d'un malade affecté de symptôme de Ménière sous forme d'angio-névrose de l'acoustique. Dans un cas similaire, Brunner obtint la guérison ou tout au moins la cessation complète des accidents après l'emploi du sulfate de quinine qui lui servait à couper les accès.

Avant de finir, je crois nécessaire d'attirer de nouveau l'attention sur les névroses réflexes qui sont si fréquemment cause d'erreurs qu'il est indispensable d'examiner à fond le malade. Il est vrai que notre catégorie de spécialistes n'a généralement affaire qu'à des sujets soumis au préalable à l'examen du médecin traitant et que nous n'avons pas à nous occuper des autres organes. Or, les rapports intimes établis entre le labyrinthe et les autres organes nous forcent à rechercher partout la cause du vertige. Inutile d'insister ici sur l'examen naso-pharyngien, car sans rhinologie point d'otologie.

DISCUSSION

M. Loewenberg (de Paris). — M. Loewenberg, étant donné l'état précaire de nos connaissances anatomo-pathologiques sur la maladie de Ménière, établit la classification provisoire suivante, pour les cas où l'on peut exclure toute affection cérébelleuse et autres.

1° Forme aiguë correspondant à la description donnée par Ménière et à laquelle on tend précisément aujourd'hui à enlever le nom de son inventeur.

2° Forme chronique, comprenant une série d'accès consécutifs. Impossible de décider actuellement s'il s'agit dans ces cas de nouvelles hémorragies ou bien de poussées congestives autour d'un foyer ancien (comme dans l'hémorragie cérébrale).

Quant à la comparaison avec le mal de mer, elle semble peu heureuse à M. Loewenberg; car il y a dans ce mal commotion du labyrinthe entier et cependant on n'y observe ni surdité ni bourdonnement, comme une perturbation du labyrinthe antérieure devrait les produire.

La pilocarpine ne lui a donné aucun résultat.

Quant à la dénomination vertigo auralis proposée par M. Moll, il vaut mieux conserver l'adjectif classique auricularis, auralis n'existant pas dans les auteurs latins.

M. Ménière. — J'ai employé la pilocarpine plusieurs fois, à des doses variées, et je n'ai jamais obtenu de bons résultats.

M. Suarez de Mendoza (de Paris). — Je prends la parole, messieurs, pour opposer les résultats de mon expérience sur l'action de la pilocarpine à ceux de M. Loewenberg.

Depuis 15 ans je me sers de la pilocarpine autant comme ophtalmologiste que comme auriste et je n'ai qu'à me louer des résultats obtenus. J'ai des malades qui, après avoir essayé de tout sans résultat, ont été soulagés ou guéris par la pilocarpine. J'ai entre autres un ancien attaché d'ambassade de Vienne qui, après avoir essayé de tout entre les mains de M. Charcot et de plusieurs spécialistes connus, fut obligé d'abandonner la carrière diplomatique. La pilocarpine, employée d'abord sans résultat, fut continuée cependant 2 ou 3 mois et le malade guérit. Comme celui-ci, j'ai eu plusieurs malades, mais moins typiques parce que chez eux j'ai employé conjointement d'autres traitements.

Je ne prétends pas, messieurs, que la pilocarpine doive remplacer les autres traitements employés dans le vertige de Ménière et qui donnent tous des résultats plus ou moins satisfaisants. Ce que je tiens à faire constater, c'est que, dans certains cas où ces divers traitements échouent, la pilocarpine, si elle est continuée avec des intervalles de repos, peut réussir. Ce n'est pas sur un cas que je m'appuie, mais sur une longue série. Je vous ai cité seulement le cas de mon attaché d'ambassade parce qu'il est typique, puisque la pilocarpine a été employée seule après l'insuccès des autres médications.

M. Gellé. — Un traitement si long enlève, à mon avis, toute valeur précise à ce traitement du vertige de Ménière: je n'ai pas confiance en ces cas et je reste fidèle le plus souvent aux sulfates de quinine.

M. Gellé fils. — Je répondrai à M. Suarez qui nous cite un exemple de guérison de vertige de Ménière par les injections de pilocarpine continuées pendant plus d'un mois, qu'il nous semble — et l'expérience que nous pouvons avoir du traitement du vertige le montre surabondamment — que si l'on veut bien employer le sulfate de quinine par séries de 5 jours avec intervalle de repos on arrive souvent en moins d'un mois à guérir ou à atténuer les symptômes, surtout si l'on s'occupe concurremment du traitement otique. Le sulfate de quinine est le médicament qui nous a donné le plus de succès et avec le plus de régularité.

LES DÉSORDRES DE L'ÉQUILIBRE
CAUSÉS PAR LES MALADIES DU LABYRINTHE

par M. le docteur Stanislas von STEIN,

de Moscou.

Les lésions du labyrinthe, du tronc du nervi octavi et de la moelle allongée, peuvent se manifester par un grand nombre de symptômes identiques qu'il est difficile de localiser à l'origine et dans les cas plus bénins. Si on soumet à une analyse plus détaillée les symptômes de désordres d'équilibre, l'on arrivera à trouver des points de repère, à l'aide desquels il est possible de les localiser plus ou moins, ce qui aura de l'influence sur la thérapeutique.

Les symptômes des maladies du labyrinthe se divisent en deux groupes :

A. Symptômes des lésions de la fonction auditive, déjà étudiés assez en détail et

B. Symptômes des lésions de la fonction motrice.

Ce dernier groupe, je le divise en deux sous-groupes :

I. Symptômes subjectifs des troubles de l'équilibre ;

a) Vertiges : mouvement des objets perçu, les yeux ouverts, sensations de rotation du corps, les yeux fermés, etc.

b) Nausées.

c) Incapacité de déterminer la direction du mouvement.

d) Affaiblissement ou perte de la sensation de la rotation illusoire inverse.

II. Symptômes objectifs des désordres de l'équilibre statique et dynamique :

a) Troubles de la fonction motrice des jambes.

b) Troubles de la fonction motrice des bras (*Guye*).

c) Troubles de la fonction motrice du buste.

d) Troubles de la fonction motrice de la tête.

e) Vomissement.

f) Chute soudaine avec évanouissement ou sans évanouissement (mouvements impulsifs).

g) Troubles du mouvement des yeux :

a) Troubles des mouvements des yeux (nystagme) pendant les mouvements actifs de la tête.

b) Troubles des mouvements des yeux (nystagme) pendant la centrifugation, mouvement passif.

h) Troubles du mouvement de la pupille (*Bannier*).

Les symptômes de ces deux groupes peuvent former entre eux différentes combinaisons, et présentent alors des tableaux cliniques très compliqués. C'est *Menière aîné* qui a le premier constaté que les troubles d'équilibre sont en relation avec les lésions du labyrinthe *en général*. Ce n'est que tout récemment que l'on s'est occupé d'étudier de plus près les symptômes *particuliers* des désordres d'équilibre ; de plus, l'on ne se contente pas de noter simplement la présence des troubles de coordination des mouvements, mais encore de déterminer, autant que possible, le degré même de ces désordres et de donner ainsi aux observations un caractère plus objectif. Le goniomètre statique que j'ai décrit en 1892 pour la première fois devait servir à cette fin. À l'aide de cet appareil je pouvais constater dans les cas qui semblaient simples les troubles de l'équilibre statique là où je n'étais pas parvenu à les découvrir par les moyens en pratique. Il est résulté de ces observations que les lésions du labyrinthe sont plus fréquentes qu'on ne l'avait supposé. De là, le peu de succès de nos procédés thérapeutiques. Depuis que j'ai introduit l'appareil centrifugeur pour les instigations systématiques cliniques, les choses se sont compliquées davantage ; mais, en revanche, le clinicien a à sa disposition un plus grand nombre de matériaux pour le diagnostic et la localisation des maladies de l'oreille. Dans cet article, je ne m'arrêterai que sur quelques désordres d'équilibre que j'ai étudiés principalement dans ces derniers temps et je me bornerai aux résultats généraux auxquels je suis arrivé d'après mes observations sur un grand nombre de malades et dont la description détaillée sera publiée séparément. Grâce à ces observations, j'ai pu me convaincre que la maladie peut se manifester par un seul symptôme quelconque de trouble d'équilibre. Ce dernier fait montre que l'on peut admettre la localisation rigoureuse de l'organe de coordination d'un groupe de muscles, autrement l'isolement de la lésion serait incompréhensible. Il y a certains symptômes auxquels les otologistes ne prêtent aucune attention dans l'examen de l'ouïe, par exemple : les mouvements visibles et palpables des yeux, la capacité du malade de déterminer la direction de la rotation et la sensation du mouvement illusoire dans le sens de la centrifugation ou dans le sens inverse pendant ou après l'épreuve sur l'appareil centrifugeur. Dans notre ignorance relative en ce qui concerne les fonctions des parties séparées du labyrinthe, l'étude des faits cliniques et de leurs combinaisons nous aidera quelque peu à débrouiller ces questions physiologiques si compliquées, et ceci d'autant plus que quelques faits étudiés sont du domaine des sensations purement subjectives que, jusqu'à présent, nous ne sommes pas encore arrivés avec nos méthodes d'investigation à rendre évidents chez les animaux. C'est pourquoi, selon la juste remarque de *Voltolini*, ce n'est que l'homme malade qui résoudra finalement la question.

Troubles des fonctions motrices des jambes.

On peut constater toutes espèces de troubles statiques et dynamiques dans les lésions du labyrinthe. Ils sont surtout variés et complexes dans la maladie de *Ménière*. Or, l'on se demande s'il est quelques troubles *caractéristiques* qui se rencontrent exclusivement dans les maladies du labyrinthe et qui en seraient le symptôme pathognomonique? On a déjà noté la démarche caractéristique de quelques maladies nerveuses; mais les observations faites sont malheureusement trop exclusives. On a pris les traces de la marche en avant et seulement les yeux ouverts. On n'a porté aucune attention particulière sur le saut à deux pieds, à cloche-pied, etc., les yeux ouverts ou fermés. Voilà pourquoi les matériaux nous manquent pour la comparaison rigoureuse des troubles d'équilibre causés par les maladies nerveuses et celles causées par l'affection labyrinthique.

Les observations dont je vais parler ont été faites exclusivement sur des individus atteints d'affections de l'oreille mais avec affaiblissement d'ouïe plus ou moins prononcé et qui ne souffraient pas de maladies cérébro-spinales.

Trouble statique des fonctions des jambes. — Les désordres statiques suivants sont caractéristiques dans les maladies du labyrinthe :

1° *La constance des désordres* de coordination statique dans les cas faciles, les yeux fermés et, dans de plus graves, les yeux ouverts, excepté dans les cas de maladies cérébro-spinales, l'anesthésie de la peau des pieds et l'affection du sens musculaire.

2° La manifestation des désordres dans *certaines positions* et dans *certaines directions*.

3° Il est rare que les deux extrémités soient lésées également ; d'ordinaire une jambe remplit sa fonction statique mieux que l'autre ou même d'une manière normale.

4° *La constance de l'angle* de chute sur le goniomètre dans toutes les directions ou dans une direction déterminée, dans les cas faciles, les yeux fermés. Ceci est si caractéristique qu'il permet selon moi de poser le diagnostic différentiel dans certains cas. Quel que soit le nombre de fois que l'on soulève le malade sur le goniomètre, surtout dans les cas chroniques, il tombe toujours dans une même position et à un degré déterminé avec une différence qui varie de 1, 2, 5 degrés en plus ou en moins. Le malade qui souffre de trouble labyrinthique organique ne peut, malgré ses efforts, *s'accoutumer à maintenir l'équilibre sur une pente plus raide*, et ce fait est si caractéristique que, examinant le même malade à quelques années d'intervalle, j'ai obtenu dans quelques cas des résultats identiques. Les affections aiguës donnent, à l'origine, des écarts plus notables, mais, à un moment donné, toujours constants. Dans la névrasthénie et l'hystérie, l'angle de chute varie brusquement selon l'état général du malade, qui, du reste, s'accoutume bientôt à supporter une forte montée.

La chute rapide, les yeux ouverts, et la faculté de se tenir relativement bien debout, les yeux fermés, est un signe que l'on a affaire à des troubles de coordination par suite de maladies d'yeux.

Dans l'agérophobie, le malade tremble et tombe, les yeux ouverts, mais il se tient ferme et atteint l'angle maximum de chute normale, les yeux fermés, dans les cas non compliqués.

Pour ce qui concerne la faculté des ataxiques de se tenir sur le goniomètre, je n'ai pas eu l'occasion de m'en occuper.

Désordres de la fonction dynamique des jambes. — Pour déterminer le caractère de la marche et du saut, le malade marchait et sautait, les pieds noircis, sur une bande de papier. Après quelques épreuves, j'ai renoncé au procédé de *Gilles de la Tourette*[1], d'après lequel un aide frotte au malade la plante des pieds et les orteils avec du sesquioxyde de fer (rouge anglais) rendu très pulvérulent. L'inconvénient de ce procédé est qu'il faut alors photographier immédiatement les traces après chaque malade, sans quoi la poudre se désagrège et les contours s'effacent. C'est pourquoi *Gilles de la Tourette* était obligé de limiter exactement chaque empreinte, chaque traînée, avant l'enlèvement de la feuille à l'aide d'un petit pinceau enduit

---

1. GILLES DE LA TOURETTE, *Études cliniques et physiologiques sur la marche*. Paris, 1886.

d'encre de Chine liquide (ce qui demande beaucoup de temps). Or, comme dans mes observations, il est de la plus grande importance d'observer toute une série de malades, je me suis servi à cet effet d'une masse noire d'huile minérale mélangée de suie, produite par la combustion d'un moteur à naphte. Cette couleur épaisse adhère bien à la plante des pieds et de plus elle suffit pour laisser une empreinte indélébile sur une piste de 8 à 10 mètres.

La marche. — La marche d'un homme normal n'est jamais une ligne strictement droite, sur une longue distance, c'est-à-dire que les écartements latéraux de la ligne directrice des deux pieds ne sont pas mathématiquement identiques pendant toute la durée de la marche; le pied ne doit jamais empiéter sur la ligne ou la dépasser, soit à gauche, soit à droite. Un homme normal ne perd pas la capacité de régler, d'après sa volonté, la longueur du pas. Ce qui n'est pas le cas chez certains malades atteints d'affections labyrinthiques.

En étudiant les pistes, nous remarquons l'extrême *variété* de leurs dispositions dont certaines, à mon avis, caractérisent les maladies du labyrinthe. Il sera facile de s'expliquer la diversité de la marche dans les maladies du labyrinthe, si l'on considère le rôle important que joue cet organe dans la coordination de nos mouvements.

Quelques savants, entre autres *Bonnier*, démontrent avec raison qu'il faut attribuer les troubles de la marche dans les lésions de la moelle épinière en partie à ce que les impulsions régulatrices du côté du labyrinthe ne sont plus reçues à cause de l'élimination de quelques voies de transmission. L'intensité des désordres de la marche sera proportionnelle à l'intensité de la lésion du labyrinthe et ils se manifesteront dans les cas faciles, les yeux fermés, tandis que dans les cas plus sérieux, les yeux ouverts. Les cas graves de la maladie de Ménière dans lesquels le malade ne peut pas se tenir debout ne sont pas propices à l'étude de différents troubles de coordination des mouvements des jambes.

Voici les différents types de marche que j'ai eu l'occasion d'observer dans les malades du labyrinthe :

1° *Marche rectiligne* de l'homme normal sans tenir compte de toute une série d'autres désordres d'équilibre;

2° *Marche spasmodique* : pas moindre que le pas normal, marche ralentie, les pieds se détachent difficilement du sol, et sont plus écartés que normalement; direction rectiligne, mais plus souvent avec déviation; les traces des pas sont bien marquées; la fatigue arrive vite;

3° *Marche titubante* ou en *zigzags* : petits pas; le pied tantôt se rapproche de la ligne directrice, tantôt s'en écarte, tantôt y empiète ou enfin la dépasse sur le côté opposé ; pas raccourci avec allongement avant la chute ; variabilité du long axe du pied, tantôt le bout du pied est tourné en dehors, tantôt en dedans, tantôt le pied est parallèle à la ligne d'axe (dans un cas de maladie de Ménière dernière période, cité par *Gilles de la Tourette*). La marche titubante se rencontre surtout dans les maladies du labyrinthe. Il ne m'est pas jusqu'à présent arrivé d'observer la marche titubante de l'ivresse.

Je considère comme spéciaux aux troubles du labyrinthe les types suivants de marche qui, comme j'ai pu m'en assurer d'après les descriptions, ne se rencontrent pas dans les maladies d'origine cérébro-spinale et que je nommerai *marches labyrinthiques*.

1° Le malade fait quelques pas tout à fait réguliers, mais soudain, il s'écarte de la ligne droite, faisant un ou deux pas de côté comme poussé par une force invisible. Ensuite, le malade continue sa marche rectiligne jusqu'à ce qu'il reçoive une nouvelle poussée, etc. Les contours de la plante sont *bien marqués*. Dans la plupart des cas, *pas de vertiges*. Cette marche peut être nommée *marche rectiligne labyrinthique avec déviation latérale*. Si nous observons les pieds d'un tel malade, nous remarquerons que ces écarts proviennent de poussées convulsives d'une jambe. Dans certains cas, c'est le pied droit seulement qui est poussé ; dans d'autres, le pied gauche. Cependant il y a des malades chez lesquels, après quelques pas réguliers et normaux, les jambes éprouvent alternativement des mouvements convulsifs, ce qui produit la marche rectiligne avec déviation tantôt à droite, tantôt à gauche. Je m'explique ces impulsions soudaines par l'hyperesthésie momentanée ou temporaire des terminaisons nerveuses du labyrinthe sur lesquelles glissent les otolithes, indépendamment de notre volonté. En outre, on peut admettre le décollement des otolithes qui, dans ce cas, nagent librement dans l'endo-lymphe et communiquent de légers chocs aux terminaisons nerveuses. Pour prouver que cela peut avoir lieu ainsi, j'ai fait l'expérience suivante. Si l'on donne sur l'os temporal d'un cadavre un coup de marteau, et qu'ensuite on examine le labyrinthe en l'ouvrant soigneusement sous la loupe, on verra au microscope que, dans l'endo-lymphe, nagent les cristaux otolithiques. Ainsi, on peut conclure que l'on n'a pas affaire dans tous les cas à une hémorragie, comme on l'affirmait jusqu'à présent. Il devient donc évident qu'à la suite d'une collision de trains ou d'un déraillement, il peut se produire un déplacement des otolithes comme dans les expériences précédentes. C'est pourquoi aussi nos remèdes thérapeutiques restent impuissants, ne pouvant pas agir sur les otolithes qui nagent comme des corps étrangers dans l'endo-lymphe, et le seul moyen de délivrer le malade de ces secousses occasionnées par le moindre mouvement de la tète ou du corps, c'est d'amener l'anesthésie ou l'ablation du nerf.

2° Le malade s'éloigne du point de départ en ligne droite, soit à droite, soit à gauche, en marchant normalement. Parfois cependant, après quelques pas, il fait brusquement un écart de côté en continuant sa marche rectiligne. Cette marche peut être nommée : *marche labyrinthique rectiligne avec déviation angulaire*. Cet écart forme un angle plus ou moins grand qui peut servir à apprécier le degré d'intensité de la maladie : ainsi, plus l'angle est aigu, d'autant moindre est le degré de l'affection. Dans certains cas, le malade se dirige d'emblée de côté.

3° Les deux types de marche qui viennent d'être décrits peuvent se combiner avec la marche titubante ou en zigzags.

4° On observe beaucoup plus rarement la marche *circulaire labyrinthique* : le malade soit d'emblée, soit après quelques pas en ligne droite, se met à décrire un arc de cercle; à une certaine distance, il reprend la ligne droite et bientôt décrit un autre arc de cercle, etc. Je n'ai pas eu l'occasion de constater de mouvements de manège dans les troubles labyrinthiques qui sont plutôt le signe de l'affection cérébrale. La malade, citée par *Egger*[1], qui décrivait, les yeux fermés, un cercle en avant et en arrière, souffrait aussi d'une affection de la moelle allongée; alors, ici, nous avons un cas compliqué et non pas une affection labyrinthique pure.

Le saut. — La présence de certains autres troubles de coordination est décelée seulement pendant le saut et ici d'une manière plus sensible encore. Le malade saute à pieds joints (s'il ne peut pas sauter les pieds écartés) et retombe sur la plante des pieds ou seulement sur la pointe. Il est facile à un individu normal de sauter à deux pieds à une petite distance et de faire des sauts tout à fait réguliers, rectilignes, élastiques, sans bruit, plus ou moins longs, selon son désir, ce qui est impossible à un homme malade.

1° Ce qui a été dit pour la marche peut se rapporter au saut. De cette manière nous avons le *saut labyrinthique rectiligne avec déviation ou en zigzags*, le *saut labyrinthique avec déviation angulaire* et le *saut labyrinthique en arc de cercle*, la grandeur du saut restant la même.

1. Max Egger, *Contribution à la physiologie et à la physiologie pathologique du labyrinthe de l'homme*. (Archives de physiologie normale et pathologique, 1898, octobre, N° 4, p. 786.)

2° Les mêmes écarts de la ligne directrice comme il a été dit plus haut n° 1, mais seulement avec des variations constantes de grandeur du saut : celui-ci est tantôt plus petit, tantôt plus grand.

3° Le malade se met à sauter, les yeux fermés. D'abord il fait plusieurs grands sauts, puis quelques autres plus petits, qui diminuent graduellement, et enfin il piétine sur place, quoiqu'il éprouve la sensation du mouvement en avant. C'est ce saut que je nomme *saut labyrinthique*. Sa présence révèle une affection profonde du labyrinthe, car l'organe qui communique l'impulsion se fatigue bientôt et les impulsions s'affaiblissent peu à peu. Après avoir piétiné sur place, le malade fait de nouveau quelques grands sauts, mais qui n'atteignent cependant plus la grandeur des premiers, etc. Une grande fatigue suit bientôt.

Dans une catégorie de cas, on observe le saut labyrinthique lorsque le malade saute, soit en avant, soit en arrière; dans une seconde catégorie, seulement quand le malade saute en avant, et enfin dans une dernière, quand il saute seulement en arrière.

Dans certains cas, le malade, sautant sur deux pieds, fait des zigzags et s'écarte de la ligne droite, tandis que ce même malade exécute à cloche-pied des *sauts rectilignes, élastiques* et *parfaitement réguliers*. Ceci s'explique par le fait que, dans le saut à deux pieds, l'un des deux pousse plus fort et fait dévier le corps.

Dans des cas relativement rares, le malade, après le premier saut, se précipite en avant ou en arrière; les sauts deviennent de plus en plus courts et de plus en plus fréquents, et le malade finit par tomber s'il n'est pas soutenu. Tout ce tableau nous rappelle la maladie de Parkinson dont le continuel tremblement pourrait bien être le résultat d'une excitation constante du labyrinthe.

4° Il est aisé à l'homme normal de sauter légèrement à pieds joints et de retomber à la même place sans bruit et sur la pointe des pieds sans perdre l'équilibre. Dans des cas pathologiques on observe que le malade est repoussé spasmodiquement et irrégulièrement par les deux pieds et, en tombant, il écarte les jambes, atteint le sol, perd l'équilibre et tombe en avant ou en arrière. Il arrive que le malade ne peut pas sauter tout droit en l'air, mais seulement en avant ou en arrière.

Tous les désordres que j'ai cités de coordination du mouvement s'observent dans les cas faciles, les yeux fermés, et dans les plus graves, les yeux ouverts. En outre, ils se manifestent aussi bien dans les mouvements en avant que dans les mouvements de recul. Dans la plupart des cas le vertige fait défaut, et, là où il se manifeste, il n'a aucune influence sur les désordres typiques et ne fait qu'interrompre pour quelque temps les observations. Aucune atrophie musculaire. Toutes mes observations ont été faites la tête dans la position verticale. Il est hors de doute que ces mêmes études, faites dans différentes positions de la tête, donneront la possibilité de découvrir toute une série de nouveaux symptômes cliniques.

Troubles de la fonction motrice de la tête. — Ces troubles se manifestent avec le plus d'intensité seulement pendant le mouvement translatoire passif. On les observe moins souvent que les troubles d'équilibre des jambes. J'ai observé chez des sujets pathologiques les formes suivantes de déviation de la tête dans la position verticale et le plus souvent, les yeux fermés, que l'on ne rencontre pas chez les individus normaux tournant à la même vitesse :

1° La tête du sujet dévie inconsciemment dans la direction opposée à celle de la rotation, soit que le visage soit tourné vers l'axe, soit vers la périphérie. Parfois l'on observe les mêmes phénomènes que chez les pigeons avec lésions expérimentales du labyrinthe. Après la cessation du mouvement, la tête déplacée ne reprend sa position médiale qu'après une suite de mouvements oscillatoires; dans quelques cas plus graves, elle dépasse même la position médiale. Cette déviation de la tête est presque toujours associée avec une sensation de vertige et elle est le symptôme d'une forte irritation du labyrinthe.

2° La tête se déplace dans le sens même du mouvement, mais ces cas sont relativement rares. Après la cessation du mouvement, elle reprend sa position médiale comme dans les cas précédents.

3° Le malade est placé de côté, l'épaule gauche ou l'épaule droite vers la périphérie. Pendant la rotation la face ou l'occiput en avant, la tête dévie soit vers la périphérie, soit vers le centre ou vice versa avec les mêmes oscillations que dans les cas précédents.

Troubles de la fonction motrice du buste. — Ils consistent en ce que, pendant la rotation ou sitôt après qu'elle a cessé, le buste s'incline du côté opposé au mouvement centrifuge, quelquefois dans la direction même du mouvement ou même en avant avec danger pour le sujet d'être renversé de son siège. Ces désordres ne s'observent que dans les cas graves.

Si l'on jette un regard rétrospectif sur les troubles décrits plus haut, on remarque un trait général : ce n'est pas la force musculaire qui manque pour faire fonctionner les membres, mais la capacité de leur donner une direction régulière et rationnelle.

MERCREDI 8 AOUT

Séance de l'après-midi.

Présidence de M. SCHWENDT, de Bâle.

DE L'AUDITION PAR LA VOIE CRANIENNE DANS LES MALADIES DU SYSTÈME NERVEUX (NÉVROSES, PSYCHOSES)

par M. le docteur Georges GELLÉ,

Chef des travaux otologiques au Laboratoire de la Clinique des maladies mentales.

Chargé de la consultation otologique à la clinique des maladies nerveuses (*Salpêtrière*) et à la clinique des maladies mentales (*Asile Sainte-Anne*), j'ai depuis plusieurs années examiné systématiquement la plupart des malades nouveaux et pris leur audition.

Cette série d'examens de l'ouïe chez des malades nerveux ou atteints de folie m'a permis de faire quelques remarques curieuses sur l'état de l'audition dans ce groupe pathologique.

Je me propose dans ce travail d'attirer l'attention sur quelques particularités présentées par l'audition du diapason la^3 vibrant au vertex, *audition solidienne*. Pour écarter toutes les causes d'erreur ou les modifications tenant à des lésions anatomiques de l'oreille ou à des troubles fonctionnels de l'organe, ce qui aurait pu fausser le résultat de mes expériences, j'ai éliminé de ma statistique tous les malades ayant eu un passé otique, tous ceux présentant des lésions actuelles de l'oreille et tous ceux atteints de surdité à quelque degré que ce soit ou souffrant de bourdonnements ou de vertige, etc., en un mot je n'ai envisagé que l'*état de l'audition cranienne du diapason* la^3 chez des individus indemnes quant à l'oreille, mais touchés par la névrose (hystérie, neurasthénie) ou certaines formes de folie (mélancolie, affaiblissement intellectuel, débilité mentale, démence vésanique, persécutés).

Pour avoir en quelque sorte un étalon de la durée normale de la perception cranienne avec mon diapason et dans les conditions de mes expériences, j'ai tout d'abord pratiqué cette recherche chez des personnes exemptes de toute tare nerveuse ou mentale et jouissant de la plénitude de leur fonction auditive: la moyenne des résultats obtenus de cette façon m'a servi de terme de comparaison, de mesure, et c'est à ce chiffre que j'ai comparé les divers résultats obtenus chez mes malades.

Pour l'examen de l'audition cranienne de mes malades, je me suis servi d'un gros diapason *la*⁵ et j'eus le soin de répéter l'examen par trois fois chez chaque malade ; prenant ensuite la moyenne de ces trois épreuves, j'eus ainsi en quelque sorte le taux, le niveau de l'audition solidienne du sujet.

Cet examen si simple et si rapide chez les individus normaux est déjà plus compliqué, plus lent, chez les névrosés que tout étonne et effraie, mais c'est surtout dans les psychoses qu'il n'est pas sans présenter de nombreuses difficultés et l'observateur doit s'armer de beaucoup de patience. Si je rappelle ce fait, ce n'est que pour vous dire que cette difficulté et cette lenteur de l'examen des malades de cette catégorie m'ont empêché de pratiquer l'examen de l'audition avec la série des diapasons, ce qui eût pu présenter un certain intérêt, examen que je me propose, au reste, de reprendre à ce point de vue.

Quoi qu'il en soit, possédant ainsi le chiffre moyen de la durée de perception du diapason-vertex chez mes malades, je pus le comparer au chiffre physiologique et normal précédemment fixé et c'est ainsi que je fus frappé de ce résultat que la clinique depuis longtemps m'avait laissé entrevoir à savoir que *chez tous mes sujets, le chiffre de l'audition solidienne était inférieur à la normale* et sans vouloir ici citer des chiffres je puis dire qu'en moyenne cette diminution atteignait un bon tiers de la perception normale, les plus grands écarts se rencontrant chez les hystériques et surtout chez les neurasthéniques chez lesquels parfois le taux de l'audition cranienne tombait à moitié de la normale.

Si, maintenant, poussant plus loin l'examen, on considère les résultats fournis chez chaque malade par les trois examens consécutifs que je vous ai dit avoir pratiqués dans un simple but de contrôle, on est frappé de ce fait que chez les uns, les hystériques, les neurasthéniques, la durée de perception subit une *progression décroissante* à chaque examen ; chez les autres (mélancoliques, persécutés, débiles) au contraire, la *progression* est *inverse* et la durée de perception croît à chacun des examens.

Pour fixer les idées par un exemple, prenons le chiffre 30″ comme le taux normal de la durée de la perception cranienne. Chez nos malades, on peut représenter cette durée par les chiffres 15″ à 20″ et chez l'hystérique on aura pour les trois examens les durées successives 20″. 16″, 12″ ; tandis que, chez le mélancolique. on trouvera 18″. 20″,

25. Cet exemple schématique se rapproche en somme beaucoup des types que j'ai pu observer le plus souvent.

L'explication de ces faits n'est pas facile surtout en ce qui concerne l'abaissement de la durée de la perception de l'audition cranienne.

Pour moi, je pense que dans ces maladies (psychoses et névroses) la volonté étant souvent réduite à presque rien, l'attention, facteur si nécessaire à l'audition, se trouve aussi bien diminuée; et alors, on peut admettre que les sons qui suivent la filière habituelle, normale, la *voie aérienne*, pour arriver aux centres, sont perçus sans difficulté, tandis que ceux qui prennent une voie détournée, anormale, la *voie soli- dienne*, n'ont pas l'intensité nécessaire pour réveiller l'attention qui fai- blit déjà et la perception lorsqu'elle existera sera dès lors de faible durée.

Cette interprétation peut s'appliquer de même, me semble-t-il, pour expliquer la diminution progressive de la durée de l'audition dans les examens successifs. L'attention, sollicitée par un premier examen, est bientôt distraite, se fatigue vite et s'épuise par les examens ultérieurs.

Les déprimés mélancoliques, au contraire, vivent dans un état de dépression, d'inaction, d'impuissance, incapables de faire un effort pour agir. Chez eux, un premier examen secoue la torpeur et les examens successifs ramènent l'attention et facilitent, augmentent la perception.

Quoi qu'il en soit, ces quelques remarques concernant l'audition cranienne dans les névroses et les psychoses n'ont pas un intérêt purement spéculatif et je crois que dans la pratique, si l'on y prend garde, elles permettront d'éviter des erreurs d'interprétation dans les résultats de nos épreuves de l'audition à l'aide des diapasons et de comprendre certaines anomalies de perception qui sans leur connais- sance resteraient inexplicables.

En résumé, dans les névroses et les psychoses en dehors de tout état pathologique auriculaire on peut constater : 1° une très notable diminution de la perception du diapason vibrant au vertex, diminution pouvant s'estimer à environ un tiers de la durée d'audition normale; 2° si l'on répète plusieurs fois le même examen et si l'on compare les résultats ainsi obtenus, on voit qu'on peut facilement les classer en deux groupes : dans un premier groupe la durée de la perception cranienne du diapason va en diminuant à chaque examen successif, c'est le type le plus fréquent dans l'hystérie et la neurasthénie; dans le deuxième groupe, cette même durée va en augmentant dans les examens successifs, c'est le type que l'on rencontre habituellement chez les mélancoliques, les persécutés, les débiles.

LA COCAÏNISATION DES CANAUX SEMI-CIRCULAIRES

par M. le docteur C.-J. KŒNIG,

de Paris.

Messieurs,

Je désire, en quelques mots, attirer votre attention sur les résultats de mes expériences sur les canaux semi-circulaires. Ces expériences, consignées dans ma thèse, à la Faculté de Paris en 1897, ont été faites sur les canaux de pigeons, et avaient pour but de produire une abolition pure et simple de fonction.

C'est au moyen de cristaux de chlorhydrate de cocaïne que cette abolition de fonction a été obtenue. Ces cristaux sont dissous directement dans la péri-lymphe, anesthésient les terminaisons neuro-épithéliales du nerf vestibulaire et produisent les symptômes de Flourens tels qu'on les obtient par la section des canaux.

Ces expériences ont été répétées et confirmées par M. Breuer, de Vienne, et apportent une preuve conclusive des fonctions statiques du labyrinthe.

INDICATIONS ET RÉSULTATS DE 40 OPÉRATIONS RADICALES DANS L'OTITE MOYENNE PURULENTE CHRONIQUE (RÉSUMÉ)

par M. le docteur C. POLI,

de Gênes.

Les 40 cas d'otite purulente, dans lesquels l'A. a rencontré l'indication pour une attico-anthrectomie, portent sur 39 individus (29 hommes et 10 femmes), dont 15 âgés de 1 à 10 ans ; — 15 de 11 à 20 ans ; — 8 de 21 à 30 ans ; — et 3 de 31 à 40 ans. Dans un cas seulement l'opération fut pratiquée des deux côtés.

L'affection auriculaire remontait dans la majorité des cas aux premières années de la vie. Dans 15 cas, des végétations adénoïdes coexistaient. Dans 8 cas, une tare tuberculaire pouvait être constatée dans la famille, et dans 3 de ces cas les patients eux-mêmes eurent des manifestations tuberculaires.

L'indication pour une intervention opératoire jaillit dans chacun des cas de phénomènes objectifs et subjectifs.

Indications objectives. — La constatation de l'existence d'une colestéatome détermina l'intervention dans 8 cas : d'une carie avec paralysie faciale dans deux cas ; d'une otomastoïdite chronique avec fistule mastoïdienne dans 4 cas ; d'une réacutisation d'une otomastoïdite chronique dans 5 cas. Dans un cas l'attico-anthrectomie a été pratiquée en deuxième temps, après l'ouverture et la guérison d'un abcès otitique du cervelet.

Indications subjectives. — La manifestation et la persistance de douleurs spontanées ou provoquées par la pression de la mastoïde conseilla l'intervention dans 7 cas ; le développement soudain de vertiges violents indiqua la nécessité de l'opération dans 2 cas. L'existence simultanée de douleurs et de vertiges intermittents conseilla dans 10 cas l'intervention.

Dans 5 cas seulement l'attico-anthrectomie a été pratiquée pour la seule raison que l'otorrhée se démontra rebelle à tout traitement conservatoire, sans qu'elle fût indiquée d'une manière décisive par des phénomènes objectifs ou subjectifs.

La nature et la durée du traitement conservatoire varièrent de la part de l'A. dans chacun des cas observés, suivant l'indication plus ou moins favorable à une intervention opératoire. Dans ces cas, où des végétations adénoïdes existaient, l'éloignement de ces dernières précéda généralement toute intervention sur l'appareil auditif. Dans les cas d'indication objective, le traitement conservatoire a été généralement négligé, ou de très courte durée. Par contre, dans les cas d'indication subjective et tout spécialement dans les cas où même les symptômes subjectifs faisaient défaut, le traitement conservatoire a été suivi avec persévérance sous forme d'instillations aseptiques ou caustiques, asportation de granulations ou des osselets par la voie du conduit, etc.

La constatation opératoire des lésions anatomo-pathologiques a, dans les conditions actuelles de nos connaissances, une importance spéciale pour les cas d'indication subjective. Bien souvent une sclérose éburnée de la mastoïde a été constatée dans ces cas. L'antre, parfois très réduit, parfois par contre très vaste, a été constaté souvent, surtout dans les cas d'otorrhée très ancienne dans une position plus élevée et plus en avant que d'ordinaire, justement comme il est placé en bas âge. Rarement on y trouva des fongosités ; mais plus souvent il était revêtu d'une membrane pyogénique. Des granulations furent plus facilement relevées dans l'attique. Dans un des deux cas de vertiges, l'existence d'une fistule dans le canal horizontal fut constatée. Il y a lieu toutefois d'avouer que souvent les modifications pathologiques constatées à l'opération n'étaient pas en correspondance avec la gravité des phénomènes cliniques subjectifs.

Dans les 40 cas opérés (abstraction faite des 5 derniers qu sont encore sous traitement et en voie de guérison), l'on obtint dans 52 la cessation permanente de l'otorrhée. Dans les cas de cholestéatome l'on eut souvent des récidives partiales, aisément dominées par une ouverture rétro-auriculaire permanente. La paralysie faciale disparut dans les deux cas complètement. Les symptômes subjectifs cessèrent, plus ou moins vite, dans tous les cas avec la cessation de l'otorrhée. Dans trois cas, le résultat fut négatif au sujet de l'otorrhée. Dans un de ces cas, parmi les premiers opérés, l'on eut des manifestations tuberculaires et l'apparition d'un écoulement de l'autre oreille qui était saine avant. Dans un autre cas l'opération fut entravée par une paralysie faciale suivie plus tard d'une contracture du facial inférieur. Dans un troisième cas, le traitement consécutif ne put être pratiqué méthodiquement à cause de la sensibilité exagérée de la jeune patiente.

En ce qui touche le résultat fonctionnel, l'A., dans les cas de guérison, eut presque toujours une amélioration parfois très remarquable de la fonction auditive, et l'amélioration continua plus tard à s'accentuer.

Un fait très remarquable, suivant l'A., est l'amélioration considérable des conditions organiques générales qui souvent se manifeste après la suppression du foyer suppuratif auriculaire.

Le traitement consécutif à l'opération fut généralement de longue durée. Dans un cas seulement la guérison complète a été obtenue en 6 semaines. La plupart des patients furent soignés pendant 4 à 5 mois, quelques-uns pendant une année entière environ. La durée du traitement est, suivant l'A., en rapport non seulement aux méthodes de plastique adoptées (l'A. adopte à présent celui de Panse-Kœrner), mais aussi aux conditions générales du patient. C'est pourquoi l'A. impose souvent un traitement général reconstituant.

Se réservant de donner *in extenso* l'histoire clinique des cas, l'A. souhaite que cela soit fait aussi par les différents opérateurs, car il est d'avis que seulement après une longue série de cas bien observés et consciencieusement exposés, l'on pourra, par la comparaison des données objectives et subjectives avec la constatation opératoire des lésions anatomo-pathologiques, résoudre la question de l'indication d'un acte opératoire qui doit être protégé contre le discrédit dans lequel il pourrait tomber par l'enthousiasme exagéré des uns et l'abstention excessive des autres, abstention qui, pourtant, il faut le dire, trouve souvent sa justification dans l'insuffisance de ces derniers.

SUR UNE TERMINAISON RARE DE L'EMPYÈME MASTOÏDIEN (RÉSUMÉ)

par M. le docteur C. POLI,

de Gênes.

Parmi les différentes manières de diffusion d'un empyème mastoïdien, l'A. attire l'attention du Congrès sur la possibilité que le pus, après avoir atteint la gouttière sigmoïdienne, se manifeste spontanément vers la surface sans déterminer de lésions graves sur le sinus sigmoïde.

Les observations cliniques sur lesquelles cette étude se fonde ont trait à une petite fille âgée de 9 ans et à un homme âgé de 51 ans, qui présentèrent une mastoïdite aiguë, suivie d'une péri-sinusite et successivement d'un abcès sous-périostique.

Dans les deux cas, une fistule conduisait directement de la corticale externe jusqu'à la gouttière du sinus, dont les parois étaient rouges et revêtues de granulations. Dans l'un des cas précités, le sinus a été constaté libre moyennant une ponction explorative. Dans les deux cas, tout symptôme pyoémique faisait défaut et l'opération fut régulièrement suivie de la guérison.

L'A. fait remarquer que, pour qu'une telle terminaison spontanée de l'empyème mastoïdien soit possible, il faut que le sinus soit superficiellement situé au-dessous de l'os qui le protège. Cela peut tout aussi bien se vérifier si l'écaille mastoïdienne, sous laquelle le sinus est situé, est mince dans toute son extension, ce qui se vérifie chez les enfants, que si la gouttière sigmoïdienne, se creusant une excavation sur la face interne de l'écaille mastoïdienne, vient s'approcher à la corticale externe, ce qui se vérifie quelquefois dans les mastoïdes scléreux ou diploïques.

La notion de la possibilité d'un tel résultat spontané de l'empyème mastoïdien pourrait éviter, selon l'A., une lésion accidentelle du sinus sigmoïde, lésion qui doit s'être vérifiée maintes fois, et qui, lors même que de plus graves conséquences s'ensuivraient, empêcherait toujours de continuer l'acte opératoire.

JEUDI 9 AOUT

Séance du matin.

Présidence de M. BOTEY, de Barcelone.

LES POISONS DE L'OREILLE

par M. A. CASTEX,

de Paris.

Bien souvent il nous arrive d'être consultés par des sujets qui ayant eu, ou non, des antécédents pathologiques aux oreilles, sont pris de surdité progressive avec bruits entotiques, quelquefois même avec des vertiges ou d'autres troubles auriculaires. En fouillant dans leur passé nous trouvons qu'ils ont usé de diverses substances, médicaments ou toxiques, dont le rôle n'est pas douteux dans l'apparition de leur surdité.

Ces cas sont souvent désignés sous le titre de « surdités toxiques » Cette désignation prête à la critique, car elle laisserait entendre que certaines surdités sont cause de toxicité, tandis qu'en réalité c'est justement l'inverse. Ne vaudrait-il pas mieux dire : *ototoxies?* Mais je ne prétends pas inaugurer un mot nouveau et je me contenterai de la désignation : poisons de l'oreille, qui s'applique exactement au cas sans rien préjuger du siège souvent imprécis de l'altération anatomo-pathologique.

Nos distingués confrères, MM. Gradenigo (de Turin) et Kaspariantz (de Moscou), avaient été priés par notre comité de présenter chacun un rapport sur cette question. Puisqu'il ne leur a pas été possible de se rendre à cette invitation, je demande la parole pour un temps très court, seulement afin que la question figure dans nos travaux et soit discutée selon que vous le jugerez utile.

Je m'y suis décidé d'autant plus que jusqu'à présent nous rencontrons cette variété d'otopathie bien plus souvent dans la pratique que dans les livres. Je ne puis manquer toutefois de mentionner une thèse de doctorat, très documentée et intéressante soutenue en 1899 par M. Lazinier, élève de la Faculté de Paris, sur : « Contribution à l'étude des surdités toxiques. »

Il va sans dire que ces poisons de l'oreille ne déterminent pas seulement la surdité, mais c'est le trouble majeur, celui qui le plus ordinairement décide les malades à prendre avis de l'auriste.

Ils sont encore assez nombreux, ces agents nocifs pour l'audition, et nous devons en être d'autant plus avertis qu'ils appartiennent en majorité à l'arsenal thérapeutique, et font transgresser aux médecins, parfois à leur insu, le vieux précepte : « Primo non nocere. »

Tout en tête de la série nous voyons les sels de quinine, le sulfate surtout bien souvent et justement incriminé; Je ne reproduirai pas ici les observations topiques qui ont été publiées déjà, mais je puis dire que, dans ces dernières années, j'ai souvent été consulté par des coloniaux civils ou militaires, revenant du Tonkin, du Sénégal ou de Madagascar, qui avaient ingéré de façon prolongée des doses élevées de quinine et qui soumettaient à mon examen des oreilles gravement et irrémédiablement atteintes, principalement par des altérations à siège labyrinthique. Deux de mes observations figurent dans la thèse du Dr Lazinier.

Viennent ensuite le salicylate de soude et l'acide salicylique, puis l'antipyrine assez rarement signalée. La cocaïne, jusqu'ici, ne semble pas réaliser la surdité; elle ne détermine que des hallucinations, ainsi que pour la vue et l'odorat.

L'aconit, le nitrite d'amyle, la pilocarpine, ne sont pas d'une nocuité bien établie.

Les bromures et les iodures sont incriminés par quelques auteurs. Herbert Ramsay a consigné dans le *Bristish medical Journal* (1898, page 1815) l'observation d'un catarrhe séreux de l'oreille moyenne produit par l'administration de l'iodure de potassium. Son malade était atteint de syphilis secondaire. Trois jours après l'emploi quotidien de ce médicament, le malade est pris d'iodisme intense, en même temps que de surdité dans une oreille toujours normale jusqu'alors. Le diagnostic fut : « otite moyenne séreuse. » Suppression de l'iodure et presque aussitôt amélioration de l'ouïe. L'iodure est repris et le catarrhe tympanique reparait pour ne cesser tout à fait que lorsque H. Ramsay adopta l'iodure de sodium qui fut bien supporté à la dose de 5 grammes par jour.

Le mercure n'est pas inoffensif. J'ai dans mes recueils des faits un cas où certainement c'était bien lui et non la syphilis qui pouvait être mis en cause.

Le chenopodium, vermifuge nouvellement employé en Amérique, influence aussi fâcheusement l'audition, ainsi qu'il résulte des observations de E. Gellé et de North [1].

1. NORTH, *Amer. Journal of otol.*, juillet 1880, VII, p. 197.

L'alcool exerce une action non douteuse. J'ai été consulté, il y a trois ans, par un homme d'une quarantaine d'années qui éprouvait depuis peu un affaiblissement de l'ouïe avec bourdonnements. Rien ne pouvait expliquer ces troubles que l'habitude contractée depuis peu de prendre un verre de cognac à chaque repas. Sur mon conseil, le malade y renonça et huit jours après une amélioration se manifesta qui alla jusqu'à la guérison complète en moins de vingt jours. Ce n'est certes pas une sclérose tympanique qui se serait améliorée tant et si vite. Sur un malade de M. Cornil, Terrien constate de la névrite optique coïncidant à une labyrinthite éthylique.

Le tabac agit non seulement en provoquant des troubles trophiques du pharynx, des trompes et de l'oreille moyenne, comme l'ont signalé Triquet et M. Ladreit de Lacharrière [1], mais aussi sur le labyrinthe et le nerf auditif, ainsi qu'il résulte de quelques observations.

Le haschisch doit figurer ici dans cette énumération.

L'opium agit plutôt en produisant des bourdonnements, résultat de la congestion labyrinthique. Le Pr Politzer m'a dit les avoir assez souvent noté chez les morphinomanes.

D'après mes observations personnelles, ce sont surtout les anesthésiques, le chloroforme tout particulièrement, que l'on voit responsable de ces surdités toxiques. Les tintements d'oreille que signalent les opérés dès les premières bouffées de la narcose montrent déjà que l'appareil de perception subit personnellement l'action de l'anesthésique, mais d'ordinaire, c'est dans les jours qui suivent l'opération que le malade remarque la diminution de l'ouïe. Je trouve dans mes recueils d'observations six cas de surdité labyrinthique où nulle autre cause déterminante ne pouvait être invoquée. L'éther ne figure qu'une fois dans ces faits. Les cinq autres dépendent tous du chloroforme. Ils ont été réunis en un espace de trois années. L'observation la plus typique est la suivante que je dois à l'obligeance de mon assistant, M. Ménier. La malade fréquente encore la clinique.

Surdité consécutive à l'anesthésie par le chloroforme.

Femme âgée de 40 ans, a toujours joui d'une excellente santé, et dans ses antécédents personnels on ne relève aucune particularité intéressante à signaler. L'état général est d'ailleurs excellent.

Interrogée sur son passé, la malade raconte qu'il y a une douzaine d'années environ elle a été opérée pour une déviation utérine.

---

1. LADREIT DE LACHARRIÈRE, *Annales des mal. de l'oreille*, 1878.

L'opération fut, paraît-il, très laborieuse et l'anesthésie chloroformique dura plus d'une heure.

Les suites de l'opération furent absolument normales, cependant la malade s'aperçut qu'elle était devenue sourde.

La surdité augmenta très lentement et, aujourd'hui, la malade déclare ne presque plus rien entendre. C'est pour cette infirmité qu'elle vient consulter à la clinique de la Faculté.

Examen de la malade. — La malade n'entend pas la voix normale, on est obligé de parler fort et lentement pour se faire comprendre d'elle.

L'acuité auditive est très diminuée des deux côtés. Elle ne perçoit pas le tic tac d'une montre appliquée sur la conque auditive des deux côtés.

Les vibrations du diapason approché du conduit auditif sont un peu mieux perçues à droite qu'à gauche; appliqué sur la mastoïde, il est perçu un peu moins nettement, mais encore mieux à droite qu'à gauche (Rinne positif).

Le diapason Vertex est faiblement perçu, par l'oreille droite seulement. L'examen des deux conduits auditifs ne révèle rien d'anormal, de même l'examen du nez et de la gorge.

Les troubles subjectifs sont caractérisés par des bourdonnements dans l'oreille gauche et des vertiges qui obligent la malade à se cramponner aux objets qui l'environnent pour éviter une chute.

Elle déclare n'avoir jamais eu de vomissements, ni de perte de connaissance.

Elle n'éprouve aucune douleur. Cette malade n'ayant jamais eu d'accident d'otite moyenne, et l'examen direct n'ayant pas révélé de lésions appréciables de la caisse, nous avons cru, étant donnés les différents symptômes que nous avons recueillis, qu'il y avait lieu de localiser dans le labyrinthe l'origine de la surdité. A quelle cause devons-nous rattacher cette surdité labyrinthique? Les hémorragies du labyrinthe sont généralement consécutives aux traumatismes du crâne, aux fractures du rocher; on les voit survenir également à la suite d'une commotion violente, d'une forte détonation par exemple, brusques variations de pression, d'accès urémiques ou dans le cours du diabète. Or, chez cette malade, il est impossible d'invoquer l'un de ces facteurs étiologiques.

Nous pouvons éliminer aussi la syphilis du labyrinthe, la malade n'ayant jamais eu et ne portant aucun stigmate de manifestations spécifiques.

La malade n'a aucun des caractères de surdité nerveuse qui apparaît et cesse brusquement, qui est le plus souvent unilatérale, et qui n'est accompagnée ni de vertiges ni de bourdonnements. D'ailleurs on ne trouve chez elle aucun stigmate d'hystérie.

Cette surdité labyrinthique étant survenue à la suite de l'administration prolongée du chloroforme, nous croyons devoir l'attribuer à une hyperémie du labyrinthe, occasionnée par l'agent anesthésique, qui a déterminé une sorte d'état apoplectique persistant de l'oreille interne qui a été le point de départ de lésions définitives.

Une dame que je soignais dernièrement est devenue sourde après avoir subi pendant quelques semaines six injections hypodermiques d'huile phosphorée ; c'était bien le labyrinthe qui se montrait lésé. La surdité s'accompagnait de tintements aggravés par la position couchée.

L'influence du sulfure de carbone est moins bien établie que celle de l'oxyde de carbone. Kayser (de Breslau)[1] a observé une malade qui, trente-six heures après l'intoxication, était sourde et bourdonnante ; un mois après, ces troubles persistaient encore. Les membranes tympaniques étaient normales, mais la conductibilité osseuse affaiblie. Kayser conclut à une suffusion sanguine du labyrinthe ; il obtint une amélioration rapide par la faradisation.

Le *plomb* peut porter son action sur le nerf acoustique comme il le fait sur d'autres. Le D'r Debove a noté de la surdité chez un peintre atteint de saturnisme, mais l'ouïe revint rapidement par l'application de l'aimant, ce qui donne à penser qu'il s'agissait plutôt d'un cas d'hystérie toxique.

En somme, les toxiques qui en l'état actuel de nos connaissances doivent être considérés comme spécialement dangereux pour la fonction auditive, et dont il importe de dresser la liste, sont :

Les sels de quinine ;
Les salicylates et l'acide salicylique ;
Le mercure ;
Le chenopodium vermifuge ;
Le phosphore ;
Le tabac et le haschisch ;
L'alcool ;
L'oxyde de carbone ;
Le plomb ;
Le chloroforme et l'éther.

Pour qu'ils agissent, des doses fortes et prolongées sont nécessaires.

Ces surdités par toxiques forment un chapitre, à côté des surdités

1. Kayser, *Wiener med. Woch.*, N° 41, 1895.

dites infectieuses, et cette analogie sert à nous expliquer la pathogénie des unes et des autres.

Pathogénie. — Les autopsies manquent pour nous renseigner, mais, à leur défaut, nous avons les recherches expérimentales de Gellé et Laborde[1], de Kirchner (de Wrusbourg)[2]. Kirchner fait prendre à des animaux des doses élevées de quinine et d'acide salicylique. Les mettant à mort, il trouve des exsudations sanguines dans le limaçon et les canaux demi-circulaires avec altérations diverses des terminaisons nerveuses. Dans la zone méningo-cérébrale avoisinante il y avait congestion bien marquée. Ainsi, afflux considérable de sang dans l'oreille interne et la région auditive de l'écorce cérébrale. Le même auteur dit en outre avoir constaté chez un rhumatisant qui avait pris beaucoup de salicylate un épanchement séro-muqueux, ambré, dans la caisse.

En réunissant toutes les constatations faites jusqu'ici, nous pouvons nous arrêter à trois interprétations :

1° L'action du toxique s'exercerait sur le système nerveux central par troubles vaso-moteurs ou par destruction de l'élément nerveux. Eeman[3] voit même dans le salicylate de soude un poison électif du bulbe. Les noyaux de l'acoustique seraient pris d'abord, d'où résulteraient ensuite des troubles trophiques de l'oreille moyenne et de l'oreille interne. En tout cas, Laborde et Gellé nous ont montré que la quinine agit bien sur les centres par vaso-dilatation.

2° Les poisons frappent l'oreille interne soit par action directe, soit par vaso-dilatation ou vaso-constriction, amenant à la longue des altérations trophiques. Les surdités par commotion labyrinthique (détonation de l'artillerie, etc.) n'agissent pas autrement.

3° Enfin, la surdité serait *tympanique* ; dans le tabagisme, l'alcoolisme, par exemple, parce que la caisse se prendrait à la suite de lésions tubaires provoquées elles-mêmes par des lésions pharyngées.

Chacune de ces trois interprétations peut s'appliquer à tels cas particuliers, mais, dans la majorité des cas, à toute l'oreille interne ou les centres auditifs qui paraissent en cause, comme l'établit l'examen par les diapasons.

Ce qui ressort encore clairement de l'ensemble des points, c'est l'importance d'une propathie antérieure pour appeler et fixer le poison à l'oreille. Une personne est indemne à cet égard, elle peut prendre impunément quinine et salicylate ; mais telle autre est un peu sclé-

1. *Soc. de biol.*, 1877 et 1888.
2. Kirchner, *Monatschr. für Ohrenheilb.*, mai 1885.
3. Eeman. Cinquième réunion des oto-laryngologistes belges.

reuse ou a eu des otorrhées, taries actuellement, la quinine, le chloroforme, etc.. lui laisseront surdité et bourdonnements.

Le *diagnostic* doit différencier en ototoxies : 1° les surdités infectieuses qui leur ressemblent tant (oreillons, scarlatine, diabète, urémie, etc.) ; 2° des surdités purement nerveuses ; 5° des hystéries toxiques où l'ensemble du système nerveux touché par le poison réagit en manifestations hystériques (Debove, Raymond). Le plomb en est le provocateur le plus connu. La surdité est alors unilatérale et peut guérir par l'emploi des aimants.

Le diagnostic de surdité toxique une fois bien établi, il importe d'en fixer, si possible, le siège et le mode pathogénique, en vue d'une thérapeutique plus précise.

Sans doute le *pronostic* est proportionné à l'ancienneté, au degré de l'imprégnation, mais en thèse générale il est des plus graves pour la fonction auditive.

Le *traitement* consiste surtout à prévoir et puisque nombre de ces poisons sont des médicaments, c'est à nous. médecins, à ne pas nuire d'abord. Ce n'est pas certes qu'il faille renoncer à la quinine et au chloroforme, mais avertis de leur danger spécial, nous devrons, surtout quand nous serons en présence d'oreilles déjà endommagées, limiter leur emploi au minimum nécessaire comme dose et comme temps.

Les courants galvaniques ou faradiques et les injections hypodermiques de pilocarpine restent les moyens les plus recommandables. Celle-ci a particulièrement bien réussi dans un cas de Gollye. Une fillette de 15 ans. convalescente d'oreillons, est prise de vertiges intenses avec douleurs diffuses dans le côté droit de la tête, les tympans sont normaux. mais la surdité absolue. Gollye débuta par 5 milligrammes par jour pour arriver à 1 centigramme. Huit jours après, l'audition et la stabilité verticale avait reparu, sept mois après la guérison était entière.

Ainsi nous voyons que diverses substances, dont plusieurs médicamenteuses, sont des poisons de l'oreille. En cherchant nous en découvrirons d'autres, sans doute, qui jusqu'ici agissent à notre insu. Dans notre pratique, méfions-nous surtout de les employer quand l'oreille laisse voir des propathies quelconques, car elles sont un élément redoutable d'appel et d'aggravation.

DISCUSSION

M. G. GELLÉ. — A propos de la surdité toxique par le chloroforme, je crois utile et curieux de rapporter au Congrès l'observation suivante recueillie à la Salpêtrière. L'année dernière j'ai eu à examiner une petite fille venue de province, âgée de 4 ans, qui dans le but de faciliter le cathétérisme fut soumise pendant 4 mois 5 fois par semaine à l'anesthésie chloroformique par son médecin, non spécialiste. Lors de mon examen, la surdité était totale depuis longtemps.

M. Loewenberg (de Paris). — M. Lœvenberg a demandé si dans les cas cités par M. Castex, dans lesquels le plomb est accusé d'avoir provoqué l'hystérie, il ne se serait pas agi plutôt de personnes en puissance d'hystérie, dans lesquelles, étant donnée l'impressionnabilité spéciale de cette catégorie de malades, le médicament aurait provoqué des troubles nerveux localisés à l'oreille.

M. C. J. Kœnig. — Je voudrais demander à M. Castex si dans ces cas il y avait du vertige, car s'il s'agit d'une affection labyrinthique si grave, il est intéressant et curieux que la branche cochléaire seule soit atteinte.

M. Castex. — Dans les cas que j'ai observés, je n'ai pas trouvé l'hystérie. Quelquefois il y avait des vertiges.

DE LA TRÉPANATION DANS LES COMPLICATIONS INTRA-CRANIENNES OTIQUES. — UN CAS D'ABCÈS PÉRISINUSAL APPARU APRÈS GUÉRISON COMPLÈTE DE L'OTITE MOYENNE — UN CAS DE SEPTICÉMIE AIGUË OTIQUE

RAPPORT

par M. le docteur TAPTAS,
de Constantinople.

Il est connu que les complications intra-crâniennes d'origine otique proviennent de la transmission de l'infection de la caisse et se lient à l'intérieur du crâne soit après destruction des parois osseuses qui les en séparent, soit par les déchéances naturelles des os, soit enfin par les vaisseaux lymphatiques ou autres. Dans tous ces cas l'infection peut se cantonner d'abord à la dure-mère pour s'étendre plus tard plus au loin, où elle peut dès le commencement revêtir la forme d'une septicémie aiguë plus ou moins grave. Dans ces circonstances, le seul moyen d'arrêter la marche de l'infection est bien sûr l'ouverture large du foyer primitif par une opération radicale. Malheureusement pourtant, il y a des formes pour ainsi dire frustes où la détermination du point de départ des symptômes d'infection est difficile ; alors le doute naît, l'intervention est ajournée et le dénouement devient fatal.

Observation I. — Mlle X..., 19 ans, se présente avec des douleurs vives à l'O. D. Le tympan est bombé. Paracentèse = pus. Comme traitement des lavages formolés suivis de bain d'eau oxygénée et de pansements humides. Quelques jours après les douleurs sont les mêmes. J'élargis la perforation du tympan, et je perds la malade de vue.

Elle revient 2 mois 1/2 après. L'oreille est guérie depuis longtemps, le tympan est cicatrisé, l'audition est bonne. Pourtant les douleurs continuent très fortes, spontanées, et à la pression sur l'apophyse mastoïdienne : la malade a beaucoup maigri.

Voyant la caisse toute saine, j'attribue les douleurs à un état névralgique et je conseille des frictions révulsives derrière l'oreille. A quelques jours de là la malade revient et cette fois-ci je puis constater une léger œdème derrière le pavillon, avec engorgement des veinules sous-cutanées. Je crois pouvoir diagnostiquer une mastoïdite et j'en propose l'ouverture.

Pendant l'opération, faite 5 jours plus tard, je trouve très peu de pus sous la peau et un point d'os nécrosé vers le bord postérieur de l'apophyse qui, enlevé à la curette, laisse la dure-mère à nu. J'ouvre l'autre qui est saine ; l'apophyse est tout éburnée. Revenant alors vers le point dénudé de la dure-mère, j'élargis l'orifice existant et aussitôt un flot de pus épais jaillit d'entre le sinus latéral et l'os. J'élargis encore plus ; le sinus latéral est couvert de fongosités noires. Je les curette légèrement et je tamponne à la gaze iodoformée. — Guérison.

Observation II. — M. X..., âgé de 40 ans, de constitution très forte, présente vers la fin d'une grippe d'intensité moyenne un écoulement séro-sanguinolent à l'O.G. sans se plaindre, selon le dire de son médecin, que d'une légère douleur à la nuque. Quelques jours plus tard la T. monte à 39°-40° et une torpeur intellectuelle avec aphasie complète s'ajoute. Un confrère consulté ne trouve rien d'alarmant à l'oreille et laisse le malade en observation. Appelé le lendemain à mon tour, je ne trouve rien à l'apophyse mastoïdienne mais le tympan étant très bombé et épais, je fais une large paracentèse dont il n'est venu que du sang et je propose de faire une intervention sur l'apophyse si l'état ne s'améliore pas jusqu'au lendemain. Le lendemain matin nous voyons le malade avec le premier confrère, préparés déjà à l'opération et devant le doute nous opérons. L'apophyse est pleine de pus séreux, le sinus est normal, la force cérébrale moyenne n'a pas été examinée. — Mort 20 heures après.

Le cathétérisme fait entendre un souffle normal et l'audition à la M. est très bonne. L'apophyse mastoïde ne présente rien de particulier mais elle est sensible à la pression.

Nous conseillons des frictions de teinture d'iode sur l'apophyse et nous laissons la malade en observation. Elle revient 5 jours après et cette fois-ci nous constatons un léger œdème derrière le pavillon avec engorgement des veinules sous-cutanées. Nous diagnostiquons une mastoïdite et nous proposons l'opération.

Celle-ci est faite le 8 du mois de septembre 1899. Sous la peau à peine quelques gouttes de pus et un petit espace d'os malade vers le bord postérieur de l'apophyse mastoïde, qui, nettoyée avec une curette, donne une petite cavité osseuse de 1 centimètre de largeur. A la partie postérieure de celle-ci une petite perte de substance de la dimension d'une lentille laisse voir la dure-mère, qui paraît noire et bourgeonnante. Nous attaquons l'apophyse vers l'antre et après la résection au ciseau d'une partie d'os tout à fait dense, nous arrivons à un petit antre sain. Nous voulons, avant de fermer, examiner bien la dure-mère aussi et nous élargissons l'orifice déjà existant vers la partie postérieure. Aussitôt un flot de pus épais de la quantité d'une grosse cuillère à potage surgit d'entre le rocher et la dure-mère. Nous élargissons encore davantage et nous constatons que le sinus latéral est couvert de fongosités noires et grosses baignées dans du pus. Nous currettons celles-ci attentivement, nous plaçons une mèche de gaze iodoformée et nous fermons la plaie.

Les suites de l'opération ont été des meilleures. Le lendemain la malade voulait déjà quitter le lit. Point de fièvre, les douleurs ont entièrement cessé. Après un mois la plaie se fermait et la guérison était complète.

La caisse est restée intacte, de manière qu'avec quelques cathétérismes l'audition est aussi bonne que du côté sain.

Comme vous le voyez, messieurs, l'observation est intéressante. Consécutivement à l'otite moyenne il y a eu, dès le commencement, diapédèse des microbes, causes de l'otorrhée, vers l'intérieur du crâne, probablement par l'intermédiaire des vaisseaux lymphatiques. La caisse, bien drainée, guérit, pendant que l'infection extra-durale continua à se développer pour son propre compte. C'est le même processus que lorsque du pus emprisonné dans les cellules mastoïdiennes inférieures dans les coins d'une otite purulente aiguë cause un abcès mastoïdien malgré tous les soins donnés à la caisse. Il s'agit alors en effet d'un foyer d'infection séparé contre lequel ne peuvent rien le bon drainage et les lavages de la caisse. Dans ce cas, le pus finit par ronger les parois fines des cellules mastoïdiennes et empêche la fonte de se faire à temps. Chez l'un le pus existait depuis longtemps sans donner des symptômes à l'extérieur, chez l'autre les symptômes étaient très alarmants mais la lésion locale ne les expliquait pas suffisamment, ce qui avait empêché le médecin traitant de même que le spécialiste premièrement consulté de faire l'intervention nécessaire. Devant ces cas on est réellement embarrassé, car, il n'est pas très agréable, surtout en ville, d'ouvrir une apophyse sans rien trouver. Il est pourtant beaucoup plus désagréable de laisser mourir quelqu'un alors qu'une intervention aurait pu le sauver.

Aussi je crois, messieurs, que devant le doute on ne doit pas hésiter. De même qu'on fait couramment des laparotomies exploratrices, je ne vois pas pourquoi on ne puisse pas faire des trépanations mastoïdiennes exploratrices.

UN CAS D'ABCÉS PÉRISINUSAL A LA SUITE D'OTITE PURULENTE AIGUË
APPARU APRÉS GUÉRISON COMPLÈTE DE L'OTITE

par M. le docteur TAPTAS,

de Constantinople.

Mlle C. T..., âgée de 19 ans, de la banlieue de Constantinople, se présente le 8 juin 1899 à notre cabinet se plaignant de douleurs à l'oreille droite continuant depuis 3 jours.

A l'examen le tympan se montre rouge et bombé. Nous faisons une paracentèse qui donne du pus et nous conseillons de fréquents lavages boriqués avec des compresses humides pendant les intervalles.

Dans quelques jours la malade revient avec les mêmes douleurs. Nous élargissons la perforation pour rendre le drainage de la caisse meilleur, mais l'état reste le même après dix jours. Nous conseillons des irrigations à l'eau formolée, suivies de bain à l'eau oxygénée, sur quoi nous perdons la malade de vue.

Elle nous revient 2 mois et demi après. Elle nous dit que son écoulement avait tari au bout de quelques semaines après sa dernière visite, mais que les douleurs ont continué de plus en plus fortes, de manière que depuis quelques jours elles sont insupportables, lui enlevant tout repos et rendant le sommeil impossible. On constate en effet qu'elle a beaucoup maigri.

A l'examen l'oreille est sèche, le tympan est légèrement rouge. Dans le cas présenté le même processus a eu lieu, mais le pus placé plus profondément et rencontrant une apophyse dense et compacte ne peut se livrer passage à l'intérieur qu'en faisant le tour de l'apophyse pour sortir près de son bord postérieur par le trou de quelque veine émissaire, probablement sans que l'autre mastoïdien fût intéressé.

Ce qui est encore à remarquer c'est que l'infection dure presque 5 mois, si l'on considère que les douleurs n'ont pas du tout cessé pendant ce temps, sans atteindre l'intérieur du sinus latéral malgré toutes les conditions favorables à une terminaison pareille.

LAMPADINA ELETTRICA PER L'ILLUMINAZIONE DELLA MASTOIDE
E DELL'ATTICO

par M. le docteur BOSIO
de Milan.

L'apparecchio ch'io presento ai signori congressisti serve specialmente per il rischiaramento della apofisi mastoidea e dell' attico, ed ha sugli altri, l'importante vantaggio di poter essere messo a contatto quasi diretto delle cellule dell' apofisi mastoidea, poichè s'introduce nel condotto uditivo esterno a contatto della parete posteriore del condotto uditivo stesso, a contatto del timpano ed immediatamente subito al disotto dell' attico.

Quindi con detto apparecchio riesce più facile, più diffuso e più chiaro il rischiaramento di queste due località che tanta importanza mantengono nella patologia della chirurgia auricolare.

Di fatto con un rischiaramento sufficiente della mastoide e dell'attico noi possiamo meglio aiutarci a diagnosticare certi ascessi latenti, certe produzioni morbose che minacciano la vita dell' infermo e che altrimenti sarebbero di difficile e dubbia diagnosi per il chirurgo, il quale ha bisogno di dati esatti per fare un' esatta operazione.

Ricordo a questo riguardo gli ascessi latenti che non di rado si formano nelle cellule mastoidee, dopo un' otite media purolenta acuta guarita completamente. Cosi pure ricordo, oltre alle raccolte purolente empiematose, anche gli ammassi di fungosità, i colesteatomi ect., che si ponno intravedere col rischiaramento elettrico dell' apparecchio ch' io presento, e che viene quindi ad acquistare un' importanza più che mediocre nella patogenesi e nella terapia di molte malattie dell' apofisi mastoidea e dell' attico.

Varie furono le difficoltà che mi si presentarono, perchè l'apparec-

chio servisse realmente allo scopo che mi sono prefisso e cioè quello
di illuminare chiaramente l'apofisi mastoidea e le cavità dell' attico.

Piccolezza dell' istrumento per poter essere introdotto in tutta la
lunghezza del condotto uditivo esterno, ed intensità di luce, senza il
riscaldamento delle parti circostanti, per poter comodamente osser-
vare e giudicare. ecco, o signori, le difficoltà maggiori che mi si presentarono. Ora dette difficoltà furono appianate; e voi avete nell'
apparecchio ch' io presento, uno strumento che serve ottimamente a
rischiarare la cavità dell' attico, e le cellule mastoidee. Di fatti la
potenza luminosa della lampadina elettrica, ch' io presento a questo
onorevole congresso di otologia, è veramente soddisfacente.

Che se poi, più luce si volesse ancora, si può avere l'istesso apparecchio, di quasi la stessa grandezza e lunghezza con due lampadine
elettriche unite. e sviluppanti il doppio d'intensità luminosa, come
si può vedere dalla figura n° 2 ch' io presento, e che ha due lampadine.

Finalmente devo aggiungere che l'istrumento è munito d'un sem-
plicissimo apparecchio idraulico, il quale mantiene costantemente
raffreddata la lampadina o le lampadine elettriche.

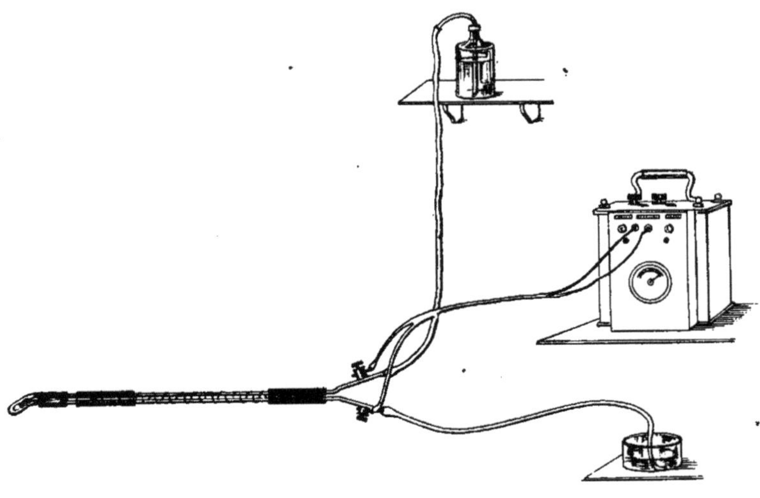

L'apparecchio ch' io presento, o Signori, oltre che per l'illuminazione
dell' attico e delle cellule mastoidee serve pure assai bene per l'illuminazione dei seni frontali e mascellari; quindi avete in esso un'
istrumento assai utile e che possiede qualità pratiche, di cui mancano
gli altri apparecchi di questo genere.

L'apparecchio ch' io presento ai signori congressisti, venne esperimentato sugli infermi, oltre che da me con ottimi risultati, anche nelle cliniche di Parigi di Lubet-Barbon e Martin, e di Castex i quali devo ringraziare, per essersi prestati tanto gentilmente per l'esperimento pratico.

Erano presenti i signori congressisti Dottori Lubet-Barbon, Martin, il professore Capart di Bruxelles, il Doctor Taptas, il Dottor D'Aiutolo di Bologna, non che tutti i medici assistenti della Clinica, ai quali ognuno si può rivolgere per persuadersi delle buone qualità pratiche dell' apparecchio ch' io presento.

Il mio apparecchio è formato di due sottili tubi metallici, i quali, servendo al trasporto della corrente sino alla lampadina, servono anche all'conduzione dell' acqua modo che raffredda costantemente la lampadina stessa. In fat l'apparecchio diventa assai piccolo nel diametroe può servire bene allo scopo.

L'energia elettrica è fornita dall' apparecchio Bottini, facilmente trasportabile e la lampadina costrutta in modo speciale e piccolissima dà abbastanza luce quantunque sia di 4 a 5 volts.

La lampadina, come si vede nel disegno, è protetta da una campanella di vetro, leggermente curva, robusta, e che serva per completare il circolo dell' acqua.

Per la pressione dell' acqua, basta mettere la bottiglia serbatoio all' altezza di due metri perchè l'acqua circoli regolarmente.

All' egregio signor Campostano di Milano, via Ratti, n° 2, affidai l'esecuzione dell' intero apparecchio.

DISCUSSIONE

Lubet-Barbon dechiara all' assemblea che l'apparecchio del Dr Bosio fu esperimentato nella sua clinica con ottimi risultati non solo per l'esame della mastoide et dell'attico, sibbene anche per l'illuminazione dei seni frontali e mascellari.

Castex attesta pure che l'apparecchio in discorso venne prorato anche nella sua clinica et constatò l'illuminazione della mastoide e dell'attico.

RÉSUMÉ FRANÇAIS

de la communication du docteur BOSIO

(de Milan).

Cet appareil pour éclairer la mastoïde et l'attique a l'avantage très grand qu'on peut le placer presque en contact direct avec les cellules de l'apophyse mastoïde, car on peut l'introduire dans le conduit auditif externe, tout près de la membrane du tympan, de même que au-dessous de l'attique; de façon qu'on peut plus facilement et beau-coup mieux qu'avec d'autres appareils éclairer ces deux régions qui ont une très grande importance dans la pathologie chirurgicale de l'oreille. On peut donc plus facilement arriver à faire un diagnostic des abcès cachés de la mastoïde, des cholestéatomes, etc., dont il est nécessaire de faire un exact diagnostic pour une bonne opération.

Mon appareil est formé de deux petits tubes métalliques qui servent à conduire le courant électrique, et l'eau qui doit tenir la lampe à une température fraiche.

La force électrique est donnée par l'appareil Bottini, facilement transportable, et la lampe très petite est suffisante pour bien éclairer, quoique de 4 volts seulement.

La lampe est protégée par une clochette de verre légèrement courbée qui sert à compléter la circulation de l'eau.

Pour la pression de l'eau, il suffit de mettre la bouteille réservoir à une hauteur de 2 mètres.

INSTRUCTION DES SOURDS

par M. le docteur SCHWENDT,

de Bâle.

Le docteur Schwendt (de Bâle) mentionne deux observations qui con-firment l'opinion de Bezold que l'octave la [3] la [4] est nécessaire à la perception de la plus grande partie des voyelles et des consonnes, et par conséquent de la parole :

1° Une jeune fille devenue sourde-muette par suite de méningite est complètement sourde du côté droit, mais possède du côté gauche un reste auditif considérable; la limite supérieure de son champ auditif varie, suivant sa disposition journalière, entre sol [4], si [b4] et la [4]:

sa durée de perception pour les octaves graves est très considérable.

Elle entend de sa bonne oreille la conversation à près d'un mètre: elle entend les voyelles et les consonnes à l'exception de l's, et, ce qui est assez rare, l'*r* lingual (perception aérienne).

Elle entend le tambour à une assez grande distance et le roucoulement des tourterelles, mais elle n'entend pas les hirondelles ni les sifflets de Galton, ni les diapasons aigus de Koenig. ut ^{4} à fa ^{9} qui donnent des sons très forts.

Elle joue du piano avec un certain succès et elle classe, d'une façon fort originale, les sons en *sons beaux* et *sons pas beaux*; les sons *pas beaux* représentent le bruit de percussion du marteau qu'elle entend. tandis que les autres représentent les octaves situées au-dessous de la ^{1} qui évoquent une impression musicale.

2° Un petit garçon a un champ auditif limité aux octaves graves. sa limite supérieure se trouve un peu au-dessous de la ^{5}; il n'entend aucune voyelle mais il perçoit l'*r* lingual.

Ce matin, au Congrès des sourds-muets, le docteur Schwendt a présenté les propositions de Bezold, à savoir :

1° Dans tous les établissements de sourds-muets. il doit être procédé régulièrement à un examen clinique et acoustique des élèves:

2° On doit utiliser les restes auditifs, lorsqu'ils sont considérables. en faisant de l'éducation complémentaire par l'oreille:

3° Pour obtenir le meilleur résultat possible il faut séparer des autres élèves ceux qui ont un reste auditif les rendant aptes à bénéficier de l'éducation auriculaire.

Le Congrès. après avoir accepté, sans aucune difficulté. la première proposition. exprime. quant aux deux autres. le désir de voir faire, dans les grands établissements de sourds-muets. des essais avec l'éducation auriculaire en séparant, dans les limites du possible, les élèves qui peuvent profiter de cette éducation de ceux qui n'en peuvent retirer aucun profit.

QUELQUES MOTS SUR MES NOUVELLES CANULES DE TRACHÉOTOMIE

par M. le docteur RICARDO BOTEY,

de Barcelone.

Je publiai, dans les *Annales des maladies de l'oreille, du larynx, etc.*. un article, au mois de février de 1899. dans lequel je mis en relief les inconvénients des canules ordinaires de trachéotomie.

Ces inconvénients étant : leur brièveté relative et leur courbure totale toujours identique; l'obstruction de la pointe par des mucosités épaissies et adhérentes; la blessure des parois de la trachée par le bec de la canule; les trop grandes dimensions du pavillon; le mécanisme de fixation de la canule interne, etc., etc., je proposais une foule de petites modifications à ces canules et en indiquai les avantages.

Depuis lors. j'ai encore perfectionné mes canules et je vais vous montrer le modèle de ma canule n° 5, la plus couramment utilisée dans la pratique.

En premier lieu. j'ai fait dorer la canule externe et le pavillon. Ceci coûte une bagatelle et garantit le tube contre l'oxydation.

Le rayon de courbure de ma canule n° 5 est comme les canules ordinaires de 4 centimètres. L'épaisseur de son extrémité trachéale, de 11 millimètres; celle de son extrémité externe, touchant le pavillon. de 12 millimètres. Mes canules, comme je l'ai déjà décrit, sont recti lignes dans leur segment inférieur; là où termine ordinairement la pointe de la canule, celle-ci est prolongée verticalement et par consé-quent parallèlement aux parois de la trachée, dans une longueur de 15 millimètres pour le n° 5.

Le pavillon est réduit aux plus strictes dimensions (16 millimètres de hauteur pour 50 millimètres de longueur) et le tube se trouve inséré à son centre. Le pavillon de la canule n'a d'autre objet que de .retenir la canule et d'empêcher que celle-ci ne tombe dans le tube trachéal, par conséquent, pas n'est besoin qu'il possède de grandes dimensions. En outre, les pavillons ordinaires cachent une partie de la plaie du cou qui ne peut être, de ce fait, surveillée et pansée conve-nablement; ils gènent dans les opérations sur le larynx (thyréotomie) une fois la canule en place. Chez les malades à cou préconsulaires et en général chez tous les patients qui doivent porter le tube pendant longtemps. un pavillon de canule de petite dimension ne blesse pas la peau et ne gêne pas les mouvements du cou, le malade s'aper-çoit à peine qu'il porte une canule.

J'ai en outre placé le petit crochet qui retient la canule interne sur le côté droit du pavillon. De cette façon il n'est pas souillé par les mucosités et il est plus facile à voir pour sortir la canule interne et pour la fixer après son introduction. que quand il était placé en dessous de l'ouverture externe.

Le rebord de la portion saillante à l'extérieur de la canule interne possède. sur une des extrémités de l'échancrure par où s'insinue le crochet, un point d'arrêt qui facilite le placement de la canule interne, de telle manière que le malade lui-même peut en pleine obscurité sortir ou introduire sa canule interne. Ceci est un grand avantage, car, de cette façon, le patient n'a besoin de personne pour nettoyer sa canule, il peut le faire n'importe où, même dans son lit, sans déranger personne, en ayant seulement sous la main un peu d'eau et un écouvillon.

Ces dimensions de ma canule n° 3 sont les plus appropriées pour les adultes des deux sexes. Avec 11 millimètres d'épaisseur du bec de la canule on obtient le maximum de prise d'air par le tube nécessaire au malade et compatible avec le parfait fonctionnement.

Après une foule d'essais sur le cadavre et sur le vivant, je suis convaincu, à présent, qu'en général il ne faut pas dépasser ces dimensions.

En outre ces dimensions du tube sont suffisantes pour que l'air expiré puisse passer entre la canule et les parois de la trachée quand le malade veut parler en bouchant momentanément l'ouverture externe de la canule. Point n'est besoin, dans la plupart des cas, de perforer à son centre la partie convexe des canules interne et externe pour faciliter la locution du patient.

Je trouve uniquement à mes canules un inconvénient, que je crois presque impossible à vaincre. Cet inconvénient consiste dans la nécessité de rendre flexible l'extrémité trachéale de la canule interne, car on sait que pour que deux tubes inflexibles puissent s'emboîter l'un dans l'autre il faut absolument qu'ils soient rectilignes ou qu'ils appartiennent à un segment régulier de circonférence.

Pour obtenir cette flexibilité de la pointe de la canule interne, j'ai dû transformer celle-ci en trois tours de spirale de 4 ou 5 millimètres de largeur, car l'articulation de ce tube interne était sujette à casser encore plus facilement et à retenir des mucosités difficiles à nettoyer. Cette spirale ôte à nos canules la solidité dans les cas où le constructeur ne s'est pas préoccupé de les fabriquer avec un argent très élastique et peu fragile; car si cette condition n'est pas remplie, un morceau de canule interne peut tomber dans la trachée.

PRÉSENTATION D'INSTRUMENTS

par M. le docteur A. COURTADE

Spéculum d'oreille pour les cas de furoncles ou abcès du conduit auditif. — Le spéculum cylindrique ne pouvant entrer dans le conduit auditif en raison de la saillie de l'abcès ou du furoncle, j'ai eu l'idée d'enlever la moitié du spéculum ordinaire suivant son axe, de sorte que le demi-cylindre qui reste emboîte la saillie de l'abcès et permet d'en faire l'incision sans crainte de blesser la paroi opposée.

Canule pour lavage de la caisse du tympan. — Tous les auristes connaissent la difficulté qu'il y a à introduire, à travers une perforation du tympan, *une canule coudée* pour pratiquer le lavage de l'attique et les désagréments que l'on peut éprouver, si, pendant la manœuvre, le malade vient à remuer la tête.

La canule que je présente est absolument rectiligne, comme un stylet, et permet cependant de diriger verticalement un jet de liquide, grâce à la forme de son extrémité.

Son faible diamètre permet de l'introduire à travers les plus petites perforations sans danger ; si le malade se retire brusquement, la sonde sort de la caisse sans accrocher le tympan comme cela a lieu avec les canules coudées à leur extrémité.

J'ai pu, grâce à cette sonde, pratiquer, immédiatement après la paracentèse, un lavage de la caisse du tympan et en ai obtenu de bons résultats.

Un des modèles de sonde ne présente qu'un orifice, et un autre trois orifices qui fournissent trois jets à angle droit.

Spéculum du nez. — Au lieu de deux valves qui s'écartent l'une de l'autre alors que le pavillon du spéculum reste fixe, dans ce spéculum les deux valves sont réunies par une charnière suivant un de leurs bords : il s'ouvre comme un livre et cela d'une seule main, grâce à deux petites branches qui permettent de le manœuvrer comme un spéculum vaginal.

Il donne plus de jour que la plupart des autres modèles et permet un examen facile de la cloison du nez en tournant l'intervalle des deux valves du côté interne.

Fixateur des spéculums du nez et des oreilles. — On sait combien il est fastidieux dans les interventions du côté des fosses nasales d'avoir à retirer à chaque instant le spéculum du nez et le replacer ensuite. Pour éviter ce désagrément et cette perte de temps, j'ai fait construire ce fixateur qui maintient en place le spéculum pendant toute la durée de l'opération.

Il se compose d'un ressort d'acier qui emboîte la tête d'avant en arrière comme le ressort du miroir de Clar. A ce ressort est adaptée une pièce, mobile dans tous les sens, qui embrasse la moitié inférieure du spéculum et le maintient dans la position où on veut le fixer.

Abaisse-langue à contre-pression. — A un abaisse-langue de la forme ordinaire est adjoint une pièce en demi-cercle qui, lorsqu'on presse avec le pouce, sur un levier, vient se placer sous le menton de sorte que la langue est fortement maintenue contre le plancher de la bouche; on se rend ainsi facilement maître des langues les plus récalcitrantes.

L'examen du pharynx, la rhinoscopie postérieure, les opérations buccales ou pharyngées sont, par l'emploi de notre abaisse-langue, rendues plus faciles.

Un des modèles porte un arrêt à dents qui permet de fixer le levier quand l'instrument est en place, de sorte que l'abaisse-langue peut tenir seul, ce qui, à notre avis, est inutile.

Pinces à dilatation du larynx. — Contrairement à la forme des instruments employés communément à cet usage, dont la partie dilatante est circulaire, dans ces pinces l'extrémité s'ouvre à angle, comme un livre, c'est-à-dire suivant la forme de l'orifice glottique.

Une des pinces a ses extrémités triangulaires à pointe dirigée en bas, ce qui lui permet de franchir des rétrécissements très prononcés; la base du triangle correspond à la longueur des cordes vocales normales.

On peut ainsi, avec une seule pince, obtenir tous les degrés de dilatation que l'on désire.

L'autre pince a ses cuillers en forme de trapèze et ne convient que dans les cas où il n'y a pas un fort rétrécissement glottique.

Manche de galvano-cautère à rhéostat. — On sait que lorsqu'on fait rougir une anse métallique avec le courant électrique, la température s'élève à mesure que la longueur de l'anse diminue; aussi le fil métallique ne tarde pas à brûler si on n'a pas soin de faire passer le courant par intermittence. Dans notre manche galvano-caustique la diminution de résistance, due au raccourcissement de l'anse, est compensée par l'adjonction d'un rhéostat que le courant est obligé de traverser avant d'arriver à l'anse; à mesure que l'on raccourcit celle-ci par le serrage, la longueur du rhéostat que traverse le courant électrique augmente, de sorte que la résistance reste constante jusqu'à la fin.

Ce rhéostat placé sur la face latérale gauche du manche est mobile: on peut ainsi adapter un autre rhéostat d'une résistance plus ou moins grande suivant la nature et le diamètre du fil qui constitue l'anse.

HANDMASSAGE APPARAT FÜR DAS OHR

nach Docent DOLLMANN, D. R.-G. M. 113 760.

M. Castex présente de la part du D⟨r⟩ Dollmann (Munich) une variété de masseur du tympan.

Der Apparat besteht aus einem Metallcylinder mit durch Feder nach oben gedrücktem und mit Griffen versehenem Kolben. Dieser Cylinder ist durch einen Gummischlauch mit einem kleinen Hartgummirohr verbunden.

Letzteres zeigt äusserlich zwei Abschnitte; einen längeren, ähnlich einem Politzer'schen Ohrtrichter und einen kürzeren, welcher gleich dem Ansatzstücke an der oberen Kappe des Cylinders olivenförmig ist.

Der trichterförmige Teil dient zur Einführung in den äusseren Gehörgang und hat entsprechend der jeweiligen Weite desselben verschiedengrossen Durchmesser (3, 5 und 7 mm) und ist ausserdem zum besseren Luftabschlusse im Gehörgang mit einem kleinen Schlauchstückchen aus Weichgummi überzogen.

Der olivenförmige Abschnitt ist gleich dem Ansatzstücke des Cylinders mit dem Gummischlauch verbunden, welcher ungefähr einen halben Meter lang ist

Innerhalb des Metallcylinders befindet sich ein Metallkolben, der in seinem oberen Teile zweckmässig eingedichtet ist.

Die obere Fläche dieses Kolbens schliesst einen Raum ab, welcher, wenn das trichterförmige Ende des Hartgummirohres in den äusseren Gehörgang eingeführt ist, begrenzt wird vom Trommelfell, dem äusseren Gehörgang, den Wandungen des Hartgummirohres und Schlauches, und dem oberhalb des Kolbens gelegenen Innenraume des Cylinders.

Gegen die untere Fläche des Kolbens drückt eine Metallfeder, welche ihr Widerlager in der unteren Kappe des Cylinders hat. Das untere

Ende des Kolbens ist mit zwei einander diametral entgegengesetzten
Griffen versehen, welche zweckmässig die Gestalt von Ringen haben
und durch Längsschlitze des Cylinders hindurchtreten.

Die Thätigkeit des Apparates beruht auf dem Princip der Saugpumpe.
Die Handhabung ist eine ausserordentlich einfache :

Man führt mit der einen Hand das trichterförmige Ende des Hartgummirohres in den äusseren Gehörgang ein, fasst dann den Cylinder
mit der andern Hand und zieht an beiden Griffen mittelst Zeige-und
Mittelfinger, während man den Daumen an die Aussenseite der unteren
Cylinder-Kappe anlegt, um einen Gegendruck zu erhalten. Dadurch
wird die vor dem Trommelfell befindliche Luft verdünnt, infolgedes-
sen das Trommelfell, weil der innerhalb desselben befindliche Luft-
druck unverändert bleibt, nach aussen gezogen. Lässt man sodann mit
dem Zug nach, so tritt die Feder in Thätigkeit, führt den Kolben
selbstthätig wieder in seine Ruhelage zurück und hebt die Luftverdünnung auf. Mit jedem wiederholten Anziehen des Kolbens wird auch
das Trommelfell infolge des jedesmal entstehenden Ueberdruckes
innerhalb der Paukenhöhle nach aussen bewegt (massiert). Diese
Bewegung kann vermöge des steten Gegendruckes der Metallfeder
beliebig schnell und oft ausgeführt werden.

Die Indikationen zur Anwendung dieses Apparates (Pneumomas-
sage) sind gegeben in allen Fällen von Schwerhörigkeit bei chronischer
Erkrankung des Ohres, in welchen das Trommelfell zwar ganz
erhalten, aber in seiner Beweglichkeit beeinträchtigt ist : durch
Verdickung, Einziehung, Narbenbildung, Verwachsung mit der inneren Wand der Paukenhöhle u. a. m. Auch wurde Verminderung bezw.
Aufhören von Ohrgeräuschen bei Anwendung des Apparates beobachtet.

Vor anderen bereits bestehenden Apparaten zeichnet sich dieser
Apparat durch seine ausserordentlich einfache Konstruktion und leichte
Handhabung aus, da er nötigenfalls auch mit nur einer Hand bethätigt
und jederzeit bequem in der Tasche mitgeführt werden kann. Der
Hauptvorteil liegt darin, dass die Luftverdünnung durch direkten Zug
genau bestimmt und in beliebiger Stärke angewendet werden kann.

Ein weiterer Vorteil ist der, dass der Apparat in seine einzelnen
Bestandteile zerlegt werden kann, da sowohl die beiden Kappen wie
die beiden Ringe angeschraubt sind und nach deren Entfernung sowohl
der Kolben wie auch die Feder sehr leicht sofort herausgenommen
werden kann.

CAUSES ET TRAITEMENT DU VERTIGE DE MÉNIÈRE[1]

par le docteur E. MÉNIÈRE
Chirurgien en chef des Sourds-Muets.

L'anatomie pathologique des lésions du labyrinthe et des canaux demi-circulaires est loin d'être bien connue; aussi est-il difficile, à l'heure actuelle, de tracer, avec une rigueur scientifique suffisante, le tableau exact des localisations pathologiques.

Malheureusement, les nécropsies sont rares pour des raisons faciles à comprendre. Depuis 50 ans je n'ai pu en faire une seule, bien que j'aie soigné un grand nombre de malades, et que parmi eux j'en aie suivis quelques-uns pendant longtemps.

Il faut donc tout attendre du hasard, du temps, et de la sagacité des observateurs.

Le syndrome de Ménière peut se montrer avec des associations variées, et la prédominance de tel ou tel symptôme. Il se rencontre dans toutes les affections des oreilles.

La maladie de Ménière est caractérisée anatomiquement, par une lésion labyrinthique, primaire ou secondaire, et cliniquement par le syndrome.

. Ce sont des cas de ce genre qui ont été décrits par mon père dans le travail qu'il a lu à l'Académie de médecine en 1861.

L'avenir seul permettra un classement plus méthodique.

J'ai examiné et traité avec Charcot les cas les plus divers de maladie de Ménière, et nous avons trouvé les causes les plus variées.

Il y a un mois à peine nous avons vu avec M. Dejerine un malade affecté de vertige de Ménière, dû à la ménopause, avec cette particularité que l'audition était normale.

Il y a 3 semaines, une dame prise d'accidents vertigineux me fut adressée comme atteinte de maladie de Ménière. Après examen, il me parut évident que le vertige était d'origine stomacale.

La thérapeutique est encore l'objet de bien des discussions.

Mon expérience, à ce sujet, me permet de déclarer d'une façon très positive que la quinine à doses moyennes ou fortes est le traitement qui m'a donné le plus de succès et les succès les plus durables.

Cette méthode de thérapeutique ne réussit pas toujours, c'est évident. Il est des malades qui présentent une série de symptômes si bizarres, si étranges, que le clinicien est absolument dérouté. Tel

1. Cette communication a été faite à la séance du mercredi 8 août (matin).

est, par exemple, le cas d'un pauvre homme que nous avons soigné avec Charcot. Ce malade n'avait pu quitter son lit pendant 25 ans, sans avoir des accès vertigineux effrayants. Il est mort d'une autre maladie. L'autopsie de ce sujet aurait pu nous éclairer.

Je crois donc que, sans négliger les autres moyens thérapeutiques, nous devons employer la quinine qui réussit bien souvent.

DE LA MASTOÏDITE CHEZ L'ENFANT[1]

par le docteur E. MÉNIÈRE

L'évolution de la mastoïdite, ses causes, sa pathogénie et son traitement sont choses bien connues maintenant de tous les otologistes.

Mais la marche de la maladie est un peu différente chez l'adulte et chez l'enfant.

M'appuyant sur une statistique de 564 cas observés au Dispensaire Heine, chez des enfants, depuis 1885, je crois utile d'indiquer les particularités intéressantes fournies par la clinique.

Rappelons d'abord qu'à la naissance l'apophyse existe à peine, mais que l'antre est constitué, et que ses dimensions sont, à peu de chose près, ce qu'elles seront chez l'adulte. Le tissu spongieux qui forme la presque totalité de l'apophyse se résorbe petit à petit; c'est alors qu'apparaissent quelques cellules aérifères. Enfin, entre 3 et 5 ans, les cellules entrent en communication avec l'antre pétreux.

J'aborde maintenant les points particuliers.

D'après mes observations, la mastoïdite survenant dans le cours d'une otite moyenne purulente aiguë est plus rare chez les enfants que chez les adultes.

Sur 1105 enfants atteints d'otite aiguë, je n'ai vu que 8 mastoïdites, et sur 458 adultes de ma pratique particulière, je l'ai observée 55 fois.

D'autre part, l'otorrhée purulente chronique (1748 cas, Dispensaire Heine) a fourni 556 mastoïdites diverses. Dans 54 cas, il y a eu carie, nécrose et séquestres, dont quelques-uns assez volumineux.

5 enfants avaient moins de 3 ans, 19 moins de 10 ans et 10 moins de 15 ans. La guérison a été obtenue facilement, sauf dans 5 cas où, après l'enlèvement du séquestre, j'ai dû curetter l'apophyse.

Chez 52 malades j'ai trouvé une carie de l'apophyse succédant à une périostite chronique, sans lésions de la caisse et du tympan. Je

1. Cette communication a été faite à la séance du mercredi 8 août (matin).

crois avoir été un des premiers à signaler au Congrès d'Amsterdam, en 1879, la pathogénie de cette forme de périostite.

Dans les autres cas les lésions mastoïdiennes ont suivi généralement une marche lente, progressive, indolore avec absence complète de phénomènes généraux, pas de fièvre ni de température.

La carie se faisait jour de dedans en dehors.

La trépanation était l'œuvre de la nature, et je n'avais qu'à curetter l'apophyse aussi complètement que possible.

Dans 8 cas, les lésions étaient si avancées, qu'il ne restait plus, pour ainsi dire, qu'une mince coquille d'œuf. Chez ces 8 malades, la dure-mère et le sinus étaient à nu sur une plus ou moins large étendue, et il m'a fallu de grandes précautions pour mener à bien l'opération. J'ai eu le bonheur de ne perdre aucun de mes opérés.

Je dois noter que sur mes 564 interventions opératoires, au Dispensaire, 4 petits malades bien guéris de leurs lésions mastoïdiennes et de leur otorrhée sont revenus avec une reprise de la suppuration : 1, 4 ans après; 1, 5 ans après; et 2, 1 an après leur guérison bien constatée.

A l'heure actuelle, aussi bien en France qu'à l'étranger, on se préoccupe de ces retours offensifs de la suppuration chez des malades opérés et guéris.

Ces cas ne sont pas très fréquents, mais ils existent, alors même que l'opération a été radicale.

L'état général du sujet joue un grand rôle : tous mes jeunes malades, à peu d'exceptions près, étaient lymphatiques ou scrofuleux.

L'observation clinique permet d'affirmer que la structure de l'apophyse et des cellules chez les enfants facilite la propagation de l'inflammation vers les parties profondes, et que cette infection est le plus souvent indolente et très insidieuse, aucun symptôme objectif ou subjectif ne nous permettant de la diagnostiquer sûrement.

Je vais donner un certain nombre de conclusions qui me paraissent justifiées par la clinique.

1° La mastoïdite, suite d'otite moyenne aiguë purulente, est plus rare chez l'enfant (8 fois sur 1105 cas) que chez l'adulte (55 fois sur 458 cas).

2° Chez l'enfant, la mastoïdite comme complication de l'otorrhée purulente chronique se rencontre assez souvent (356 fois sur 1748 cas).

3° L'apophyse, dans les premières années, étant formée par du tissu spongieux se résorbant petit à petit, on s'explique facilement la marche lente, indolore et insidieuse des affections qui frappent les cellules mastoïdiennes.

4° Chez les jeunes sujets, la carie envahissant les cellules de dehors en dedans, sans lésion de la caisse, ne sont pas très rares (52 cas).

5° La marche de la carie mastoïdienne évoluant de l'intérieur à l'extérieur, sans douleurs et sans symptômes généraux, est un fait communément observé chez les jeunes sujets prédisposés, dont l'otorrhée n'a pas été soignée ou l'a été mal.

6° La carie suivie de nécrose et de formation de séquestres n'est pas très rare chez les enfants (54 fois sur 1 748 cas).

Je note la facilité d'élimination de ces séquestres et l'absence de toute complication de voisinage dans le courant de la maladie.

7° Il faut signaler aussi, chez les jeunes enfants, la rareté des complications, abcès extra ou intraduremériens, thrombose du sinus, etc., 0 sur 2854 cas, tant aigus que chroniques.

8° Voici ma dernière conclusion, la plus importante : malgré la bénignité relative des diverses complications mastoïdiennes, chez un grand nombre d'enfants, j'estime que lorsque des soins bien entendus, lavages méthodiques, thérapeutique antiseptique, etc., sont restés sans effets, et ne modifient pas progressivement la suppuration, il faut :

A. Enlever les osselets qui sont le siège de la carie et entretiennent l'écoulement purulent.

B. Si par cette méthode qui donne des succès, on n'obtient pas une guérison absolue, il est urgent de trépaner l'apophyse au lieu d'élection, et y joindre, si besoin est, la trépanation de la caisse, suivant les indications de Broca, opération qui permet d'obtenir une guérison complète, dans la grande majorité des cas.

Si j'insiste sur la nécessité d'une méthode aussi radicale, c'est que l'expérience démontre que l'infection mastoïdienne se fait lentement, progressivement, sans que des symptômes nets et précis permettent de la diagnostiquer.

A PROPOS DU DIAGNOSTIC OPÉRATOIRE DE CERTAINES COMPLICATIONS ENCÉPHALIQUES DES OTITES[1]

par le docteur COLLINET

de Paris.

M. Collinet conclut de deux observations communiquées par lui que dans les cas de méningite d'origine otique, on doit intervenir pour

[1]. Cette communication a été faite à la séance du mardi 7 août (matin).

essayer de supprimer la source de l'infection. On ne devra franchir les limites de la dure-mère qu'en face d'une indication formelle donnée par des lésions anatomiques visibles ou par une persistance ou une aggravation des accidents pendant un temps assez long après l'intervention ou par des phénomènes de localisation cérébrale ou cérébelleuse.

Dans le cas d'abcès encéphalique même soupçonné d'après des signes en apparence peu importants comme une céphalalgie plus ou moins prononcée, une douleur nette à la pression, ou de la percussion en un point fixe, une tendance aux nausées, malgré l'existence d'un état général bon, on devra intervenir d'urgence : un retard de quelques heures peut être très préjudiciable au malade.

M. le professeur POLITZER. — Comme le plus âgé des membres de notre section, je me permets de vous exprimer, Monsieur le Président, ainsi qu'à notre infatigable et bienveillant secrétaire M. Castex et au Comité d'organisation, notre reconnaissance pour les soins précis et minutieux avec lesquels vous avez dirigé le programme de notre section et par là vous avez contribué à la réussite pleine et entière de nos travaux scientifiques. Nous remercions aussi nos chers confrères français de leur cordial accueil et de leur si large hospitalité, dont le souvenir nous restera ineffaçable.

TABLE DES MATIÈRES

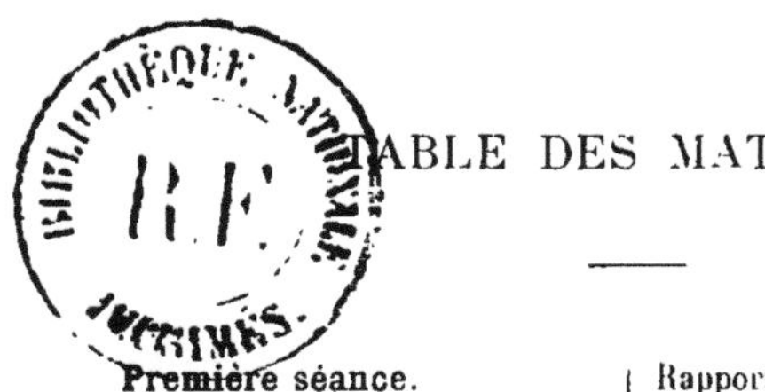

Cinquième séance.
Lundi 6 août, matin.

Sixième séance.
Mardi 7 août, matin.

Septième séance.
Mardi 7 août, après-midi.

TABLE ANALYTIQUE DES MATIÈRES

TABLE DES AUTEURS

TABLE DES FIGURES

44541 — Imprimerie Lahure, 9, rue de Fleurus, à Paris.

Masson et Cie, Éditeurs

Libraires de l'Académie de Médecine

120, Boulevard Saint-Germain, Paris (VIe)

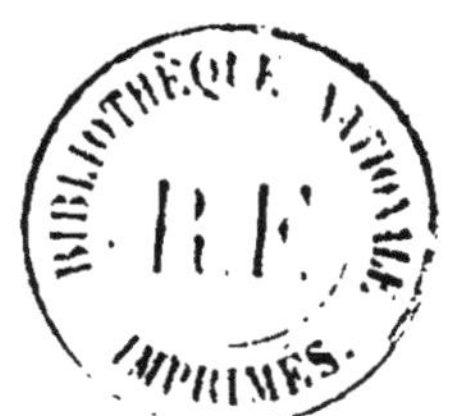

EXTRAIT

DU

CATALOGUE MÉDICAL

Avril 1901

La librairie Masson et Cie envoie gratuitement et franco de port les catalogues suivants à toutes les personnes qui lui en font la demande.

— **Catalogue général** *contenant, classés par subdivisions, tous les ouvrages publiés à la librairie ainsi que la liste de ses différents journaux et revues.*

— **Catalogues de l'Encyclopédie scientifique des Aide-Mémoire**
    I. Section de l'ingénieur.
    II. Section du biologiste.

— **Catalogue des ouvrages d'enseignement.**

Des prospectus spéciaux des différents grands Traités publiés par la librairie sont également adressés sur demande.

Traité de
Pathologie générale

PUBLIÉ PAR

CH. BOUCHARD
MEMBRE DE L'INSTITUT
PROFESSEUR DE PATHOLOGIE GÉNÉRALE A LA FACULTÉ DE MÉDECINE DE PARIS

SECRÉTAIRE DE LA RÉDACTION

G.-H. ROGER
Professeur agrégé à la Faculté de médecine de Paris, Médecin des hôpitaux.

COLLABORATEURS :

MM. ARNOZAN — D'ARSONVAL — BENNI — R. BLANCHARD — BOULAY — BOURCY — BRUN — CADIOT — CHABRIÉ — CHANTEMESSE — CHARRIN — CHAUFFARD — COURMONT — DEJERINE — PIERRE DELBET — DEVIC — DUCAMP — MATHIAS DUVAL — FÉRÉ — FRÉMY — GAUCHER — GILBERT — GLEY — GUIGNARD — LOUIS GUINON — J.-F. GUYON — HALLÉ — HÉNOCQUE — HUGOUNENQ — LAMBLING — LANDOUZY — LAVERAN — LEBRETON — LE GENDRE — LEJARS — LE NOIR — LERMOYEZ — LETULLE — LUBET-BARBON — MARFAN — MAYOR — MENETRIER — NETTER — PIERRET — G.-H. ROGER — GABRIEL ROUX — RUFFER — RAYMOND TRIPIER — VUILLEMIN — FERNAND WIDAL.

6 vol. grand in-8°, avec figures dans le texte.

Sous la puissante impulsion du professeur Bouchard, la pathologie générale a pris une place prépondérante dans les études du monde médical. C'est qu'elle fournit des enseignements indispensables à toutes les branches de la médecine : elle fixe les idées sur les grands problèmes que soulève l'étude de l'homme ; elle éloigne le médecin des changeantes données de l'empirisme et lui apprend à réfléchir sur les phénomènes qu'il observe, à discuter et à comprendre les interventions qu'il doit faire.

Pour être véritablement utile, la pathologie expérimentale doit constamment s'efforcer de réunir et de synthétiser les données de la clinique et de l'expérimentation. C'est dans cet esprit qu'est conçu l'enseignement du professeur Bouchard; c'est dans cet esprit qu'a été écrit le livre dont il dirige la publication. Si tous les collaborateurs ont conservé leur indépendance, tous cependant ont suivi la même idée directrice qui assure à l'œuvre son unité.

Le plan adopté est d'ailleurs fort simple. Il consiste à rechercher par quel mécanisme agissent les causes pathogènes, par quels procédés l'organisme répond à l'attaque, par quels moyens le médecin peut apprécier à leur juste valeur les troubles morbides, les rattacher à leur cause et modifier leur évolution.

C'est la première fois, croyons-nous, qu'une pléiade de savants s'est groupée autour d'un maître illustre, pour élever

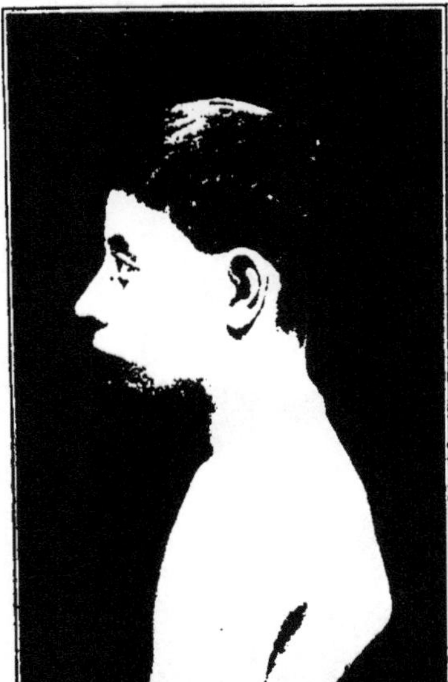

Tome V. Fig. 65. Facies myopathique.

un pareil monument à l'étude de la pathologie générale. L'intérêt qu'a soulevé cet ouvrage dans le monde scientifique étranger montre que nulle part n'existait l'équivalent d'une telle œuvre, et dès à présent, deux traductions, l'une en italien, l'autre en espagnol, ont été publiées.

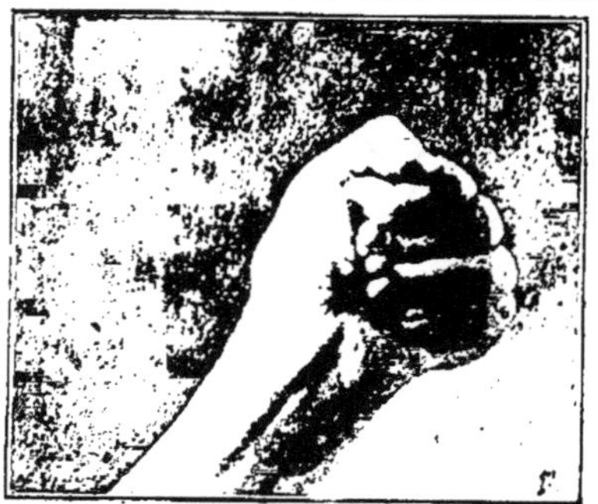

Tome V. Fig. 179. — Déformation de la main par contraction excessive dans un cas de maladie de Parkinson.

DIVISION DE L'OUVRAGE

TOME Ier. — *1 vol. grand in-8° de 1018 pages avec figures dans le texte : 18 fr.*

Introduction à l'étude de la pathologie générale, par G.-H. ROGER, professeur agrégé à la Faculté de médecine, médecin de l'Hôpital de la porte d'Aubervilliers. — Pathologie comparée de l'homme et des animaux, par G.-H. ROGER et P.-J. CADIOT. — Considérations générales sur les maladies des végétaux, par P. VUILLEMIN, chargé de cours à la Faculté de médecine de Nancy. — Pathogénie générale de l'embryon. Tératogénie, par MATHIAS DUVAL, professeur à la Faculté de médecine de Paris. — L'hérédité et la pathologie générale, par LE GENDRE, médecin des hôpitaux. — Prédisposition et immunité, par BOURCY, médecin des hôpitaux. — La fatigue et le surmenage, par MARFAN, professeur agrégé à la Faculté de médecine de Paris, médecin des hôpitaux. — Les Agents mécaniques, par LEJARS, professeur agrégé à la Faculté de médecine de Paris, chirurgien des hôpitaux. — Les Agents physiques. Chaleur. Froid. Lumière. Pression atmosphérique. Son, par LE NOIR. — Les Agents physiques. L'énergie électrique et la matière vivante, par D'ARSONVAL, membre de l'Institut, professeur au Collège de France. — Les Agents chimiques. Les caustiques, par LE NOIR. — Les intoxications, par G.-H. ROGER.

TOME II. — *1 vol. grand in-8° de 940 pages avec figures dans le texte : 18 fr.*

L'Infection, par CHARRIN, professeur agrégé à la Faculté de médecine de Paris, médecin des hôpitaux. — Notions générales de morphologie bactériologique, par GUIGNARD, membre de l'Institut, professeur à l'École de pharmacie. — Notions de chimie bactériologique, par HUGOUNENQ, professeur à la Faculté de médecine de Lyon. — Les microbes pathogènes, par ROUX, professeur agrégé à la Faculté de médecine de Lyon. — Le sol, l'eau et l'air, agents des maladies infectieuses, par CHANTEMESSE, professeur à la Faculté de médecine de Paris, médecin des hôpitaux. — Des maladies épidémiques, par LAVERAN, membre de l'Académie de médecine. — Sur les parasites des tumeurs épithéliales malignes, par RUFFER. — Les parasites, par L. BLANCHARD, professeur à la Faculté de médecine de Paris, membre de l'Académie de médecine.

TOME III. — *1 vol. in-8° de plus de 1400 pages avec fig. dans le texte, publié en deux fascicules : 28 fr.*

Fasc. I. — Notions générales sur la nutrition à l'état normal, par E. LAMBLING, professeur à l'Université de Lille. — Les troubles préalables de la nutrition, par CH. BOUCHARD, professeur à la Faculté de médecine, membre de l'Institut. — Les réactions nerveuses, par CH. BOUCHARD et G.-H. ROGER, professeur agrégé à la Faculté de médecine de Paris, médecin de l'Hôpital de la porte d'Aubervilliers. — Les processus pathogéniques de deuxième ordre, par G.-H. ROGER.

Fasc. II. — Considérations préliminaires sur la physiologie et l'anatomie pathologiques, par G.-H. ROGER. — De la fièvre, par LOUIS GUINON, médecin des hôpitaux de Paris. — L'hypothermie, par J.-F. GUYON. — Mécanisme physiologique des troubles vasculaires, par E. GLEY, professeur agrégé à la Faculté de médecine de Paris. — Les désordres de la circulation dans les maladies, par A. CHARRIN, professeur agrégé à la Faculté de médecine de Paris, professeur remplaçant au Collège de France, médecin des hôpitaux. — Thrombose et embolie, par A. MAYOR, professeur à la Faculté de médecine de Genève. — De l'inflammation, par J. COURMONT, professeur agrégé à la Faculté de médecine de Lyon, médecin des hôpitaux.

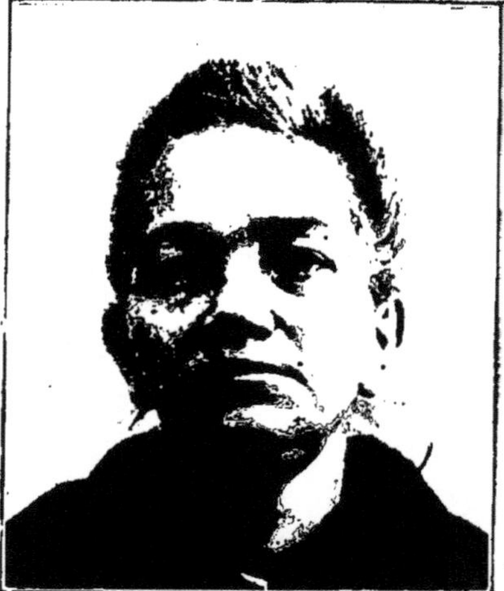

Tome V. Fig. 17. — Paralysie bulbaire par névrite périphérique, avec participation du facial supérieur.

— Anatomie pathologique générale des lésions inflammatoires, par M. LETULLE, professeur agrégé à la Faculté de médecine de Paris, médecin de l'hôpital Boucicaut. — Les altérations anatomiques non inflammatoires, par P. Le Noir, médecin des hôpit: ux. — Les tumeurs, par P. Menetrier, professeur agrégé, médecin de l'hôpital Tenon.

TOME IV. — 1 vol. in-8° de 719 pages avec figures dans le texte : 16 fr.

Évolution des maladies, par Ducamp, professeur à la Faculté de médecine de Montpellier. — Sémiologie du sang, par A. Gilbert, professeur agrégé, médecin de l'hôpital Broussais. — Spectroscopie du sang. Sémiologie, par A. Hénocque, directeur adjoint du Laboratoire de physique biologique du Collège de France. — Sémiologie du cœur et des vaisseaux, par R. Tripier, professeur à la Faculté de médecine de Lyon, et Devic, agrégé à la Faculté de Lyon, médecin des hôpitaux. — Sémiologie du nez et du pharynx nasal, par M. Lermoyez, médecin de l'hôpital Saint-Antoine, et M. Boulay, ancien interne des hôpitaux. — Sémiologie du larynx, par M. Lermoyez et M. Boulay. — Sémiologie des voies respiratoires, par M. Lebreton, médecin des hôpitaux. — Sémiologie générale du tube digestif, par P. Le Gendre, médecin de l'hôpital Tenon.

TOME V. — 1 vol. in-8° de 1180 pages avec nombreuses figures dans le texte : 28 fr.

A. Chauffard, professeur agrégé à la Faculté de médecine de Paris, médecin des hôpitaux : Pathologie générale et Sémiologie du foie. — X. Arnozan, professeur à la Faculté de médecine de Bordeaux : Pancréas. — C. Chabrié, sous-directeur du

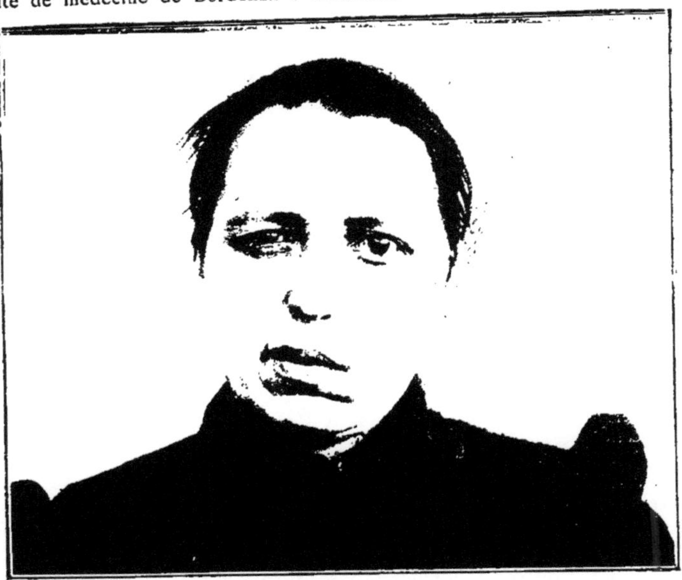

Tome V. Fig. 148. — Paralysie faciale gauche par lésion du rocher.

Laboratoire de Chimie appliquée à la Faculté des Sciences de Paris : Analyse chimique des urines. — Noel Hallé : Analyse microscopique des urines (histo-bactériologique). — A. Charrin, professeur remplaçant au Collège de France : Le rein, l'urine et l'organisme. — Pierre Delbet, professeur agrégé à la Faculté de médecine de Paris, chirurgien des hôpitaux : Sémiologie des organes génitaux. — J. Dejerine, professeur agrégé à la Faculté de médecine de Paris, médecin des hôpitaux : Sémiologie du système nerveux. Cet article comprend plus de 800 pages et est illustré de très nombreuses photographies, schémas et dessins.)

CONDITIONS DE LA PUBLICATION (Avril 1901)

Le Traité de Pathologie générale est publié en six volumes. Chaque volume est vendu séparément, et le prix en est fixé suivant l'étendue des matières.

Les tomes I et II sont vendus chacun. 18 fr. | Le tome IV est vendu. . . . . . . 16 fr.
Le tome III forme 2 part. et est vendu. 28 fr. | Le tome V est vendu . . . . 28 fr.

Il est accepté des souscriptions au Traité de Pathologie générale à un prix à forfait, quels que soient l'étendue et le prix de l'ouvrage complet.

Ce prix à partir de ce jour a été élevé de 112 francs à 120 francs, et restera tel, dans tous les cas, jusqu'à la publication du tome VI.

TOME II

1 vol. grand in-8° de 896 pages, avec figures dans le texte : **16 fr.**

Fièvre typhoïde, par A. CHANTEMESSE, professeur à la Faculté de médecine, médecin des hôpitaux de Paris. — *Maladies infectieuses*, par F. WIDAL, professeur agrégé, médecin des hôpitaux de Paris. — *Typhus exanthématique*, par L.-H. THOINOT, professeur agrégé, médecin des hôpitaux de Paris. — *Fièvres éruptives*, par L. GUINON, médecin des hôpitaux de Paris. — *Erysipèle*, par E. BOIX, chef de laboratoire à la Faculté. — *Diphtérie*, par A. RUAULT. — *Rhumatisme articulaire aigu*, par ŒTTINGER, médecin des hôpitaux de Paris. — *Scorbut*, par TOLLEMER, chef de laboratoire à la Faculté.

TOME III

1 vol. grand in-8° de 702 pages, avec figures dans le texte : **16 fr.**

Maladies cutanées, par G. THIBIERGE, médecin de l'hôpital de la Pitié. — *Maladies vénériennes*, par G. THIBIERGE, médecin de l'hôpital de la Pitié. — *Maladies du sang*, par A. GILBERT, professeur agrégé, médecin des hôpitaux de Paris. — *Intoxications*, par H. RICHARDIÈRE, médecin des hôpitaux de Paris.

TOME IV

1 vol. grand in-8° de 680 pages, avec figures dans le texte : **16 fr.**

Maladies de l'estomac, par A. MATHIEU, médecin de l'hôpital Andral. — *Maladies du pancréas*, par A. MATHIEU, médecin de l'hôpital Andral. — *Maladies de l'intestin*, par COURTOIS-SUFFIT, médecin des hôpitaux de Paris. — *Maladies du péritoine*, par COURTOIS-SUFFIT, médecin des hôpitaux de Paris. — *Maladies de la bouche et du pharynx*, par A. RUAULT, médecin honoraire de la Clinique laryngologique de l'Institution nationale des Sourds-Muets.

TOME VI

1 vol. grand in-8° de 612 pages, avec figures dans le texte : **14 fr.**

Maladies du nez et du larynx, par A. RUAULT, médecin honoraire de la Clinique laryngologique de l'Institution nationale des Sourds-Muets. — *Asthme*, par E. BRISSAUD, professeur à la Faculté de médecine de Paris, médecin de l'hôpital Saint-Antoine. — *Coqueluche*, par P. LE GENDRE, médecin des hôpitaux. — *Maladies des bronches*, par A.-B. MARFAN, professeur agrégé à la Faculté de médecine de Paris, médecin des hôpitaux. — *Troubles de la circulation pulmonaire*, par A.-B. MARFAN, professeur agrégé à la Faculté de médecine de Paris, médecin des hôpitaux. — *Maladies aiguës du poumon*, par NETTER, professeur agrégé à la Faculté de médecine de Paris, médecin des hôpitaux.

TOME VII

1 vol. grand in-8° de 550 pages, avec figures dans le texte : **14 fr.**

Maladies chroniques du poumon par A.-B. MARFAN, professeur agrégé à la Faculté de médecine de Paris, médecin des hôpitaux. — *Phtisie pulmonaire*, par A.-B. MARFAN, professeur agrégé à la Faculté de médecine de Paris, médecin des hôpitaux. — *Maladies de la plèvre*, par NETTER, professeur agrégé à la Faculté de médecine de Paris, médecin des hôpitaux. — *Maladies du médiastin*, par A.-B. MARFAN, professeur agrégé à la Faculté de médecine de Paris, médecin des hôpitaux.

Le TOME V sera publié ultérieurement

Traité
de Chirurgie

Publié sous la direction

DE MM.

Simon DUPLAY

Professeur de clinique chirurgicale à la Faculté
de médecine de Paris
Chirurgien de l'Hôtel-Dieu
Membre de l'Académie de médecine.

Paul RECLUS

Professeur agrégé à la Faculté de médecine de Paris
Secrétaire général de la Société de chirurgie
Chirurgien des hôpitaux
Membre de l'Académie de médecine.

PAR MM.

BERGER — BROCA — Pierre DELBET — DELENS — DEMOULIN
J.-L. FAURE — FORGUE — GÉRARD-MARCHANT
HARTMANN — HEYDENREICH — JALAGUIER — KIRMISSON — LAGRANGE
LEJARS — MICHAUX — NÉLATON
PEYROT — PONCET — QUÉNU — RICARD — RIEFFEL — SEGOND
TUFFIER — WALTHER

DEUXIÈME ÉDITION, ENTIÈREMENT REFONDUE

8 forts volumes grand in-8°, avec nombreuses figures dans le texte. . . **150 fr.**

Plus de neuf ans se sont écoulés depuis le jour où fut arrêté le programme du *Traité de Chirurgie*, et, des vingt-quatre collaborateurs du début, aucun, par un rare bonheur, ne manque encore à l'entreprise. Les portes de l'Hôpital et de l'Agrégation se sont ouvertes devant les plus jeunes, le Professorat et l'Académie de médecine en ont élu de plus âgés; tous ont vu s'étendre leur sphère d'activité professionnelle. Aussi pouvons-nous affirmer que ce nouvel ouvrage porte la marque d'une expérience plus mûre et d'une plus grande autorité.

TOME PREMIER. 1 fort vol. de 912 pages, avec 218 figures . . **18 fr.**

Reclus. Inflammations. — Traumatismes. — Maladies virulentes.
Quénu. Des Tumeurs.

Broca. Peau et tissu cellulaire sous-cutané.
Lejars. Lymphatiques, muscles, synoviales tendineuses et bourses séreuses.

TOME II. 1 fort vol. de 996 pages, avec 361 figures. . . . . . . **18 fr.**

Lejars. Nerfs.
Michaux. Artères.
Quénu. Maladies des veines.

Ricard et Demoulin. Lésions traumatiques des os.
Poncet. Affections non traumatiques des os.

TOME III. 1 fort vol. de 940 pages, avec 285 figures. . . . . . **18 fr.**

Nélaton. Traumatismes, entorses, luxations, plaies articulaires.
Lagrange. Arthrites infectieuses et inflammatoires.

Quénu. Arthropathies. Arthrites sèches. Corps étrangers articulaires.
Gérard-Marchant. Maladies du crâne.
Kirmisson. Maladies du rachis.
Simon Duplay. Oreilles et Annexes.

TOME IV. 1 fort vol. de 896 pages, avec 354 figures . . . . . . **18 fr.**

Delens. Œil et annexes.
Gérard-Marchant. Nez, fosses nasales, pharynx nasal et sinus.

Heydenreich. Mâchoires.

TOME V. 1 fort vol. de 948 pages, avec 187 figures . . . . . . **20** fr.

Broca. Vices de développement de la face et du cou. Face, lèvres, cavité buccale, gencives, langue, palais et pharynx.
Hartmann. Plancher buccal, glandes salivaires, œsophage et larynx.

Broca. Corps thyroïde.
Walther. Maladies du cou.
Peyrot. Poitrine.
Delbet. Mamelle.

TOME VI. 1 fort vol. de 1127 pages, avec 218 figures. . . . . . **20** fr.

Michaux. Parois de l'abdomen.
Berger. Hernies.
Jalaguier. Contusions et plaies de l'abdomen. Lésions traumatiques et corps étrangers de l'estomac et de l'intestin.
Hartmann. Estomac.

Jalaguier. Occlusion intestinale. Péritonites. Appendicite.
Faure et Rieffel. Rectum et Anus.
Quénu. Mésentère. Rate. Pancréas.
Segond. Foie.

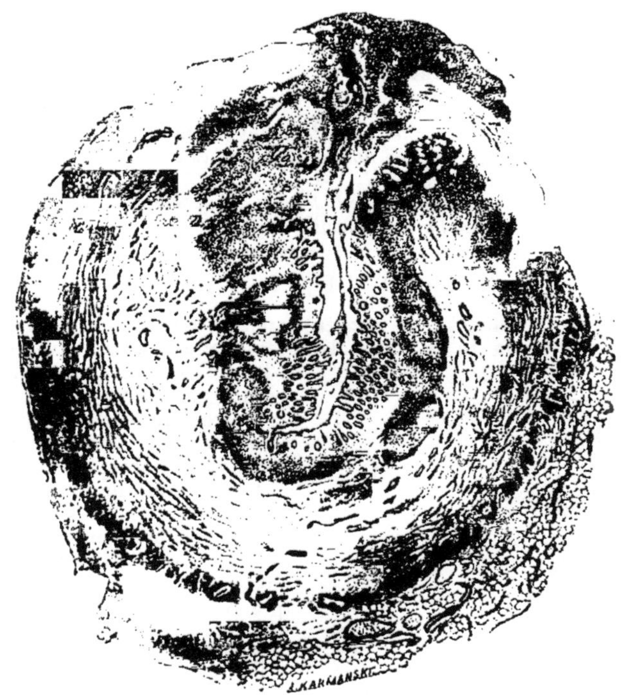

Tome VI. Fig. 116. — Appendicite folliculaire perforante.

TOME VII. 1 fort vol. de 1272 pages, avec 297 figures dans le texte. **25** fr.

Walther. Bassin.
Rieffel. Affections congénitales de la région sacro-coccygienne.

Tuffier. Rein. Vessie. Uretères. Capsules surrénales.
Forgue. Urèthre et prostate.
Reclus. Organes génitaux de l'homme.

TOME VIII. 1 fort vol. de 971 pages, avec 163 figures dans le texte. **20** fr.

Michaux. Vulve et Vagin.
Pierre Delbet. Maladies de l'utérus.

Segond. Annexes de l'utérus, ovaires, trompes, ligaments larges, péritoine pelvien.
Kirmisson. Maladies des membres.

TABLE ALPHABÉTIQUE des 8 volumes du *Traité de Chirurgie*.

La Pratique Dermatologique

Traité de Dermatologie appliquée

PUBLIÉ SOUS LA DIRECTION DE MM.

ERNEST BESNIER, L. BROCQ, L. JACQUET

PAR MM.

AUDRY, BALZER, BARBE, BAROZZI, BARTHÉLEMY, BÉNARD, ERNEST BESNIER
BODIN, BROCQ, DE BRUN, DU CASTEL, J. DARIER, DÉHU
DOMINICI, W. DUBREUILH, HUDELO, L. JACQUET, J.-B. LAFFITTE
LENGLET, LEREDDE, MERKLEN, PERRIN, RAYNAUD
RIST, SABOURAUD, MARCEL SÉE, GEORGES THIBIERGE, VEYRIÈRES.

4 volumes richement cartonnés toile formant ensemble environ 3600 pages, très largement illustrés de figures en noir et de planches en couleurs. En souscription jusqu'à la publication du Tome II. . . . . **140 fr.**
A partir de la publication du Tome II le prix de souscription sera porté à **150 fr.** *Chaque volume sera vendu séparément.*

EXTRAIT DE LA PRÉFACE

..... A tous les titres, il y a intérêt majeur à résumer l'état présent de la dermatologie à la fin de ce siècle scientifique si fécond et si brillant, et à l'aube de celui qui le suit, quelque grand qu'il doive être !

Notre but le plus essentiel est, avant tout, de faire œuvre de clinique et de thérapeutique.

Nous voulons fixer les types morbides par des descriptions sobres et précises, appuyées sur des représentations graphiques aussi nombreuses et aussi parfaites que possible, et réaliser ainsi une œuvre de toute utilité, destinée à la grande masse des praticiens.

La thérapeutique des maladies de la peau sera exposée avec une ampleur au moins égale : nous nous sommes attachés à donner place, dans la *Pratique dermatologique*, à tout ce qui peut être utile au médecin praticien pour le traitement de chaque maladie en particulier.

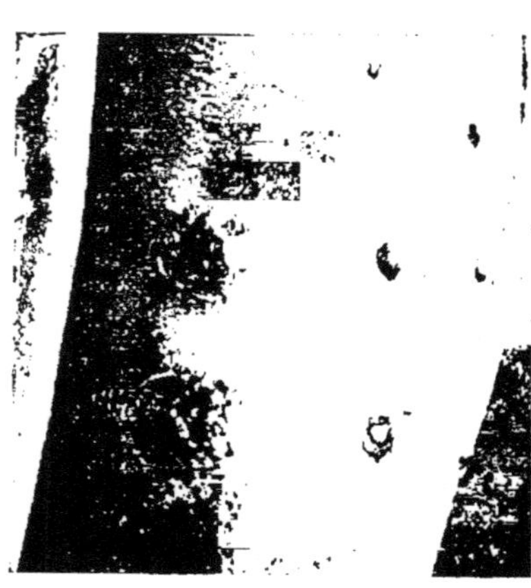

Fig. 225. — Ecthyma.

Que l'on ne se méprenne pas cependant. La *Pratique dermatologique* ne sera pas un simple manuel illustré renfermant seulement, à propos de chaque dermatose, un abrégé symptomatologique suivi de formules banales et non contrôlées ; notre but est beaucoup plus élevé. A l'exposé de chaque question, le médecin dermatologiste trouvera toujours les indications scientifiques principales sur la matière. L'histologie, la bactériologie, l'histochimie et l'hématologie seront traitées dans la mesure indiquée par l'état actuel de ces connaissances et par leur importance relative aux dermatoses en particulier. Les plus grands développements seront réservés à la description clinique basée sur l'observation précise et minutieuse des faits, assurés que nous serons, en cela, de faire œuvre durable.

Afin de mieux fixer les types dermatologiques, et pour permettre aux praticiens de médecine générale de les connaître à coup sûr, nous

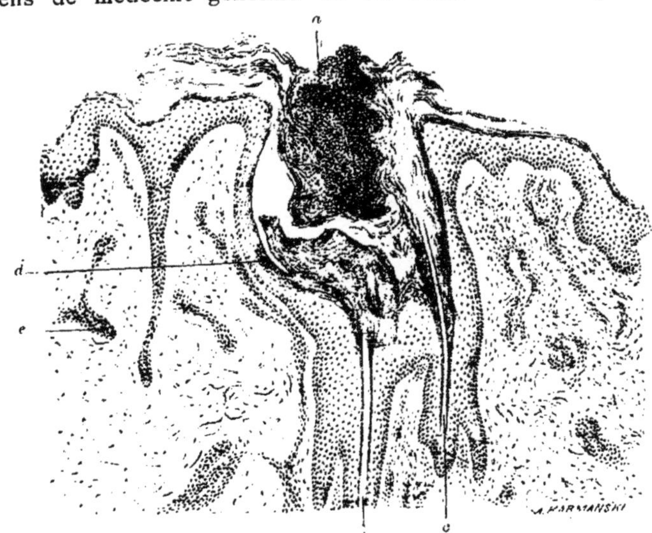

Fig. 23. — Coupe d'acné pustuleuse passant par le comédon.

annexerons au texte, en grand nombre, des planches coloriées et des dessins en noir, aussi exacts que l'on peut actuellement les réaliser.

Et, à titre complémentaire, nous indiquerons, toutes les fois où cela pourra être utile, les numéros correspondants des magnifiques reproductions *ad naturam* accumulées dans le merveilleux musée de l'hôpital Saint-Louis, et dues au talent de Baretta.

TOME PREMIER

1 fort vol. in-8°, avec 230 figures en noir et 24 planches en couleurs.
Richement cartonné toile. **36** fr.

Anatomie et Physiologie de la Peau. — **Pathologie générale de la Peau.** — **Symptomatologie générale des Dermatoses.** — **Acanthosis nigricans.** — **Acnés.** — **Actinomycose.** — **Adénomes.** — **Alopécies.** — **Anesthésie locale.** — **Balanites.** — **Bouton d'Orient.** — **Brûlures.** — **Charbon.** — **Classifications dermatologiques.** — **Dermatites polymorphes douloureuses.** — **Dermatophytes.** — **Dermatozoaires.** — **Dermites infantiles simples.** — **Ecthyma.**

Pour paraître le 1er Mai 1901 : TOME II

1 fort vol. in-8°, avec nombreuses figures en noir et planches en couleurs.
Richement cartonné toile. **40** fr.

Eczéma, par ERNEST BESNIER. — *Électricité,* par BROCQ. — *Electrolyse,* par BROCQ. — *Éléphantiasis,* par DOMINICI. — *Eosinophilie,* par LEREDDE. — *Épithélioma,* par DARIER. — *Eruptions artificielles,* par THIBIERGE. — *Erythème,* par BODIN. — *Erythrodermie,* par BROCQ. — *Favus,* par BODIN. — *Folliculites,* par HUDELO. — *Furonculose,* par BAROZZI. — *Gale,* par DUBREUILH. — *Greffe,* par BAROZZI. — *Herpès,* par DU CASTEL. — *Ichtyose,* par THIBIERGE. — *Impétigo,* par SABOURAUD. — *Kératodermie,* par DUBREUILH. — *Kératose pilaire,* par VEYRIÈRES. — *Langue,* par BÉNARD. — *Lèpre,* par MARCEL SÉE. — *Leucokératose,* par BÉNARD. — *Lichens,* par BROCQ.

Traité d'Anatomie Humaine

PUBLIÉ SOUS LA DIRECTION DE

P. POIRIER   et   **A. CHARPY**

Professeur agrégé à la Faculté   Professeur d'anatomie
de médecine de Paris   à la Faculté de médecine
Chirurgien des hôpitaux.   de Toulouse.

AVEC LA COLLABORATION DE

O. AMOEDO — A. BRANCA — B. CUNÉO — P. FREDET
P. JACQUES — TH. JONNESCO — E. LAGUESSE — L. MANOUVRIER
A. NICOLAS — M. PICOU — A. PRENANT — H. RIEFFEL
CH. SIMON — A. SOULIÉ

5 vol. grand in-8°, avec figures noires et en couleurs

ÉTAT DE LA PUBLICATION (Avril 1901)

Tome I. — (*Deuxième édition, revue et augmentée.*) — **Embryologie.** Notions d'embryologie. **Ostéologie.** Considérations générales. Des membres. Squelette du tronc. Squelette de la tête. **Arthrologie.** Développement des articulations. Structure. Articulations des membres. Articulations du tronc. Articulations de la tête. *Un volume grand in-8°, avec 807 figures.* . . . . **20 fr.**

Tome II. — 1ᵉʳ Fascicule : **Myologie.** Embryologie. Histologie. Peauciers et aponévroses. *Deuxième édition revue et augmentée. Un volume grand in-8°, avec 331 figures.* . . . . **12 fr.**

2ᵉ Fascicule : **Angéiologie** (Cœur et Artères). Histologie. *Un volume grand in-8°, avec 145 figures.* . . . . **8 fr.**

3ᵉ Fascicule : **Angéiologie** (Capillaires. Veines). *Un volume grand in-8°, avec 75 figures.* . . . . **6 fr.**

Tome III. — 1ᵉʳ Fascicule : **Système nerveux.** Méninges. Moelle. Encéphale. Embryologie. Histologie. *Un volume grand in-8°, avec 201 figures.* . **10 fr.**

2ᵉ Fascicule : **Système nerveux.** Encéphale. *Un volume grand in-8°, avec 206 figures.* . . . . **12 fr.**

3ᵉ Fascicule : **Système nerveux.** Les Nerfs. Nerfs crâniens. Nerfs rachidiens. *Un volume grand in-8°, avec 205 figures.* . . . . **12 fr.**

Tome IV. — 1ᵉʳ Fascicule : **Tube digestif.** Développement. Bouche. Pharynx. Œsophage. Estomac. Intestins. *Deuxième édition, revue et augmentée. Un volume grand in-8°, avec 201 figures.* . . . . **12 fr.**

2ᵉ Fascicule : **Appareil respiratoire.** Larynx. Trachée. Poumons. Plèvre. Thyroïde. Thymus. *Un volume grand in-8°, avec 121 figures.* . . . . . **6 fr.**

3ᵉ Fascicule : **Annexes du tube digestif.** Dents. Glandes salivaires. Foie. Voies biliaires. Pancréas. Rate. **Péritoine.** *Un volume grand in-8°, avec 361 figures.* . . . . **16 fr.**

IL RESTE A PUBLIER

Les Lymphatiques qui termineront le tome II.
Les organes génitaux-urinaires et les **organes des sens** qui formeront le tome V.

Le prolongement caudé du lobule de Spigel dans le lobe droit du foie adulte (colliculus caudatus de Haller) obture en partie la fente de Winslow.

Récemment Klaatsch a donné une interprétation tout à fait spéciale de l'hiatus de Winslow. (Voy. *Bibliographie*, p. 1005; ou le premier travail de Brachet (cf. p. 945) et le *Traité d'em-*

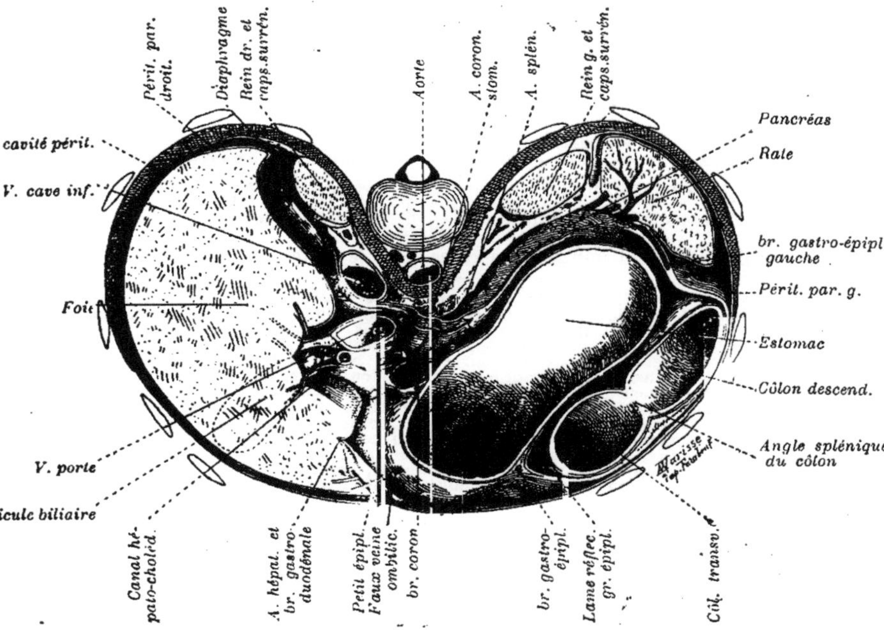

FIG. 577. — Coupe transversale de l'abdomen, au-dessus du seuil de l'hiatus de Winslow, et vue perspective des organes sous-jacents. Reproduction d'un dessin inédit, d'après nature, du Prof. L.-H. Farabeuf. La disposition de l'estomac relativement au côlon est expliquée par le schéma 577 *bis*.

La flèche qui traverse l'hiatus de Winslow, entre la veine cave et la veine porte, franchit l'arc de l'hépatique. Elle peut pénétrer, en arrière de l'estomac, à gauche de la faux de la coronaire (poche rétro-stomacale) ou descendre dans le sac épiploïque.

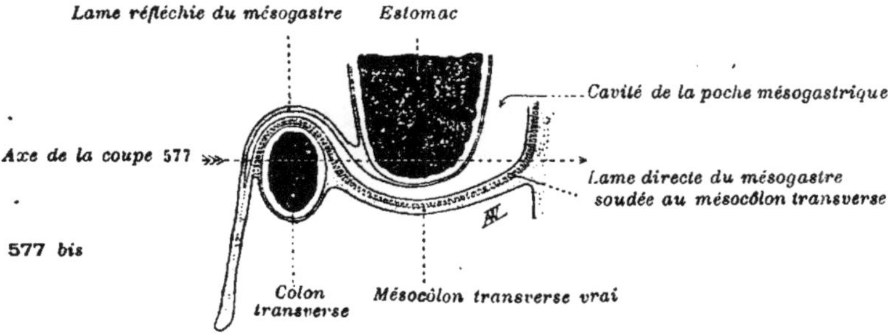

bryologie de Prenant (liv. II. p. 780-781 et 784-785). — Ses théories ont été réfutées par Toldt (*l. c.*, 1893, p. 63), et par Brachet et Swaen).

Pour pénétrer dans l'hiatus de Winslow, il suffit de reconnaître la vésicule biliaire et de suivre son bord droit. On est conduit au niveau du plafond de l'hiatus et on y pénètre aisément, en arrière du ligament hépato-duodénal. On

[FREDET.]

Traité

DES

Maladies de l'Enfance

PUBLIÉ SOUS LA DIRECTION DE MM.

J. GRANCHER
PROFESSEUR A LA FACULTÉ DE MÉDECINE DE PARIS
MEMBRE DE L'ACADÉMIE DE MÉDECINE, MÉDECIN DE L'HOPITAL DES ENFANTS-MALADES

J. COMBY
MÉDECIN DE L'HOPITAL DES ENFANTS-MALADES

A.-B. MARFAN
AGRÉGÉ, MÉDECIN DES HOPITAUX

5 forts volumes grand in-8°, avec figures dans le texte. . . . . . . 90 francs

Ce *Traité des Maladies de l'Enfance* comble une lacune, et les médecins attendaient avec impatience l'apparition de cet ouvrage. Il existait déjà en effet, traitant des maladies de l'Enfance, plusieurs manuels dont quelques-uns sont fort appréciés, mais nous n'avions pas de traité complet dans lequel les questions de pédiatrie fussent étudiées d'une façon complète. Cet ouvrage paraît en cinq beaux volumes, et la notoriété qui s'attache aux noms des directeurs de cette publication et à ceux des collaborateurs suffit pour lui assurer un plein succès. Les maladies qui y sont traitées ont été confiées, en effet, aux pédiatres qui les ont étudiées d'une façon spéciale. Cette œuvre est pour ainsi dire une œuvre internationale, et parmi les noms des collaborateurs nous trouvons ceux des pédiatres les plus renommés de tous les pays, qui nous font ainsi profiter de l'expérience qu'ils peuvent avoir d'affections qu'ils rencontrent plus que d'autres dans leur champ d'observation. Bien plus, la Médecine et la Chirurgie, ces deux sœurs jumelles qu'on tend bien à tort à séparer sans cesse, ont trouvé le moyen de se retrouver côte à côte au grand profit des lecteurs.

Les 5 volumes se vendent séparément :

Tome I. **18** fr.   Tome II, **18** fr.   Tome III, **20** fr.   Tome IV, **18** fr.   Tome V, **18** fr.

Traité élémentaire

DE

Clinique Thérapeutique

Par le Dʳ Gaston LYON
Ancien chef de clinique médicale à la Faculté de médecine de Paris.

TROISIÈME ÉDITION REVUE ET AUGMENTÉE

1 *volume grand in-8° de* VIII-1332 *pages. Relié peau.* . . . . . . **20** *fr.*

La seconde édition de ce livre a reçu du public médical le même accueil favorable que la première. Nous trouvant par suite dans l'obligation agréable de préparer une troisième édition, nous avons considéré comme un devoir strict d'y apporter tous nos soins et de justifier ainsi la faveur soutenue dont notre ouvrage a été l'objet.

Un certain nombre de chapitres nouveaux ont été ajoutés avec tous les développements que comporte leur importance ; citons notamment ceux consacrés aux cardiopathies infantiles, aux sténoses du pylore, aux angiocholites infectieuses, aux péritonites aiguës, aux méningo-myélites aiguës, aux polio-myélites, à la peste, etc.

Le chapitre consacré aux dyspepsies a été récrit en entier. Tous les autres chapitres de notre ouvrage ont été l'objet de modifications de détails, quelques-uns même ont été presque entièrement refondus (blennorragie, syphilis, neurasthénie, infections gastro-intestinales infantiles, etc.)

Sur la demande d'un grand nombre de nos lecteurs, une table alphabétique a été ajoutée, qui facilitera les recherches.

Le rôle du médecin change en même temps que se modifient les médications. La mise en œuvre des soins antiseptiques, l'emploi des injections de sérum, tout cela fait que le rôle actif du médecin grandit sans cesse. Nous avons tenu, dans cette édition, à insister sur les détails de direction des traitements, en un mot à justifier, mieux encore que par le passé, notre titre de *Traité de clinique thérapeutique.*

Traité
de Physiologie.

PAR

J.-P. MORAT
PROFESSEUR A L'UNIVERSITÉ DE LYON

Maurice DOYON
PROFESSEUR AGRÉGÉ A LA FACULTÉ DE MÉDECINE
DE LYON

Ce Traité de Physiologie formera 5 volumes dont voici le détail :

I. — **Fonctions élémentaires.** — Prolégomènes. — Nutrition en général. — Physiologie des tissus en particulier (moins le système nerveux).

II. — **Fonctions d'innervation et du milieu intérieur.** — Système nerveux. — Sang; lymphe; liquides interstitiels.

III. — **Fonctions de nutrition.** — Circulation; calorification.

IV. — **Fonctions de nutrition** (suite). — Digestion; respiration; excrétion.

V. — **Fonctions de relation.** — Sens. — Langage; expression; locomotion. **Fonctions de reproduction**, à l'exception du développement embryologique.

Ces volumes ne seront pas publiés dans l'ordre ci-dessus, mais le seront dans celui de leur achèvement.

Chaque volume sera, pendant tout le cours de la publication, vendu séparément à des prix qui varieront selon l'étendue de chacun.

Toutefois, les éditeurs acceptent, dès à présent, au prix à forfait de **50 francs**, des souscriptions à l'ouvrage complet.

Les souscripteurs payeront en retirant chaque volume le prix marqué; mais le tome V et dernier leur sera fourni gratuitement ou à un prix tel qu'ils n'aient, en aucun cas, payé plus de 50 francs pour le total de l'ouvrage.

Avril 1901.   *Volumes publiés :*

Fonctions de nutrition. — Circulation, par M. Doyon; Calorification, par J.-P. Morat.

1 vol. grand in-8°, avec 173 figures noires et en couleurs . . . . **12** fr.

Fonctions de nutrition (*suite et fin*). — Respiration; excrétion, par J.-P. Morat; Digestion; absorption, par M. Doyon.

1 vol. grand in-8°, avec 167 figures en noir et en couleurs. . . . . . . **12** fr.

C'est un grand traité de physiologie, tel qu'il n'en était pas paru depuis la troisième édition (1888) de l'ouvrage classique de Beaunis, que les auteurs ont eu le courage d'entreprendre et qu'ils mèneront certainement à bien, si l'on en juge par le remarquable spécimen qui forme le premier volume.

E. Gley (*Archives de physiologie*).

... En résumé, à en juger par le spécimen que nous avons sous les yeux, MM. Morat et Doyon sont en train de doter nos bibliothèques d'un ouvrage précieux et très bien fait en ce sens qu'ils savent le rendre complet sans le grossir démesurément. Leur *Traité de physiologie* conviendra au débutant, à l'étudiant avancé et à toutes les personnes qui ont besoin de prendre une idée générale ou de remonter à l'origine des faits qui ont permis de la dogmatiser.

Dr Arloing (*Lyon médical*).

Traité
de
Physique Biologique

PUBLIÉ SOUS LA DIRECTION DE MM.

D'ARSONVAL
Professeur au Collège de France
Membre de l'Institut et de l'Académie de médecine.

CHAUVEAU
Professeur au Muséum d'histoire naturelle
Membre de l'Institut et de l'Académie de médecine.

GARIEL
Ingénieur en chef des Ponts et Chaussées
Professeur à la Faculté de médecine de Paris
Membre de l'Académie de médecine.

MAREY
Professeur au Collège de France
Membre de l'Institut et de l'Académie de médecine.

SECRÉTAIRE DE LA RÉDACTION

M. WEISS
Ingénieur des Ponts et Chaussées
Professeur agrégé à la Faculté de médecine de Paris.

Le **Traité de Physique Biologique** sera publié en trois volumes :

Tome   I. *Mécanique. Actions moléculaires. Chaleur.*
Tome II. *Radiations. Optique.*
Tome III. *Électricité. Acoustique.*

Chaque volume sera vendu séparément.

Le tome I est vendu **25 fr.** On souscrit dès maintenant à l'ouvrage complet au prix de **60 fr.** — Ce prix restera tel jusqu'à la publication du tome II.

EXTRAIT DE LA PRÉFACE

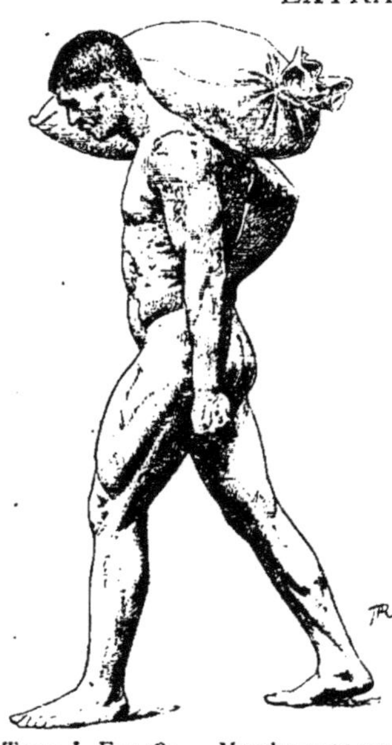

Tome I. Fig. 180. — Marche avec un fardeau sur l'épaule. Moment du double appui.

Au moment où dans les facultés de médecine il s'est produit un changement considérable dans l'enseignement de la physique, il a semblé utile de réunir en un ouvrage tous les matériaux qui pouvaient faire le fond de cet enseignement.

Déjà les maîtres qui ont pour ainsi dire fondé la Physique biologique, les Weber, Helmholtz, du Bois-Reymond, Chauveau, Marey, Paul Bert, d'autres encore, ont écrit sur certains points spéciaux des traités importants. — Mais si l'on en excepte les manuels et les traités élémentaires à l'usage des étudiants, il n'a encore paru aucun ouvrage d'ensemble sur la physique biologique. — Il y avait là, semble-t-il, une lacune à combler. . . . .

La Physique pure ne tient dans cet ouvrage qu'une place excessivement réduite. — Sa lecture exige la connaissance des notions générales, toutefois il a paru nécessaire de faire précéder chaque partie d'une sorte d'aide-mémoire rappelant brièvement les principaux faits sur lesquels il pouvait être nécessaire de s'appuyer dans la suite.

L'ouvrage complet comprendra trois volumes.

Nous avons cru devoir placer en tête du premier un court article sur les diverses espèces d'erreur que l'on est exposé à commettre dans les sciences expérimentales, car nous avons remarqué trop souvent que beaucoup de physiologistes ne faisaient pas la distinction convenable entre elles.

Contrairement à notre principe de passer rapidement sur les questions de physique pure, nous avons aussi donné quelque développement à la mécanique et aux actions moléculaires. Il est, en effet, souvent difficile pour le physiologiste de lire des traités de mécanique générale, et nous avons cherché à en exposer les notions les plus indispensables.

Dans ce même volume, se trouve tout ce qui a rapport à la mécanique animale, à la chaleur et aux actions moléculaires ; cependant une grande partie des phénomènes de la contraction musculaire a été renvoyée au troisième volume qui contient l'électrophysiologie.

Ce premier volume sera suivi prochainement, nous l'espérons, par un deuxième volume contenant toutes les applications de l'optique géométrique et des radiations.

Enfin le troisième volume est réservé à l'Electricité et à l'Acoustique.

Nous avons fait tous nos efforts pour mener cet ouvrage à bonne fin ; il nous semble avoir réuni pour cela les meilleures conditions, il suffit pour s'en convaincre de lire la table de noms de nos collaborateurs et de se rappeler celui de notre éditeur, dont l'éloge n'est plus à faire ; puissions-nous avoir fait œuvre utile.

TOME PREMIER

1 fort volume in-8° avec 591 figures dans le texte : 25 fr.

Ce volume contient : Des erreurs dans les mesures. Principes généraux de mécanique, par M. G. WEISS. — Propriétés des solides. Résistance des matériaux. Architecture des os, par M. GARIEL. — Architecture des muscles. Principes généraux de méthode graphique. La contraction musculaire, par M. G. WEISS. — Locomotion humaine, par M. PAUL RICHER. — La locomotion animale, par M. MAREY. — Principes généraux d'hydrostatique et d'hydrodynamique, par M. WEISS. — Cœur. Cardiographie, par M. WERTHEIMER. — Circulation du sang dans les vaisseaux. Pression et vitesse, pouls et sphygmographie, par M. E. MEYER. — Pléthysmographie, par M. HALLION. — Capillarité et tension superficielle. Solubilité des solides. Imbibition, par M. A. IMBERT. — Filtration, par M. GARIEL. — Osmose, par M. A. DASTRE. — Propriétés des gaz. Analyse des gaz. Gaz du sang. Phénomènes physiques de la respiration, par M. J. TISSOT. — Principes généraux de la chaleur, par M. WEISS. — Thermométrie, par M. GARIEL. — Température, par M. J.-P. LANGLOIS. — Calorimétrie. Étuves et régulateurs de température, par M. C. SIGALAS. — Chaleur animale, par M. LAULANIÉ. — Travail fourni par les animaux. Rendement des moteurs animés. Propagation de la chaleur.

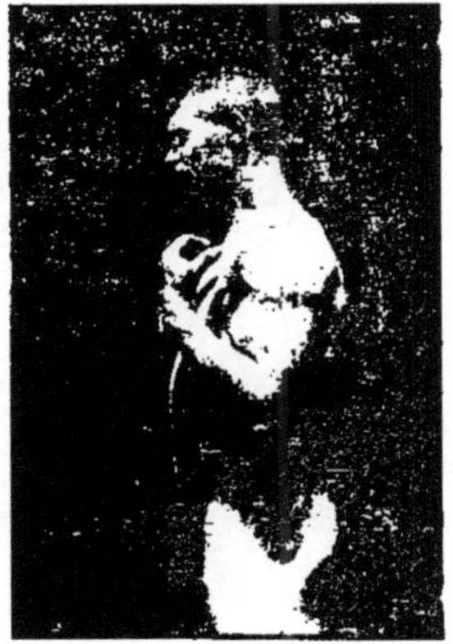

Tome I. Fig. 143. V. — Mouvement lent. Flexion.

Protection des animaux, par M. GARIEL. — Influence de la pression sur la vie, par MM. P. REGNARD et P. PORTIER. — Influence des agents atmosphériques sur les éléments cellulaires, par M. A. CHARRIN. — Actions hygrométriques sur les végétaux. Influence de la chaleur sur les végétaux. Actions mécaniques sur les végétaux, par M. MANGIN.

*

Précis

d'Obstétrique

PAR MM.

A. RIBEMONT-DESSAIGNES
Agrégé de la Faculté de médecine
Accoucheur de l'hôpital Beaujon
Membre de l'Académie de médecine.

G. LEPAGE
Professeur agrégé à la Faculté de médecine
de Paris,
Accoucheur de l'hôpital de la Pitié.

CINQUIÈME ÉDITION

AVEC 590 FIGURES DANS LE TEXTE DONT 437 DESSINÉES PAR M. RIBEMONT-DESSAIGNES

1 vol. grand in-8° de XXIV-1405 pages, relié toile. . . **30 fr.**

Le Précis d'Obstétrique est un bel et bon ouvrage, appelé à rendre de grands services aux praticiens par son plan et son exécution qui sont parfaits. Tenant le milieu entre les Manuels qui tentent les étudiants, mais ne leur apprennent pas grand'chose, et les traités magistraux qu'ils n'ont guère le temps ni les moyens d'aborder, cet ouvrage nous paraît réaliser parfaitement le but des auteurs d'être un livre d'enseignement proprement dit. Et cet enseignement, c'est, dans ses grandes lignes, celui de M. Tarnier et de M. Pinard.

(*Revue scientifique.*)

Cet ouvrage est appelé à rendre de grands services, non seulement à l'étudiant qui prépare ses examens, mais aussi au praticien, abandonné qu'il est, la plupart du temps, au milieu des multiples difficultés de la clinique et avec une instruction pratique souvent insuffisante....

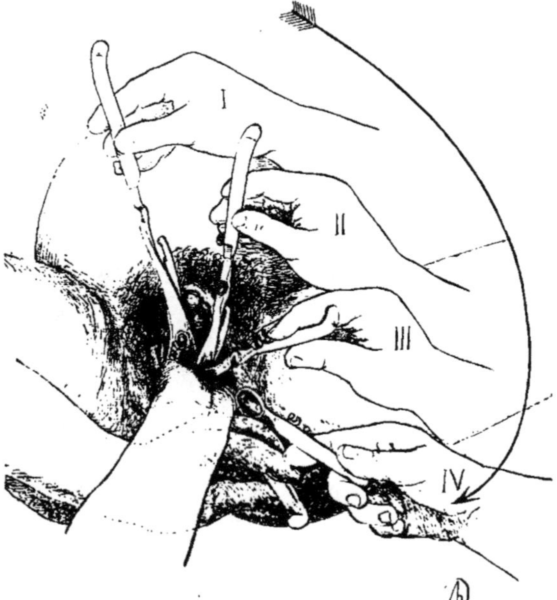

Fig. 489.— Introduction et placement de la cuiller droite sur le sommet en position gauche (variété antérieure).

... Nous devons aussi parler de la partie iconographique de l'ouvrage ; tous les dessins, qui sont l'œuvre personnelle de M. Ribemont-Dessaignes, joignent à une exactitude photographique un caractère artistique qui donne au livre un aspect particulier.

(*Revue de chirurgie.*)

Traité
de Gynécologie

CLINIQUE ET OPÉRATOIRE

Par le Dr Samuel POZZI

Professeur agrégé à la Faculté de médecine, Chirurgien de l'hôpital Broca,
Membre de l'Académie de médecine.

TROISIÈME ÉDITION, REVUE ET AUGMENTÉE

1 vol. in-8° de XXII-1270 pages, avec 628 fig. dans le texte. Relié toile.   **30 fr.**

..... L'ordonnance générale du traité n'est pas changée, mais de nombreuses additions
et des figures multiples sont venues l'enrichir. La thérapeutique chirurgicale des opérations pelviennes, en particulier,
a été complètement revisée, et
M. Pozzi, tout en restant lapa-
rotomiste convaincu, reconnaît
à l'hystérectomie vaginale la
large place qui lui est due....
Au point de vue thérapeutique,
je mentionnerai, comme nouvelles, les pages relatives aux
différents procédés d'hystéro-
pexie vaginale recommandés
ces derniers temps, celles qui
sont consacrées au traitement
chirurgical du prolapsus, enfin,
et surtout, un petit chapitre
relatif à la chirurgie conservatrice des ovaires. — L'anatomie pathologique et la bactériologie tiennent une grande
place ; de nombreuses figures
originales inédites viennent
très heureusement compléter
des descriptions qui seraient
un peu ardues à la simple lecture.

Partout l'auteur a cherché à
être aussi complet que possible,
de là une abondance d'indications bibliographiques et de
courtes analyses bien fondues
ensemble, dont le chercheur ti-
rera grand profit. Mais M. Pozzi
a eu soin également de donner

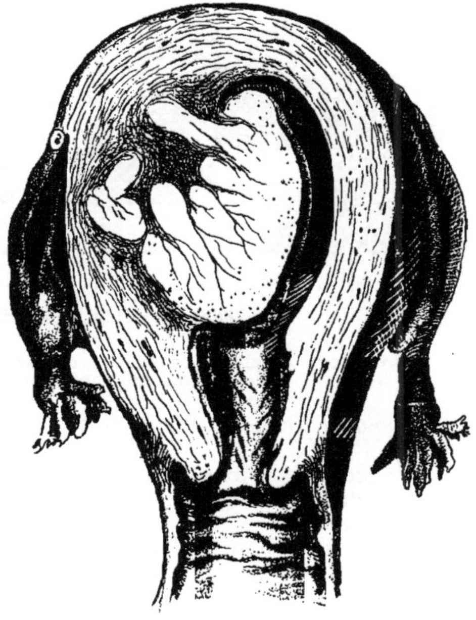

Fig. 251. — Sarcome de la muqueuse utérine.

toujours son opinion personnelle, permettant ainsi aux jeunes de bénéficier de sa longue
expérience. Nous retrouvons ainsi dans cette troisième édition toutes les qualités des
deux premières; il est facile d'en prédire le grand succès.

E. BONNAIRE (*Presse médicale*).

Traité
de
Chirurgie d'urgence

PAR

FÉLIX LEJARS

Professeur agrégé à la Faculté de médecine de Paris, Chirurgien de l'hôpital Tenon,
Membre de la Société de chirurgie.

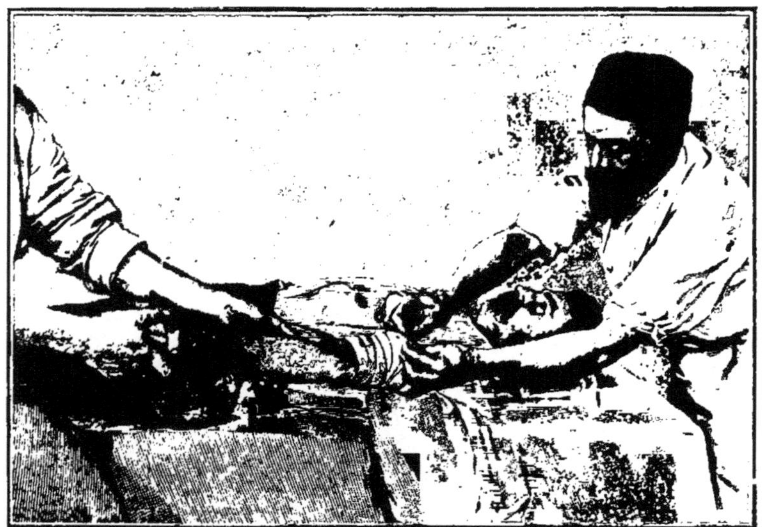

Fig. 711. — La bretelle d'Esmarch servant comme bande hémostatique.

TROISIÈME ÉDITION, REVUE ET AUGMENTÉE

751 figures dont la plupart dessinées d'après nature par le **Dr E. DALEINE**
et environ 180 photographies originales.

1 volume grand in-8°, de 1035 pages. Relié toile. **25 francs.**

Le succès de deux éditions enlevées en quelques mois prouve mieux
que tout éloge la valeur et l'utilité du *Traité de Chirurgie d'urgence* du
Dr F. Lejars.

Fidèle à la méthode qui lui a assuré le succès, le Dr Lejars s'est contenté
de rendre cette nouvelle édition à la fois plus complète et plus pratique.

Des additions considérables, des remaniements importants ont été
faits au texte et des dessins inédits et des photographies originales ont
enrichi encore l'illustration déjà hors de pair et universellement appréciée
qui fait de cet ouvrage un véritable album.

Ainsi amélioré, le *Traité de Chirurgie d'urgence* se présente pour la
troisième fois au public. Il trouvera auprès de lui l'accueil élogieux et
empressé qu'il a déjà rencontré et dont les extraits suivants de la presse
scientifique ne donnent qu'une incomplète expression.

... Par cette courte analyse, j'aurai voulu engager praticiens et étudiants à lire cet excellent traité. Tous y puiseront avec avantage des notions d'une utilité éminemment pratique et la multiplicité des figures leur facilitera merveilleusement à chaque pas la compréhension du texte....

(Presse médicale.)

... L'auteur a voulu offrir au public un traité essentiellement simple et pratique, permettant à tout médecin, en présence d'un cas de chirurgie d'urgence, de poser une médication thérapeutique et d'être à même de la remplir; c'est dire l'immense service que cet ouvrage est appelé à rendre partout où le chirurgien de profession fait défaut....

(Revue de Chirurgie.)

... Non e inopportuno aggiungere che alla bonta del libro corrisponde al bellezza dell' edizione, nella quale disegni originali e fotografie sono ritratti con esattezza e finezza non comuni.

(La Clinica Chirurgica.)

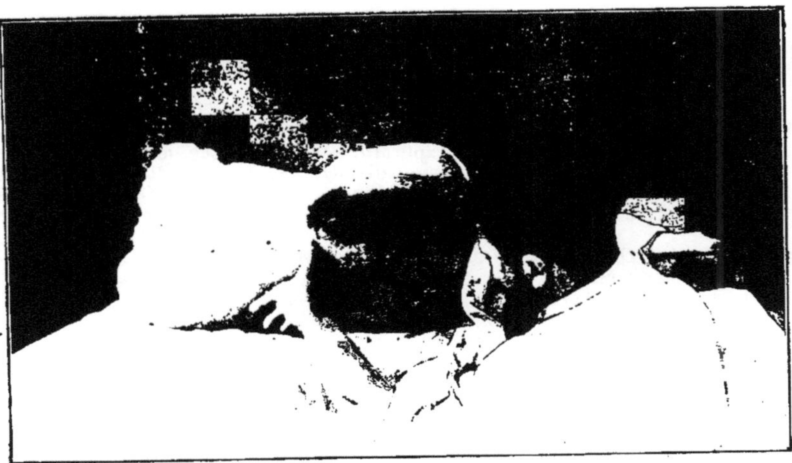

Fig. 36. — Ponction rachidienne, le sujet couché.

Ohne theoretische Auseinandersetzung und ohne viel Gelehrsamkeit führt uns Lejars unmittelbar aus Krankenbett und schildert uns den — vielfach selbsterlebten — Krankheitsfall mitt einer Anschaulichkeit und Klarheit, dass wir glauben, die Gefahr vor unseren Augen zu sehen....

(Klinisch-therapeutische Wochenschrift.)

Der Werth des Buches ruht nicht allein in dem reichem Inhalt, sondern ganz besonders in den vortrefflichen Darstellung, welche vollendet klar, obendrein durch ein Fülle instructivster neuer Zeichnungen ergäntz wird, dann durch den modernen, fortgeschrittenen Standpunkt, welche der Verfasser in allen klinischen und technischen Fragen einnimmt. Die neuesten Erfahrungen und Vorschläge sind berücksichtigt : die Serumtherapie wie die Gelatineinjection, die moderne Hirnchirurgie wie die Fortschritte der Bauchchirurgie und die Naht der Herzwunden; die deutsche Litteratur ist fleissig mit verwerthet.

HELFERICH.

(Zeitschrift für Chirurgie.)

ARTHUS. — *Éléments de Chimie physiologique,* par MAURICE ARTHUS, professeur de physiologie et de chimie physiologique à l'Université de Fribourg (Suisse). *Troisième édition*, revue et corrigée. 1 vol. in-16 diamant, avec figures dans le texte, cartonné toile. . . . . **4 fr.**

BARD. — *Précis d'anatomie pathologique,* par M. L. BARD, professeur à la Faculté de médecine de Lyon, médecin de l'Hôtel-Dieu. *Deuxième édition, revue et augmentée.* 1 volume in-16 diamant, avec 125 figures, cart. à l'anglaise, tranches rouges. . . . . **7 fr. 50**

BAZY. — *Maladies des Voies urinaires, Urètre, Vessie,* par le Dʳ BAZY, chirurgien des hôpitaux, membre de la Société de chirurgie. 4 vol. petit in-8° de l'*Encyclopédie des Aide-Mémoire.*
> I. *Moyens d'exploration et traitement.* 2ᵉ édition.
> II. *Séméiologie*
> III. *Thérapeutique générale. Médecine opératoire.*
> IV. *Thérapeutique spéciale.*

Chaque volume séparément. . . . . **2 fr. 50**

BERLIOZ. — *Manuel de Thérapeutique,* par le Dʳ BERLIOZ, professeur à la Faculté de médecine de Grenoble, avec une préface par M. BOUCHARD, professeur à la Faculté de médecine de Paris. 4° édition revue et augmentée. 1 vol. in-18 diamant, cartonné toile anglaise, tranches rouges. . . . . **6 fr.**

BLOCQ ET LONDE. — *Anatomie pathologique de la moelle épinière.* 45 *planches en héliogravure,* avec texte explicatif, par PAUL BLOCQ, ancien interne des hôpitaux, chef des travaux anatomo-pathologiques à la Salpêtrière, et ALBERT LONDE, directeur du service photographique à la Salpêtrière. Ouvrage précédé d'une préface de M. le professeur CHARCOT. 1 vol. in-4° relié toile. . . . **48 fr.**

BONNIER. — *L'Oreille,* par PIERRE BONNIER. 5 vol. petit in-8° de l'*Encyclopédie des Aide-Mémoire.*
> I. *Anatomie de l'oreille.*
> II. *Pathogénie et mécanisme.*
> III. *Physiologie : Les Fonctions.*
> IV. *Symptomatologie de l'oreille.*
> V. *Pathologie de l'oreille.*

Chaque volume séparément. . . . . **2 fr. 50**

BOTTEY. — *Traité théorique et pratique d'hydrothérapie médicale,* par le Dʳ F. BOTTEY, médecin de l'Établissement hydrothérapique de Divonne. 1 volume grand in-8°. . . . . **10 fr.**

BOUCHARD (CH.). — *Leçons sur la thérapeutique des maladies infectieuses* — *(Antisepsie),* professées à la Faculté de médecine de Paris, par M.CH.BOUCHARD, membre de l'Institut. 1 vol. grand in-8°. . . . . **9 fr.**

BRAULT. — *Les Artérites,* par A. BRAULT, médecin de l'hôpital Tenon, chef des travaux pratiques d'anatomie pathologique à la Faculté de médecine. 2 vol. petit in-8° de l'*Encyclopédie des Aide-Mémoire.*
> I. *Les Artérites, leur rôle en pathologie.* 1 vol.
> II. *Les Artérites et les Scléroses.* 1 vol.

Chaque volume séparément. . . . . **2 fr. 50**

BRISSAUD. — *Anatomie du cerveau de l'homme.* — *Morphologie des hémisphères cérébraux ou cerveau proprement dit.* Texte et figures par le Dʳ E. BRISSAUD, professeur agrégé à la Faculté de médecine. 1 atlas grand in-4°, de 43 planches gravées sur cuivre, représentant 270 préparations, grandeur naturelle, avec explication en regard de chacune ; et 1 volume in-8° de 580 pages, avec plus de 200 figures schématiques dans le texte. 2 vol. reliés toile anglaise. . . **80 fr.**

— *Leçons sur les maladies nerveuses* (Salpêtrière, 1893-1894), recueillies et publiées par HENRY MEIGE. 1 vol. gr. in-8° avec 240 fig. (schémas et photographies). . . . . **18 fr.**

— *Leçons sur les maladies nerveuses* (*Deuxième série*; hôpital Saint-Antoine), recueillies et publiées par Henry Meige. 1 vol. grand in-8° avec 165 figures dans le texte . . . . **15 fr.**

BROCA (A). — *Traitement des tumeurs blanches.* Ostéo-arthrites tuberculeuses des membres chez l'enfant, par A. Broca, chirurgien de l'hôpital Trousseau, professeur agrégé à la Faculté de médecine. 1 vol. in-8° de l'*Encyclopédie des Aide-Mémoire.* . . . . **2 fr. 50**

BROUSSES. — *Manuel technique de massage*, par le Dr J. Brousses, médecin-major de 2ᵉ classe. 2ᵉ édition. 1 vol. in-16, avec nombreuses figures, cartonné toile, tranches rouges. . . . . **4 fr.**

Centenaire de la Faculté de médecine de Paris (1794-1894), par le Dr A. Corlieu. 1 vol. in-4°, imprimé par l'Imprimerie Nationale et accompagné d'un album in-4° de 130 portraits des professeurs de la Faculté reproduits d'après des documents authentiques. Les 2 volumes. . . . . **100 fr.**

CHARRIN. — *Leçons de pathogénie appliquée. Clinique médicale, Hôtel-Dieu* (1895-1896), par A. Charrin, professeur agrégé, médecin des hôpitaux, directeur adjoint au laboratoire de Pathologie générale, assistant au Collège de France, Vice-président de la Société de Biologie. 1 vol. in-8°. . . . . **6 fr.**

— *Poisons de l'organisme*, par le Dr A. Charrin. 3 vol. petit in-8° de l'*Encyclopédie des Aide-Mémoire.*

    I. *Poisons de l'urine*, Paris, 1893.

    II. *Poisons du tube digestif*, Paris, 1895.

    III. *Poisons des tissus*, Paris, 1897.

Chaque volume séparément. . . . . **2 fr. 50**

— *Les Défenses naturelles de l'organisme : Leçons professées au Collège de France*, par A. Charrin. 1 vol. in-8°. . . . . **6 fr.**

CHAUVEL ET NIMIER. — *Traité pratique de Chirurgie d'armée*, par J. Chauvel, médecin principal de 1ʳᵉ classe, professeur à l'École du Val-de-Grâce, et H. Nimier, médecin-major de 2ᵉ classe, professeur agrégé à l'École du Val-de-Grâce. 1 vol. in-8°, avec 126 figures dessinées par le Dr J.-E. Pesmes, médecin aide-major de 1ʳᵉ classe. . . . . **12 fr.**

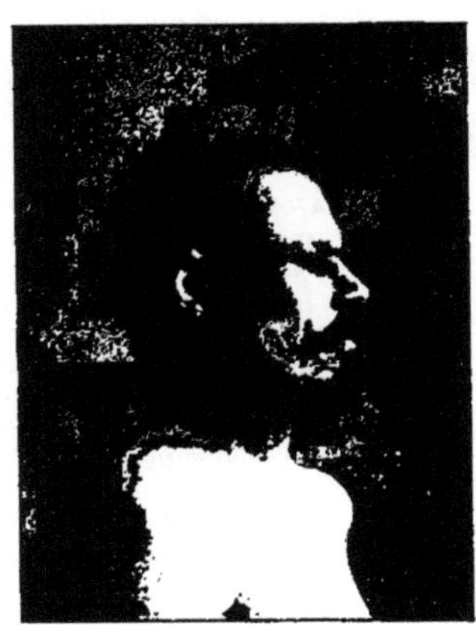

Figure extraite du *Manuel de Pathologie interne*, de M. G. Dieulafoy.

DASTRE. — *Les Anesthésiques. Physiologie et applications chirurgicales*, par M. Dastre, professeur de physiologie à la Sorbonne. 1 vol. in-8°. . . . . . . **5 fr.**

DIEULAFOY. — *Manuel de Pathologie interne*, par G. Dieulafoy, professeur de clinique médicale de la Faculté de médecine de Paris, médecin de l'Hôtel-Dieu, membre de l'Académie de médecine. *Treizième édition entièrement refondue et considérablement augmentée.* 4 vol. in-16 diamant, avec figures en noir et en coul., cart. à l'anglaise, tranches rouges **28 fr.**

— *Clinique médicale de l'Hôtel-Dieu de Paris*, par le professeur G. Dieulafoy. 3 vol. gr. in-8°, avec figures dans le texte.

    I. 1896-1897. 1 vol. in-8°. . . **10 fr.**

    II. 1897-1898. 1 vol. in-8°. . . **10 fr.**

    III. 1898-1899. 1 vol. in-8°. . . **10 fr.**

DUCLAUX. — *Pasteur. Histoire d'un esprit*, par E. Duclaux, membre de l'Institut, directeur de l'Institut Pasteur, professeur à la Sorbonne et à l'Institut Agronomique. 1 vol. gr. in-8°, avec 22 figures dans le texte . . . . **5 fr.**

— *Traité de microbiologie*, par E. Duclaux.

    Tome I. *Microbiologie générale.* 1 vol. gr. in-8°, avec figures. . . . . **15 fr.**

    Tome II. *Diastases, toxines et venins.* 1 vol. gr. in-8°, avec figures. . **15 fr.**

    Tome III. *Fermentation alcoolique.* 1 vol. gr. in-8°, avec figures. . . **15 fr.**

L'ouvrage formera 7 volumes qui paraîtront successivement.

DUFLOCQ. — *Leçons sur les bactéries pathogènes, faites à l'Hôtel-Dieu annexe*, par P. DUFLOCQ. 1 vol. in-8° . . . . **10 fr.**

DUPLAY. — *Cliniques chirurgicales de l'Hôtel-Dieu*, par SIMON DUPLAY, professeur de clinique chirurgicale à la Faculté de médecine de Paris, membre de l'Académie de médecine, chirurgien de l'Hôtel-Dieu. Recueillies et publiées par les Drs M. CAZIN, chef de clinique chirurgicale à l'Hôtel-Dieu, et L. CLADO, chef des travaux gynécologiques à l'Hôtel-Dieu.

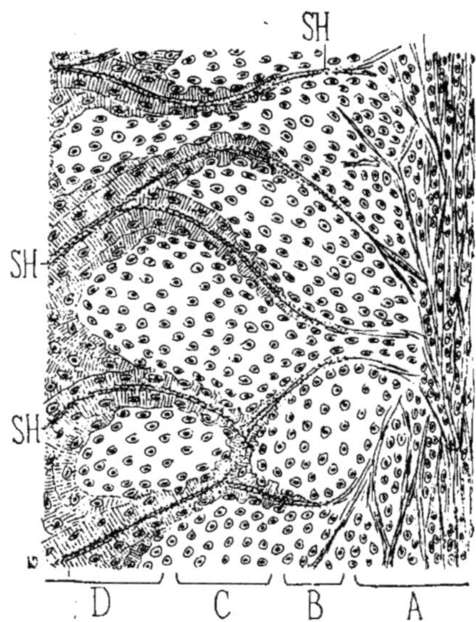

Figure extraite du *Précis d'Histologie*, de M. MATHIAS DUVAL. — Schéma de l'ossification périostique.

1re SÉRIE. 1 vol. in-8°, avec figures dans le texte. **7 fr.**
2e SÉRIE. 1 vol. in-8°, avec figures dans le texte. **8 fr.**
3e SÉRIE. 1 vol. in-8°, avec figures dans le texte. **8 fr.**

DUVAL. — *Atlas d'embryologie*, par M. MATHIAS DUVAL, professeur d'histologie à la Faculté de médecine de Paris, membre de l'Académie de médecine. 1 vol. in-4°, avec 40 planches en noir et en couleurs, comprenant ensemble 652 figures. Cartonné toile . . . . **48 fr.**

— *Précis d'histologie*, par M. MATHIAS DUVAL, professeur à la Faculté de médecine de Paris, membre de l'Académie de médecine. *Deuxième édition, revue et augmentée*. 1 vol. gr. in-8°, avec 427 figures dans le texte. **18 fr.**

FAISANS. — *Maladies des organes respiratoires. Méthodes d'exploration, signes physiques*, par LÉON FAISANS, médecin de la Pitié. *Deuxième édition.* 1 vol. petit in-8° de l'*Encyclopédie des Aide-Mémoire* . . . . **2 fr. 50**

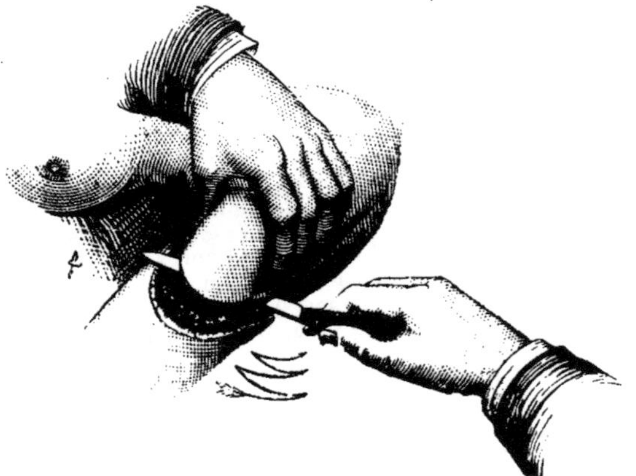
Figure extraite du *Précis de Manuel opératoire*, de M. L.-H. FARABEUF.

FARABEUF. — *Précis de manuel opératoire. Ligatures, Amputations, Résections, Appendice*, par M. L.-H. FARABEUF, professeur à la Faculté de médecine de Paris, membre de l'Académie de médecine. *Quatrième édition entièrement revue.* 1 vol. petit in-8°, avec 799 figures. **16 fr.**

FÉLIZET. — *Les Hernies inguinales de l'Enfance*, par le Dr G. FÉLIZET, chirurgien de l'hôpital Tenon (Enfants-Malades). 1 vol. grand in-8°, avec 73 figures dans le texte. . . . . . **10 fr.**

GAUTIER (A.). — *Cours de Chimie minérale et organique*, par M. ARM. GAUTIER, membre de l'Institut, professeur de chimie à la Faculté de médecine de

Paris. *Deuxième édition*, revue et mise au courant des travaux les plus récents.
2 vol. grand in-8°, avec figures dans le texte.
   I. *Chimie minérale.* 1 vol. grand in-8°, avec 244 figures dans le texte.   **16 fr.**
   II. *Chimie organique.* 1 vol. grand in–8°, avec 72 figures. . . . . **16 fr.**
— *Leçons de Chimie biologique normale et pathologique. Deuxième édition*, publiée avec la collaboration de M. ARTHUS, professeur de physiologie à l'Université de Fribourg. 1 vol. in-8°, avec 110 figures. . . . . **18 fr.**
— *La Chimie de la cellule vivante*, par M. ARM. GAUTIER. *Deuxième édition.*
1 vol. petit in-8° de l'*Encyclopédie des Aide-Mémoire*. . . . . **2 fr. 50**

GILIS. — *Précis d'Embryologie* adapté aux sciences médicales, par PAUL GILIS, professeur agrégé à la Faculté de médecine de Montpellier, avec préface par M. le professeur DUVAL. 1 vol. in-18 diamant, avec 175 figures. Cartonné toile, tranches rouges. . . . . **6 fr.**

GLEY. — *Essais de philosophie et d'histoire de la Biologie*, par E. GLEY, professeur agrégé à la Faculté de médecine de Paris, assistant près la chaire de Physiologie générale au Muséum d'Histoire naturelle. 1 vol. in-16. . . **3 fr. 50**

GOUGUENHEIM et GLOVER. — *Atlas de laryngologie et de rhinologie,* par A. GOUGUENHEIM, médecin de l'hôpital Lariboisière. et J. GLOVER, ancien interne de la clinique laryngologique de l'hôpital Lariboisière. 1 vol. in-4°, avec 37 planches en noir et en couleurs, comprenant ensemble 246 figures, et 47 figures dans le texte. Légendes en langue anglaise et en langue française, relié toile. . . . . **50 fr.**

GRASSET. — *Consultations médicales sur quelques maladies fréquentes*, par le Dr GRASSET, professeur de clinique médicale à l'Université de Montpellier, correspondant de l'Académie de médecine. *Quatrième édition, revue et considérablement augmentée.* 1 vol. in-16, reliure souple, peau pleine. **4 fr. 50**
— *Leçons de Clinique médicale*, faites à l'hôpital Saint-Éloi de Montpellier, par le Dr J. GRASSET, professeur de clinique médicale à l'Université de Montpellier, correspondant de l'Académie de médecine, lauréat de l'Institut.
   1re SÉRIE (1886-1890). 1 vol. in-8°, avec 10 planches. . . . . **12 fr.**
   2° SÉRIE (novembre 1890-juillet 1895). 1 fort vol. in-8°, avec une figure dans le texte et 10 planches lithographiées. . . . . **12 fr.**
   3° SÉRIE (novembre 1895-mars 1898). 1 vol. in-8° de VII-826 pages, avec 20 planches hors texte, dont 10 en couleurs et 6 en phototypie . . . **15 fr.**
— *Traité pratique des maladies du système nerveux*, par le professeur GRASSET, en collaboration avec le Dr RAUZIER. *Quatrième édition.* 2 vol. grand in-8°, avec 33 planches hors texte et 122 figures dans le texte (*Ouvrage couronné par l'Institut : Prix Lallemand*). . . . . **45 fr.**

HAYEM. — *Du Sang et de ses altérations anatomiques,* par G. HAYEM, professeur à la Faculté de médecine de Paris, médecin des hôpitaux, membre de l'Académie de médecine. 1 vol. in-8°, avec nombreuses figures noires et en couleurs dans le texte, relié toile à biseaux . . . . **32 fr.**
— *Leçons sur les maladies du sang* (*Clinique de l'hôpital Saint-Antoine*), par Georges HAYEM, recueillies par MM. E. PARMENTIER, médecin des hôpitaux, et R. BENSAUDE, chef du laboratoire d'anatomie pathologique à l'hôpital Saint-Antoine. 1 vol. in-8°, avec 4 planches en couleurs . . . . **15 fr.**

HÉNOCQUE. — *Spectroscopie biologique.* par le Dr ALBERT HÉNOCQUE, directeur adjoint du laboratoire de physique biologique du Collège de France. 3 vol. petit in-8° de l'*Encyclopédie des Aide-Mémoire*.
   I. *Spectroscopie du sang.* Avec figures dans le texte.
   II. *Spectroscopie des organes, des tissus et des humeurs.* Avec figures dans le texte.
   III. *Spectroscopie de l'urine et des pigments.*
Chaque volume est vendu séparément . . . . **2 fr 50**

KIRMISSON. — *Leçons cliniques sur les maladies de l'appareil locomoteur* (*os, articulations, muscles*), par le Dr KIRMISSON, professeur agrégé à la Faculté

de médecine, chirurgien des hôpitaux, membre de la Société de chirurgie. 1 vol.
in-8°, avec figures dans le texte . . . . **10 fr.**

— *Traité des maladies chirurgicales d'origine congénitale*, par le Dʳ E.
KIRMISSON. 1 vol. in-8°, avec 311 figures dans le texte et 2 planches en
couleurs . . . . **15 fr.**

LACASSAGNE. — *Précis de médecine judiciaire*, par M. A. LACASSAGNE, professeur
à la Faculté de médecine de Lyon. 2ᵉ édition. 1 volume in-18 diamant, avec
47 figures dans le texte et 4 planches en couleur, cartonné à l'anglaise, tranches
rouges . . . . **7 fr. 50**

— *Précis d'hygiène privée et sociale*, par M. A. LACASSAGNE. 4ᵉ édition,
revue et augmentée. 1 vol. in-16 diamant, cartonné à l'anglaise, tranches
rouges. . . . . **7 fr.**

LALESQUE. — *Cure marine de la phtisie pulmonaire*, par le Dʳ F. LALESQUE,
ancien interne des hôpitaux de Paris. 1 vol. in-8°, avec planches, dessins, tableaux
et graphiques. . . . . **6 fr.**

LAMY. — *La syphilis des centres nerveux*, par le Dʳ HENRI LAMY, ancien interne des hôpitaux de Paris. 1 vol. petit in-8°, de l'*Encyclopédie des Aide-Mémoire*. . . . . **2 fr. 50**

LANGLOIS. — *Le Lait*, par P. LANGLOIS, chef du Laboratoire de physiologie à la
Faculté de médecine. 1 vol. p. in-8° de l'*Encyclopédie des Aide-Mémoire*. **2 fr. 50**

LANNELONGUE. — *La Tuberculose chirurgicale*, par O. LANNELONGUE, professeur à la Faculté de médecine de Paris. 1 vol. petit in-8° de l'*Encyclopédie des
Aide-Mémoire* . . . . **2 fr. 50**

LAULANIÉ. — *Énergétique musculaire*, par F. LAULANIÉ, professeur de physiologie à l'École vétérinaire de Toulouse; avec une préface de M. CHAUVEAU, de
l'Institut. 1 vol. petit in-8° de l'*Encyclopédie des Aide-Mémoire*. . . . **2 fr. 50**

LAUNOIS. — *Manuel d'Anatomie microscopique et d'Histologie*, par
MM. P.-E. LAUNOIS, professeur agrégé à la Faculté de Paris, médecin des hôpitaux. Préface de M. MATHIAS DUVAL, professeur d'histologie à la Faculté, membre
de l'Académie de médecine. *Deuxième édition, entièrement refondue.* 1 vol.
in-16 diamant, cartonné toile. . . . . **8 fr.**

LAVERAN. — *Du Paludisme* et de son hématozoaire, par A. LAVERAN, membre de
l'Académie de médecine, membre correspondant de l'Institut de France. 1 vol.
grand in-8°, avec 4 planches en couleur et 2 planches photographiques . **10 fr.**

— *Traité du Paludisme*, par A. LAVERAN. 1 vol. grand in-8°, avec 27 figures dans
le texte et une planche en couleurs . . . . **10 fr.**

— *Traité d'hygiène militaire*, par le Dʳ LAVERAN. 1 vol. in-8°, avec 270
figures. . . . . **16 fr.**

LEJARS. — *Leçons de chirurgie* (La Pitié, 1893–1894), par le Dʳ FÉLIX LEJARS,
professeur agrégé à la Faculté de médecine de Paris, chirurgien des hôpitaux.
1 vol. grand in-8°, avec 128 figures.. . . . . **16 fr.**

LELOIR ET VIDAL. — *Symptomatologie et anatomie pathologique des maladies de la peau*, par MM. LELOIR, professeur à la Faculté de médecine de
Lille, et E. VIDAL, médecin de l'hôpital St-Louis. Un atlas de 54 planches grand
in-8°, tirées en couleur, et accompagnées d'un texte explicatif, relié toile. **70 fr.**

LETULLE. — *L'Inflammation* (Études anatomo-pathologiques), par le Dʳ MAU-
RICE LETULLE, professeur agrégé à la Faculté de médecine de Paris. 1 vol., avec
21 figures et 12 planches en chromolithographie hors texte, relié toile. . **20 fr.**

Manuel de pathologie externe, par MM. RECLUS, KIRMISSON, PEYROT, BOUILLY,
professeurs agrégés à la Faculté de médecine de Paris, chirurgiens des hôpitaux.
Nouvelle édition, illustrée de 720 figures. 4 vol. in-8°, avec figures dans le
texte . . . . **40 fr.**

I. *Maladies des tissus et des organes*, par le Dʳ P. RECLUS, avec figures dans
le texte.

II. *Maladies des régions; Tête et Rachis*, par le Dʳ KIRMISSON, entièrement
refondue et augmentée, avec figures dans le texte.

III. *Maladies des régions : Poitrine et abdomen*, par le Dr PEYROT, entièrement refondue et augmentée, avec figures dans le texte.

IV. *Maladies des régions : Organes génito-urinaires*, membres, par le Dr BOUILLY, avec figures dans le texte.

Chaque volume est vendu séparément. . . . . **10 fr.**

MARIE. — *Leçons sur les maladies de la moelle*, par le Dr PIERRE MARIE, professeur agrégé de la Faculté de médecine de Paris, médecin des hôpitaux. 1 vol. in-8°, avec 244 figures dans le texte. . . . . **15 fr.**

— *Leçons de clinique médicale* (Hôtel-Dieu, 1894-1895), par le Dr PIERRE MARIE. 1 vol. in-8°, avec 57 figures dans le texte. . . . . **6 fr.**

MAURIAC. — *Traitement de la syphilis*, par M. CHARLES MAURIAC, médecin de l'hôpital Ricord (Hôpital du Midi). 1 vol. in-8° . . . . **15 fr.**

MÉGNIN. — *La Faune des cadavres*, *application de l'entomologie à la médecine légale*, par M. P. MÉGNIN, membre de l'Académie de médecine. 1 vol. petit in-8° de l'*Encyclopédie des Aide-Mémoire*. . . . . **2 fr. 50**

MERKLEN. — *Examen et séméiotique du cœur*, *signes physiques*, par le Dr PIERRE MERKLEN, médecin de l'hôpital Laënnec. *Deuxième édition.* 1 vol. petit in-8° de l'*Encyclopédie des Aide-Mémoire*. . . . . **2 fr. 50**

METCHNIKOFF. — *Leçons sur la pathologie comparée de l'inflammation*, faites à l'Institut Pasteur en avril et mai 1891, par ELIE METCHNIKOFF, chef de service à l'Institut Pasteur. 1 vol. in-8°, avec 65 fig. et 3 pl. en coul. . . **9 fr.**

MONOD ET TERRILLON. — *Traité des maladies du testicule et de ses annexes*, par MM. CH. MONOD et O. TERRILLON, professeurs agrégés à la Faculté de médecine de Paris, chirurgiens des hôpitaux. 1 vol. in-8°, avec 92 figures dans le texte. . . . . **16 fr.**

MONOD ET VANVERTS. — *L'Appendicite*, par le D^r CH. MONOD, professeur agrégé à la Faculté de médecine de Paris, chirurgien de l'hôpital Saint-Antoine, membre de l'Académie de médecine, et J. VANVERTS, interne des hôpitaux de Paris. 1 vol. petit in-8° de l'*Encyclopédie des Aide-Mémoire*. . . . . . **2 fr. 50**

OLLIER. — *Traité expérimental et clinique de la régénération des os* et de la production artificielle du tissu osseux, par le Dr OLLIER, chirurgien en chef de l'Hôtel-Dieu de Lyon. Ouvrage qui a obtenu le grand prix de chirurgie. 2 vol. in-8°, avec figures dans le texte et planches en taille-douce.. . . . . . . **30 fr.**

— *Traité des Résections* et des opérations conservatrices que l'on peut pratiquer sur le système osseux, par le Dr L. OLLIER, professeur de clinique chirurgicale à la Faculté de médecine de Lyon. 3 volumes grand in-8°, avec figures. . . . . **50 fr.**

Tome I. *Introduction. — Résections en général.* 1 vol. in-8°, avec 127 figures dans le texte . . . . **16 fr.**

Tome II. *Résections en particulier. Membre supérieur.* 1 vol. in-8°, avec 156 figures . . . . **16 fr.**

Tome III. *Résections en particulier. Résections du membre inférieur, tête et tronc.* 1 vol in-8°, avec 224 figures . . . . **22 fr.**

— *La Régénération des os et les résections sous-périostées*, par le Dr L. OLLIER. 1 vol. petit in-8° de l'*Encyclopédie des Aide-Mémoire*. . **2 fr. 50**

PANAS. — *Traité des maladies des yeux*, par PH. PANAS, professeur de clinique ophtalmologique à la Faculté de médecine, chirurgien de l'Hôtel-Dieu, membre de l'Académie de médecine, membre honoraire et ancien président de la Société de chirurgie. 2 vol. grand in-8°, avec 453 figures et 7 planches en couleurs. Reliés toile. . . . . **40 fr.**

PANAS. — *Leçons de clinique ophtalmologique, professées à l'Hôtel-Dieu*, par Ph. Panas, recueillies et publiées par le Dʳ A. Castan (de Béziers). 1 vol. in-8°, avec figures dans le texte. . . . . **5 fr.**

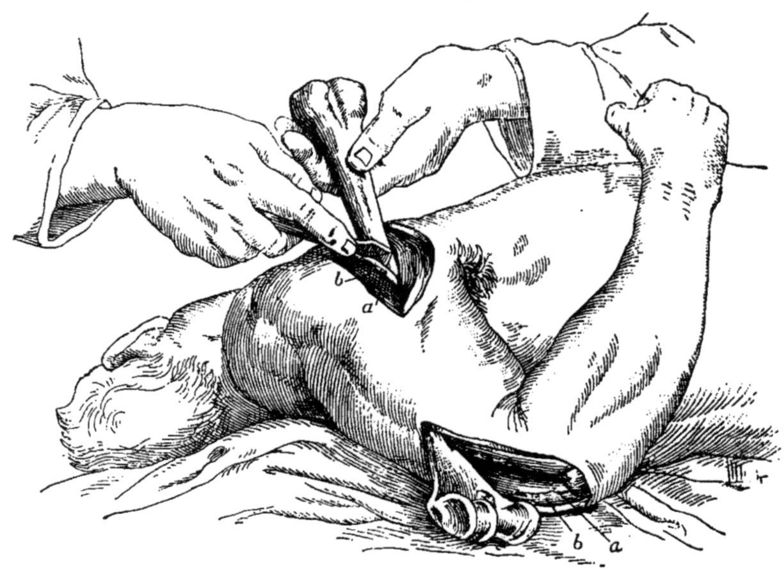

Figure extraite du *Traité des Resections*, de M. L. Ollier.

PANAS ET ROCHON-DUVIGNEAUD. — *Recherches anatomiques et cliniques sur le glaucome et les néoplasmes intra-oculaires.* par le professeur Panas et le Dʳ Rochon-Duvigneaud, ancien chef de clinique de la Faculté. 1 vol. in-8°, avec 41 figures dans le texte. . . . . **7 fr.**

POLIN ET LABIT. — *Examen des aliments suspects,* par MM. H. Polin et H. Labit, médecins-majors de l'armée. 1 vol. petit in-8° de l'*Encyclopédie des Aide-Mémoire.* . . . . **2 fr. 50**

PONCET ET BÉRARD. — *Traité clinique de l'actinomycose humaine. Pseudo-actinomycoses et botryomycose,* par Antonin Poncet, professeur de clinique chirurgicale à l'Université de Lyon, ex-chirurgien en chef de l'Hôtel-Dieu, membre correspondant de l'Académie de médecine, et Léon Bérard, ex-prosecteur, chef de clinique chirurgicale à l'Université de Lyon, lauréat de l'Académie de médecine. *Ouvrage couronné par l'Académie de médecine et par l'Institut.* 1 vol in-8°, avec 45 fig. dans le texte et 4 planches hors texte en couleurs. **12 fr.**

PONCET ET DELORE. — *Traité de la cystostomie sus-pubienne chez les prostatiques. Création d'un urèthre hypogastrique. Application de cette nouvelle méthode aux diverses affections des voies urinaires,* par Antonin Poncet et Xavier Delore, ex-prosecteur, ancien chef de clinique chirurgicale à l'Université de Lyon. 1 vol. in-8°, avec 42 figures dans le texte . . . . **8 fr.**

— *Traité de l'uréthrostomie périnéale dans les rétrécissements incurables de l'urèthre ; création au périnée d'un méat contre nature,* par Antonin Poncet et Xavier Delore. 1 vol. in-8°, avec 11 figures dans le texte . . . . . . **4 fr.**

PROUST. — *La Défense de l'Europe contre le choléra,* par M. le professeur Proust, inspecteur général des services sanitaires. 1 vol. in-8° . . . . . **9 fr.**

— *Douze conférences d'hygiène rédigées conformément aux programmes du*

12 *août* 1890, par A. Proust, professeur à la Faculté de médecine. Nouvelle édition. 1 vol. in-18, cartonné toile. . . . . **2 fr. 50**

— *L'Orientation nouvelle de la politique sanitaire*, par A. Proust. 1 vol. in-8°, avec nombreuses figures et plans dans le texte et une carte en couleurs. **10 fr.**

— *La Défense de l'Europe contre la Peste et la Conférence de Venise de 1897*, par le professeur Proust. 1 volume in-8°, avec figures et 1 carte en couleurs . . . . **9 fr.**

PRUNIER. — *Les Médicaments chimiques*, par Léon Prunier, membre de l'Académie de médecine, pharmacien en chef des hôpitaux de Paris, professeur à l'Ecole supérieure de pharmacie.

    I. *Composés minéraux*. 1 vol. grand in-8°, avec 137 figures dans le texte. **15 fr.**

    II. *Composés organiques*. 1 volume grand in-8°, avec 47 figures dans le texte. . . . . **15 fr.**

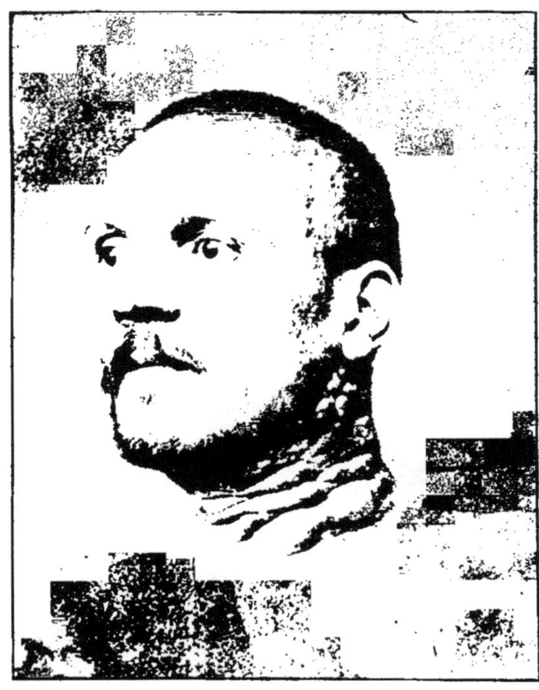

Figure extraite du *Traité clinique de l'actinomycose humaine,* de MM. A. Poncet et L. Bérard.

RANVIER. — *École pratique des Hautes Études. Laboratoire d'histologie du Collège de France.* Travaux publiés sous la direction de L. Ranvier, professeur d'anatomie générale, Membre de l'Institut, avec la collaboration de M. L. Malassez, directeur adjoint, et des répétiteurs et préparateurs du cours.

    Tomes I à XVII (1784-1899). Chaque vol. in-8° avec pl. hors texte. . . **20 fr.**
    Les tomes V et VIII ne se vendent plus séparément.

— *Traité technique d'histologie*, 2° édition, entièrement refondue et corrigée, par M. L. Ranvier. 1 vol. gr. in-8° de 880 pages, avec 414 gravures dans le texte et 1 planche en chromo. . . . . **12 fr.**

REDARD. — *Traité pratique des déviations de la colonne vertébrale*, par P. Redard, ancien chef de clinique chirurgicale de la Faculté de médecine de

Paris, chirurgien en chef du dispensaire Furtado-Heine, membre correspondant de l'American Ortopedic Association. 1 vol. grand in-8°, avec 231 figures dans le texte. . . . . **12 fr.**

REGNARD. — *La Cure d'altitude*, par le Dr PAUL REGNARD, membre de l'Académie de médecine, professeur de physiologie générale à l'Institut national agronomique, directeur adjoint du laboratoire de physiologie de la Sorbonne. *Deuxième édition*. 1 fort vol. grand in-8°, avec 29 planches hors texte et 110 figures dans le texte, relié toile pleine. . . . . **15 fr.**

RÉNON. — *Étude sur l'Aspergillose chez les animaux et chez l'homme,* par M. RÉNON, ancien interne des hôpitaux de Paris. 1 vol. in-8°, avec figures dans le texte. . . . . **5 fr.**

ROMME. — *L'Alcoolisme et la Lutte contre l'Alcool en France*, par le docteur R. ROMME, préparateur à la Faculté de médecine de Paris. 1 vol. petit in-8° de l'*Encyclopédie des Aide-Mémoire*. . . . . **2 fr. 50**

SOLLIER. — *Guide pratique des maladies mentales* (Séméiologie. — Pronostic. — Indications), par le Dr PAUL SOLLIER, chef de clinique adjoint des maladies mentales à la Faculté. 1 vol. in-18 diamant, cartonné toile, tranches rouges. **5 fr.**

SOULIER (H.). *Traité de Thérapeutique et de Pharmacologie*, par M. H. SOULIER, professeur à la Faculté de médecine de Lyon, membre correspondant de l'Académie de médecine. *Additionné d'un memento formulaire des médicaments nouveaux* (1901). *Ouvrage couronné par l'Académie des sciences et par l'Académie de médecine.* 2 vol. grand in-8°. . . . . **25 fr.**

TRABUT. — *Précis de Botanique médicale.* par L. TRABUT, professeur d'histoire naturelle médicale à l'École de médecine d'Alger. *Deuxième édition*, entièrement refondue. 1 vol. in-8°, avec 954 figures.. . . . . **8 fr.**

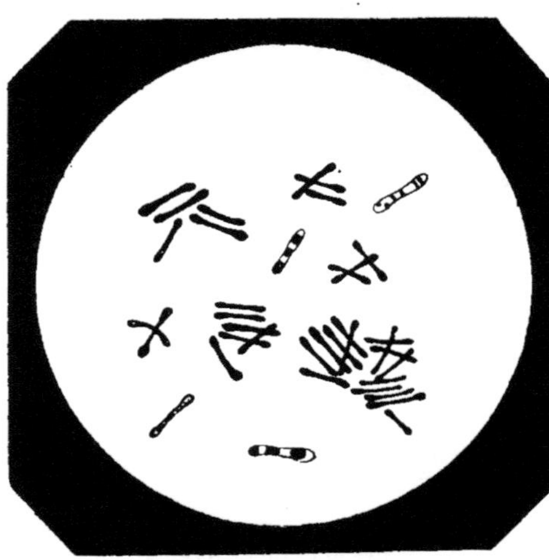

Figure extraite de la *Bactériologie clinique*, de M. R. WURTZ.
Bacille de la Diphtérie.

TUFFIER. — *Chirurgie du poumon*, par le Dr TUFFIER, professeur agrégé à la Faculté de médecine de Paris, chirurgien de l'hôpital de la Pitié. 1 vol. in-8°. . . . . . . **6 fr.**

WURTZ (R.). — *Technique bactériologique*, par R. WURTZ, professeur agrégé à la Faculté de médecine de Paris, médecin des hôpitaux. *Deuxième édition*. 1 vol. petit in-8° de l'*Encyclopédie des Aide-Mémoire*. . . **2 fr. 50**

— *Précis de Bactériologie clinique*, par le Dr R. WURTZ. *Deuxième édition*. avec tableaux synoptiques et figures dans le texte. 1 vol. in-16 diamant, cartonné à l'anglaise, tranches rouges. . . . **6 fr.**

ZAMBACO. — *Voyages chez les lépreux*, par le Dr ZAMBACO-PACHA, membre correspondant de l'Académie de médecine de Paris, ex-chef de clinique à la Faculté de médecine. 1 vol. in-8°, avec une carte indiquant les localités lépreuses.. . . . . **8 fr.**

— *Les Lépreux ambulants de Constantinople*, par le Dr ZAMBACO-PACHA, membre associé national de l'Académie de médecine de Paris, membre correspondant de l'Académie de Saint-Pétersbourg, etc. 1 fort vol. in-4°, avec 48 planches hors texte en noir et en couleurs, relié toile . . . . **90 fr.**

L'ŒUVRE MÉDICO-CHIRURGICAL
Dr CRITZMAN, directeur

SUITE DE MONOGRAPHIES CLINIQUES
SUR LES QUESTIONS NOUVELLES
En Médecine, en Chirurgie et en Biologie

La science médicale réalise journellement des progrès incessants. Les traités de médecine et de chirurgie auront toujours grand'peine à se tenir au courant. C'est pour obvier à ce grave inconvénient que nous avons fondé ce recueil de Monographies, avec le concours des savants et des praticiens les plus autorisés.

Chaque monographie est vendue séparément. . . . . **1 fr. 25**

Il est accepté des abonnements pour une série de 10 Monographies consécutives au prix à forfait et payable d'avance de **10** francs pour la France et **12** francs pour l'étranger (port compris).

MONOGRAPHIES PUBLIÉES (Avril 1901).

N° 1. **L'Appendicite**, par le Dr Félix Leguel, chir. des hôp. de Paris (épuisé).

N° 2. **Le Traitement du mal de Pott**, par le Dr A. Chipault, de Paris.

N° 3. **Le Lavage du sang**, par le Dr Lejars, prof. agr. à la Faculté de Paris, chir. des hôp.

N° 4. **L'Hérédité normale et pathologique**, par le D^r Ch. Debierre, prof. d'anatomie à l'Université de Lille.

N° 5. **L'Alcoolisme**, par le Dr Jaquet, privat-docent à l'Université de Bâle.

N° 6. **Physiologie et pathologie des sécrétions gastriques**, par le Dr A. Verhaegen.

N° 7. **L'Eczéma**, *maladie parasitaire*, par le Dr Leredde.

N° 8. **La Fièvre jaune**, par le Dr Sanarelli, directeur de l'Institut d'Hygiène expérimentale de Montévidéo.

N° 9. **La Tuberculose du rein**, par le Dr Tuffier, prof. agr., chir. de l'hôp. de la Pitié.

N° 10. **L'Opothérapie.** *Traitement de certaines maladies par des extraits d'organes animaux*, par A. Gilbert, prof. agr. à la Faculté de Paris, et L. Carnot, docteur ès sciences, ancien interne des hôpitaux de Paris.

N° 11. **Les Paralysies générales progressives**, par le Dr M. Klippel, méd. des hôp. de Paris.

N° 12. **Le Myxœdème**, par le Dr Thibierge, méd. de l'hôp. de la Pitié.

N° 13. **La Néphrite des saturnins**, par le Dr H. Lavrand, prof. chargé de cours à la Faculté catholique de Lille, lauréat de l'Académie de Paris.

N° 14. **Traitement de la syphilis**, par E. Gaucher, prof. agr. à la Faculté de méd. de Paris, médecin de l'hôpital Saint-Antoine.

N° 15. **Le Pronostic des tumeurs**, *basé sur la recherche du glycogène*, par le Dr A. Brault, méd. de l'hôp. Tenon.

N° 16. **La Kinésithérapie gynécologique.** *Traitement des maladies des femmes par le massage et la gymnastique (système de Brandt)*, par H. Stapfer, ancien chef de clinique obstétricale et gynécologique de la Faculté de Paris.

N° 17. **De la Gastro-entérite aiguë des nourrissons** (*Pathogénie et étiologie*), par A. Lesage, méd. des hôp. de Paris.

N° 18. **Traitement de l'Appendicite**, par Félix Leguel, prof. agr., chir. des hôp.

N° 19. **Les lois de l'Énergétique dans le régime du diabète sucré**, par le Dr E. Dufourt, méd. de l'hôp. thermal de Vichy.

N° 20. **La Peste** (*Épidémiologie. Bactériologie. Prophylaxie. Traitement*), par le Dr H. Bourges, chef du laboratoire d'hygiène à la Faculté de médecine de Paris.

N° 21. **La Moelle osseuse à l'état normal et dans les infections**, par MM. G.-H. Roger, prof. agr. à la Faculté de Paris, méd. des hôp., et O. Josué, ancien interne, lauréat des hôp. de Paris.

N° 22. **L'Entéro-colite muco-membraneuse**, par le Dr Gaston Lyon, ancien chef de clinique médicale de la Faculté de Paris.

N° 23. **L'Exploration clinique des fonctions rénales par l'élimination provoquée**, par le D^r Ch. Achard, prof. agr. à la Faculté, méd. de l'hôp. Tenon, et J. Castaigne, interne lauréat (médaille d'or) des hôp.

N° 24. **L'Analgésie chirurgicale**, par voie rachidienne (injections sous-arachnoïdiennes de cocaïne), par le Dr Tuffier, prof. agr. à la Faculté de Paris, chir. des hôp.

N° 25. **L'Asepsie opératoire**, par MM. Pierre Delbet, prof. agr. à la Faculté de Paris, chir. des hôp., et Louis Bigeard, chef de clinique chirurgicale adjoint à la Faculté de Paris, ancien interne des hôp.

N° 26. **Anatomie chirurgicale et médecine opératoire de l'Oreille moyenne**, par M. A. Broca, prof. agr. à la Faculté de Paris, chir. des hôp.

BIBLIOTHÈQUE
d'Hygiène thérapeutique

DIRIGÉE PAR

Le Professeur PROUST

Membre de l'Académie de médecine, Médecin de l'Hôtel-Dieu,
Inspecteur général des Services sanitaires.

Chaque ouvrage forme un volume in-16, cartonné toile, tranches rouges,
et est vendu séparément : **4 fr.**

Chacun des volumes de cette collection n'est consacré qu'à une seule maladie ou à un
seul groupe de maladies. Grâce à leur format, ils sont d'un maniement commode. D'un
autre côté, en accordant un volume spécial à chacun des grands sujets d'hygiène thérapeutique, il a été facile de donner à leur développement toute l'étendue nécessaire.

VOLUMES PARUS :

L'Hygiène du Goutteux, par le Professeur PROUST et A. MATHIEU, médecin
de l'hôpital Andral.

L'Hygiène de l'Obèse, par le Professeur PROUST et A. MATHIEU.

L'Hygiène des Asthmatiques, par E. BRISSAUD, professeur à la Faculté de
Paris, médecin de l'hôpital Saint-Antoine.

L'Hygiène du Syphilitique, par H. BOURGES, préparateur au laboratoire
d'hygiène de la Faculté de médecine.

Hygiène et thérapeutique thermales, par G. DELFAU, ancien interne des
hôpitaux de Paris.

Les Cures thermales, par G. DELFAU, ancien interne des hôpitaux.

L'Hygiène du Neurasthénique (*Deuxième édition*), par le Professeur PROUST
et G. BALLET, professeur agrégé, médecin des hôpitaux de Paris.

L'Hygiène des Albuminuriques, par le Dr SPRINGER, chef du laboratoire
de la Faculté de médecine à l'hôpital de la Charité.

L'Hygiène des Tuberculeux, par le Dr CHUQUET, ancien interne des hôpitaux de Paris, médecin consultant à Cannes, avec une préface du Dr DAREM-
BERG, correspondant de l'Académie de médecine.

Hygiène et thérapeutique des maladies de la bouche, par le Dr CRUET,
dentiste des hôpitaux de Paris, avec une préface du Professeur LANNELONGUE,
membre de l'Institut.

L'Hygiène des Diabétiques, par le Professeur PROUST et A. MATHIEU, médecin de l'hôpital Andral.

L'Hygiène des maladies du cœur, par le Dr VAQUEZ, professeur agrégé à
la Faculté de médecine de Paris, médecin des hôpitaux, avec une préface du
Professeur POTAIN, membre de l'Institut.

L'Hygiène du Dyspeptique, par le Dr LINOSSIER, professeur agrégé à la Faculté de médecine de Lyon, membre correspondant de l'Académie de médecine,
médecin à Vichy.

VOLUME EN PRÉPARATION :

L'Hygiène des maladies de la peau, par le Dr G. THIBIERGE, médecin des
hôpitaux de Paris.

www.ingramcontent.com/pod-product-compliance
Ingram Content Group UK Ltd.
Pitfield, Milton Keynes, MK11 3LW, UK
UKHW021649170726
13836UKWH00005B/2474